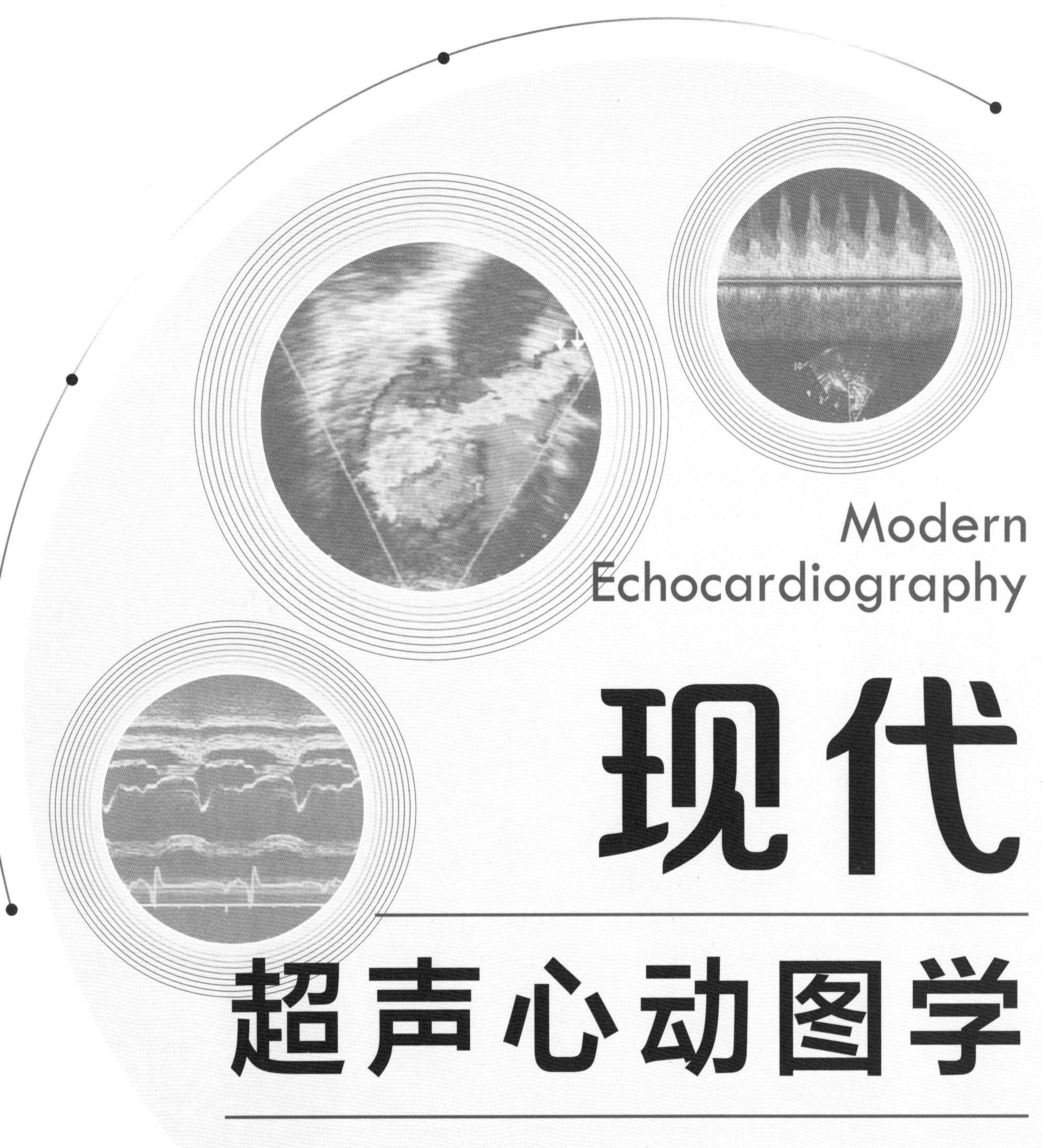

Modern Echocardiography

现代超声心动图学

张贵灿 编著　（第2版）

海峡出版发行集团 | 福建科学技术出版社
THE STRAITS PUBLISHING & DISTRIBUTING GROUP | FUJIAN SCIENCE & TECHNOLOGY PUBLISHING HOUSE

图书在版编目（CIP）数据

现代超声心动图学 / 张贵灿编著 . —2 版 . —福州 : 福建科学技术出版社 , 2021.9

ISBN 978-7-5335-6412-4

Ⅰ . ①现… Ⅱ . ①张… Ⅲ . ①超声心动图—研究 Ⅳ . ① R540.4

中国版本图书馆 CIP 数据核字（2021）第 048687 号

书　　名　现代超声心动图学（第 2 版）
编　　著　张贵灿
出版发行　福建科学技术出版社
社　　址　福州市东水路 76 号（邮编 350001）
网　　址　www.fjstp.com
经　　销　福建新华发行（集团）有限责任公司
印　　刷　福建新华联合印务集团有限公司
开　　本　889 毫米 ×1194 毫米　1 / 16
印　　张　29.75
插　　页　4
图　　文　476 码
版　　次　2021 年 9 月第 2 版
印　　次　2021 年 9 月第 3 次印刷
书　　号　ISBN 978-7-5335-6412-4
定　　价　385.00 元

书中如有印装质量问题，可直接向本社调换

再版序

本书自第一版出版以来，已过10年之久。近些年，我们见证了超声心动图仪不断小型化的进展，如便携式超声仪甚至口袋式超声仪在临床科室中已经大量配备，超声仪在监护室和手术室也广泛开展应用。临床医务人员在床边查房加入超声检查，极大改变了临床处理方式，改善了患者预后。结构性心脏病介入治疗的进展促进了跨学科治疗团队的建设，很大程度上提升了围术期超声的监测价值。心血管内外科治疗团队的整合，促使超声心动图的基础知识和技能得到广泛的应用和推广。

承蒙广大读者的厚爱，对第一版提出了不少建议和意见，也指出了不少错误。对笔者而言，也是鞭策和鼓励，所以笔者尽己所能，参考最新超声心动图相关的书籍和文献，对第一版做了修订。这次修订保留了原来的章节和框架，除了改正一些谬误之处外还增加了一些新内容，力求保留原有简明、实用、生动之特点，为超声心动图诊断技术的普及和提高尽一分绵薄之力。并且将原书光盘中的视频内容转换为二维码，读者通过扫描二维码即可在手机上观看本书相关视频。

由于个人学识和经验的限制，这次改版没有加入三维超声心动图的内容，对目前如火如荼的介入超声心动图也涉及甚少，这是笔者的遗憾之处。三维超声心动图是今后发展的重点方向，也是心血管内外科医生和超声医生沟通的平台，心血管医生具备一定的超声心动图知识和经验，是沟通交流共同进步的基础。我们可以预见在不久的将来，人工智能在超声心动图中的应用会日趋成熟，有专家预测人工智能或许不会取代医生，但使用人工智能的医生将会取代不使用人工智能的医生。人工智能在超声心动图领域，特别是三维超声心动图实践中的应用，必将给医学界带来深刻的变革。

超声心动图入门并不困难，但精通超声心动图需要不断学习和提升。希望读者还能进一步借鉴其他超声心动图书籍以提高业务水平，也希望读者能跳出超声心动图影像的限制，多接触和学习 CT、MR 等其他影像技术，通过临床医生之间的交流学习不断提升临床思维。

这次改版可谓费尽心思，也有江郎才尽之感。书中若还有疏漏和错误，恳请各位读者多多指教。

張贵灿

福建医科大学附属协和医院

2021 年 6 月

序

PREFACE

在现代心脏病学中，影像学诊断已具有十分重要的价值。与其他影像学技术相比，超声心动图具有安全无创、造价低廉、准确可靠、可床旁检查、可重复进行等优点，因而受到了广大心血管内、外科医师和心血管病患者的青睐，目前已成为国内外临床应用最为广泛的影像学技术。近年来，随着微电子和探头技术的飞跃发展，超声心动图学已从传统的M型和二维超声显像技术，进展到半创伤性的经食管探测途径和完全创伤性的血管内及心腔内探测途径；从宏观的心血管解剖、形态和结构的探测，深入到微观的心血管功能、组织和灌注的分析，从而发生了革命性的转变。学习和掌握超声心动图技术已成为心血管内、外科医师和超声诊断医师专业训练的重要组成部分。

为了促进超声心动图技术在我国的普及和提高，福建医科大学附属协和医院张贵灿主任医师独立编著了这本《现代超声心动图学》。张贵灿医师曾在日本国立循环器病中心研修心血管超声诊断技术两年之久，对于超声心动图的基本理论、操作规范、诊断技巧和最新进展有着深刻的了解，他将超声心动图学的研究成果与心血管病的临床实践相结合，精心撰写了这部专著。粗粗拜读，深感此书既具一定的理论深度，又有较高的实用价值。全书内容新颖、深入浅出、言简意赅、图文并茂。书中收录近 600 幅清晰精美的静态图片，所附光盘包括 300 余帧生动形象的动态影像，将生动的文字和跳动的心脏影像一起奉献给读者，使读者耳目一新，构成了本书的最大特色。相信出版后必然会成为广大心血管内、外科医师和超声诊断医师的良师益友。

有感于此，十分兴奋，特为作序。

張运

中国工程院院士

山东大学齐鲁医院教授

前　言

FOREWORDS

随着超声心动图诊断技术的发展成熟，超声诊断技术已经广泛应用于临床实践，成为心血管疾病诊断的首选和必备手段。超声心动图在心血管疾病诊断中的重要性已逐渐被人们认识，超声心动图检查技术也逐渐成为心血管病专业医师等的必备技能。科技日新月异的发展，心血管病临床医师将身边的超声探头如同听诊器一般应用于日常医疗实践中的现实，已近在眼前。时代已迫切需要并要求每位心血管病医师掌握这门超声医学诊断技术。

然而，超声心动图是一门实践科学，超声心动图的测量与结果分析依赖于检查者深厚的超声心动图专门知识和操作技能。超声临床医师需要不断实践和学习，即使对简单的房间隔缺损和室间隔缺损的形态学诊断，不同超声临床医师的描述也存在诸多差异，超声诊断水平的提高也离不开在实践中发现和改正错误，心脏外科手术中肉眼发现往往是超声心动图诊断的参考标准。

正是出于这一考虑，编者力求为超声心动图临床医技人员和心血管病临床医师提供一本浅显易懂、图文并茂的超声心动图入门和提高的书籍。编者不揣浅陋，历经数载，汇集、总结了国内外最新超声心动图基础知识和进展，编写了《现代超声心动图学》一书，希望能为超声心动图诊断技术的普及和提高尽一分微薄之力。

本书共有 17 章，系统阐述了心脏以及大血管疾病的超声心动图的临床特征，包括超声心动图诊断的基础（常用超声切面、M 型超声心动图、多普勒超声心动图以及左心室功能的超声评价）、瓣膜疾病、心肌病、冠心病、肺动脉高压、心包疾病、心脏肿块、大血管疾病以及先天性心脏病等，力求系统、完整地叙述了心血管疾病病理解剖、病理生理和超声心动图诊断要点等。本书收录了近 600 幅清晰精美、内容翔实的超声影像以及 300 帧动态影像资料，这些数字化超声图像资料是作者在超声心动图实践中收集整理加工而成的。

本书在撰写中结合国外有关心血管医学和超声心动图的经典著作，力求将简洁的文字和精美的图像等有机结合，形成以下几点特色：

一、简明。超声心动图检查既要求有丰富的实践能力，也要求有扎实的理论基础。必须强调超声心动图检查的主观性，超声心动图工作者应用探头要如外科医师使用手术刀，头脑中有清晰的探头声束走向和切面方位，并紧密结合心血管解剖，综合分析超声切面所见、病理生理改变，以提高超声诊断的准确性和可靠性。

二、实用。本书超声心动图检查的临床实例，是经心血管造影、手术、病理等证实，从大量典型病例中的清晰数字化图像资料中筛选出来的，并结合文字说明，力求为临床超声检查提供蓝本或借鉴。

三、生动。超声心动图的图像资料数字化存储已是大势所趋，高性能的超声诊断仪无疑是超声检查“能工巧匠”的帮手；这些经过精挑细选的数字化影像资料，静态和动态的影像两者有机结合，栩栩如生，让人有身临其境的感受。本书最大特色的光盘资料，可让读者用电脑慢慢品味。

在本书的撰写和出版过程中，编者得到了许多热心友人的关心和支持。中国工程院院士、著名超声医学专家、山东大学齐鲁医院张运教授在百忙之中审阅了书稿并为本书作序，给编者以极大的鼓舞。日本国立循环器病中心的宫武邦夫（Kunio Miyatake）副院长，心脏内科山岸正和（Masakazu Yamagishi）博士，以及该中心生理机能检查部的诸位专家朋友，给予了热情的鼓励和无私的帮助，在此谨致谢忱。本书在修改过程中，也得到了福建医科大学附属协和医院诸多医师热情的指导和帮助，此书的完成也与笔者家人的支持是分不开的，在此表示感谢。

由于编者水平有限，能完成这一专著已是对个人自身能力的一大挑战。如有疏漏和错误，恳请各位读者多多指教。

張贵灿

福建医科大学附属协和医院

2009 年 9 月

目 录

CONTENTS

第一章
超声诊断基础和基本超声切面 1

第一节 超声影像基础 1
一、基础解剖平面 1
二、心脏解剖及位置 1
三、超声切面与图像 4

第二节 超声诊断基础 7
一、探头定位 8
二、超声诊断仪的操作 9
三、超声影像伪像 12

第三节 基本超声切面 15
一、胸骨旁切面 15
二、心尖部切面 21
三、剑突下切面 24
四、胸骨上窝切面 29
五、特殊切面 30
六、经胸超声心动图标准检查模式 33

第二章

M 型、二维超声心动图和经食管超声心动图 36

第一节　M 型超声心动图　36

一、心底区主动脉瓣水平　37

二、二尖瓣瓣叶水平　40

三、左心室水平　41

四、肺动脉瓣　44

五、彩色 M 型超声心动图　44

第二节　二维超声心动图　46

第三节　经食管超声心动图 54

一、TEE 检查的适应证　54

二、TEE 检查的禁忌证　55

三、术前准备和潜在 TEE 并发症　55

四、TEE 平面的观察　55

五、标准的 TEE 检查模式　59

六、术中 TEE　61

第三章

多普勒超声心动图 62

第一节　多普勒原理　62

第二节　多普勒超声心动图的种类　63

一、脉冲多普勒超声心动图　63

二、连续多普勒超声心动图　64

三、高脉冲重复频率多普勒超声心动图　65

四、彩色多普勒血流显像　66

五、组织多普勒成像　68

六、能量多普勒超声心动图　69

第三节　多普勒超声心动图的重要概念　70

一、流体力学原理和连续方程　70

二、柏努利方程　71

三、近端血流等速面　73

第四节　正常心内血流及其测定方法　74

一、正常心内血流　74

二、正常心内血流测定方法　75

第四章
左心室功能的评价 81

第一节　左心室收缩功能的评价 81
一、心动周期 81
二、左心室收缩功能的评价和影响因素 82
三、左心室收缩功能测定 84
第二节　左心室舒张功能的评价 95
一、舒张期的定义和舒张期时相 95
二、左心室充盈 96
三、左心室舒张充盈常见类型 103
四、左心室舒张功能的评价 108

第五章
二尖瓣病变 111

第一节　二尖瓣的解剖和正常超声影像 111
一、二尖瓣的解剖 111
二、二尖瓣的超声观察 115
第二节　二尖瓣狭窄 117
一、病因和病理解剖 117
二、病理生理学 118
三、超声心动图诊断要点 119
第三节　二尖瓣反流 126
一、病因 126
二、病理生理学 126
三、超声心动图诊断要点 127
第四节　二尖瓣脱垂 134
一、病因 134
二、超声心动图诊断要点 135
第五节　二尖瓣腱索断裂 138
第六节　二尖瓣瓣环钙化 140
第七节　先天性二尖瓣畸形 141

第六章
主动脉瓣病变 144

第一节　主动脉瓣的解剖和正常超声影像　144
一、主动脉瓣的解剖　144
二、主动脉瓣的超声观察　145
第二节　主动脉瓣狭窄　146
一、病因和病理解剖　147
二、病理生理学　147
三、超声心动图诊断要点　148
四、钙化性主动脉瓣狭窄　154
五、先天性主动脉瓣狭窄　155
第三节　主动脉瓣反流　157
一、病因和病理解剖　157
二、病理生理学　158
三、超声心动图诊断要点　159
附一　主动脉瓣脱垂　165
附二　二叶主动脉瓣　166
附三　主动脉瓣环－主动脉扩张　168

第七章
三尖瓣病变和肺动脉瓣病变 169

第一节　三尖瓣病变　169
一、三尖瓣的解剖　169
二、三尖瓣的超声观察　170
三、三尖瓣狭窄　172
四、三尖瓣反流　173
五、三尖瓣脱垂　175
第二节　肺动脉瓣病变　176
一、肺动脉瓣的解剖　176
二、肺动脉瓣的超声观察　177
三、肺动脉狭窄　178
四、肺动脉瓣反流　181
附　心脏联合瓣膜病　184

第八章
感染性心内膜炎 186

一、概述　186
二、超声心动图表现　188
三、感染性心内膜炎的手术适应证　194

第九章
人造瓣膜功能的超声心动图评价 195

一、人造瓣膜的种类 195
二、人造瓣膜的超声特征和血流动力学评价 196
三、人造瓣膜狭窄评价 201
四、人造瓣膜反流评价 203

第十章
心肌病 209

第一节 扩张型心肌病 210
一、概述 210
二、病理解剖和病理生理 210
三、超声心动图诊断要点 211

第二节 肥厚型心肌病 216
一、概述 216
二、病理解剖和病理生理 217
三、超声心动图诊断要点 217
四、特殊类型的肥厚型心肌病 224

第三节 限制型心肌病 228
一、概述 228
二、病因和病理生理 228
三、超声心动图诊断要点 228
四、心脏淀粉样变性 232
五、结节病 233
六、限制型心肌病的鉴别诊断 235

第四节 致心律失常性右心室心肌病 235
一、概述 235
二、病理解剖和病理生理 237
三、超声心动图诊断要点 237
附一 左心室心肌致密化不全 239
附二 炎症性心肌病 239

第十一章

冠心病 240

第一节　节段性室壁运动分析　241

第二节　负荷超声心动图　245

一、负荷超声心动图的适应证　245

二、负荷超声心动图的分类　245

三、负荷超声心动图的优越性和局限性　246

第三节　心肌存活性的评定　246

第四节　对比超声心动图　248

一、确定心内分流　248

二、增强多普勒血流频谱信号　248

三、心肌灌注　248

第五节　急性心肌梗死　250

一、胸痛的评测　251

二、心肌梗死的诊断和监测　251

三、左心室舒张功能　253

四、心肌梗死的并发症　254

第六节　经胸冠状动脉显像的进展　261

附　川崎病　263

第七节　冠状动脉内血管超声　264

第十二章

肺动脉高压 265

一、肺动脉高压的定义和分类　265

二、超声心动图对肺动脉高压的评价　266

三、肺动脉高压的特殊情况　275

四、右心房压的推断　277

第十三章

心包疾病 279

第一节　心包积液 280
一、概述 280
二、病理生理学 280
三、超声心动图诊断要点 281
第二节　心脏压塞 283
一、概述 283
二、病理生理 283
三、超声心动图诊断要点 284
第三节　缩窄性心包炎 286
一、概述 286
二、病理生理学 286
三、超声心动图诊断要点 287
四、缩窄性心包炎和限制型心肌病的鉴别 291
第四节　心包缺如 292

第十四章

主动脉疾病 294

第一节　主动脉的解剖和正常超声影像 294
一、主动脉的解剖 294
二、主动脉的超声心动图观察 295
第二节　主动脉瘤 298
一、概述 298
二、超声心动图诊断要点 299
第三节　主动脉窦瘤 301
一、概述 301
二、超声心动图诊断要点 301
第四节　主动脉夹层 303
一、概述 303
二、超声心动图诊断要点 304
第五节　主动脉斑块 307

第十五章
心脏肿块 308

第一节 正常变异或轻度异常心内结构 309
第二节 心脏肿瘤 315
一、原发性良性心脏肿瘤 315
二、恶性原发性心脏肿瘤 319
第三节 血栓 321

第十六章
先天性心脏病总论 324

第一节 先天性心脏病的节段分析法 324
一、心脏位置 326
二、心房定位 327
三、心室形态 329
四、房室连接关系 330
五、大血管的定位 331
六、心室和大血管的连接 332
七、心内分流和流出道狭窄的存在、位置和严重程度 334
八、冠状动脉解剖 336
第二节 先天性心脏病分类 336

第十七章
先天性心脏病各论 342

第一节 房间隔缺损 342
一、概述 342
二、病理解剖及分型 343
三、病理生理学 343
四、超声心动图诊断要点 344
第二节 室间隔缺损 350
一、概述 350
二、病理解剖及分型 350
三、病理生理学 351
四、超声心动图诊断要点 352

第三节　动脉导管未闭　359
一、概述　359
二、病理解剖及分型　359
三、病理生理　360
四、超声心动图诊断要点　360
第四节　房室隔缺损　363
一、概述　363
二、病理解剖和分型　364
三、病理生理　366
四、超声心动图诊断要点　366
第五节　三房心　367
一、概述　367
二、病理解剖及分型　368
三、病理生理　369
四、超声心动图诊断要点　369
第六节　右心室双腔　370
一、概述　370
二、病理解剖　370
三、病理生理　371
四、超声心动图诊断要点　371
第七节　主动脉窦瘤破裂　372
一、概述　372
二、病理解剖　372
三、病理生理　372
四、超声心动图诊断要点　374
第八节　肺静脉异位连接　375
一、概述　375
二、病理解剖及分型　375
三、病理生理　375
四、超声心动图诊断要点　376
第九节　无顶冠状静脉窦综合征　378
一、概述　378
二、病理解剖及分型　378
三、病理生理　379
四、超声心动图诊断要点　379
第十节　体静脉异常连接　381
一、概述　381
二、病理解剖及分型　381
三、病理生理　383
四、超声心动图诊断要点　383
第十一节　法洛四联症　384
一、概述　384
二、病理解剖　384
三、病理生理　384
四、超声心动图诊断要点　385
五、特殊类型的法洛四联症　388
第十二节　大动脉转位　388
一、概述　388
二、病理解剖及分型　389
三、病理生理　389
四、超声心动图诊断要点　389
第十三节　先天性矫正型大动脉转位　392
一、概述　392
二、病理解剖　393

三、病理生理 393
四、超声心动图诊断要点 394
第十四节 右心室双出口 395
一、概述 395
二、病理解剖及分型 395
三、病理生理 396
四、超声心动图诊断要点 397
附 左心室双出口 398
第十五节 永存动脉干 399
一、概述 399
二、病理解剖及分型 399
三、病理生理 401
四、超声心动图诊断要点 401
附一 一侧肺动脉起源于主动脉 402
附二 主 - 肺动脉窗 403
第十六节 单心室 405
一、概述 405
二、病理解剖及分型 405
三、病理生理 405
四、超声心动图诊断要点 406
第十七节 三尖瓣闭锁 408
一、概述 408
二、病理解剖及分型 408
三、病理生理 409
四、超声心动图诊断要点 409
第十八节 室间隔完整的肺动脉闭锁 411
一、概述 411
二、病理解剖及分型 411
三、病理生理 411
四、超声心动图诊断要点 412
第十九节 肺动脉闭锁伴室间隔缺损 414
一、概述 414
二、病理解剖 415
三、病理生理 415
四、超声心动图诊断要点 416
第二十节 三尖瓣下移畸形 418
一、概述 418
二、病理解剖 418
三、病理生理 418
四、超声心动图诊断要点 419
第二十一节 主动脉弓畸形 421
主动脉缩窄 421
一、概述 421
二、病理解剖及分型 421
三、病理生理 422
四、超声心动图诊断要点 422
主动脉弓中断 424
一、概述 424
二、病理生理 425
三、超声心动图诊断要点 425
血管环 427
一、概述 427

二、病理解剖和病理生理 427
三、超声心动图诊断要点 428

第二十二节 左心室发育不良综合征 430

一、概述 430
二、病理解剖及分型 430
三、病理生理 431
四、超声心动图诊断要点 431

第二十三节 冠状动脉畸形 433

冠状动脉瘘 434
一、概述 434
二、病理解剖和病理生理 435
三、超声心动图诊断要点 435
左冠状动脉异常起源于肺动脉 436
一、概述 436
二、病理生理 436
三、超声心动图诊断要点 437

参考文献 438

超声常用缩略语 444

超声视频目录 448

第一章 超声诊断基础和基本超声切面

第一节　超声影像基础

一、基础解剖平面

对心脏超声切面结构的理解须了解心脏正交平面和人体正交平面的不一致性。首先复习人体的正交平面，图 1-1 所示人体直立和面对观察者时，身体长轴前后切面称为矢状切面（sagittal plane），身体长轴左右切面称为冠状切面（coronal plane），与身体长轴垂直的短轴切面称为横截面（transverse plane），这三个基本正交平面即能够重建和描述身体任何部位的三维结构。

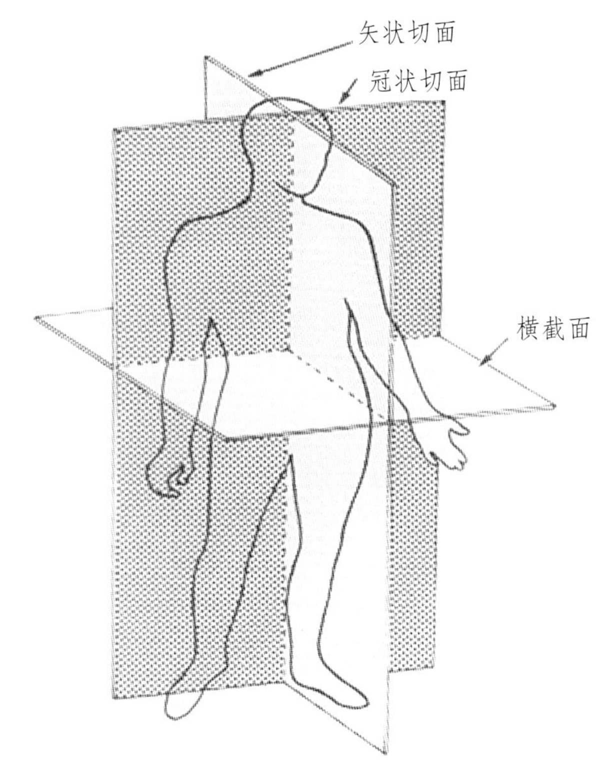

图 1-1　人体的正交平面

二、心脏解剖及位置

当心脏投影至前胸壁时，心脏轮廓略呈梯形，约 2/3 位于前正中线左侧，1/3 位于前正中线右侧。心脏的上部称为心底部，心脏的下部称为心尖部。心脏右缘较笔直，位于胸骨右侧；心脏左缘锐利延展至心尖。心尖朝向左下，心底朝向右后，心尖部位于左锁骨中线第 5 肋间附近。因此心脏长轴与身体长轴并不一致，约成 45° 角（图 1-2）。

心脏的前面位于胸骨和肋骨的后面，又称此面为胸肋面，位置相当于第 3~6 肋软骨水平，心房在后上方，心室在前下方。心脏的前面观只能看见左、右心房的心耳部分，心室部分主要为右心室的前壁，约占心脏前面的2/3，其余1/3为左心室前壁（图1-3）。

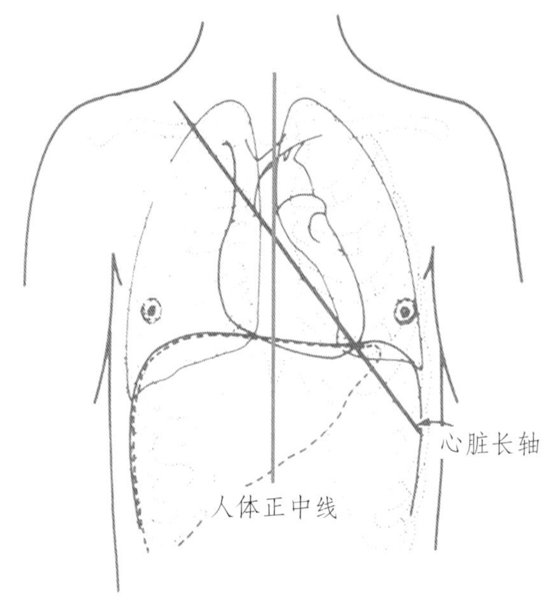

图 1-2　心脏的长轴和人体长轴的关系

人体的正中线（人体长轴）和心脏长轴不一致，且呈一锐角。

心脏的后面由左、右心房的后壁构成，上界达肺动脉的左右分支，下界为后冠状沟，右界为右心房的右缘，左界为左心房的左缘。卧位时，心房相当于第5~8胸椎水平，立位时相当于第6~9胸椎水平。

心脏的下面由心室构成，坐落在横膈上，故称此面为膈面（图 1-4）。心尖由左心室构成，朝向左前下方。

心脏的内部结构由心壁和心腔组成，心腔由房间隔、室间隔和左、右房室瓣口分隔成左、右心房和左、右心室 4 个心腔（图 1-5）。右侧心脏腔静脉血回流入右心房，流经三尖瓣进入右心室，然后右心室射血经肺动脉瓣进入肺动脉；左侧心脏肺静脉血回流入左心房，流经二尖瓣进入左心室，然后左心室射血经主动脉瓣进入主动脉。

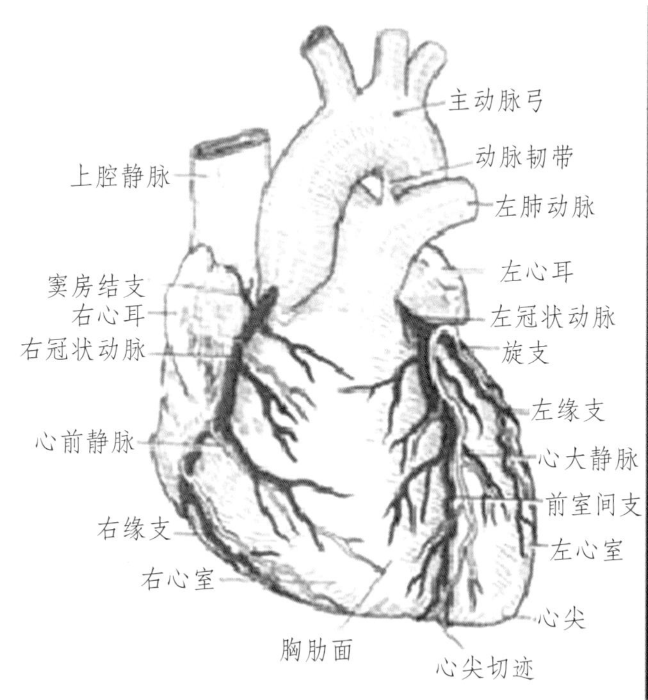

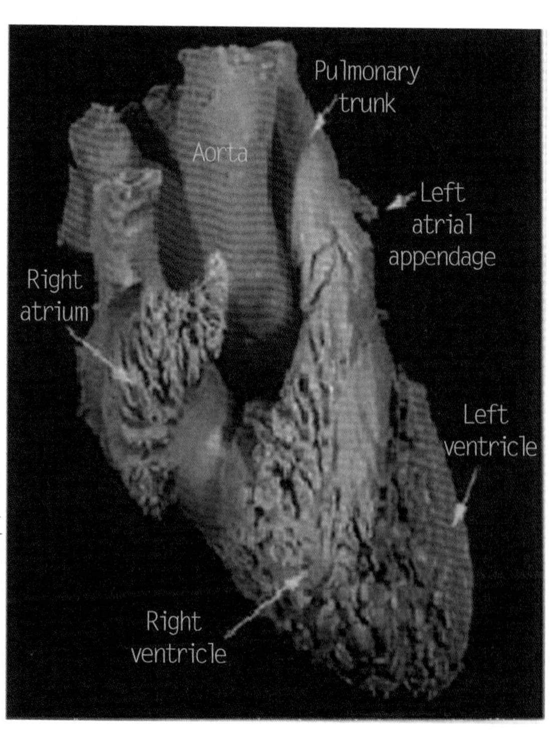

图 1-3　心脏的前面观

右图显示右心室占据心脏前面的大部分。Right atrium：右心房，Right ventricle：右心室，Aorta：主动脉，Pulmonary trunk：肺动脉干，Left atrial appendage：左心耳，Left ventricle：左心室。

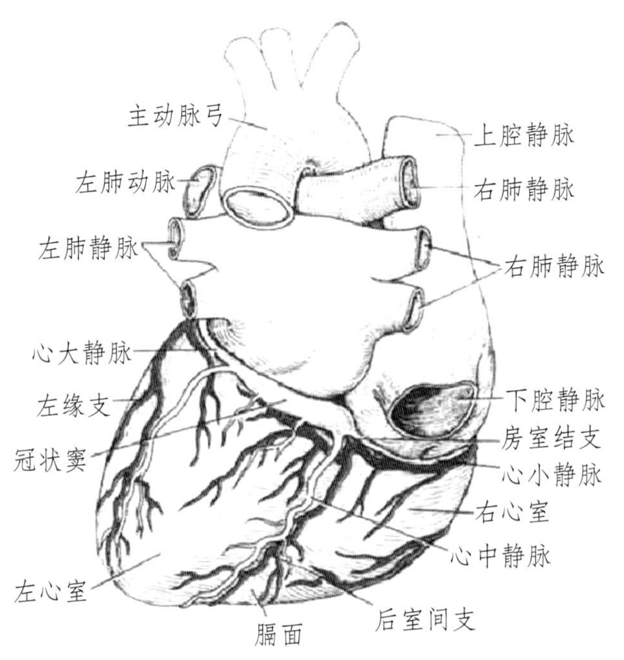

图 1-4　心脏的膈面观

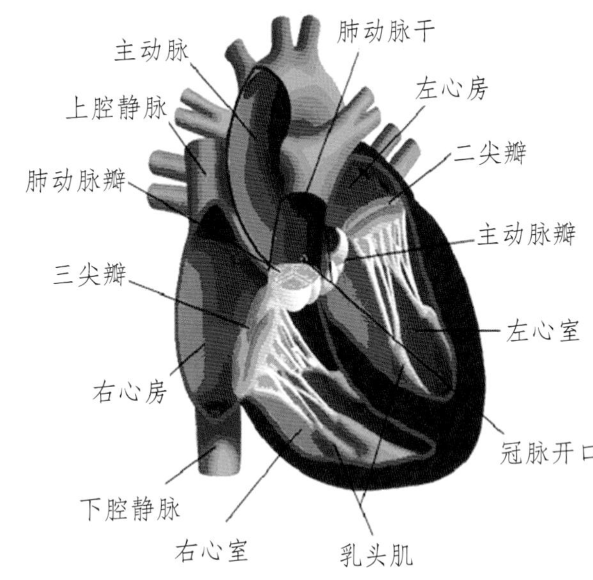

图 1-5　心脏的内部结构

了解心脏解剖时需要注意的最大问题是领会心脏的“左”和“右”的关系，因为在描述心脏腔室时，“左”和“右”的用法并不十分恰当。实际上所谓的“右侧”心腔或多或少位于相应“左侧”心腔的前方，从心脏轮廓前方观察（图 1-6A），右心房和右心室占据了心脏前面的绝大部分，而只有左心耳和少部分左心室投影至心脏轮廓左前边缘。了解这点对超声检查非常重要，因为这意味着探查左侧心脏结构前，声束必须横截右心房或右心室。另外了解心脏各瓣膜在心脏轮廓前方的投影位置，有助于了解如何安放探头以便于观察心脏瓣膜（图 1-6B）。

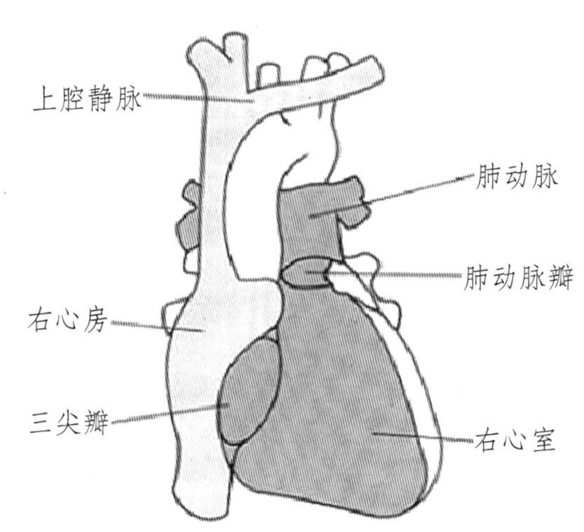

A　心脏轮廓正面观

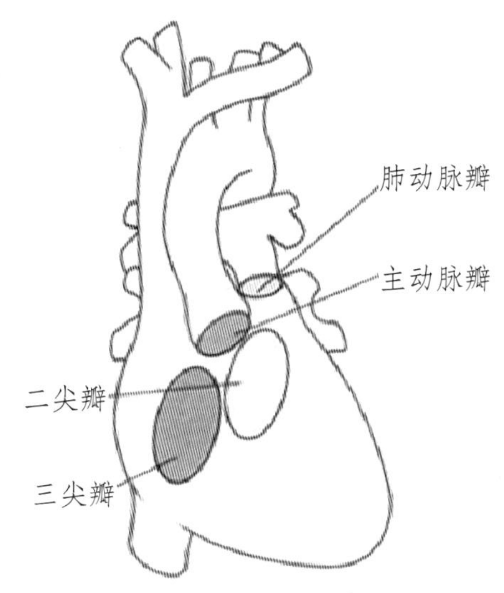

B　心脏各瓣膜投影位置

图 1-6　心脏轮廓的正面观和各瓣膜投影位置

左图所示右侧心脏（右心房和右心室）占据了心脏前面的绝大部分，只有少部分左心房和左心室投影至心脏轮廓前方，因此实际上所谓的右侧心脏或多或少位于左侧心脏的前方。右图为心脏瓣膜在心脏轮廓前方的投影位置，主动脉瓣位于中心位置，而肺动脉瓣位置最高，三尖瓣位置靠右下方。

三 、超声切面与图像

1. 超声成像原理和超声声窗 超声波是指振动频率大于 20 000Hz 的声波。超声波有三个基本物理量，即波长（wavelength，λ）、频率（frequency，f）和声速（velocity，C），它们三者的关系为：$C=\lambda\times f$。超声波有明显的方向性，故又称为超声束（ultrasonic beam）。超声波在人体软组织的传播速度是 1 500m/s，经过不同声阻的介质界面时会发生反射。由于在特定组织（即介质）中的声速是恒定的，根据超声波由探头发出、被反射体反射并返回探头的时间，可准确计算出反射体与探头之间的距离。由于人体不同组织（血液、血管壁、心肌等）的声阻不匹配，而构成多个反射体。探头发射的超声波的一部分能量被反射，剩余的超声波继续向前传播，直至完全衰减。如果组织之间的声阻差异过大，超声波的声波能量被完全反射，就不能穿透组织进行成像。例如，超声波不能穿透骨骼和肺组织对心脏结构成像。由于胸骨骨骼和邻近充满气体的肺部组织的限制，经胸超声可探测到心脏结构的声窗（探头位置）有限，心脏超声声窗（图 1-7）主要有：胸骨旁、心尖部、剑突下和胸骨上窝声窗。胸骨旁声窗、心尖部声窗为最常用的声窗，经食管超声心动图（TEE）的声窗则位于食管内、左心房的后方。

2. 标准超声切面 心脏有三个标准正交超声切面（图 1-8）：①心脏长轴切面：与心脏长轴平行，定义为左心室心尖至心底部的假想连线。超声切面扇形尖部为心脏前面，底部为心脏后部，图右代表头侧，图左代表足侧。②心脏短轴切面：与长轴平面垂直，横截心脏左心室主轴。相当于患者平卧，检查者从足侧向头侧观察心脏横截面。图像上、下端分别为心脏的前、后侧，图左代表心脏右侧，图右代表心脏左侧。③心脏四腔心切面：同时与心脏长轴和短轴切面垂直，从心尖至心底横截左、右心室和心房，即为心脏冠状切面。图像扇尖代表心尖，扇底为心底，图左为心脏右侧，图右为心脏左侧。 通常以“探头位置”“切面类型”“切面水平”顺序表示心脏特定切面，如“胸骨旁 - 左心室短轴切面 - 二尖瓣水平”切面。

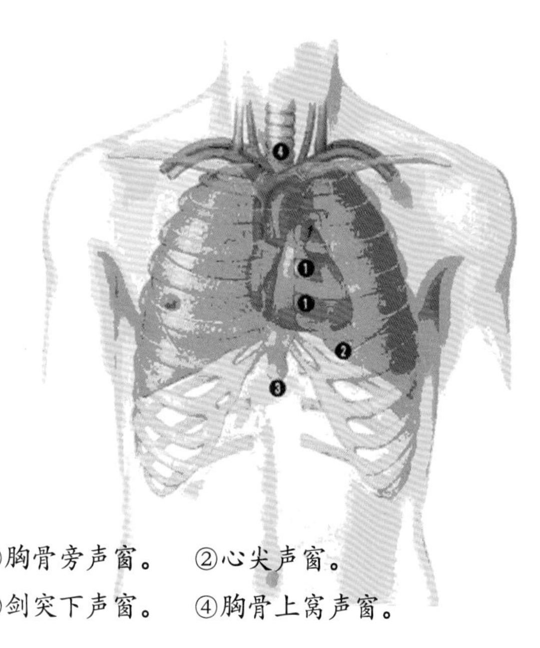

图 1-7 超声声窗

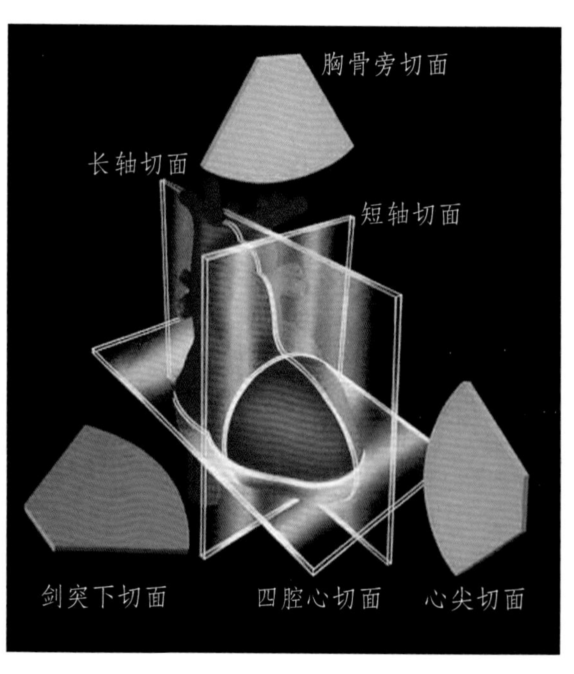

图 1-8 标准心脏超声切面

3. 二维超声切面如何建立 心脏的解剖位置告诉我们，心脏的长轴与人体躯干长轴成 45° 角，而心脏短轴是与心脏长轴直角相交的另一重要方位，心脏长轴和短轴是心脏结构方位的坐标。超声探头发射出超声声束，超声声束有一定的方向，如解剖心脏时手术刀的刀刃方向，沿刀刃方向“切割”心脏即得到心脏解剖结构的“切片”， 提供某一特定切面的详细解剖资料。超声声束沿心脏长轴“切割”即可获取心脏长轴切面，沿心脏短轴“切割”即可获取心脏短轴切面。

4. 切面方位 对超声心动图而言，心脏主要结构有 4 组瓣膜、心尖、乳头肌和室间隔等，心脏主要结构容易辨认可作为切面方位的参考。描述心脏结构在胸腔内的相对位置时（图 1-9），靠近头侧的称为上方（superior，略为“Sup”），靠近足侧的称为下方（inferior，略为“Inf”），位于受检者右侧的称为右方（right，略为“R”），位于受检者左侧的称为左方（left，略为“L”），靠近前胸壁的称为前方（anterior，略为“Ant”），靠近后胸壁的称为后方（posterior，略为“Post”）。

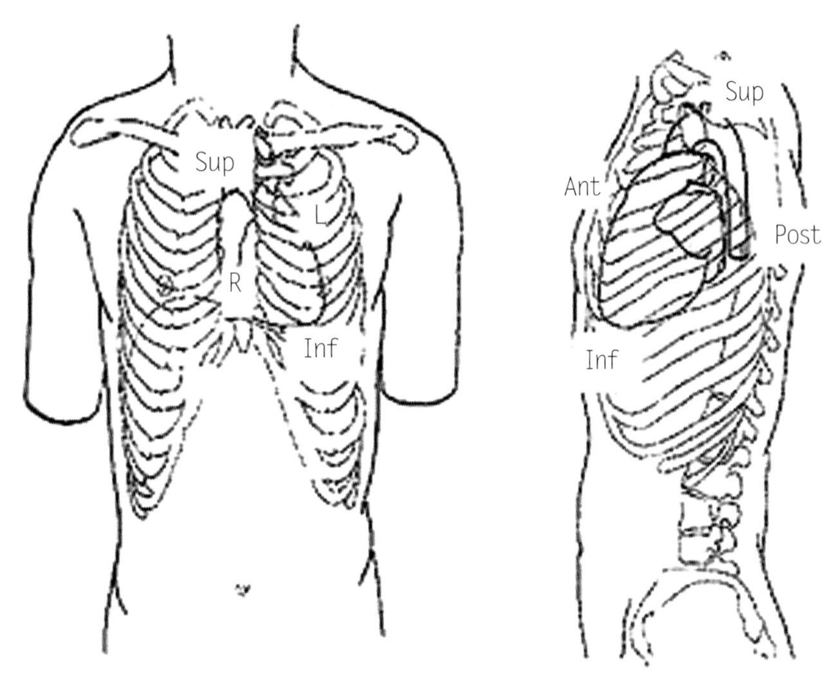

图 1-9 心脏结构的方位示意图

左图为心脏结构的正面观，右图为心脏结构的侧面观。

5. 超声图像的成像 压电晶体（piezoelectric crystals）固有的振动频率在超声波范围内，还有将电能和声能进行相互转换的特性，因此被广泛应用于超声成像系统。由压电晶体制作的超声换能器（probe）既是超声声束的发射体，又是超声声束反射的接收体。用于超声诊断的频率为 1~20MHz，探头的频率高低与分辨性能有关，超声图像由探头的纵向、侧向或水平分辨力来描述。超声波声束穿过介质时能够分辨前后两点的最小距离称为纵向分辨力（axial resolution），而与超声束垂直的方向上左右两点最小距离的分辨能力称为侧向分辨力（lateral resolution），水平分辨力（elevational resolution）是指成像平面上辨别厚度差异的能力。纵向分辨力与超声波的频率成正比，超声波频率越高，纵向分辨力越强。侧向分辨力则与超声波声束的宽度有关，声束越窄侧向分辨力越好。超声束的厚度是决定水平分辨力的主要因素。高频探头发射的声波波长较短，图像分辨力较高，但组织穿透力较差。反之，低频探头发射的声波组织穿透力较强，但图像分辨力较低。

超声成像的基础是根据界面反射或频移的原理所建立的，超声在人体组织中传播时，遇到不同声阻抗的声学界面而依次得到多个反射回波。将超声波反射回波转换成二维图像是一个涉及众多电子、数字化调控的复杂过程。一幅二维图像是以每秒 60 次的速度扫描心脏而获取的，通常心脏实时扫描频率选为 30 帧 / 秒左右。回波被接受后被换能器转换为电信号，这些电信号经接受放大和预处理后成为视频信号再送至数字扫描转换器（digital scan converter，DSC），DSC 将这些图像信号进行数字化后处理转换成方便电视屏幕显示的组织靶器官图像，这就是现代超声扫描仪工作原理（图 1-10）。

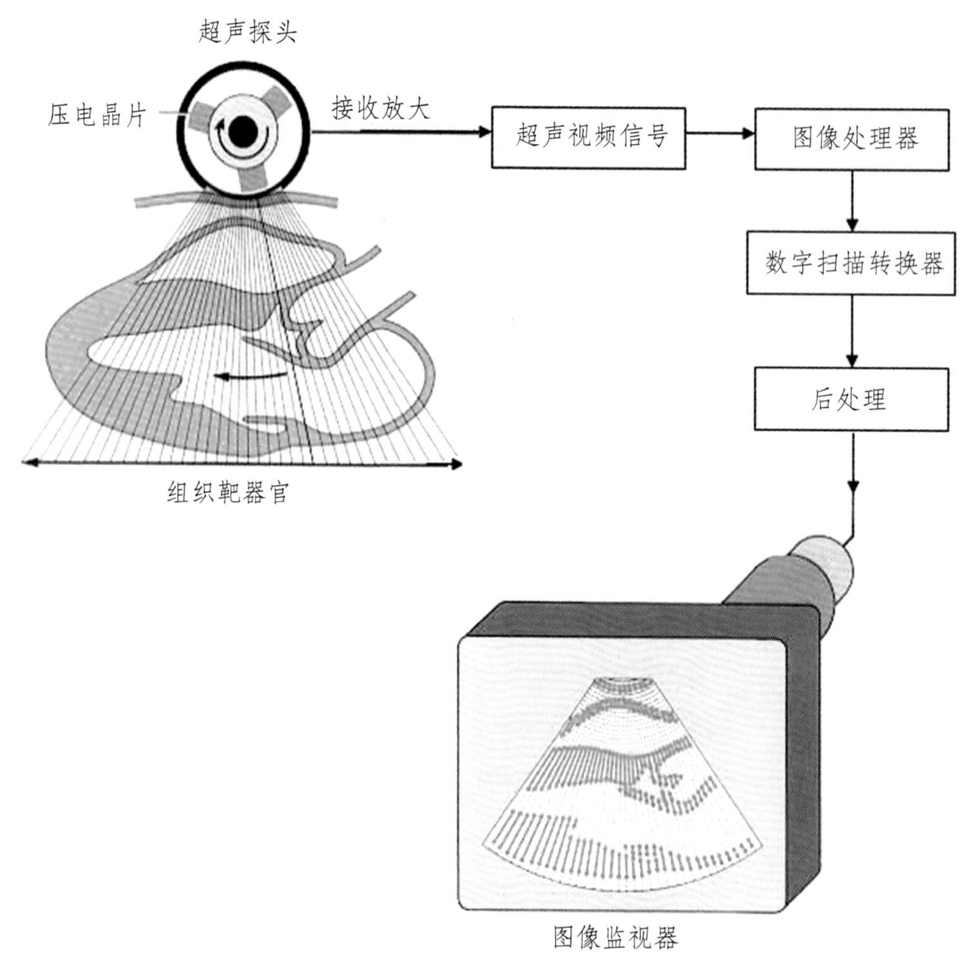

图 1-10　现代超声扫描仪工作原理

超声检查前应了解超声探头的示标的意思，超声示标提示超声声束的方向，不同厂家生产的超声探头示标显示可能有些差别。目前超声切面图像的显示大多遵循美国超声心动图学会推荐的方法：扇形切面的尖端部分（近场）显示在图像的上部，远离探头的结构（远场）位于图像的底部。左心室长轴切面的上方心脏结构显示在图像屏幕的右侧，左心室短轴切面的左侧心脏结构显示在图像屏幕的右侧；四腔切面显像则为心脏左侧结构显示在图像屏幕的右侧，而右侧结构显示在图像屏幕的左侧。检查者可观察探头示标的位置而了解图像显示的方位。通常短轴切面和四腔切面探头示标指向受检者左侧，受检者身体左侧结构显示在切面图像的右侧；长轴切面探头示标指向受检者上方，受检者身体上方结构显示在切面图像的右侧（图 1-11）。

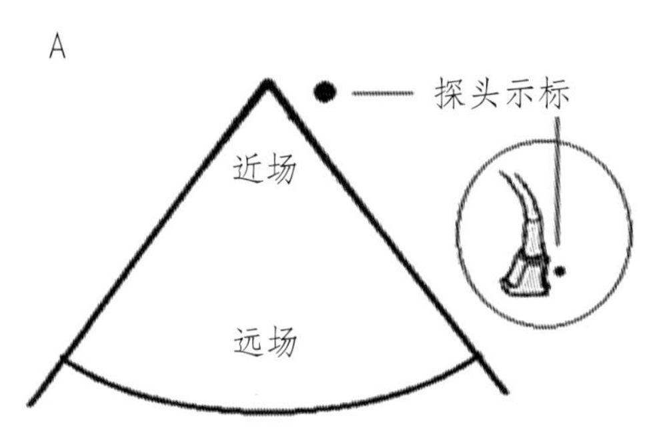

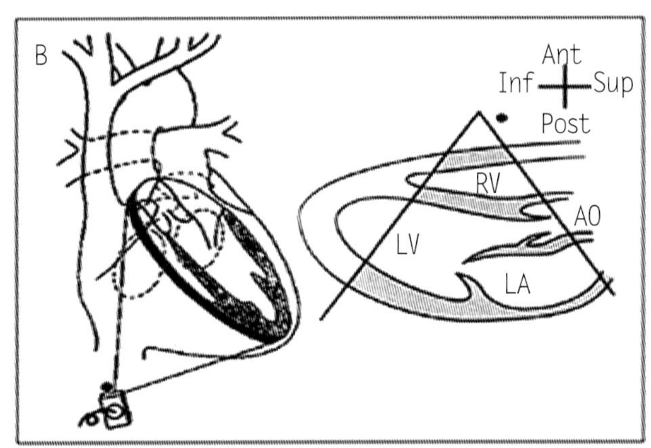

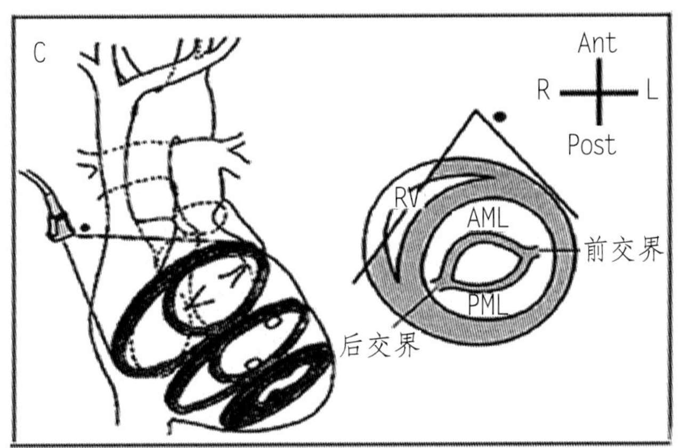

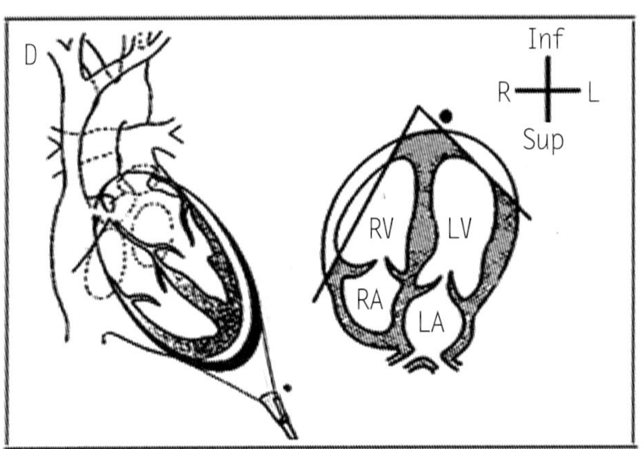

图 1-11　超声心动图图像的表示方法

A 显示靠近探头的结构位于近场，而远离探头的结构位于远场；B、C、D 分别为胸骨旁左心室长轴、短轴和心尖四腔切面图像表示方法，心尖四腔心切面心尖部位靠近探头，通常将图像上下倒转（D）。图像方位如图标示。Ant：前方，Post：后方，Sup：上方，Inf：下方，R：右侧，L：左侧。

第二节　超声诊断基础

心脏超声检查包括 M 型、二维和多普勒超声心动图等，目前 M 型超声心动图和多普勒超声心动图已很少单独使用，几乎都与二维超声心动图（two-dimensional echocardiography）紧密结合。为发挥超声诊断技术的效果，超声临床医生应该熟悉和掌握超声诊断仪的性能和操作。不同超声诊断仪性能和操作不尽相同，但所有超声诊断仪均有相同的工作流程：①探头的安放，发射超声声束，接收和放大人体信息。②超声图像数字化处理。③超声图像显像。对超声临床医生而言，心脏超声检查重要的先决条件是知道如何放置超声探头以及理解超声探头声束的切面定向，心脏解剖和探头声束定向应始终如一地指导超声图像的理解。理解超声声束定向的最简便方法是从剑突下上腹部开始探查。

一、探头定位

1. 上腹部短轴切面（short axis view of upper abdomen） 心脏外重要结构如下腔静脉、腹主动脉容易从剑突下声窗探及。受检者呈平卧位，曲膝以放松腹肌，将探头置于剑突下中线，探头示标指向 3 点钟处，就可获取剑突下上腹部横截面（图 1-12）。剑突下短轴切面声束从前向后，与人体短轴一致，该切面显示受检者左侧结构于切面图像的右侧。该切面正常显示：脊柱位于中线，降主动脉位于脊柱旁左前方，下腔静脉位于脊柱旁右前方（图 1-13），该切面是判断心房位置的重要切面。探头短轴定向确定后，所有心前心脏短轴切面均为相同的探头左右定向。

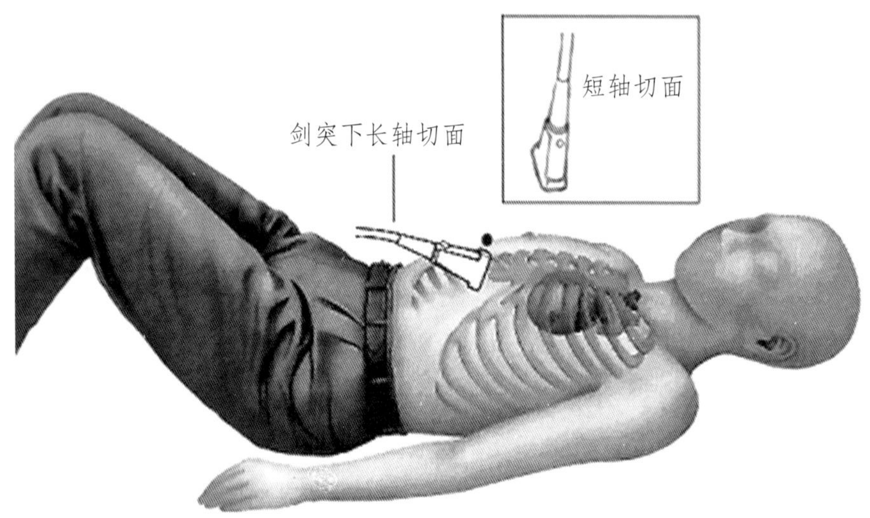

图 1-12 剑突下上腹部探头位置

探头置于剑突下中线，探头示标指向 3 点钟处，则可获取剑突下上腹部横截面（短轴）。探头示标指向 12 点钟处，则可获取剑突下长轴切面（矢状切面）。

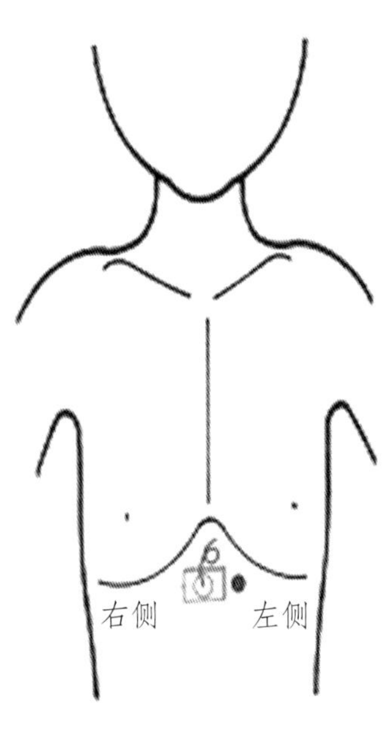

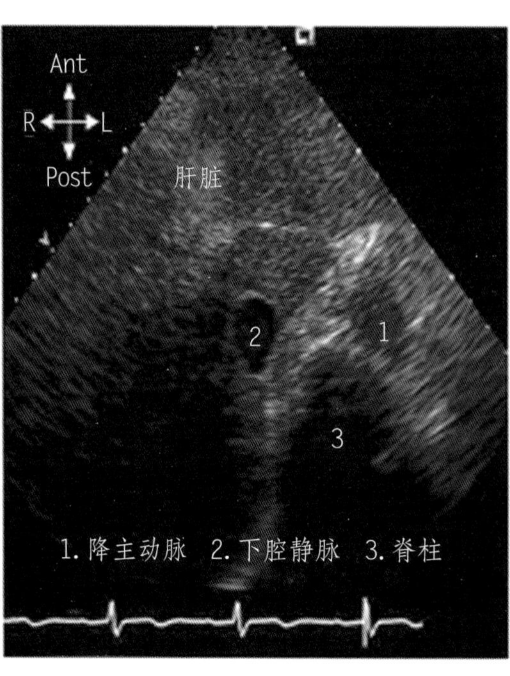

图 1-13 剑突下上腹部短轴切面示意图

左侧为剑突下上腹部短轴切面探头位置；右侧为剑突下上腹部短轴切面，显示降主动脉位于脊柱左前方，下腔静脉位于脊柱的右前方。

2. 上腹部长轴切面（long axis view of upper abdomen） 上腹部短轴切面逆时针方向旋转探头 90°，即探头示标指向 12 点钟处，就可获取剑突下长轴切面，剑突下长轴切面的声束走向与人体长轴一致（图 1-14）。探头分别移至脊柱左右侧，可获取下腔静脉和降主动脉长轴（图 1-15）。为简便地理解和获取探头长轴的定向，稍倾斜探头朝向受检者头侧；这时探头长轴的定向受检者头侧（即上方）的结构显示于切面图像的右侧，而受检者足侧（即下方）的结构显示于切面图像的左侧。探头长轴定向确定后，所有经胸超声心脏长轴切面的探头上下定向均相同。

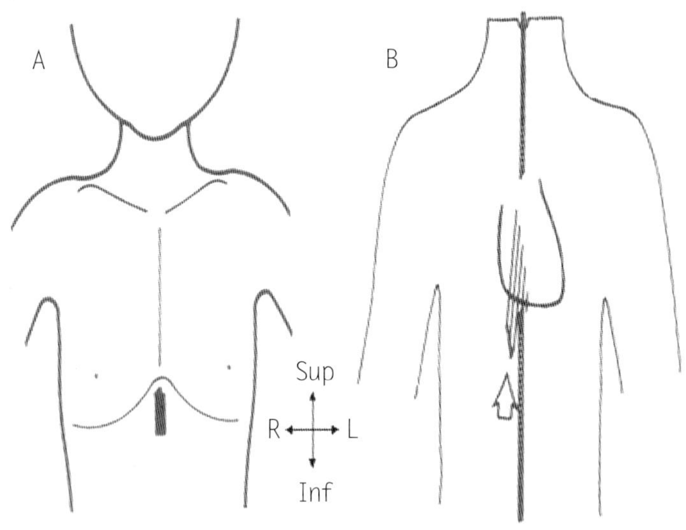

图 1-14 剑突下长轴切面的探头位置和声束走向

A 显示探头放置于剑突下，探头示标朝向 12 点处；B 显示剑突下长轴切面声束走向从前向后纵切，与人体长轴一致。

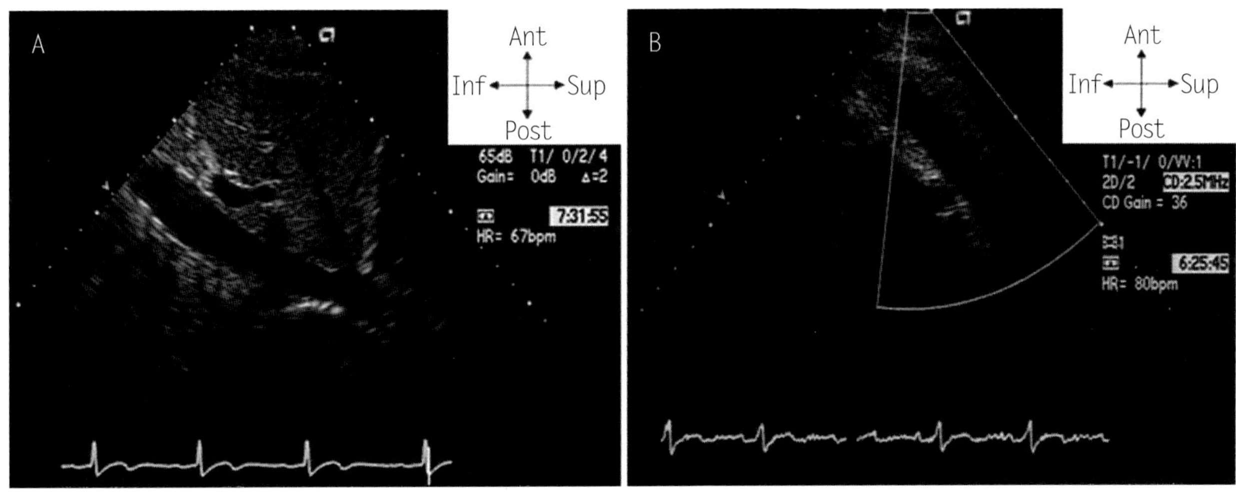

图 1-15 下腔静脉长轴和降主动脉长轴示意图

A 为下腔静脉长轴，探查时探头移至脊柱右侧靠近右侧肋缘下方；B 为降主动脉长轴，探查时探头移至脊柱中线略靠左侧。下腔静脉长轴和降主动脉长轴切面图像方位如图。

二、超声诊断仪的操作

心脏超声检查的目的是评价心脏结构和功能，掌握心脏超声检查的重要条件是熟悉超声诊断仪的性能和操作，正所谓“工欲善其事，必先利其器”。

1. 超声探头的选择 超声探头也称为超声换能器（transducer），基本结构为发射和接收超声波的压电晶体，主要功能是向人体发射超声波，并将经人体组织界面反射回的信息接收转换为电信号。界面反射是超声波诊断的基础，超声探头发出的超声波呈狭窄的圆柱形分布，称为超声声束（beam）。

据美国 FDA 的规定，超声探头所标定的频率，为超声换能器的压电晶片的最强频率（基频）。如标定 3.5MHz 的探头可包含 2.5~6MHz 频率段，这种动态频率（dynamic frequency）的探头也可称为多频或宽频探头。超声探头是超声诊断仪的关键部件之一，与超声心动图图像质量密切相关。目前高性能超声诊断仪配备有多频探头、谐波探头（接受频率是发射频率的两倍，图 1-16）等。

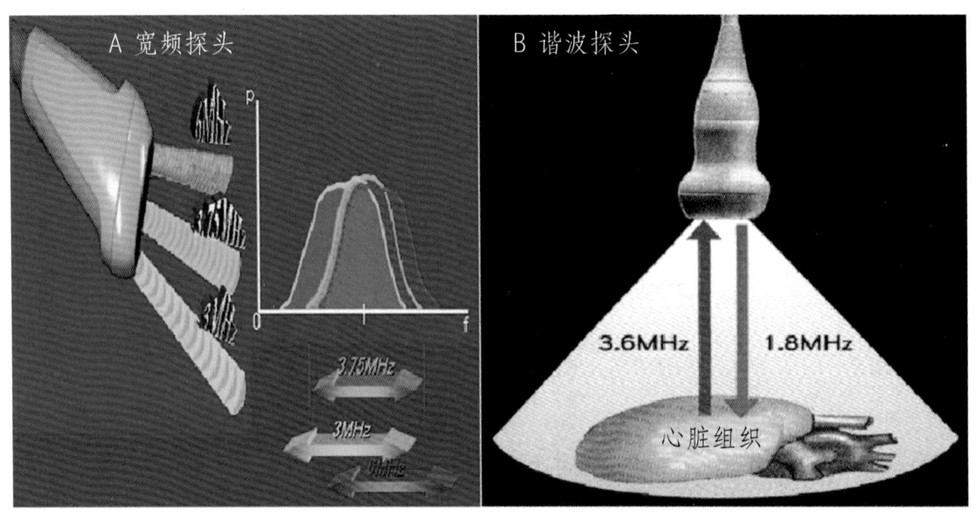

图 1-16　超声探头频率（A）和谐波探头示意图（B）
（日本国立循环器病中心生理机能检查部仲宗根出技师惠赠）

不同频率超声探头的选择与探头的分辨力（resolution power）和穿透力（penetration）直接关系。分辨力指声束分辨超声声束紧邻位置结构的能力（纵向分辨力），穿透力指声束穿透心脏到达所探查结构的能力。探头频率增加，探头波长变短，分辨力随之提高；但声能易被吸收出现声波衰减（attenuation）增加，衰减增加限制声束的穿透力，因此探头频率的分辨力和穿透力两者呈反相关。图 1-17 为超声探头图例。通常成人心脏结构的探查深度为 16~20cm，检查使用 2.5~3.5MHz 探头；小儿心脏结构的探查深度为 8~12cm，通常可选用 3.5MHz 探头以增加分辨力；当探查结构表浅时（如外周血管或冠状动脉），则需要 5.0MHz 甚至 7.5MHz 探头。

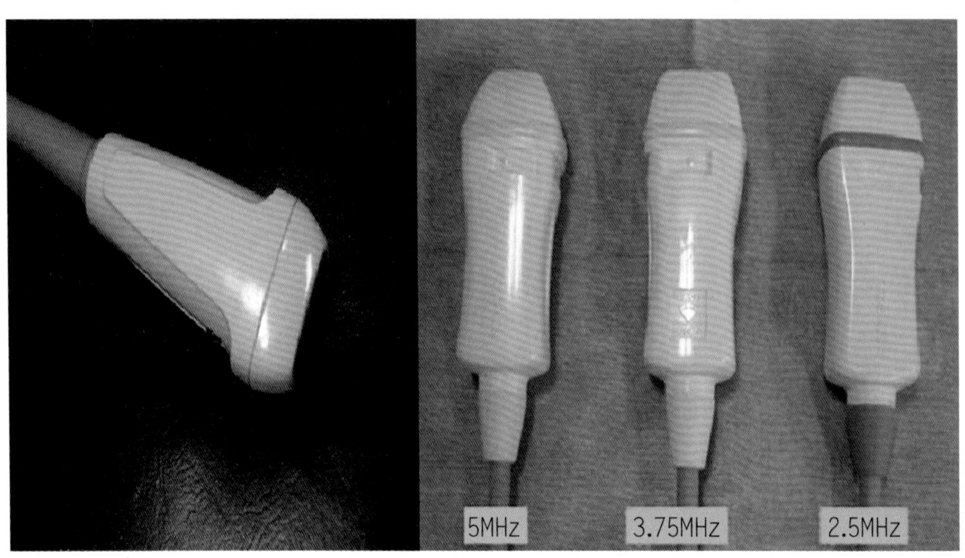

图 1-17　超声探头

2. 超声诊断仪设置的调节 不同的超声诊断仪具有不同的信号处理和显示方式，且不受检查者的控制，但检查者可调节以下仪器设置等以获取满意的图像：①探查深度（depth）：根据受检者选择探查深度（图 1-18）。②时间增益补偿（time-gain compensation，TGC）：TGC 选择性地增加远场回声以修正远场声束的衰减。③增益（gain）：控制超声声束回声强度（包括多普勒信号增益）。④滤波（filter）：选择性地滤过低于某一预定值强度的回声，滤波强弱对多普勒血流信号有显著影响。超声诊断仪器设置对超声心动图图像质量（灵敏度、分辨力、有无伪像等）密切相关（图 1-19）。

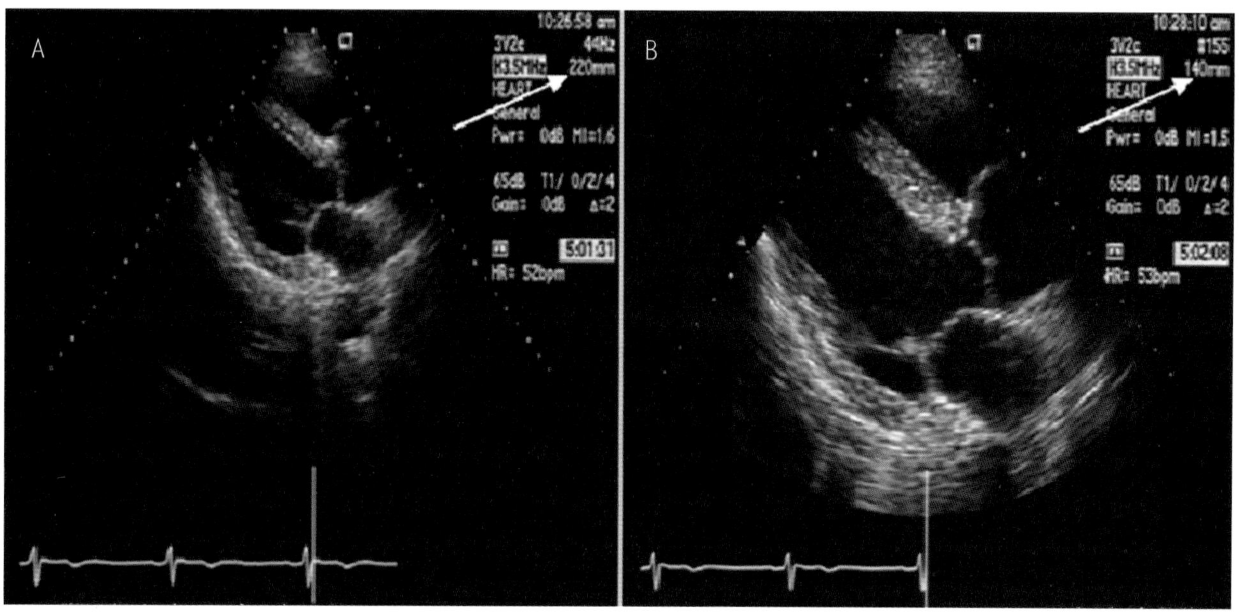

图 1-18 超声心动图探查深度对超声图像的影响

A 探查深度为 220mm，B 探查深度为 140mm（箭头所指），比较两者图像大小的差别。

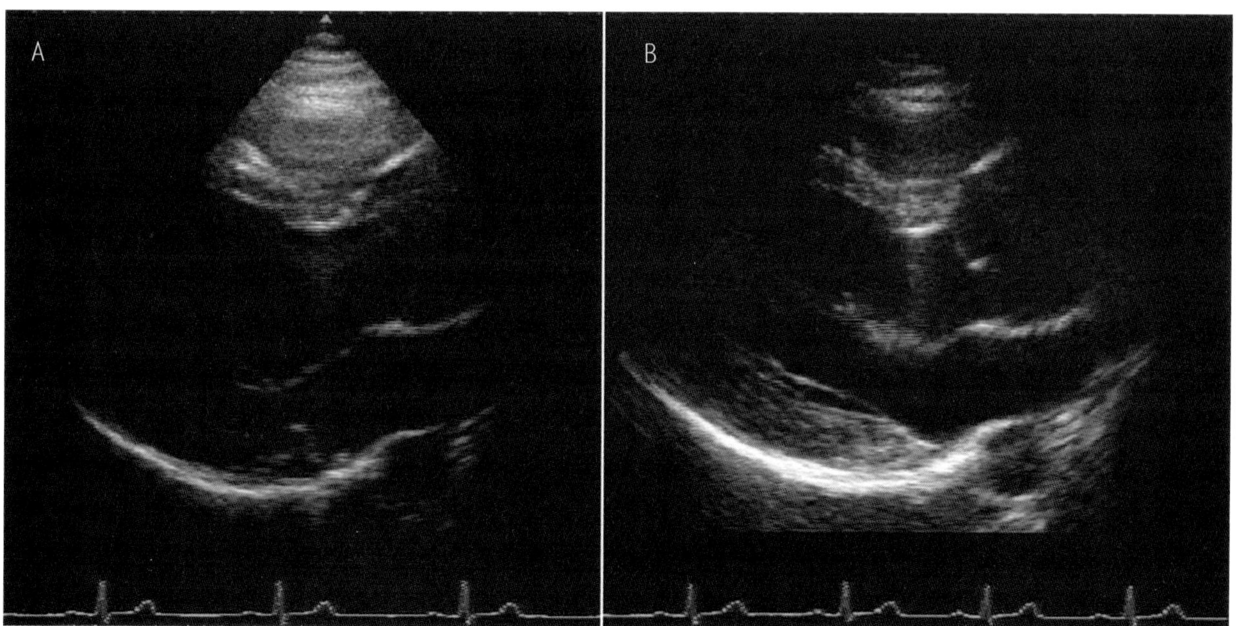

图 1-19 超声仪仪器设置对超声心动图图像的影响

A、B 均为胸骨旁左心室长轴切面，比较两者图像的质量。

3. 超声波诊断的实践 超声心动图检查是一门实践性很强的科学，掌握超声心动图需要具备心血管知识（心脏解剖以及病理生理学等）、熟悉超声波检查操作技术以及依靠临床实践积累。超声诊断要求超声临床医生客观地提供有关身体内脏状况的具体和详细的资料，检查者的检查技能和临床经验是左右检查结果的关键因素，超声诊断的准确性一定程度上也依赖于超声诊断仪的性能以及超声图像质量。超声图像清晰与否与超声诊断仪性能和仪器设置有关，另外受检者体位以及受检者呼吸状态也能影响超声图像质量（图 1-20）。因此超声临床医生要从超声波检查实践开始，逐步提高自身的超声心动图技能和诊断水准。

为提高超声工作者的超声心动图检查技能，美国超声心动图学会制定了超声心动图学习指南。根据该指南规定，超声学习者分为 3 个技能分级：第一级水平需要学习超声心动图 3 个月，至少检查 150 例；第二级水平需要学习超声心动图 6 个月，至少检查 300 例；第三级水平需要学习超声心动图 12 个月，至少检查 750 例，达到第三级水平者才允许进行经食管超声心动图检查。可喜的是，我国目前也已开展了超声临床医生的上岗认证，这必将推动我国超声心动图检查的普及和提高。

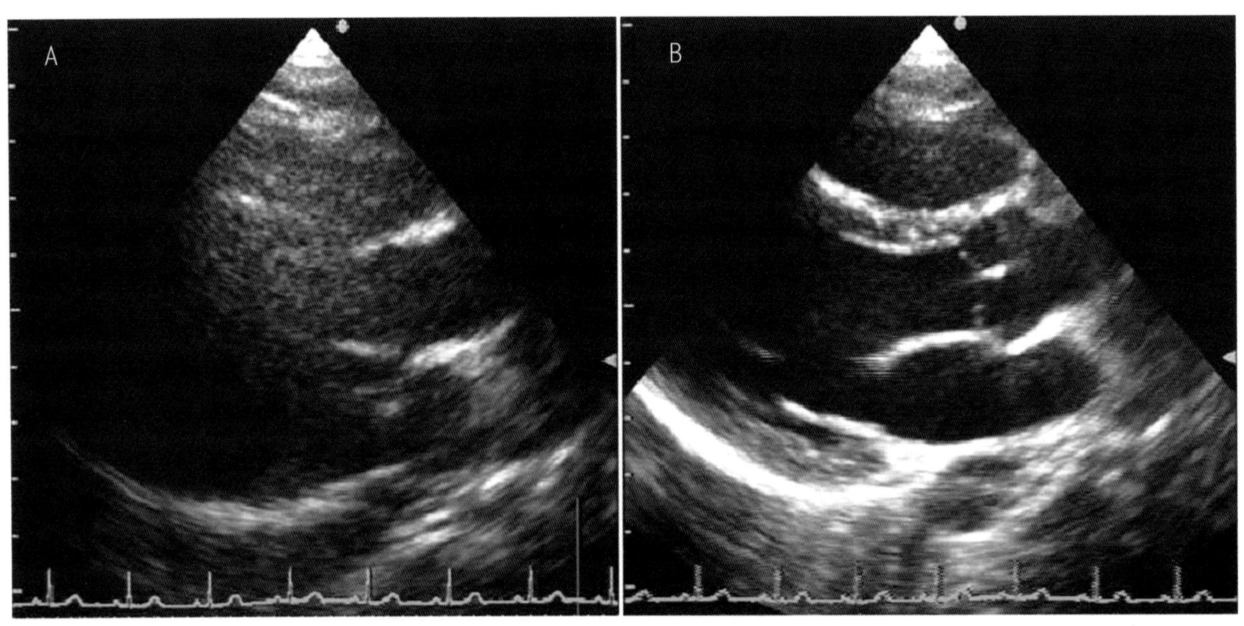

图 1-20 受检者呼吸状态对超声心动图像的影响

A、B 均为胸骨旁左心室长轴切面，A 为吸气时，B 为呼气末屏气时，比较两者图像质量。

三、超声影像伪像

超声心动图将心脏室壁、瓣膜等的活动显像实时在超声诊断仪的显示器上显示，超声工作者能简便地从体外观察心脏结构。但在超声成像过程中，常可出现伪像（artifact）。心脏的超声影像伪像主要指：①无关的超声信号导致实际上不存在的“结构”显像。②未显示实际存在的结构。③结构显示与实际大小、形态存在差别。超声波声场特性与伪像密切相关，超声波声束有一定方向性，声束中心区称为主瓣（main lobe），主瓣周围存在的低能量干扰波（杂波）称为旁瓣（side lobe）；目前广泛使用的电子扫描的探头由多晶体片（振子）组成，叠加后的超声声束主瓣方向约 90° 方向可出现光栅声束（grating lobe，图 1-21）。这里介绍一些常见超声心动图伪像：

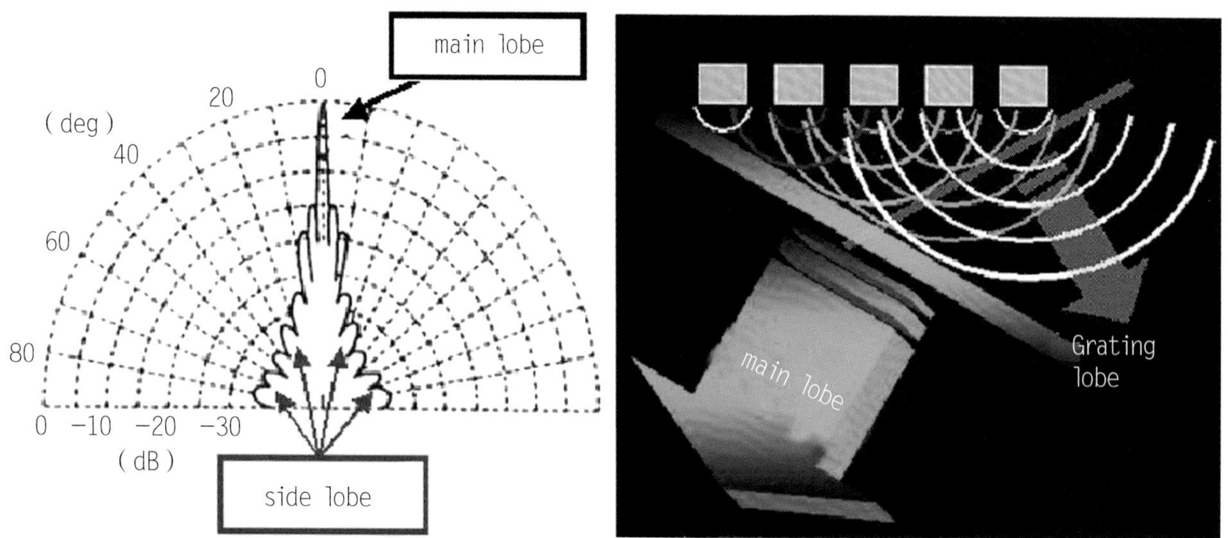

图 1-21 超声波的声场特性

左图显示超声波主瓣（main lobe）和旁瓣（side lobe）。右图显示电子相阵探头的超声声束主瓣和光栅瓣（grating lobe）。（日本国立循环器病中心生理机能检查部仲宗根出技师提供）

1. 图像欠清晰 图像欠清晰最为常见，主要由于受检者体质（如肥胖、肺气肿等）导致超声组织穿透力差，实际存在的心脏结构显像模糊。严格上说图像欠清晰并不是伪像，而是因为超声信号噪音比低，图像显示不够清晰。

2. 声学阴影 超声阻抗显著差别的结构（如骨骼、机械瓣等）能阻挡声束的传播，由于声束无法穿透至这些结构的远侧，在声束传播方向出现阴影（acoustic shadowing，图 1-22）。

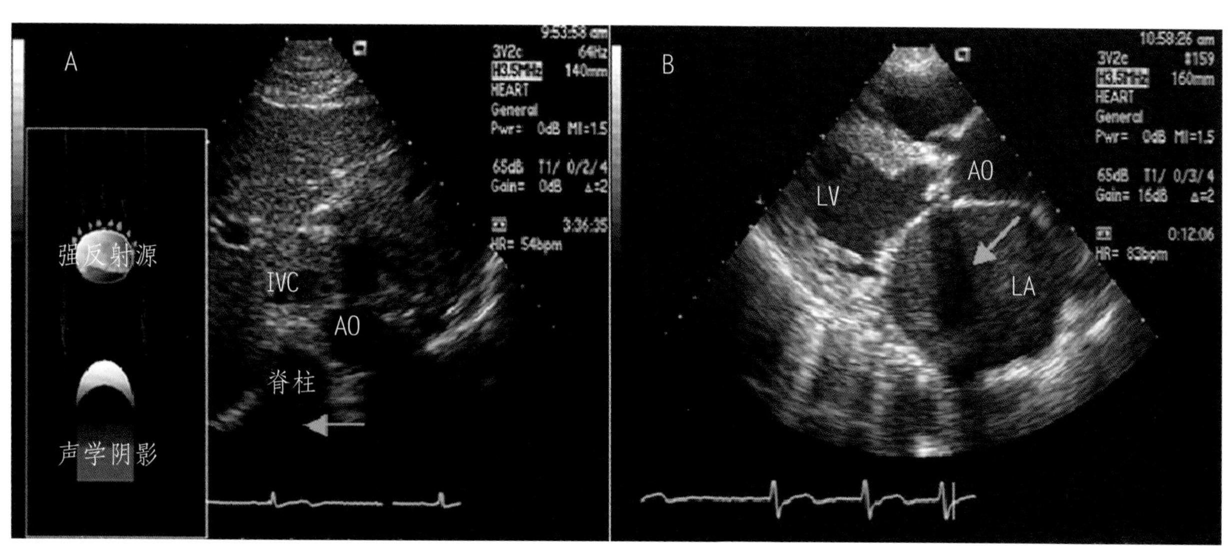

图 1-22 声学阴影

A 为剑突下横切面；B 为胸骨旁左心室长轴，超声声束遇强反射源出现反射，声束方向出现声学阴影（绿色箭头）。

3. 旁瓣伪像 旁瓣位于声束主波方向外侧，旁瓣伪像指旁瓣声束的强回声结构叠加于在主波回声切面之上，如胸骨旁左心室长轴切面左心房后壁或左心房后壁稍前方可出现旁瓣伪像（图 1-23）。

4. 多重反射 声束信号在强反射介质（如机械瓣）和探头间来回反射而出现多重回声，称为多重反射（multiple reflection），又称为多次反射。如机械瓣后方的多重反射（图 1-24），表现为相对平行且不规则的强回声延伸至远场。

5. 折射伪像 折射（refraction）伪像指声束受组织干扰，折射方向偏离而出现并排的重影，如胸骨旁左心室短轴出现双重主动脉瓣回声。

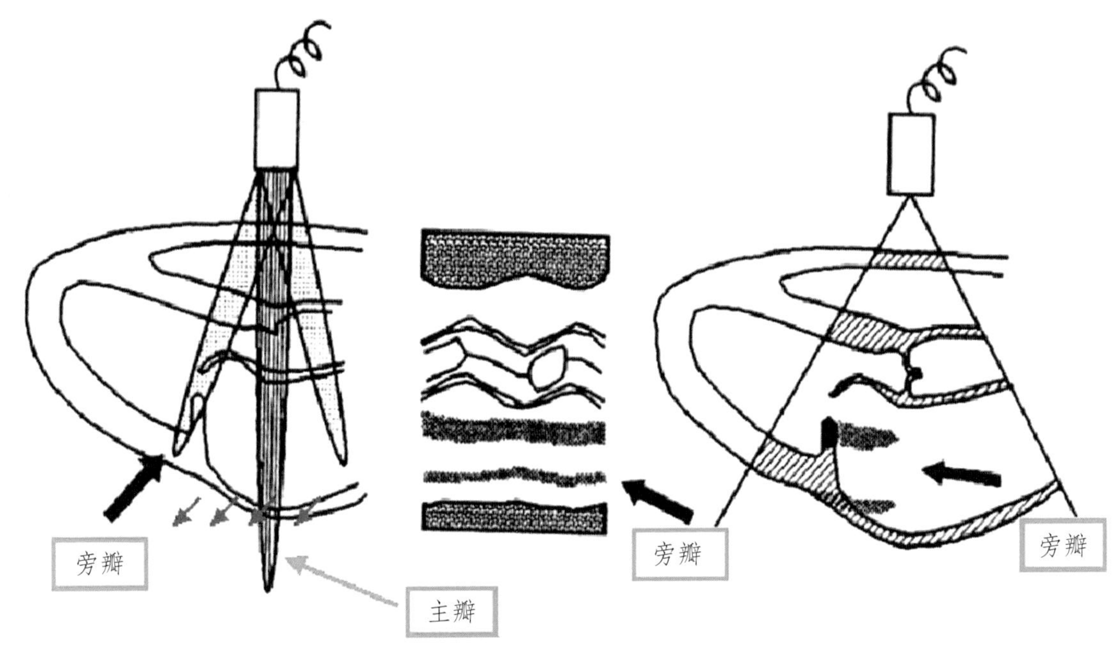

图 1-23 旁瓣伪像

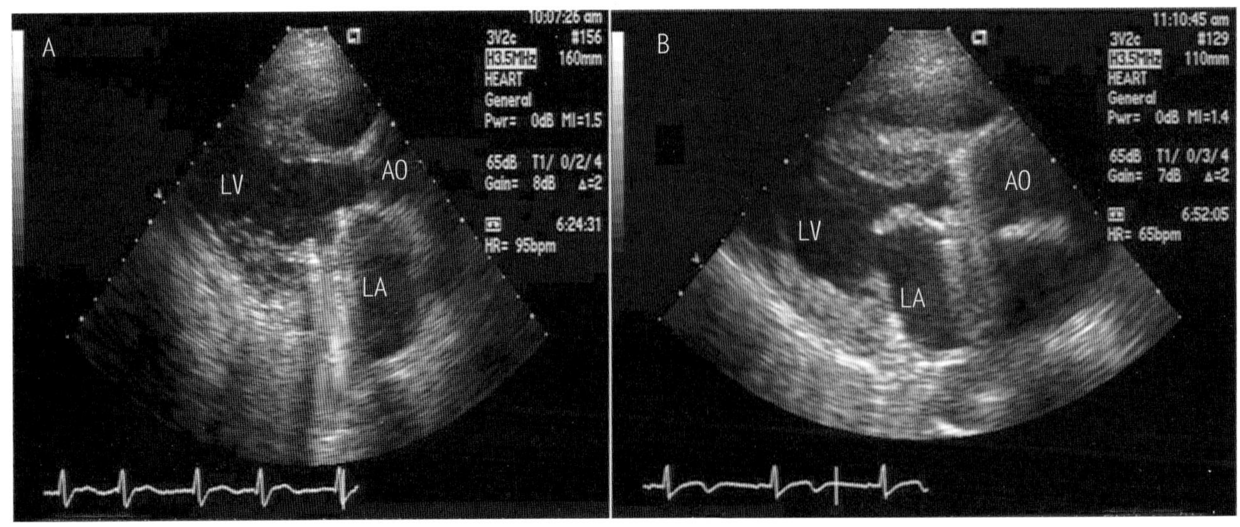

图 1-24 机械瓣的多重反射

A 为二尖瓣置换术；B 为主动脉瓣置换术后患者的胸骨旁左心室长轴，机械瓣后方出现多重反射。

6. 定位模糊 定位模糊（range ambiguity）指探头近处结构第二次反射的超声信号在双倍时间再次到达探头，因此图像垂直轴线上出现重复图像。如图像近处和远处（实际上不存在）出现双心脏显现，可通过降低探查深度来消除这种伪像。

超声心动图检查并非“所见即所得”，伪像是复杂和困惑的。超声声束旁瓣、光栅声束均可出现伪像；多重反射的伪像也可出现实体图像的前方和后方；机械瓣可出现多普勒信号的镜面反射等。遇到“异常”回声，超声临床医师需要常注意或怀疑伪像的存在，采用多切面探查、调整探头探查角度以及变换不同频率探头或探查深度等手段来减少伪像，通过细致观察和分析比较以鉴伪存真。

第三节 基本超声切面

一、胸骨旁切面

1. 胸骨旁左心室长轴切面（parasternal long axis view of left ventricle） 胸骨旁声窗位于胸骨左缘第 3~4 肋间，声束可经长轴和短轴探测心脏。受检者取左侧卧位，探头放置于胸骨旁左缘第 3~4 肋间，探头示标指向 9~10 点钟，声束从右肩 - 左腰方向前后切割心脏即可获得左心室长轴切面，由于左心室通常位于胸骨左侧，探头方向略偏向左（左肩方向）就能获取标准左心室长轴切面（图 1-25）。图 1-26 为胸骨旁左心室长轴切面，靠近探头的右心室显示在图像近场，而左心室、左心房显示在远场，心尖朝向左侧，主动脉位于右侧。胸骨旁左心室长轴切面显示的下 2/3 室间隔为肌部（muscular）室间隔，上 1/3 大部分室间隔为流出道（outlet）或漏斗部（infundibular），少数人可在主动脉瓣正下方探及一部分膜部（membranous）室间隔；左心室流入道和流出道部分可同时在该切面显示，可见二尖瓣前叶和后叶经腱索与后内侧乳头肌（posteromedial papilary muscle）相连。正常情况下可见主动脉前壁与室间隔的连续以及二尖瓣前叶与主动脉后壁的连续完整性。由于声束位于左心室心尖的内侧，通常无法在胸骨旁左心室长轴切面显示左心室心尖，有时可能探及右冠状动脉主干从主动脉根部前壁发出。

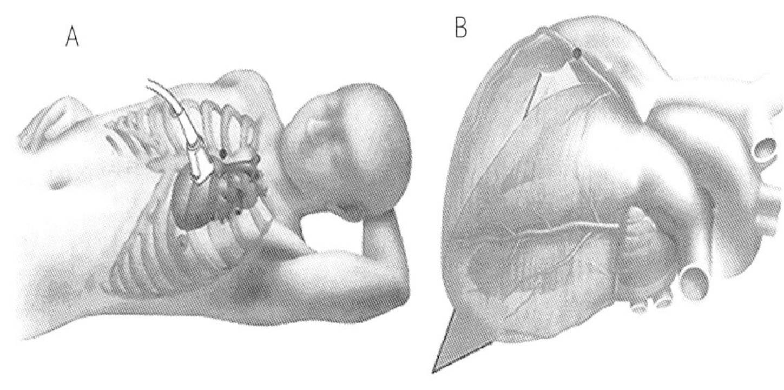

图 1-25 胸骨旁左心室长轴切面探头位置和声束方向

左图为胸骨旁左心室长轴切面探头位置，探头放置于胸骨旁左缘第 3~4 肋间，探头示标指向 9~10 点钟；右图为胸骨旁左心室长轴切面声束方向，声束从右肩—左腰方向前后切心脏。

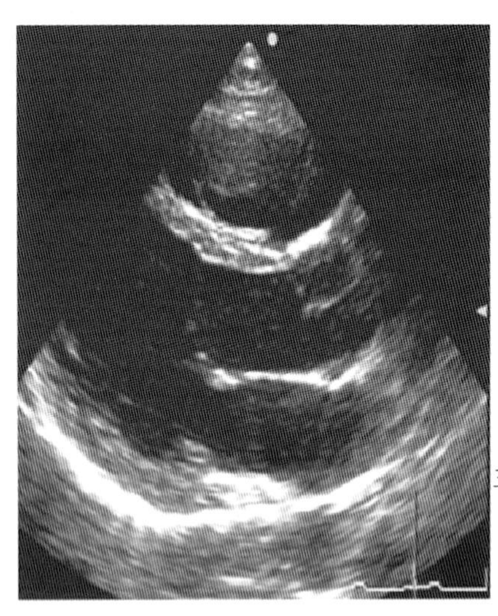

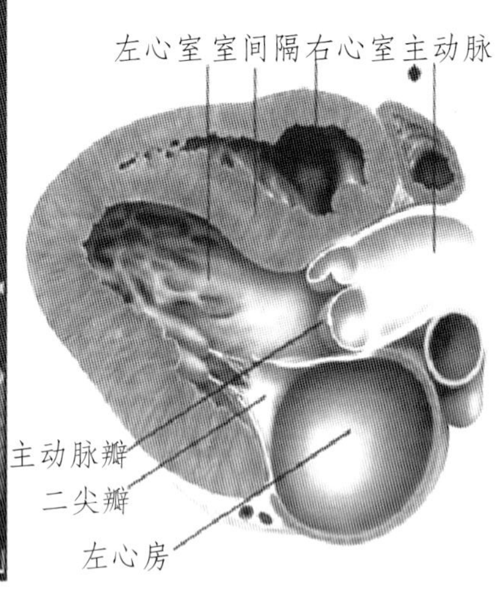

图 1–26　胸骨旁左心室长轴切面

胸骨旁左心室长轴切面从前到后显示的结构为右心室前壁、右心室部分流出道、室间隔、左心室腔、二尖瓣前叶和后叶、左心室后壁。右图显示的是从左心室向前发出的主动脉根部，可探及主动脉瓣开放和关闭活动，前方的为右冠瓣，后方的为无冠瓣。

注意要点：①主动脉、左心室、二尖瓣等结构长轴并不在同一解剖平面上，需要稍微调整切面方向以分别观察特定结构。②左心房与左心室交界处（房室沟）可记录到圆形无回声区，通常为冠状静脉窦（coronary sinus，CS）；而左心房后壁后方探及的圆形无回声区，则为降主动脉横截面。当 CS 扩张时可与降主动脉混淆，两者的区别是降主动脉为心外结构，有搏动感，但不随心脏协调运动；而 CS 无搏动感，与房室环运动一致。

2. 胸骨旁左心室短轴切面（parasternal short axis views of left ventricle） 在标准左心室长轴切面基础上，将探头顺时针旋转 90°，可获取胸骨旁左心室短轴切面，探头如图 1-27 转变角度可相应显示主动脉瓣水平、二尖瓣口水平、腱索乳头肌水平以及心尖水平切面；相应水平左心室短轴切面声束方向如图所示；心尖水平切面的获取通常需要沿心脏长轴下移探头一个肋间左右。

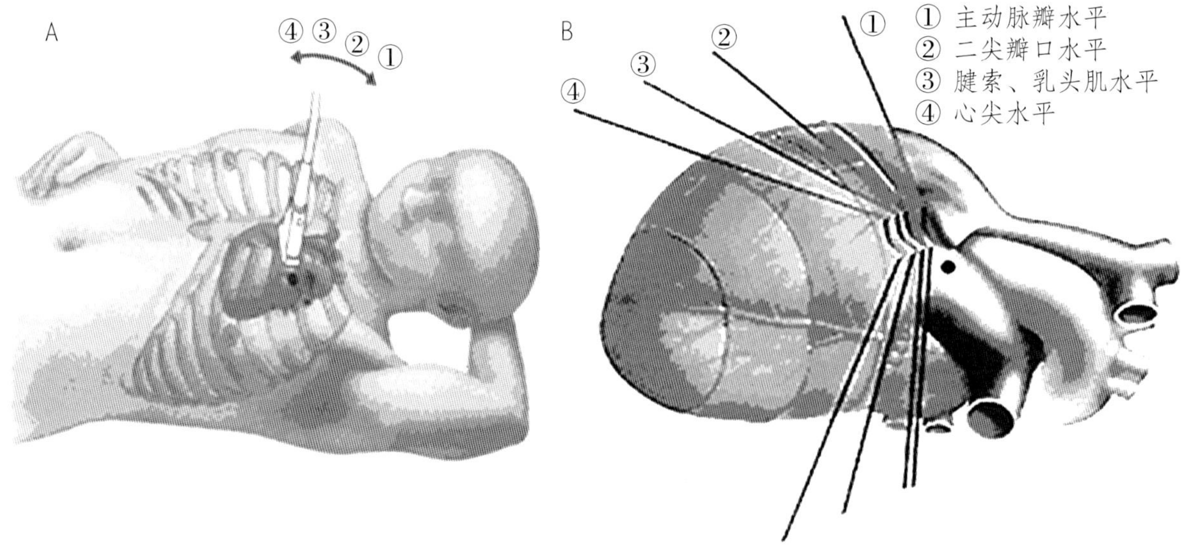

图 1–27　胸骨旁左心室短轴切面探头位置和声束方向

A 为胸骨旁左心室短轴切面探头位置，探头示标指向 2~3 点钟；B 为胸骨旁左心室短轴切面声束方向，声束从左肩—右腰方向横切心脏。

（1）主动脉瓣水平短轴切面（the aortic valve level）：在标准左心室切面探头顺时针旋转90°，探头示标朝向受检者左肩，声束方向从左肩至右腰，可获取主动脉瓣水平短轴切面（图1-28）。标准胸骨旁短轴切面表明了正常心脏解剖的几个重要特征：①升主动脉与左心室长轴近似平行，而右心室流出道和肺动脉主干从主动脉根部的右侧移行至左侧，因此两大血管相互缠绕，也就是说主动脉根部为短轴观，右心室流出道则为长轴观。主动脉短轴呈圆形，位于图像中心，右心室、右心室流出道以及肺动脉主干呈“圆香肠”样包绕主动脉短轴。②心脏前方为右心室流出道，左心室流出道居中，左心房靠后。③右心室流入道位于右心缘，左心室流出道居中，右心室流出道则转至左心缘。主动脉短轴是观察结构主动脉瓣（包括主动脉瓣叶数目、活动等）、主动脉根部、左心房等的重要切面，该切面显示的室间隔包括位于三尖瓣隔瓣右下方的膜部室间隔（9~11点钟），其余部分为流出道（outlet）室间隔，即位于主动脉瓣正前方的主动脉瓣下（subaortic）室间隔（12点钟）以及靠近肺动脉瓣下的肺动脉瓣下（subpulmonic）室间隔（1点钟）。正常三叶主动脉瓣叶舒张期关闭呈“Y”字形，收缩期开放呈“∇”形。前方的为右冠瓣，左冠瓣和右冠瓣位于左右两侧。如将探头稍微旋转，主动脉短轴3点钟处可显示左冠状动脉开口和左冠状动脉主干及其左前降支和回旋支分支，10~11点钟处可探及右冠状动脉开口及其近端（图1-29）。

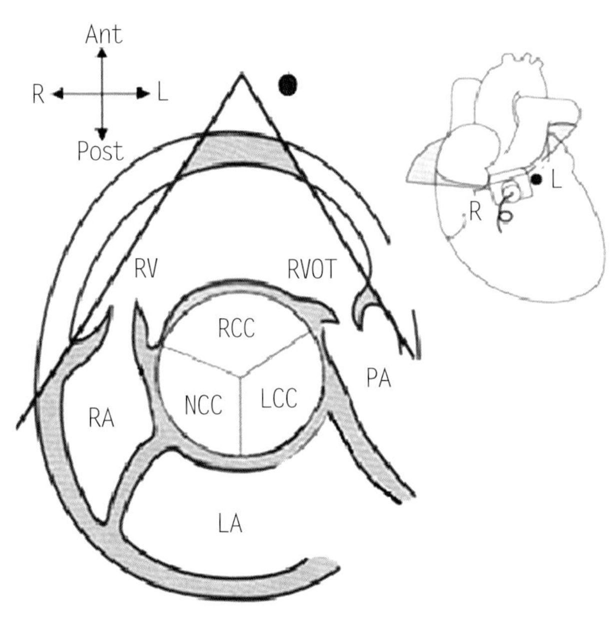

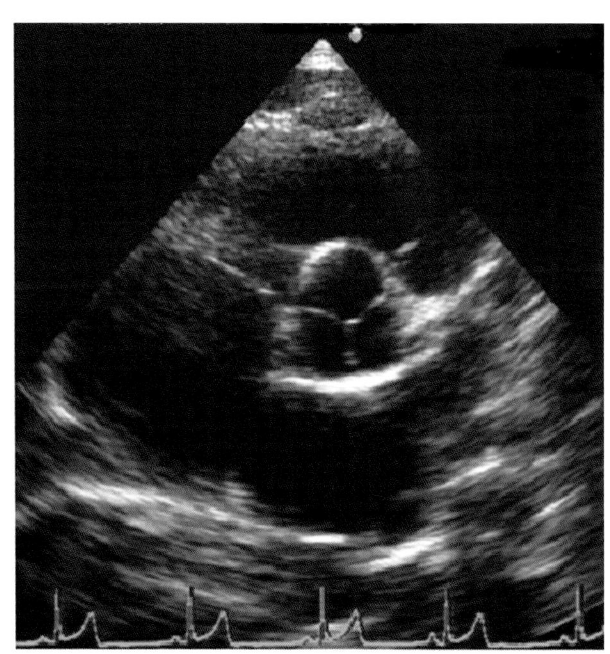

图1-28　主动脉瓣水平短轴切面

主动脉呈圆形位于切面中心，右心室、右心室流出道以及肺动脉包绕主动脉短轴。RCC：右冠瓣，NCC：无冠瓣，LCC：左冠瓣。

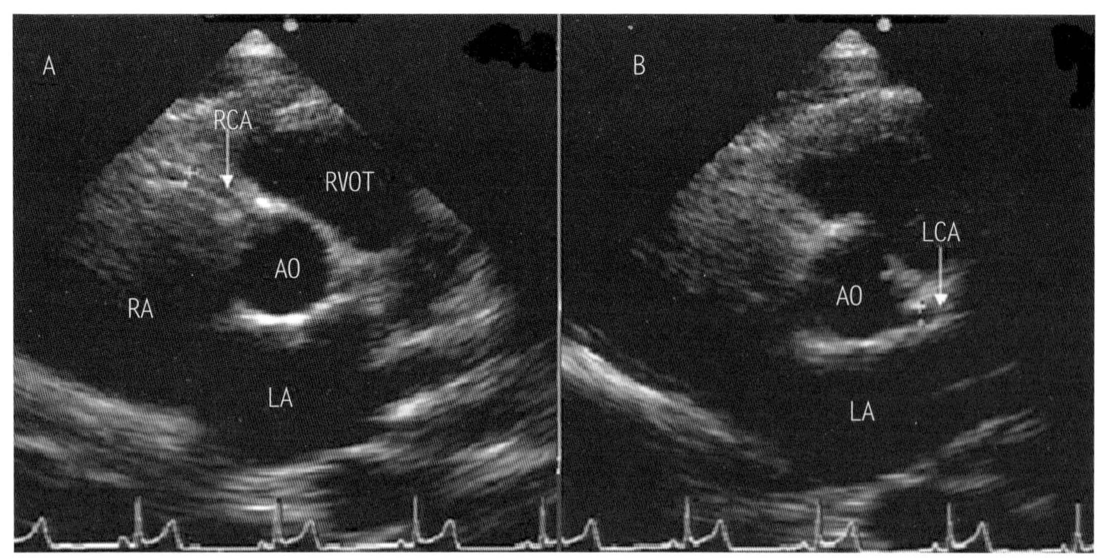

图 1-29　主动脉瓣水平短轴切面显示冠状动脉

A 为主动脉瓣水平短轴切面 1~12 点钟处显示右冠状动脉及其近端（箭头所示）；B 为主动脉瓣水平短轴切面 3 点钟处显示左冠状动脉（箭头所示）。RCA：右冠状动脉，LCA：左冠状动脉。

（2）二尖瓣水平左心室短轴切面（mitral valve level）：在胸骨旁主动脉短轴切面基础上将探头向下倾斜，声束方向略平行于左肩和右肋腹连线，即可获取显示左心室短轴二尖瓣水平切面（图 1-30）。左心室短轴二尖瓣水平切面显示二尖瓣前叶和后叶位于左心室腔中央，左心室呈圆形位于左后方，而右心室呈月牙形位于右前方，分隔左心室腔和右心室腔的室间隔凹面朝向左心室，是左心室壁的解剖组成部分。该切面显示的室间隔为位于三尖瓣和二尖瓣之间的流入部室间隔（inlet septum）和肌部室间隔，8~10 点钟为流入部室间隔下方的室间隔肌部的后部，10~12 点钟为室间隔肌部的中部以及 12~2 点钟为室间隔肌部的前部。

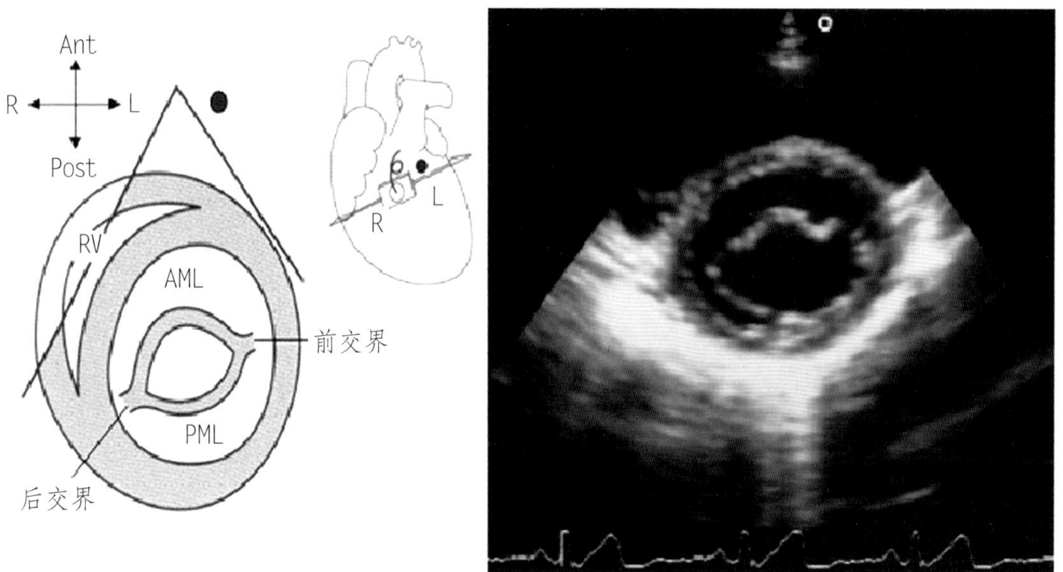

图 1-30　胸骨旁左心室短轴二尖瓣口水平切面

左图为二尖瓣口水平切面示意图及超声探头示标位置。AML：二尖瓣前叶，PML：二尖瓣后叶。

（3）腱索、乳头肌水平左心室短轴切面（the papillary muscle level）：二尖瓣水平切面将探头再向下倾斜或探头下移一肋间，二尖瓣瓣叶逐渐消失，代之以二尖瓣腱索以及两组乳头肌，称为腱索、乳头肌水平（图 1-31，图 1-32）。该切面显示的室间隔为肌部室间隔，前外侧乳头肌（anterolateral papilary muscle）位于左心室腔 4 点钟处，后内侧乳头肌（posteromedial papilary muscle）位于 8 点钟处，右心室心尖部位于前右侧。该切面是测量左心室腔大小，室间隔和左心室后壁厚度等的标准切面，是评价左心室壁运动、乳头肌功能的理想切面。

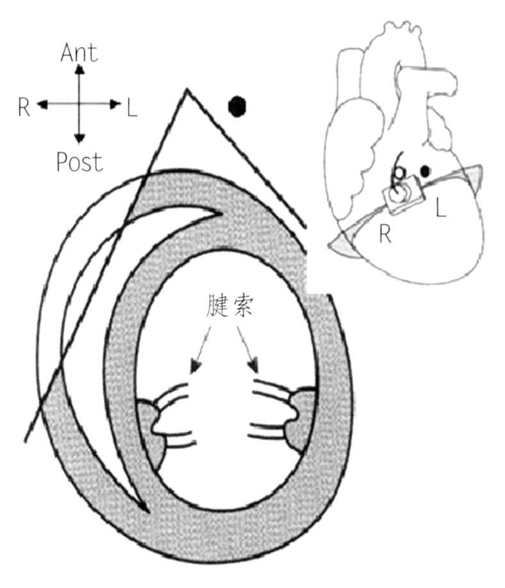

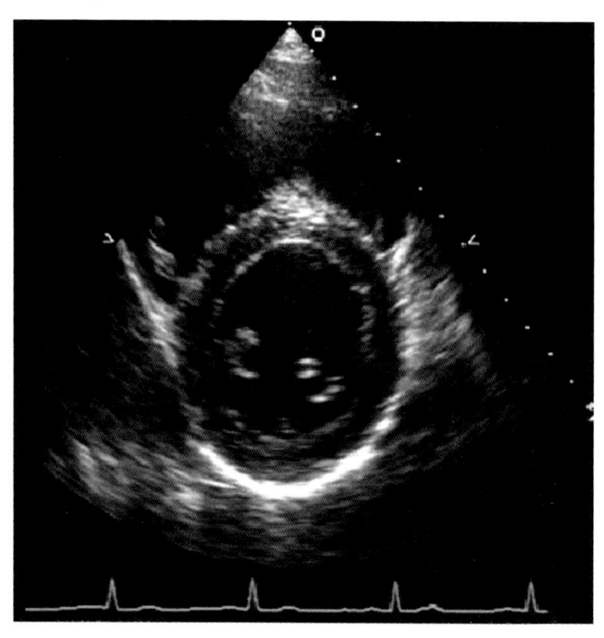

图 1-31　胸骨旁左心室短轴腱索水平切面

左图为腱索水平切面示意图及超声探头示标位置。

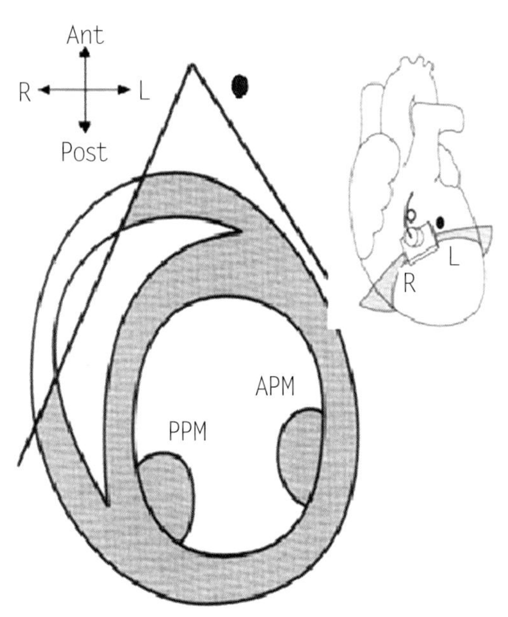

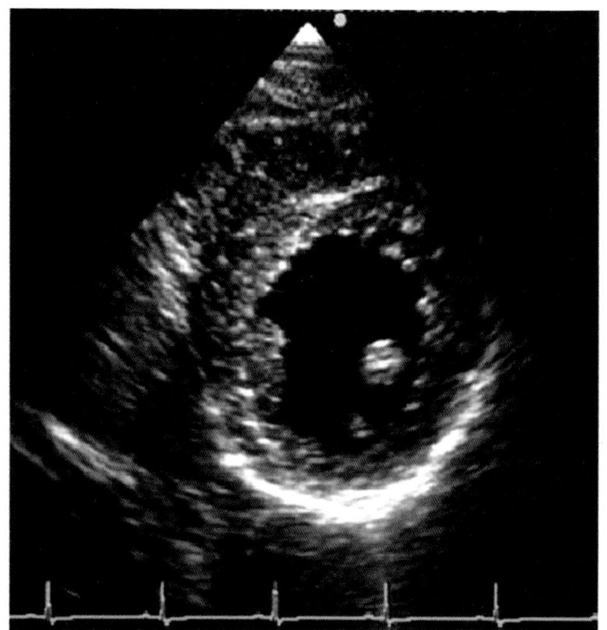

图 1-32　胸骨旁左心室短轴乳头肌水平切面

左图为乳头肌水平切面示意图及超声探头示标位置。APM：前外侧乳头肌；PPM：后内侧乳头肌。

（4）心尖水平左心室短轴切面（the apical level）：在乳头肌水平基础上，将探头再下移一肋间左右，探头方向与乳头肌水平相似。该切面显示左心室心尖水平短轴（图 1-33），与乳头肌水平切面相似但无乳头肌标志。该切面主要用于评价左心室心尖部室壁运动，观察有无心尖血栓、心尖室壁瘤以及心尖肥厚等。

3. 胸骨旁右心室流入道切面（parasternal long axis RV inflow view） 在标准左心室长轴切面探头尽可能移近前胸壁胸骨左缘，探头示标从受检者右肩倾斜至右腰（15°~30°），可获取右心室流入道切面（图1-34）。该切面显示右心房、右心室、三尖瓣前叶、三尖瓣后叶等结构，是观察三尖瓣结构（三尖瓣狭窄、三尖瓣瓣叶脱垂、三尖瓣瓣叶下移、三尖瓣赘生物）的最佳切面，通常也可见下腔静脉入口处的下腔静脉瓣（eustachian valve）。

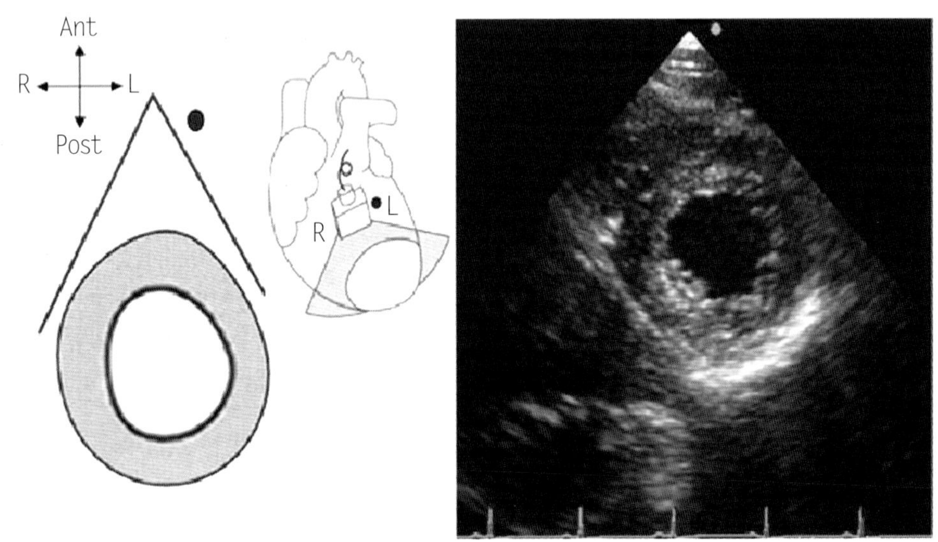

图 1-33 胸骨旁左心室短轴心尖水平切面

左图为心尖水平切面示意图及超声探头示标位置。

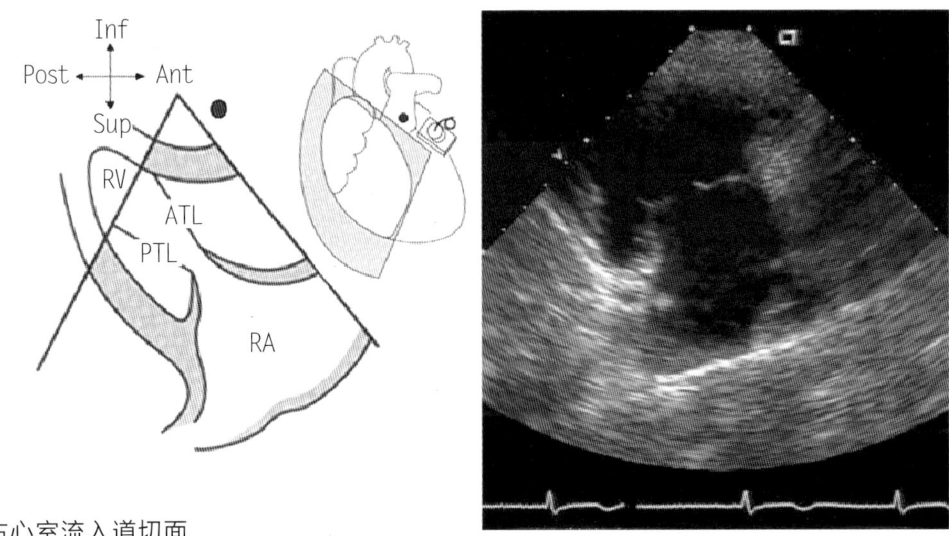

图 1-34 右心室流入道切面

左图为右心室流入道切面示意图和探头声束方向，右侧为右心室流入道切面图例。该图例右心房及右心室增大。

4. 胸骨旁右心室流出道切面（parasternal long axis RV outflow view） 在标准左心室长轴切面基础上，探头顺时针旋转 30°~45°，探头示标从受检者右肩倾斜至左肩，可获取右心室流出道切面（图 1-35）。该切面显示右心室流出道、肺动脉瓣下流出部室间隔（subpulmonic outlet septum）、肺动脉瓣以及部分主肺动脉，是观察右心室流出道漏斗部狭窄、肺动脉瓣狭窄的理想切面。该切面显示的下 2/3 室间隔为肌部室间隔的前部，上 1/3 室间隔为肺动脉瓣下流出道部分。如果声束穿过主动脉瓣和肺动脉瓣之间，往往可能探及位于左房室沟处沿室间隔行走的左冠状动脉前降支。

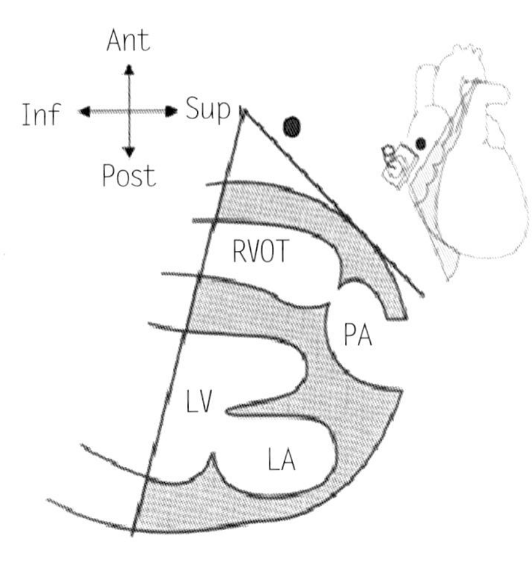

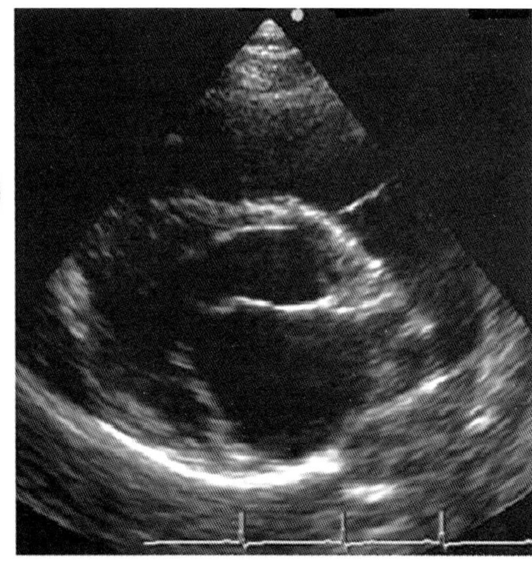

图 1-35 胸骨旁右心室流出道切面
左图为右心室流出道切面示意图和切面声束方向。

二、心尖部切面

心尖部声窗主要有心尖四腔心、心尖二腔心和心尖左心室长轴，这些切面的记录均是探头直接放置于左心室解剖心尖上。心尖的确定方法有：①触诊心尖搏动处。该方法的缺点是心尖搏动经常并不位于真正左心室解剖心尖上方，而是由邻近左心室前壁产生。②胸骨旁左心室短轴基础上探头逐渐下移心尖部，左心室腔逐渐减小最后消失处即为心尖。心尖四腔心与心尖二腔心切面大致相互垂直，两者的切面声束走向相互关系如图 1-36。

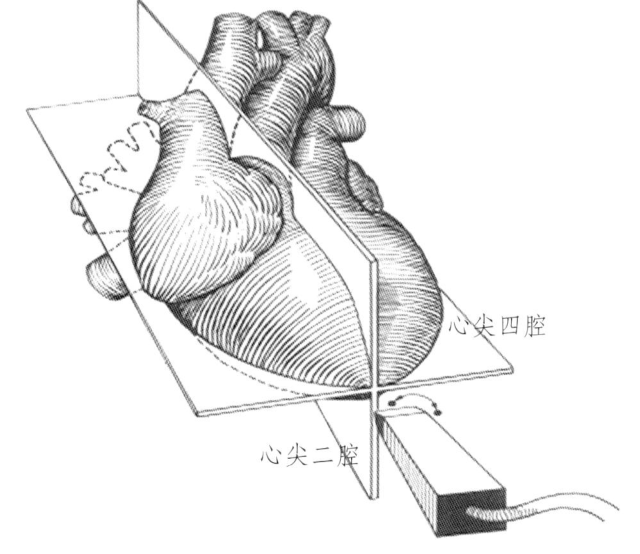

图 1-36 心尖四腔、心尖二腔心切面的声束示意图
心尖四腔心和心尖二腔心切面两者相互垂直，心尖四腔心的探头示标位于 3 点钟处，心尖二腔心的探头示标位于 12 点钟处。

1．心尖四腔切面（apical 4 chamber view） 将探头放置于左心室解剖心尖上，探头示标指向3点钟左右，便可获取心尖四腔心切面，该切面超声声束实为心尖部至心底部心脏长轴的冠状切面（图1-37，图1-38），通常心尖切面的图像方位显示为，左心室位于图像的左侧，右心室位于图像的右侧；靠近探头的心尖显示在图像的上方，而远离探头的心房显示在图像的下方。标准心尖四腔切面包括4个心腔、两组房室瓣以及位于中心的室间隔和房间隔，该切面房间隔和室间隔的连线，与二尖瓣和三尖瓣

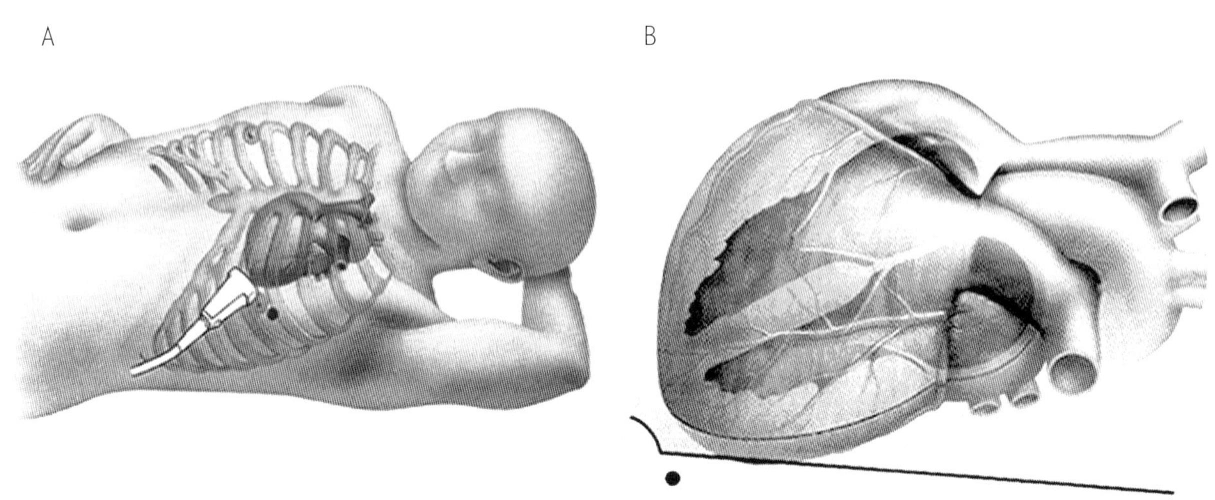

图1-37 心尖四腔心切面探头位置和探头声束方向

A为心尖四腔心探头示标指向3点钟处；B为心尖四腔心探头声束方向从心尖沿左心室长轴朝向心底。

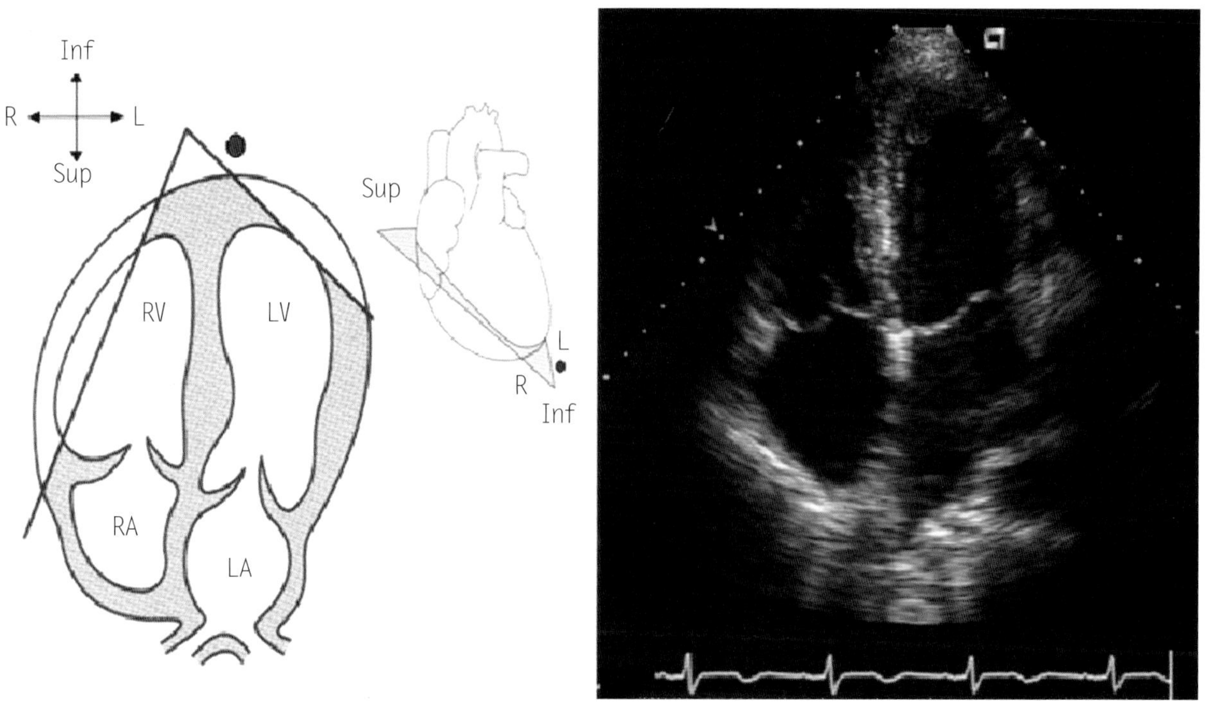

图1-38 心尖四腔心切面

左图为心尖四腔心切面以及切面方位示意图。

构成所谓心脏“十字”形态，心脏十字交叉部显示三尖瓣隔叶附着点较二尖瓣前叶附着点低数毫米，更接近心尖部。心尖四腔心是最为重要的标准切面之一，可评价各腔室的相对大小、和房间隔、室间隔以及房室瓣结构完整性，心尖四腔心切面观察到的二尖瓣前叶和后叶部分。左心房后房常显示降主动脉，尽管左心房远离探头位于远场，多数情况下可显示肺静脉汇入其后壁。心尖四腔心切面上，如果探头声束稍微偏向前方（朝向 2 点钟方向），房间隔通常显示完整；但如果探头声束偏向后方（超过 3 点钟方向），该切面声束与房间隔平行，容易出现房间隔中部卵圆窝位置的回声失落（dropout）。心尖四腔心显示的室间隔为：下 2/3 为肌部室间隔的中部，上 1/3 位于房室瓣之间的为流入部室间隔，三尖瓣上方和二尖瓣下方的为膜部室间隔的三尖瓣上方部分。如果探头位置往胸骨内侧移动一些，探头示标还是朝向 3 点钟方位，此时显示的类似心尖四腔心切面，称为胸骨旁四腔心切面（parasternal 4 chamber view）。在标准心尖四腔心切面基础上探头稍微顺时针旋转，声束切向主动脉根部，可见左心室流出道以及主动脉瓣，即为通常所说的心尖五腔心切面。

2. 心尖二腔心切面（apical 2 chamber view） 在标准心尖四腔心切面基础上，将探头逆时针转动约 90°，至四腔心切面右侧心脏结构消失时，即为心尖二腔心切面（图 1-39），该切面主要评价左心室壁运动。

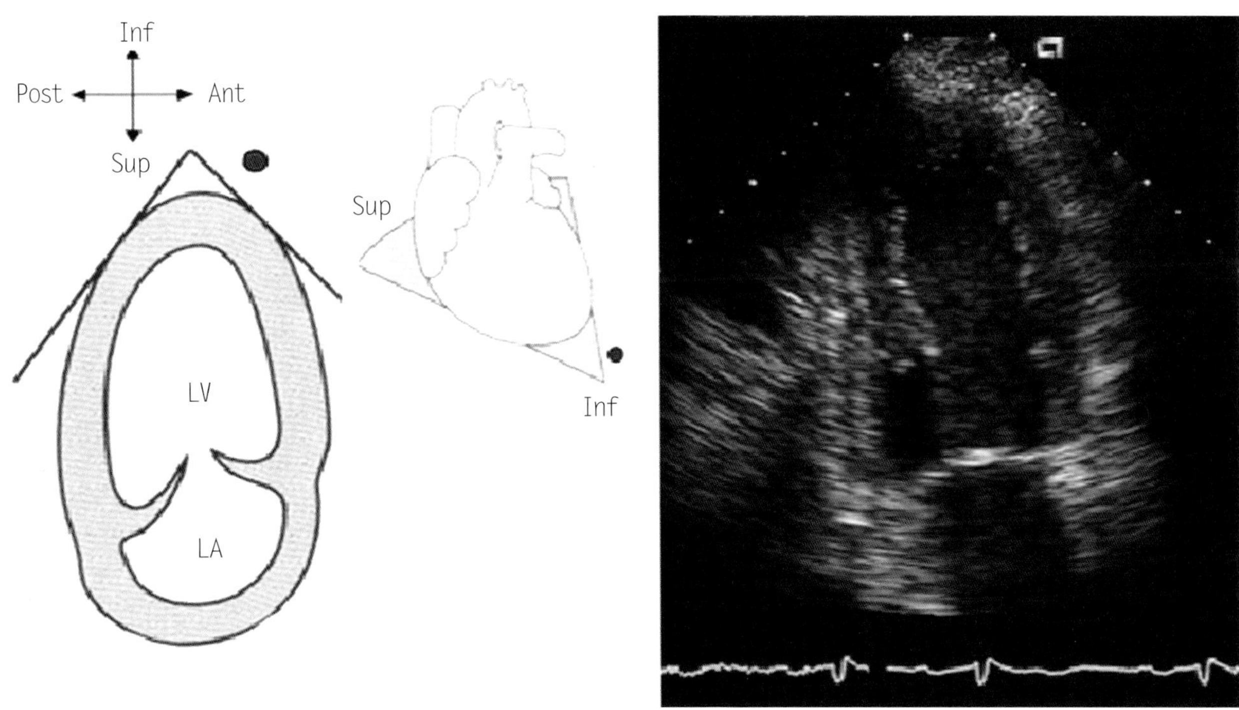

图 1-39 心尖二腔心切面

左图为心尖二腔心切面以及切面方位示意图。

3. 心尖左心室长轴切面（apical long axis view of left ventricle） 在标准心尖四腔心切面基础上，将探头逆时针转动 120°，探头示标指向 9~10 点钟，就可获取心尖左心室长轴切面（图 1-40）。该切面声束方向与胸骨旁左心室长轴切面相似，而心尖部显示清晰，主要用于多普勒血流测定和左心室室壁运动异常的判断。心尖左心室长轴切面与心尖五腔心切面一样，是用于定量测定左心室流出道血流加速以及主动脉瓣狭窄等的极好切面。

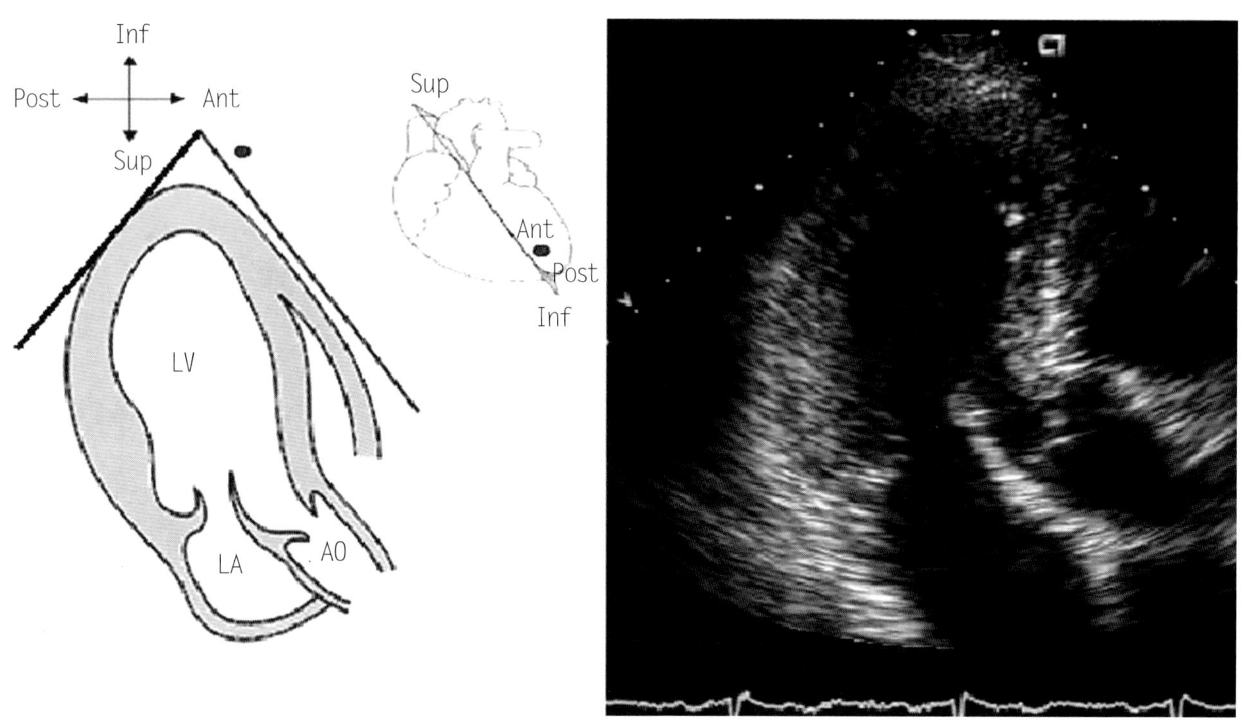

图 1-40　心尖左心室长轴切面

左图为心尖左心室长轴切面以及切面方位示意图。

三、剑突下切面

由于剑突下声窗扫查不受肺部阻挡和肋间限制，大部分成人和几乎所有儿童患者剑突下声窗能清晰显示心内结构。剑突下切面通常在平卧时容易获取，必要时屈膝以减少腹部肌肉的张力，或者嘱咐患者深吸气后屏气，以下移膈肌，拉近探头与心脏的距离，提高声束的穿透力。推荐剑突下扫查作为整个超声心动图检查的开始点，因为剑突下切面可直接确定肝脏、下腔静脉和腹主动脉的位置，还可明确右心房和心脏的位置以及心尖的朝向。本章前面已介绍了剑突下长轴切面、横截面，由于剑突下长轴切面、横截面分别与人体长轴、短轴平行，剑突下主要切面均可以人体长轴或短轴作为参考以帮助判断探头定向，对心脏而言，剑突下主要切面也分为长轴切面和短轴切面，而其长轴和短轴切面与人体的冠状切面和矢状切面近似（图 1-41）。

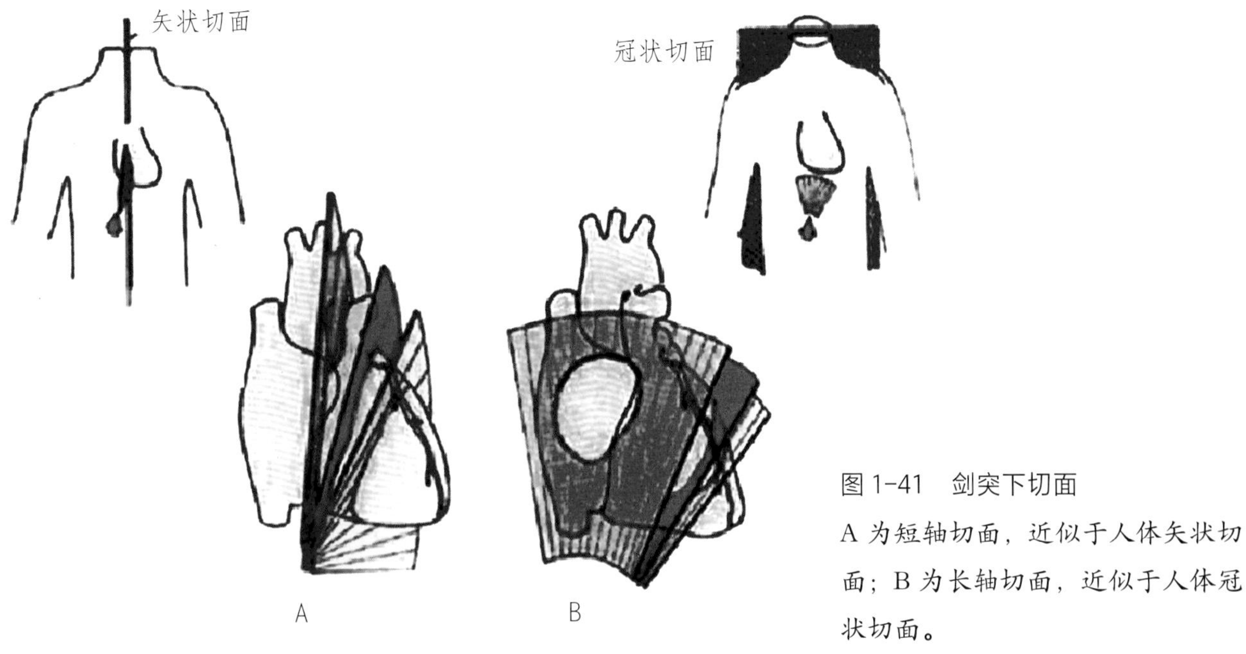

图 1-41　剑突下切面

A 为短轴切面，近似于人体矢状切面；B 为长轴切面，近似于人体冠状切面。

（一）剑突下短轴切面

1．剑突下短轴腔静脉切面（下腔静脉和肝静脉长轴，即剑突下矢状切面） 探头放置于剑突下正中稍右侧，探头示标与脊柱方向平行指向受检者头侧，可获取剑突下矢状切面（图 1-42，图 1-43）。该切面可观察下腔静脉的长轴以及下腔静脉与右心房的连接关系，可确认下腔静脉的肝静脉开口处和右心房开口处两者靠近。

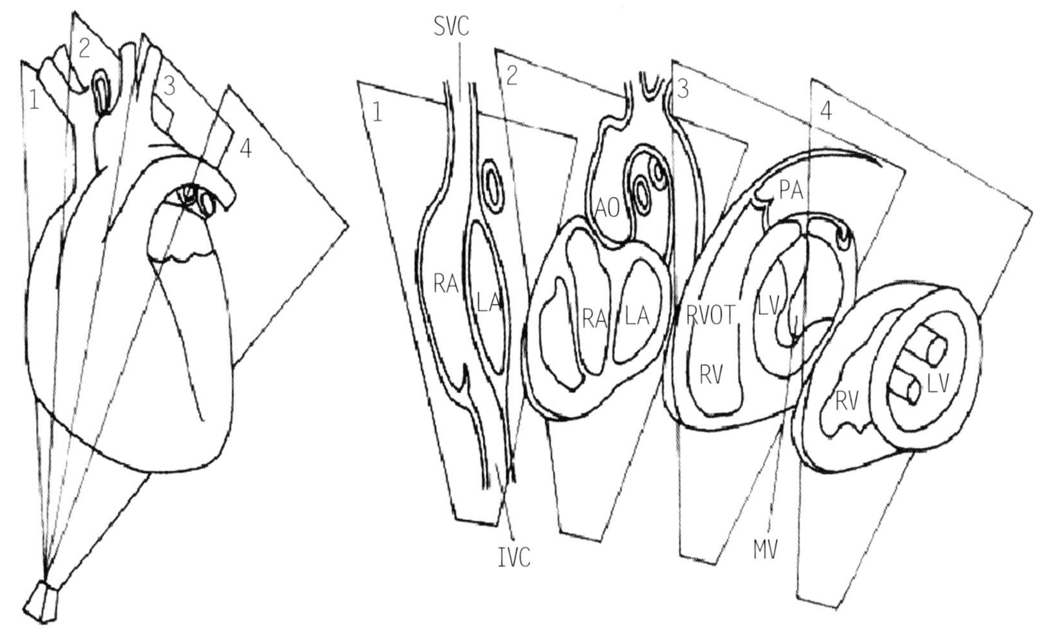

图 1-42　剑突下矢状切面声束示意图

左图为剑突下正中近似矢状切面，探头示标指向 12 点钟处；右图为剑突下正中矢状切面基础上，顺时针旋转探头，探头示标指向 12 点钟处为腔静脉切面（1）；探头示标指向约 1 点钟处，为主动脉弓切面（2）；探头示标指向 1 点钟多，为右心室流出道切面（3）；探头示标指向约 2 点钟处，为左心室短轴切面（4）。

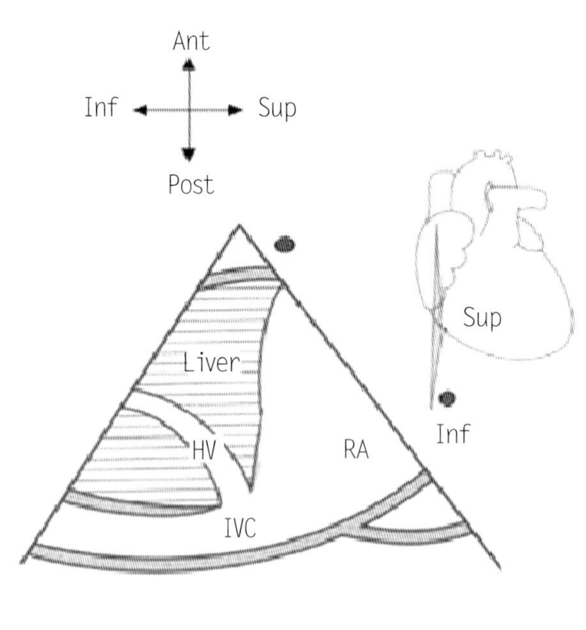

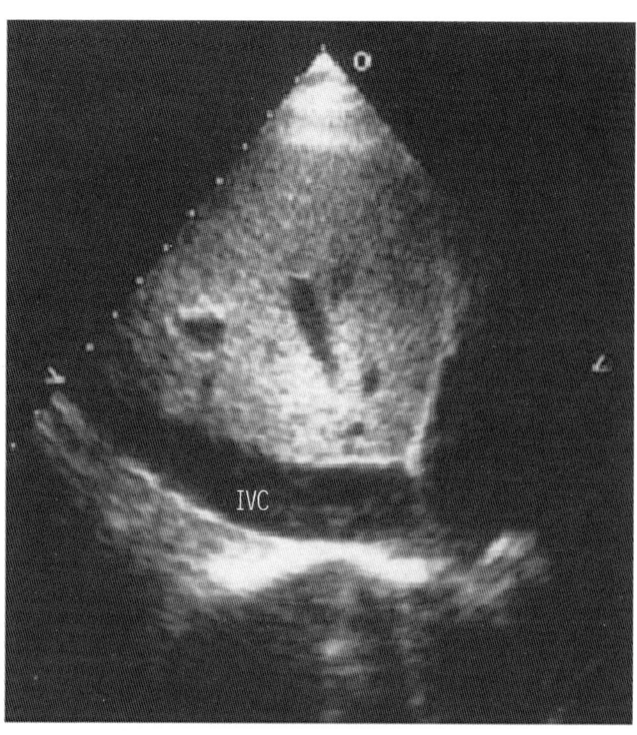

图 1-43　剑突下矢状切面显示下腔静脉长轴
左图为剑突下矢状切面以及切面方位示意图，与 IVC 比邻的前方结构为肝脏（liver）。IVC：下腔静脉，HV：肝静脉。

2. 剑突下短轴主动脉弓切面　如图 1-41A 在探头示标朝向 12 点钟获取腔静脉切面后，声束从中线缓慢朝向受检者左肩，探头示标指向近 1 点钟处，可获取剑突下短轴主动脉弓切面，观察主动脉瓣、主动脉、整个主动脉弓以及部分降主动脉。该切面显示的位于主动脉瓣和三尖瓣之间的室间隔为膜部室间隔。婴幼儿因胸骨骨密度不强透声较好，通常比成人更容易获取该切面。

3. 剑突下短轴右心室流出道切面（subcostal RV outflow view）　在剑突下矢状切面基础上，探头稍顺时针旋转探头以稍向上倾斜，探头示标指向 1 点钟左右，可显示剑突下右心室流出道切面（图 1-44）。该切面观似心脏倒置，右心室流入道和右心室流出道位于图像的右侧，而横切的主动脉位于图像中央，肝脏在前方，肺动脉瓣在下方。该切面显示的室间隔为上方的流出道间隔和下方的中部肌部室间隔，也是评价右心室流出道和肺动脉瓣狭窄的极好切面。

4. 剑突下左心室短轴切面（subcostal short axis views of left ventricle）　在剑突下矢状切面基础上，顺时针旋转探头，探头示标指向 3 点钟处，与胸骨旁左心室短轴声束相似，声束方向略平行于左肩和右肋腹连线，可获取剑突下左心室短轴切面（图 1-44）。该切面显示左心室腔短轴略呈圆形位于图像左侧，而右心室腔略呈月牙形位于图像右侧，与胸骨旁左心室短轴切面图像左右相反。探头再逐渐向心尖侧旋转，可显示乳头肌水平、心尖水平短轴。肺气肿患者，通常胸骨旁切面超声显示欠佳，而剑突下切面作为代替窗口可评价心脏结构和功能。

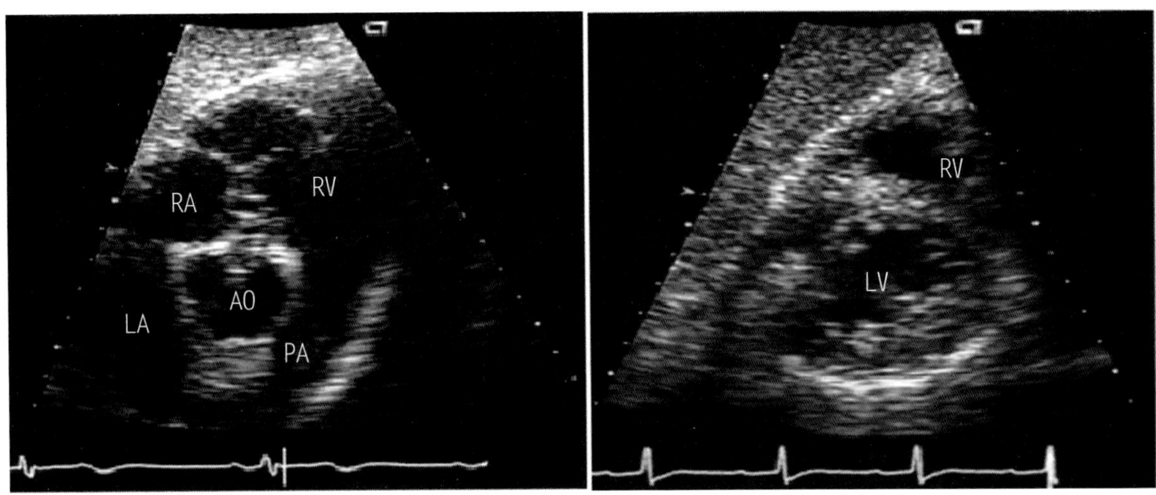

图 1-44　剑突下右心室

流出道切面（右图）和剑突下左心室短轴切面（左图）。

（二）剑突下长轴切面

1. 剑突下长轴四腔心切面（subcostal 4 chamber view）　在获取剑突下下腔静脉矢状切面的基础上，顺时针旋转探头 90°，探头示标指向 3~4 点钟处，稍加压探头并将探头向左上倾斜约 30°，声束方向从腹侧—背侧与左心室长轴平行，可显示剑突下四腔心切面（图 1-45）。剑突下四腔心切面超声可有两种显像方式（图 1-46）。由于剑突下声窗较宽阔而无明显定位标志，检查者有时不容易定位探头位置和角度，调整角度同时探及两组房室瓣最大活动幅度时即为理想切面剑突下四腔心切面。该切面是评价房间隔以及房室瓣形态和结构的理想切面，对诊断房间隔缺损尤为重要（几乎 100% 婴幼儿可获取该切面），因为该切面声束与房间隔近似垂直不易出现回声失落。

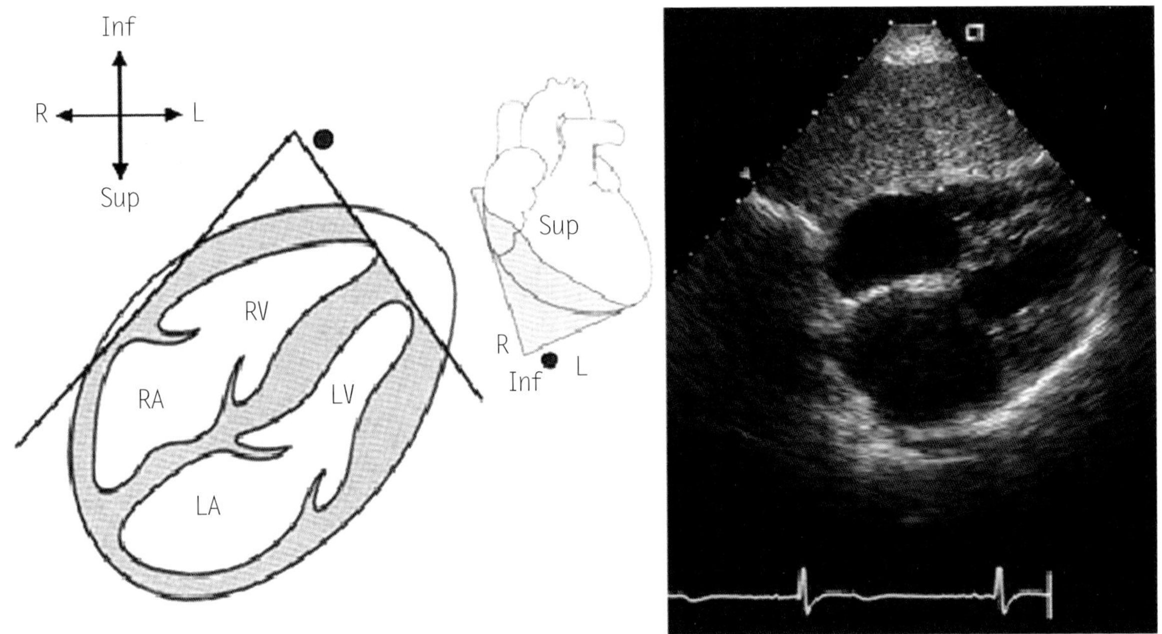

图 1-45　剑突下四腔心切面

左图为剑突下四腔心切面示意图和探头声束方向，右图为剑突下四腔心切面图例。

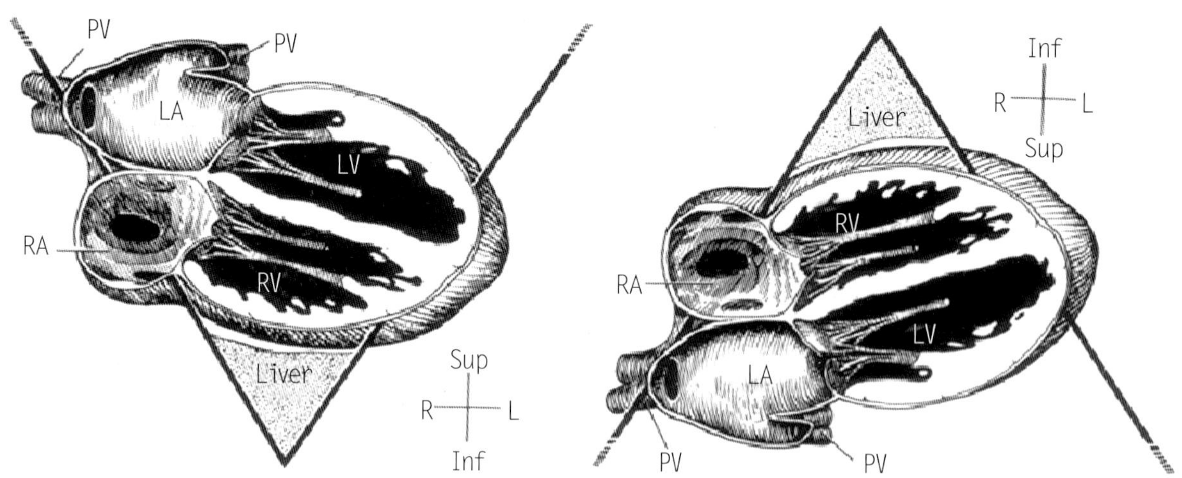

图 1-46　剑突下四腔心切面的超声显像

右图为常规显像，为左图剑突下四腔心切面的翻转。左图显示肝脏和右心室靠近探头。

2．剑突下长轴冠状静脉窦切面　如图 1-41B 以及在剑突下长轴四腔心切面的基础上，加压探头并将探头向左下倾斜约 15° 可获取剑突下长轴冠状静脉窦切面，该切面可显示冠状静脉窦长轴以及其入右心房开口。

3．剑突下长轴左心室流出道切面和右心室流出道切面　图 1-41B 以及剑突下长轴四腔心切面的基础上，加压探头并将探头向左上倾斜约 45° 或者 60°，可分别获取剑突下左心室流出道切面和右心室

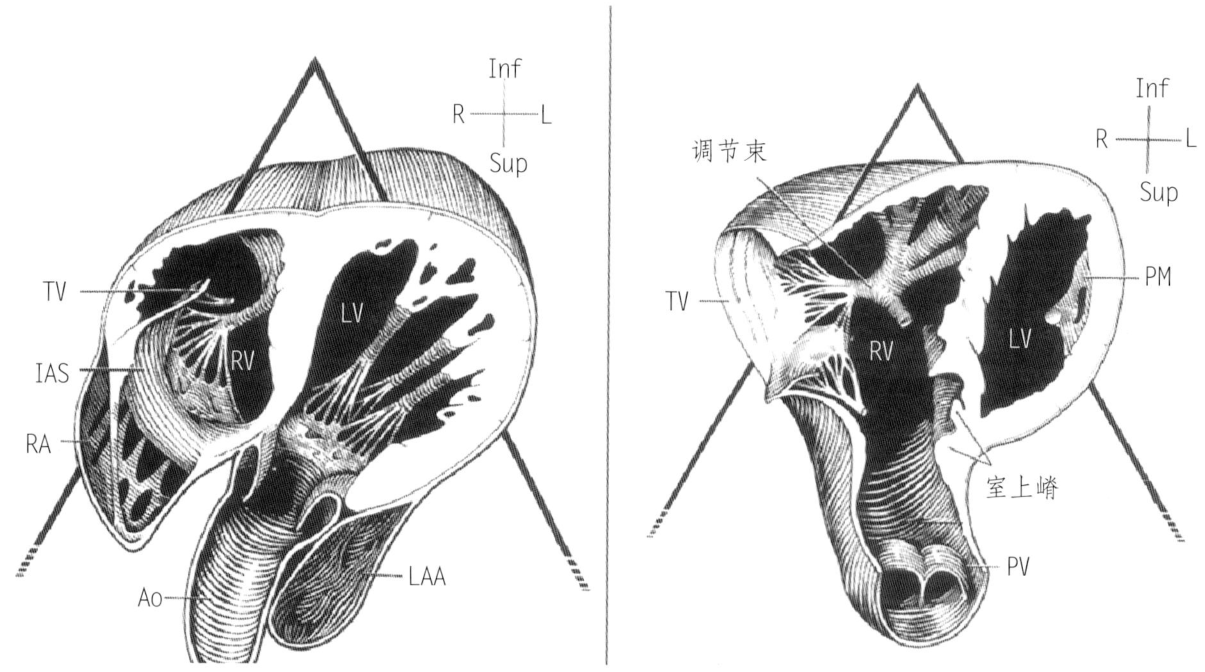

图 1-47　剑突下左心室、右心室流出道切面示意图

左图为剑突下左心室流出道切面；右图为剑突下右心室流出道切面。TV：三尖瓣，LAA：左心耳，IAS：房间隔，PV：肺动脉瓣，PM：乳头肌。

流出道切面（图 1-47）。剑突下长轴左心室流出道切面显示的室间隔包括下 2/3 部分的中部室间隔肌部和上 1/3 部分为主动脉瓣下流出道室间隔（subaortic outlet septum）以及小部分膜部室间隔，也是评价左心室与主动脉对位关系的理想切面。剑突下右心室流出道切面显示的室间隔包括下 2/3 部分的室间隔肌部的前部和上 1/3 部分的肺动脉瓣下流出部间隔（subpulmonic outlet septum），也是评价右心室与肺动脉对位关系的理想切面。

四、胸骨上窝切面

受检者呈平卧位，枕头垫高肩部，颈部伸展，头稍转向左侧，充分暴露胸骨上窝以便于探头置放于胸骨上窝（图 1-48）。胸骨上窝切面主要用于检查心脏发出的大血管。胸骨上窝声窗主要切面有胸骨上窝长轴和短轴切面。

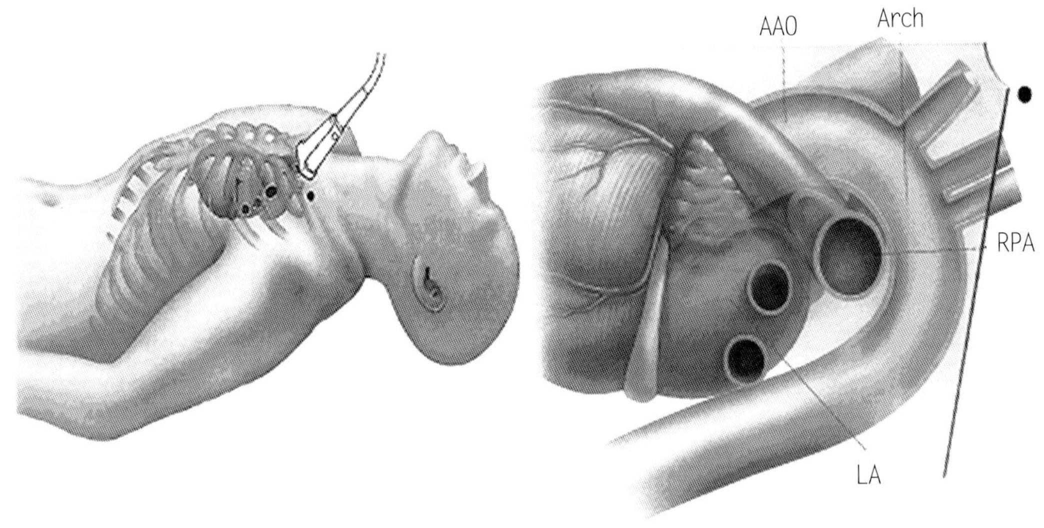

图 1-48　胸骨上窝声窗探头位置和声束方向

右图示胸骨上窝长轴切面声束方向。AAO：升主动脉，Arch：主动脉弓部，RPA：右肺动脉，LA：左心房。

1. 胸骨上窝长轴切面（suprasternal long axis view）　将探头放置于胸骨上窝，探头示标指向 12~1 点钟处，声束方向朝向后下，即可获取胸骨上窝长轴切面（图 1-49）。该切面显示升主动脉、主动脉弓和降主动脉近端解剖。左颈总动脉容易显示，从右到左分别为无名动脉、左颈总动脉和左锁骨下动脉 3 个主动脉分支。主动脉弓下方显示的是右肺动脉和右支气管主干的短轴，由于右支气管内有气体而形成强回声。此切面是评价主动脉弓解剖、排除有无主动脉缩窄等的理想切面。

2. 胸骨上窝短轴切面（suprasternal short axis view）　在胸骨上窝长轴切面基础上，将探头顺时针旋转 90°，探头示标指向 3 点钟处，探头与胸骨平行，即可获取胸骨上窝短轴切面（图 1-50）。该切面显示主动脉短轴呈圆形，主动脉下端为右肺动脉（长轴），主动脉右端为部分上腔静脉，而右肺动脉下房为左心房。沿胸骨右缘下移探头，并稍逆时针旋转和前倾，可见上腔静脉长轴和升主动脉长轴左右并排，该切面可观察上腔静脉的大小以及上腔静脉和右心房的连接。

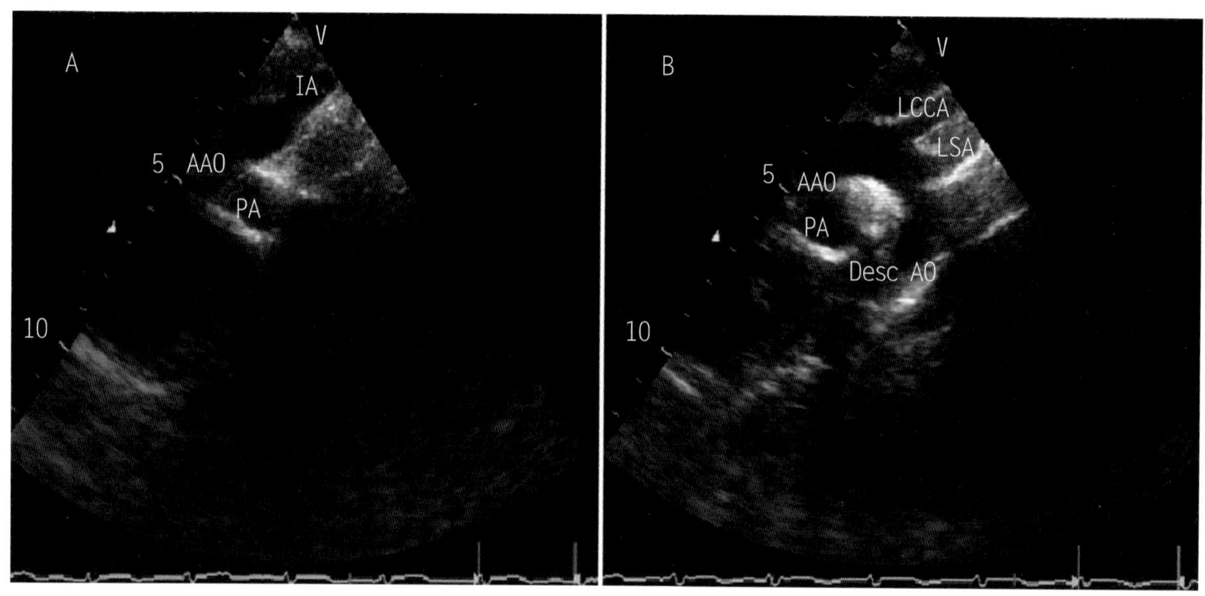

图 1-49　胸骨上窝长轴切面

A 为 B 切面逆时针稍调整所得，显示升主动脉和主动脉弓部的分支。AAO：升主动脉，Arch：主动脉弓，Desc AO：降主动脉，IA：无名动脉，LCCA：左颈总动脉，LSA：左锁骨下动脉，PA：肺动脉。

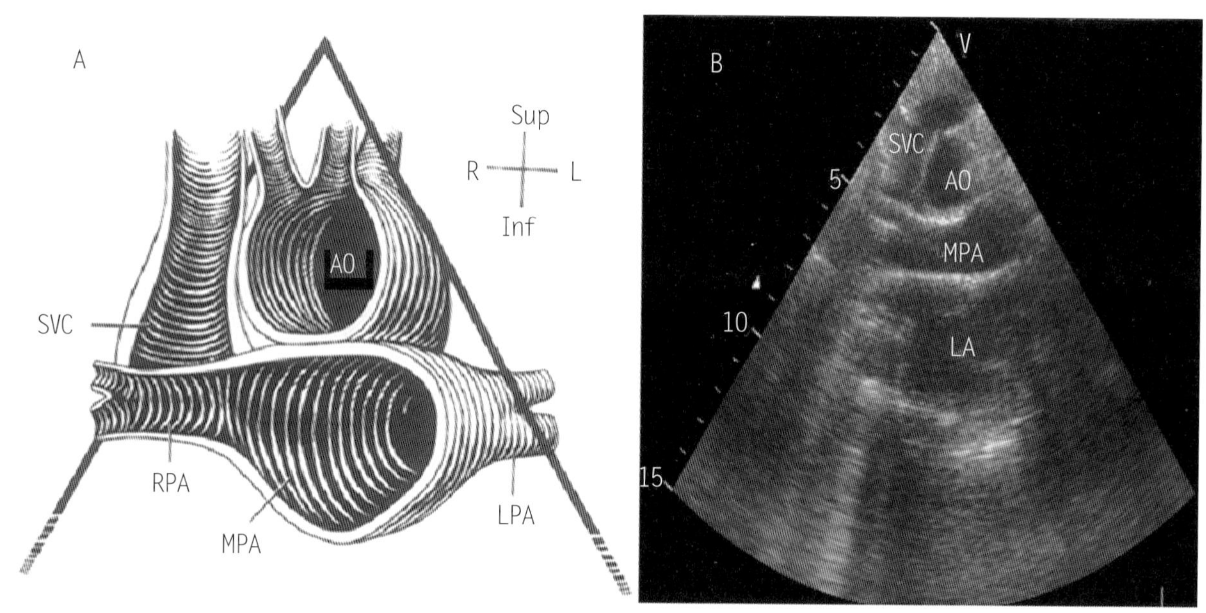

图 1-50　胸骨上窝短轴切面

左图为胸骨上窝短轴切面示意图，显示主动脉短轴及其下方的右肺动脉和右侧的上腔静脉；右图为胸骨上窝短轴切面，显示肺动脉下方的左心房。AO：主动脉，LPA：左肺动脉，MPA：主肺动脉，LA：左心房，RPA：右肺动脉。

五、特殊切面

超声声窗尽管有限，但除了十几种所谓的标准切面，还有其他对诊断有重要帮助的切面，如胸骨右缘或左缘第 2 肋间高切面、胸骨右缘四腔心切面以及剑突下各长轴和短轴切面等。超声操作实践性强，必须强调的是在实践中逐渐熟悉和掌握各个切面（包括剑突下、胸骨上窝切面）。

1. 胸骨上窝冠状旁切面（suprasternal paracoronal view） 在胸骨上窝长轴切面基础上，顺时针旋转探头，示标指向 3 点钟处同时探头略向后下方倾斜，观察重点为左心房，就可显示胸骨上窝左心房肺静脉切面。仔细观察可见四根肺静脉分别开口于左心房四只角，似一只螃蟹立于主动脉下方，故该切面又称为“螃蟹（crab）”切面（图 1-51）。该切面是评价肺静脉和左心房连接关系的理想切面，有助于明确肺静脉异位连接。

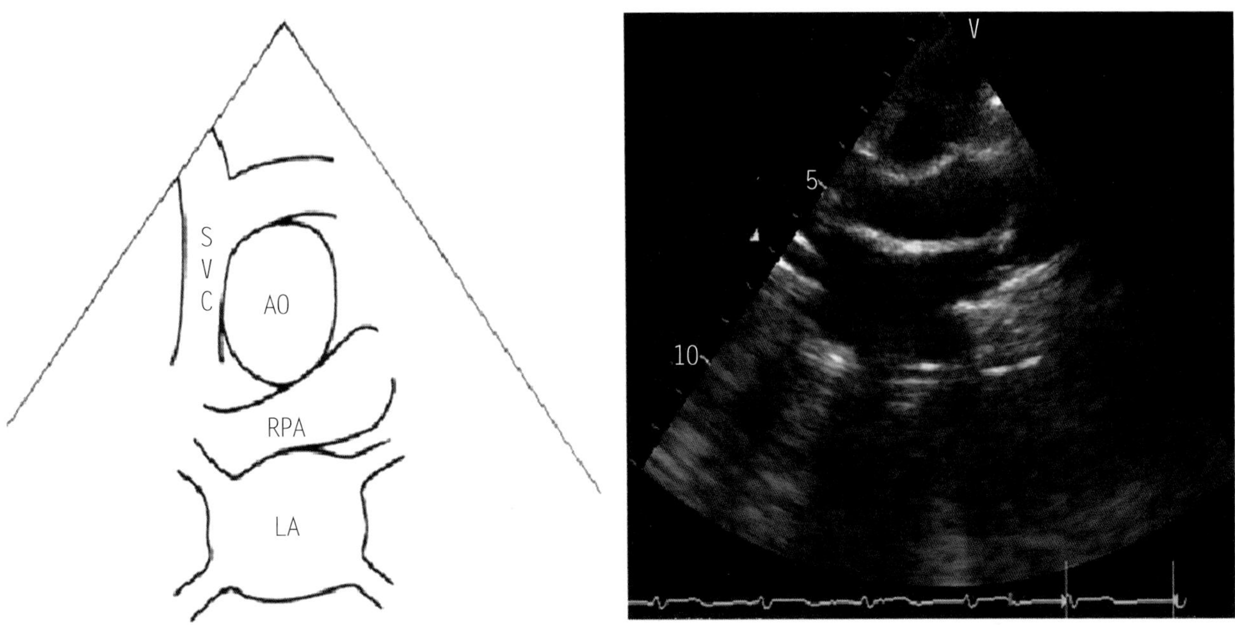

图 1-51 胸骨上窝左心房肺静脉切面

显示左心房位于主动脉和肺动脉后下方，4 支肺静脉分别开口于左心房 4 个角。AO：主动脉，LA：左心房，RPA：右肺动脉，SVC：上腔静脉。

2. 胸骨右缘双心房切面（right parasternal view） 受检者呈右侧卧位，探头放置于胸骨旁右缘第 2 肋间，探头示标指向 12~1 点钟处稍微左右调整，先显示升主动脉和上腔静脉呈左右平行上行，然后探头往受检者右肩倾斜，左侧主动脉消失而上腔静脉清楚显露，再顺上腔静脉走向逐渐下移探头至胸骨右缘第 3 或第 4 肋间探查，可显示上腔静脉右心房入口、右心房、房间隔，也可同时显示房间隔与上腔静脉和下腔静脉的连接（图 1-52）。婴幼儿剑突下矢状切面基础上探头上移至剑突直下方也能获取近似胸骨右缘的双心房切面（图 1-53）。该切面可观察到其他胸壁超声切面显示欠清晰的右心房、房间隔以及上腔静脉和下腔静脉与心房连接，是诊断静脉窦型房间隔缺损的理想切面。

3. 胸骨旁心尖三腔心切面（parasternal 3 chamber view） 受检者呈左侧卧位，探头放置于胸骨旁或心尖部，探头示标指向 3 点钟处，在获取四腔心切面的基础上，将探头稍微向下方倾斜，左心房消失而左心室近似于椭圆形，可显示右心房、右心室和左心室，因此称为三腔心切面（图 1-54）。该切面主要观察冠状静脉窦长轴和右心室流入道。

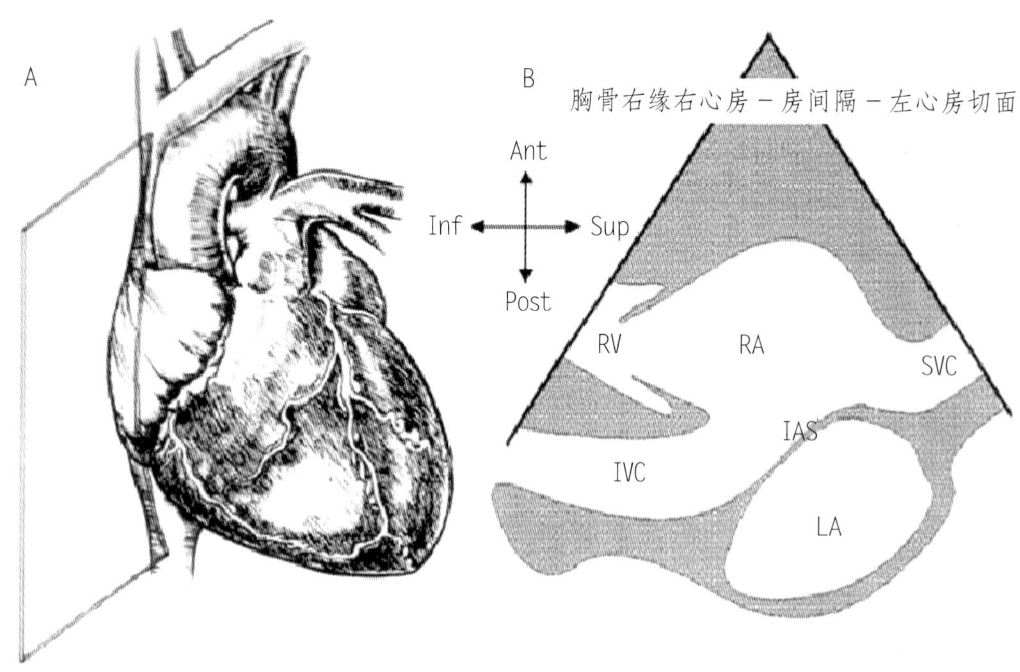

图 1-52　胸骨右缘右心房－房间隔－左心房切面

左图为超声声束示意图；右图为胸骨右缘切面显示的心内结构。LA：左心房，IAS：房间隔，IVC：下腔静脉，RA：右心房，RV：右心室，SVC：上腔静脉。

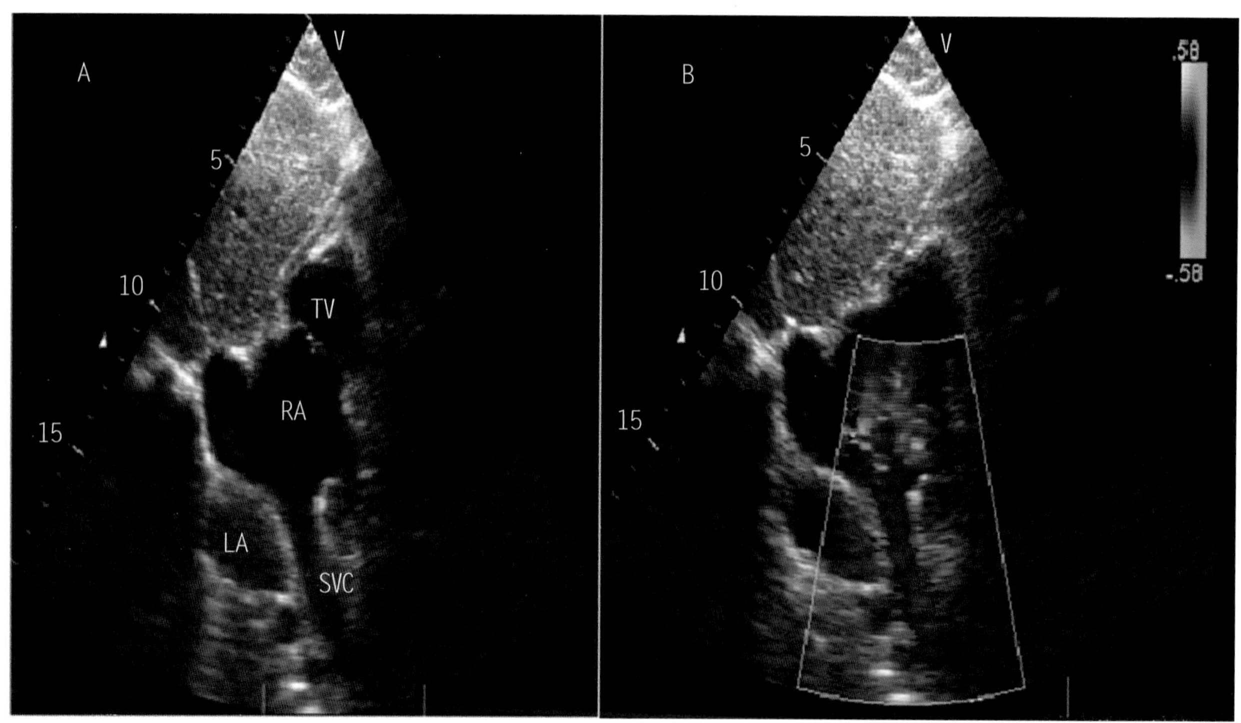

图 1-53　剑突下双心房切面

左图为剑突下双心房切面，显示房间隔和左、右心房以及上腔静脉入口；右图为彩色血流显示上腔静脉血流。SVC：上腔静脉。

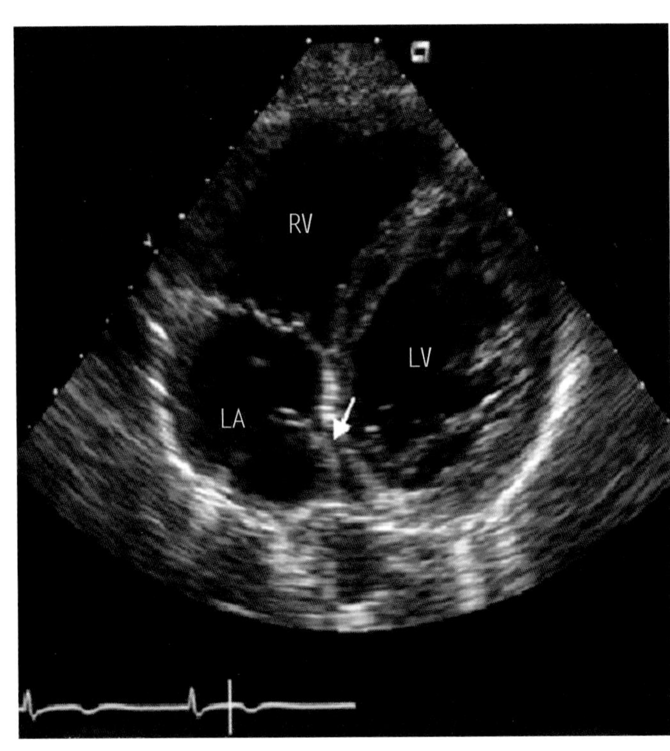

图 1-54　胸骨旁三腔心切面
显示冠状静脉窦右心房入口，箭头所指为冠状静脉窦长轴。

熟悉心脏结构和超声切面是超声临床医生正确进行超声检查诊断的基础。检查步骤可先从胸骨旁长轴、短轴切面，然后进行心尖标准切面扫查。虽然并不是每个成人病例均需常规检查剑突下或胸骨上窝切面，但熟悉剑突下和胸骨上窝切面等有助于提高操作者的技能。对小儿先天性心脏病患者，推荐先从剑突下切面开始探查，应尽可能探查包括剑突下或胸骨上窝声窗等所有标准切面。由于存在个体差异，并不是每个病例都能获取所谓“标准”切面。当胸骨旁切面和心尖切面显示不理想时，有经验的操作者能熟练地运用剑突下等切面以帮助诊断。

六、经胸超声心动图标准检查模式

尽管各超声心动图实验室的检查模式有异，但标准的经胸超声心动图检查的基本方法都是应用二维超声心动图、彩色多普勒血流图、频谱多普勒在多个长轴、短轴切面进行扫查。经胸超声心动图检查模式主要由心脏的声窗所决定，常用的声窗包括剑突下、心尖、胸骨旁以及胸骨上窝等。心脏超声检查常需要采用一些习惯性标准切面，但有时也可能采用介于两个切面间的非标准性切面，以利于心脏结构的观察和血流动力学评价。心脏超声检查的准确性很大程度上取决于超声图像质量，因此超声临床医生要适当调节超声仪器的设置，选择适宜频率的探头和合适的聚焦深度，以便于心脏结构的观察。超声检查者还应牢记心脏超声检查的目的，以及应该获取哪些信息供临床应用；先天性心脏病术前需要全面和细致地评价左心室功能，还要对心脏解剖畸形认真检视，对任何异常发现都要追踪到底，包括异常血流的来源和去向等，除此还要尽可能观察冠状动脉近段的解剖走行，以避免漏诊一些少见的冠状动脉畸形。经胸二维切面检查尽可能选择声束与拟观察结构垂直的切面，多普勒检查则选择声束与血流方向平行的切面。

多普勒超声心动图在后面章节叙述，二维超声心动图、彩色多普勒血流显像、频谱多普勒检查是一个整体，二维超声切面是超声诊断的基础。以下为经胸超声心动图检查的标准模式，以供参考。

（1）剑突下声窗：

腹部切面

观察内脏位置、下腔静脉肝段是否完整以及腹主动脉位置，排除有无明显扩张的奇静脉。

长轴切面

观察左冠状动脉发出部位，是显示左冠状动脉血流的最佳部位。

短轴切面

二维超声观察右上肺静脉、右心耳、下腔静脉瓣、房间隔、室间隔和左、右心室乳头肌。

彩色多普勒血流分别观察上述结构。

脉冲多普勒扫查降主动脉血流。

非标准切面是评价主动脉瓣和冠状动脉的最佳部位。

非标准切面（即右前斜切面）是评价右心室流出道的最佳部位。

（2）心尖声窗：

四腔心切面

二维超声从前方观察位于左心室流出道后部的冠状静脉窦。

彩色多普勒和频谱多普勒扫查主动脉瓣和室间隔血流。

测量二、三尖瓣瓣环。

评价左心室舒张功能。

心尖长轴切面

显示左心室二腔心的最佳切面，彩色多普勒和频谱多普勒扫查左心室流出道、主动脉瓣和升主动脉血流。

（3）胸骨左缘声窗：

长轴切面

分别测量主动脉瓣环、主动脉根部、窦管交界和升主动脉内径。

分别用彩色血流和频谱多普勒扫查各瓣膜的结构和血流，并进行测量。

短轴切面

分别用二维超声和彩色多普勒血流图评价主动脉瓣形态和血流、冠状动脉的起源、近段走行和血流、肺静脉和左心耳。

用彩色多普勒血流图分别扫查前、后室间隔。

确定是否需要定量评价左、右心室收缩功能。

彩色血流图观察房间隔、房水平有无分流。

（4）高位胸骨旁左缘和右缘声窗：

矢状位、导管切面

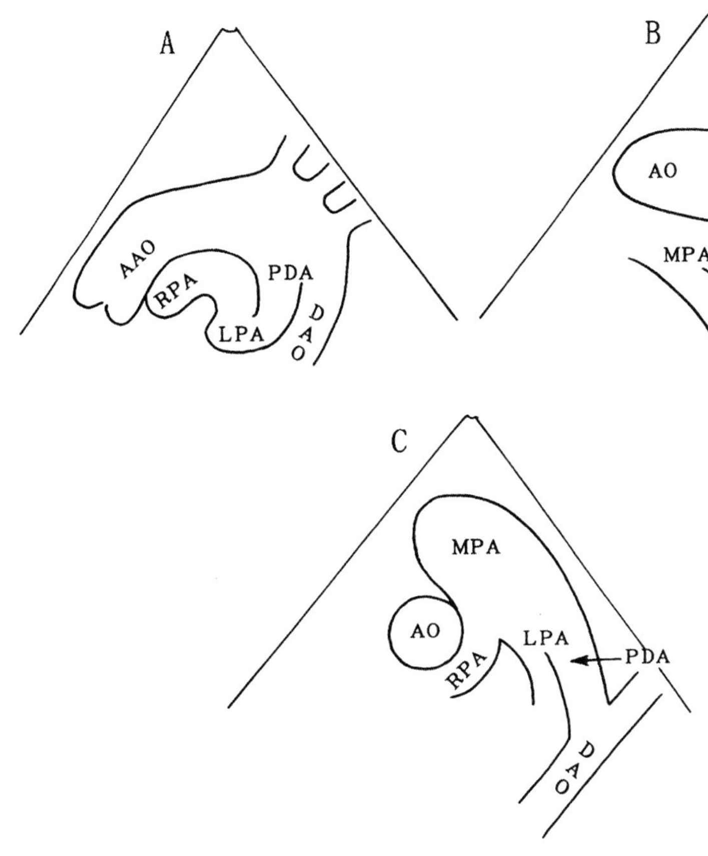

图 1-55　动脉导管未闭超声诊断常用切面
A 为胸骨上窝切面，B 为胸骨旁左高切面；C 为胸骨旁左缘导管切面。AAO：升主动脉，AO：主动脉，DAO：降主动脉，LPA：左肺动脉，MPA：主肺动脉，PDA：动脉导管未闭，RPA：右肺动脉。

分别用二维超声和彩色多普勒血流图评价动脉导管、主动脉弓远心段的结构和血流（图 1-55）。

横断面或冠状切面

分别用二维超声、彩色多普勒血流图评价左、右肺动脉及各支肺静脉的结构和血流。

（5）胸骨上窝声窗：

冠状切面

分别用二维超声和彩色多普勒血流图评价主动脉弓的各分支及无名静脉的结构和血流。

除外左上腔静脉、肺静脉异常连接至无名静脉。

主动脉弓切面

用二维超声测量主动脉弓部和峡部内径，用彩色多普勒和频谱多普勒评价其血流。

左位主动脉弓者，是显示左肺动脉的结构和血流的最佳部位。

（6）胸骨右缘声窗：

双腔静脉切面

观察房间隔、除外静脉窦型房间隔缺损。

向左侧扫查是测量主动脉狭窄的血流压差的最佳部位。

冠状切面

用彩色多普勒血流图评价右肺静脉血流。

第二章 M 型、二维超声心动图和经食管超声心动图

第一节 M 型超声心动图

M 型超声心动图是一种单一超声束扫描的超声成像模式。在 M 型模式下，垂直方向代表人体组织或脏器自浅至深的空间位置，水平方向代表时间，沿着一狭长的超声束中的所有深度和方位的组织都在屏幕上滚动显像，形成一种实时、随时间连续变化的组织切面图。M 型超声心动图具有极高的时间分辨力，既能对心脏结构运动在心动周期内的时相准确定位，也能评价心脏特定结构的细微运动，因此应用 M 型超声心动图很容易测量心腔大小、距离以及心脏组织运动速度。在二维超声心动图的引导下，M 型超声心动图取样变得更加简便快捷，在二维超声心动图基础上将取样线放置于所特定观察区域而获取该区域的 M 型超声心动图。目前 M 型超声心动图主要应用于测定心脏腔室大小和观察特定心脏结构的细微运动。图 2-1 显示在标准胸骨旁左心室长轴切面，M 型取样线放置于心底（主动脉瓣区）、二尖瓣、左心室腱索水平即可测定心腔大小。表 2-1 为 M 型超声心动图测量的成人正常参考值。

表 2-1　M 型超声心动图测量的正常参考值

主动脉内径（AoD）	20~35mm	左心室收缩末期内径（LVDs）	30~45mm
左心房内径（LAD）	20~35mm	室间隔运动幅度（IVSA）	3~8mm
右心室舒张末期内径（RVDd）	13~22mm	左心室后壁运动幅度（LVPWA）	8~12mm
室间隔舒张期厚度（IVSTd）	7~11mm	左心室短轴缩短率（FS）	25%~45%
左心室后壁舒张期厚度（LVPWTd）	7~11mm	左心室射血分数（EF）（Teicholz 法）	50%~80%
左心室舒张末期内径（LVDd）	40~55mm		

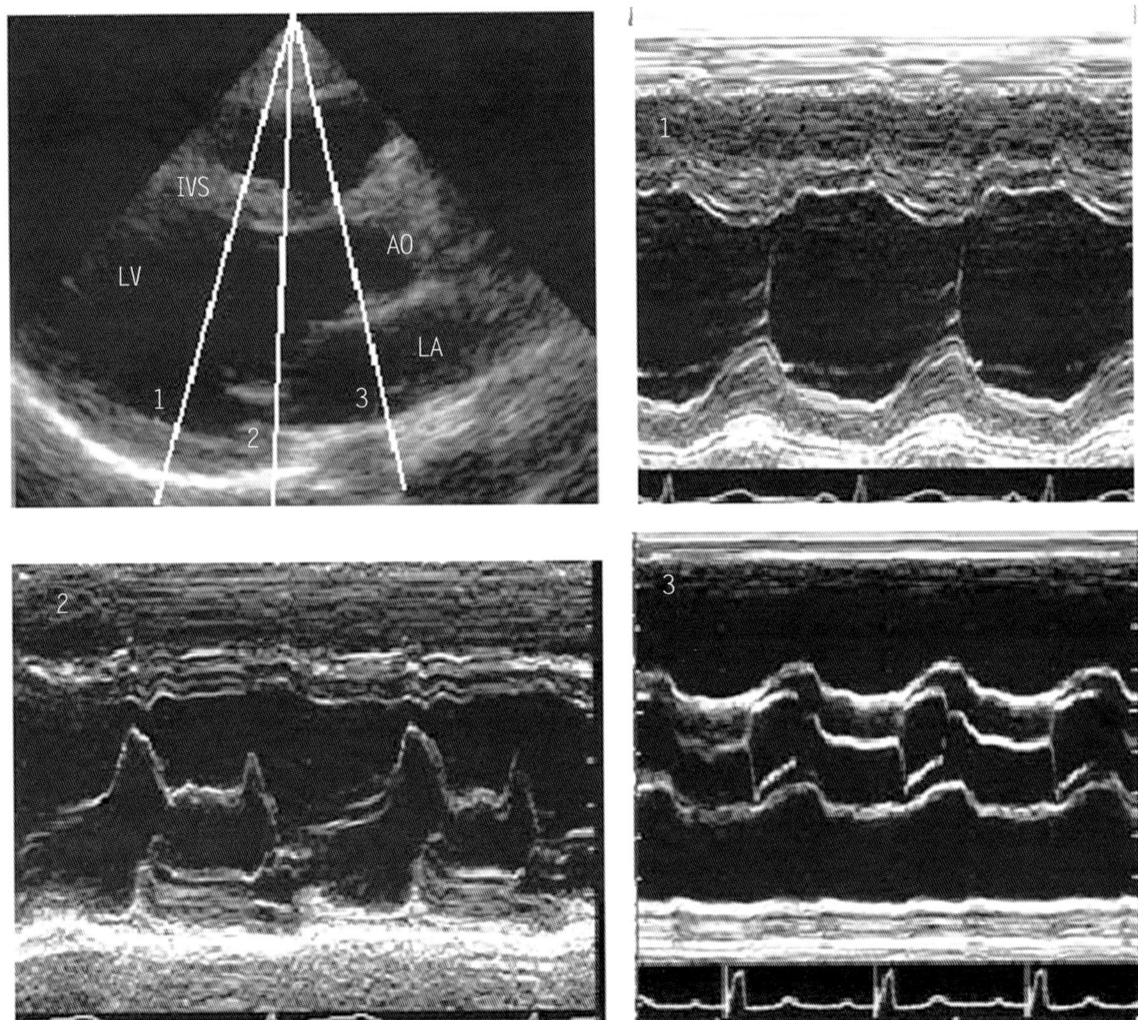

图 2-1　标准胸骨旁左心室长轴切面 M 型取样线放置于不同水平

1. 左心室腱索水平。2. 二尖瓣。3. 主动脉瓣。

一、心底区主动脉瓣水平

二维超声引导切面可选择胸骨旁左心室长轴或者左心室短轴主动脉根部水平切面，M 型取样线放置于主动脉瓣区即可记录主动脉瓣水平的 M 型曲线（图 2-2）。主动脉瓣水平的 M 型曲线显示主动脉前后壁和左心房；主动脉瓣舒张期关闭呈一细线，收缩期开放呈盒状，盒状前方开放的主动脉瓣为右冠瓣，后方的主动脉瓣为无冠瓣。测量时相主动脉内径为心电图 R 波的顶点，左心房内径为心电图 T 波的终点。主动脉根部运动幅度与心排血量大小有关。主动脉瓣 M 型曲线亦可用于测定左心室射血前期（PEP）和射血时间（LVET）（图 2-3）。

主动脉瓣水平 M 型曲线可反映左心房内径的心动周期改变，收缩期左心房充盈内径增大，至收缩末期二尖瓣开放前达最大值；舒张早期左心房内径快速减小，舒张中期平坦，舒张晚期（心电图 P 波后）心房收缩再度缩小（图 2-4）。心内结构的超声测量多数在舒张末期，但左心房内径最大值位于收缩末期，因此左心房内径的测量时相应在收缩末期。

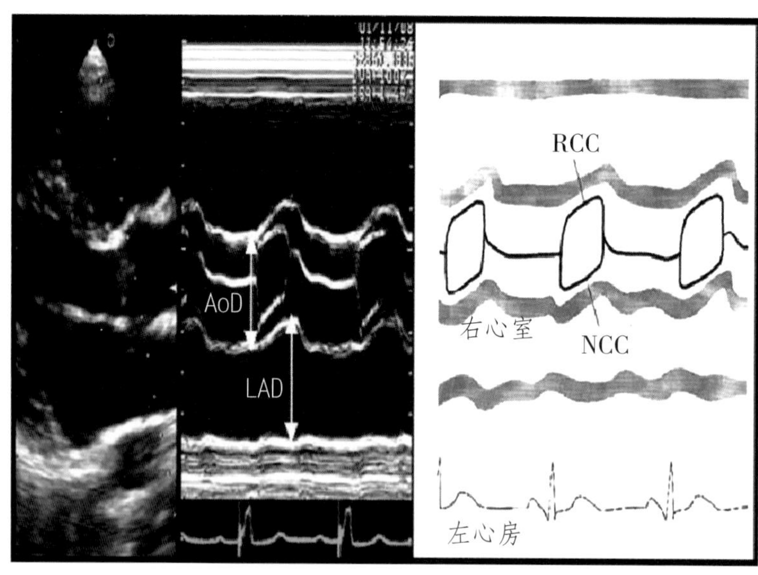

图 2-2　主动脉瓣水平的 M 型记录曲线
主动脉瓣舒张期关闭呈一细线，收缩期开放呈盒状，盒状前方开放的主动脉瓣为右冠瓣（RCC），后方的主动脉瓣为无冠瓣（NCC）。AoD：主动脉径，LAD：左心房径。

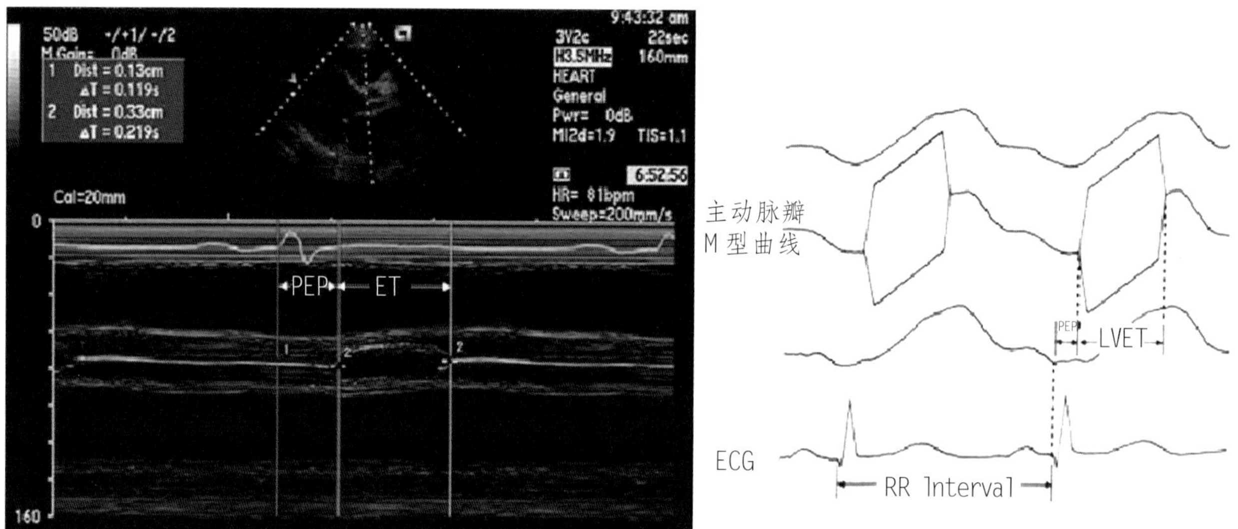

图 2-3　主动脉瓣水平 M 型曲线测定左心室射血前期（PEP）和左心室射血期（LVET）图例

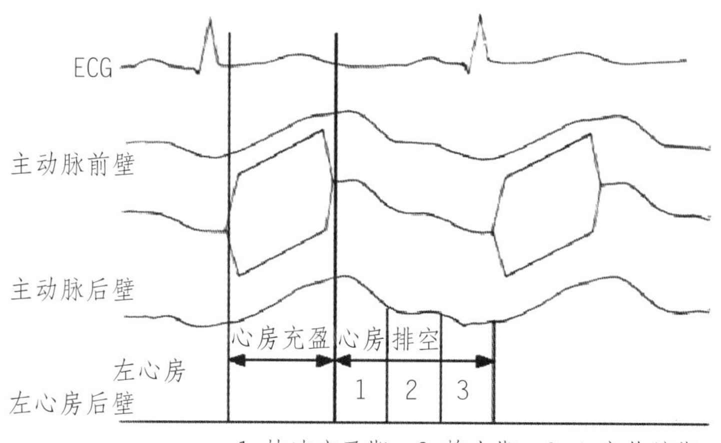

图 2-4　主动脉和左心房 M 型曲线显示左心房内径变化
左心房位于主动脉根部后方，左心室收缩期左心房充盈，左心室舒张期左心房排空。左心房充盈是主动脉根部前向运动的主要因素，左心房充盈增加（如二尖瓣反流）主动脉根部运动增加；主动脉根部运动减少见于低心排，相应左心房充盈和排空也减少。

M 型超声心动图测量左心房等腔径时应遵循“前缘（leading-edge）至前缘”的原则，即超声声束遇不同界面出现反射，超声心动图图像上离探头近的界面为真实的前缘（图 2-5）。有时由于 M 型取样线无法与左心房轴线垂直，可导致左心房内径的高估。另外左心房后壁或左心房后壁稍前方可出现旁瓣伪像，干扰真正左心房后壁的辨认。通常 M 型超声报告记录的左心房径为左心房前后径，但各种心脏疾病左心房扩大并不局限于前后方向，往往也存在左心房左右径和上下径扩大（图 2-6），因此必要时需要应用心尖四腔心切面测量左心房的上下径和左右径。

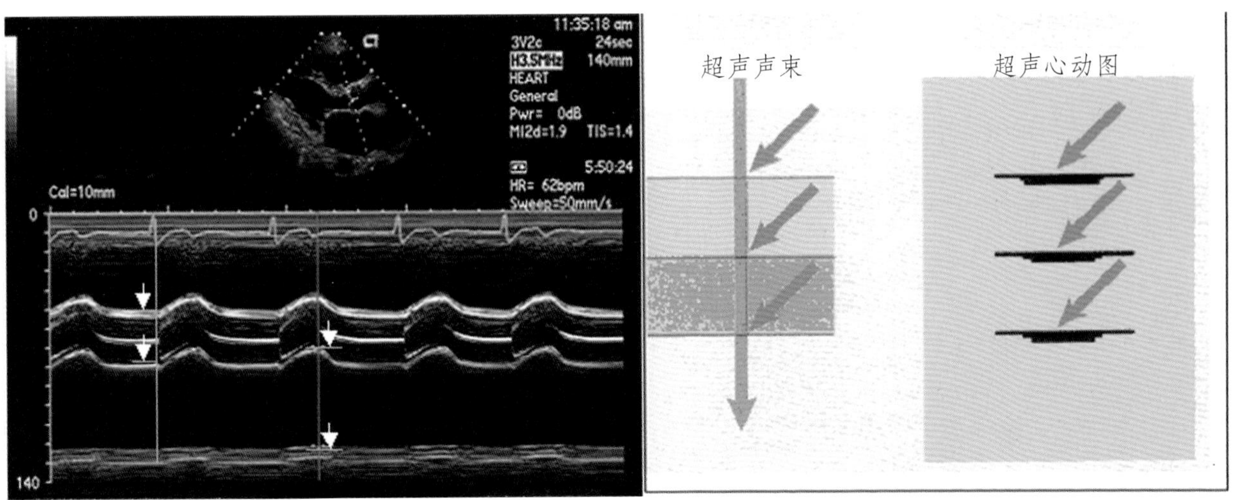

图 2-5 M 型超声心动图左心房内径测量的原则

左图为主动脉根部 M 型曲线，测量主动脉和左心房内径时宜取前缘至前缘的原则，右图显示超声声束遇到不同介质界面时出现反射，超声心动图像上近探头一侧的界面为真实的前缘。

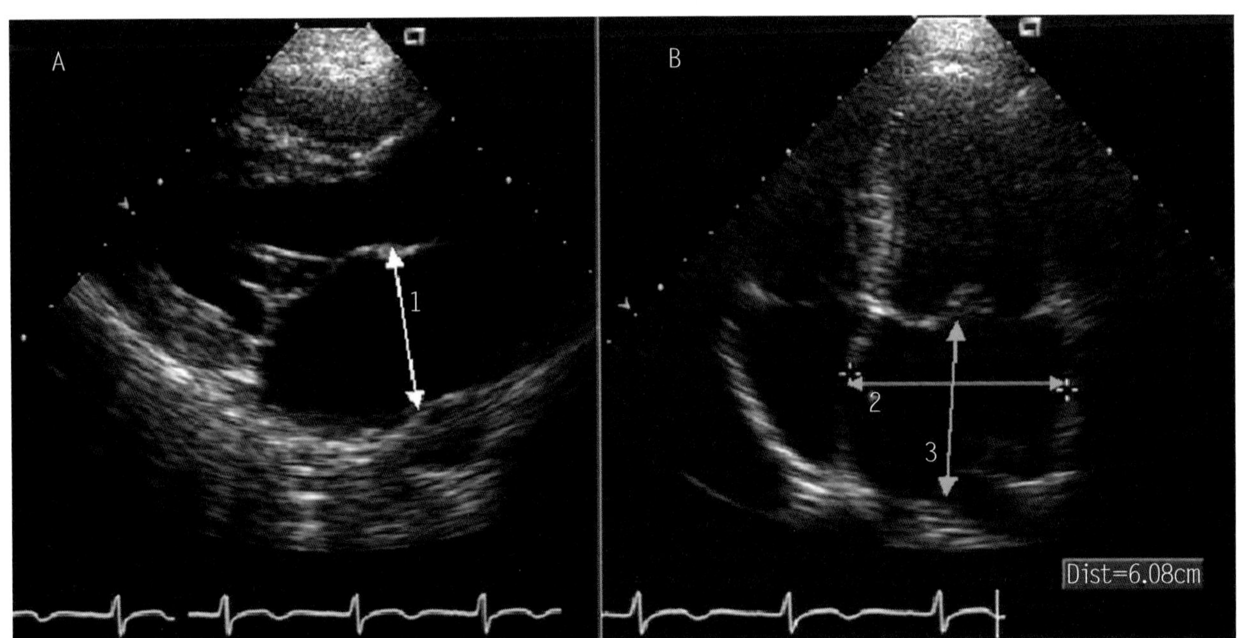

图 2-6 左心房扩大的二维超声心动图图例

左图为胸骨旁左心室长轴，该切面二维测定左心房的前后径（与 M 型左心房测定一致）。右图为心尖四腔心切面，该切面显示左心房左右径（2）和上下径（3）亦扩大。

二、二尖瓣瓣叶水平

二维引导切面可选择胸骨旁左心室长轴或者左心室短轴二尖瓣瓣叶水平切面，M 型二尖瓣瓣叶水平曲线横截经过右心室前壁、右心室腔、室间隔、二尖瓣前叶和后叶、左心室后壁、心包（图 2-7）。正常 M 型二尖瓣瓣叶水平图像为二尖瓣前叶舒张早期 E 波和舒张晚期 A 波特征性双峰，收缩期二尖瓣瓣叶关闭接合点呈一细线，舒张早期二尖瓣前叶和后叶分离增宽，二尖瓣前叶舒张早期最大运动幅度处称为 E 点；两瓣叶于舒张中期前后靠拢，于舒张晚期（左心房收缩）再次分离，形成舒张晚期峰即 A 点。E 点和室间隔间的距离称为 EPSS。EPSS 增宽（不存在二尖瓣狭窄时）通常提示左心室扩张、主动脉瓣反流或者左心室收缩功能减退（图 2-8）。两瓣叶于舒张中期前后靠拢，于舒张晚期（左心房收缩）再

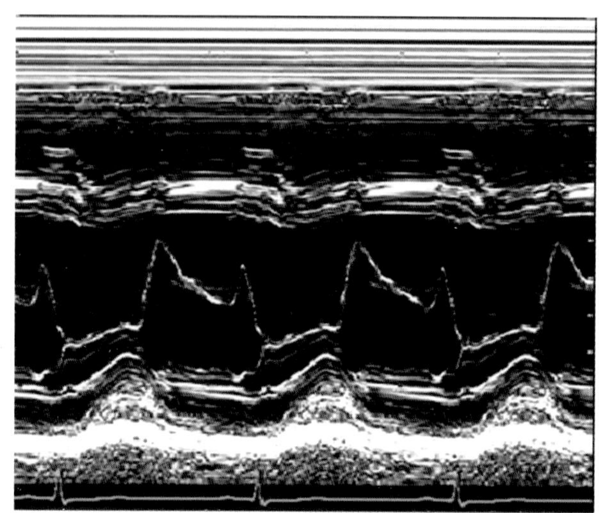

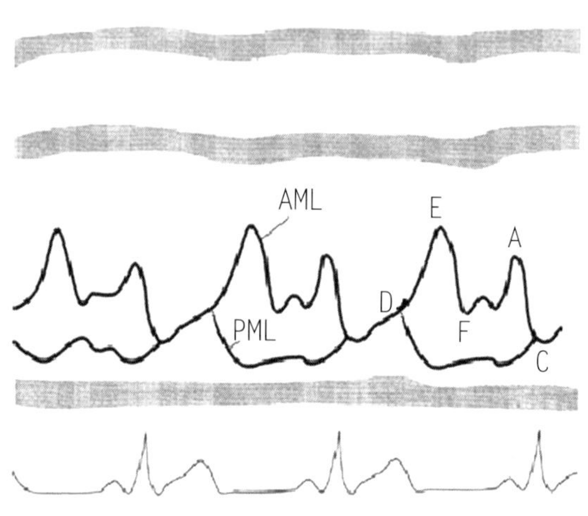

图 2-7　二尖瓣瓣叶水平 M 型曲线

右图所示二尖瓣瓣叶水平 M 型曲线各点分别为：A 为舒张晚期左心房收缩瓣叶开放峰；C 为二尖瓣瓣叶关闭点；D 为收缩末期二尖瓣开放前点；E 为舒张早期峰值；F 为二尖瓣前叶舒张中期关闭点。AML：二尖瓣前叶，PML：二尖瓣后叶。

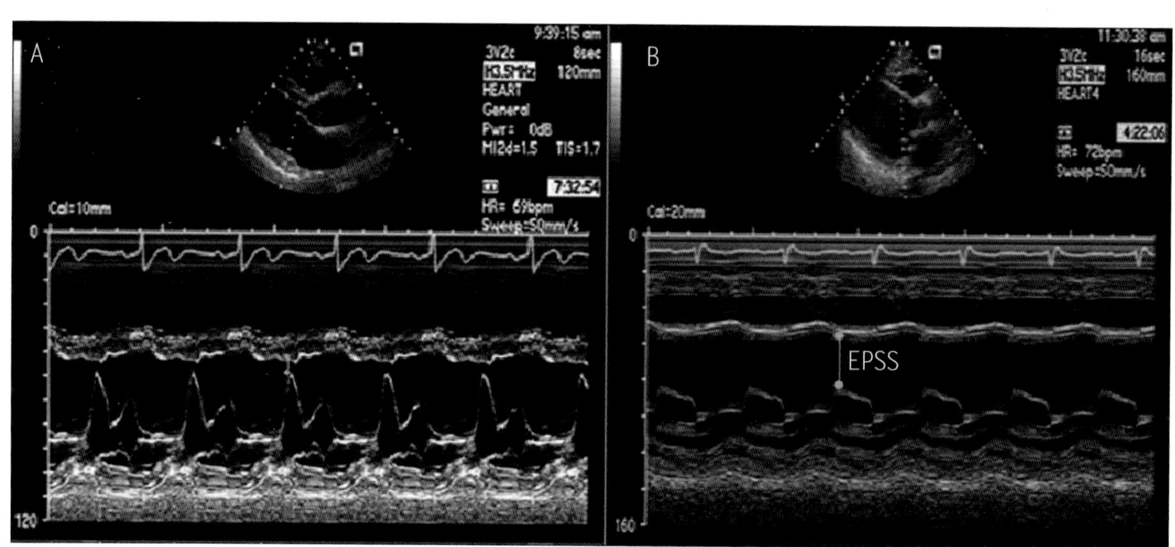

图 2-8　二尖瓣前叶 E 点与室间隔的距离（EPSS）

A、B 分别为正常人和左心室收缩功能减退患者的二尖瓣前叶 M 型超声心动图。

次分离，形成舒张晚期峰即 A 点；收缩期从关闭起点（C 点）至终点（D 点）称为 CD 段。通常从 A 点至 C 点二尖瓣前叶的下降斜坡呈直线状，如果左心室舒张末期压升高。M 型二尖瓣运动曲线则可见“B 驼峰”或称“AC 肩”（图 2-9）。

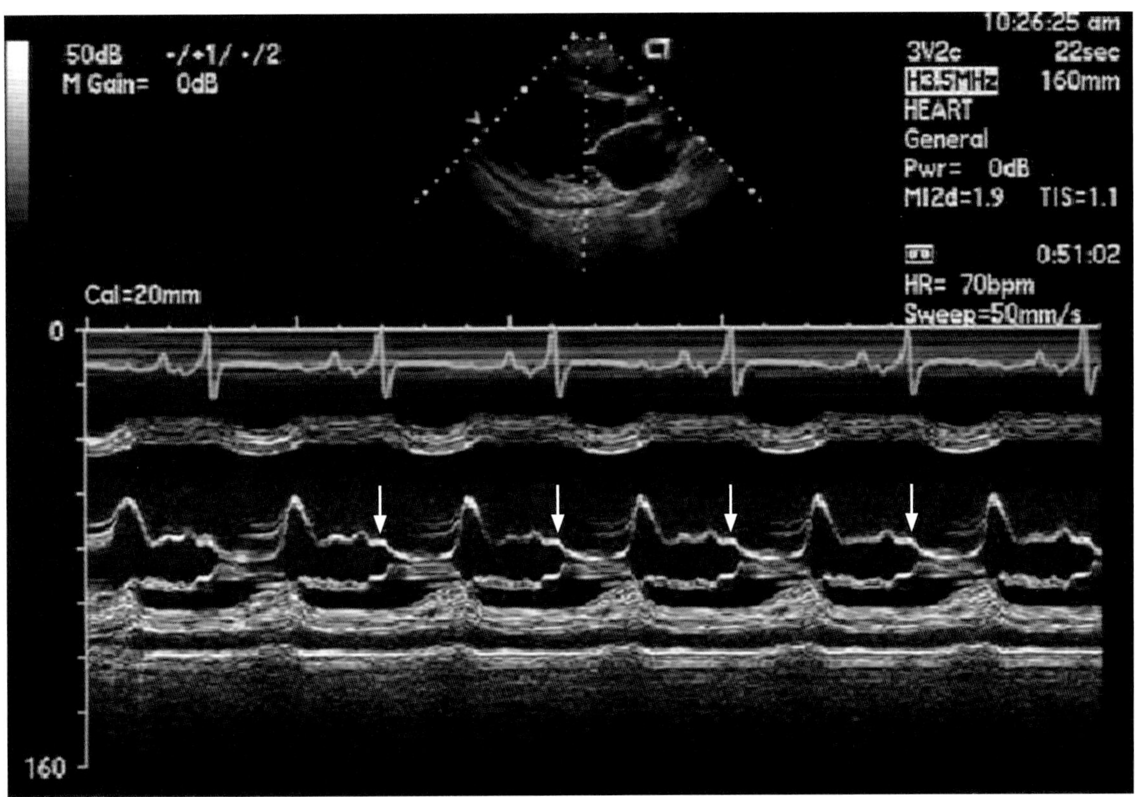

图 2-9　二尖瓣 M 型曲线 B 驼峰

二尖瓣曲线 A–C 时间延长，A 点和 C 点之间出现顿挫，A–C 时间延长和 B 驼峰（箭头所指）提示左心室舒张末期压升高；B 驼峰出现于心电图 R 波前，产生机制为显著增高的左心室舒张压导致二尖瓣的早期关闭，左心房收缩时二尖瓣保持半关闭状态，一直延续至左心室收缩时出现 C 点，因此 A–C 时间延长。

三、左心室水平

二维超声引导切面可选择胸骨旁左心室长轴或者左心室短轴腱索水平切面，左心室腱索水平 M 型提供左心室内径和室壁厚度的标准测量。正常左心室 M 型图像收缩期室间隔朝后方、左心室后壁朝前方运动，左心室后壁的运动幅度稍大于室间隔的运动幅度；测量时相舒张末期为心电图 R 波的顶点，收缩末期为左心室后壁前向运动的最高点（图 2-10）。根据美国超声心动图学会（ASE）推荐的测量标准，左心室舒张末期测量时相为心电图（ECG）QRS 波的起点，收缩末期则为室间隔后向运动的最低点，测量时宜遵循“前缘至前缘”的原则。实践中左心室内径的测量可经由左心室短轴切面或胸骨旁左心室长轴切面引导，M 型取样线穿过左心室短轴中线（图 2-11）。测量室间隔和左心室后壁厚度时，应注意识别右心室调节束、室间隔束、腱索、乳头肌等构造物（图 2-12）。如果 M 型取样线无法回避这些构造物，可应用二维切面帮助确定室间隔和左心室后壁的心内膜面。最近超声技术的进展出现了可任意方向取样的解剖 M 型超声心动图（图 2-13），有助于二维左心室超声声束斜切病例的 M 型测量。多数心脏疾病进展时左心室呈匀称性改变（如左心室容量负荷过重、左心室肥厚），M 型能准确地测量左心室径变化以助于左心室功能的随访观察。当左心室改变不匀称性时（如存在显著节段性室壁运动异常、室壁瘤等），M 型测量的准确性有限，而宜选用二维切面测量左心室容积大小。

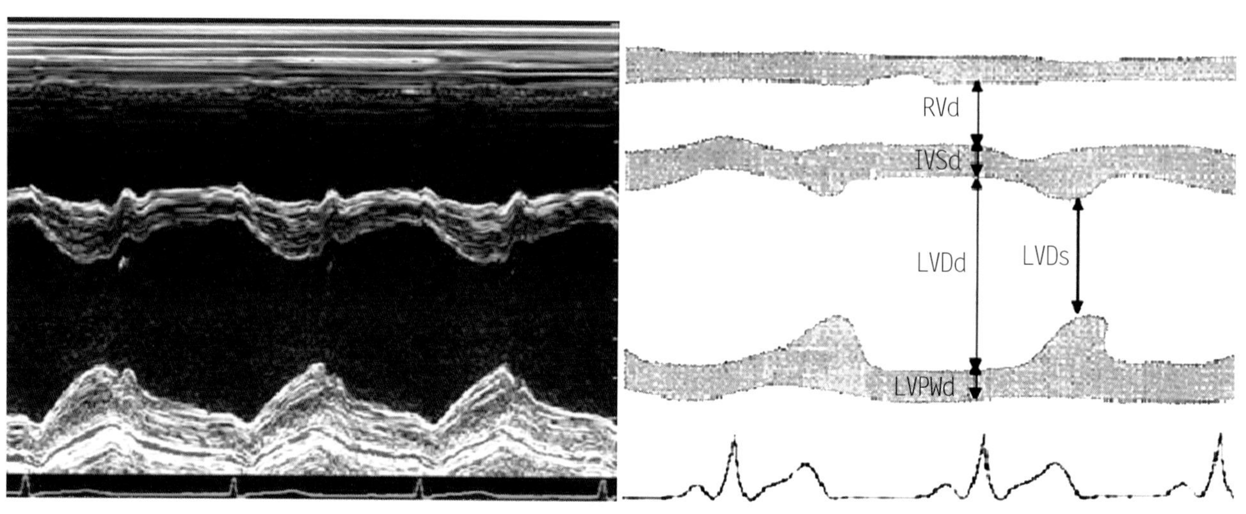

图 2-10 左心室腱索水平 M 型曲线

左心室内径的测量如右图。LVDd：左心室舒张末期，LVDs：收缩末期内径，RVDd：右心室舒张末期内径，IVSd：舒张期室间隔厚度，LVPWd：舒张期左心室后壁厚度。

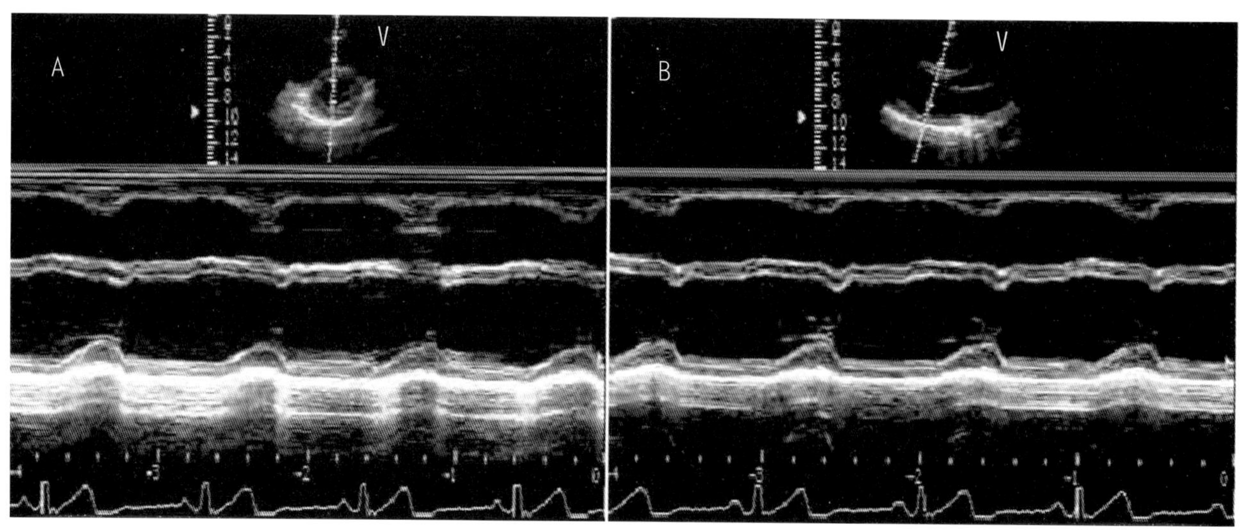

图 2-11 M 型左心室测量的注意要点

目前国内实行的 M 型左心室测量，大多推荐应用左心室短轴切面引导下 M 型取样线通过左心室中央部（A），测量同时可观察左心室室壁运动；但是如果二维切面设定不准确，容易造成左心室内径的高估。通常胸骨旁左心室长轴切面较为容易获取，M 型取样线通过左心室中央部（B），左心室内径的测量不易高估，如果 M 型取样线未通过左心室中央部测量时可能存在低估。理论上上述两种方法均可测量左心室内径，实践中可采用上述两种方法测量左心室内径，而相互对照验证测量的准确性。

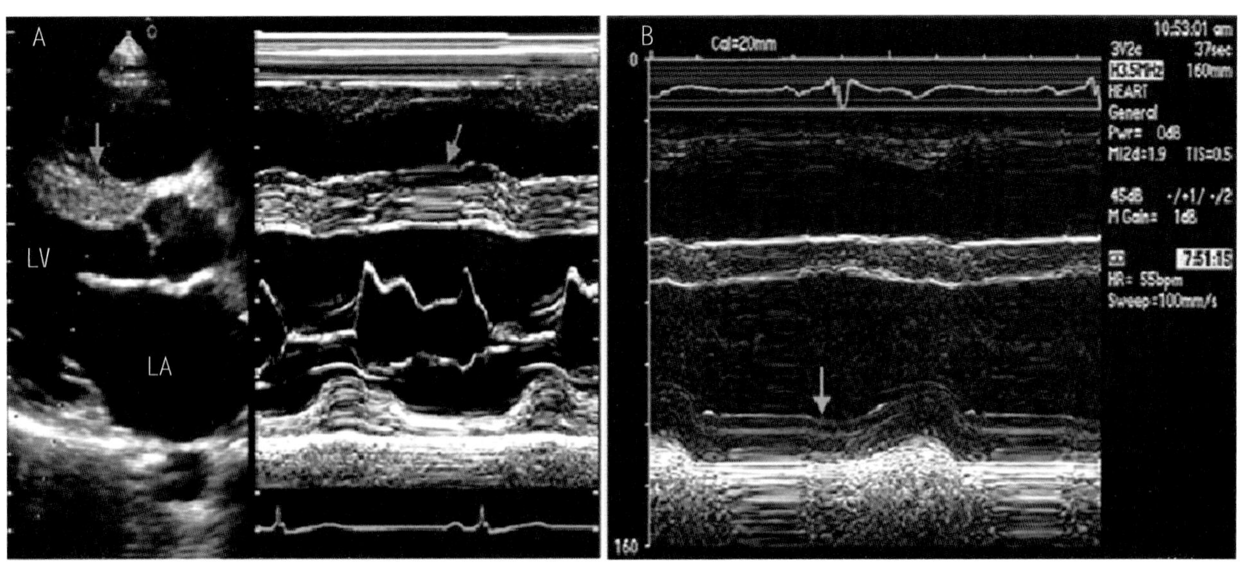

图 2-12　左心室 M 型超声心动图测量注意要点

箭头所指为室间隔右心室面的右心室肌束（A），以及腱索回声（B），忽视肌束或腱索回声可导致左心室内径和室壁厚度的测量误差。

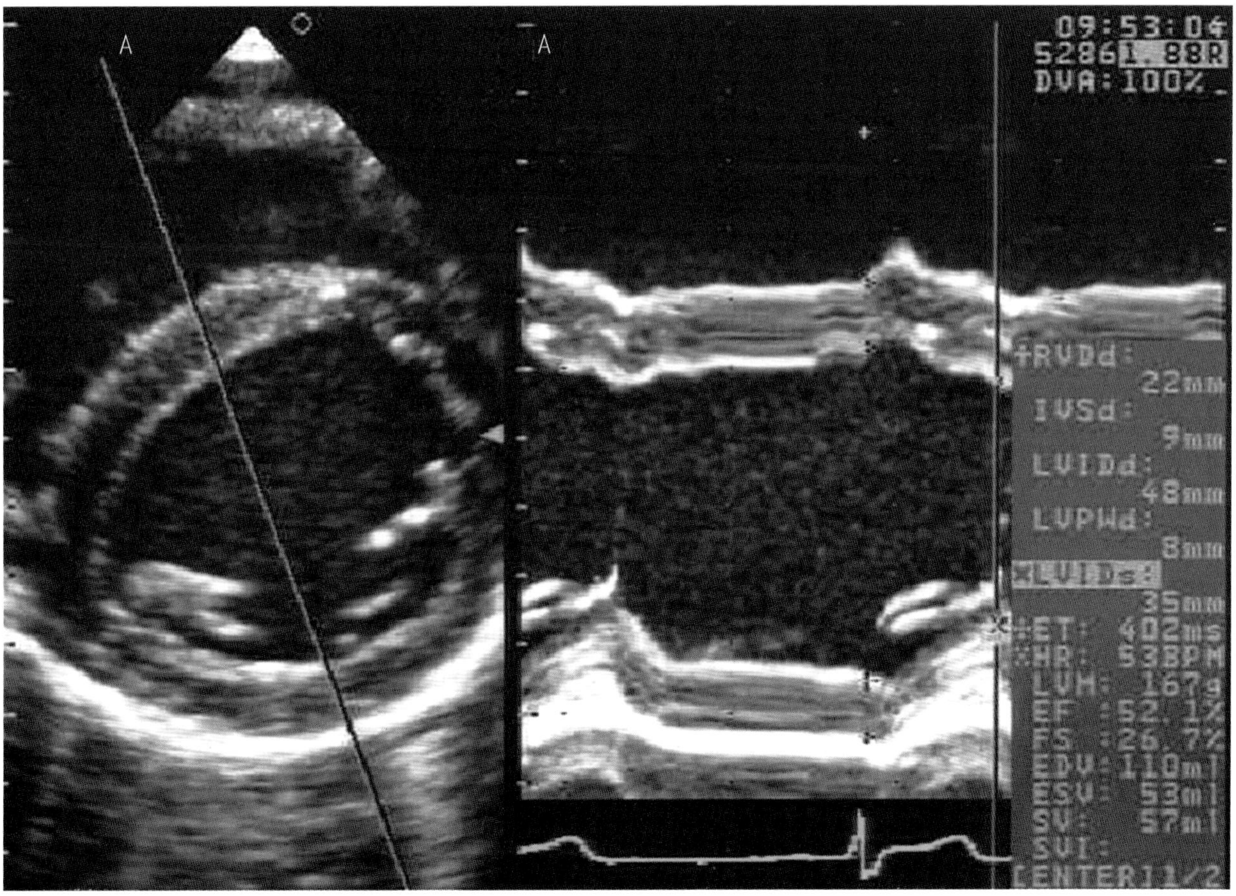

图 2-13　解剖 M 型超声心动图图例

M 型取样线通过左心室中央部测量左心室内径。

四、肺动脉瓣

肺动脉瓣的 M 型曲线通常只记录到一个瓣叶，于胸骨旁右心室流出道长轴切面基础上引导取样线记录 M 型曲线（图 2-14）。肺动脉瓣叶收缩期瓣开放朝后移动，舒张期瓣叶关闭朝前方移动。瓣叶开放前于舒张晚期（心房收缩）可见瓣叶轻度后向移位，即为 a 凹。a 凹振幅正常为 2~7mm。肺动脉瓣狭窄，a 凹加深（ > 7mm）；肺动脉高压时，a 凹减少或消失（图 2-15）。

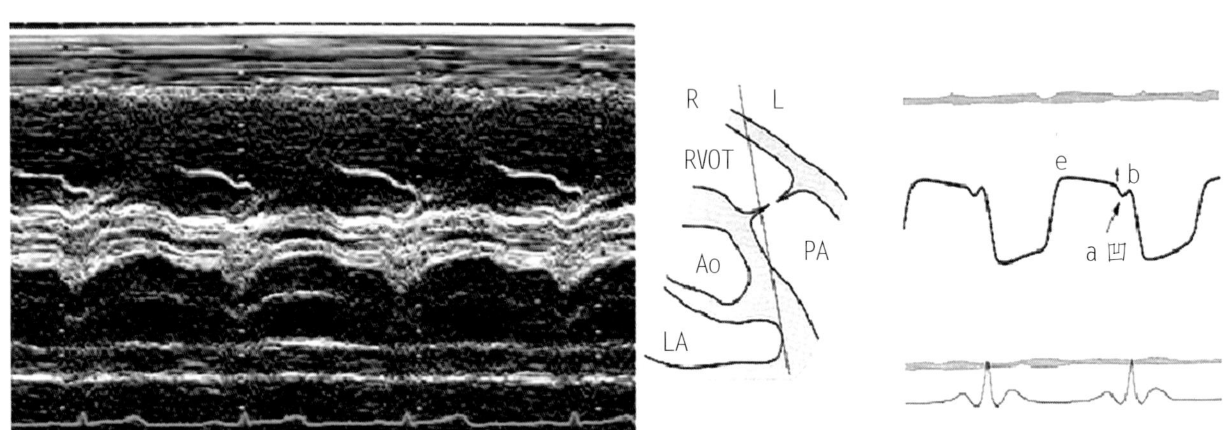

图 2-14　正常肺动脉瓣 M 型曲线

右图肺动脉瓣 M 型曲线各点表示：e. 舒张期起始；f. 左心房收缩直前；a. 舒张晚期瓣叶向后移位；b. 收缩期肺动脉瓣开放，通常有临床意义的为 a 凹。

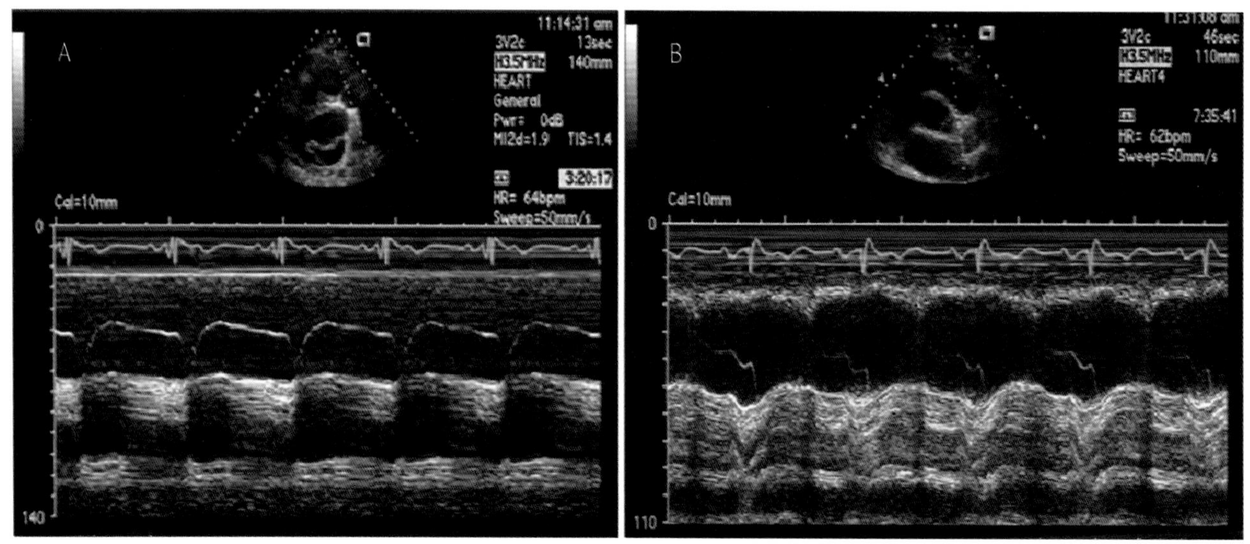

图 2-15　肺动脉高压（A）和肺动脉狭窄（B）患者的肺动脉瓣 M 型曲线

五、彩色 M 型超声心动图

M 型超声心动图与彩色多普勒的结合称为彩色 M 型超声心动图（color M-mode echocardiography）。彩色 M 型超声心动图将 M 型取样线置于感兴趣区域，可帮助确定正常和异常血流的血流方向、时相或持续时间等（图 2-16），如确定房间隔水平的双向分流或舒张期的二尖瓣反流等。根据左心室流入道彩色 M 型超声心动图还可测定舒张早期血流传播速度（flow propagation velocity，图 2-17），有助于左心室舒张功能的评价。

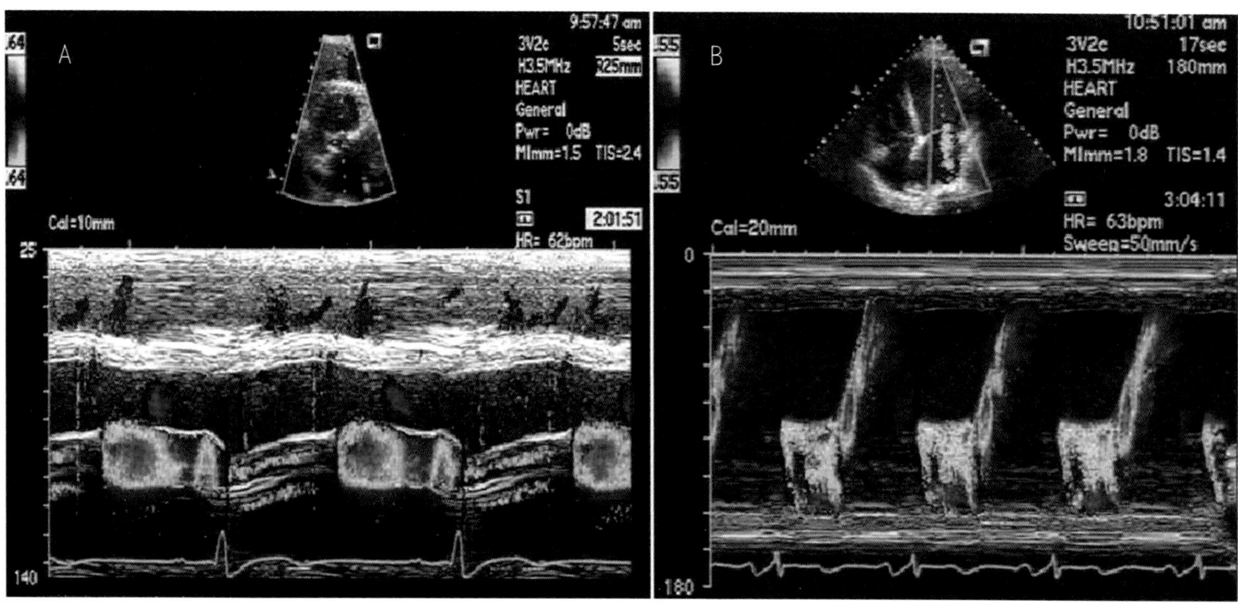

图 2-16　彩色 M 型超声心动图

左图为二尖瓣成形术后患者的胸骨旁切面经二尖瓣口彩色 M 型曲线，显示舒张期二尖瓣口血流（提示血流受阻）；右图为心尖四腔切面引导彩色 M 型曲线置于二尖瓣口，显示全收缩期二尖瓣反流（蓝色）和舒张期二尖瓣口流入血流。

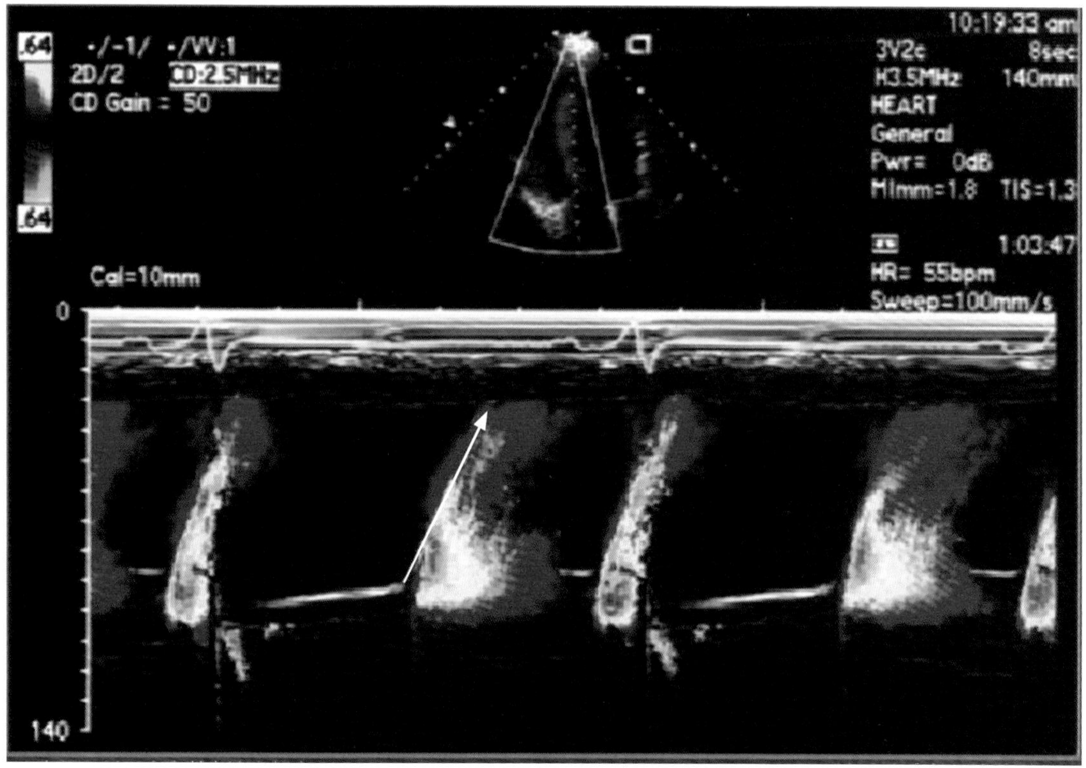

图 2-17　舒张早期血流传播速度的彩色 M 型超声心动图测量图例

第二节　二维超声心动图

二维超声心动图又称切面超声心动图（cross-sectional echocardiography），将从人体组织反射回来的回波信号以光、点的形式组成切面图像。一幅二维图像以每秒 30~60 次的速度扫描心脏从而获取实时生动的心脏图像，能清晰、直观、实时显示心脏大血管的结构与形态、空间位置、连续关系等。

二维超声心动图可显示心腔的形态结构，便于测量心腔大小。美国超声心动图学会（ASE）推荐应用二维断层切面测量左心室大小等。我国目前大部分单位尚采用 M 型测量左心室大小和室壁厚度，实际工作中由于操作者技能熟练程度以及患者个体差异、呼吸影响等因素，存在 M 型取样线无法准确穿过左心室中央部的情况，如果 M 型取样线倾斜就无法保证测量的正确性（图 2-18）。M 型超声心动图测量不满意或不可靠时就应选用二维超声心动图测量（图 2-19）。目前二维超声心动图广泛应用于测定：①心腔大小（心房和心室）。②主动脉内径、肺动脉内径、下腔静脉等腔径。③二尖瓣瓣口面积、二尖瓣瓣环大小等。④左心室容积和射血分数等。二维超声心动图心腔管径的正常参考值如表 2-2。

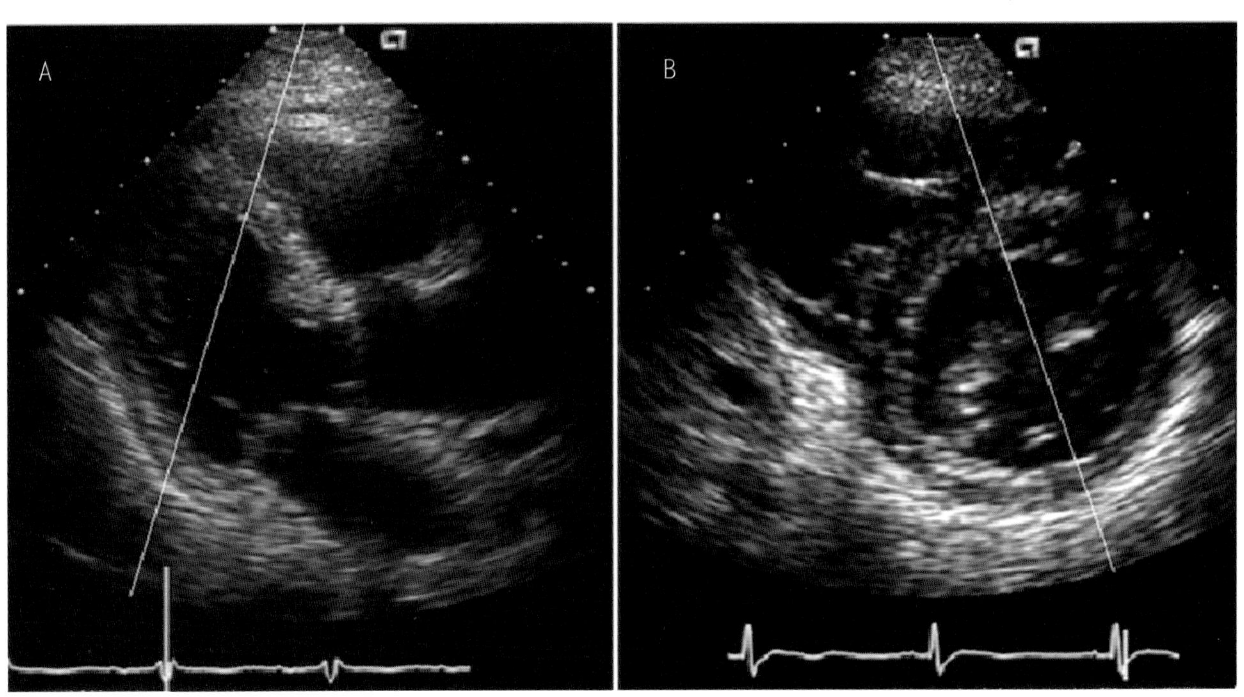

图 2-18　倾斜的 M 型取样线图例

A 为胸骨旁左心室长轴，该例 M 型取样线倾斜无法提供正确的左心室内径测量；B 为胸骨旁左心室短轴，该例 M 型取样线同样倾斜，容易导致测量误差，可致操作者自身和操作者之间的测量再现性不良。

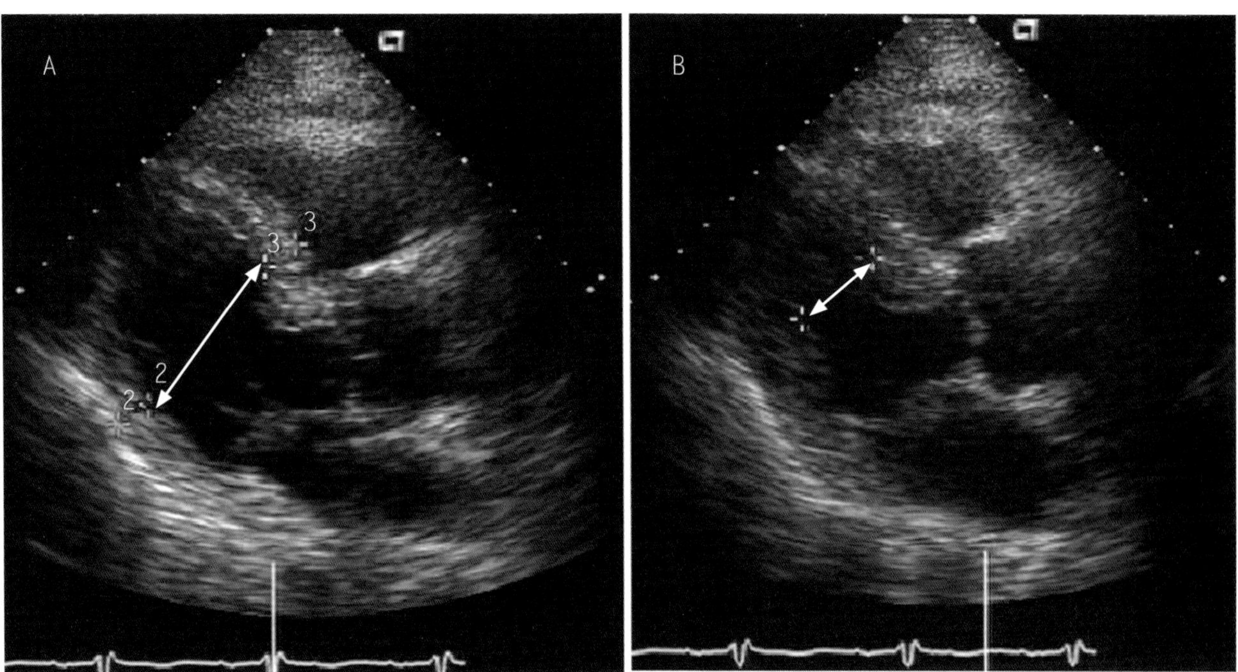

图 2-19　二维超声心动图测量左心室内径图例

A 为舒张末期；B 为收缩末期的胸骨旁左心室长轴，通常取左心室心尖部与二尖瓣瓣环处 1/3 等分处测量。

表 2-2　二维超声心动图测定的心腔正常值

	均值 ± 标准差（cm）	范围（cm）	测量切面
主动脉内径（收缩末期）			
主动脉瓣环	2.1 ± 0.3	1.6~2.6	
窦部	2.9 ± 0.4	2.4~3.9	
窦管交界	2.6 ± 0.3	2.1~3.4	
升主动脉	2.6 ± 0.3	2.2~3.4	
主动脉弓	2.5 ± 0.2	2.2~2.7	
肺动脉内径（舒张末期）			
右心室流出道	1.7 ± 0.4	1.9~2.2	
肺动脉瓣环	1.8 ± 0.2	1.1~2.2	
主肺动脉	1.9 ± 0.3	1.5 ± 2.5	
右肺动脉	1.3 ± 0.3	0.8~1.6	
左肺动脉	1.2 ± 0.2	1.0~1.4	

续表

	均值 ± 标准差（cm）	范围（cm）	测量切面
左心房内径（收缩末期）			
上下径	4.2±0.6	3.1~5.1	RV LV RA
左右径	3.5±0.5	2.5~4.4	
右心房内径（收缩末期）			
上下径	4.1±0.4	3.4~4.9	RV LV LA
左右径	3.7±0.4	2.9~4.5	
左心室内径			
长径（舒张末期）	7.6±0.4	7.0~8.4	RV RA LA
长径（收缩末期）	5.6±0.5	4.6~6.4	
左右径（舒张末期）	4.3±0.6	3.3~5.2	
左右径（收缩末期）	3.1±0.4	2.4~4.2	
右心室内径			
长径（舒张末期）	6.6±0.6	5.0~7.8	LV RV LA
长径（收缩末期）	5.0±0.5	4.3~5.9	
左右径（舒张末期）	3.3±0.5	2.5~4.2	
左右径（收缩末期）	2.6±0.3	2.0~3.2	
下腔静脉内径			
近端	1.7±0.3	1.2~2.3	RA
远端	1.6±0.5	1.1~2.5	
肝静脉	0.8±0.2	0.6~1.1	

1. 心腔大小测量 心腔大小的二维测定的模式图如图 2-20。通常取心尖四腔心切面，心室长径和横径在舒张末期测量，心房的上下径和左右径在收缩末期测量。

2. 心腔管径测量 主动脉内径、肺动脉内径、下腔静脉等腔径也是二维超声的常规测量项目。主动脉内径测量时需标明测量的部位以利于随访比较（图 2-21）；肺动脉内径通常取胸骨旁大动脉短轴以及主肺动脉长轴测量（图 2-22）；下腔静脉内径取剑突下下腔静脉长轴测量（图 2-23）。

3. 二尖瓣瓣环测量 二尖瓣瓣环并非为一平面而呈鞍马形，通常取胸骨旁左心室长轴和心尖四腔心切面测量二尖瓣瓣环大小（图 2-24），了解二尖瓣瓣环大小对二尖瓣瓣膜成形或置换等手术有重要的实用价值。

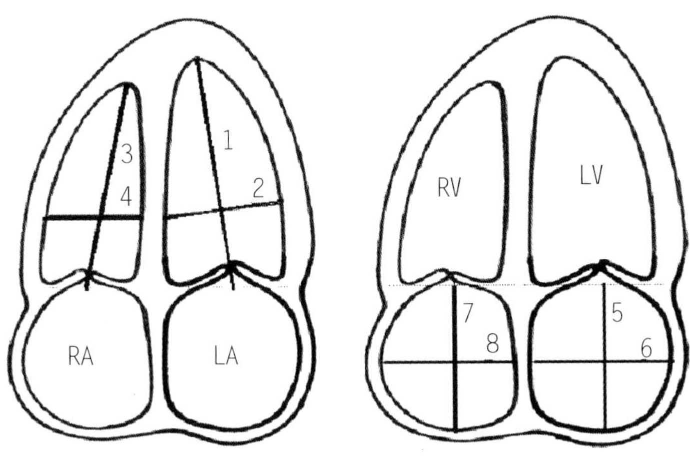

图 2-20　心腔大小的二维超声心动图测量模式图

左图为左心室和右心室的测量，通常于舒张末期测量左心室和右心室内径，1 为左心室长径，2 为左心室横径(左心室三等分处)，3 为右心室长径，4 为右心室横径（右心室三等分处）。右图为左心房和右心房的测量，通常于收缩末期测量左心房和右心房内径，5 为左心房上下径，6 为左心房左右径（左心房二等分处），7 为右心房上下径，8 为右心房左右径（右心房二等分处）。

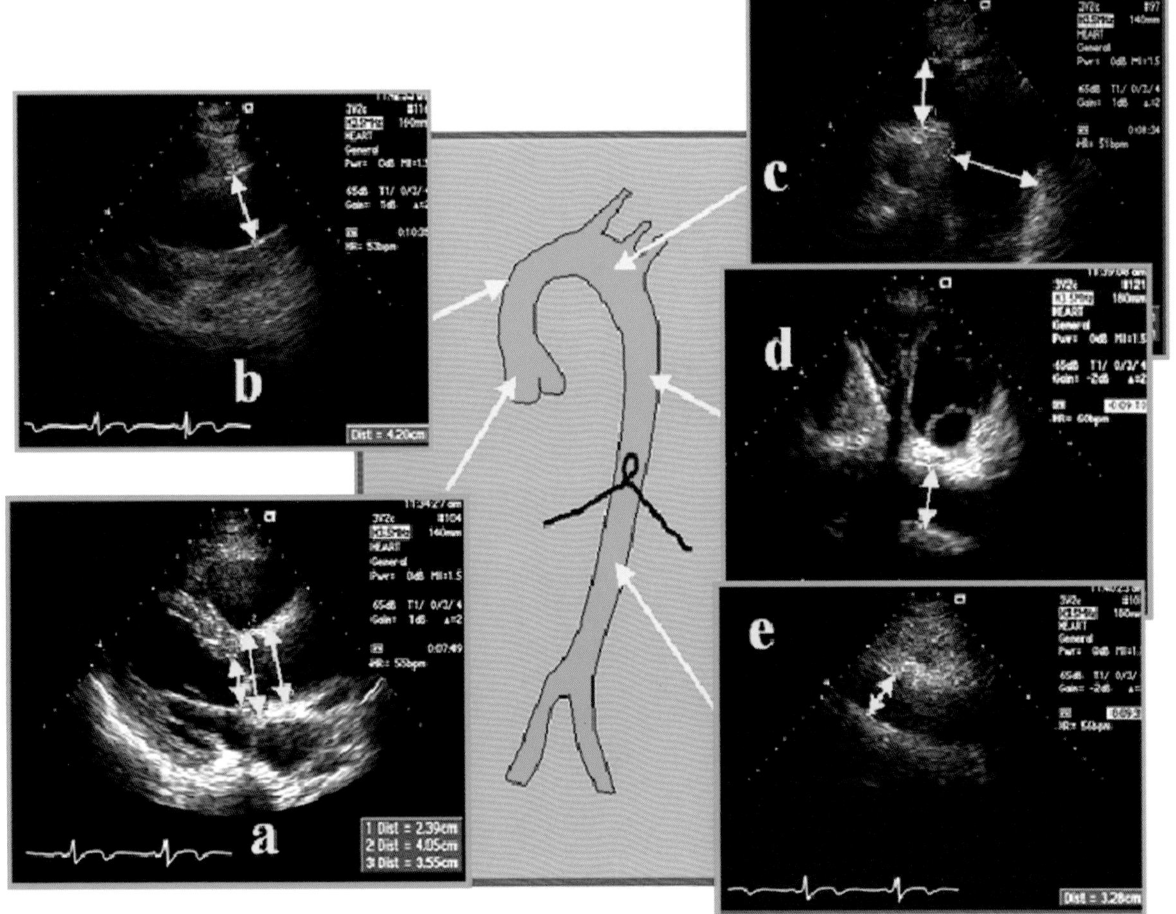

图 2-21　主动脉内径测量示意图

主动脉内径的测量需要标明测定的位置。a 为胸骨旁左心室长轴，该切面可测定主动脉瓣环、主动脉窦部和 ST 交界（主动脉窦和升主动脉移行处）内径；b 为升主动脉长轴（胸骨旁左心室长轴基础上约移一肋间）测定升主动脉内径；c 为胸骨上窝主动脉弓长轴切面，该切面可测定主动脉弓和降主动脉起始段内径；d 为胸骨旁左心室长轴调整切面（略下移一肋间从降主动脉短轴顺时针 90°），该切面测定降主动脉中段内径；e 为剑突下腹主动脉长轴切面，该切面可测定腹主动脉内径。（日本国立循环器中心增田喜一技师提供）。

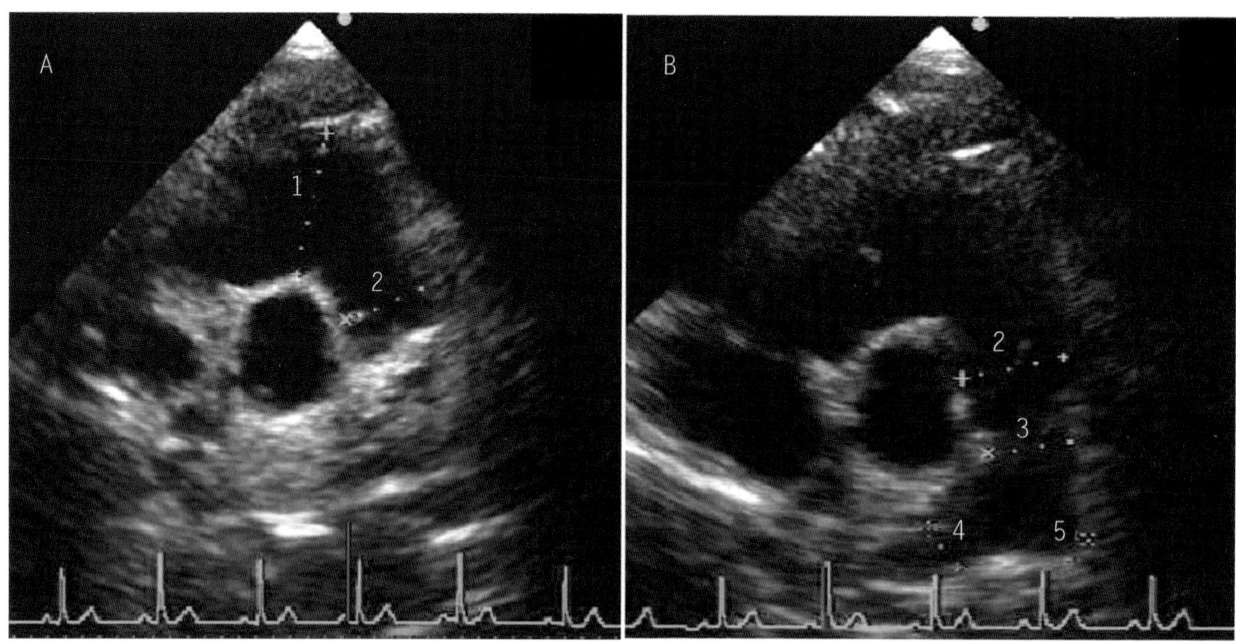

图 2-22　肺动脉内径测量

A 为胸骨旁大动脉短轴切面，该切面可测定左心室流出道内径（1）和肺动脉瓣环内径（2）；B 为胸骨旁主肺动脉长轴切面，该切面可测定肺动脉瓣环内径（2）、主肺动脉内径（3）以及右肺动脉（4）和左肺动脉（5）内径。

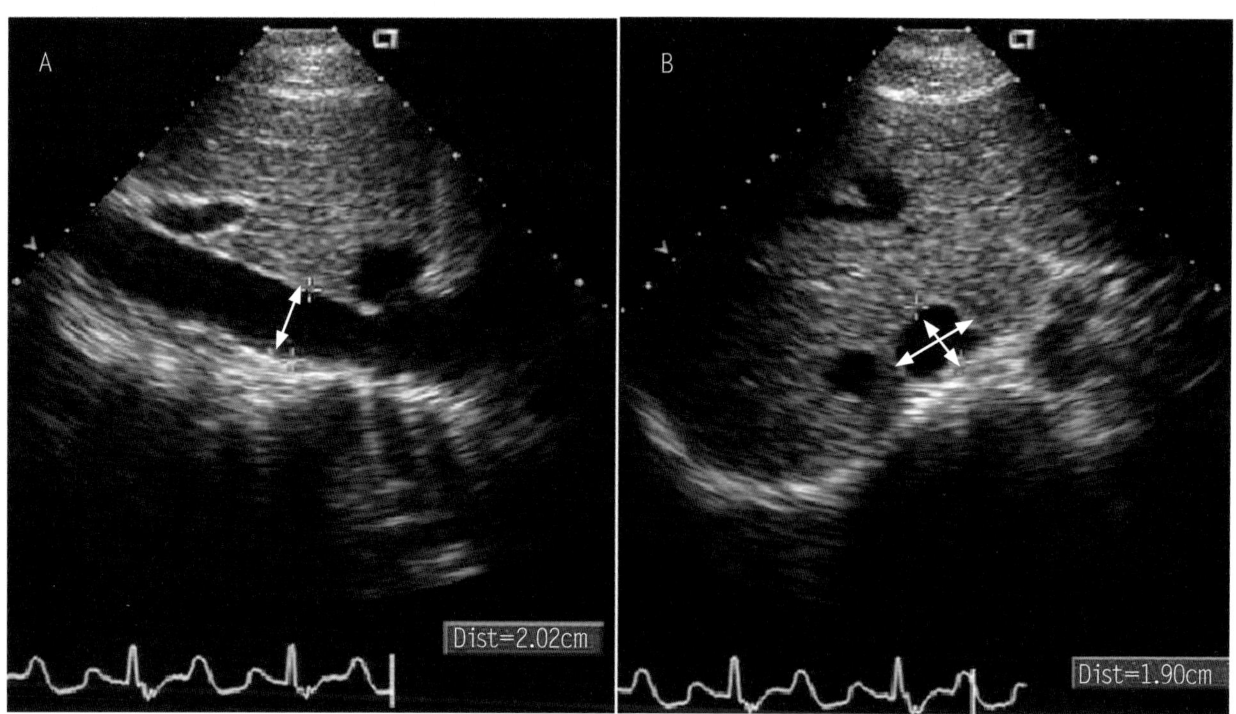

图 2-23　下腔静脉内径测定

A 为剑突下下腔静脉长轴切面，该切面可测定下腔静脉前后径；B 为剑突下下腔静脉短轴切面（A 基础上顺时针旋转 90°），该切面可测定下腔静脉前后径和左右径。由于下腔静脉内径与呼吸关系密切，必要时可在二维切面引导下了解下腔静脉呼吸相改变。

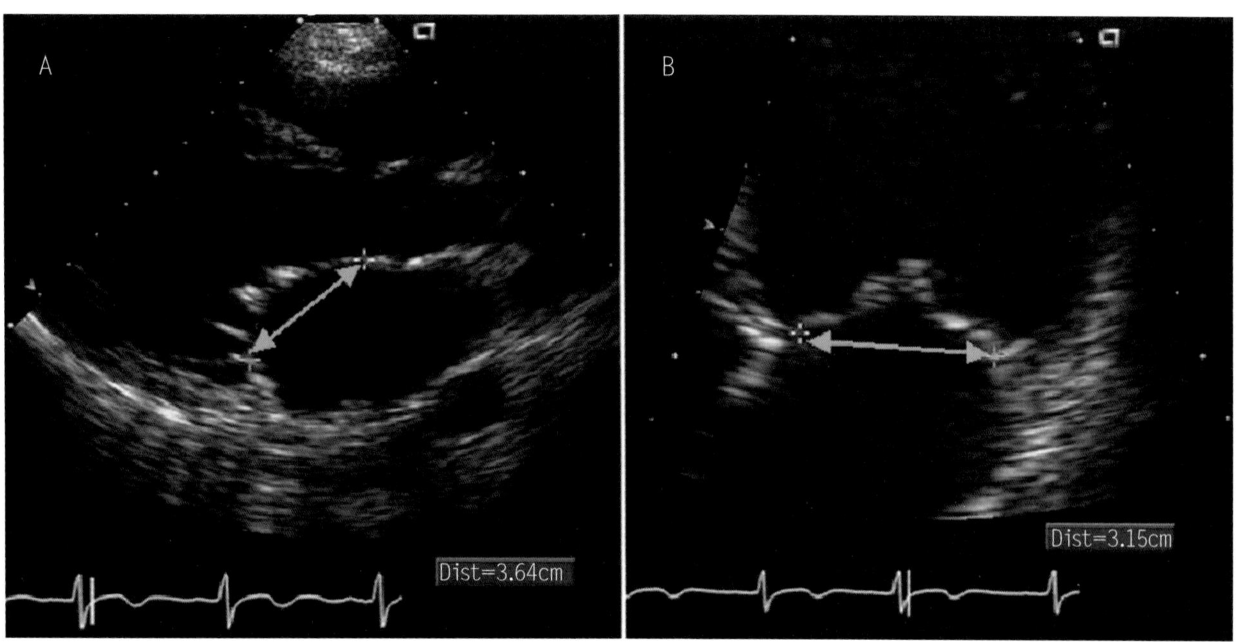

图 2-24　二尖瓣瓣环的测定

A 为胸骨旁左心室长轴切面，该切面可测定二尖瓣瓣环前后径（瓣环前点为二尖瓣前叶与主动脉瓣下瓣环无运动回声移行处，瓣环后点为房室沟处二尖瓣后叶与左心室后壁移行处）；B 为心尖四腔心切面，可测定二尖瓣瓣环左右径。

4. 左心室容积和射血分数测量　二维超声心动图亦可测量左心室容积和射血分数，根据心动周期左心室运动可粗略判断左心室收缩功能的正常与否（图 2-25），而具体的定量测量请参阅本书左心室收缩功能测定章节。临床上 M 型超声心动图广泛用于左心室内径的测量，但也存在不能正确反映左心室大小的情况，例如左心室腔变形（图 2-26）、显著左心室壁运动异常（图 2-27）以及左心室显著扩大（图 2-28）等。因此在这些情况时建议应用二维超声心动图切面采用简化 Simpson 法或面积 - 长度法测量左心室容积和射血分数。目前的超声诊断仪均配备有计算心腔容积的公式模式，Simpson 法和面积 - 长度法是常用的容积计算模式（图 2-29）。

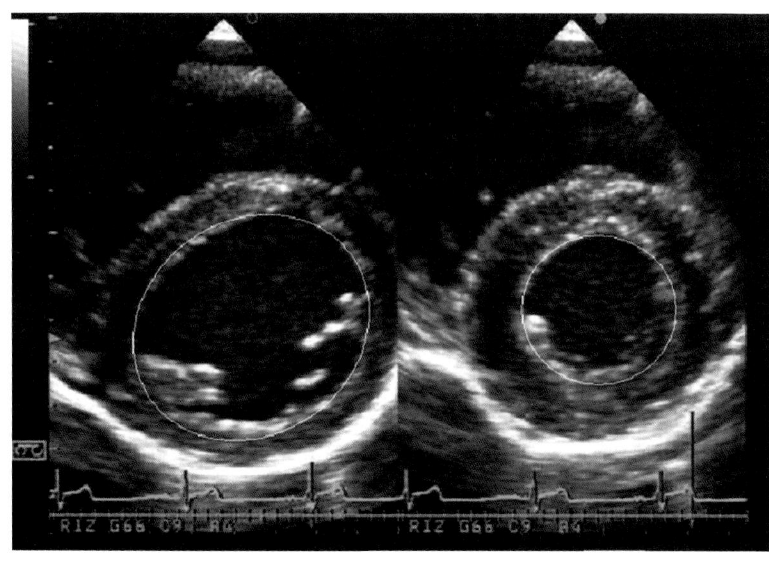

图 2-25　左心室收缩功能的定性判断

左心室腱索水平左心室短轴。左图为舒张末期，右图为收缩末期。

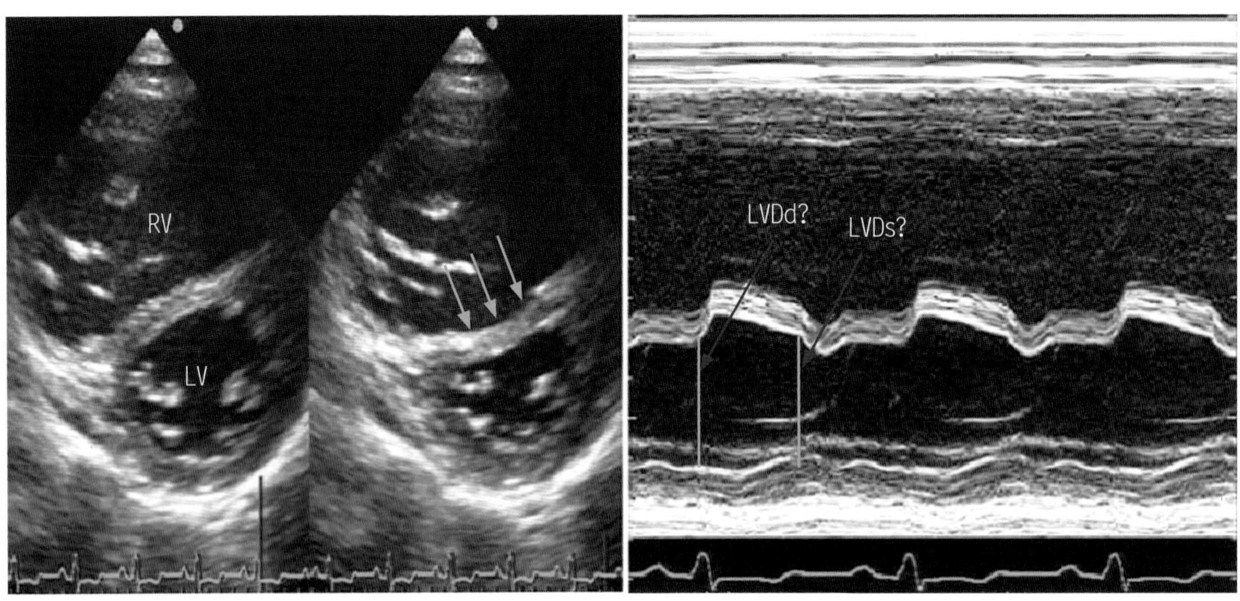

图 2-26　特发性肺动脉高压患者的超声心动图

左图为胸骨旁左心室短轴，显示舒张末期左心室呈圆球形，收缩末期左心室受压变为扁圆形（箭头所指），该图为典型右心室压力负荷过重表现。右图为左心室 M 型超声曲线，左心室变形缘故，M 型超声测定的左心室内径不能准确反映左心室大小和左心室收缩功能。LVDd：左心室舒张末期内径，LVDs：左心室收缩末期内径。

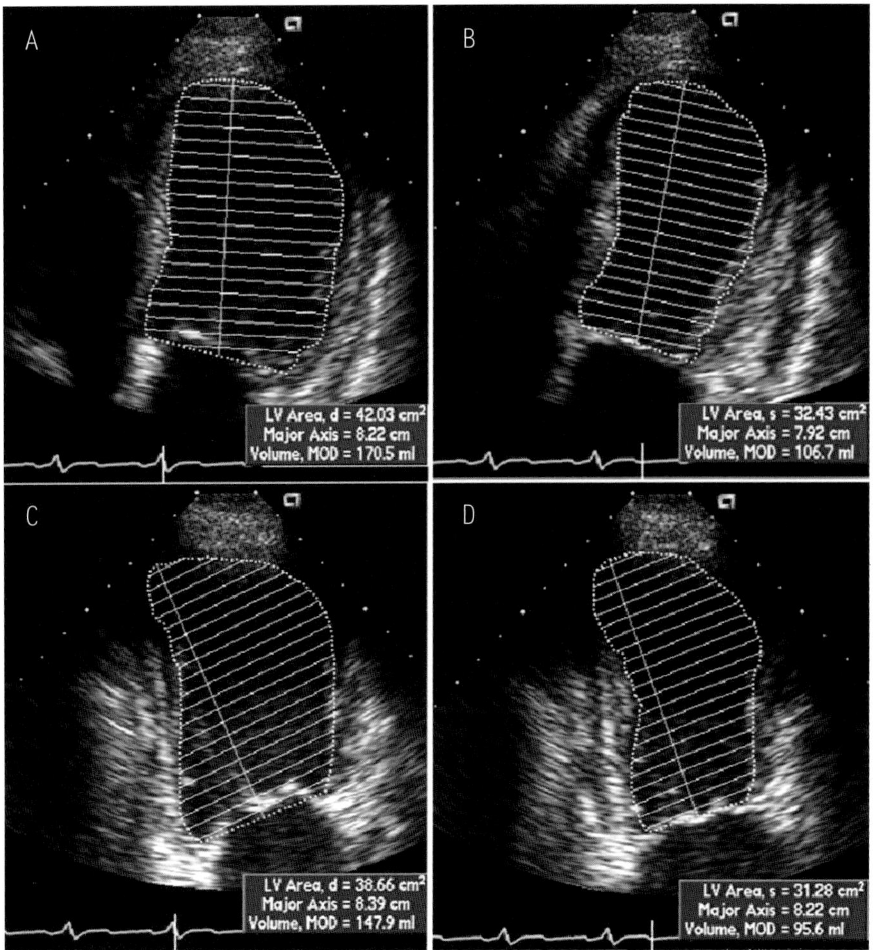

图 2-27　心肌梗死患者的左心室容积和收缩功能测定超声心动图

A、B 分别为舒张末期和收缩末期心尖四腔心切面，C、D 分别为舒张末期和收缩末期心尖二腔心切面。沿着心内膜界面描绘可测定左心室舒张末期容积和收缩末期容积。

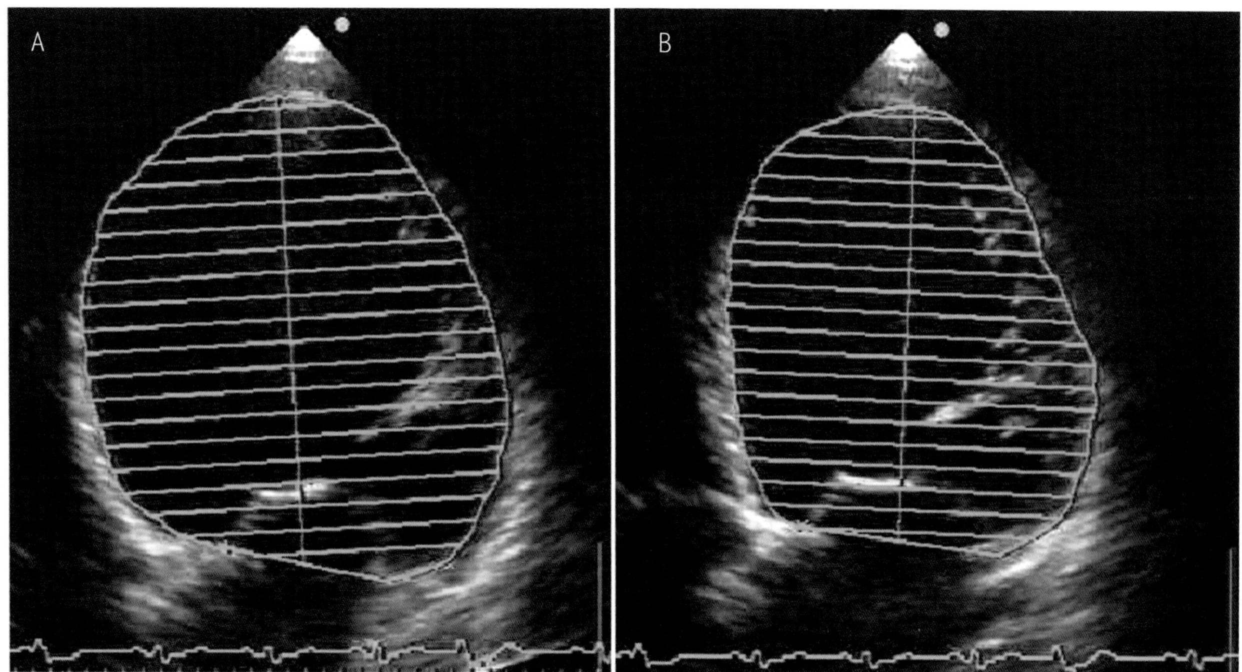

图 2-28　扩张型心肌病患者的左心室容积测定超声心动图

A 为舒张末期，B 为收缩末期，简化 Simpson 法沿着心内膜面轨迹描绘计算的左心室舒张末期容积、左心室收缩末期容积分别为 425ml、313ml。通常假定椭圆体公式计算左心室大小，而对左心室腔显著扩大患者，左心室腔倾向于圆球形；此时用椭圆体公式计算就有可能高估左心室容积。

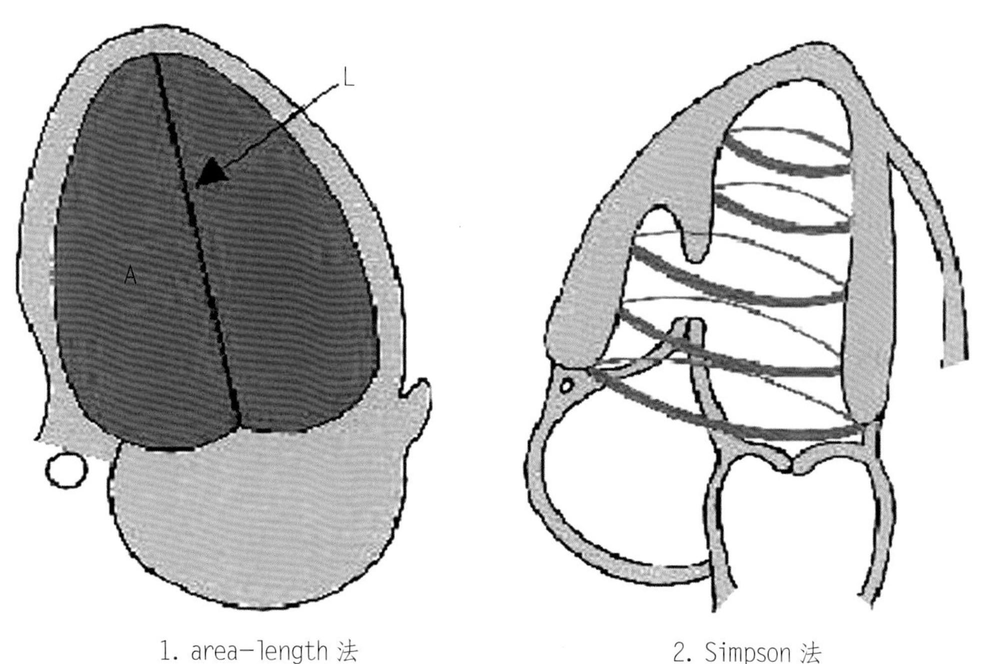

图 2-29　简化 Simpson 法和面积 - 长度法计算左心室容积模式图

简化 Simpson 法将左心室腔分成一定数目的圆片，各圆片的容积相加即为整个左心室腔的容积；而面积 - 长度法则根据心腔面积和长轴长度计算左心室容积。通常可应用心尖正交双平面测定左心室容积，而利用单一平面也可计算出左心室容积。

第三节　经食管超声心动图

经食管超声心动图（transesophageal echocardiography，TEE）是超声心动图检查的一个重要组成部分，但通常视为一项独立的检查（图 2-30）。20 世纪 80 年代后期开始 TEE 检查的开展和普及，已大大改变了部分心血管疾病的诊断。由于 TEE 探头贴近心脏，图像清晰度和分辨力高，易于操作，无显著并发症，TEE 已广泛应用于心脏结构和功能以及血流动力学评价等，特别是心脏外科术中 TEE 的应用，如评估二尖瓣成形术的手术疗效等。目前绝大多数超声诊断仪均可选择配备儿童和成人多平面 TEE 探头，即使体重小于 3kg 的新生儿也可行 TEE 检查。作为超声心动图完整检查的一部分，这里简述 TEE 的操作方法和临床应用。

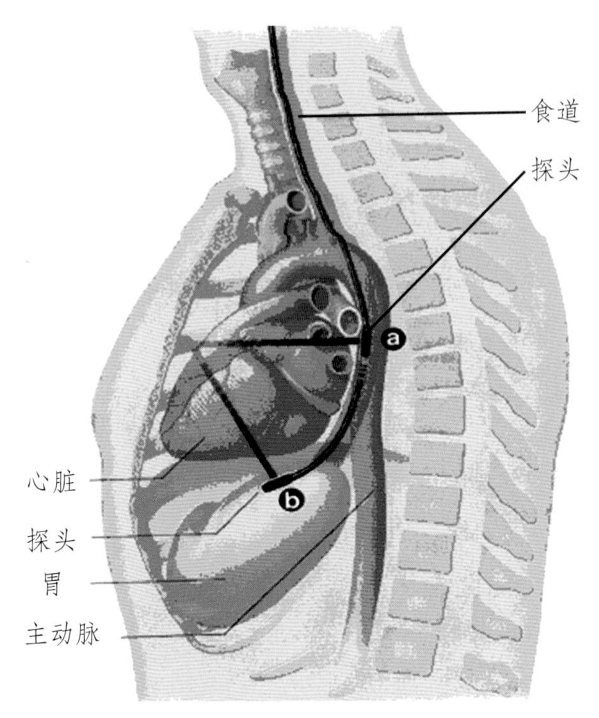

图 2-30　经食管超声心动图的探头和心脏位置
食管探头位于食管上段（a），靠近心底；食管探头位于胃底（b），靠近心脏膈面。

一、TEE 检查的适应证

（1）术中出现难以解释的低血压、低血氧、低二氧化碳分压，且难以纠正者。

（2）血流动力学监测，观察心脏前负荷、后负荷以及左心室收缩功能和舒张功能等，特别是血流动力学不稳定的危重患者。

（3）潜在心源性血栓或者心腔内肿物，或者心房纤颤患者术前排除左心房或左心耳血栓。

（4）可疑心内膜炎、瓣膜疾病或机械瓣置换术功能异常围术期评估。

（5）主动脉疾病，特别是主动脉夹层的评估或诊断。

（6）心肌梗死诊疗决策以及心肌梗死并发症的评估。

（7）先天性心脏病介入和修补手术的围手术期应用。

（8）经胸超声心动图检查显像困难或诊断有疑问，难以明确各种心脏大血管形态和功能异常。

二、TEE 检查的禁忌证

TEE 检查的绝对禁忌证包括：活动性上消化道出血、食管梗阻或狭窄、食管占位性病变、食管撕裂或穿孔、食管憩室或食管裂孔疝、近期食管或胃部手术、气道阻塞等。TEE 检查的相对禁忌证包括：食管静脉曲张、凝血障碍、颈椎疾病、咽部占位性病变等。

三、术前准备和潜在 TEE 并发症

如果操作得当，TEE 检查通常是安全的。TEE 食管插管为半侵入性检查，必须告知患者行 TEE 检查的原因和向患者解释整个操作的流程，包括可能的少见并发症，诸如短暂喉痛、低血压、高血压、心动过速等，以及询问有无吞咽困难或食管病变病史。TEE 术前须禁食 4 小时以上。TEE 插管直前的准备：①咽部局部麻醉，10% 利多卡因喷雾。②建立静脉路输液。③药物镇静等，如咪达唑仑 1~10mg 缓慢注射。

开始插管时受检者呈左侧卧位，放置咬合嘴；左手拿食管探头操作部，右手持探头尖端，插管时嘱受检者吞咽，将探头尖端不加力动作轻柔插入。围术期通常在麻醉诱导气管插管后置入 TEE 探头，手术时间长时间放置 TEE 探头可能会增加食管穿孔风险，当术中不需要 TEE 探头时，应该将 TEE 探头与超声仪主机断开以减少热损伤，同理不宜将 TEE 探头在锁定状态下长时间放置于食管内。TEE 探头在围术期应用时，可能压迫气管导管，因此还要特别注意不要影响患者的通气。

四、TEE 平面的观察

目前绝大多数采用多平面食管探头，超声图像上有图标显示探头旋转的度数，人体躯干横截面时为 0°，长轴切面时为 90°，多平面探头可旋转 180°，通过在食管内以距离门齿的不同深度前进或回撤 TEE 探头以及旋转不同角度可获取心脏大血管的多平面图像（图 2-31），标准 TEE 成像切面及其变化可通过

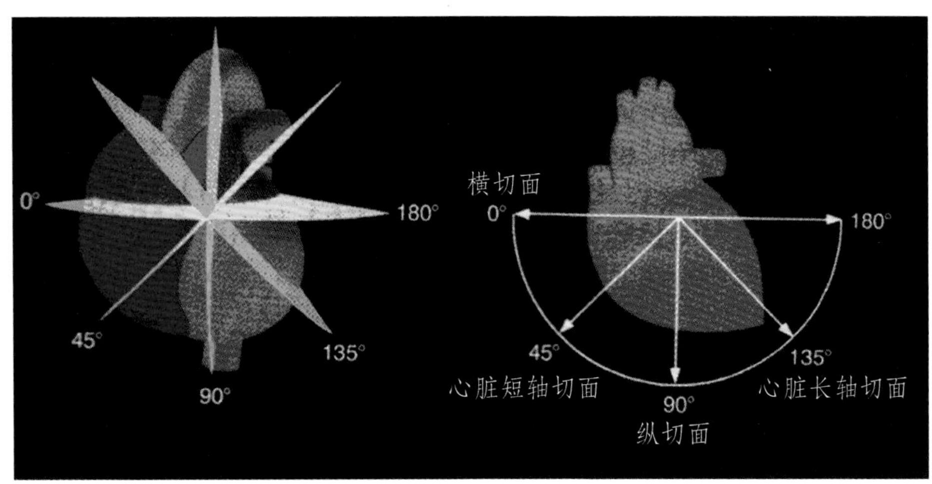

图 2-31　经食管超声心动图探头角度显示示意图

探头角度为 0°、90° 时，分别与人体胸部水平角度一致，称为横截面和纵切面；探头角度为 45°、135° 时，分别与心脏长轴垂直和平行，称为心脏短轴切面和长轴切面。（引自 Oh JK，Seward JB，Tajik AJ。The echo manual，2nd，lippincott–raven，1999）

操作 TEE 探头而获取，包括将探头深入或回撤上下，顺时针（向右转）或逆时针（向左转），向前或向后旋转探头的成角角度等。为易于观察和理解，通常根据食管探头的深度分为：①食管上段切面，探头尖端距门齿 25~30cm，探头位于左心房后方，也称为心底切面（basal short-axis planes）。②食管中段切面，探头尖端距门齿 30~35cm。③经胃切面（transgastric planes），探头尖端距门齿 35~40cm。通过旋转探头角度上述每一部位可获取 4 个主要 TEE 切面：① 0°（横截面），通过前屈和后屈探头尖端可获取心底结构的斜切面。② 45°，主动脉瓣的短轴观相似于经胸胸骨旁大动脉短轴。③ 90°，探头方向斜切心脏长轴。④ 135°，左心房和左心室流出道长轴与胸骨旁长轴相似。

1. 食管上段切面 探头尖端距门齿 25~30cm，探头位于食管中上段及左心房后方，可观察以下切面（图 2-32）。

（1）0°，为横截面，斜切心底结构。

（2）30°~45°，为心底结构（主动脉水平）短轴。

（3）90°，二尖瓣在切面的中央，为左心房、二尖瓣、左心室双腔心切面，可探及左心耳结构。

（4）120°~135°，与胸骨旁左心室长轴相当，可见左心房、二尖瓣以及左心室和主动脉瓣，该切面可观察二尖瓣和主动脉瓣的异常。

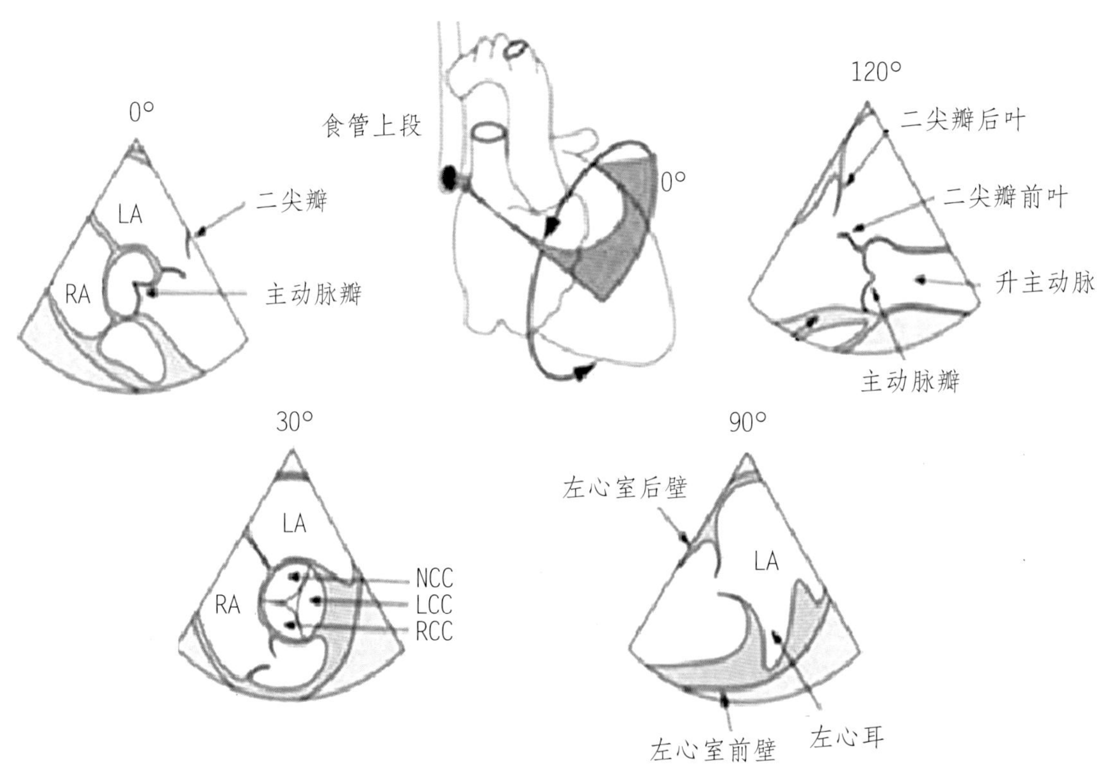

图 2-32 常用食管上段经食管超声心动图切面

（5）双心房切面（图2-33）。探头尖端距切齿25cm左右，0°横截面上可见主动脉瓣紧接的房间隔组织。以房间隔中部的卵圆窝为切面中心旋转90°，切面的右侧为上腔静脉，左侧为下腔静脉，中央为房间隔组织。此切面容易观察房间隔缺损与腔静脉的关系，以排除腔静脉型房间隔缺损。

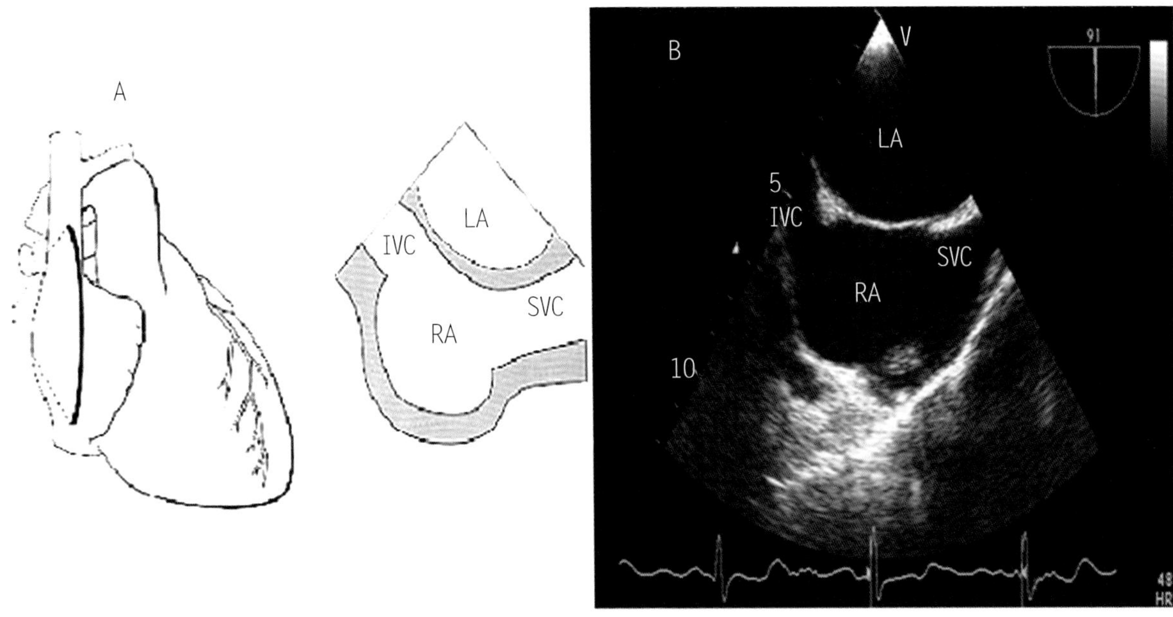

图 2-33　双心房切面

左图显示食管探头尖端位置和旋转角度（90°），右图示双心房切面。SVC：上腔静脉，IVC：下腔静脉。

（6）肺静脉切面。右侧肺静脉显示：探头角度为 45°~60°，顺时针旋转食管探头柄至受检者右侧，可同时显示右上肺静脉和右下肺静脉呈“y”字形进入左心房。左侧肺静脉显示：探头定于 110° 左右，逆时针旋转食管探头柄至受检者左侧，可同时显示左上肺静脉和左下肺静脉。探头位于左心房后方可显示肺静脉与左心房的连接，左右肺上静脉容易显示，然后稍前进探头就可显示肺下静脉。

（7）左心耳切面。探头位于左心房上部，0°至 45°短轴和 90°长轴均可显示月牙形左心耳，该切面有助于检测左心耳血栓。须注意左心耳梳状肌回声。

2. 食管中段切面　探头尖端距门齿 30~35cm，探头位于食管中段。探头角度为 0°，显示常用的起始检查切面为四腔心切面。由于心脏和食管的位置关系，这里得到的是近似四腔心切面。依次调整探头角度可观察以下切面（图 2-34）：

（1）0°~20°，食管中段四腔心切面，近似经胸心尖四腔心切面，显示二尖瓣前叶（A2）和后叶（P2），是观察二尖瓣疾病的理想切面。在食管中段四腔心基础上，探头回撤 1~2cm，可观察到食管中段五腔心切面，显示二尖瓣前叶（A1）和后叶（P1）；在食管中段四腔心基础上，探头前进 1~2cm，可观察到食管下段四腔心切面，显示二尖瓣前叶（A3）和后叶（P3）。

（2）45°~75°，在食管中段四腔心基础上，保持探头尖端不动并使二尖瓣处于图像中心，调整角度 45°~75°，显示食管中段二腔心切面，相似于经胸心尖二腔心切面，显示二尖瓣由左边的P3、右边的P1和中间的A2形成波浪形图像，还可观察左心室前壁和后壁室壁运动。

（3）120°~150°，在上述食管中段二腔心基础上旋转探头角度至120°~150°，可显示食管中段左心室长轴切面，可观察左心室流入道和流出道，二尖瓣前叶（A2）和二尖瓣后叶（P2）显像在图像中。

3. 经胃切面　探头尖端距门齿 35~40cm，探头位于胃底部，探头前屈贴近心脏膈面，可获取胃底长轴和短轴切面（图 2-35）。

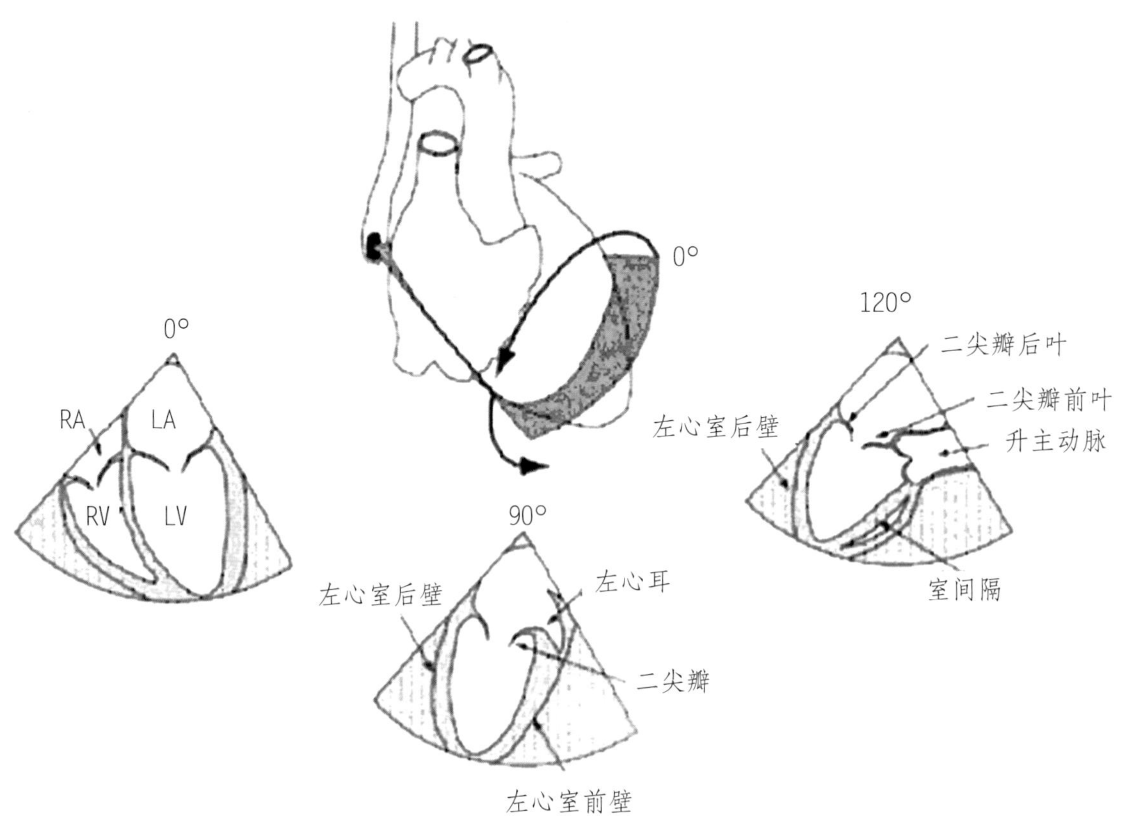

图 2-34　常用食管中段经食管超声心动图切面

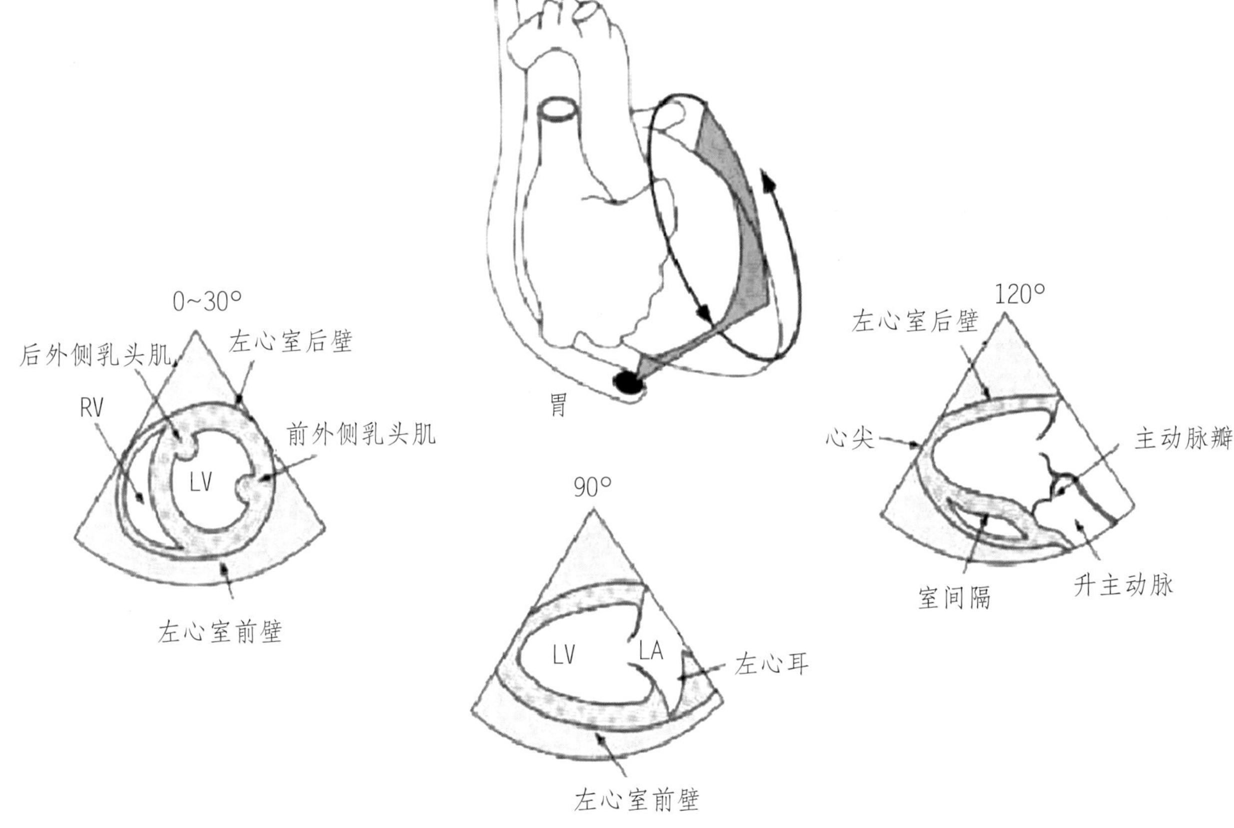

图 2-35　常用胃底经食管超声心动图切面

（1）左心室短轴切面，为0°横截面。相当于经胸超声胸骨左缘左心室乳头肌水平短轴切面，只是左心室前壁位于切面下方，左心室后壁位于切面上方，侧壁则位于切面右侧，该切面有助于评价左心室收缩功能。经胃短轴切面同理可观察二尖瓣瓣叶水平切面，只是二尖瓣前叶（A1、A2、A3）在图像平面左侧，二尖瓣后叶（P1、P2、P3）在图像平面的右侧。

（2）左心室二腔心切面，70°~90°，稍向左旋转探头，显示包含心尖部的左心室前壁和后壁，该切面适合观察左心室前、后壁运动。

（3）左心室流出道长轴，110°~135°，显示左心室流出道和主动脉，该切面左心室流出道血流方向与声束方向平行，应用多普勒法可测定主动脉瓣瓣口的血流速度。

4. 降主动脉 降主动脉位于食管后方，与食管的解剖关系紧密比邻，因此TEE可清晰显示降主动脉（由于气管干扰升主动脉远端和主动脉弓近端显示欠佳）。当探头尖端位于食管中部时，角度定位为0°（横截面），逆时针旋转探头柄至受检者左侧直到显示中段降主动脉短轴，前进或后撤探头可显示下端和上端降主动脉（图2-36）。探头角度定位为90°时，则可显示降主动脉长轴。

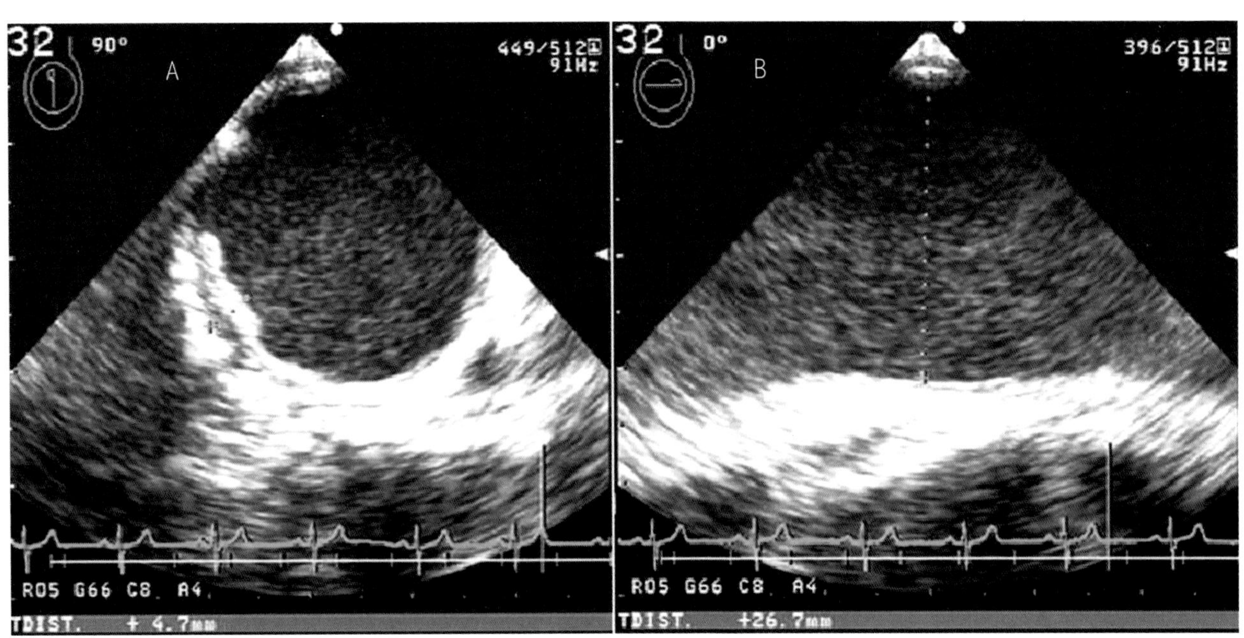

图2-36 胸主动脉经食管超声心动图

A为经食管超声心动图降主动脉短轴，B为经食管超声心动图降主动脉长轴，探头距门齿32cm。

五、标准的TEE检查模式

与经胸超声心动图相比，TEE的成像声窗有限。标准或常规TEE检查强调图像优化，检查前制订好检查计划，重点观察与临床有关的问题。术中TEE在心脏外科的作用愈显重要，近些年来应用日趋广泛。1999年美国超声心动图学会（ASE）和心血管麻醉学会（SCA）联合发布了“术中TEE检查指南”，建议常规检查20个标准的TEE切面（图2-37），可综合反应心脏不同水平的特殊结构，将标准的TEE切面稍微调整也可应用于显示先天性心脏病的心脏结构。心脏和大血管可在以下食管上段（UE）、食管中段（ME）和经胃底（TG）切面三个不同水平成像：（1）有 4 个 UE 切面和 2 个 ME 切面主动脉病变检查，图 2-37 s 和图 2-37 t 显示主动脉弓；图 2-37 q 和图 2-37 r 显示降主动脉；图 2-37 o 和图 2-37 p 显示升主动脉。（2）8 个 ME 切面可分成两组，每组四个切面，一组检查左心室和二尖瓣，图 2-37 b、c、e、g 可检视二尖瓣结构；另一组检查主动脉瓣、肺动脉瓣和三尖瓣以及房间隔等（如图 2-37 h、i、l、m）。（3）6 个 TG 切面可提供左心室功能评估，以及跨左心室流出道和主动脉瓣压力梯度的监测（如图 2-37 d、e、f、j、k、n 切面）。

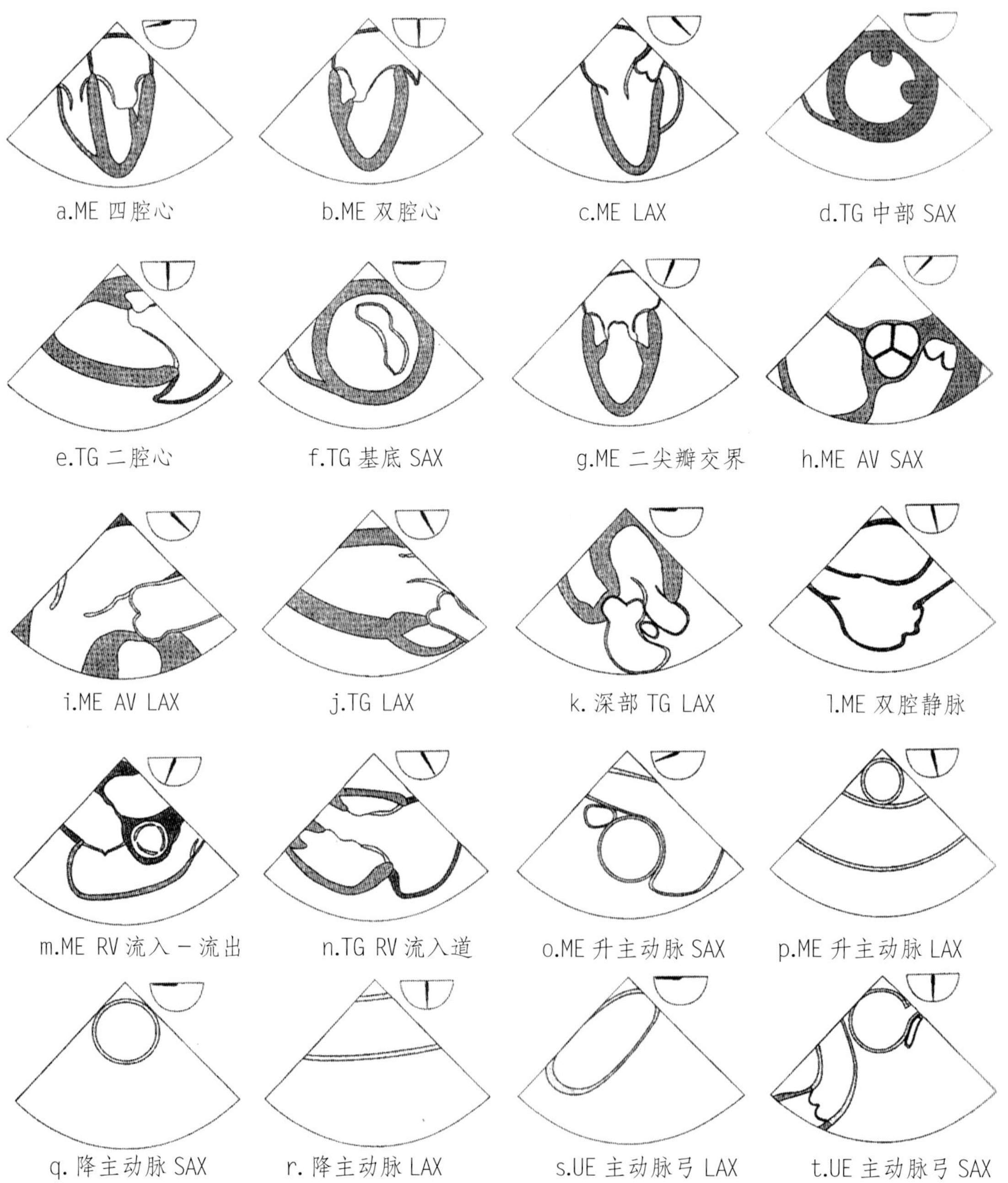

图 2－37　TEE 检查的 20 个常规切面示意图，同时标示各切面的多平面食管探头的大致角度范围

AV：主动脉瓣；LAX：左心室长轴切面；SAX：短轴切面；ME：TEE 食管中段切面；TG：TEE 胃底切面；UE：食管上段切面。

六、术中 TEE

（1）心肌功能监测：对冠脉搭桥术（CABG）而言，TEE 主要检查左心室功能。左心室经心室基底部、心室中部和心尖部分成 17 节段，所有 17 个节段室壁运动都可以通过 TEE 的 ME 和 TG 声窗来评估，或者通过右冠状动脉（RCA）、左前降支（LAD）或回旋支（LCx）所支配的每一个节段来评估左心室节段性室壁运动异常（SWMA）。发生心肌缺血数秒之内，缺血心肌就可出现 SWMA，TEE 能在心电图出现 ST 段改变前观察到 SWMA。

（2）瓣膜修复和置换：TEE 能精确地了解瓣膜的解剖结构，明确引起瓣膜功能异常的病因，并能量化瓣膜病变损坏的严重程度。TEE 操作者提供的详细和全面的瓣膜信息对外科医生选择瓣膜修复或置换具有指导作用。瓣膜修复手术保留瓣叶的同时也保护左心室功能，可减少围手术期并发症和死亡率。而对于瓣膜置换，TEE 可敏感地发现瓣膜置换术后瓣周漏等异常；对于主动脉瓣狭窄机械瓣置换术后，可因室间隔肥厚和低血容量等导致左心室流出道梗阻。保留瓣下结构的二尖瓣置换术也可出现左心室流出道梗阻。

（3）先天性心脏病：婴幼儿微型 TEE 探头的问世，大大拓展了 TEE 在先天性心脏病外科手术中的应用。简单的先天性心脏病（如房间隔缺损、室间隔缺损、动脉导管未闭等）经胸超声心动图就容易发现。对于复杂的先天性心脏病（如大动脉转位、单心室等），则需要具有心脏超声和先天性心脏病的联合专业知识才能做出正确的诊断和评估，术中 TEE 能评估心腔大小、分流方向以及合并畸形等信息，以供外科医生选择姑息手术或根治手术时参考。体外循环后 TEE 检查主要评估缺损修复的程度以及有无残余分流等。在心内和心外联合杂交手术（hybrid）中，如婴幼儿重度肺动脉瓣狭窄，TEE 能指导导管或球囊安放位置，及时评价手术疗效。

（4）心内膜炎：目前已经确立超声心动图作为诊断心内膜炎的有效性，根据 Duke 标准，发现赘生物、脓肿，新近发生的瓣膜反流等是诊断心内膜炎的主要证据。术中 TEE 还可能发现微小瓣膜赘生物，确定赘生物的部位、数量和大小，以及有无累及其他瓣膜；明确有无瓣膜穿孔以及瓣膜置换术后瓣周脓肿等严重并发症。

（5）主动脉夹层：主动脉夹层是动脉内膜撕裂，血液进入主动脉壁中层并延伸形成假腔而压迫真腔。TEE 应用方便，优点是能在床旁进行而不影响患者的监护和治疗。TEE 评估主动脉夹层主要包括：内膜撕裂位置的确定，真腔和假腔的鉴别，是否存在主动脉瓣反流以及左心室功能等。

第三章

多普勒超声心动图

第一节　多普勒原理

多普勒原理由奥地利物理学家 Christian Doppler 于 1842 年首先描述：当声源与接收体之间的位置恒定不变时，发射频率与接收频率相等；当两者之间的位置变化发生相对运动时，发射频率与接收频率将不再相等。两者之间相向运动，接收频率增加；两者之间相离运动，接收频率减少。这种声源与接收体之间相对运动产生的频率变化称为多普勒频移（Doppler shift）。在心血管系统，运动目标为红细胞。超声探头以发射频率（f_o）发射至心脏和大血管时，运动中的红细胞反射声束，如红细胞运动朝向声源，接收声束频率（f_r）增加；反之，如红细胞运动远离声源，接收声束频率减少；接收频率和发射频率的差别即为多普勒频移（$\Delta f = f_r - f_o$）。多普勒频移（图 3-1）依赖于发射频率，血流速度（v）以及声束方向和血流方向的角度（θ），多普勒频移公式：

$$\Delta f = 2f_o \times \frac{v \times \cos\theta}{C} \text{或} v = \frac{C \times \Delta f}{2f_o \times \cos\theta}$$

其中，C 为声波在人体组织中的速度（1 540m/s，约为 1.5mm/μs）。当多普勒入射角（θ）恒定时，从多普勒频移公式可推知，Δf 取决于 f_o；对某一定的 Δf，f_o 越小则可测定的血流速度 v 就越大。因此如果想测定高速血流，就应选择较低频率的探头。当血流速度保持恒定时，影响 Δf 的参数只有 $\cos\theta$；当 $\theta = 0°$ 时，$\cos\theta = 1$，即血流方向与声束平行；当 $\theta = 90°$ 时，$\cos\theta = 0$，即血流方向与声束垂直，$\Delta f = 0$，而检测不出多普勒频移。多普勒频移通常位于可听区域（100~15 000Hz），因此测定

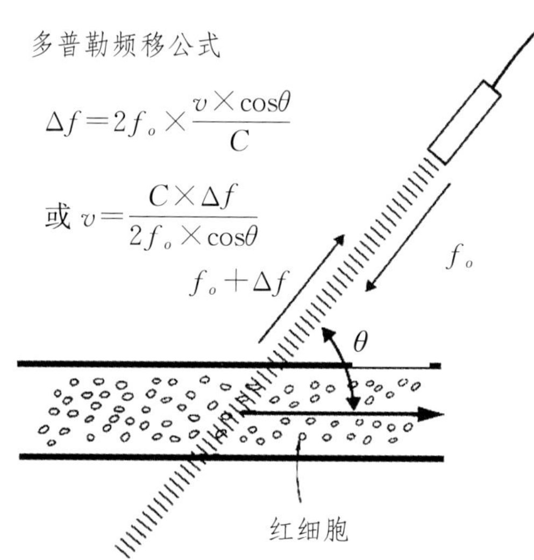

图 3-1　多普勒频移公式

探头以固定发射频率发射声束，运动的红细胞接受后反射回探头接收，接收频率和发射频率的差即为多普勒频移。

血流速度时，多普勒信号既可听到又可显示。例如：应用 2.5MHz 探头，3.3kHz 的多普勒频移相对应于血流速度为 1.0m/s，6.6kHz 的多普勒频移相对应于血流速度为 2.0m/s，以此类推。

第二节　多普勒超声心动图的种类

常用的多普勒超声心动图有脉冲、连续、高脉冲重复频率多普勒和彩色多普勒超声心动图等，脉冲和连续多普勒是血流测定的主要方式。

一、脉冲多普勒超声心动图

脉冲多普勒（pulsed-wave Doppler，PW）超声心动图由单一换能器发射和接受声束，在一定时间间隔（T）间断发射脉冲然后接受脉冲，也称之为脉冲重复频率（pulsed repetition frequency，PRF，PRF =1/T）。PRF 由声束在组织的速度（C）和探查部位深度（R）而定，即 PRF= C/2R。PRF 与探测深度成反比，如果 PRF 愈高，两个相邻脉冲的间隔时间愈短，探测深度也愈小；反之为获取深部的血流信号，就要增加相邻脉冲的间隔时间（PRF 减小）。对一选定的超声探头（频率已选定），超声近场 PRF 高，而超声远场 PRF 低。

为了准确显示多普勒频移的大小和方向，根据采样定理，PRF 必须大于或等于最大多普勒频移的两倍，即 PRF ≥ $2\Delta f_{max}$，或 Δf_{max} ≤ 1/2PRF（Δf_{max} 为最大多普勒频移）。PW 能测定的最大多普勒频移为 PRF 的一半，这 1/2PRF 称为尼奎斯特极限（Nyquist limit）。当多普勒频移大于尼奎斯特极限时，PW 所测定的频率就会出现大小和方向的伪差即混叠（aliasing）。该现象是 PW 以及彩色多普勒显像的主要限制。如图 3-2 探查部位深度距前胸壁 15cm，声束速度为 1.5mm/μs，探头发射一声束至该部位再反射回探头接受所需时间为 200μs，PRF 则为 5 000 次 / 秒（1/200μs），PW 能测定的最大多普勒频移为 2 500 次 / 秒（即 2.5kHz）。

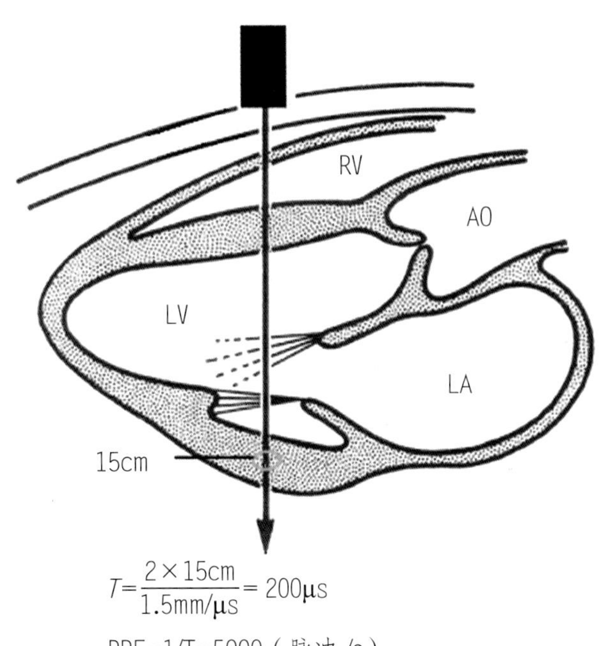

图 3-2　脉冲重复频率（PRF）

如图探测部位距探头位置 15cm，声束速度为 1.5mm/μs，则 PRF 为 5000 次 / 秒。探查深度越浅，PRF 越大，PW 能测定的血流流速越大；反之，探查深度越深，PRF 越小，PW 能测定的血流流速越小。

已知超声发射频率f_o，PRF 与探测深度（R）的关系 PRF=C/2R，PW 能测定的最大多普勒频移为 PRF 的一半，即 C/4R；将此代入多普勒频移方程，因此：

$$\frac{C}{4R}=2f_o\times\frac{V_{max}}{C}\rightarrow V_{max}=\frac{C^2}{8f_o\times R}$$

C 为声速，f_o 为探头频率，R 为探测深度，V_{max} 为该探测深度的最大待测速度。从上述公式可知f_o相对固定时，探测深度越大，则 PW 能测定的最大速度越小，两者相互制约；同样探头频率越高，同一探测位置 PW 能测定的最大速度越小。

沿超声束的不同深度对某一区域的多普勒信号进行定位检测的能力，称为距离分辨力，或者距离选通（range gating）。此被检区域称为取样容积（sample volume）；取样容积为一三维的体积单位，其宽度取决于探头超声束的直径，其长度取决于脉冲群的长度；如取样容积脉冲持续时间（脉宽）为 1.5μs，声速 1.5mm/μs，取样容积的长度约为 2mm。在脉冲多普勒系统中，距离分辨力与速度分辨力也相互制约。距离分辨力高，则取样容积必须小，即脉宽要窄；脉宽愈窄，必须提高超声频率，而超声频率越高，速度分辨力就愈小。不同型号的超声诊断仪，基本上根据上述要求给出取样容积和深度，探头频率和最大检测速度存在一定关系。例如探头发射频率为 2.5MHz，探测深度为 12cm，对应这一深度的最大探测速度为 166mm/s；如果探头发射频率为 3.5MHz，对应 12cm 深度的最大探测速度为 119mm/s。PW 可测定取样容积内特定部位的血流流速（距离选通），PW 受 PRF 限制，测定流速一般小于 2m/s。临床上 PW 主要应用于测定二尖瓣血流、左心室流出道血流以及确定湍流的位置等。

二、连续多普勒超声心动图

连续多普勒（continous-wave Doppler，CW）超声心动图则为两个换能器，一换能器连续发射声束，另一换能器同时连续不断地接受其反射波(图3-3)。CW 接受声束方向的所有多普勒频移，因此CW 能测定高速血流而无 PRF 的限制，但无距离分辨能力，无法对声束方向的任意一点取样评估。从理论上讲，无论多高的血流速度，CW 均能以频谱显示，但事实上因受自相关器处理信号速度的影响，CW 的频谱一般只能显示 7m/s 以下的血流流速，已经可以满足临床需要。CW 临床主要应用于测定心脏瓣膜疾病瓣膜狭窄或反流以及先天性心脏病患者心内分流的血流峰速度（或）压差等。

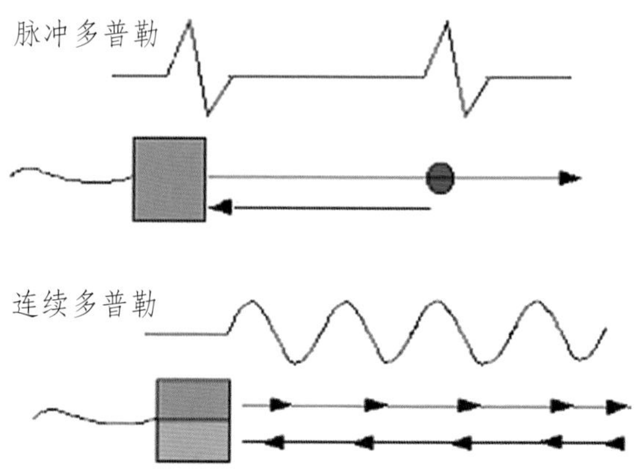

图 3-3　脉冲多普勒和连续多普勒

脉冲多普勒为探头发射声束后接受反射声束，随后再次发射声束，中间有时间间隔。连续多普勒为探头一部分连续发射声束，另一部分则连续接受声束。脉冲多普勒有距离分辨力而无法测定高速血流，连续多普勒可以测定高速血流而无距离分辨力。

三、高脉冲重复频率多普勒超声心动图

高脉冲重复频率多普勒（high pulsed repetition frequency Doppler，HPRF）超声心动图是在PW基础上改进的，仍由单一换能器发射和接受声束，PW在一定时间间隔（T）间断发射脉冲然后接受脉冲；HPRF则探头发射一组脉冲波后，不等采样部位的回声信号返回探头，探头又发射新的一组脉冲波，这样超声束方向上沿超声束的不同深度可有一个以上的取样容积（图3-4）。HPRF在接受到前一次发射脉冲前增加频率发射一次或数次，相当于PRF加倍，能检测到的最大多普勒频移也就相应增加一倍。例如超声探头频率为2.5MHz，探测深度为12cm，PW可测定的最大血流流速为166cm/s；HPRF将取样容积增加到2个，PRF增加一倍，实际上等于探测深度缩小至6cm，最大可测血流流速为332cm/s；如果将取样容积增加到3个，PRF增加2倍，实际上等于探测深度缩小至4cm，最大可测血流流速为498cm/s。HPRF增加了可测定的速度范围，但牺牲了距离分辨能力。HPRF是介于PW和CW之间的一种技术，主要应用于在多处血流加速部位（如肺动脉瓣狭窄合并肺动脉瓣上狭窄）各部位血流速度的测定。

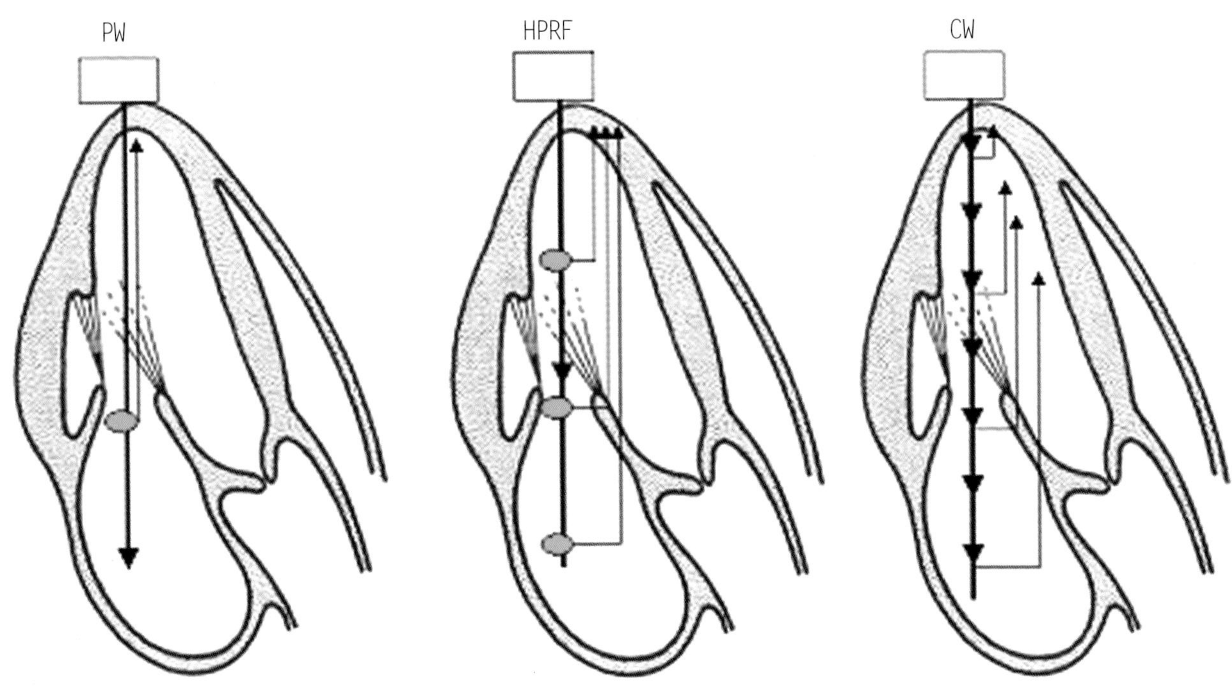

图3-4　高脉冲重复频率多普勒工作原理

脉冲多普勒（PW）接受一定深度多普勒信号，如果该部位流速超过尼奎斯特极限将出现信号混叠。HPRF增加脉冲发射次数，这些脉冲反射信号在同一时间被探头接受，因此HPRF的尼奎斯特极限速度可增加2倍以上，其代价是定位相对模糊；连续多普勒（CW）则由探头连续发射信号和接受反射信号，因此CW失去定位作用而无脉冲重复频率限制，可测定声束方向的最大血流信号。

四、彩色多普勒血流显像

基于 PW 多普勒原理，彩色多普勒血流显像（color Doppler flow imaging，CDFI）用多点选通技术（multigate），即众多超声声束上多点取样方法，利用自动相关技术和彩色数字扫描转换技术而实现，根据感兴趣区内血流流速、方向和湍流程度，应用红、蓝、绿和三基色的混色显示心腔内血流（图 3-5）。彩色血流显像时，通常采用肉眼能分辨的彩色显示，分为血流速度、分散和功率显示三种方式。红、蓝色显示血流速度方向，朝向探头的血流多普勒频移为正数（接收频率大于发射频率）而彩色编码为红色，远离探头的血流多普勒频移为负数而彩色编码为蓝色。颜色色调表示速度大小，在尼奎斯特极限内颜色明亮表示血流速度较快，而颜色黯淡则表示血流缓慢；血流速度超过尼奎斯特极限时导致彩色逆转和血流分散则以混色显示。湍流（血流以不同速度向多方向流动）的特征为存在差异（variance），与平均速度的差异程度则编码为绿色的浓淡。因此根据血流流速、方向和湍流程度的多颜色组合很容易辨认异常血流。CDFI 叠加在二维超声心动图切面上，既能显示所取切面内的组织结构状态，又能显示该切面内心腔内血流分布。图 3-6 为心尖左心室长轴彩色多普勒血流显像，实时清晰显示正常左心腔内血流流速分布。

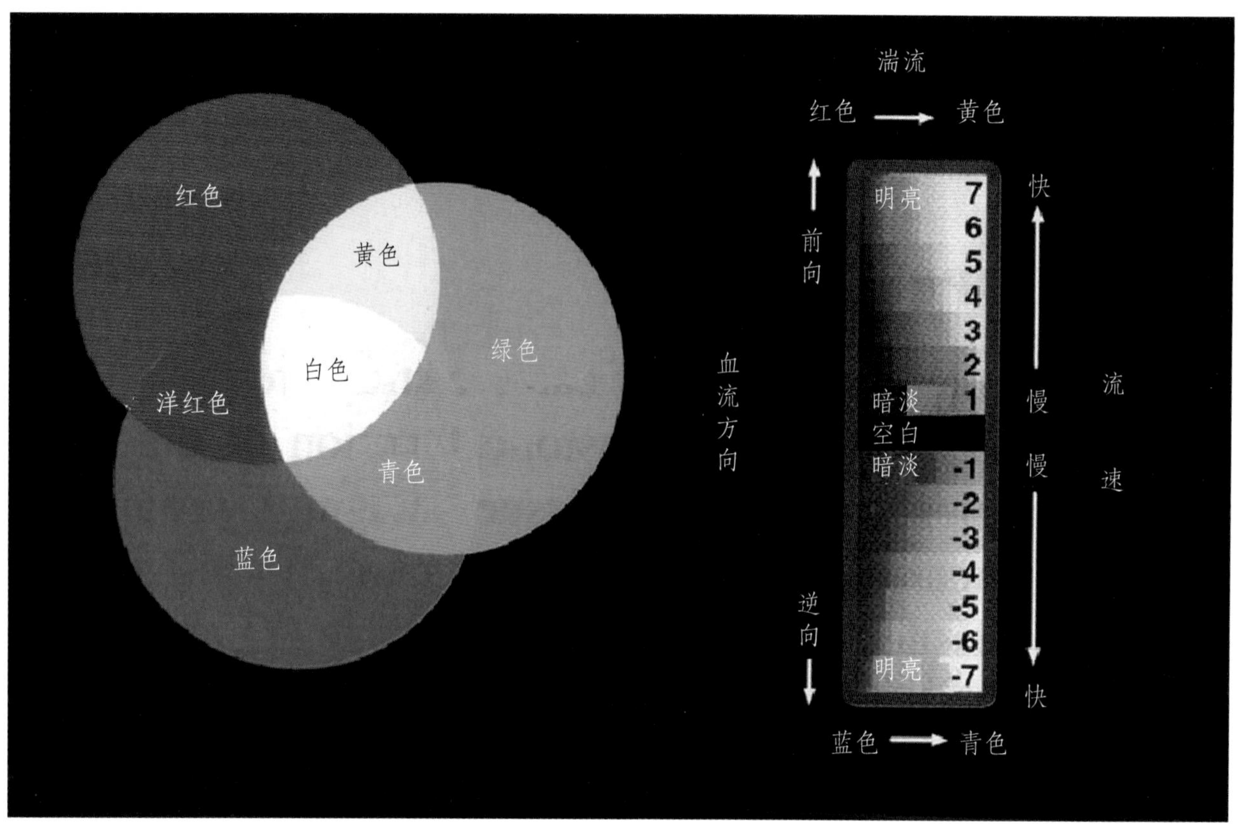

图 3-5　彩色多普勒工作原理

彩色多普勒应用红、蓝、绿和混合色显示心腔内血流。朝向探头的血流彩色编码为红色，远离探头的血流彩色编码为蓝色；同一颜色的暗淡和明亮则表示血流流速快慢。（引自 OH JK，et al. The echo manual，second edition，lippincott-raven，P21）

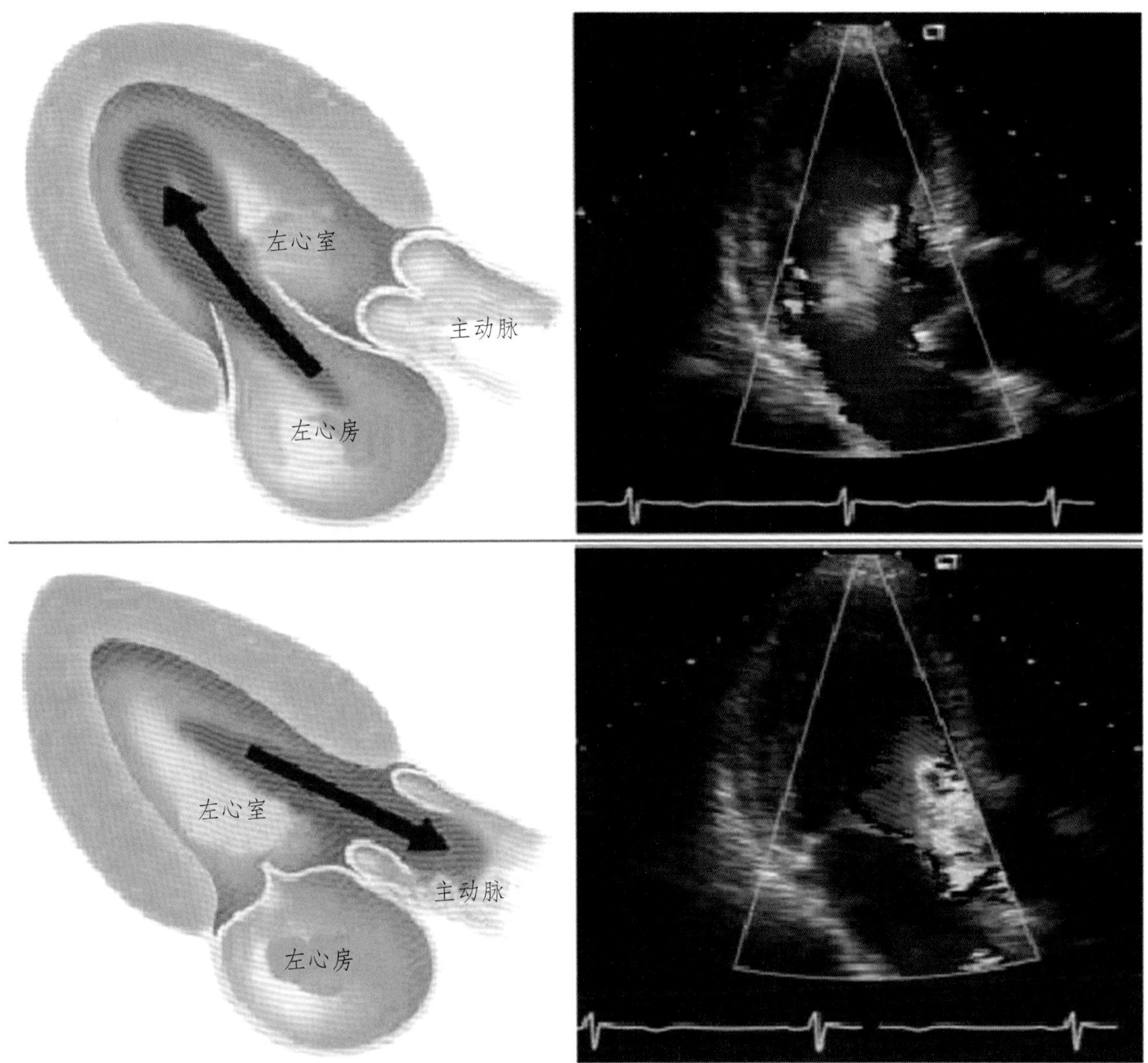

图 3-6　彩色血流显像颜色编码示例

上图为舒张期左心室流入道血流示意图，该图例探头放置于心尖，朝向探头的血流彩色编码为红色，因此上图心尖左心室长轴显示左心室流入道血流为红色血流。下图为收缩期左心室流出道血流示意图，该图例探头仍放置于心尖，朝向探头的血流彩色编码为蓝色，因此下图心尖左心室长轴显示左心室流出道血流为蓝色血流。

图 3-7 为二维切面扇形扫描时，如与扫描线平行血流速度分量朝向探头，以红色表示。如与扫描线平行血流速度分量离开探头，以蓝色表示。如与扫描线垂直的血流速度分量则为黑色。因此应用二维切面彩色血流判断血流方向时，应注意采样点的位置和扫描线方向之间的关系。

彩色多普勒血流显像是血流动力学评价的重要组成部分，CDFI 信号可直观地显示心腔内和大血管内血流分布、瓣膜狭窄或反流以及心内异常分流。CDFI 是心血管超声诊断上的一项重大技术进展，在评价血流动力学异常方面较 PW、CW 有一定的优越性，但在定量测定血流流速和压差方面需要利用 PW、CW 相互补充。CDFI 与 PW 相似，彩色血流显像受脉冲重复频率的影响，血流速度超过尼奎斯特极限速度可出现颜色反转，另外 CDFI 的血流显像质量受帧速和仪器性能的影响。高性能的超声诊断仪对正常和异常血流信号的清晰显像无疑有助于提高诊断准确性。

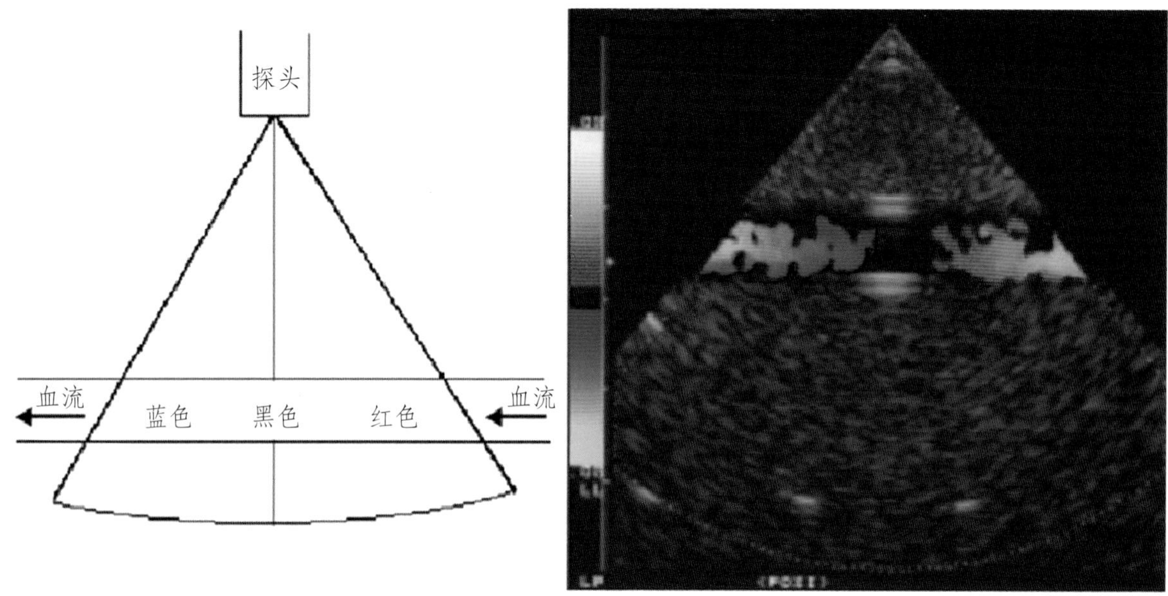

图 3-7 血流方向和彩色血流显示的关系

五、组织多普勒成像

组织多普勒成像（tissue Doppler imaging，TDI）是近年来用于分析心脏室壁运动状态的一项新技术。在传统的彩色多普勒血流成像的基础上，改进多普勒滤波系统，将流动速度较快的血流信号滤掉，保留移动速度相对较慢的室壁运动的多普勒信号，将其输入自相关系统编码处理，然后以二维与 M 型彩色多普勒的形式显示，室壁运动朝向探头的编码为红色，背离探头运动的编码为蓝色，运动速度快的，色彩亮丽；运动速度慢的则色彩暗淡。因此 TDI 可应用于判断心室室壁运动。血液和心室壁的多普勒信号在声学特性上有两点区别：①血液流动速度显著高于室壁运动速度，后者一般低于 10cm/s。②室壁运动多普勒信号强度大于血流信号。TDI 通过滤波器的作用，可将高速运动的血流信号滤掉，保留低速运动的室壁运动信号（图 3-8）。与普通超声技术不同，TDI 可检测分析心肌运动低速信号。TDI 可从各

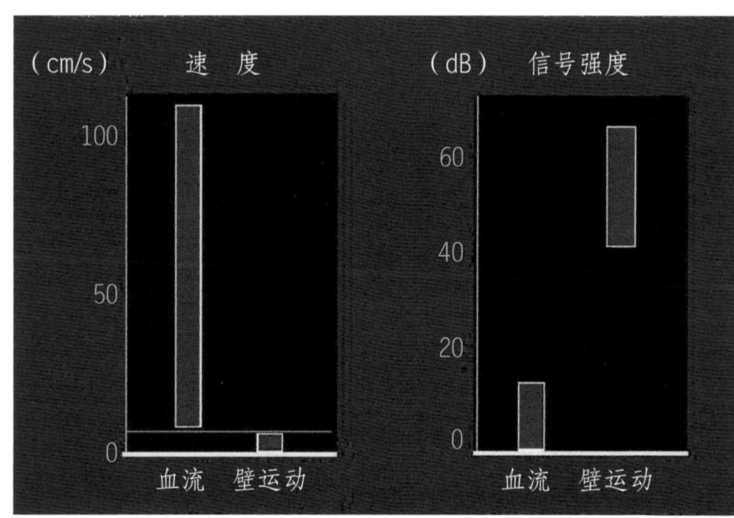

图 3-8 组织多普勒成像的成像原理
通过滤波器的作用，组织多普勒成像可将高速运动的血流信号滤掉，保留低速运动的室壁运动信号。

个不同声学窗观察检测不同心肌节段的心肌运动速度。TDI 可以用彩色二维、脉冲多普勒以及 M 型等多种方式显示。典型的脉冲 TDI 频谱可观察到向心运动的收缩期波和离心方向运动的舒张早期波和舒张晚期波（图 3-9），这种舒张期心肌轴向运动可看似二尖瓣血流频谱的镜像观。置多普勒取样线于二尖瓣瓣环外侧缘或内侧缘，亦可观察到二尖瓣瓣环收缩期波、舒张早期波和舒张晚期波。TDI 的临床用途包括：提高冠心病的节段性室壁运动异常的敏感性；评价心肌病的室壁运动以及有助于寻找心律失常（如预激综合征）的异位节律点。TDI 受心脏整体移动以及心肌运动与声束方向角度以及仪器增益等影响。目前 TDI 观察心肌运动的新技术有测定心肌的应变率（strain rate，SR）以及心肌速度阶差（myocardial velocity gradient，MVG），SR 和 MVG 不受心脏位置移动的影响，可反映局部心肌的收缩和舒张功能等。

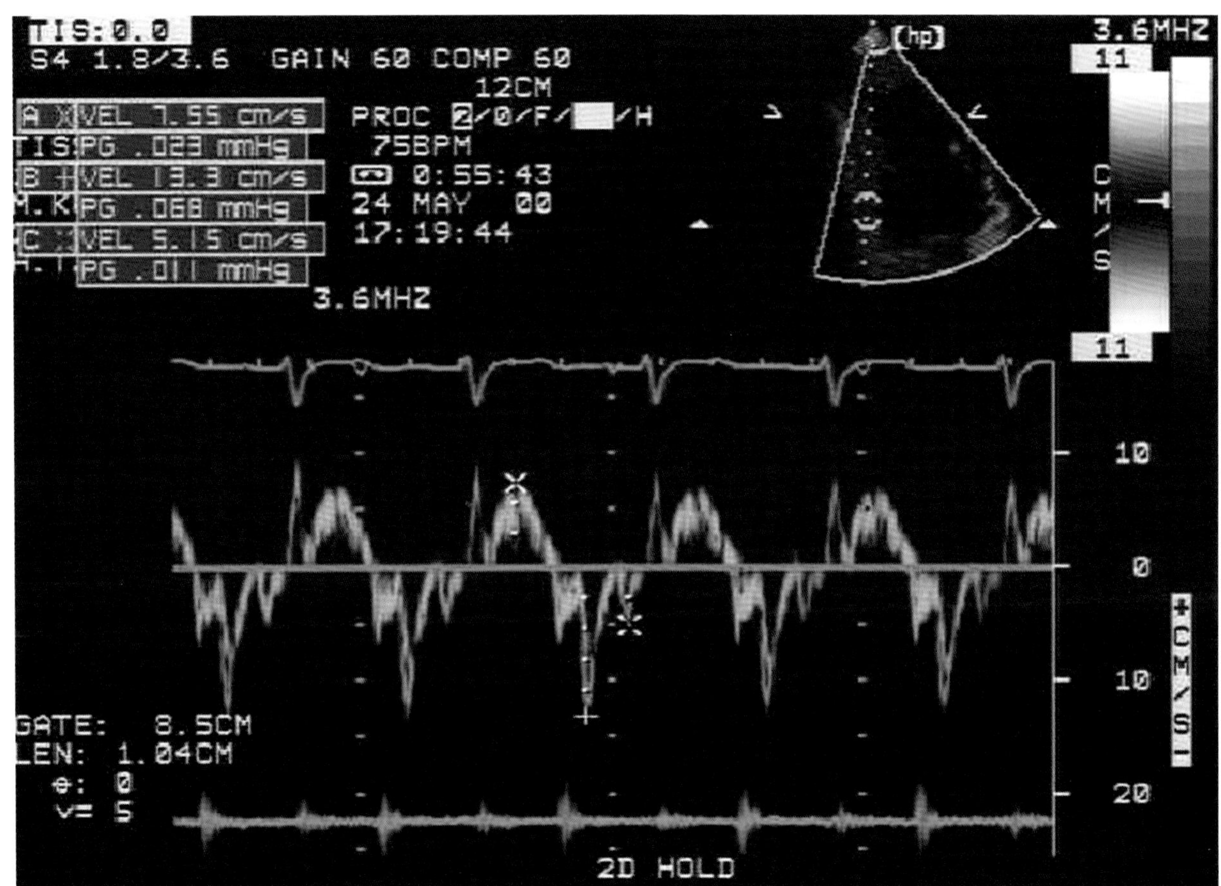

图 3-9　脉冲组织多普勒成像频谱

六、能量多普勒超声心动图

能量多普勒超声心动图（power Doppler echocardiography）也称为能量多普勒彩色血流显像（power Doppler color flow imaging）。常规的彩色多普勒血流显像反映血流速度、方向和速度变化，但这些多普勒信号受探测角度的影响，测定低速血流的能力也有限。能量多普勒超声心动图则以功率显示方式处理多普勒信号强度，显示能量参数而非血流速度，因此不受探测角度的影响和尼奎斯特极限的限制，可显示低流速血流和平均速度为零的血流区域。临床上彩色多普勒能量图可应用于低速血流信号的显示（图 3-10）。

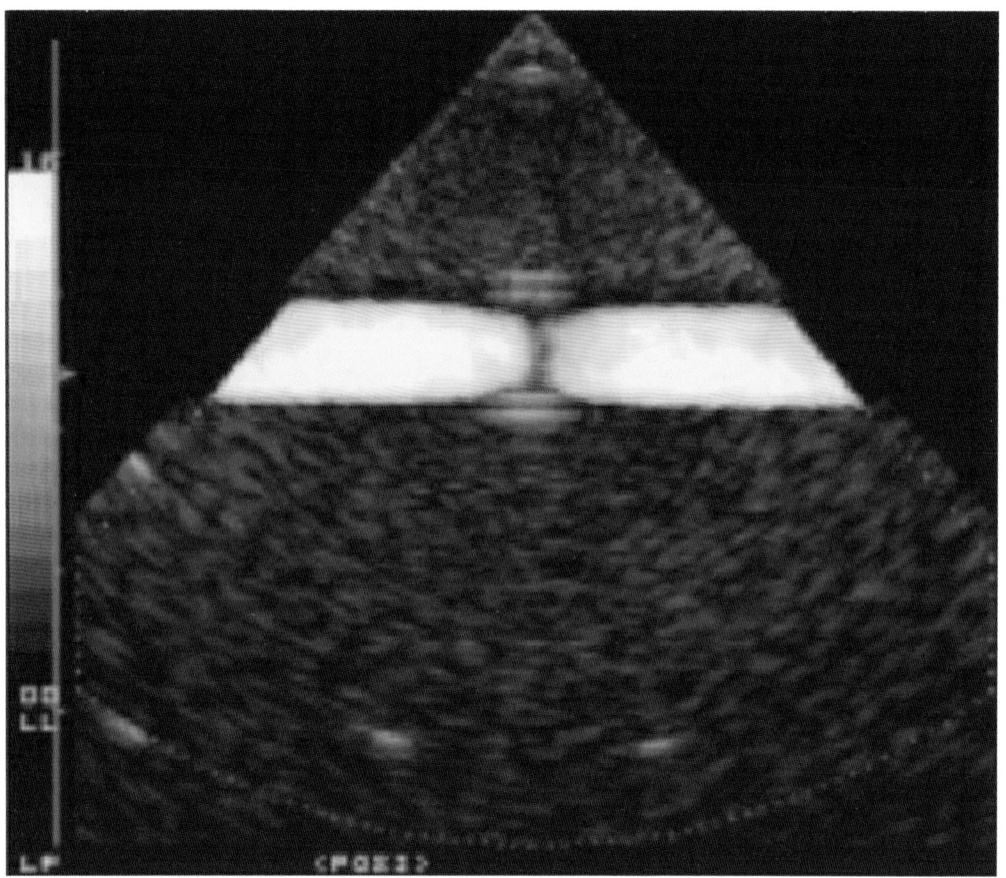

图 3-10　彩色多普勒能量图

第三节　多普勒超声心动图的重要概念

一、流体力学原理和连续方程

血流流经一固定口径的流率（flow rate）等于该口径横截面（CSA）和血流流速的乘积。因为在整个心动周期通过某一瓣口的血流速度并不恒定，血流流速在心动周期内随时变化，多普勒血流频谱上的血流流速需要积分相加，这种血流流速的相加称为速度时间积分（velocity time integral，VTI），VTI 为多普勒血流频谱与基线间的面积（图 3-11）。利用超声诊断仪内置计算程序包，手动描绘多普勒血流频谱自动算出 VTI。一旦确定 VTI，就能计算每搏出量（SV）和心排血量（CO）：

SV=CSA × VTI，CO=SV × HR

应用这些等式，临床上可行的是经主动脉瓣口计算血流量；测量的准确性依赖于多普勒声束与血流方向的角度（小于 20°）、CSA 的准确测量以及正确记录可重现的收缩期前向血流信号。例如左心室流出道（LVOT）的直径为 2.4cm，描绘 LVOT 的 PW 血流频谱的 VTI 为 20cm，CSA= π（2.4/2）^{2}=4.5cm^2。SV=CSA × VTI=4.5 × 20=90（ml），心率为 60 次 / 分时，CO=SV × HR=90 × 60=5400（ml/min），即 5.4L/min。

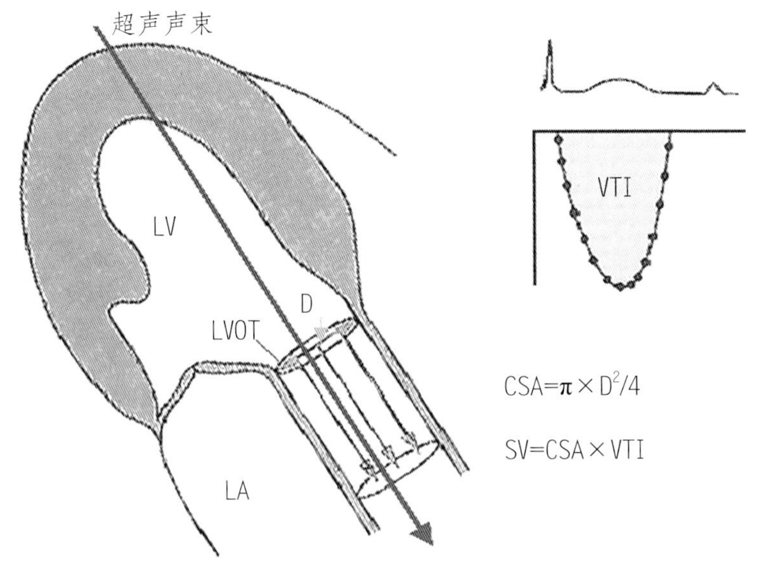

图 3-11　多普勒左心室流出道（LVOT）血流测定
取样容积置于主动脉瓣下，某一心动周期心脏射血进入主动脉的距离称为速度时间积分（VTI），每搏出量（SV）等于横截面积乘以时间速度积分。D：左心室流出道直径。

血流量定义为单位时间内流过某一横截面（CSA）的血流容积，血流量的定量计算公式为：Q=CSA×V，Q 为流量（cm^3/s），V 为血流流经该横截面的平均速度（cm/s）。根据流体能量守恒原理，流经心脏各瓣膜口及腔室的血液量相等。血流流经不同口径的管道时，两者的流量相等，这就是连续方程（continuity equation，图 3-12）。无心内分流时，肺循环血量（Qp）与体循环血量（Qs）相等，Qp 在右心室流出道测量，Qs 在左心室流出道测量。存在心内分流时，肺循环和体循环的流量比（Qp/Qs）可以提示分流的程度。血流流经 LVOT 和主动脉瓣口（AO）血流量相等，这就是连续方程（$CSA_{LVOT} \times VTI_{LVOT} = CSA_{AO} \times VTI_{AO}$）在测定主动脉瓣口面积时的应用。

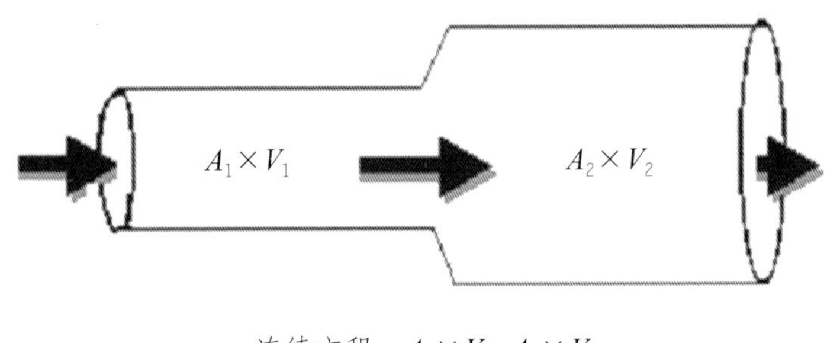

图 3-12　连续方程示意图
连续方程指血流流经不同口径的管道时两者流量相等，即 $A_1 \times V_1 = A_2 \times V_2$；$A_1$、$V_1$、$A_2$、$V_2$ 分别为不同管道处的面积和流速。

二、柏努利方程

根据多普勒频移，多普勒超声心动图可测定心腔和大血管内血流流速，依照柏努利方程（Bernoulli equation），血流流速可转换为压差（mmHg*）。如图 3-13，血流流经一狭窄口径时的柏努利方程。柏努利方程有三个组成成分：对流加速度、血流加速度和液体黏性摩擦。

多数临床情况下，血流流经狭窄管腔时血流加速度和液体黏性摩擦可忽略不计，因此通过一固定口径的血流压差（ΔP）可简化：

*1mmHg=0.133kPa

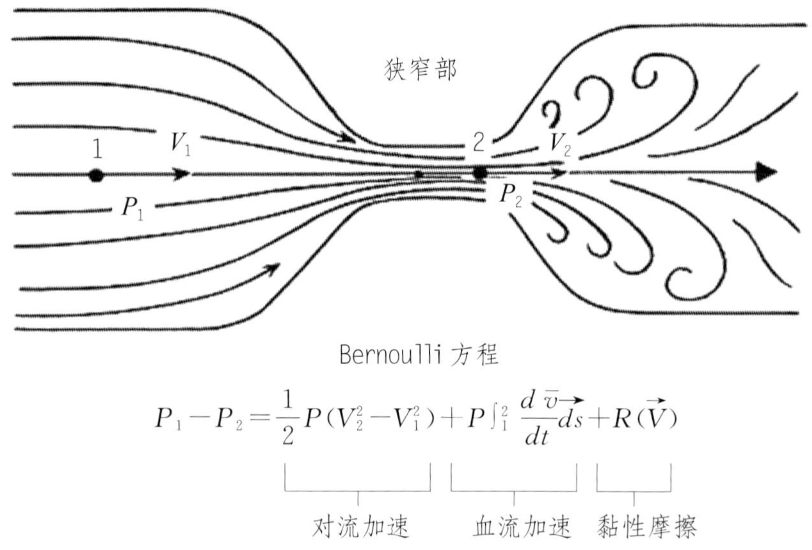

图 3-13　柏努利方程
血流流经狭窄口径的柏努利方程有三个组成成分：对流加速、血流加速和液体黏性摩擦。P_1、V_1 为狭窄前的压力和速度，P_2、V_2 为狭窄后的压力和速度。

ΔP = 1/2ρ （V_2^2 — V_1^2）= 4 ×（V_2^2 — V_1^2）

V_1、V_2 分别为狭窄近端、远端流速；ρ 为血液的密度（ρ=1.06g/cm^3），V_2、V_1 以 m/s（1m/s=100cm/s），1mmHg =1330dyn（1g · cm/s^2），因此 ΔP 将单位 dyn 转化 mmHg 时，为 1.06 × 100 × 100/（2 × 1330）= 3.99，约为 4。如果 V_1 << V_2，则该方程再简化为 ΔP=4 × V_2^2。采用多普勒信号或者柏努利方程测量时，多普勒测定的血流流速为瞬时流速，由血流流速换算成的压差亦为瞬时压差，峰值流速或压差容易测定，但临床更有价值的是测量平均压差值。

对于某一狭窄瓣口、室间隔缺损，或者瓣膜反流，血流通过该狭窄孔径的速度与狭窄孔径的大小有关，狭窄孔径越小，通过该狭窄孔径的血流速度越快。在大多数临床情况下，通过该狭窄孔径的血流压差（ΔP =4V^2）可以用简化的柏努利方程来计算，ΔP 表示通过该狭窄孔径的瞬时压差（mmHg），V 为通过该狭窄孔径的瞬时流速。临床上瓣膜狭窄、瓣膜反流、心内分流等都可应用简化的柏努利方程计算心腔内压力。例如三尖瓣反流（TR）速度反映了右心室（RV）和右心房（RA）收缩压的差异。RA 压力（估测值或测量值）加上（TR 速度）^{2} × 4 就等于 RV 收缩压。如果无右心室流出道的梗阻，肺动脉收缩压（PASP）应该等于 RV 收缩压。例如：

TR 速度 =4m/s；RAP=10mmHg

RV 收缩压 =（TR 速度）^{2} × 4 + RAP

4 ×（4）^{2}=64mmHg+10mmHg

PASP =RV 收缩压 =4 × 4^2+10=74（mmHg）

同样的，肺动脉瓣反流（PR）的速度代表了 PA 与 RV 舒张压之间的差别。因此，PA 舒张（末）压（PAEDP）=RVEDP + 4（PR 舒张末期速度）^{2}。RVEDP 为右心室舒张末期压，等于 RAP（估测值或测量值）。二尖瓣反流（MR）速度代表了左心室（LV）和左心房（LA）收缩压之间的差值。无左心室流出道梗阻的患者，外周动脉的收缩压（SBP）等同于左心室收缩压，因此，LAP 等于 SBP−4（MR）^{2}。

同理主动脉瓣反流（AR）也反映了舒张期主动脉压（DBP）与左心室舒张末期压（LVEDP）之间的差值，因此，LVEDP=DBP−$4V_{AR}^2$，V_{AR}^2 为舒张末期主动脉瓣反流流速。

三、近端血流等速面

血流经过一狭窄口径时（瓣膜狭窄或反流等），近端的流体呈逐渐加速的辐射流线向狭窄口会聚，这种加速区由一系列“等速度表面”组成，称为近端血流等速面（proximal isovelocity surface area，PISA）。血流流速超过某一指定（调节彩色血流基线）的尼奎斯特极限速度（V，cm/s），PISA 出现颜色反转（图 3-14）。通常 PISA 的形态假定为半球形，测定 PISA 半球形的半径（r），通过该等速面的血流流率即为：$2\pi r^2\times V$。根据连续方程流经 PISA 的血流必等于流经狭窄或反流口的血流，这就是临床应用 PISA 计算狭窄口面积或反流口反流量的基础；实践中尚需要测量 PISA 夹角（α），乘上 $\alpha/180$ 予以纠正（图 3-15），

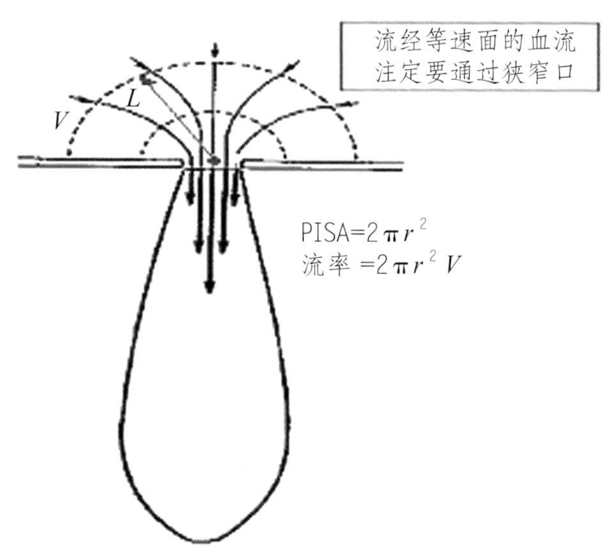

图 3-14　近端血流等速面（PISA）

血流经过一狭窄口径，血流加速会聚形成 PISA，PISA 上的血流注定要通过狭窄口，即 PISA 的血流流率等于通过狭窄口的流率，这就是利用 PISA 法测定血流量的原理。PISA 的形态通常假定为半球形。

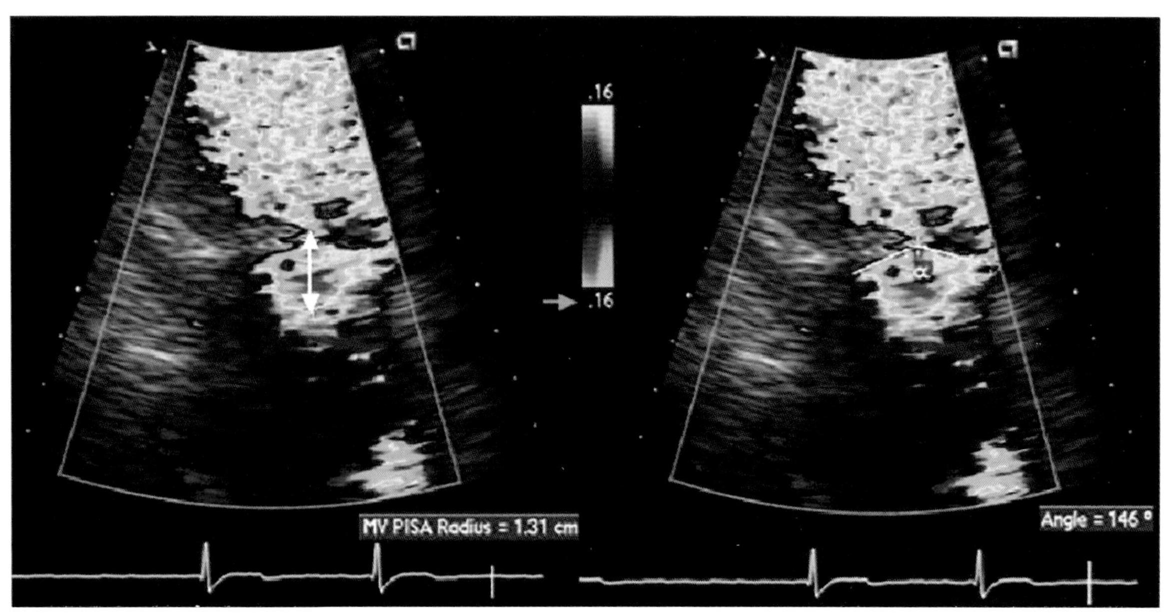

图 3-15　二尖瓣狭窄患者的近端血流等速面

左、右图均为心尖四腔切面局部放大彩色血流显像，左侧双箭头为 PISA 的直径，右侧为 PISA 的夹角，蓝色箭头为尼奎斯特极限速度（V）；该图例 PISA 的直径为 1.31cm，PISA 的夹角为 146°。

PISA 可应用于测定瓣膜狭窄、瓣膜反流或者心内分流等。彩色多普勒血流射流紧缩（vena contracta）则定义为狭窄口或反流速的最狭窄部分，通过测量狭窄口或反流口血流射流紧缩宽度（vena contracta width，VCW）也可以估测狭窄或反流的严重程度。

第四节　正常心内血流及其测定方法

一、正常心内血流

心腔内血流的观察，首先需要应用彩色多普勒把握血流的整体状态，然后应用 PW 或 CW（测定高速血流）多普勒测定心腔内血流。正常心腔内血流形态为层流（laminar），即血管腔内同一层血细胞保持稳定一致的速度；如遇见狭窄的口径时血流形态打乱变为湍流（turbulence），即血细胞运动变得反复无常。血流的正确测定取决于一些技术因素，如获取清晰明了的切面图像作为引导，调整超声声束与血流方向平行，选择适当的测量速度、滤波、增益等。正常心内前向血流流速正常范围如表 3-1。

表 3-1　正常人心腔内血流流速正常范围

	成人正常范围（m/s）	儿童正常范围（m/s）
升主动脉 / 降主动脉	1.00~1.70	1.20~1.85
左心室流出道	0.70~1.10	0.70~1.20
左心室流入血流		
E 峰	0.60~1.30	0.80~1.30
A 峰	0.20~0.70	
右心室流出道 / 肺动脉	0.60~1.00	0.50~1.10
右心室流入血流		
E 峰	0.30~0.70	0.50~0.80
肺静脉		
S 峰	0.30~0.70	
D 峰	0.28~0.60	
A 峰（逆向）	0.18~0.45	

对心内血流而言，血流实际为三维空间分布而不容易正确把握，检查者应尽可能调整声束与测定的血流方向平行，而不必过分拘泥于测定血流的二维切面是否为二维标准切面。根据多普勒公式，$\cos\theta=1$时血流方向与探查声束平行（$\theta=0°$），探查声束与血流方向偏离较小时（$\theta \leqslant 20°$），导致的速度测量误差仅为7%，而试图去“纠正”过大的超声声束角度容易增加而不是减少测量误差（图3-16）。但当测定狭窄、反流等高速血流时，探查角度偏离导致的潜在误差可变得相当显著。

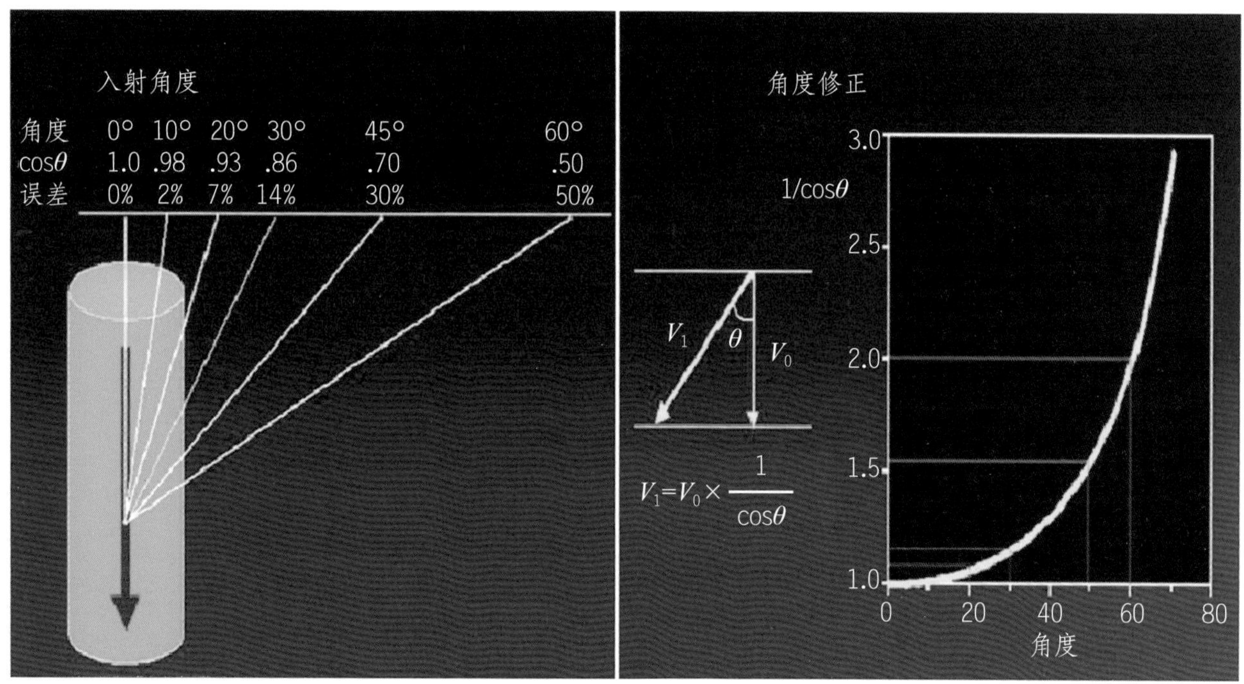

图3-16　多普勒入射角度和角度修正的关系

左图显示血流方向（红色箭头）与多普勒入射角度，多普勒入射角度越大，导致的测量误差也越大；右图为角度修正示意图，实际速度为V_0，测量速度为V_1，角度修正过大，则$1/\cos\theta$的数值就越大而越容易导致测量误差的增加。（日本国立循环器病中心生理技能检查部田中教雄技师提供）

二、正常心内血流测定方法

1. 血流频谱记录要点　正常二尖瓣血流朝向左心室后外侧壁的中到远部位。与左心室心尖约成20°。因此探头位置应与左心室心尖约呈20°，声束与血流方向平行一致；取样容积大小为1~2mm，放置于舒张期二尖瓣瓣尖处。三尖瓣血流则在心尖四腔心切面取样容积置于三尖瓣瓣口处测量。主动脉瓣血流、肺动脉瓣血流分别在左心室流出道、右心室流出道测量。肺静脉血流频谱的记录通常在心尖四腔心右肺静脉入口处，彩色多普勒血流显像可引导声束与肺静脉血流方向一致，取样容积大小为2~4mm，放置于右肺静脉入口内1~2mm。根据多普勒血流频谱血流峰速度适当调整测量速度范围和滤波大小，如二尖瓣血流速度范围为0.5~1. 5m/s，肺静脉血流速度较低，为0.1~0.5m/s。

2. 二尖瓣血流频谱　二尖瓣血流频谱测定通常取心尖四腔心或心尖左心室长轴切面；二尖瓣血流频谱由舒张早期快速充盈E峰和左心房主动收缩所致充盈A峰组成（图3-17），测定的二尖瓣血流频谱参数：E 峰、A 峰、E/A 比和 E 峰减速时间（deceleration time，DT）、A 峰持续时间（A wave duration，Ad）等；DT 为 E 峰沿减速斜坡到基线的时间间隔。

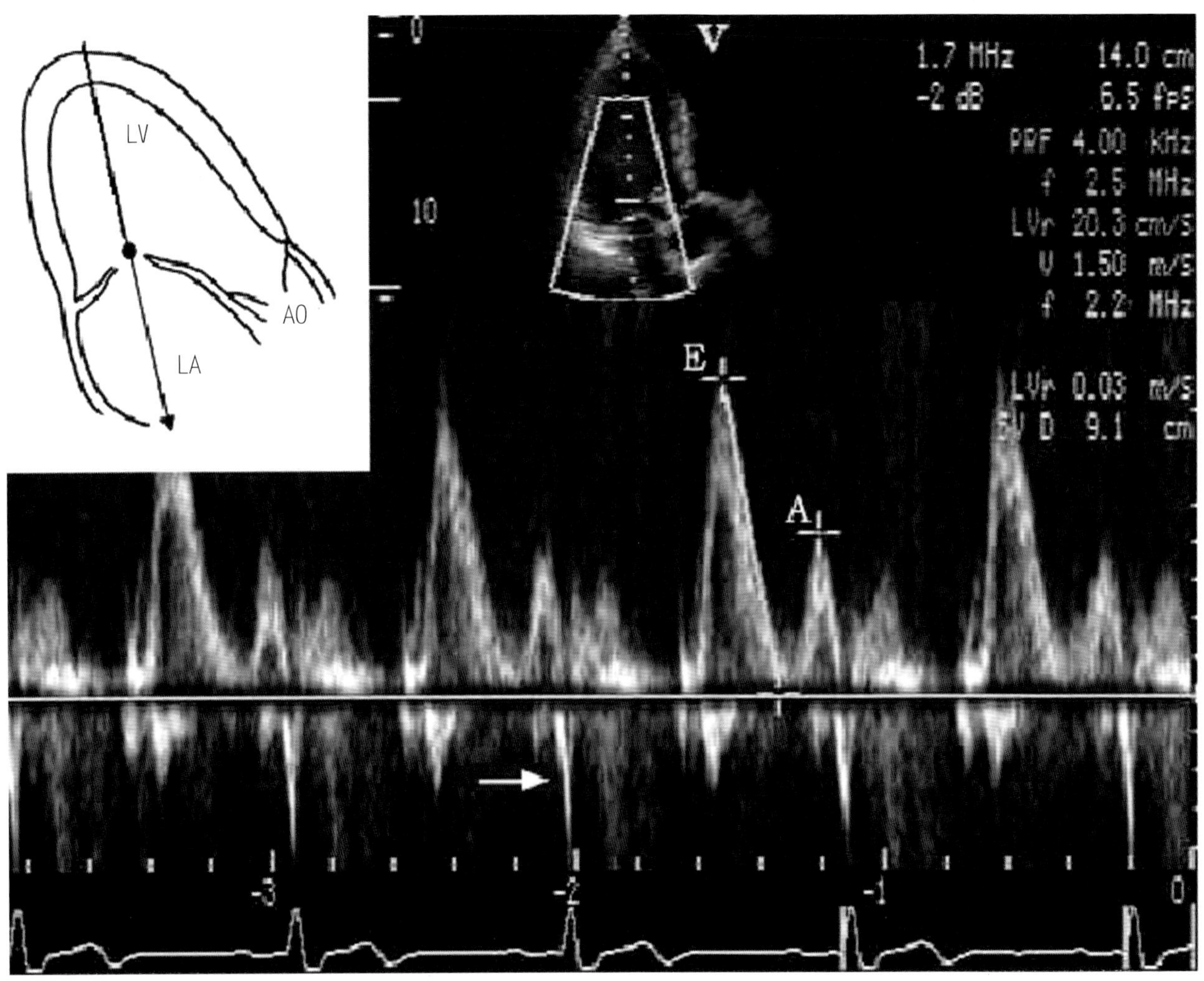

图 3-17　二尖瓣血流频谱

通常取心尖左心室长轴，取样容积置于舒张期二尖瓣瓣尖测定二尖瓣血流频谱。该图例箭头所指为二尖瓣关闭信号。

3. 三尖瓣血流频谱（右心室流入道血流）　心尖部或胸骨旁四腔心切面，应用 PW 记录三尖瓣口流入血流，三尖瓣血流频谱与二尖瓣血流频谱类似（图 3-18），可见舒张早期 E 峰和右心房收缩期 A 峰；三尖瓣血流频谱受呼吸影响较大些。

4. 左心室流出道血流　心尖左心室长轴切面记录收缩期血流自左心室射血进入主动脉，正常血流频谱通常在收缩中期达到峰值（图 3-19）。

5. 右心室流出道血流　胸骨旁左心室短轴大动脉根部水平切面或右心室流出道长轴切面，记录血流自右心室射血进入肺动脉，正常血流频谱为收缩中期达到峰值（图 3-20）。

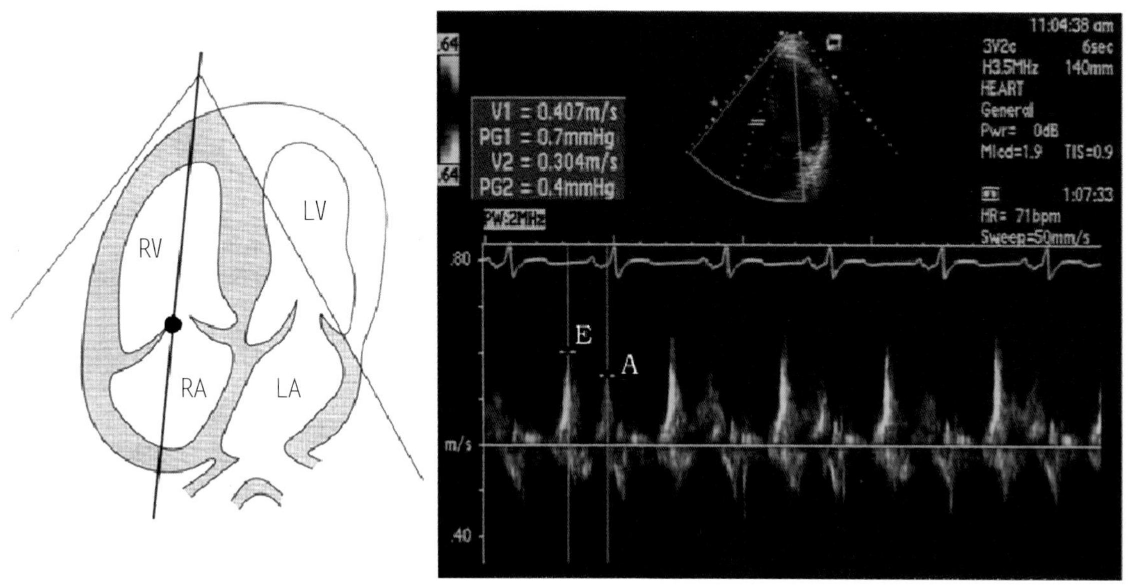

图 3-18　三尖瓣血流频谱

通常取心尖四腔心切面，取样容积置于舒张期三尖瓣瓣尖处测定三尖瓣血流频谱。

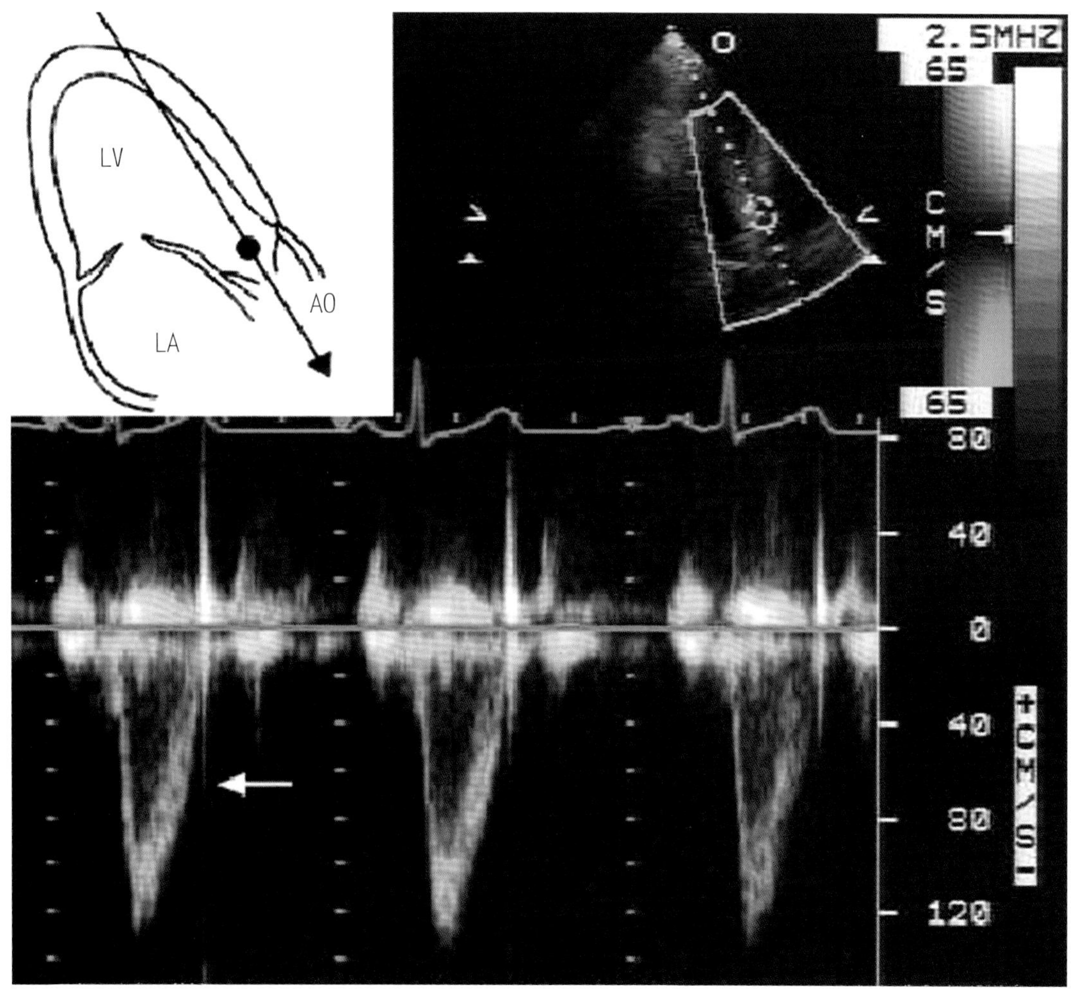

图 3-19　左心室流出道血流频谱

通常取心尖左心室长轴，脉冲多普勒取样容积放置于主动脉瓣正下方，可记录左心室流出道血流频谱。如图为正常左心室流出道血流频谱，箭头所指为主动脉瓣关闭信号。

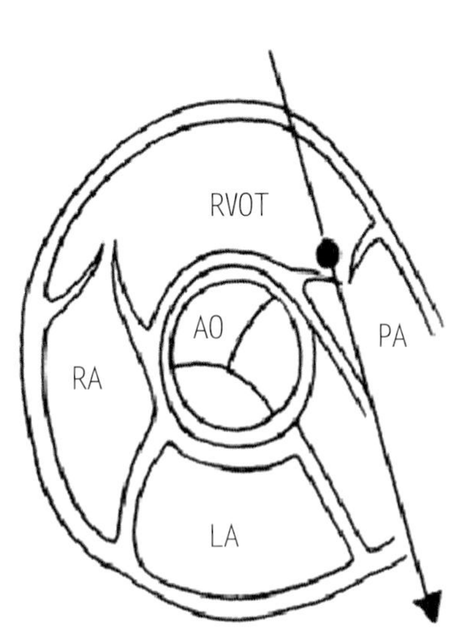

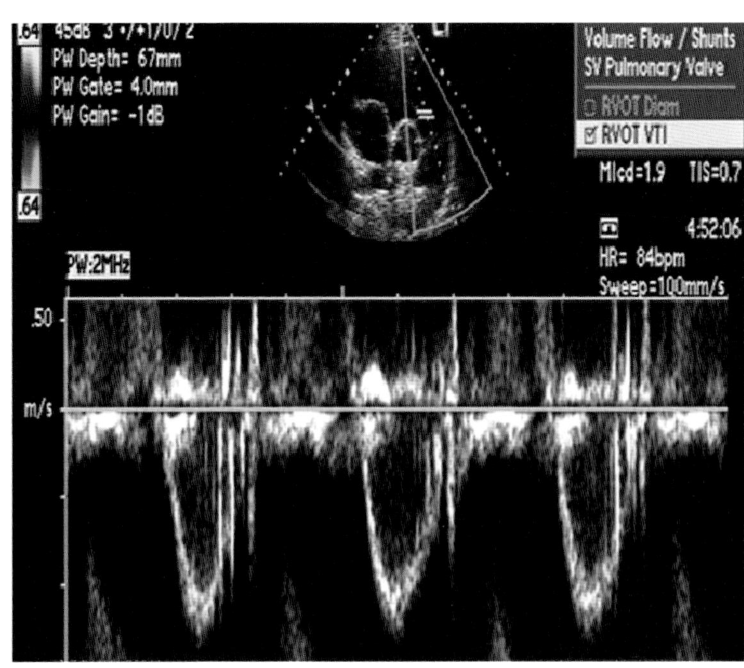

图 3-20　右心室流出道血流频谱

通常取右心室流出道长轴，脉冲多普勒取样容积放置于肺动脉瓣正下方，可记录右心室流出道血流频谱。

6. 肺静脉血流频谱　肺静脉（PV）血流频谱通常可见：收缩期波（S）、舒张期波（D）和心房血流逆向波（PVa，图 3-21）。这些血流频谱与左心房压的周期性变化相对应。收缩早期出现 S1 与左心房弛缓有关，收缩中 ~ 晚期肺静脉压略大于左心房压出现 S2，正常房室传导时收缩期的 S1 大多与 S2 融合。舒张期二尖瓣开放后左心房压下降出现 D；舒张晚期左心房主动收缩出现 PVa。肺静脉血流的分析是二尖瓣血流频谱分析的有力补充。

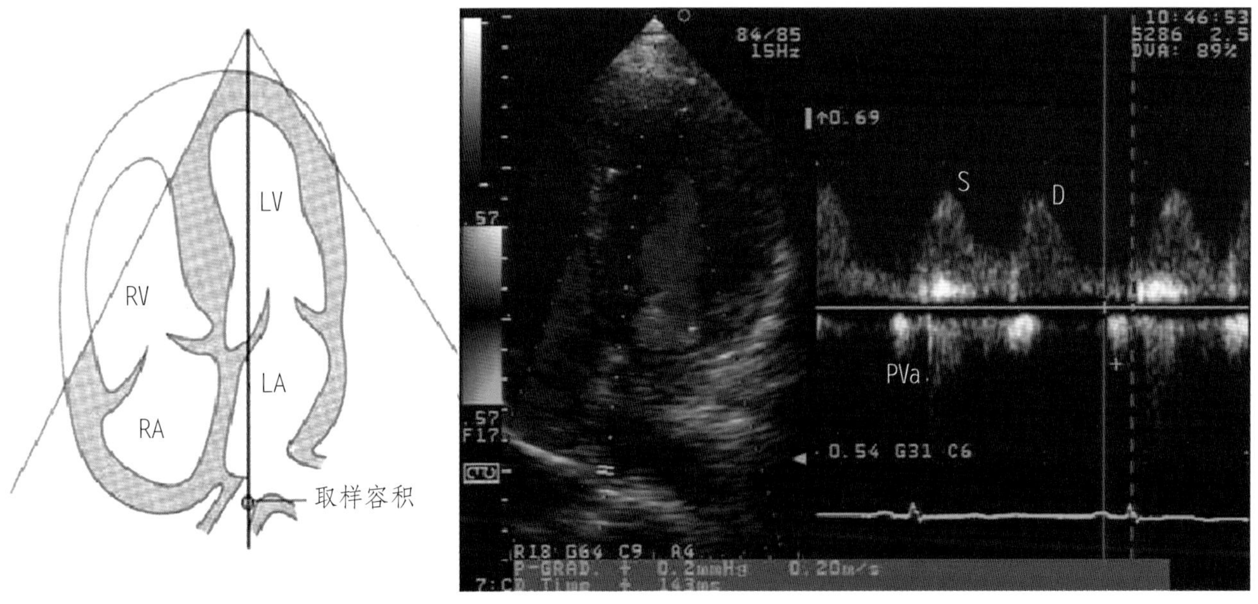

图 3-21　肺静脉血流频谱

通常取心尖四腔心切面，取样容积放置于右肺静脉左心房入口处，可获取肺静脉血流频谱。正常肺静脉血流频谱包含：PVa、S 峰、D 峰，正常人 S 峰略大于 D 峰。可测定 PVa 的持续时间（PVad）及 S 峰、D 峰大小。

7. 下腔静脉 / 肝静脉血流 下腔静脉 / 肝静脉血流通常取剑突下下腔静脉长轴切面，取样容积大小为 2~4mm，取样容积放置于肝静脉流入下腔静脉入口稍上方；肝静脉血流速度较低，为 0.1~0.5m/s，因此宜适当调整测量速度范围和滤波大小。虽然彩色血流频谱可帮助了解流入右心房的血流状态，但有时还是需要脉冲多普勒准确定位血流的大小和时相。肝静脉血流频谱包括舒张晚期（右心房收缩）的逆向峰（a）、收缩期峰（S）以及舒张期峰（D）（图 3-22，图 3-23）。与下腔静脉血流一样，吸气增加右心室血流回流导致下腔静脉 / 肝静脉血流流速增加。

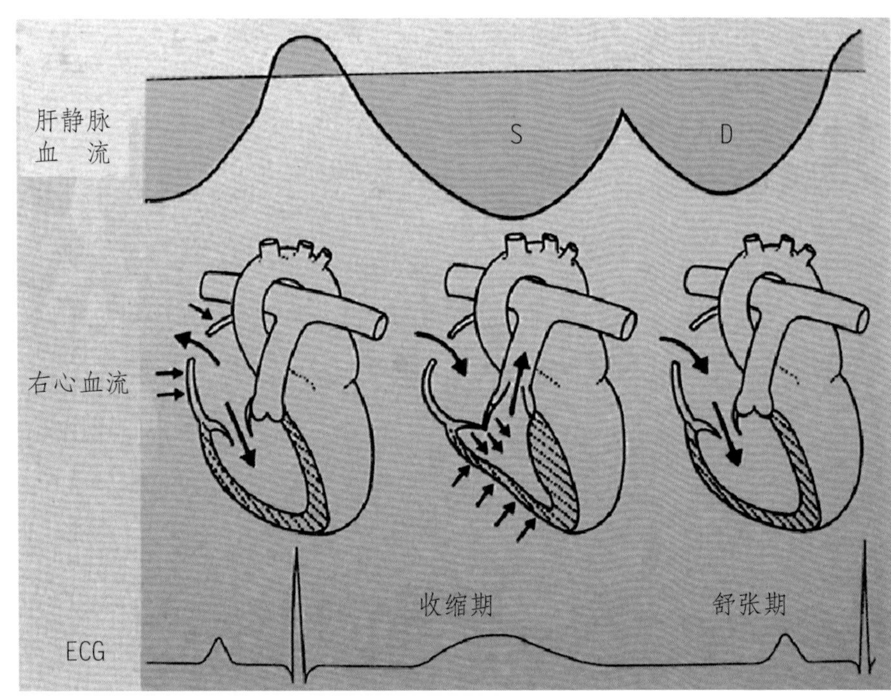

图 3-22　肝静脉血流模式图
正常人肝静脉血流频谱包括舒张末期逆向峰（a）、收缩期峰（S）以及舒张早期峰（D）。舒张末期逆向峰由舒张末期右心房收缩时，由于右心房压短暂升高而出现逆向血流；收缩期血流从肝静脉进入右心房；舒张期三尖瓣开放。右心室舒张血流从肝静脉流经右心房进入右心室。

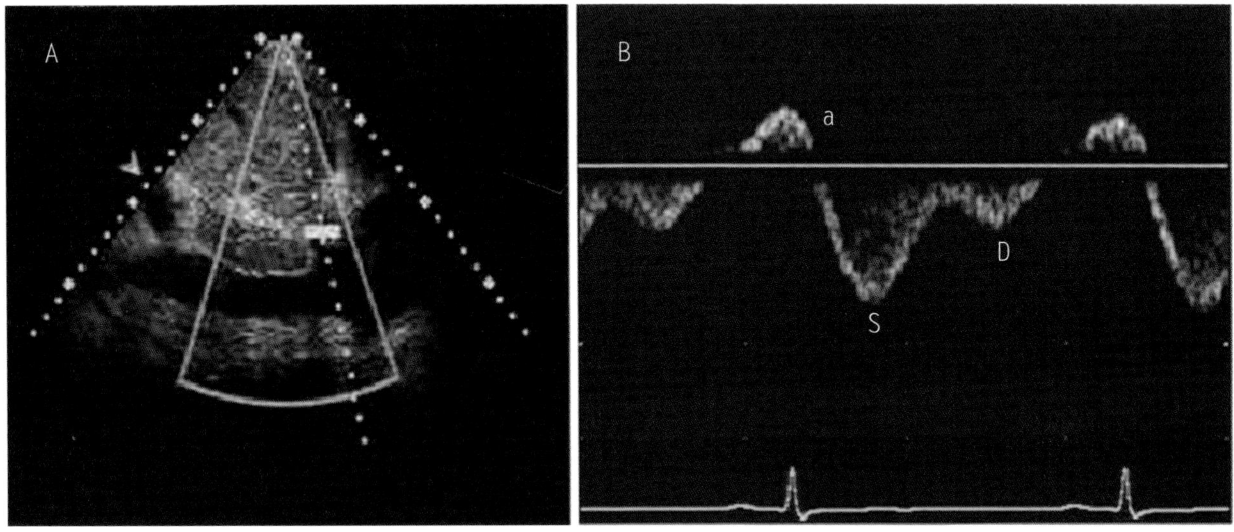

图 3-23　正常人肝静脉血流频谱
A 为肝静脉脉冲多普勒血流频谱取样容积放置示意图；B 为正常人肝静脉血流频谱。肝静脉血流频谱包括有舒张晚期逆向峰（a）、收缩期峰（S）以及舒张早期峰（D），通常 S 峰大于 D 峰，a 峰不显著。

8. 降主动脉 / 腹主动脉血流 降主动脉血流测定通常取胸骨上窝主动脉弓长轴切面，腹主动脉血流的测定取剑突下腹主动脉长轴切面，脉冲多普勒取样容积放置于主动脉管腔内，可获取降 / 腹主动脉血流频谱（图 3-24）。正常降主动脉血流频谱位于基线下方，方向朝下；腹主动脉血流频谱位于基线上方；舒张期基线上方也有少量舒张期血流信号。

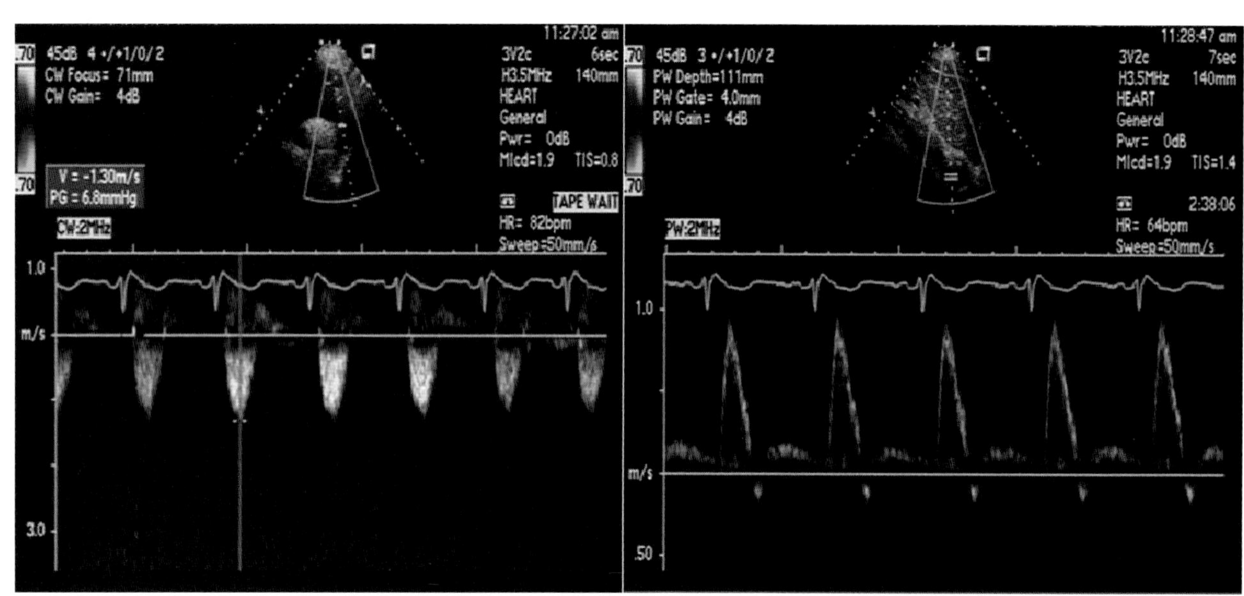

图 3-24 正常降主动脉和腹主动脉血流频谱

左图为降主动脉血流频谱，右图腹主动脉血流频谱；正常降主动脉血流频谱为收缩期前向血流，离开探头方向，位于基线下方；正常腹主动脉血流频谱为收缩期前向血流，舒张早期少许逆向血流信号，舒张期内前向血流信号（基线上）。该频谱提示正常腹主动脉血流频谱。

第四章
左心室功能的评价

第一节　左心室收缩功能的评价

心脏是由心肌和瓣膜组成的动力泵，主要生理功能是泵血维持全身血液循环。心脏由左右两个心泵组成：右心将血液泵入肺循环，左心将血液泵入体循环。每侧心脏均由心房和心室组成，心房收缩力弱，但其收缩可帮助血流流入心室，起着初级泵的功能；心室收缩力强，可将血液射入肺循环和体循环。心脏内的瓣膜可使血液只能朝向单一方向流动。心脏的生理功能与心脏的解剖形态密切相关，心脏解剖形态的改变可导致心脏生理功能的改变。定性和定量评价心脏功能（主要是左心室收缩功能）是超声心动图检查的重要组成部分。

一、心动周期

心动周期是指心脏完成一次收缩和舒张的机械活动周期，包括心房的收缩和舒张期以及心室的收缩和舒张期。心室在心动周期中的变化包括心室收缩期和舒张期，其间心腔内压力、瓣膜启闭等出现相应的变化(图 4-1)。心室收缩期的定义为二尖瓣关闭至主动脉瓣关闭时间间期，二尖瓣关闭至主动脉瓣开放的间期称为等容收缩间期（ICT），ICT 时心室压力升高但容积不变；主动脉瓣开放至主动脉瓣关闭的间期为左心室射血期。心室舒张期为主动脉瓣关闭至下一次二尖瓣

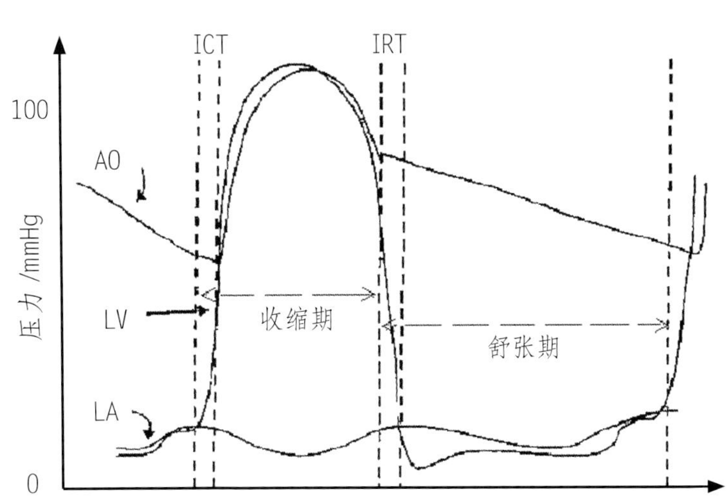

图 4-1　左心室压、左心房压、主动脉压同步显示心动周期图解
等容收缩期（ICT）指二尖瓣关闭至主动脉瓣开放的时间间期，主动脉瓣开放至主动脉瓣关闭的时间间期为左心室射血期。等容舒张期（IRT）指主动脉瓣关闭至二尖瓣开放的时间间期。

关闭，等容舒张期（IRT）主动脉瓣关闭至二尖瓣开放的时间间期，心室压力下降而容积不变。心电图上 QRS 波的起始对应于收缩期开始，T 波的终止对应于收缩期终点。正常心率 75 次 / 分时，心室收缩期约为 0.3s，舒张期约为 0.5s。当心率增快时，心动周期缩短，以舒张期缩短更明显。

二、左心室收缩功能的评价和影响因素

评价左心室泵血功能是否正常，临床实践中常用以下指标。

1. 每搏出量和射血分数 一次心搏由左心室射出的血量称为每搏出量（strove volume，SV），成人在安静时 SV 约为 70ml，心室舒张末期由于血液的充盈称为左心室舒张末期容积（LVEDV），左心室收缩末期心室内剩余血量称为左心室收缩末期容积（LVESV）；LVEDV 减去 LVESV 则为 SV，SV 与 LVEDV 的百分比为射血分数（LVEF）。安静状态下，LVEF 约为 60%。LVEF 的大小与左心室容积以及左心室收缩力有关。

2. 心排血量与心脏指数 每分钟由左心室搏出的血量称为心排血量（cardiac output，CO），CO 等于每搏出量乘以心率，每平方米体表面积的心排血量称为心脏指数（cardiac index，CI）。在安静状态下，成人 CO 为 5~6L/min，CI 为 3~3.5L/（m^2 · min）。

左心室收缩功能主要指左心室心肌收缩力（contractility），但心肌收缩力受前负荷（preload）、后负荷（afterload）、心率等因素影响，因此超声心动图测定的左心室收缩功能反映的是左心室整体收缩功能。

左心室前负荷指舒张末期左心室压力或容积，准确地说为舒张末期左心室室壁张力。前负荷大小与左心室功能（可用 CO、SV、CI、左心室每搏做功等代替）的关系基于 Frank-Starling 定律，一定范围的前负荷的增加，SV 也增加（图 4-2）。但是，一旦前负荷储备达到极限，则心排血量不再进一步增加。

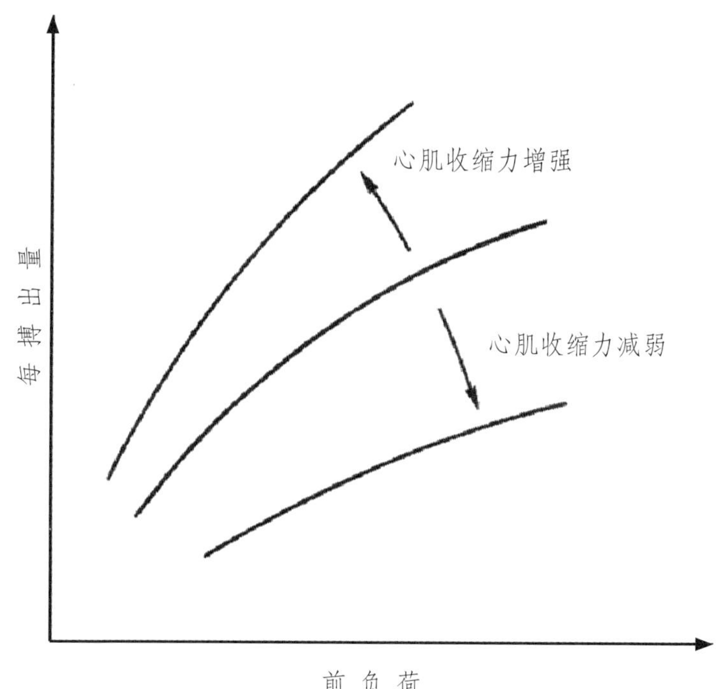

图 4-2 前负荷和心排血量的关系图解

心肌收缩力不变时，随前负荷增加，每搏出量随之增加。前负荷一定时，心肌收缩力增加，每搏出量随之增加；心肌收缩力减退时，每搏出量随之减少。

左心室后负荷指左心室收缩时所承受的负荷，后负荷并不等同于外周动脉压或外周阻力，可描述为左心室射血时的室壁张力，室壁张力指每单位面积施加于心肌上的张力，用 dyn/cm^2 表示。室壁张力受室腔大小、心室内压力和室壁厚度影响。根据 Laplace 定理：

$$室壁张力 \approx \frac{室腔大小 \times 左心室压}{2 \times 室壁厚度}$$

简化的室壁张力可表示为：室壁张力（dyn/cm^2）=1.33 × P × LVDs/2WT。P 为收缩末期左心室压力，LVDs 为收缩末期左室内径，WT 为收缩末期左心室室壁厚度。1.33 是将 mmHg 转换为 dyn/cm^3 的常数。

慢性左心室压力负荷过重如高血压、主动脉瓣狭窄等，易引起左心室肥厚，因为在室腔大小相对稳定时，左心室压增加倾向于增加室壁张力，而左心室室壁代偿增厚以维持室壁张力相对正常状态。室腔明显增大时（如扩张型心肌病），室壁张力也将显著增加。前负荷相对固定时，后负荷与心排血量成反相关，后负荷增加导致心排血量相对减少（图 4-3）。动脉压、动脉血管顺应性、总外周阻力以及血容量和血液黏稠性是影响后负荷的因素，其中常用平均动脉压和总外周阻力作为反映后负荷的指标。

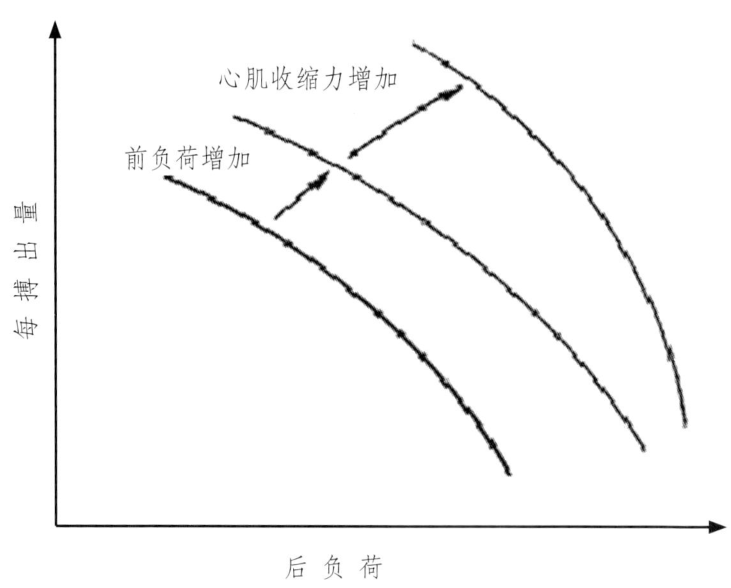

图 4-3　后负荷与心排血量的关系
前负荷相对固定时，后负荷增加则心排血量减少。前负荷增加时，曲线往右上方平行移动；而心肌收缩力的增加则导致曲线右下方移动斜率增大。

心率显著影响左心室心排血量，在静息或运动状态时，心率增加时舒张期左心室充盈时间相应缩短，在正常人并不存在多大问题，因为正常人大部分左心室充盈发生在舒张早期。在二尖瓣狭窄或左心室顺应性明显减退时，心率显著增加导致左心室充盈减少（前负荷减少），尽管这时左心室心肌收缩力和后负荷正常，仍可出现左心室心排血量明显减少。

左心室心肌收缩力是指心肌在接受适当刺激后主动产生张力和缩短的能力，它反映左心室心肌纤维的缩短，广义上说心肌纤维的缩短并不受前负荷、后负荷和心率的影响，是决定心排血量的最关键因素。当心肌收缩力增强时，心室功能曲线向左上方移位，当心肌收缩力下降时，心室功能曲线向右下方移位（图 4-2，图 4-3）。但由于受负荷状态、心率等影响，临床测定的左心室收缩功能指标反映的是左心室整体收缩功能，并非单纯为左心室心肌收缩力。

目前反映左心室心肌收缩力的可靠指标有左心室压力（或室壁张力）- 容积环（图 4-4）等。

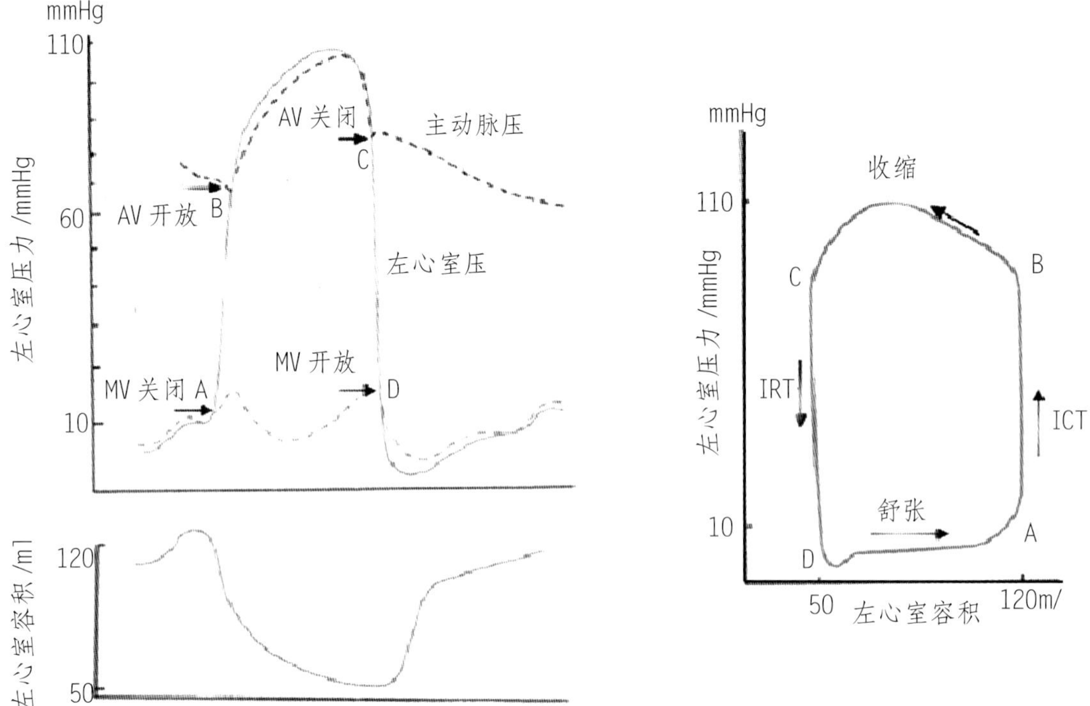

图 4-4 左心室压力 - 容积环

左图上方为左心室收缩期左心室压力变化，A 为二尖瓣（MV）关闭，B 为主动脉瓣（AV）开放，C 为主动脉瓣关闭，D 为二尖瓣开放；左图下方为心动周期左心室容积变化；右图为左心室压力 - 容积环，ICT 为等容收缩期，IRT 为等容舒张期。

三、左心室收缩功能测定

（一）M 型超声心动图

超声测定左心室整体收缩功能主要是基于心室大小和容积的变化。因此我们描述的重点也在于心腔大小、面积、容积、质量和收缩功能的测量。

1. 左心室大小的测量 通常取胸骨旁左心室短轴腱索水平测量（图 4-5），应用 M 型超声测量左心室舒张末期和收缩末期内径（LVDd、LVDs）；舒张期左心室室间隔（IVS）和左心室后壁（LVPW）厚度也在腱索水平 M 型超声测量。无显著节段性室壁运动异常存在时，该腱索水平测量的左心室大小可用于计算左心室收缩功能。

目前常用的计算容积的方法为 Teichholz 校正公式：

$$V=\left(\frac{7.0}{2.4+D}\right)\times D^3$$

D 为左心室内径，V 为左心室容积，根据 LVDd 、LVDs 分别计算出左心室舒张末容积（LVEDV）和收缩末期容积（LVESV）。因此，每搏出量（SV）= LVEDV — LVESV，心排血量（CO）= SV × HR。左心室短轴缩短率（fractional shortening，FS）和射血分数（LVEF）计算为：

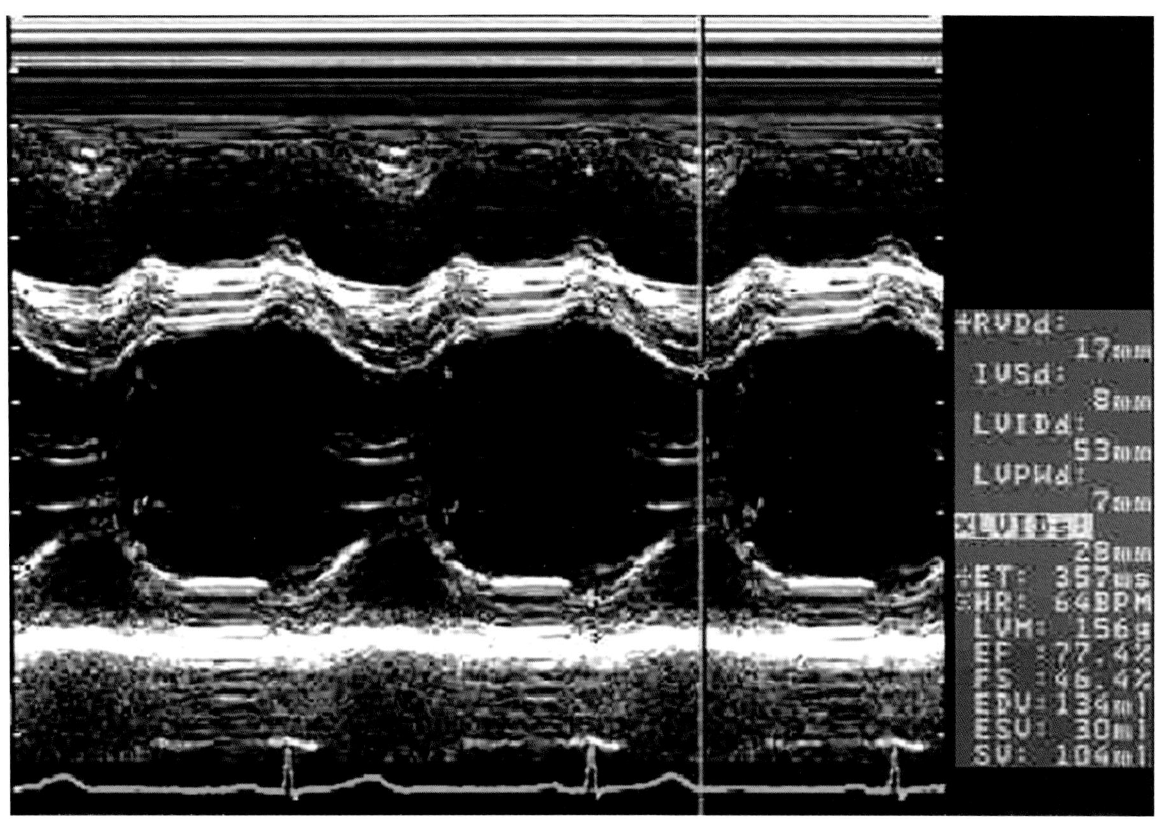

图 4-5　左心室大小的 M 型测量

通常取左心室短轴腱索水平，于舒张末期（心电图 R 波）和收缩末期（心电图 T 波终止处）测量左心室舒张末期内径、收缩末期内径、室间隔（IVS）和左心室后壁（LVPW）舒张末期厚度。

$$\mathrm{LVFS}=\frac{\mathrm{LVDd}-\mathrm{LVDs}}{\mathrm{LVDd}}$$

$$\mathrm{LVEF}=\frac{\mathrm{LVEDV}-\mathrm{LVESV}}{\mathrm{LVEDV}}$$

FS 正常范围为 25%~45%（95% 可信度）；LVEF 的正常值为 59% ± 6%。LVEF 小于 50% 通常可认为存在左心室收缩功能异常。

2. 左心室质量和左心室室壁张力的测定　根据 Penn 公式可较为可靠地估测左心室质量（LVM），该公式估测的 LVM 与体表面积有关，男性和女性的正常值分别为（93 ± 22）g/m^2，（76 ± 18）g/m^2。

$$\mathrm{LVM}=1.04\left[(\mathrm{LVDd}+\mathrm{IVS}+\mathrm{LVPW})^3-(\mathrm{LVDs})^3\right]-13.6$$

左心室室壁张力可经 M 型超声资料结合左心室压计算，临床上通常简便计算相对室壁厚度（RWT）来估算室壁张力，该指标有助于评价左心室肥厚。左心室相对室壁厚度男性和女性的正常值分别为 0.34 ± 0.07，0.35 ± 0.08。

$$\mathrm{RWT}=\frac{2\times\mathrm{LVPW}}{\mathrm{LVDd}}$$

3. 其他测定左心室收缩功能的 M 型指标　①射血前期（PEP）和射血期（LVET）比值（图 4-6）。在前、后负荷无改变时，PEP 延长表示心肌收缩力减弱，PEP/LVET 不受心率影响，PEP/LVET 正常值为 0.29 ± 0.06，数值增大表示收缩功能减退。② EPSS（E-point septal separation），即二尖瓣前叶 E 点和室间隔的分隔间距，正常值为 0~5mm。③主动脉根部前后运动幅度以及主动脉瓣的开放幅度等（图 4-7）。

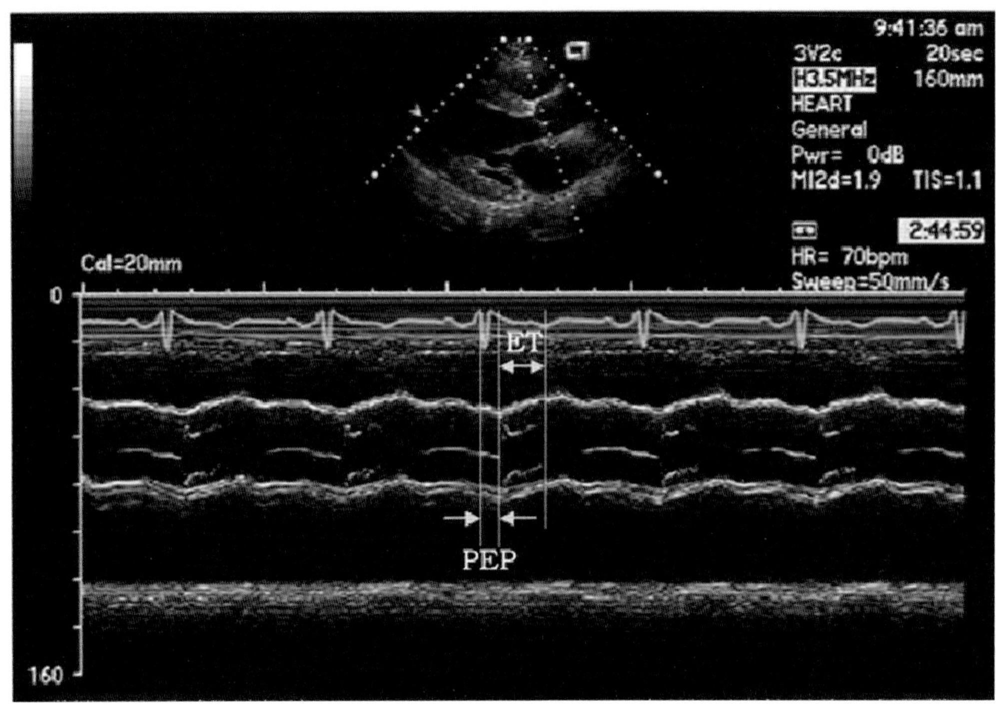

图 4-6　M 型超声心动图测量左心室射血前期（PEP）和射血期（ET）
通常取主动脉瓣水平 M 型曲线，PEP 为心电图 R 波起点至主动脉瓣叶开放的时间，ET 即为主动脉瓣叶开放至主动脉瓣叶关闭的时间。

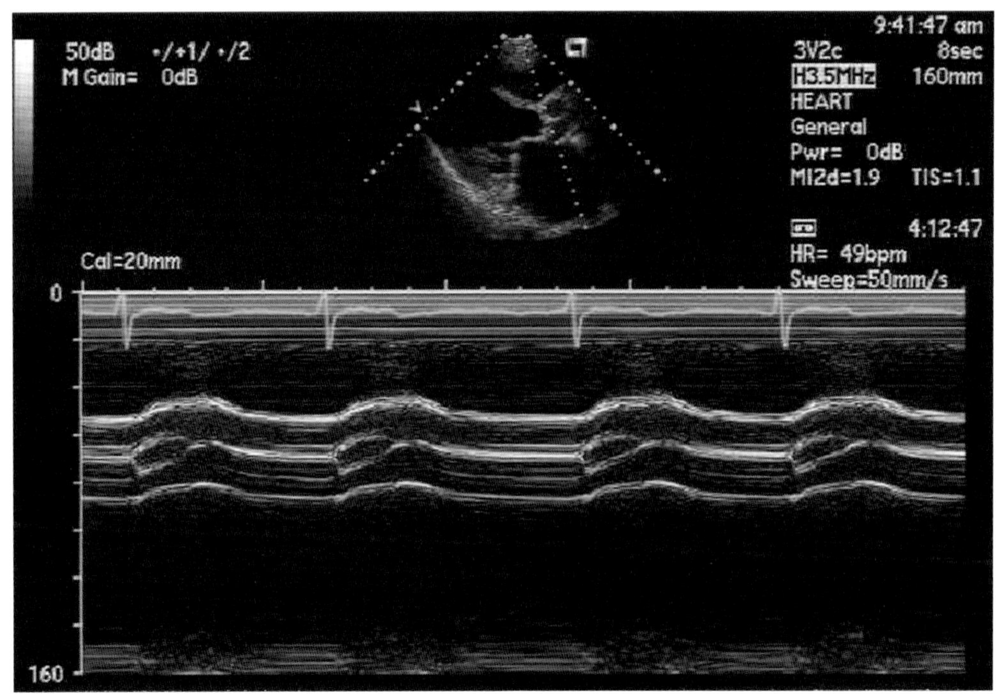

图 4-7　陈旧性心肌梗死患者的主动脉瓣根部 M 型超声心动图
患者，女性，61 岁。图示主动脉瓣开放幅度明显减小，提示心排血量低下。

M 型超声心动图测定简便可行，多数超声诊断仪输入测量数据可直接计算出 LVFS、LVEF、SV、CO 等参数。但 M 型超声缺乏二维或三维切面等空间相关信息为其一主要限制，不适用于室壁瘤以及存在显著节段性运动异常等患者。

（二）二维超声心动图

左心室解剖上为厚壁、子弹形腔室。正常左心室形态匀称，有两个相对相等的短轴和一个心底（二尖瓣瓣环）至心尖的长轴。二维超声心动图可实时观察心腔形态、结构和功能的变化，1989 年美国超声心动图学会推荐应用二维超声心动图测量左心室大小和功能。短轴超声切面上左心室表现为近似圆形的结构，前内侧左心室部分为室间隔，由左心室、右心室共同参与，室间隔以外的室壁称为游离壁（free wall）。

1. 计算左心室容积的几何模型 扁椭圆体（prolate ellipsoid）是计算左心室容积常用的几何学形态（图 4-8），扁椭圆体有一长轴（L）和与长轴正交的两个短轴（D_1，D_2），扁椭圆体计算容积（V）的公式为：

$$V=\frac{4}{3}\pi\times\frac{L}{2}\times\frac{D_1}{2}\times\frac{D_2}{2}$$

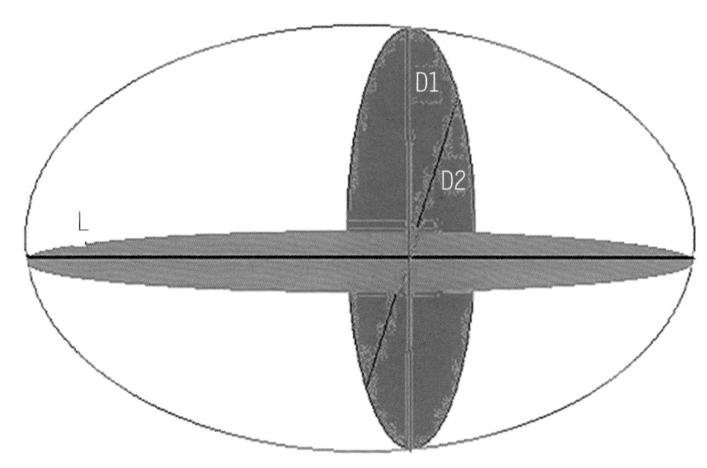

图 4-8 扁椭圆体模式图

扁椭圆体有一长轴（L）和与长轴正交的两个短轴（D_1，D_2），沿着长轴方向切割扁椭圆体可出现两个正交的平面，沿短轴方向切割可获取第三个平面。

2. 左心室容积测定 目前临床常用的扁椭圆体容积计算方法：

（1）面积-长度法（area-length method，图 4-9）：应用心尖双平面，A1 为心尖四腔心左心室面积，A2 为心尖二腔或心尖左心室长轴左心室面积，L 为双心尖切面共同长轴的长度（心尖至二尖瓣环水平），左心室容积（V）计算公式如下：

$$V=\frac{8\times(A_1)\times(A_2)}{3\pi L}$$

当使用单一切面时，V 简化为：

$$V=\frac{0.85\times A^2}{L}$$

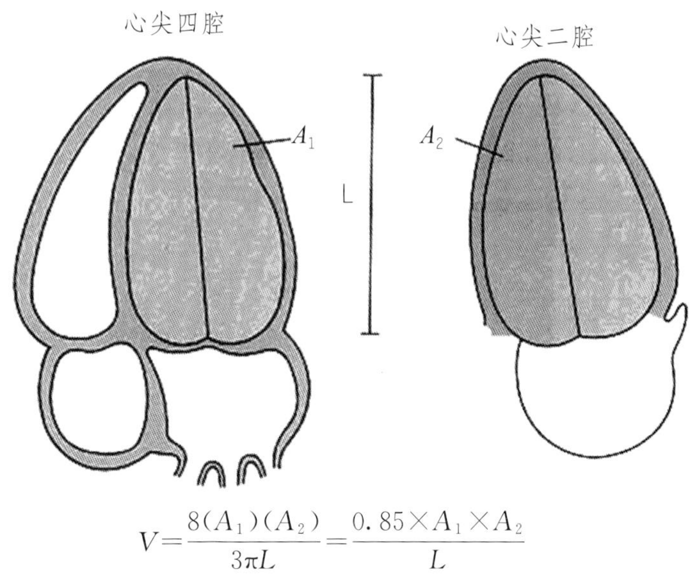

图 4-9 面积-长度法计算左心室容积

A_1、A_2 分别为心尖四腔心、心尖二腔心左心室面积；L 为双心尖切面共同长轴。

（2） Simpson 方法：Simpson 方法计算左心室容积的数学基础是，一物体不管形状如何，该物体的容积等于该物体切成多等分切面的容积总和，每一切面可根据椭圆体计算容积，如图 4-10 所示 a_i、b_i 为椭圆体直角相交的直径；L 为该物体的长轴的长度，n 代表该物体几等分；单一椭圆体的容积由如下公式计算：

$$V_i=\left(\pi\frac{a_i}{2}\times\frac{b_i}{2}\right)\times\frac{L}{n}$$

左心室容积（V）等于所有单一椭圆体容积的总和：

$$V=\frac{\pi}{4}\times\sum_{i=1}^{n}(a_i)(b_i)\frac{L}{n}$$

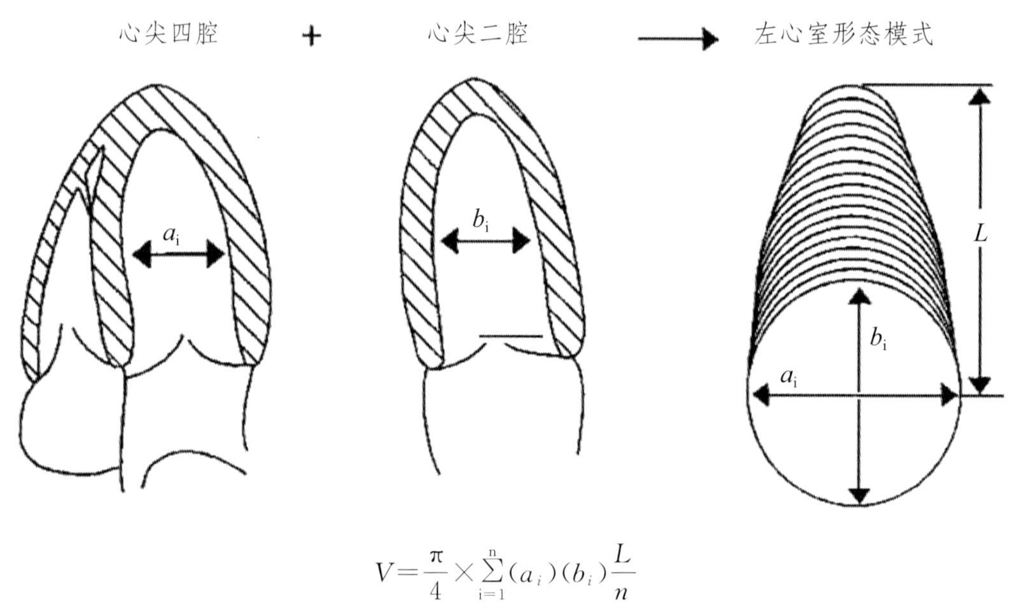

$$V=\frac{\pi}{4}\times\sum_{i=1}^{n}(a_i)(b_i)\frac{L}{n}$$

图 4-10　Simpson 法计算左心室容积

a_i、b_i 分别为心尖四腔心、二腔心横截面直径；L 为双心尖切面共同长轴的长度。

Simpson 方法不管心腔几何形状如何均适用，应用该方法测定的左心室容积和左心室造影等测定的结果有良好相关。临床超声通常应用简化 Simpson 法，取心尖正交两切面（四腔和二腔），沿左心室长轴将左心室分成 20 等分圆柱体，各圆柱体容积之和即为左心室容积。目前的超声诊断仪多数已内置了面积—长度法和 Simpson 方法以利于左心室容积的计算，操作时只需于舒张末期和收缩末期描绘双心尖相交切面心内膜（图 4-11）。如仅使用单一切面则默认上述公式 a_i、b_i 相等也能计算出左心室容积（图 4-12）。

除了数学形态几何学假设的局限，二维超声心动图测定左心室容积的准确性取决于心内膜的清晰定位、超声诊断仪设置和检查者的熟练程度。如应用直角相交的心尖四腔心和二腔心切面计算容积时，理论上心尖四腔心和二腔心切面的左心室长轴长度（Lax）应一致，实际操作时 Lax 的误差不应过大（图

4-13）。由于左心室心尖准确定位有一定困难，所以应用二维超声测定左心室容积对操作者操作熟练程度有更高的要求。

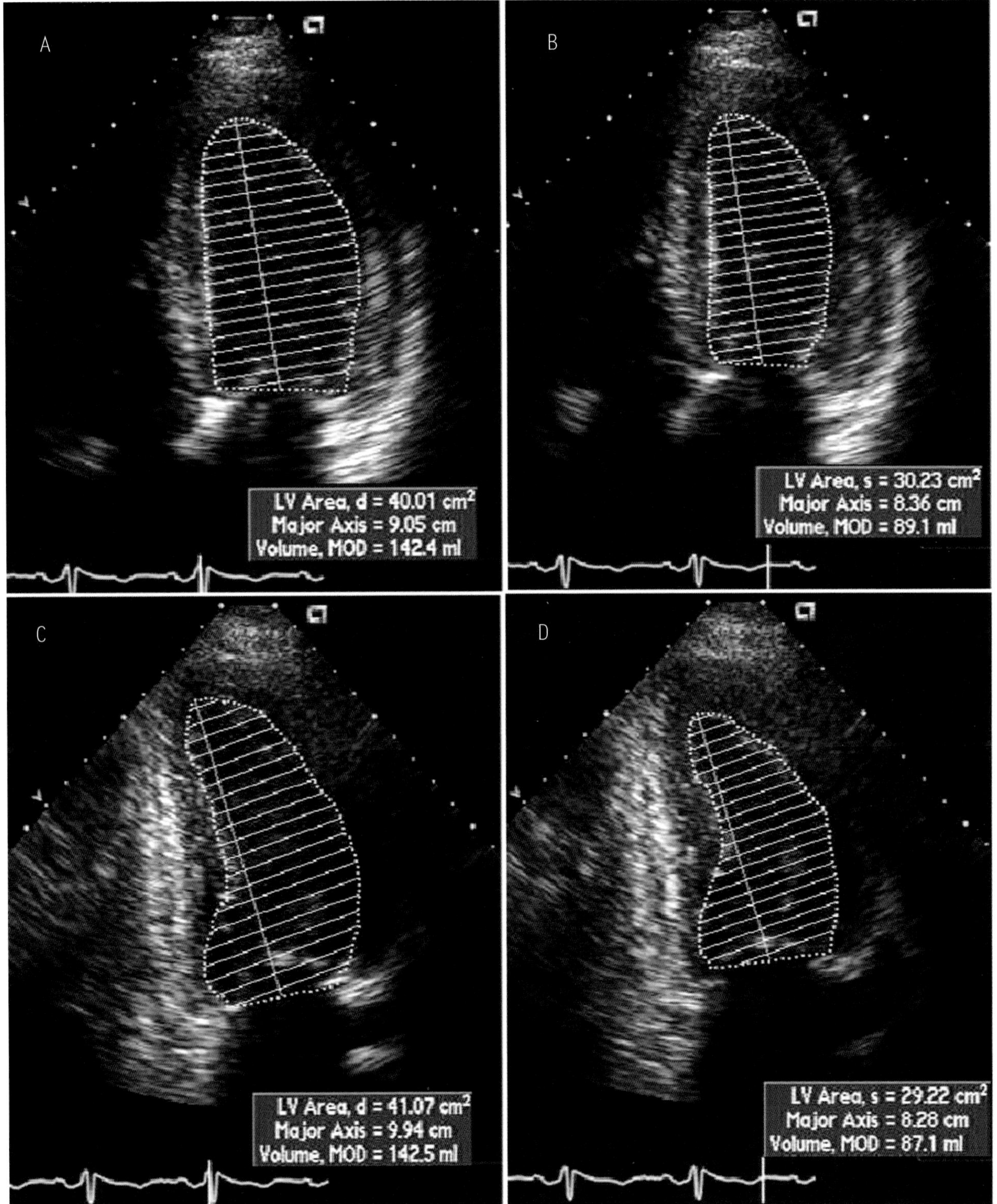

图 4-11　心尖双平面简化 Simpson 法测量左心室舒张末期容积和收缩末期容积

取心尖四腔（A，B）和心尖二腔心切面（C，D）两正交切面，于舒张末期（A，C）和收缩末期（B，D）人工描绘心内膜界面，超声诊断仪能自动沿左心室长轴将左心室分为等高的 20 等分圆柱体，各圆柱体体积之和即为左心室容积。

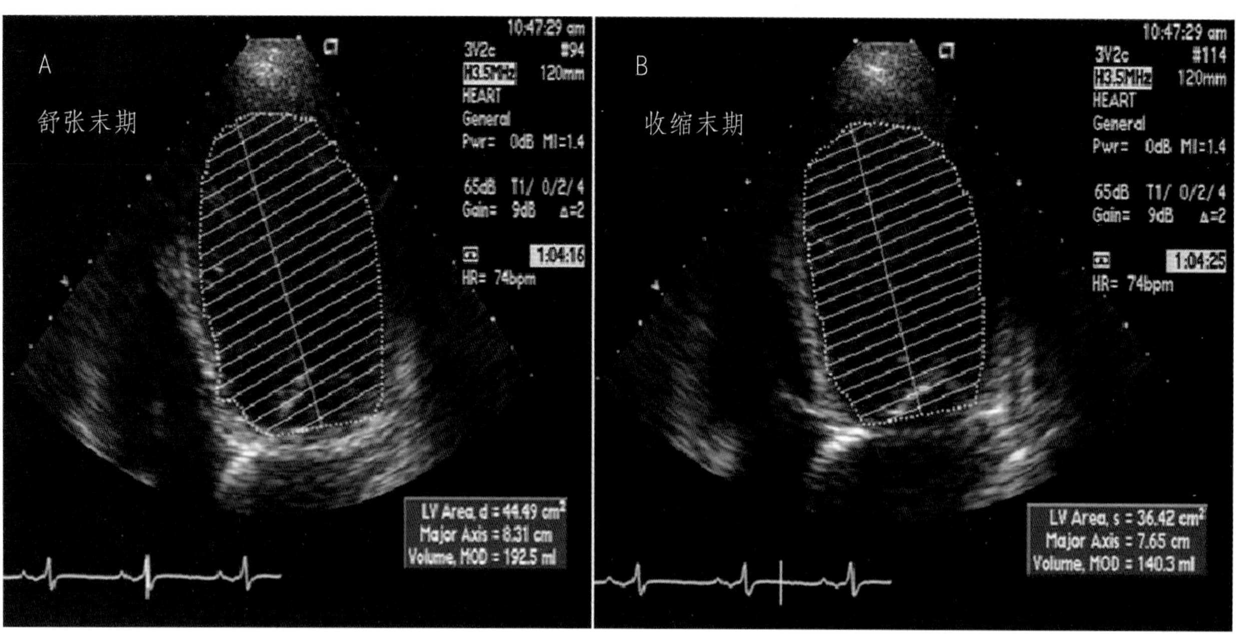

图 4-12　心尖四腔心切面 Simpson 法测量左心室舒张末期容积和收缩末期容积

取心尖四腔心切面，分别于舒张末期和收缩末期冻结超声图像，人工描绘心内膜边缘测量出左心室舒张末期容积为 192.5ml（A），左心室收缩末期容积为 140.3ml（B），两者之差为每搏出量（52.2ml）。

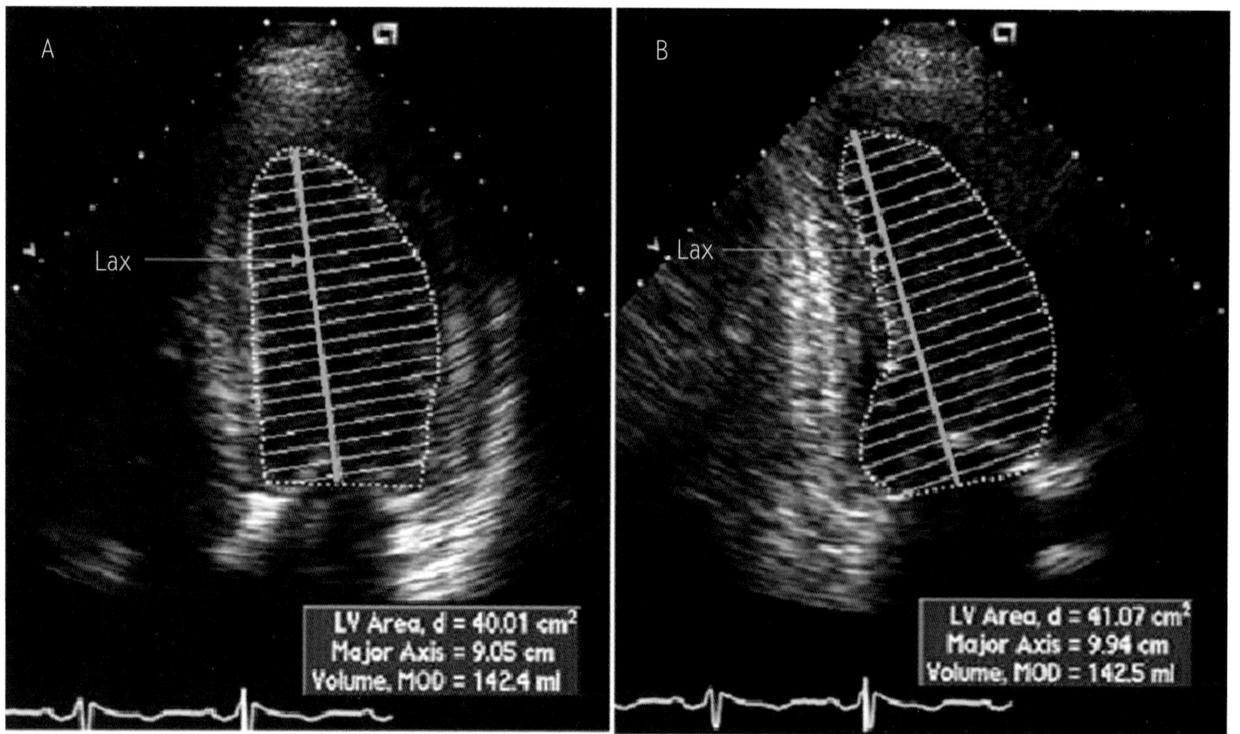

图 4-13　左心室长轴的超声测量

A 为心尖四腔心切面，左心室长轴（Lax）为二尖瓣瓣环的中点至心尖的距离；B 为心尖二腔心切面，左心室长轴（Lax）为二尖瓣瓣环的中点至心尖的距离。理论上心尖四腔心切面的左心室长轴应等于心尖二腔心切面的左心室长轴，实际操作时两者间的误差宜小于 10%。

3. 左心室收缩功能测定 根据二维超声心动图测定左心室舒张末期容积（LVEDV）和收缩末期容积（LVESV），可计算左心室射血分数（LVEF）。二维超声心动图测定的 LVEF 通常≥ 55%。静息状态下，LVEF 小于 50% 可认为存在左心室收缩功能减退。收缩功能的损伤，表现为 LVEF 的降低的同时，也表现为异常增加的 LVESV；LVESV 也是反映左心室收缩功能的指标之一。根据文献报道，EF 测定的差异性为 10%，左心室容积测定的检查者自身差异性为 5%~10%，检查者之间个体差异性则更高，范围为 7%~25%。左心室容积正常值（LVEDV，LVESV）男性通常较女性大，正常参考值为：LVEDV，（70 ± 20）ml/m^2；LVESV，（24 ± 10）ml/m^2。

对于二维超声图像不佳的患者，左心室容积测量的主要限制是无法清晰定位心内膜。应用自然组织谐波显像技术（native tissue harmonic imaging）可提高心内膜组织界面与心腔边缘的显示（图 4-14）。由于心内膜描绘冗长费时，超声声学定量技术（acoustic quantitation，AQ）自动检测心腔室血液和组织界面的边缘（即自动边缘检测，automatic boundary detection，ABD）也有助于实时快速地测定左心室收缩功能（图 4-15）。

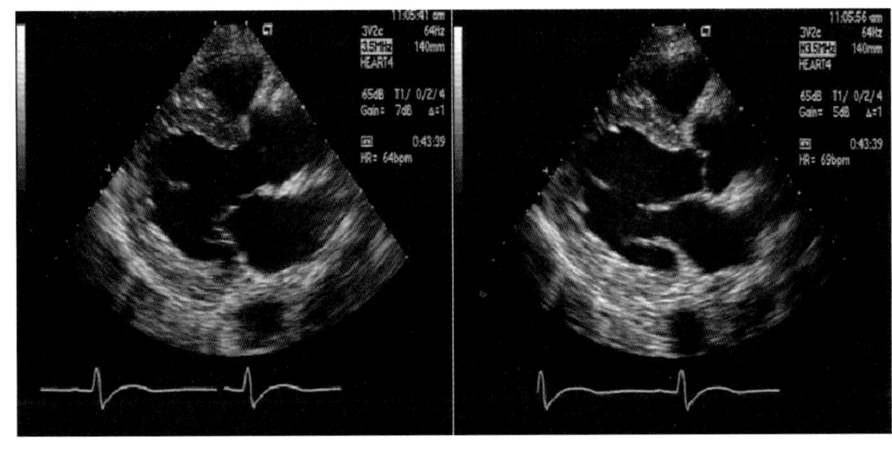

图 4-14 自然组织谐波显像技术描绘心内膜

左图为心尖左心室长轴切面基波显像，右图为自然组织谐波显像。

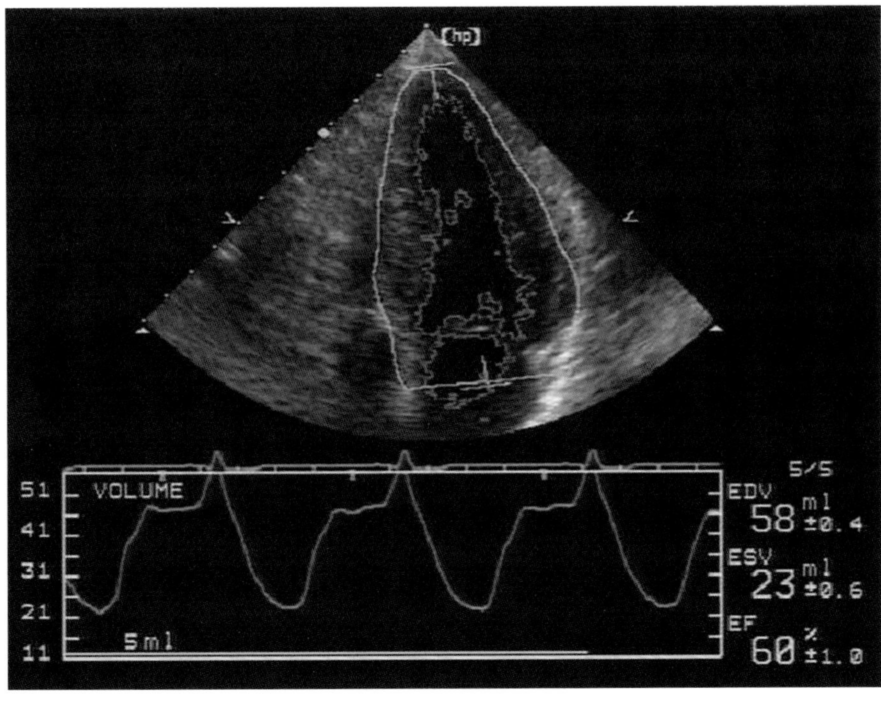

图 4-15 超声声学定量技术测量左心室收缩功能

实际操作时可取心尖四腔或二腔切面等，沿左心室边缘描绘感兴趣区域（ROI）后启动 ABD 模式，可自动测量左心室舒张末期容积（EDV）、收缩末期容积（ESV）和左心室射血分数（EF）。

（三）多普勒超声心动图

多普勒超声心动图可通过测定左心室每搏出量和心排血量等评价左心室整体收缩功能。结合二维测定计算横截面积（CSA），通过该区域的血流速度时间积分（VTI）乘以 CSA 即为每搏出量（SV）（图 4-16）。该方法不受左心室形态的影响。传统的反映左心室整体收缩功能的参数还有：等容收缩期（ICT）、左心室射血时间（LVET）、射血前期时间（PEP）和 PEP/LVET 比值（图 4-17）等。这里介绍瞬时变化压力（dp/dt）和心肌做功指数（IMP），dp/dt 指左室压力最大上升速率，等同于 dp/dt max。

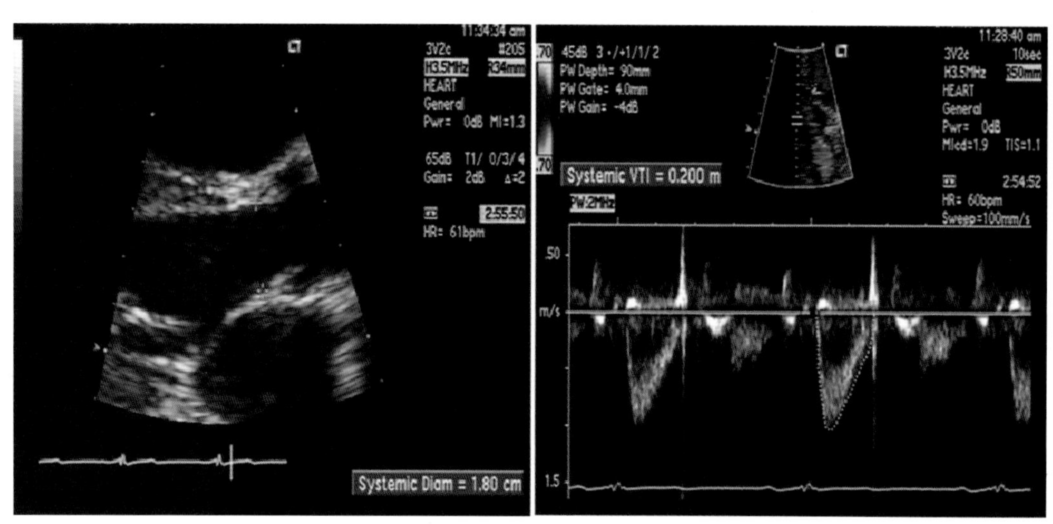

图 4-16　多普勒超声心动图测定左心室每搏出量

左图为胸骨旁左心室长轴（放大），测定左心室流出道直径为 1.8cm；右图为心尖左心室长轴引导应用脉冲多普勒测量左心室流出道血流频谱，沿着频谱轮廓描绘可计算出血流流速积分（20cm），因此左心室每搏出量 = 3.14 ×（0.9）^{2} × 20 = 50.9（ml）。

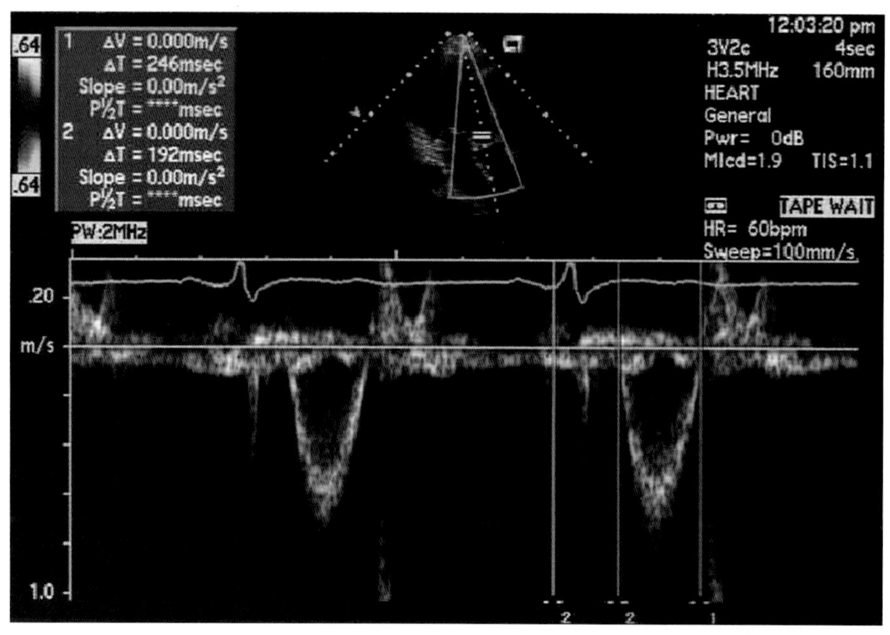

图 4-17　扩张型心肌病患者的脉冲多普勒左心室流出道血流频谱

图例该患者的左心室 PEP=192ms，LVET=246ms；PEP/LVET=0.78，PEP/LVET 的正常值为 0.29 ± 0.06，该数值明显增高，提示左心室收缩功能减退。

1. dp/dt 等容收缩期内左心室压力变化速率（dp/dt）是反映左心室收缩的指标之一。等容收缩期内左心房压无明显改变，因此等容收缩期内二尖瓣反流频谱二尖瓣反流速度变化能估测左心室压力变化速率。通常在二尖瓣反流频谱上测定速度为 1m/s 和 3m/s 两点间的时间间隔（dt）；根据柏努利方程，从 1m/s 到 3m/s 的压力变化为 32mmHg（$4\times3^2-4\times1^2$），因此 dp/dt（mmHg/s）为：dp/dt=32/dt（图 4-18）。

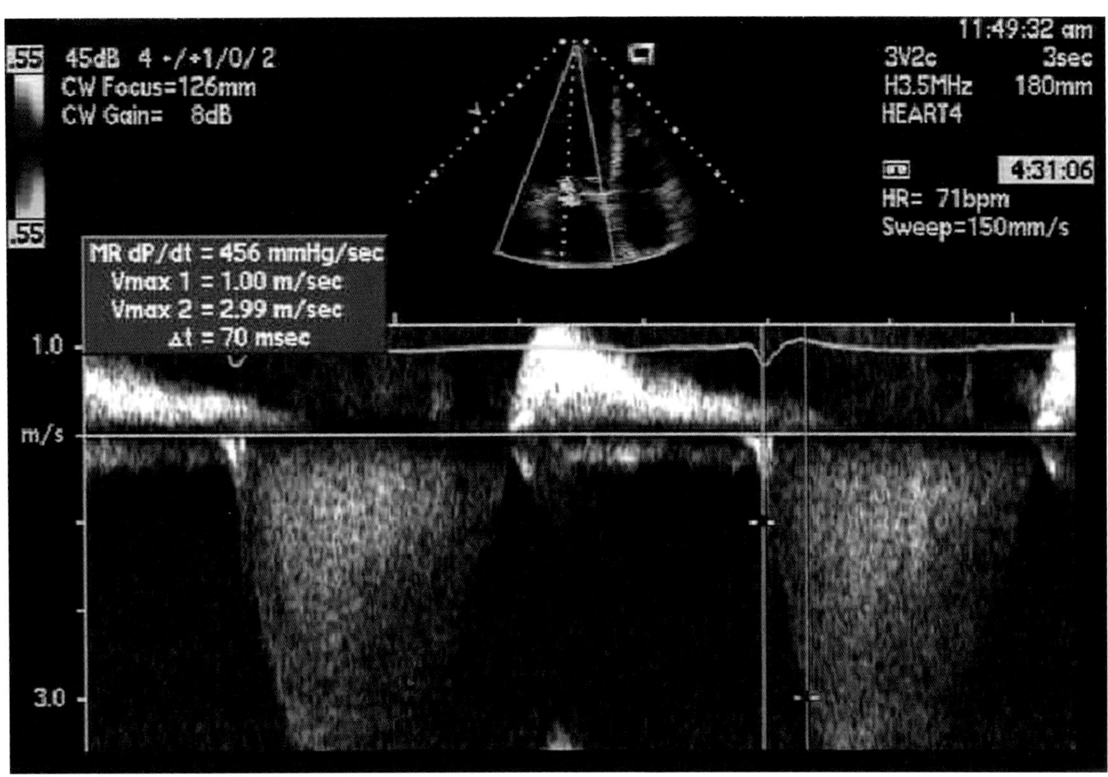

图 4-18 dp/dt 的测定图解

如图为二尖瓣反流连续多普勒血流频谱，测定时取二尖瓣反流血流频谱上升支 1m/s 和 3m/s 两点处的时间间隔，即为 dt。该图例 dt=70ms，dp/dt=32/0.07=456mmHg/s。

研究证实多普勒测定的 dp/dt 和心导管测值有良好相关，dp/dt 的正常值≥ 1 200mmHg/s，临界值为 1 000~1 200mmHg/s，dp/dt ＜ 1 000mmHg/s 提示左心室收缩功能减退。

2. 心肌做功指数（index of myocardial performance） Tei 等提出了一包括收缩和舒张时间间期而反映左心室整体功能的心肌做功指数（IMP）。左心室收缩功能不全导致等容收缩间期（ICT）延长和射血时间（ET）的缩短；收缩和舒张异常均可引起心肌迟缓异常而延长等容舒张间期（IRT）；IMP 即为 ICT 与 IRT 之和除以 ET。

$$IMP=\frac{ICT+IRT}{ET}$$

可简便地从多普勒超声心动图获取测定 IMP 所需的时间间期（图 4-19，图 4-20）。IMP 的正常值为 0.39 ± 0.05，扩张型心肌病 IMP 显著增加为 0.59 ± 0.10。同样也可测定右心室的 IMP，研究表明右心室 IMP 有助于鉴别肺动脉高压和正常者（0.93 ± 0.34 vs 0.28 ± 0.04）。

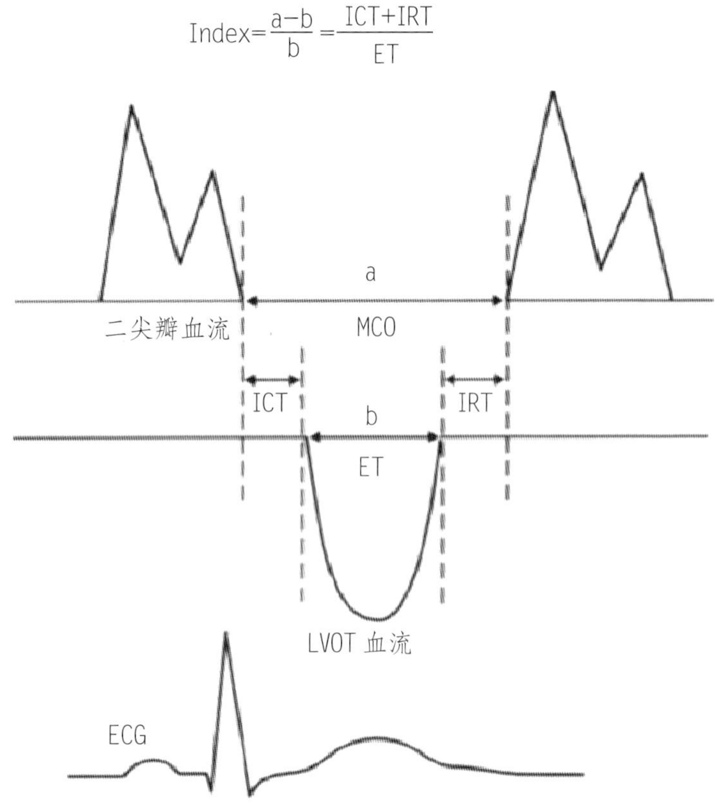

图 4-19　图解测量心肌做功指数

MCO 为二尖瓣关闭至二尖瓣开放的时间间期(a)，ET 为左心室射血时间(b)。ICT（等容收缩时间），IRT（等容舒张时间），LVOT（左心室流出道）。

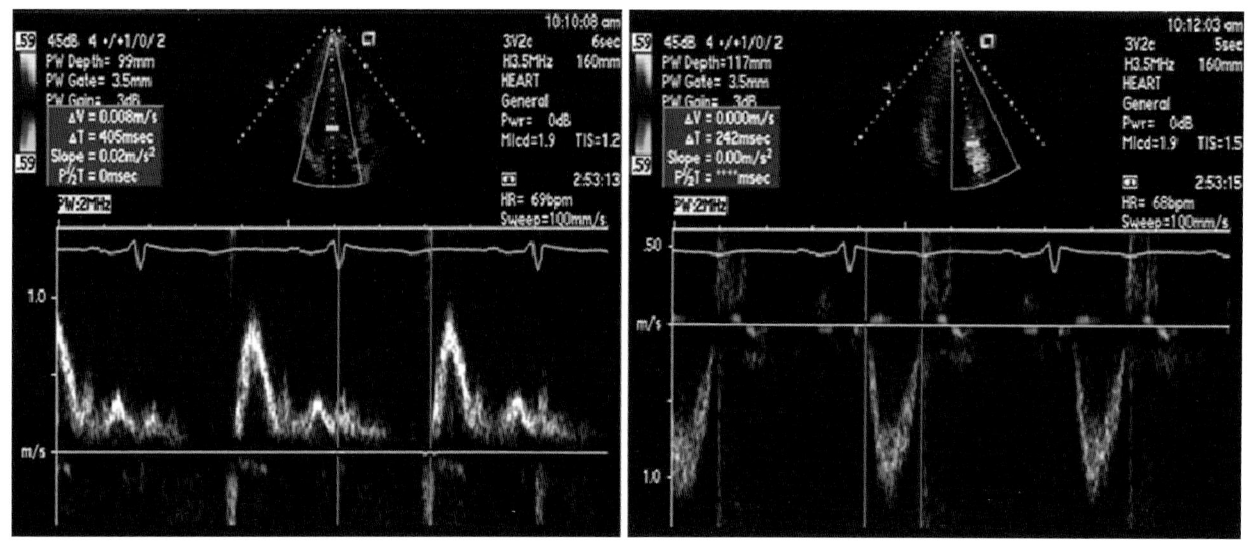

图 4-20　心肌做功指数测定

患者，男性，16 岁，临床诊断为限制型心肌病。左图为二尖瓣流入血流频谱，测定二尖瓣关闭至二尖瓣开放的时间间期(a)，即血流频谱 A 峰终止处与下一二尖瓣流入血流频谱 E 峰起始处的时间间期(405ms)；右图为左心室流出道血流频谱，测定左心室流出道血流频谱起始处至终止处的时间间期（b），b 即为射血时间（242ms）。因此 IMP=（a−b）/b=0.67，IMP 增大提示存在左心室整体收缩功能异常。

第二节　左心室舒张功能的评价

左心室舒张功能的临床重要性是无可置疑的。即使左心室收缩功能正常，左心室舒张功能异常仍可导致充血性心力衰竭，如高血压、肥厚型心肌病等。临床上约三分之二的充血性心力衰竭由左心室收缩功能异常和舒张功能异常所致，另有三分之一的充血性心力衰竭由左心室舒张功能异常所致而左心室收缩功能基本正常。

左心室舒张功能正常指静息和运动时左心室的适当充盈而无左心室舒张压异常升高。左心室舒张功能包括左心室弛缓（relaxation）和左心室顺应性（compliance）。左心室弛缓发生于左心室收缩末期，通常延续及完成于等容舒张期（IRT）。左心室弛缓的特性可比喻为握紧的拳头迅速松开伸展为手掌，是一个主动消耗能量的过程。临床正确评价左心室弛缓极为困难，目前反映左心室弛缓的指标有左心室弛缓时间常数（Tau）。左心室顺应性发生于舒张中期 ~ 晚期，简述为左心室充盈一定容积时左心室的可扩张性，与左心室顺应性相反的概念是左心室僵硬度（stiffness）。左心室僵硬度增加时（顺应性下降），左心室舒张期某一定容积血液的充盈即可造成左心室压显著上升；左心室柔软时（顺应性良好），某一定容积血液的充盈并不造成左心室压显著改变，因此舒张期左心室压和左心室容积的关系可评价左心室顺应性。

一、舒张期的定义和舒张期时相

目前临床普遍应用的舒张期定义为主动脉瓣关闭（收缩末期）至二尖瓣关闭（舒张末期）的时间间期（图 4-21）。二尖瓣关闭至主动脉开放的时间间期，称为等容收缩期（ICT），通常认为是收缩期的一部分。

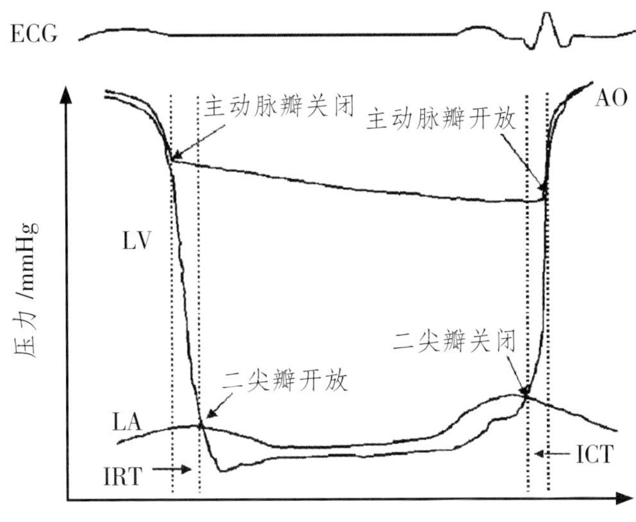

图 4-21　舒张期图解

临床舒张期的定义为主动脉瓣关闭至二尖瓣关闭的时间间期，对应于心电图 QRS 波群 T 波的终止处到 QRS 波起始处。

血流动力学方面舒张期可区分为 4 个相位（phase）：①等容舒张期（IRT），IRT 为主动脉瓣关闭至二尖瓣开放的时间间期。收缩期结束后，射血中止，左心室开始舒张，左心室内压力迅速下降，左心室内压刚低于主动脉压时，主动脉瓣随即关闭。此时因心室内压仍高于左心房压，二尖瓣尚处于关闭状态，左心室压下降，但左心室容积不变，故称为等容舒张期。②快速充盈期。等容舒张期末心肌弛缓左心室压迅速下降以至低于左心房压时二尖瓣开放，随后血液从左心房快速进入左心室；这时左心室继续舒张，使左心室压低于左心房压，甚至造成负压，左心房和肺静脉血液因心室的抽吸而快速流入，故称为快速充盈期。③静止期（diastasis）或称为缓慢充盈期。随着左心房血排空，左心房压下降，左心房和左心室压维持相对均衡而过渡至静止期，肺静脉血流随惯性作用进入左心房。④左心房收缩期。舒张晚期心房收缩左心房压又超过左心室压血流再次加速进入左心室（图 4-22）。根据定义，舒张期的第一相位为等容舒张期，它和心室充盈无关；正常人 80% 的左心室充盈发生于快速充盈期，5% 的左心室充盈发生于缓慢充盈期，15% 的左心室充盈发生于心房收缩期。从图 4-21 舒张期左心室压力、左心房压力记录曲线也可观察到，左心室充盈主要发生于快速充盈期和心房收缩期，当左心室压力下降到左心房压力以下时，形成快速充盈期左心房 - 左心室压力梯度，而当心房收缩增加左心房压力超过左心室压力时，又产生心房收缩期压力梯度。

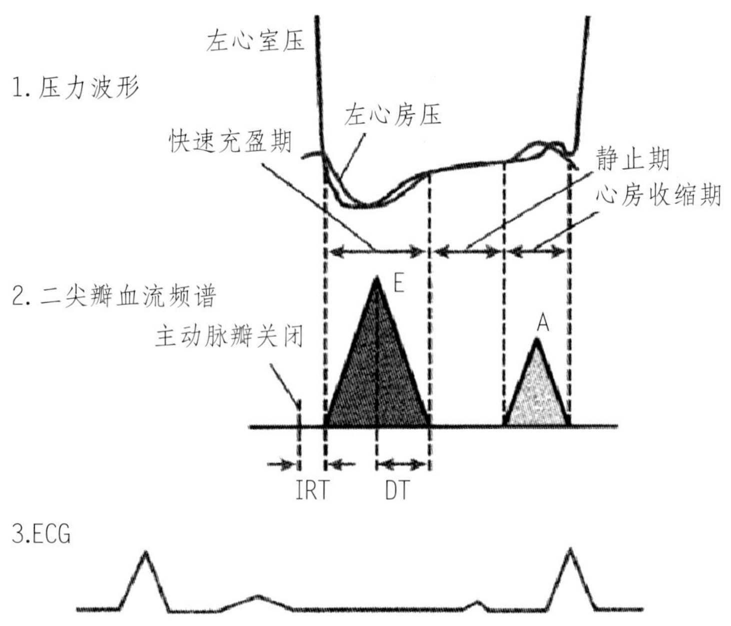

图 4-22 舒张期内心腔压、二尖瓣血流频谱和心电图同步显示

舒张期包括等容舒张期（IRT）、快速充盈期、静止期（既往称为缓慢充盈期）和心房收缩期。IRT 内左心室压快速下降，左心房压大于左心室压时，二尖瓣开放左心房血快速进入左心室而出现 E 峰，静止期左心房压和左心室压相对平衡，左心房收缩左心房压再次超过左心室压血流加速进入左心室而出现 A 峰。

二、左心室充盈

左心室充盈（filling）指舒张期血流进入左心室，是受左心室弹性回缩（elastic recoil）、心肌弛缓、左心室顺应性和左心房压等诸多因素相互作用的一系列动态血流动力学过程。左心室充盈主要发生于舒张早期和心房收缩期，当左心室压力下降至左心房压力以下时，就形成了舒张早期的压力梯度；当心房收缩增加左心房压力超过左心室压力时，就形成了舒张晚期压力梯度。左心室充盈对应于舒张期左心房和左心室的压力梯度。这种压力梯度也称为舒张期左心室充盈压（filling pressure），即左心房压力和左心室舒张期压力之差。左心室充盈的速率与左心室充盈压密切相关。1982 年 Kitabatake 首先报道应用脉冲多普勒记录二尖瓣血流频谱而评价左心室充盈，近 20 年来该方法已被证实和完善成为临床无创评价左心室舒张充盈类型的主要手段。

（一）二尖瓣血流频谱

二尖瓣血流频谱通常由舒张早期快速充盈的血流 E 峰和舒张晚期左心房收缩的充盈 A 峰组成。测定时取心尖左心室长轴或心尖四腔心切面，声束与血流方向平行，取样容积放置于舒张期二尖瓣瓣尖处。测定的参数（图 4-23）：E 峰、A 峰、E/A 比、E 峰减速时间（DT）和 A 峰持续时间等。DT 是 E 峰顶部至其降至基线的时间间期。正常情况下，由于左心室快速弛缓和弹性回缩，充盈很快，DT 缩短；反之，如果左心室顺应下降或左心房压力明显增加，DT 延长。

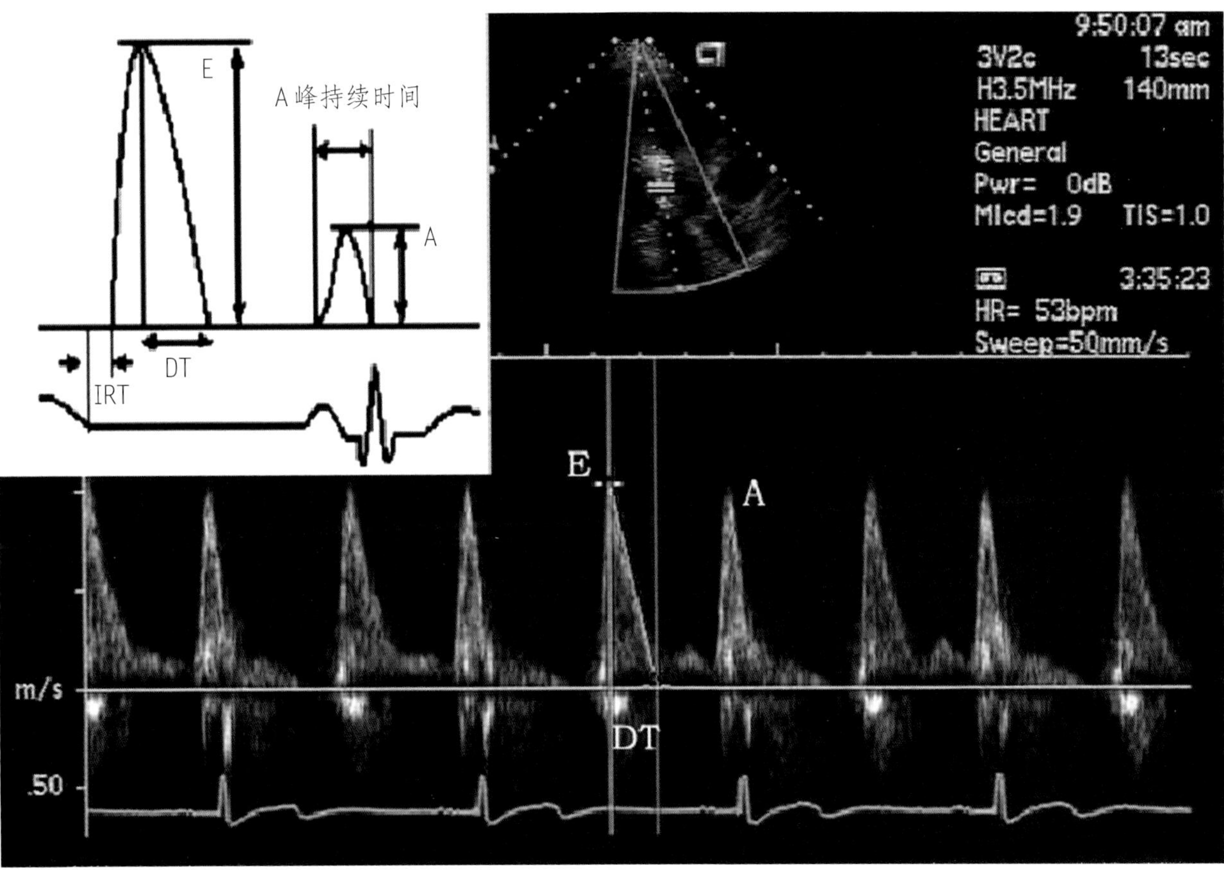

图 4-23　二尖瓣血流频谱示意图

窦性心律时，二尖瓣血流频谱包括舒张早期 E 峰和舒张晚期 A 峰。

（二）肺静脉血流频谱

通常取心尖四腔心切面右肺静脉入口处，彩色血流显像引导超声束与肺静脉血流方向一致，取样容积稍大，为 1~2mm，放置于右肺静脉入口内 1~2mm，记录肺静脉血流频谱（图 4-24）。肺静脉血流频谱包括：收缩期波（S）、舒张期波（D）和舒张末期心房血流逆向波（PVa）；收缩期偶可见双峰（S1，

S2）。测定的参数包括 S、D、PVa 和 PVa 持续时间（PVad）。PVa 发生于舒张期左心房收缩期，左心房收缩时，心房压力增加导致血流逆向流入肺静脉。肺静脉舒张期 D 波与二尖瓣血流 E 峰相似，两者的峰值和减速时间相关性好，当左心室舒张末期压增加时，肺静脉 D 波的减速时间缩短。而肺静脉逆向波 PVa 对应于二尖瓣血流 A 峰，有研究表明肺静脉 PVa 持续时间大于二尖瓣 A 峰持续时间，则左心室舒张末期压可能大于 15mmHg。

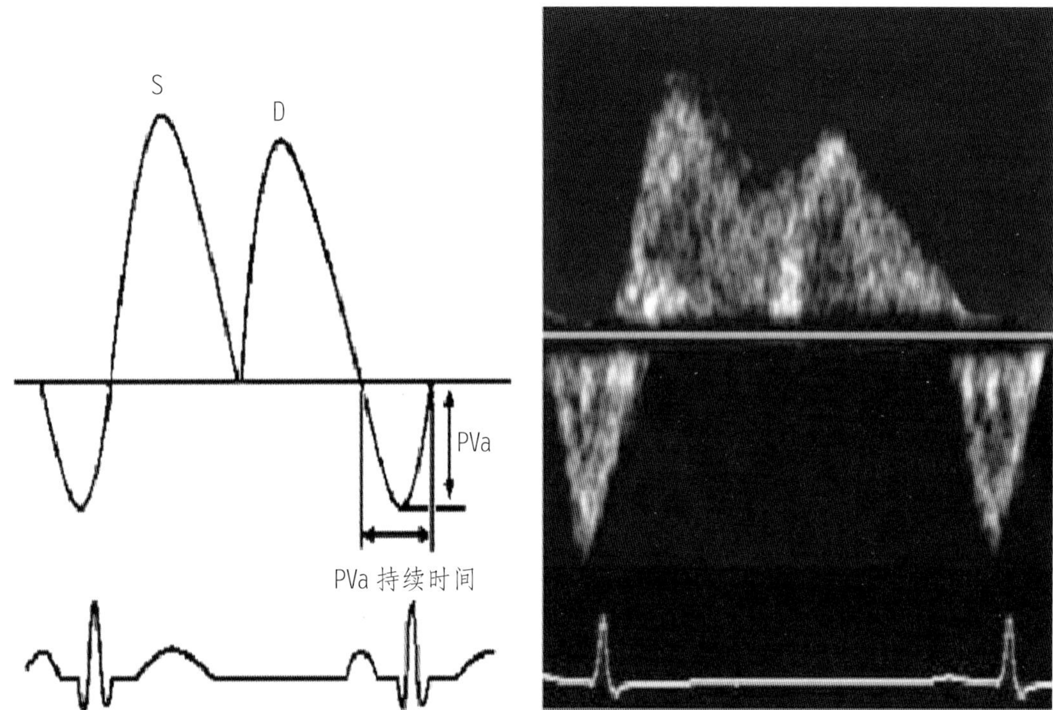

图 4-24　正常肺静脉血流频谱
正常肺静脉血流频谱包括 S 波、D 波和 PVa 波，通常 S 波稍大于 D 波。

（三）二尖瓣血流频谱和肺静脉血流频谱的正常值

二尖瓣血流频谱和肺静脉血流频谱的正常值如表 4-1，对二尖瓣血流频谱和肺静脉血流频谱的评价，必须充分考虑年龄因素的影响。

表 4-1　二尖瓣和肺静脉血流频谱的正常值

参数	年龄组（岁）			
	2~20（n=46）	21~40（n=51）	41~60（n=33）	＞60（n=10）
心率（次 / 分）	78±16	74±11	73±10	70±14
IRT（ms）	50±9	67±8	74±9	87±7
E（cm/s）	88±14	75±13	71±13	71±11
A（cm/s）	49±12	51±11	57±13	75±12

续表

参数	年龄组（岁）			
	2~20（n=46）	21~40（n=51）	41~60（n=33）	＞60（n=10）
E/A	1.88±0.45	1.53±0.40	1.28±0.25	0.96±0.18
DT（ms）	142±19	166±14	181±19	200±29
A 持续时间（ms）	113±17	127±13	133±13	138±19
S（cm/s）	48±10	44±10	49±8	52±11
D（cm/s）	60±10	47±11	41±8	39±11
PVa（cm/s）	16±10	21±8	23±3	25±9
PVa 持续时间（ms）	66±39	96±33	112±15	113±30
S/D	0.82±0.18	0.98±0.32	1.21±0.20	1.39±0.47

（引自 Jae KO, et al. The echo manual 2nd. Lippincott & Wilkins, 1999）

（四）左心室充盈频谱的影响因素

影响左心室充盈的因素有：①正常变异因素，包括年龄、呼吸、心率、PR 间期等。②生理因素，除了左心室弛缓和左心室顺应性，还有左心房压（前负荷）、左心室收缩功能和左心室收缩末期容积、左心房顺应性和收缩力等。③技术因素，多普勒取样容积的位置、探头声束与血流方向的夹角等。了解左心室充盈频谱的影响因素（图 4-25），是正确理解左心室充盈与左心室舒张功能关系的关键。

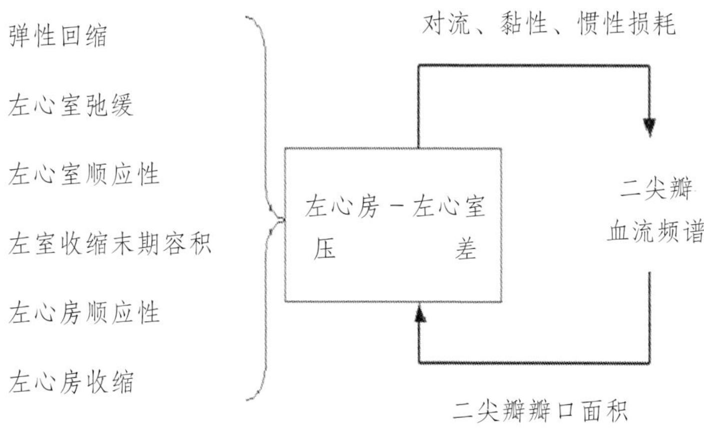

图 4-25　左心室充盈影响因素

左心室充盈的各种影响因素相互作用，决定左心房－左心室压差。左心房－左心室压差为跨二尖瓣血流的驱动力，液体的对流、黏性和惯性损耗调整跨瓣血流流速，而二尖瓣瓣口面积也决定流经二尖瓣的血流流率。（引自 Weyman AE, Principal and practice of echocardiography, 2nd edition, Lea & Febiger, 1994）

1. 左心室弛缓 左心室弛缓出现于等容舒张期和舒张充盈早期，是心肌主动耗能过程，表现为左心室收缩后左心室压的迅速降低。反映左心室弛缓功能的指标有：等容舒张间期（IRT）、-dp/dt 和左心室弛缓时间常数（Tau）。左心室弛缓异常导致 IRT 延长，左心室压下降速率减慢，二尖瓣开放时左心房 - 左心室间压差相对较小，左心室压减低缓慢而需要更长的时间左心室压才与左心房压保持平衡。二尖瓣血流频谱相应改变为：E 峰减低、A 峰增高、E/A < 1 和 DT 延长（图 4-26）。

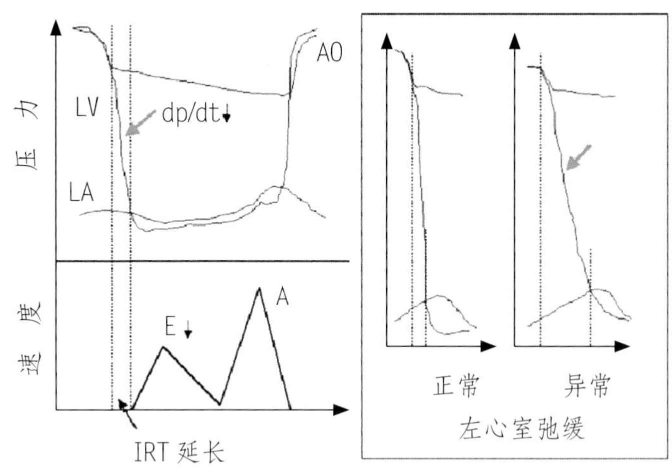

图 4-26 左心室弛缓对二尖瓣血流频谱的影响

左心室弛缓异常表现为左心室压下降减缓，左心室压下降曲线斜率变小（即 dp/dt 减小），见图右侧放大边框区域，舒张早期左心房 - 左心室压差相对较小，因此 IRT 延长，E 峰减低和 DT 延长，由于舒张早期充盈减少，心房收缩代偿增强，导致 A 峰增加。

2. 左心室顺应性 左心室顺应性通常指左心室腔的顺应性，受左心室大小、形态和心肌特性等影响。左心室顺应性反映心室容积增加与压力变化的关系（dP / dV）；随着舒张期左心室容量增加，左心室压随之上升，容积和压力变化关系呈指数或近似指数，因此左心室顺应性可简单理解为舒张中 - 晚期左心室压的上升速度。左心室顺应性减退，表现为某一定左心室容积的充盈就导致左心室压的更快上升，左心室压力 - 容积关系曲线更为陡直（图 4-27）。左心室顺应性减退表现为左心室舒张末期压增加，相应需要更高的左心室

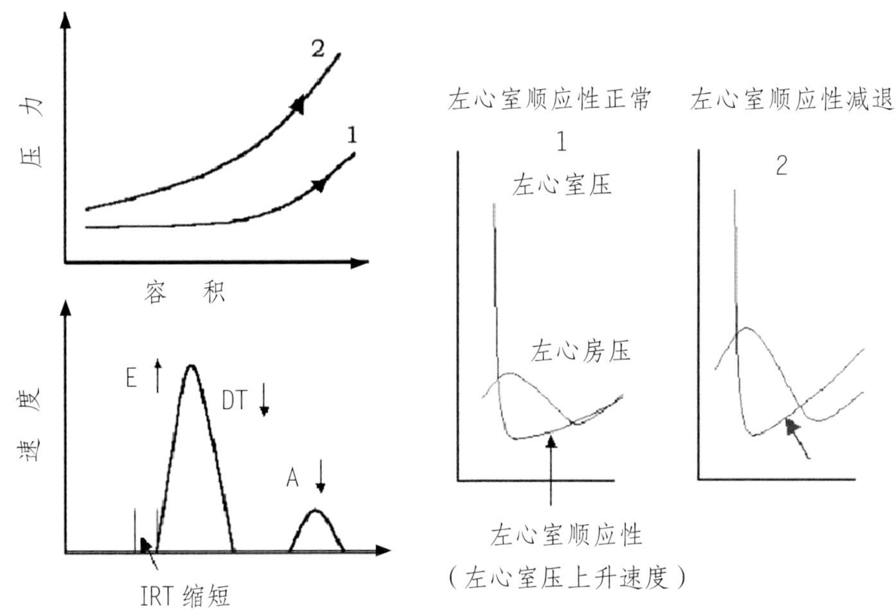

图 4-27 左心室顺应性减退和二尖瓣血流频谱变化图解

左心室顺应性减退表现为一定左心室容积的增加，导致左心室压的较快上升，压力 - 容积曲线趋于陡直（图右方红色箭头）。左心室顺应性减退左心房压相应增高，左心室压的更快增加导致舒张早期左心房 - 左心室压差迅速下降，因此二尖瓣血流频谱的相应改变为：E 峰增高，DT 缩短，IRT 缩短，A 峰减小。

充盈压（左心房压力↑↑），以保证舒张早期充盈。因此左心室顺应性减退相应导致左心房压增高，二尖瓣跨瓣压的增加，E 峰增高；随着舒张期左心室容量的增加，左心室压迅速上升，导致起初的左心室充盈压迅速下降，DT 因而缩短。

3. 前负荷 左心房压为左心室充盈的前负荷，增加前负荷（静脉输液和左心室舒张末期压）相应增加左心房 - 左心室压差，导致 E 峰增加；减低前负荷（血容量减少或应用静脉扩张剂等），相应减低了二尖瓣开放时左心房 - 左心室压差，因此 E 峰减小。前负荷不影响左心房收缩，因此 A 峰不变或稍增高（图 4-28）。

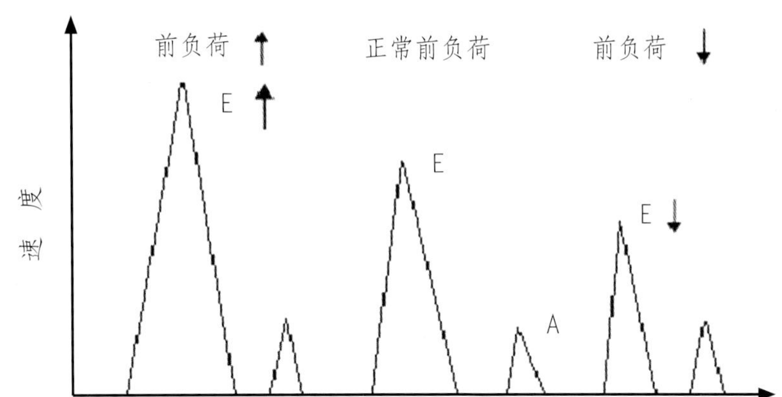

图 4-28 前负荷（左心房压）对二尖瓣血流频谱的影响

前负荷增加相应增加左心房－左心室压差，因此 E 峰增加；前负荷减少相应减少左心房－左心室压差，因此 E 峰减小。

左心室弛缓、左心室顺应性、左心房压、左心房顺应性、左心房收缩力、左心室收缩末期容积等是影响左心室充盈血流频谱的主要因素，左心室充盈血流频谱取决于这些因素的复杂和动态的相互作用。即使左心室舒张功能无变化，前负荷的改变等可影响二尖瓣 E 峰，左心房收缩功能、左心室舒张末期压、心率等可影响二尖瓣 A 峰。在临床实践中一些次要因素，如瓣膜反流、左心室和右心室的相互作用、心包的作用等，均可改变左心房或左心室负荷以及压力 - 容积关系，因此左心室充盈的分析判断往往是困难和复杂的。

左心室舒张功能是影响左心室舒张充盈类型的主要因素之一，重要的是铭记左心室充盈并不等同于左心室舒张功能。多普勒超声心动图测定的是左心室充盈，并不是直接测定左心室舒张功能。左心室弛缓时间常数（Tau）可在二尖瓣反流患者经多普勒超声无创测量，但测量手续较繁琐，临床应用范围有限。临床上最有价值的指标，如左心室舒张末期压（LVEDP）和肺毛细血管楔压（PCWP），多普勒目前尚无法直接提供，但是二尖瓣血流频谱和肺静脉血流频谱等一定程度上反映了左心房 - 左心室压差关系（图 4-29），可应用于推测 LVEDP 等（图 4-30）。在充分考虑影响多普勒超声血流频谱的各种因素基础上，多普勒超声心动图评价左心室舒张功能具有重要的临床价值。

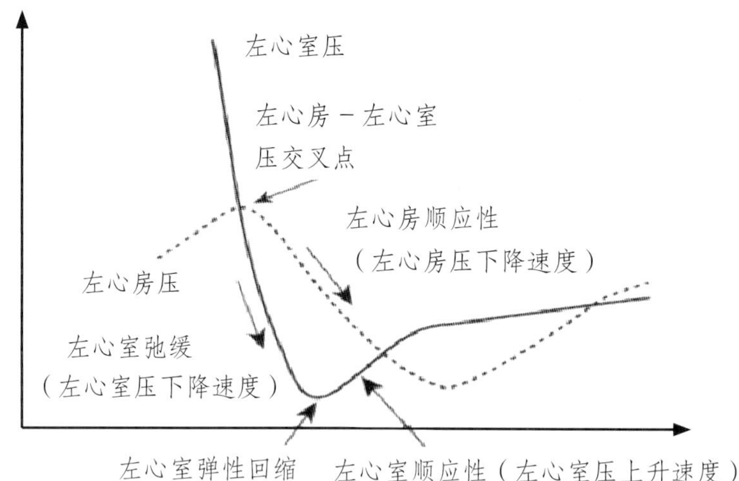

图 4-29　左心室舒张功能和左心房－左心室压关系示意图

左心室弛缓表现为舒张早期左心室压下降速度；左心室弛缓异常则舒张早期左心室压下降速度减慢。左心室顺应性在舒张中～晚期表现为左心室充盈后左心室压上升速度；左心室顺应性减退则左心室压快速上升，导致左心室舒张末期压和左心房压相应增加。舒张期左心房－左心室压差而影响二尖瓣流入血流和肺静脉血流。Elastic recoil，指弹性回复。（引自心脏超声波テキスト，日本超声波检查学会监修，2001）

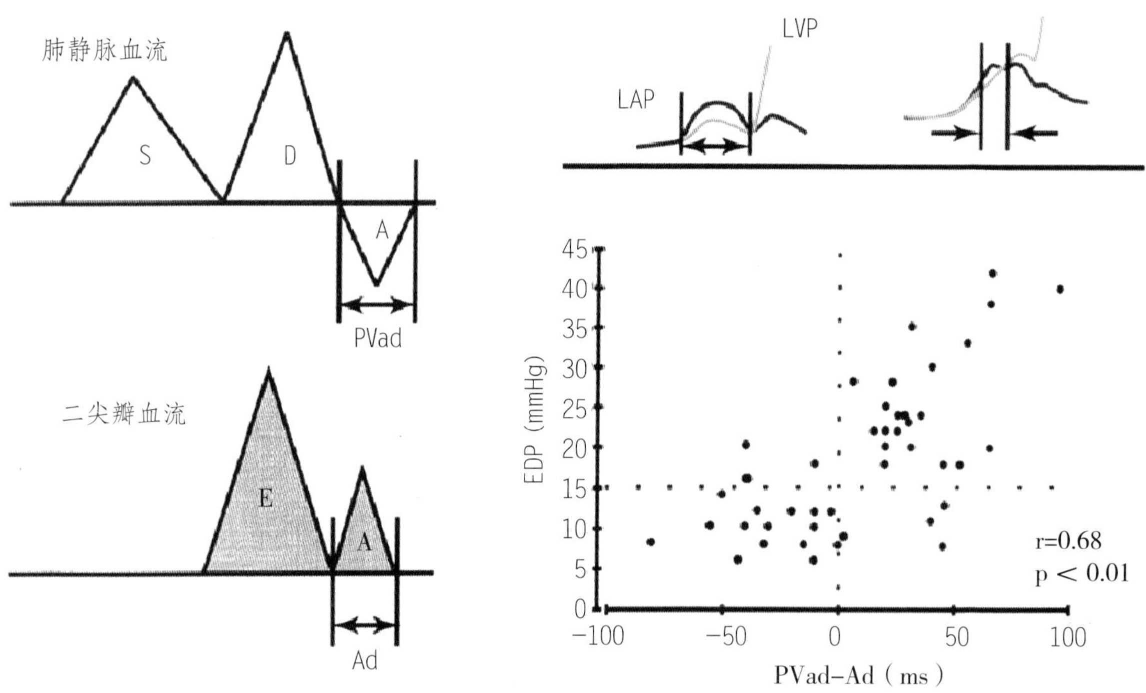

图 4-30　肺静脉血流的心房逆向波和二尖瓣血流 A 峰的持续时间差（PVad-Ad）与左心室舒张末期压（EDP）的关系

肺静脉血流的心房逆向波的持续时间（PVad）比二尖瓣血流 A 峰的持续时间（Ad）延长时，提示左心室舒张末期压≥ 15mmHg；PVad−Ad 与 EDP 的相关系数为 0.68。（引自 Rossvoll O, et al. Pulmonary venous flow velocities recorded by transthoracic Doppler ultrasound：relation to left ventricular diastolic pressures. J Am Coll Cardiol 1993，21：1687−1696）

三、左心室舒张充盈常见类型

（一）正常舒张充盈类型

正常年轻人中左心室心肌弛缓和弹性回缩快速有力，左心室充盈大部分在舒张早期完成；随着年龄增大，心肌弛缓速率有缓慢下降的趋势，导致舒张早期左心室充盈减少而舒张晚期的左心房收缩代偿增加（图 4-31）。因此随着年龄增大，E 有下降及 DT 延长趋势，A 逐渐升高；60 岁左右 E 峰 A 峰相近，而 60 岁以上通常 E/A < 1。在评价左心室充盈二尖瓣血流频谱时，必须充分考虑年龄因素的影响（表 4-1）。正常舒张充盈类型表现为（图 4-32）：1 < E/A < 2，DT 为 160~240ms，IRT 为 70~90ms，A 波持续时间≥ PVa 波持续时间。超声检查通常无显著解剖和功能异常发现。

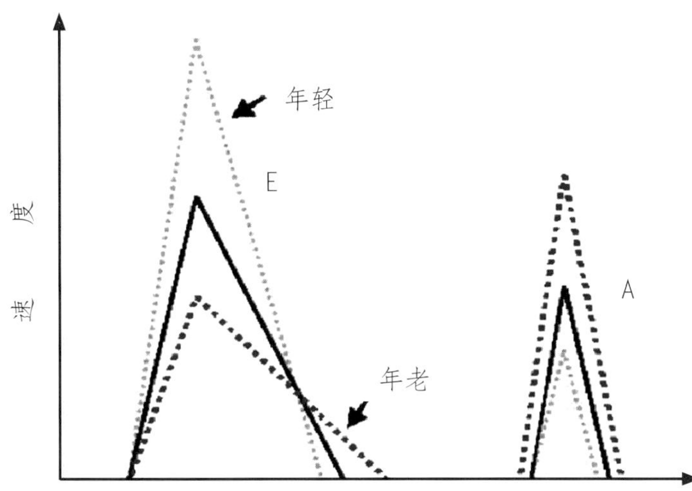

图 4-31　年龄对二尖瓣血流频谱的影响

正常年轻人心肌弛缓和左心室弹性回复快速有力，左心室充盈大部分在舒张早期完成，E 峰明显大于 A 峰；随着年龄增大，E 峰下降以及 DT 延长；老年人 E 峰下降和 DT 延长，A 峰增高，E 小于 A。

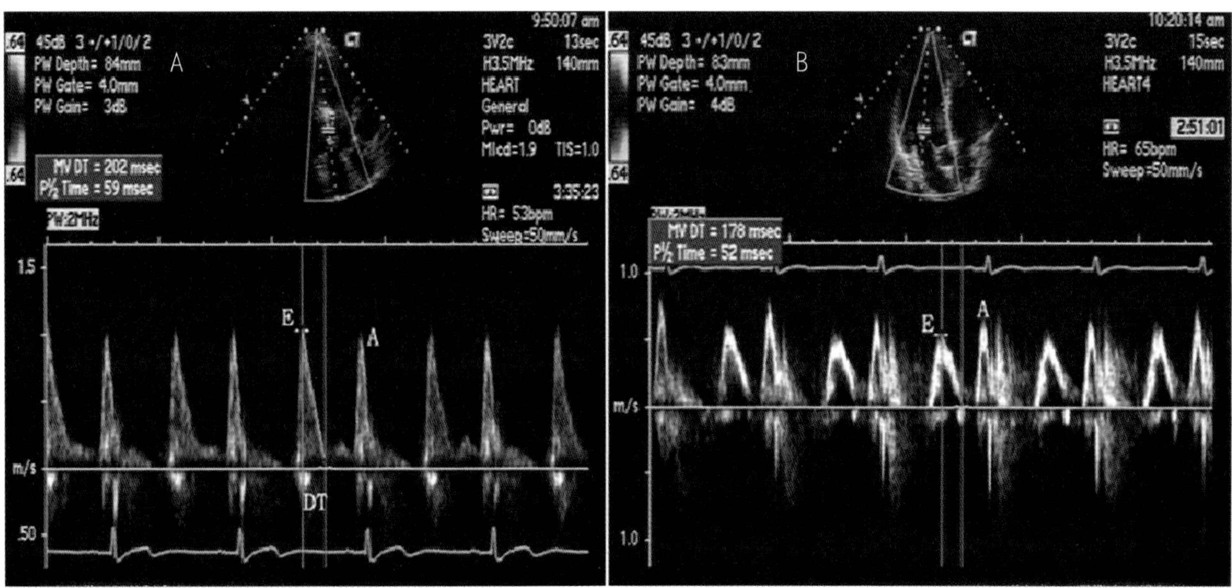

图 4-32　正常左心室充盈频谱类型图例

A 为 52 岁男性的二尖瓣血流频谱，E 峰略大于 A 峰，E 峰的减速时间（DT）为 202ms；B 为 63 岁男性的二尖瓣血流频谱，E 峰小于 A 峰，E 峰 DT 为 178ms。A、B 两者无心脏解剖和功能异常发现。E 峰小于 A 峰为年龄因素影响。

（二）异常舒张充盈类型

1. 弛缓异常类型 几乎所有的心脏病最初的左心室充盈异常表现为左心室弛缓延迟或受损（图4-33），典型的心脏病变有左心室肥厚、肥厚型心肌病和心肌缺血等。弛缓异常左心室充盈表现为：E峰下降，A峰升高，E/A < 1，DT延长（> 240ms）；肺静脉D峰与E峰相似也下降而S峰代偿增加，S >> D，PVa大小和持续时间通常正常。

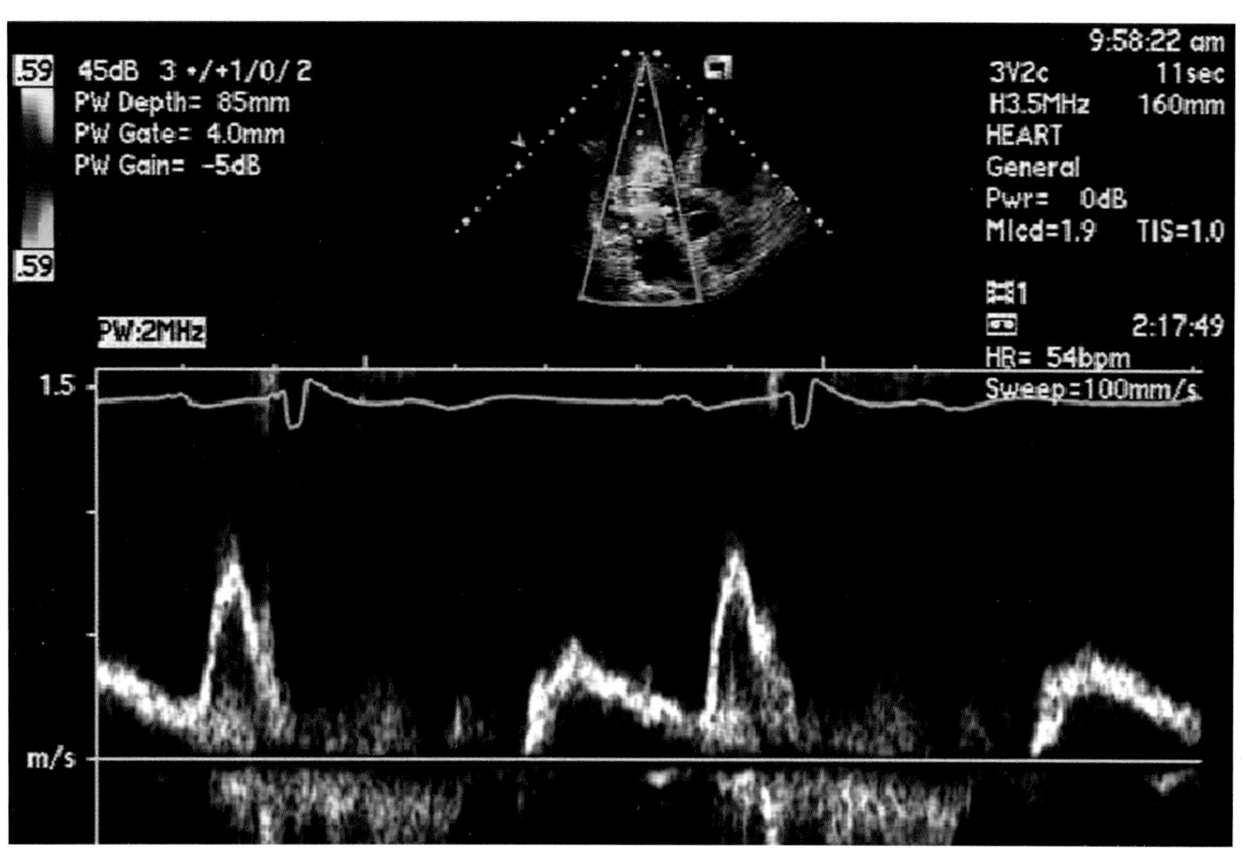

图4-33 典型左心室弛缓异常患者的二尖瓣血流频谱
弛缓异常左心室充盈表现为：E峰下降，A峰升高，E/A < 1，DT延长（> 240ms）。

2. 伪正常充盈类型 随着疾病进展，舒张功能进一步损害，出现左心室顺应性减退。左心室顺应性减退导致左心房压增高，以致E峰增高。由于舒张早期左心室压快速上升以至更快接近左心房压，E峰的DT缩短；从而逆转和掩盖弛缓延迟频谱而出现类似正常充盈类型，即E/A > 1和DT为160~200ms。伪正常充盈类型代表左心室中度舒张功能异常，患者有器质性心脏病变的证据（如EF↓、左心房内径↑和左心室肥厚等）。伪正常和正常充盈类型可借以下方法加以区别。

（1）肺静脉频谱：伪正常者PVa波持续时间大于二尖瓣A波持续时间，或肺静脉S < D（图4-34）。

（2）前负荷减少（如Valsalva动作）：可使伪正常者的E/A比下降至 < 1（图4-35），正常者E、A峰同比例下降E/A比维持不变。

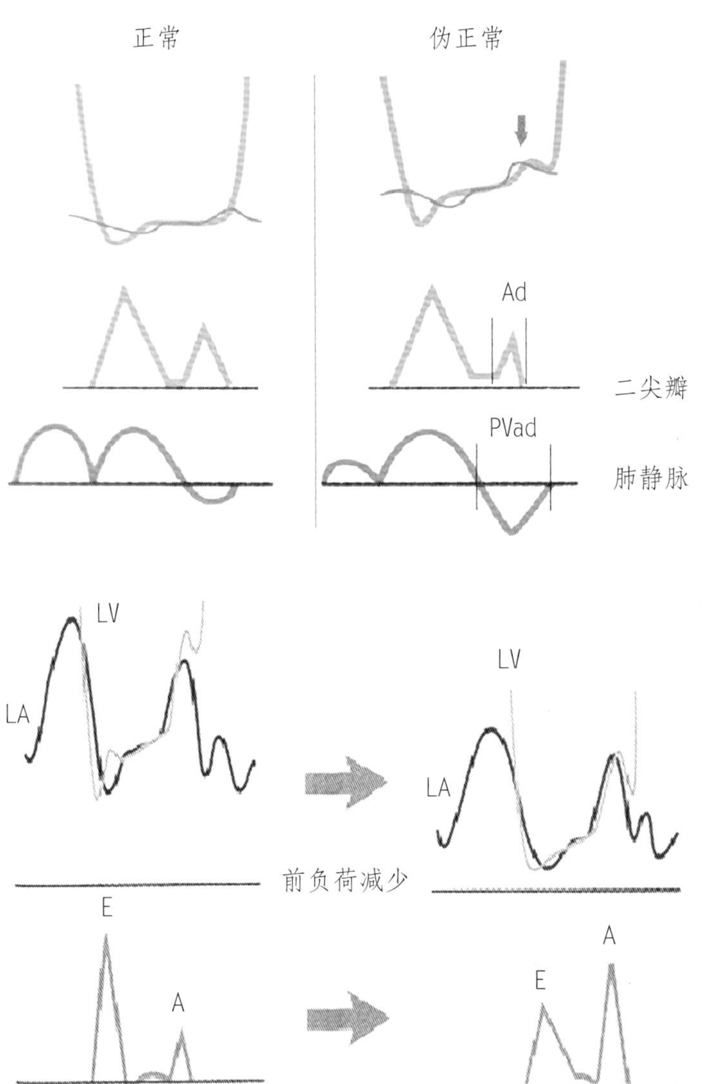

图 4-34　正常和伪正常二尖瓣血流频谱的左心房、左心室压以及二尖瓣血流频谱和肺静脉血流频谱同时记录示意图

正常二尖瓣血流 A 峰持续时间（Ad）相等于肺静脉逆向波持续时间（PVad）。左心室舒张末期压升高时，左心室压迅速增高甚至超过左心房压，导致左心房收缩期左心室流入血流急骤停止，而另一方面由于肺静脉良好的顺应性，左心房收缩血流持续逆流进入肺静脉，以致肺静脉逆向波增大和持续时间延长，即 PVad 大于 Ad。

图 4-35　前负荷减少对伪正常左心室充盈频谱的影响

如图，减少前负荷，导致左心房压减少，相应减少舒张期左心房与左心室间的充盈压，因此伪正常者 E 峰减少，小于 A 峰；而正常人 E、A 同比例下降，E/A 比值不变。

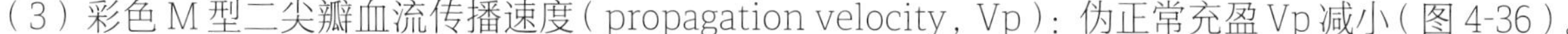

（3）彩色 M 型二尖瓣血流传播速度（propagation velocity，Vp）：伪正常充盈 Vp 减小（图 4-36）。

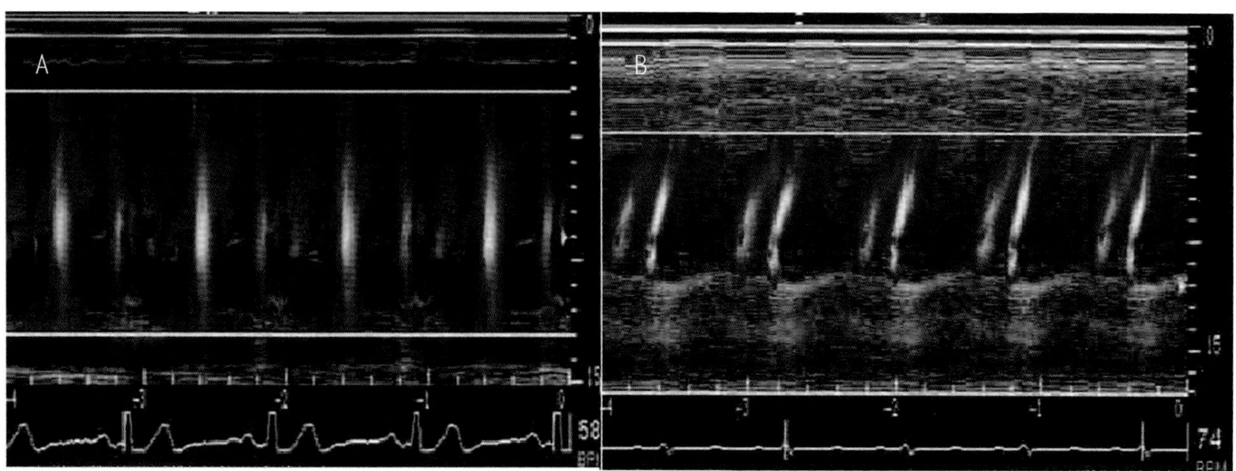

图 4-36　正常（A）和伪正常（B）二尖瓣血流频谱患者的彩色二尖瓣血流 M 型超声心动图曲线

二尖瓣血流传播速度（Vp）可经彩色二尖瓣血流 M 型超声心动图曲线测量，通常伪正常者 Vp 减小。正常人 Vp > 55cm/s。Vp 相对不受前负荷影响。

（4）组织多普勒（tissue Doppler image）：测定二尖瓣瓣环纵轴运动速度。在心尖四腔心切面将2mm大小取样容积放置于侧壁或室间隔侧二尖瓣瓣环处，正常时可记录到3种不同的速度：收缩期速度（S'）、舒张早期速度（E'）和舒张晚期速度（A'）（图4-37）。E'速度反映心肌的弛缓，心肌弛缓受损时E'速度减低，E'降低是舒张功能不全最早期的指标之一，而且E'降低出现于舒张功能不全的所有阶段。充盈压增加时，E'速度仍降低而二尖瓣E峰速度增加。正常情况下室间隔侧二尖瓣瓣环速度≥10cm/s。测定E'和E/E'，E' < 7cm/s提示心肌弛缓受损；E/E' > 15提示左心室舒张末期压增高。

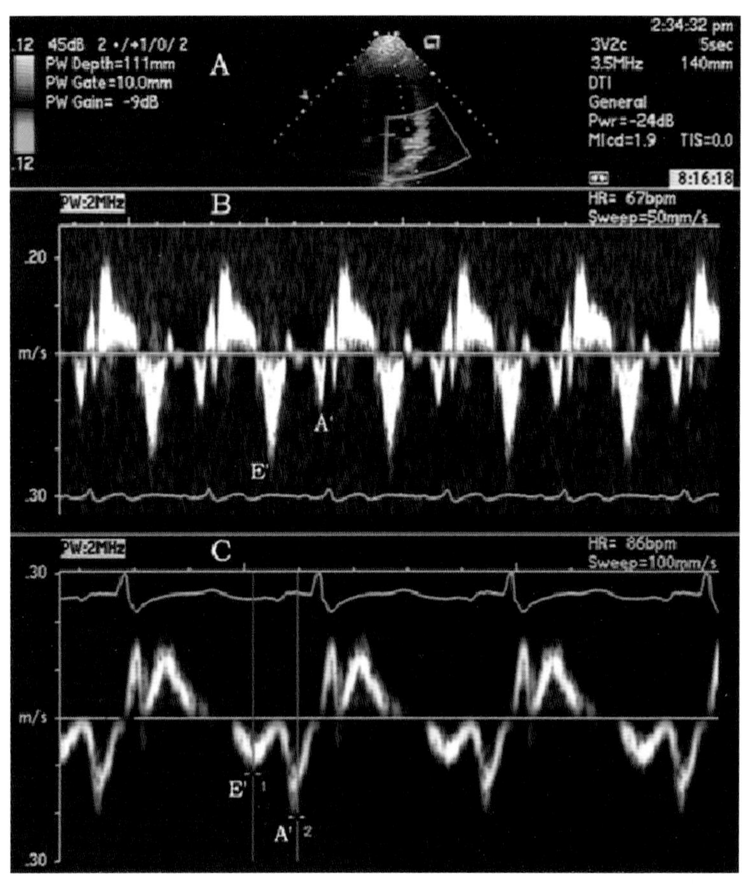

图4-37　组织多普勒超声测定二尖瓣瓣环运动速度

A为取样容积放置于二尖瓣瓣环（外侧），B、C分别为正常、伪正常血流频谱者的二尖瓣瓣环组织多普勒超声，伪正常者二尖瓣瓣环速度（E'）减慢，E/E'比升高。E为二尖瓣早期充盈E峰，E'为早期二尖瓣瓣环舒张速度。

3. 限制型充盈类型　随着疾病进展，舒张功能显著损害，显著增高的左心房压导致二尖瓣提早开放（IRT缩短），舒张早期跨二尖瓣压增大以至E峰增高；僵硬的左心室（顺应性明显下降）的少量血液充盈即可导致左心室舒张压的迅速上升，左心室和左心房压的快速平衡而出现DT缩短；舒张晚期时左心房收缩虽可增加左心房压，但同期左心室压的更快上升导致A峰速度和持续时间均减少。限制型充盈或限制（的生理状态），应与限制型心肌病鉴别，各种心脏疾患晚期，如失代偿的心力衰竭、严重缺血性心脏病、限制型心肌病、急性重度主动脉瓣反流、缩窄性心包炎等均可导致限制状态。当左心室舒张压明显升高时，甚至可出现二尖瓣舒张期反流。限制型舒张充盈的特征（图4-38）：E峰明显升高，A峰减小，E >> A，E/A > 1.5，IRT < 70ms，DT < 160ms，二尖瓣A波持续时间小于PVa的持续时间；肺静脉S << D，PVa通常增加。必须强调的是限制型充盈左心室弛缓受损依然存在，只是左心室顺应性显著减退和左心房压显著升高掩盖了左心室弛缓受损的存在。限制型充盈患者往往存在器质性心脏病证据以及患者有心功能不全的临床表现。

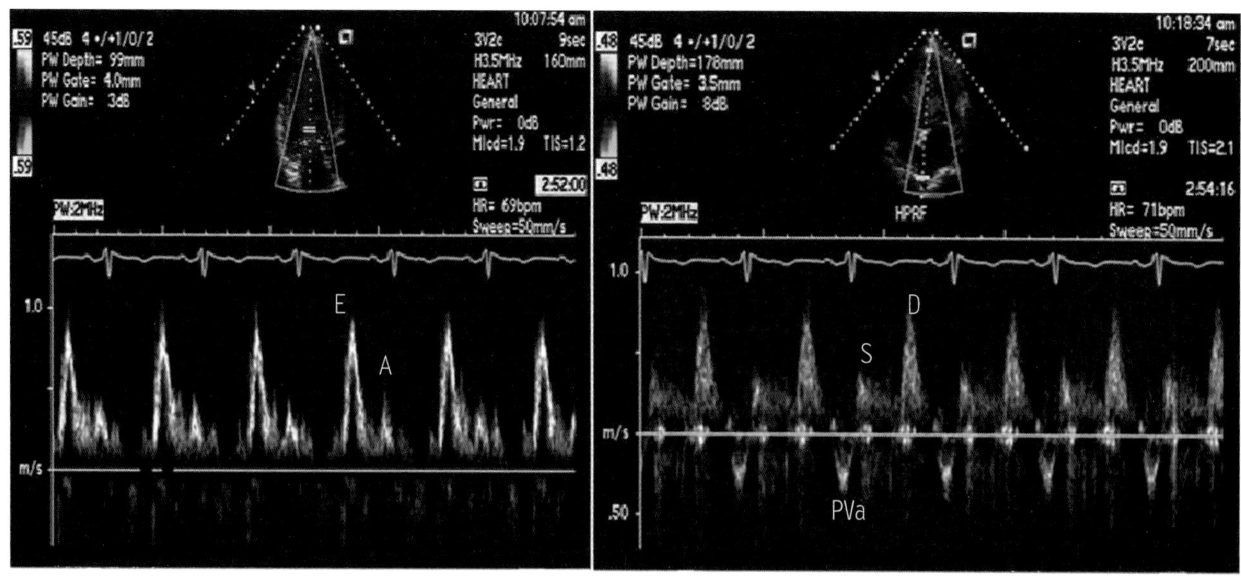

图 4-38　限制型舒张充盈频谱特征

E 峰明显升高，A 峰减小，E ≫ A，E/A ＞ 1.5，DT ＜ 150ms。该患者为冠心病、心功能不全（心功能Ⅳ级），二尖瓣血流频谱 E 峰 DT 为 130ms；肺静脉频谱 S ≪ D，PVa 持续时间为 150ms，大于二尖瓣血流频谱 A 峰持续时间 125ms。

由于受诸多不同因素和基础心脏疾病的影响，并不是所有的二尖瓣血流频谱均能归入以上几种类型。例如，显著左心室肥厚或限制型心肌病患者，由于左心室弛缓明显延迟达舒张中期，可出现包含显著舒张中期波峰的三相二尖瓣血流频谱（图 4-39）；而缩窄性心包炎患者顺应性减退（充盈受阻），无充盈压显著增高也可出现 E 峰 DT 缩短。心房颤动时二尖瓣血流频谱的 A 峰消失，不适用于以上充盈类型。尽管如此，研究表明左心室收缩功能减退的心房颤动患者的 E 峰 DT 缩短与左心室充盈压增高有关。心房颤动时 E 峰 DT 的测定通常应在 QRS 波群前结束的 E 峰上测量（图 4-40）。

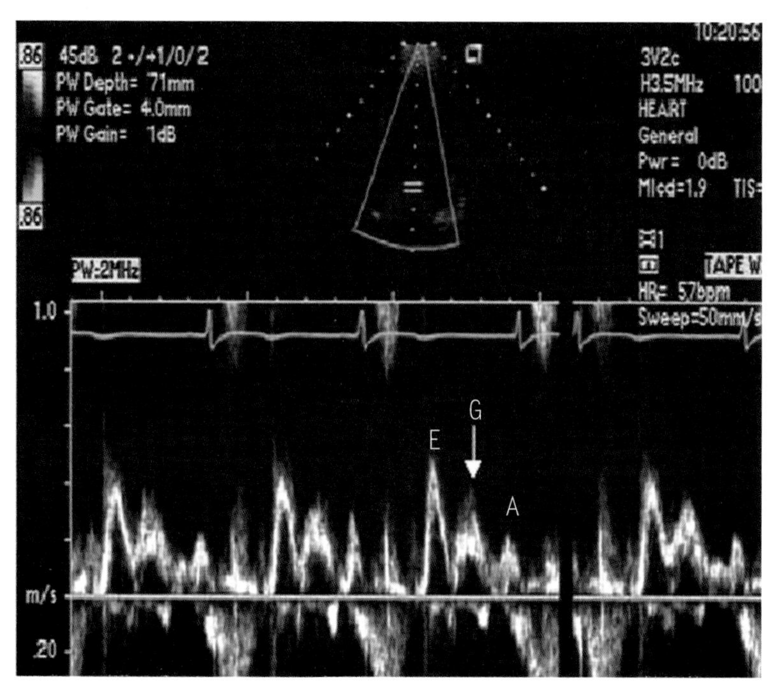

图 4-39　三相二尖瓣血流频谱

患者，男性，16 岁，诊断为限制型心肌病。二尖瓣血流频谱除 E 峰和 A 峰外，在舒张中期出现显著的血流峰，有报道称其为 G 峰。G 峰的出现提示左心室舒张功能存在显著异常。

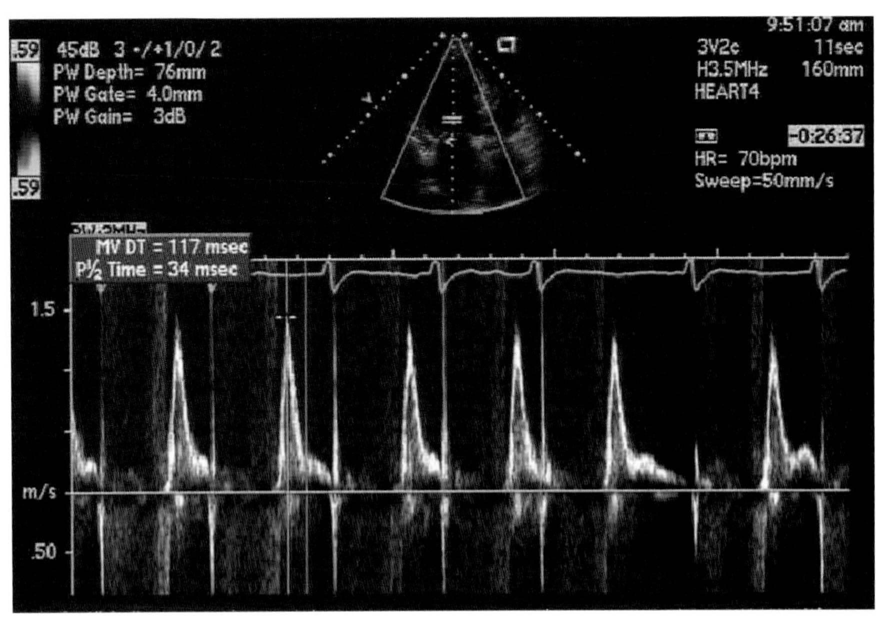

图 4-40　心房颤动患者的 E 峰测定

E 峰 DT 的测定应选择在心电图 QRS 波群开始前以结束的 E 峰上测量，该频谱所有 E 峰均在 QRS 波群前结束，该患者 DT 实测值为 117ms。

四、左心室舒张功能的评价

根据多普勒超声心动图可将左心室充盈频谱分为：正常、弛缓异常、伪正常和限制型左心室充盈频谱（表 4-2）。绝大多数的心脏疾患最初的舒张异常为左心室弛缓异常，随着病情的进展，左心室顺应性减退和左心房压的升高，二尖瓣血流频谱表现为伪正常左心室充盈或限制型。因此随着左心室舒张功能异常的进展，左心室充盈频谱可出现相应改变（图 4-41）。二尖瓣血流频谱受诸多因素影响可相互转化，评价左心室充盈频谱（二尖瓣、肺静脉）需要结合二维超声心动图，还需具备对诸多病变的血流动力学改变有充分理解。如图 4-25 所示，影响左心室充盈除了左心室弛缓和左心室顺应性，还有左心室前负荷、左心室收缩功能和左心室收缩末期容积等，而心室间相互作用和心包的限制作用也能显著影响左心室充盈，记住这一点很重要。目前左心室充盈和左心室舒张功能的严谨关系尚未完全明了，两者并不等同，不能互换或随意使用。

表 4-2　左心室舒张充盈频谱分类

	正 常	弛缓异常	伪正常	限制型
E/A	1~2	< 1	1~1.5	> 1.5
DT（ms）	< 240	> 240	160~240	< 160
IRT（ms）	70~90	> 90	< 90	< 70
S/D	≥ 1	≥ 1	< 1	< 1
左心室舒张	正常	受损	受损	受损
左心室顺应性	正常	正常或↓	↓↓	↓↓↓
左心房压	正常	正常	↑↑	↑↑↑

DT：E 峰减速时间，IRT：等容舒张期，S/D：肺静脉 S 峰 /D 峰比。

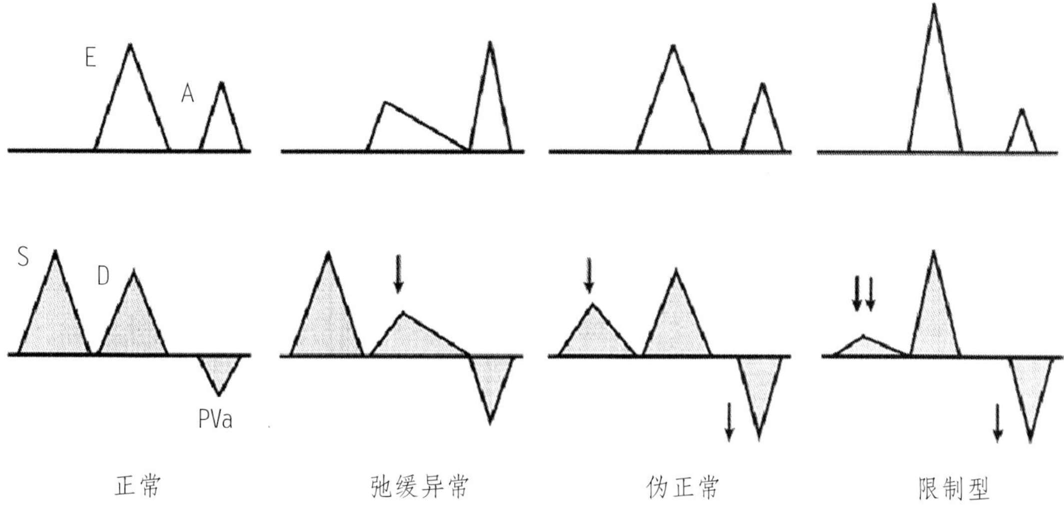

图 4-41　左心室舒张功能障碍的左心室充盈频谱的变化

图上方为二尖瓣血流频谱，图下方为肺静脉血流频谱。伴随着左心室舒张功能障碍的进展，二尖瓣和肺静脉血流频谱出现相应变化。

左心室舒张功能障碍是导致心功能不全的主要原因之一，左心室弛缓异常患者静息时可无症状，中重度体力活动可出现气促等症状；伪正常左心室充盈患者静息时可无症状，轻中度体力活动可有症状；限制型充盈患者静息时通常有临床心功能不全的症状，除非经治疗后限制型充盈被逆转，限制型充盈提示临床预后不良。根据左心室充盈血流频谱左心室舒张功能异常严重程度分级为：

Ⅰ级为弛缓异常。

Ⅱ级为伪正常左心室充盈频谱。

Ⅲ级为限制型左心室充盈频谱（可逆转）。

Ⅳ级为限制型左心室充盈频谱（不可逆转）。

左心室舒张功能异常可出现于各种心脏疾病，导致舒张功能异常的疾病有三种基本机制：①单纯舒张功能异常而收缩功能保持完整，常见于高血压所致左心室肥厚、肥厚型心肌病等。②舒张功能异常合并左心室收缩功能异常，如扩张型心肌病或缺血性心脏病晚期。③心包疾病（心包积液，缩窄性心包炎）时由于心脏受压导致充盈受限。

到目前为止，左心室舒张功能异常的诊断仍然困难和迷惑。目前较为公认的诊断左心室舒张功能异常的“金标准”为：①存在确切的心功能不全证据（自觉症状、体检发现、胸部 X 线等）。②心功能不全急性期（发病 72 小时内左心室射血分数≥ 50%）。③心导管检查左心室舒张功能异常的证据（左心室舒张末期压增加，左心室弛缓异常）。满足以上①以及心功能不全急性期 72 小时三个条件的可肯定诊断，只满足①和②标准的为高度可能诊断，而满足①以及心功能不全急性期 72 小时后左心室射血分数≥ 50% 的为可能。

由于临床上绝大部分怀疑左心室舒张功能异常的患者无法进行心导管检查，超声心动图（多普勒超声心动图等）对判断是否存在左心室舒张功能异常有重要作用。尽管舒张充盈受诸多因素的影响，但在已知心脏疾患的患者舒张充盈异常的进展是可预见的。左心室舒张充盈频谱的测定有助于估测和了解左心室充盈压、左心室弛缓和顺应性的改变，预测心脏疾患的预后以及指导舒张性心力衰竭患者的临床治疗。

心脏生理学的研究还远远没有结束，目前生理学家和临床医师还在探索和研究能独立反映左心室、右心室收缩功能和舒张功能的参数。与 Frank-Starling 定律一样，左心室压力 - 容积环已经成为临床上非常有价值的研究心血管生理功能的工具。通过对左心室压力 - 容积环变化的对比和理解，能够阐明左心室收缩性心力衰竭和舒张性心力衰竭的区别（图 4-42）。

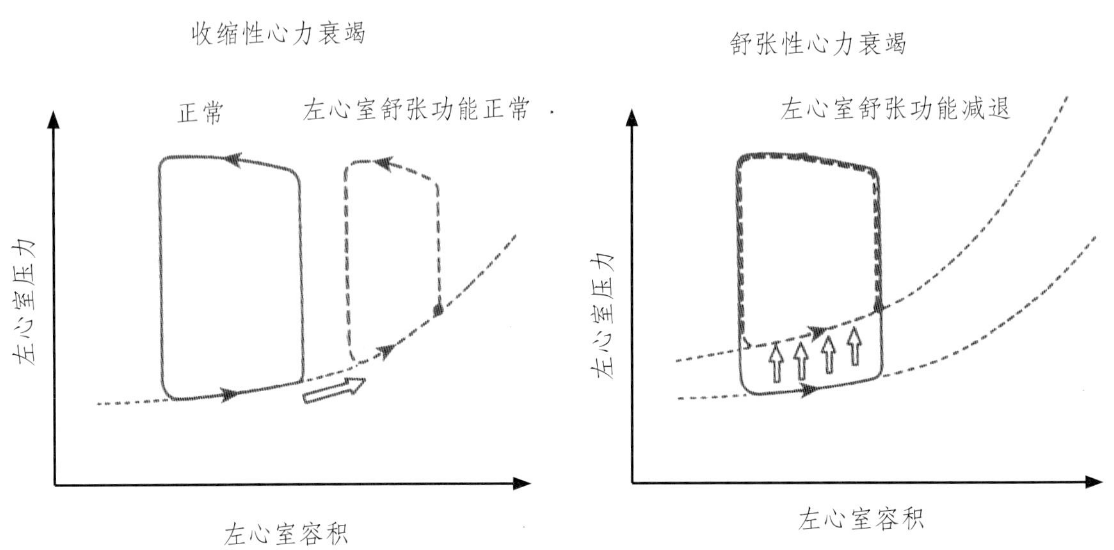

图 4-42　左心室压力 - 容积环

左图为左心室收缩性心力衰竭患者的压力 - 容积环示意图，图中实线为正常的压力 - 容积环，图中虚线为收缩性心力衰竭的压力 - 容积环，如箭头所指该曲线向右侧延伸。右图为左心室舒张性心力衰竭患者的压力 - 容积环示意图（虚线），如箭头所指该曲线上移，表明若要维持一个相同的舒张期容量，就需要一个较高的舒张期左心室压。

第五章 二尖瓣病变

第一节　二尖瓣的解剖和正常超声影像

一、二尖瓣的解剖

正常二尖瓣功能取决于瓣环、瓣叶、腱索、乳头肌和邻近左心室心肌功能的完整和各部分相互协调运动；二尖瓣瓣环、瓣叶、腱索、乳头肌及其附着的心室壁统称为二尖瓣装置(mitral apparatus，图 5-1)，左心房和左心室的扩张与上述结构的空间位置有密切的关系。这些二尖瓣装置某一或几种成分的结构异常及功能失调均可造成二尖瓣功能障碍。二尖瓣疾病根据二尖瓣装置异常可分类如表 5-1。

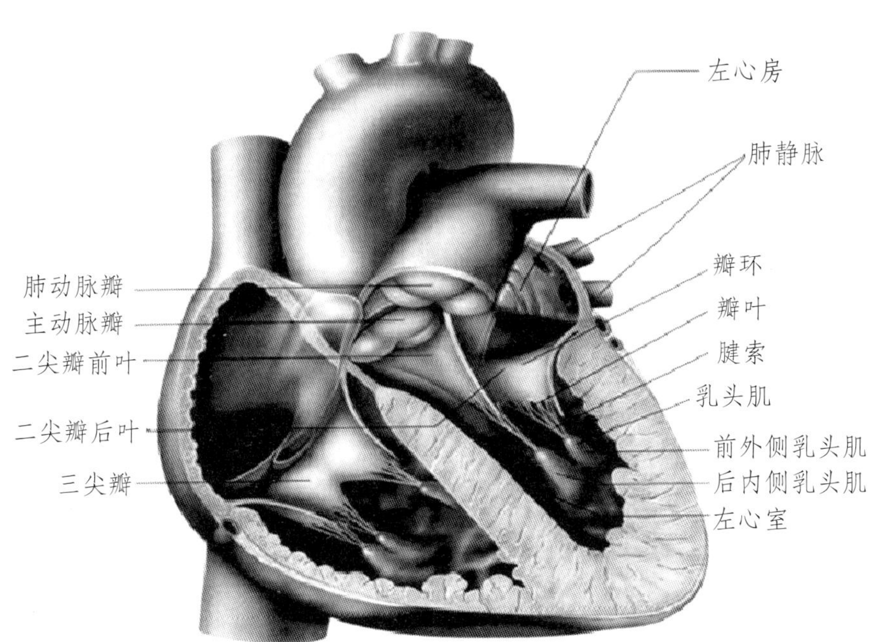

图 5-1　二尖瓣装置的前面观

维持正常二尖瓣功能的二尖瓣结构包括：瓣环、瓣叶、腱索、乳头肌。二尖瓣瓣叶分为二尖瓣前叶和二尖瓣后叶，二尖瓣前叶与主动脉起始部的主动脉后壁相连，二尖瓣后叶经房室沟处与左心房相连。

表 5-1　二尖瓣装置异常二尖瓣病变分类

1. 二尖瓣瓣环异常

（1）钙化：动脉硬化、退行性变、风湿性损害。

（2）扩大：马方综合征、左心室或左心房扩大（扩张型心肌病）。

（3）破坏：风湿性损害、细菌性脓肿。

2. 二尖瓣瓣叶异常

（1）器质性异常：风湿性损害、感染性心内膜炎、外伤、系统性红斑狼疮。

（2）先天异常：二尖瓣瓣裂、瓣叶缺损、双二尖瓣口、瓣瘤。

（3）过度伸展：马方综合征等。

3. 腱索异常

（1）断裂：感染性心内膜炎、风湿性损害、外伤、心肌梗死。

（2）过度伸展：马方综合征等。

（3）缩短：风湿性损害、先天性异常。

（4）起始部异常：完全型房室间隔缺损、矫正型大动脉转位。

4. 乳头肌异常

（1）断裂：风湿性损害、外伤、心肌梗死。

（2）功能不全：冠心病（心肌梗死）、冠状动脉畸形。

（3）位置异常：肥厚型心肌病、左心室室壁瘤、左心室扩大。

（4）缺损：先天异常（单组乳头肌，即降落伞型二尖瓣）

1. 二尖瓣瓣叶　形态学上，二尖瓣顾名思义由两个瓣叶组成，分别称为二尖瓣前叶（AML）和二尖瓣后叶（PML）。严格意义上来讲，二尖瓣前叶和后叶处于前上和后下的位置，前叶毗邻左心室流出道及主动脉瓣，后叶则附着在后下左心室游离壁。二尖瓣前叶占二尖瓣总面积的 55%~60% 和瓣环周缘的 30%~40%；二尖瓣后叶占二尖瓣总面积的 40%~45% 和瓣环周缘的 60%~70%。目前有临床意义的二尖瓣瓣叶结构不再简单地区分为二尖瓣前叶和二尖瓣后叶，而是描述为更加详细的 6 个扇叶（scallop）组成的结构（图 5-2），后叶从外到内划分为 P1（外侧扇叶）、P2（中间扇叶）和 P3（内侧扇叶）；前叶也相应地分为 A1、A2、A3。正常二尖瓣关闭时前叶和后叶对合良好、无缝隙，两个瓣叶沿着前外侧联合（ALC)到后内侧联合（PMC）的半圆形结合线相聚一起。解剖上二尖瓣瓣叶分为与腱索相连接的粗糙部和不与腱索相连接的透明部，二尖瓣瓣叶展开示意图如图 5-3。由于个体差异和心脏转位，经食管超声心动图（TEE）探头旋转相同角度，可想而知不同患者观察到的二尖瓣瓣叶结构有一定范围的差异。

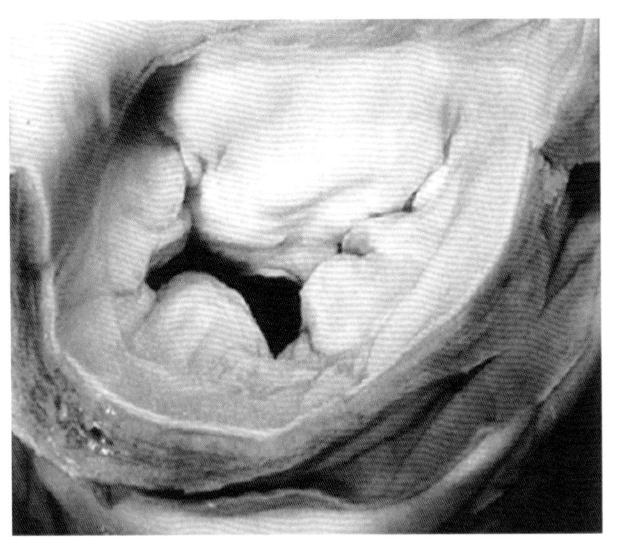

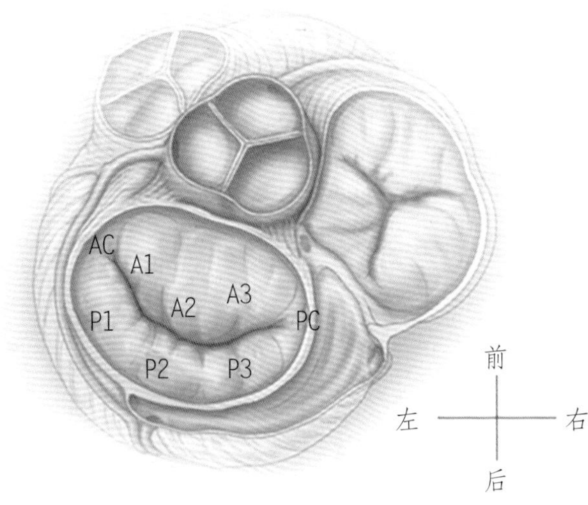

图 5-2　二尖瓣形状和分区

二尖瓣瓣叶分为二尖瓣前叶和二尖瓣后叶，两者经前交界（AC）和后交界（PC）相互融合，二尖瓣前叶和后叶再细分为 A1、A2、A3 和 P1、P2、P3。

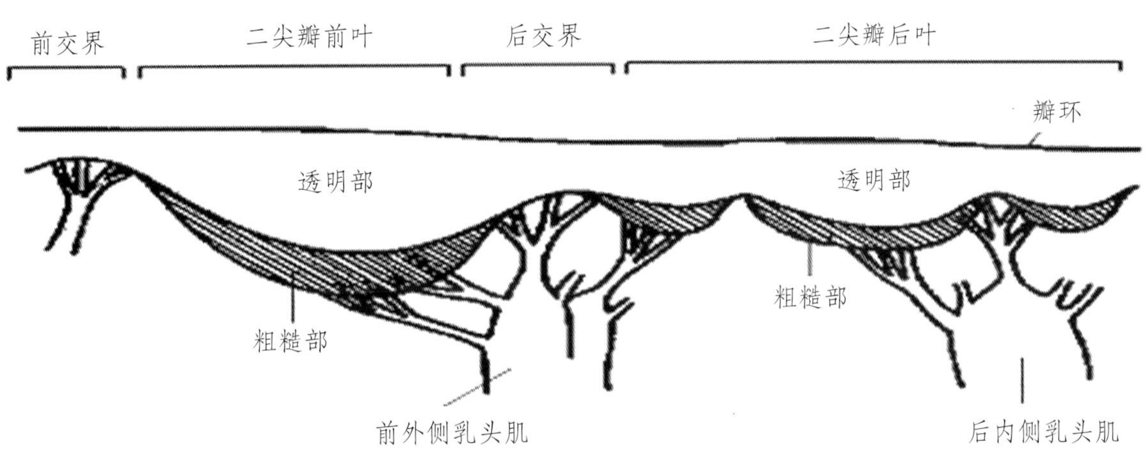

图 5-3　二尖瓣瓣叶展开示意图

二尖瓣瓣叶分为与腱索相连接的粗糙部和不与腱索相连接的透明部，二尖瓣瓣叶面积较大，二尖瓣后叶面积稍小；二尖瓣前叶附着缘约占二尖瓣瓣环的 1/3，后叶占 2/3。

2. 腱索和乳头肌　二尖瓣瓣叶经腱索和乳头肌相连接。腱索从前外侧和后内侧乳头肌尖部发出，向上与二尖瓣瓣叶游离缘和瓣叶的粗糙部相连接，通常可将腱索分为Ⅰ级（支柱）腱索、Ⅱ级腱索和Ⅲ级腱索（图 5-4），将直接起源于乳头肌的腱索称为Ⅰ级腱索，而其分支称为Ⅱ级腱索，Ⅱ级腱索的分支称为Ⅲ级腱索。后内侧乳头肌发出的腱索支持前叶和后叶的内侧部位，而前外乳头肌发出的腱索支持前叶和后叶的外侧部位，前外侧乳头肌接受前降支和回旋支供血，后内侧乳头肌则接受来自右冠状动脉分支和（或）左回旋支的血液供应。支柱腱索的断裂可直接显著影响二尖瓣功能。乳头肌是心室壁的延续，两组乳头肌似手指状从左心室心肌发出。左心室收缩时，乳头肌与邻近的左心室心肌呈协调性运动。

3. 二尖瓣瓣环 二尖瓣瓣环主要由心脏内左右纤维三角以及纤维三角沿房室瓣口延伸的纤维构成。瓣环在舒张末期呈圆形，收缩期为扁平状似马鞍形，心脏收缩期二尖瓣口面积缩减约 25%。目前研究已证实，二尖瓣瓣环并不是一平面而呈马鞍形，瓣环马鞍形高点位于前后方，低点位于内外侧。心尖四腔心切面从内外方向横截二尖瓣瓣环时，正常人二尖瓣收缩期瓣叶也可出现移位超过瓣环水平（假阳性）；而只有当二尖瓣瓣叶位置高于瓣环高点时，如胸骨旁左心室长轴和心尖左心室长轴切面前后方向横截二尖瓣瓣环，瓣叶移位超过瓣环水平才反映真正异常瓣叶移位（即脱垂）。目前认为胸骨旁左心室长轴观察 AML 和主动脉瓣间移行的无运动部分并不是二尖瓣前叶的一部分，而是称为主动脉瓣下幕（subaortic curtain）的二尖瓣瓣环组织；因此主动脉瓣下幕无运动回声和活动的 AML 的交界处，与 PML 的附着处（左心房和左心室移行处）的连线为正确的二尖瓣瓣环水平（图 5-5）。

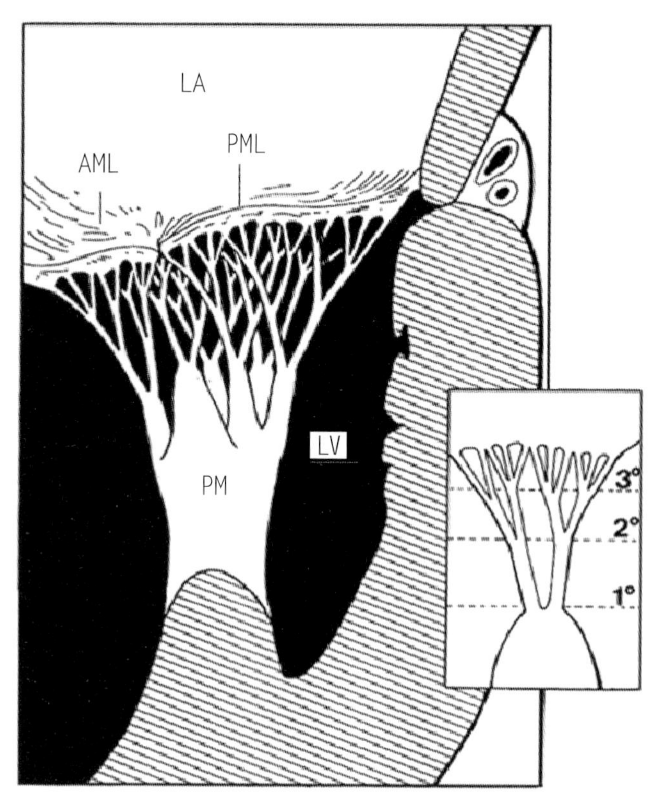

图 5-4 二尖瓣瓣叶和腱索的连接

腱索分为Ⅰ级腱索、Ⅱ级腱索和Ⅲ级腱索，Ⅲ级腱索直接连接于二尖瓣前叶和后叶。（引自 David JS,et al. An altas for eocardiographer two-dimensional anatomy of the heart. John Wiley & Sons P12）

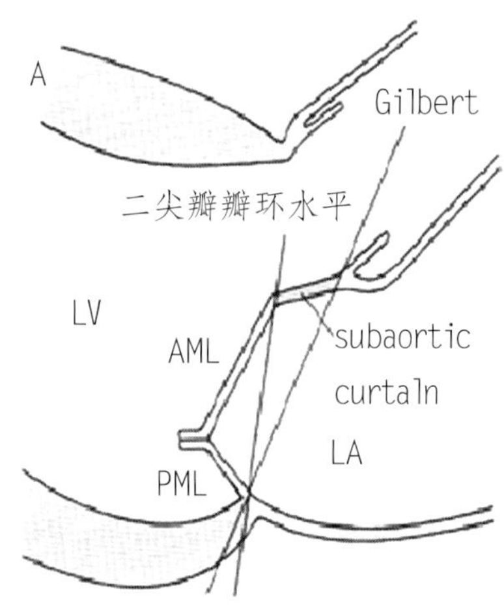

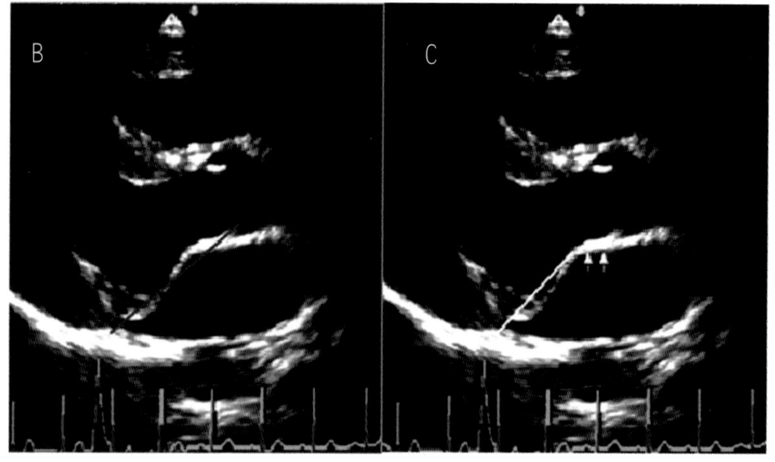

图 5-5 二尖瓣瓣环的定位

既往的二尖瓣瓣环的定位如 Gilbert 标准，由房室交界处连接于二尖瓣前叶和主动脉瓣的交界处。目前认为二尖瓣前叶和主动脉瓣间移行的无运动部分称作主动脉瓣下幕的二尖瓣瓣环组织。正确的二尖瓣瓣环的定位为主动脉瓣下幕非运动回声与活动的二尖瓣前叶的交界处与房室交界处的连线（A）（吉川标准）。B 为二尖瓣瓣环 Gilbert 标准，C 为正确的二尖瓣瓣环定位；B 和 C 为同一二尖瓣前叶脱垂患者的胸骨旁左心室长轴切面，按 Gilbert 标准无法诊断脱垂。AML：二尖瓣前叶，PML：二尖瓣后叶，LA：左心房，LV：左心室。

二、二尖瓣的超声观察

1. 经胸超声心动图

经胸超声心动图的胸骨旁二尖瓣水平短轴切面可显示二尖瓣的 6 个部分，这是直观地观察二尖瓣瓣叶的理想切面（图 5-6），短轴切面观察 A2、P2 呈前后方向运动，而 A1、P1 以及 A3、P3 则呈左右方向运动。胸骨旁左心室长轴切面可显示 A2、P2；从胸骨旁左心室长轴切面将探头朝向前外和后内倾斜，可观察到前交界和后交界长轴切面；前交界切面观察到前外侧的 A1、P1 以及前外侧乳头肌，后交界切面观察到后内侧的 A3、P3 以及后内侧乳头肌（图 5-6）。与胸骨旁左心室长轴切面相似，把探头移至心尖处得到的心尖左心室长轴观察到的也是 A2、P2；心尖四腔心切面从内到外显示 A3、A2、P1。心尖二腔心切面显示 P3、A2、P1；在心尖二腔心切面基础上探头稍微后内倾斜显示心尖二尖瓣交界处长轴切面 P1、P2、P3（图 5-7）。这些经胸切面的细致探查也可以得到经食管超声心动图（TEE）检查同样的效果。

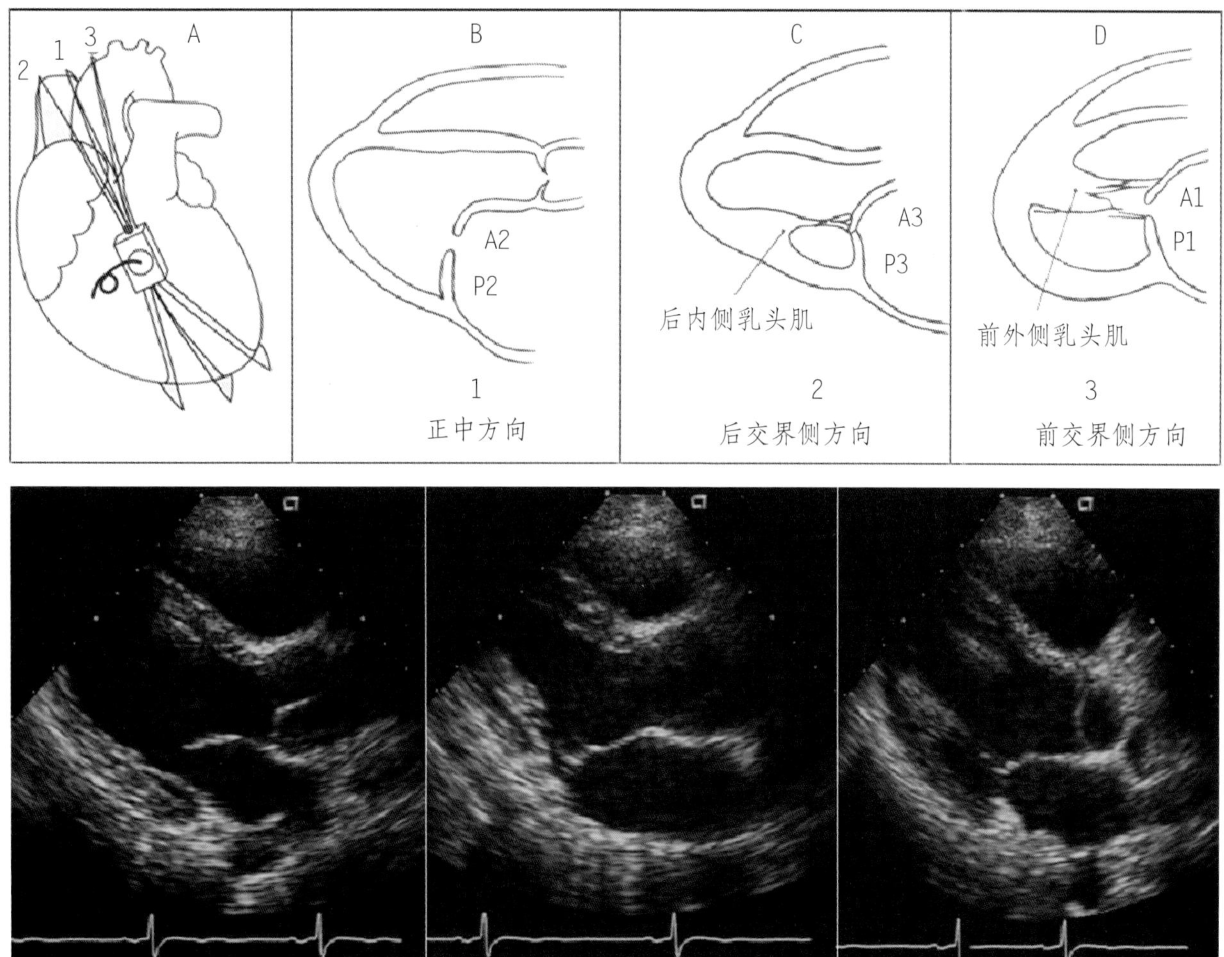

图 5-6　二尖瓣瓣叶结构的胸骨旁长轴观察

2. 经食管超声心动图

通过多平面的二维经食管超声心动图成像技术来重建二尖瓣结构的三维图像，这一技术已经在不少高端超声仪上可以轻松获取；ASE/SCA推荐应用多达十几个切面成像的变化来观察二尖瓣结构，这里

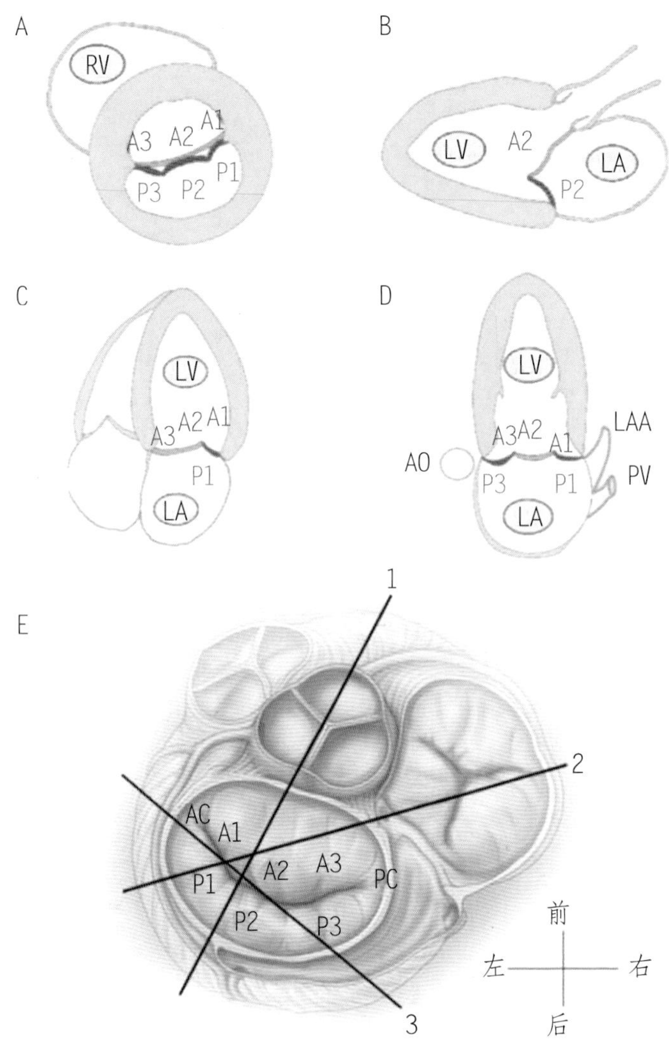

图 5-7　经胸超声心动图对二尖瓣瓣叶的定位

A 为胸骨旁二尖瓣短轴切面；B 为胸骨旁左心室长轴切面；C 为心尖四腔心切面；D 为心尖二腔心切面；E 图 1 为胸骨旁左心室长轴切面声束方向，2 为心尖四腔心声束方向，3 为心尖二腔心声束方向。

介绍常用的3个食管中段切面（探测深度30cm）来显示二尖瓣（图5-8）：①食管中段的四腔心切面（0~ 15°），显示A2、P2。②食管中段的二尖瓣交界处切面（45°~ 75°），显示P1、A2、P3。③食管中段的长轴切面（120°~150°），探头稍微向前旋转可观察到左心室流入道和流出道，靠近主动脉瓣下方的为A2或A2-1，对面的为P2。探查时须注意的是前交界靠近头侧（上方），而后交界靠近尾侧（下方）；理解这一点在TEE实践中很有帮助，比如在食管中段的四腔心切面基础上，探头角度不变，稍微回撤探头（探测深度29cm左右）显示的为A1、P1；探头插入略微深入（探测深度31cm左右）显示的为A3、P3。

3. 三维超声心动图

三维超声心动图在临床中的应用已经日趋广泛，特别是在二尖瓣或主动脉瓣介入或成形术围术期，是超声医生与外科医师术中沟通的重要手段。三维超声心动图大大提升了对二尖瓣瓣叶定位的准确性。与术中所见相比较，多数研究证实了三维超声心动图对二尖瓣瓣叶脱垂的定位明显优于二维超声心动图，三维经食管超声心动图（TEE）诊断二尖瓣脱垂定位的准确率为 92%，而二维 TEE 的准确率只有 78%。

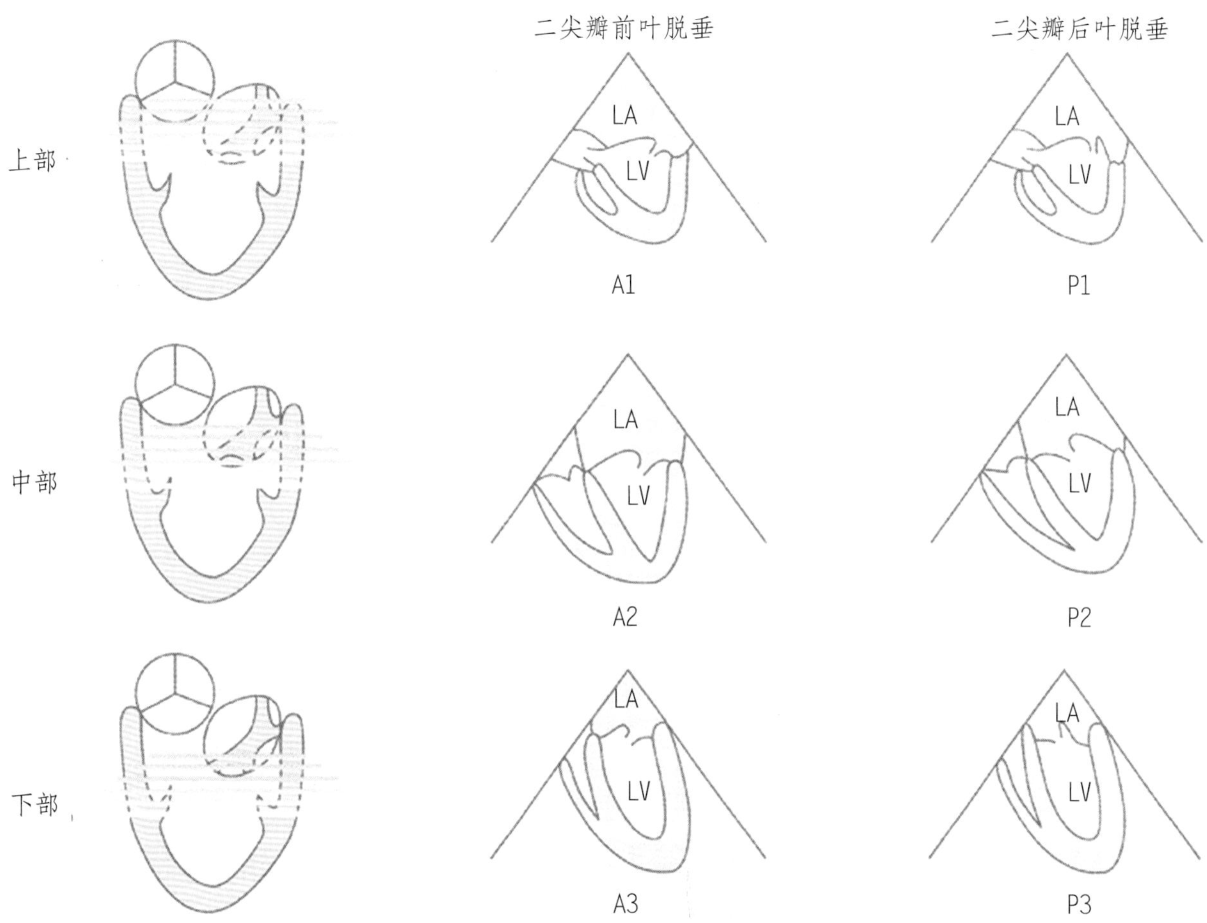

图 5-8　TEE 四腔心切面不同深度对二尖瓣瓣叶的观察

第二节　二尖瓣狭窄

一、病因和病理解剖

成人二尖瓣狭窄（mitral stenosis，MS）的病因绝大多数是风湿性的，我国风湿热和风湿性心脏瓣膜病发病率已经有所下降，2/3 的患者为女性，不少患者可能没有明确的风湿热病史。二尖瓣狭窄不常见的病因有二尖瓣退行性钙化、二尖瓣手术并发症等，更为罕见的有先天性畸形，如降落伞型二尖瓣。

风湿性二尖瓣狭窄的病理改变主要表现为二尖瓣装置不同部位的粘连、融合；可表现为二尖瓣交界处、二尖瓣游离缘以及腱索等部位的瓣叶增厚僵硬、腱索融合缩短，导致二尖瓣开放受限，二尖瓣瓣口呈鱼口状。

二、病理生理学

正常成年人二尖瓣瓣口面积为 4~6cm²，当瓣口面积下降到 2cm² 时就可出现临床症状。当二尖瓣瓣口面积减小到 1cm² 时，血流梗阻已相当明显。随着二尖瓣狭窄程度的加重，左心房明显升高，进而导致肺静脉压升高、肺瘀血而出现劳力性呼吸困难。增加心率的诱因，如上楼梯、感染、贫血等均可导致急性肺水肿的发生。长期肺静脉淤血可导致肺小动脉硬化、肺血管阻力增加、肺动脉压升高。长期肺动脉高压可引起右心室肥厚、右心衰竭。

MS 左心室舒张末期容量减少，左心室前负荷减少，心排血量下降（图 5-9）。单纯 MS 患者的左心室功能大多正常，少数患者的射血分数低于正常。可能与长期前负荷慢性降低以及风湿性病变直接损害左心室有关，前负荷慢性降低通常导致左心室内径相对减小。

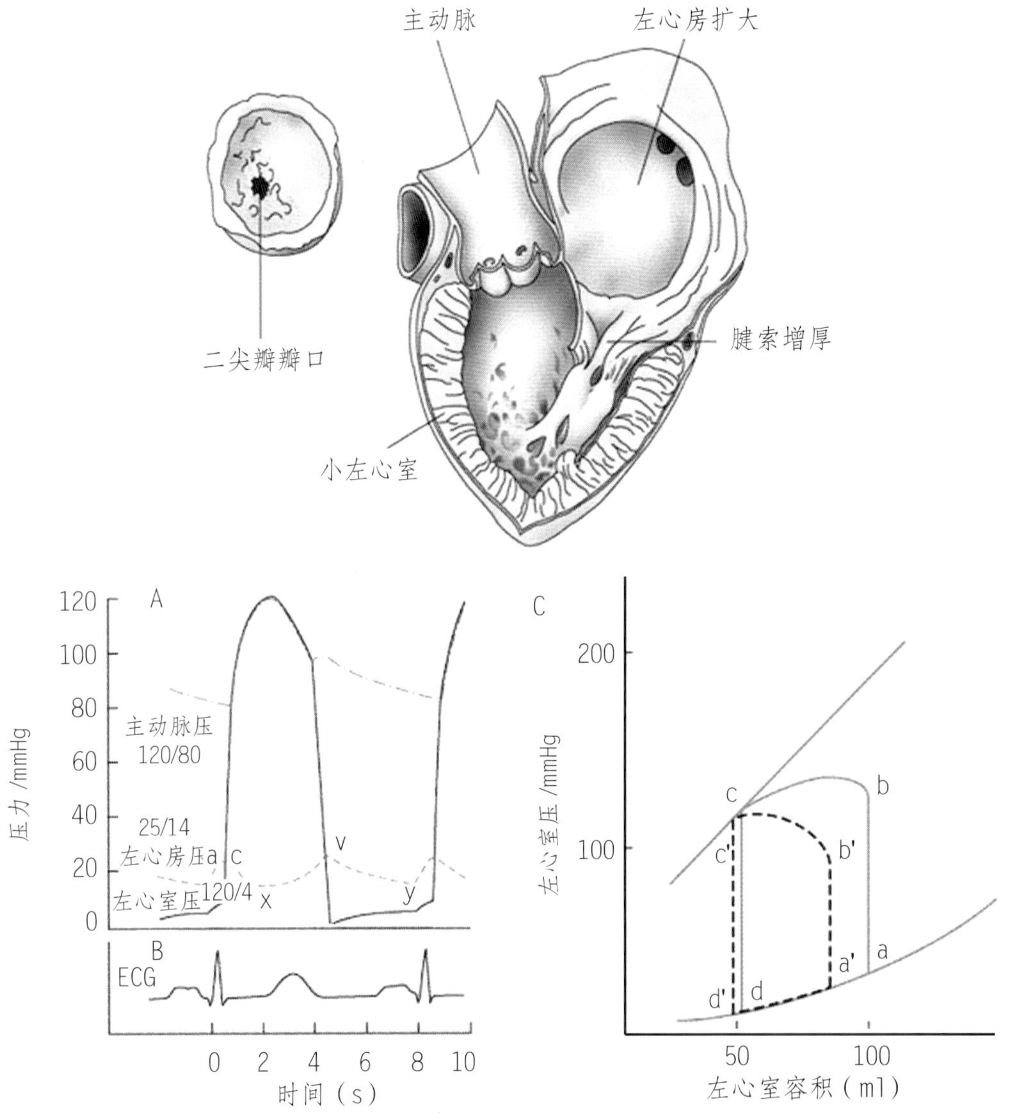

图 5-9　二尖瓣狭窄的病理解剖和病理生理改变

A 为 MS 患者的主动脉、左心室、左心房压心动周期的变化，左心房压增加。B 为同步心电图。C 为左心室压力 – 容积环，MS 患者左心室舒张末期容积和左心室舒张末期压呈现下降，同时伴随 SV 的减低。

三、超声心动图诊断要点

1. MS 的超声心动图特征表现 风湿性 MS 损害的特征是前、后交界处的粘连以及瓣叶增厚而导致瓣叶开放受限。MS 典型的 M 型和二维超声心动图特征有如下几点（图 5-10，图 5-11）：

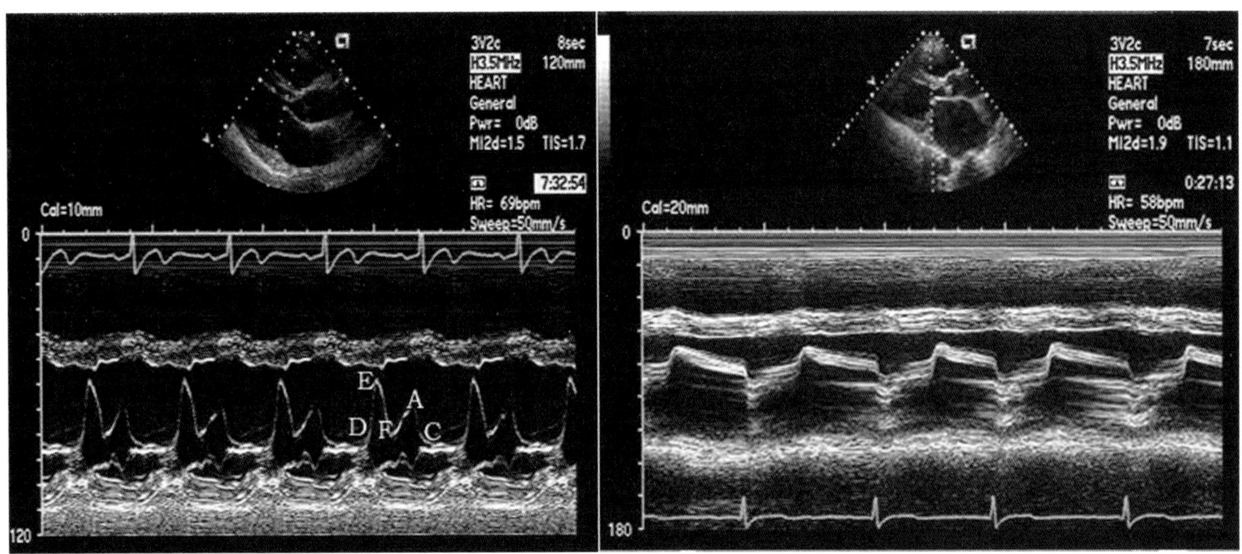

图 5-10　正常和二尖瓣狭窄的二尖瓣 M 型超声心动图

左图为正常人的二尖瓣 M 型超声心动图，舒张期二尖瓣前叶 M 型曲线各点如图所示，二尖瓣后叶活动与前叶相反，略呈镜向关系。右图为 MS 患者的典型的二尖瓣 M 型超声心动图，二尖瓣前叶 E-F 斜率显著低平，该 M 型超声心动图尚可见二尖瓣后叶与前叶同向运动，二尖瓣前后叶同向运动是二尖瓣交界处粘连的表现之一。

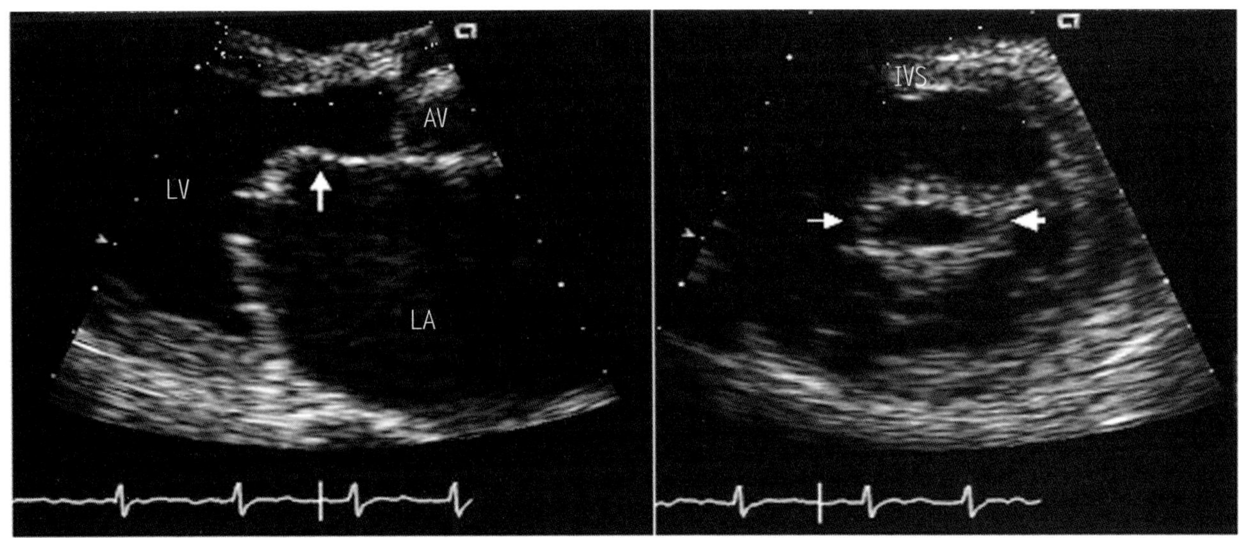

图 5-11　二尖瓣狭窄患者的二维超声心动图

左图为胸骨旁左心室长轴切面，二尖瓣前叶舒张期呈圆顶征，二尖瓣活动受限制，二尖瓣前后叶瓣尖分离距离显著减小。右图为胸骨旁左心室短轴经放大的二尖瓣瓣口水平切面，舒张期二尖瓣瓣口呈鱼口状；该图箭头所指为二尖瓣前后叶交界处，粗箭头处、细箭头处分别为前外侧、后内侧交界。

（1）二尖瓣瓣叶和瓣下结构增厚或伴有钙化。

（2）二尖瓣 M 型曲线 E-F 斜率低平。

（3）胸骨旁左心室长轴二尖瓣前叶舒张期呈圆顶样改变，短轴二尖瓣口呈鱼口样改变。

（4）二尖瓣后叶活动受限或与前叶同向运动。

（5）左心房内径增大，可伴有血栓形成。

2. 二尖瓣瓣叶结构损害的评价 二维超声心动图对二尖瓣形态改变的观察，包括瓣叶增厚程度、瓣叶活动度、钙化程度以及瓣下结构的受累程度，有助于推测 MS 的可能病因；超声检查提供 MS 患者短轴水平前、后交界处的观察（增厚、钙化等，图 5-12），对患者选择手术方式有重要意义。如果交界处钙化显著或双侧交界处病变不对称时，选择二尖瓣球囊扩张就有可能导致瓣叶撕裂而出现重度二尖瓣反流。

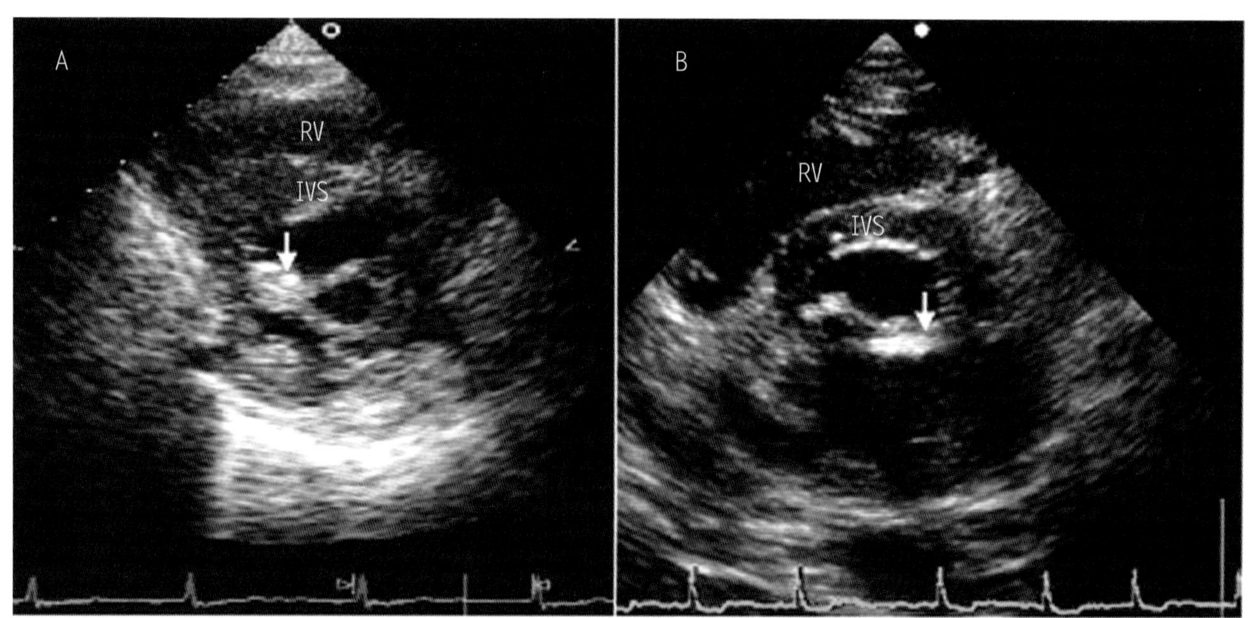

图 5-12 二尖瓣狭窄患者的二尖瓣叶钙化超声心动图

A、B 均为胸骨旁二尖瓣叶水平左心室短轴切面，A 示后交界处显著钙化（↓）；B 示前交界处显著钙化（↓）。

二尖瓣瓣叶损害程度可从二维超声心动图观察瓣叶增厚程度、钙化、瓣叶活动度和瓣下结构受累程度四个方面（表 5-2）的超声心动图评分来判定；超声心动图评分≤ 8 分者，倾向适合于二尖瓣球囊扩张术，而评分 > 8 分并不完全排除瓣叶成形术的选择，瓣叶交界处钙化粘连显著则预示二尖瓣球囊扩张术或瓣叶成形术效果不佳而需要瓣膜置换。

表 5-2　二尖瓣超声心动图评分标准

评分	瓣叶活动度	瓣膜增厚程度	瓣下结构增厚程度	钙化程度
1	瓣叶活动良好 瓣尖活动受限	瓣叶轻微增厚接近正常	近瓣叶下方局限轻微增厚	仅一小部分 回声增强
2	瓣叶中部基底部活动正常	瓣叶中部正常瓣缘明显增厚	近端 1/3 腱索增厚	瓣缘散在回声增强
3	仅瓣叶基底部舒张期前向运动	整个瓣叶增厚（5~8mm）	腱索增厚延展至远端	回声增强延展至瓣叶中部
4	舒张期瓣叶几乎无或轻微运动	瓣叶显著增厚（＞8~10mm）	腱索显著广泛增厚延展至乳头肌	大部分瓣叶回声明显增强

3．二尖瓣狭窄严重程度的判断　二尖瓣瓣口面积（MVA）的测定是判断 MS 严重程度的可靠方法，目前常用的测定 MVA 的方法有二维切面描绘法、压差半降法（pressure half time，PHT）、近端血流等速面法（PISA）以及连续方程法等。应用连续多普勒描绘舒张期二尖瓣血流频谱可测定跨二尖瓣压差和平均压差，一定程度上也能反映 MS 的严重程度；但由于跨瓣压差依赖于瓣口血流量，若通过狭窄瓣膜的血流小，跨瓣压差可以表现得不显著；若通过狭窄瓣膜的血流明显增加，跨瓣最大压差可以高达 36mmHg 以上，因此跨瓣压差只能作为判断 MS 严重程度的参考。

目前超声心动图已基本取代心导管有创检查，成为评价二尖瓣狭窄严重程度以及病情随访等主要的检查方法。对 MS 患者的超声心动图检查应包括：二尖瓣形态学观察、MVA 的测定，二尖瓣血流流速和跨瓣压差，三尖瓣反流频谱测定肺动脉压、心腔大小以及左心室功能等。

二尖瓣狭窄严重程度依据 MVA 和平均压差分为：

	MVA	平均压差（mmHg）
正常	4~6cm^2	
轻度狭窄	1.5~2.0cm^2	＜6
中度狭窄	1.0~1.5cm^2	6~12
重度狭窄	≤1.0cm^2	＞12

（1）二维切面描绘法：MVA 的测定可从胸骨旁左心室短轴直接描绘二尖瓣瓣口边缘（图 5-13）。测定时要从二尖瓣瓣尖处测量，确定瓣尖水平的简便方法如图 5-14，胸骨旁左心室长轴二尖瓣瓣尖开放幅度应相同于短轴二尖瓣瓣口前后径。既往有瓣叶成形术或二尖瓣钙化明显时二维描绘法测定可能遇到困难，此时应注意适当调节增益，或者将二尖瓣瓣口区域放大，正确测量时描绘线应压着瓣缘内侧。

（2）PHT 法：从心尖切面应用连续多普勒获取二尖瓣血流频谱（图 5-15），PHT 为 V_1 处峰压差降至其一半压差 V_2 处的时间，MVA=220/PHT；连续多普勒二尖瓣血流频谱沿其下降斜坡描绘超声诊断仪可自动计算出 PHT 和 MVA。PHT 法测量注意要点：①E 峰减速时间延长并不都提示存在 MS，心肌弛缓异常者 E 峰减速时间延长，但 E 峰通常小于 1m/s。②合并主动脉反流或左心室顺应性减退时，舒张期左心室舒张压快速升高可导致 PHT 缩短，而高估 MS 狭窄程度。③ MS 常合并心房颤动，PHT 宜从舒张期充盈时间较长的血流频谱测量；而心房颤动心率达 120 次 / 分以上时，由于舒张期极短 PHT 亦明显缩短，此时 PHT 法会严重高估 MVA。④二尖瓣球囊扩张术后即刻 PHT 法可能有误差。

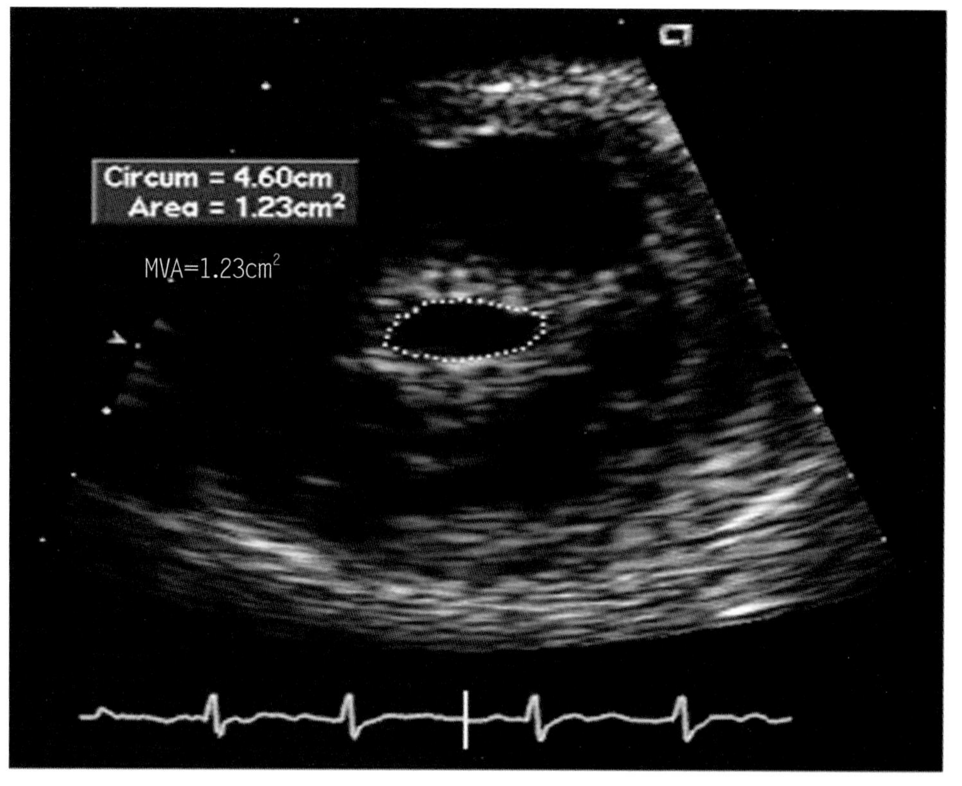

图 5-13　二尖瓣狭窄患者的胸骨旁左心室短轴切面

二尖瓣瓣口呈典型的鱼口状，二尖瓣瓣口面积（MVA）由人工描绘二尖瓣瓣口边缘（圆点状标记）测量；该患者 MVA 为 $1.23cm^2$。

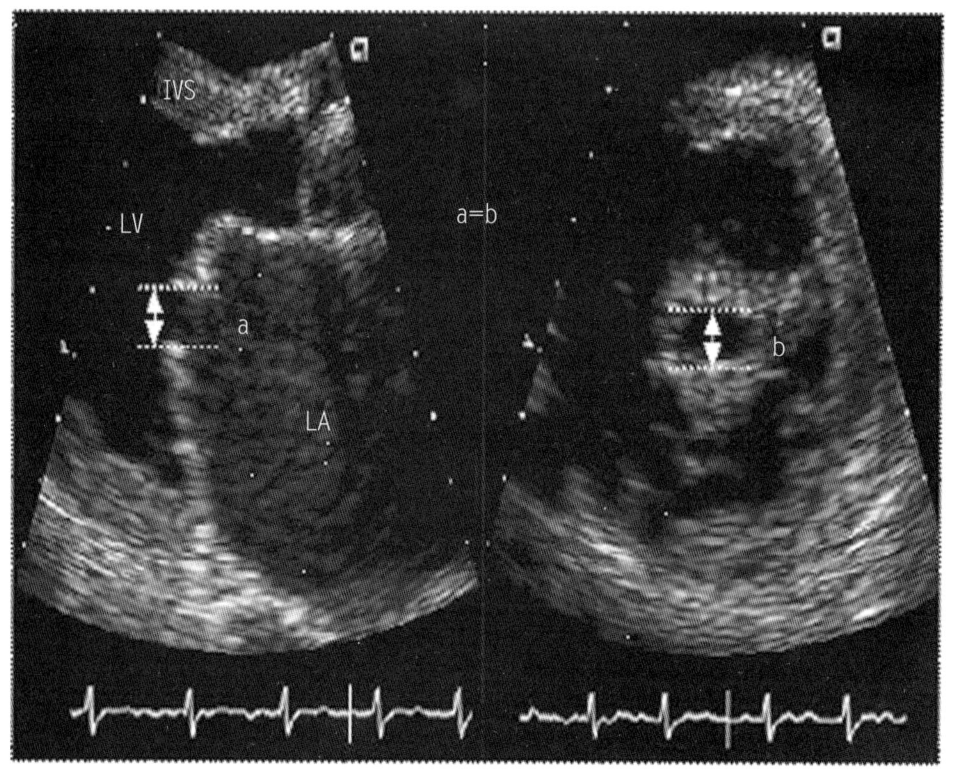

图 5-14　二尖瓣瓣尖的确定方法

左图为胸骨旁左心室长轴，测定舒张期二尖瓣瓣尖的前后径（a）；右图为胸骨旁左心室短轴二尖瓣口水平，测定瓣口开放的前后径（b）；a=b，即为二尖瓣瓣尖水平。

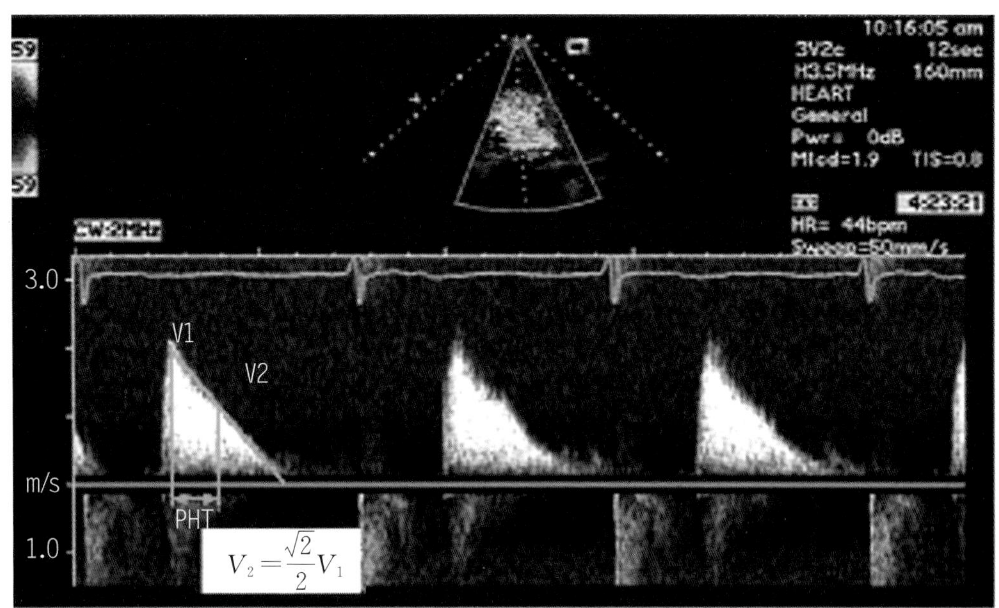

图 5-15 连续多普勒测定二尖瓣狭窄患者的血流频谱

V_1 为二尖瓣舒张早期血流频谱的最高点，V_2 为压差为 V_1 处压差下降至其一半处的速度，PHT 为 V_1 至 V_2 处的时间。测量时从血流频谱最高处沿血流频谱下降斜率画线，仪器自动算出二尖瓣瓣口面积（MVA）。该图例 PHT=182ms，MVA=1.21cm^2。

（3）PISA 法：心尖四腔心切面放大二尖瓣瓣口位置，彩色血流混叠速度（V）调节为 30~45cm/sec，观察左心房侧二尖瓣口的彩色血流会聚区（图 5-16），予冻结图像测量左心房侧近端血流等速面彩色血流会聚半径 r 和二尖瓣前后叶间的角度（α）；应用连续多普勒测量二尖瓣血流频谱血流流速峰值（V_{max}），MVA 计算公式如下：

$$MVA=\frac{2\pi r^2\times V}{V_{max}}\times\frac{\alpha}{180}$$

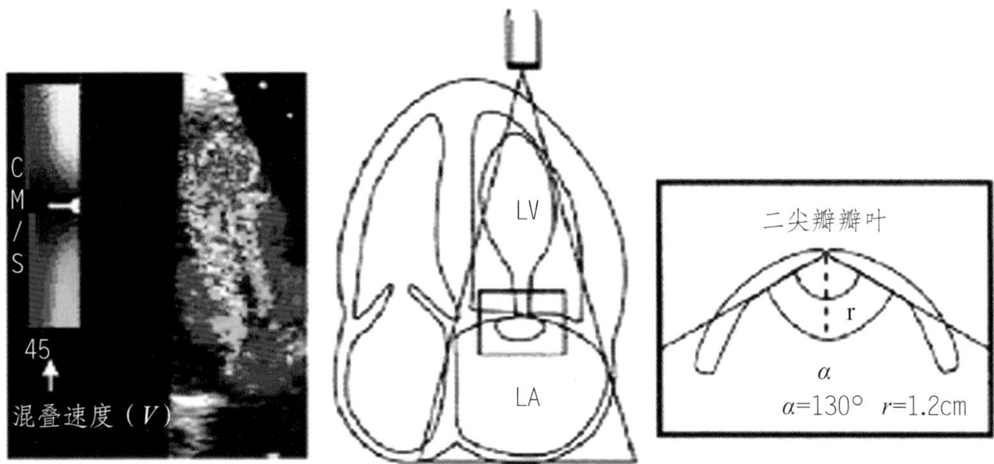

图 5-16 近端血流等速面（PISA）测量 MVA

左侧为心尖四腔心切面局部放大观察左心房侧 PISA，箭头所指为彩色血流的混叠速度为心尖四腔心切面及探头方向示意；右侧显示 PISA 的血流会聚半径和二尖瓣前后叶的夹角；假设连续多普勒测定二尖瓣瓣口舒张期最大流速为 210cm/s，MVA=$2\pi r^2$+V/V_{max}×（α/180）=2×3.14×（1.2）^{2}×（4.5/210）×（130/180）≈ 1.40cm^2。

（4）连续方程法：MVA 亦可用连续方程法测定，在无明显瓣膜反流或无心内分流时，血流流经二尖瓣口流量等于流经主动脉瓣下左心室流出道口血流流量（图 5-17）。即：

$$MVA \times VTI_{MV} = CSA \times VTI_{LVOT} \qquad MVA = \frac{CSA \times VTI_{LVOT}}{VTI_{MV}}$$

VTI_{MV} 为二尖瓣口血流速度时间积分，CSA、VTI_{LVOT} 分别为左心室流出道的横截面积和血流速度时间积分。临床上连续方程可应用于合并轻度二尖瓣反流或轻度主动脉瓣反流的二尖瓣狭窄患者测定二尖瓣瓣口面积（图 5-18），如果合并明显的二尖瓣反流或主动脉瓣反流时，连续方程法则不适用。

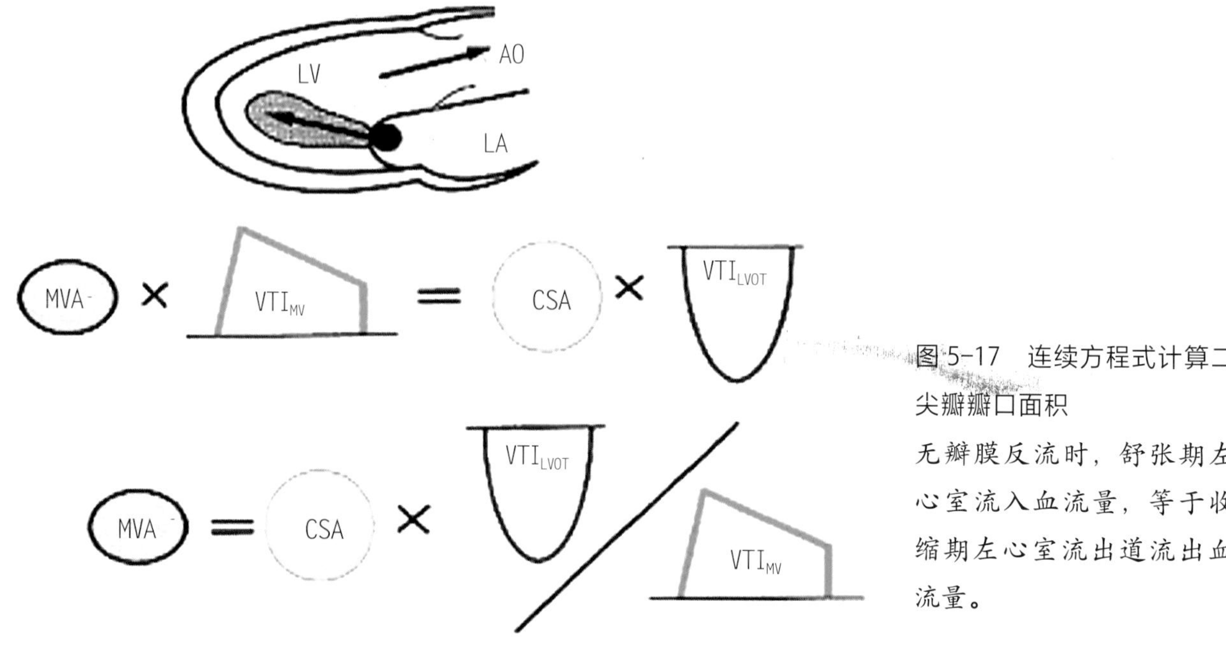

图 5-17　连续方程式计算二尖瓣瓣口面积

无瓣膜反流时，舒张期左心室流入血流量，等于收缩期左心室流出道流出血流量。

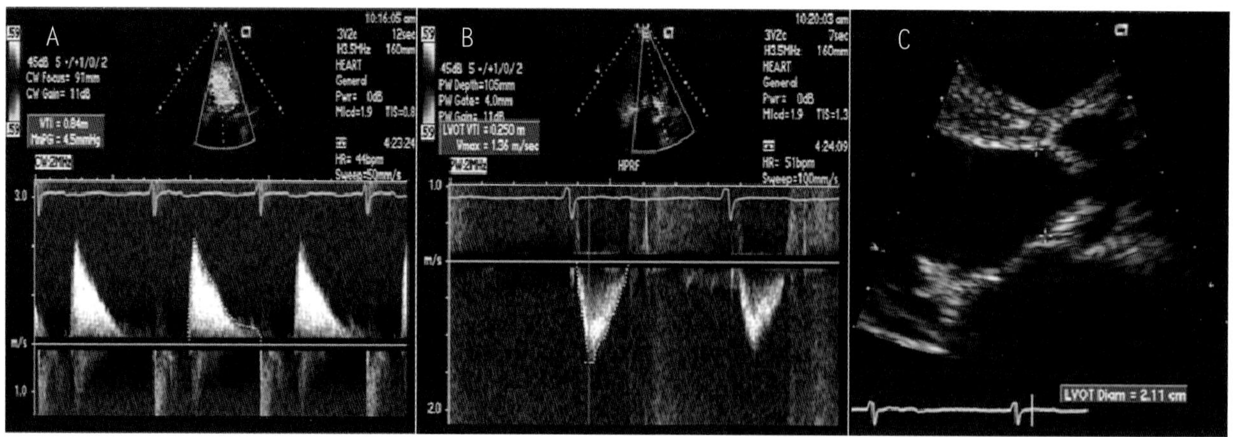

图 5-18　连续方程式计算二尖瓣狭窄患者的二尖瓣瓣口面积

A 为 MS 的连续多普勒血流频谱，描绘计算该频谱血流速度时间积分为 84cm；B 为左心室流出道的脉冲多普勒血流频谱，描绘计算该频谱血流速度时间积分为 25cm。C 为胸骨旁左心室长轴切面（局部放大），测量左心室流出道的直径，该图例左心室流出道直径为 2.11cm。根据连续方程式计算：MVA = 3.14 ×（2.11 × 2.11 ÷ 4）× 25 ÷ 84 = 1.04cm。

4. 二尖瓣狭窄的合并损害

（1）左心房血栓：MS 患者左心室流入道血流受阻，左心房增大以及左心房内血流郁滞，常可合并左心房血栓。左心房血流瘀滞二维超声上可出现自发超声显影（spontaneous echo contact， SEC），经食管超声心动图特别有助于观察左心房 SEC 现象。单纯 MS 合并房颤者左心房血栓较常见，但窦性心律时也可出现。左心房血栓左心耳多见，但左心房壁也可出现（图 5-19）。TEE 检测左心房血栓的敏感性（ > 99%）和特异性（ > 99%）明显优于经胸超声，因此瓣膜成形术前建议常规行 TEE 检查。

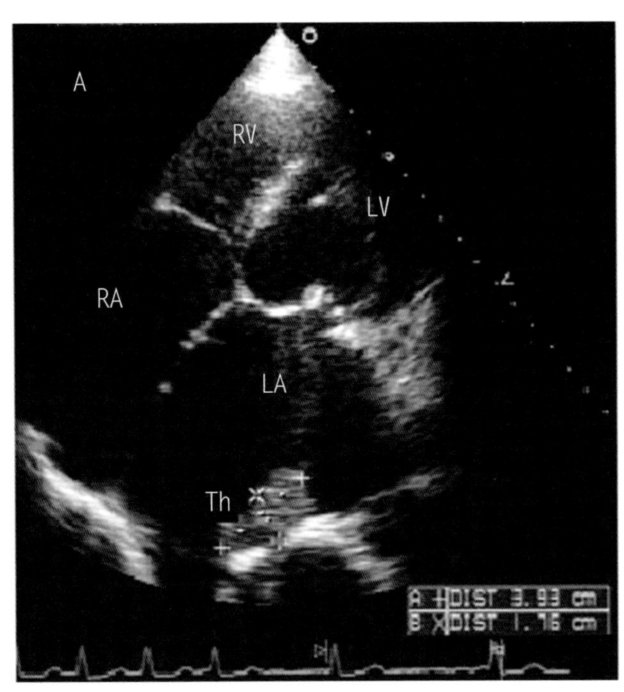

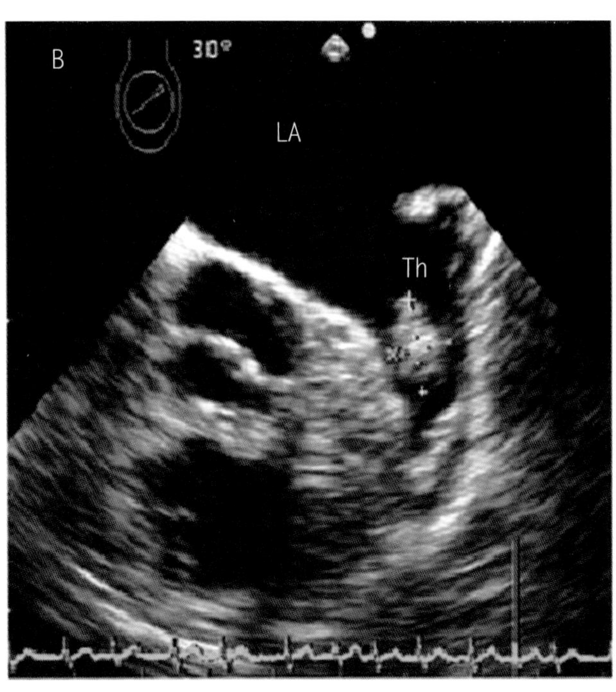

图 5-19　左心房血栓的超声心动图

左图为心尖四腔心切面，左心房后壁见团块状回声；右图为经食管超声心底水平切面，左心耳内见团块状回声。Th：血栓。

（2）二尖瓣反流：MS 常合并不同程度二尖瓣反流（MR）。 二尖瓣前叶穹隆样改变是单纯 MS 或 MS 合并 MR 病变的特征表现，MR 显著时二尖瓣面积可在正常范围，但二尖瓣前叶穹隆样改变提示有合并损害的存在，因为严重 MR 二尖瓣舒张期血流量明显增加也可出现相对性二尖瓣狭窄。MR 的严重程度是选择适当治疗策略的重要因素。单纯 MS 的左心室较小，如果左心室增大则提示可能合并二尖瓣反流、主动脉瓣反流或合并心肌病变。

（3）肺动脉高压：MS 左心房压增高，导致肺静脉高压继而出现肺动脉高压。多普勒超声心动图经三尖瓣反流频谱可测定肺动脉压。早期肺动脉压增高为“相对性”，即肺动脉压与肺静脉压的压差正常，MS 手术后肺动脉压可降至正常；长期肺静脉高压可导致肺血管床出现不可逆的改变。肺动脉压的测定是多普勒检查的必要组成部分。

5. 二尖瓣狭窄的手术适应证　二尖瓣狭窄诊断一旦明确，如果患者症状严重（心功能 3~4 级），内科治疗效果不佳，必须立即考虑手术治疗。即使无明显症状，患者有明显的肺动脉高压（肺动脉收缩

压 > 50mmHg）者也应考虑手术。对无症状伴中度瓣膜狭窄（MVA 1.0 ~1.5cm^2）的患者应积极随访观察，患者出现症状或肺动脉压升高也应视为符合手术适应证。如表 5-2 超声心动图评估二尖瓣瓣叶损害程度，超声心动图评分≤ 8 分者倾向适合于二尖瓣球囊扩张术，瓣叶钙化严重或伴有明显二尖瓣反流的患者应考虑瓣膜置换术。

第三节　二尖瓣反流

左心室内血液部分反流到左心房时称为二尖瓣反流（mitral regurgitation，MR）。二尖瓣装置的某一或几种结构以及功能异常均可导致 MR。MR 通常发生于收缩期，但如果疾病晚期左心室舒张压显著升高时，也可出现舒张期 MR。

一、病因

根据发病机制，MR 可分为原发性（器质性）MR 和继发性（功能性）MR，原发性由瓣膜本身结构的病变所致，包括二尖瓣瓣叶异常、腱索断裂或者乳头肌功能异常等；继发性由心脏本身或瓣膜支撑结构病变所致，瓣膜本身结构基本正常。慢性风湿性心脏病仍是许多发展中国家 MR 的最常见病因，其他常见病因有退行性病变（二尖瓣瓣环钙化、二尖瓣脱垂等）、感染性心内膜炎、冠心病（乳头肌功能不全等）、胶原性疾病等。Carpentier 等依据二尖瓣瓣叶活动幅度，将 MR 分类为：Ⅰ型，瓣叶活动正常，常见于瓣环扩张或者感染性心内膜炎出现的瓣叶穿孔等；Ⅱ型，瓣叶活动过度，常见于二尖瓣脱垂或腱索断裂等；Ⅲ型，瓣叶活动受限，常见于风湿性瓣膜病变。

二、病理生理学

左心室收缩压大大高于左心房压，二尖瓣关闭不全导致血流从左心室逆流向左心房；左心房除接受肺静脉回血，还加入左心室反流血液，左心房容量负荷增加，左心房压力也升高，后向性导致肺静脉和肺动脉压升高。慢性二尖瓣反流时，显著增大的和顺应性极大的左心房，可缓冲收缩期二尖瓣反流血液而延缓或免除肺瘀血；而当腱索断裂出现急性反流时，左心房压急剧升高，可造成急性肺水肿。二尖瓣关闭不全对左心室的影响有几个方面：①左心室前负荷即容量负荷增加，左心室代偿性增厚扩大，以容纳过多的左心房向左心室充盈量。反流越大，左心室容量负荷越重。②由于收缩期部分左心室血液反流入低压的左心房，减轻了左心室的阻力，急性二尖瓣反流时左心室大小正常、左心室后负荷降低。慢性二尖瓣反流在代偿期内左心室后负荷维持正常范围。二尖瓣反流虽增加了左心室舒张末期容积，左心室收缩早期血液就反流入低压的左心房，不需要射血期前的张力耗能，左心室收缩时分别向左心房和主动脉泵血，左心室收缩末期容积几乎正常。而增多的前负荷可维持左心室泵功能，因此患者对代偿期二尖瓣反流有良好的耐受，左心室功能可长时间苟延不衰。③长期左心室容量超负荷最终会导致左心室心肌收缩力减退，逐渐扩张的左心室增加了室壁张力和后负荷，进一步损害了左心室的功能，同时又加重了二尖瓣环扩张，导致二尖瓣反流量增加，形成恶性循环。通常 LVEF 低于 50% 说明左心室已进入失代偿。患者出现明显症状时，提示前向心排血量的减少，而反流部分可能已超过 50%（图 5-20）。

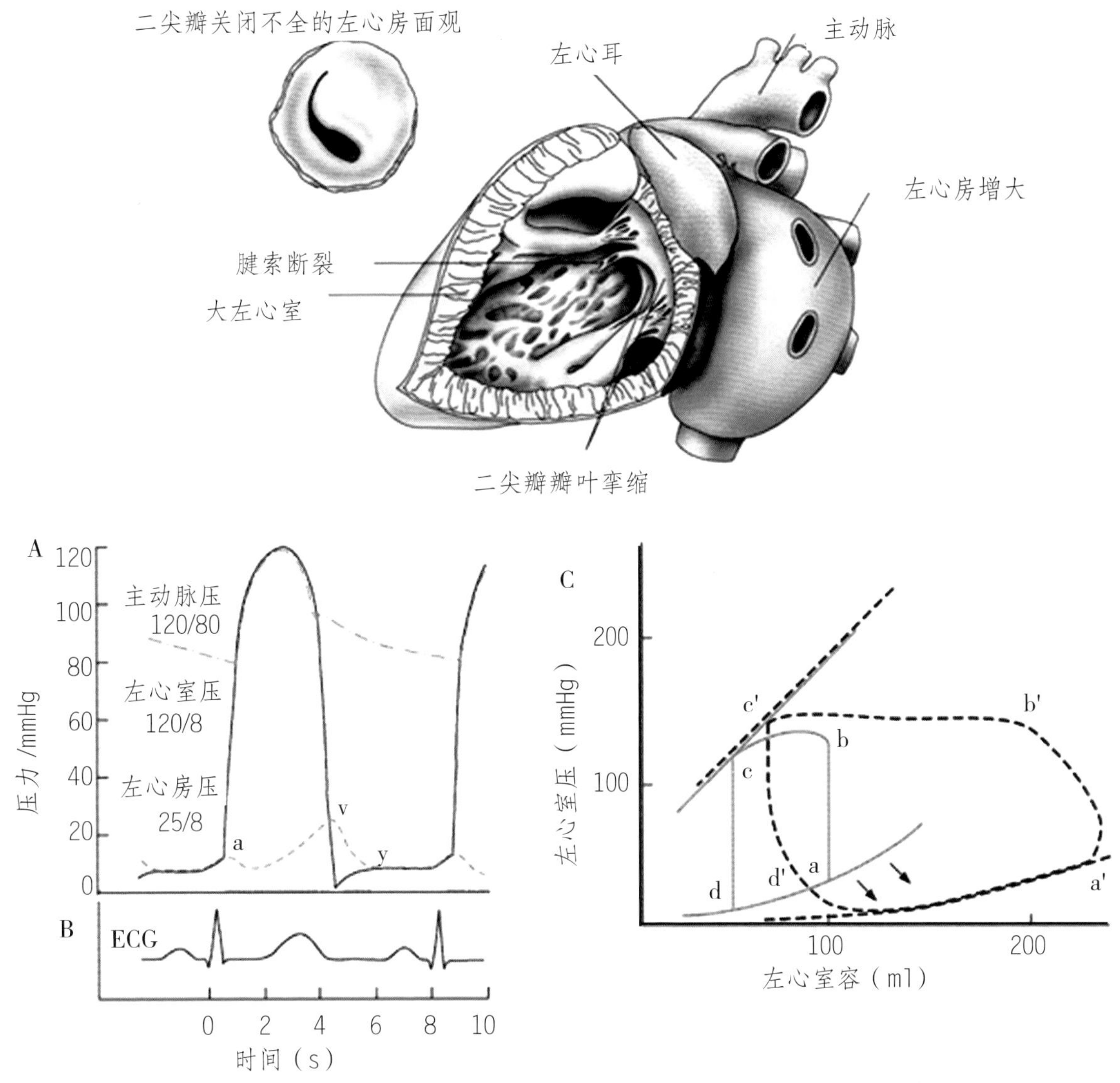

图 5-20　二尖瓣反流的病理解剖和病理生理改变

A 为 MR 患者的主动脉、左心室、左心房压心动周期的变化，MR 时左心房容量增加，左心房压上升，但不如 MS 时升高显著；B 为同步心电图；C 为左心室压力 - 容积环，MR 患者左心室舒张末期容积显著增加，曲线右移，伴随 SV 的显著增加。

三、超声心动图诊断要点

MR 为收缩期左心室 - 左心房间压差而产生的由左心室经二尖瓣进入左心房内收缩期湍流，脉冲多普勒、连续多普勒和彩色血流多普勒可敏感地检测出 MR 的存在。二维超声心动图观察二尖瓣结构的形态有助于判断 MR 的病因，风湿性二尖瓣改变显示为瓣叶增厚，常伴有其他瓣膜如主动脉瓣受累。黏液样退行性病变的瓣膜则表现为瓣叶增厚、活动过度和伴有延长或脱垂的瓣叶。心内膜炎时可检测出 2mm 以上的赘生物。

目前对 MR 严重程度的判断尚无一理想的金标准，而心导管左心室造影为一种半定量的标准亦无法在临床广泛应用。超声心动图依据对反流束和反流量的观察及测量，已成为临床判定 MR 严重程度的重要依据。但应该认识到，多普勒检查显示的是 MR 血流速度的资料而非血流量，血流速度取决于左心室 - 左心房间压力阶差，血流动力学改变可显著影响 MR 反流程度的判断。

1. 反流束长度和面积 彩色血流显像（CDFI）观察反流束长度和面积是判断 MR 严重程度的简便方法：

（1）图 5-21 所示将左心房腔分为四等分，根据反流束到达左心房腔的距离，判断反流为Ⅰ、Ⅱ、Ⅲ、Ⅳ度反流。

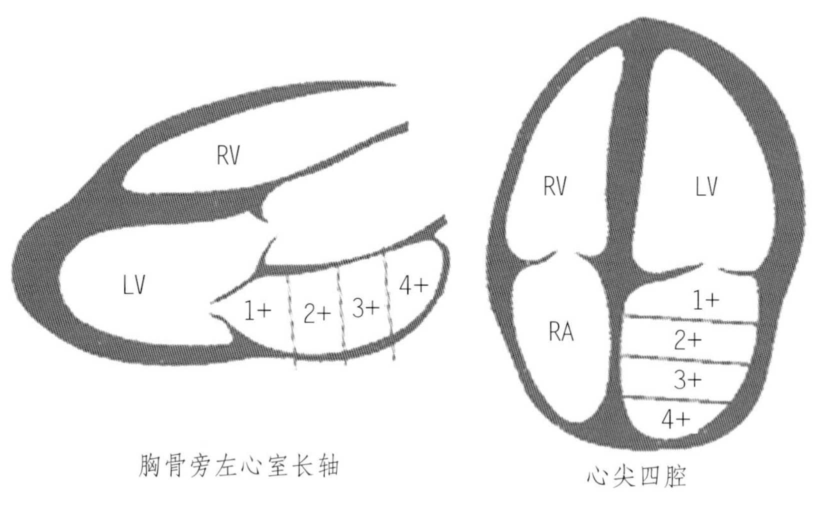

图 5-21 二尖瓣反流严重程度 胸骨旁左心室长轴及心尖四腔切面将左心房腔分为四等分，根据反流束到达左心房腔的距离，判断反流为Ⅰ、Ⅱ、Ⅲ、Ⅳ度反流。

（2）根据反流束长度分别为：< 1.5cm、1.5~3.0cm、3.0~4.5cm、> 4.5cm 粗略地判定为Ⅰ、Ⅱ、Ⅲ、Ⅳ度反流。

（3）反流束面积分别为：< 4cm^2、4~8cm^2、> 8cm^2 粗略地判定为：轻度、中度、重度反流。

（4）MR 的彩色血流显像还可以观察到反流束最窄部位宽度（vena contracta width，VCW），有血流动力学意义上的真正的二尖瓣反流束包括近端血流加速带、反流喷射口（即 VCW）以及中心高速射流和周围继发的低速血流包绕。通常 VCW < 3mm 为轻度反流，VCW 为 3~7mm 时 MR 程度不确定，可能是轻度、中度或者重度；VCW > 7mm 为重度反流。

MR 反流束受探测位置、反流射流方向以及左心室 - 左心房压差等因素影响，不同切面可能有显著差异；实际上反流束为三维空间分布，因此应探测不同切面以获取最大的反流束。二尖瓣脱垂等 MR 反流束偏心或撞击左心房壁时，反流束在左心房分布不均等而沿着左心房壁形态分布（图 5-22），这种情况称为 Coanda 效应；Coanda 效应是造成彩色多普勒血流显像低估 MR 反流程度的原因之一。 彩色多普勒血流显像评价反流产生误差的因素如下：①超声诊断仪器因素：增益（gain）的设定、探头频率、彩色帧频、反流束和多普勒入射角度等。②物理因素：超声的衰减（肥胖、肺气肿等）、偏心血流及撞壁血流（wall jet）、人造瓣膜。

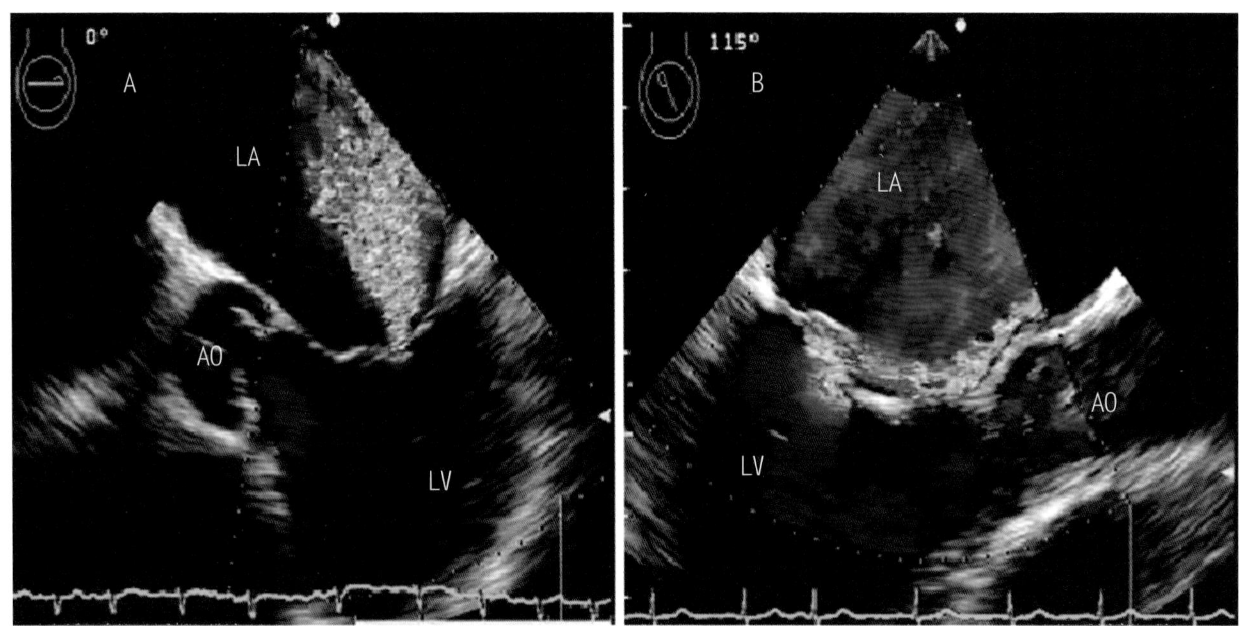

图 5-22　经食管超声心动图二尖瓣反流射流

左图示二尖瓣反流束位于中心，射流空间分布均匀不受限制，也称为自由射流；右图示二尖瓣反流束偏心并撞击左心房壁，射流空间分布不均匀而沿左心房壁走向，称为壁射流。

2. MR 反流量测定

（1）连续方程法：无合并中重度主动脉瓣反流时，二尖瓣流入血流（MVflow）与左心室流出道血流量（LVOTflow）之差即为二尖瓣反流量（RV，图 5-23）。

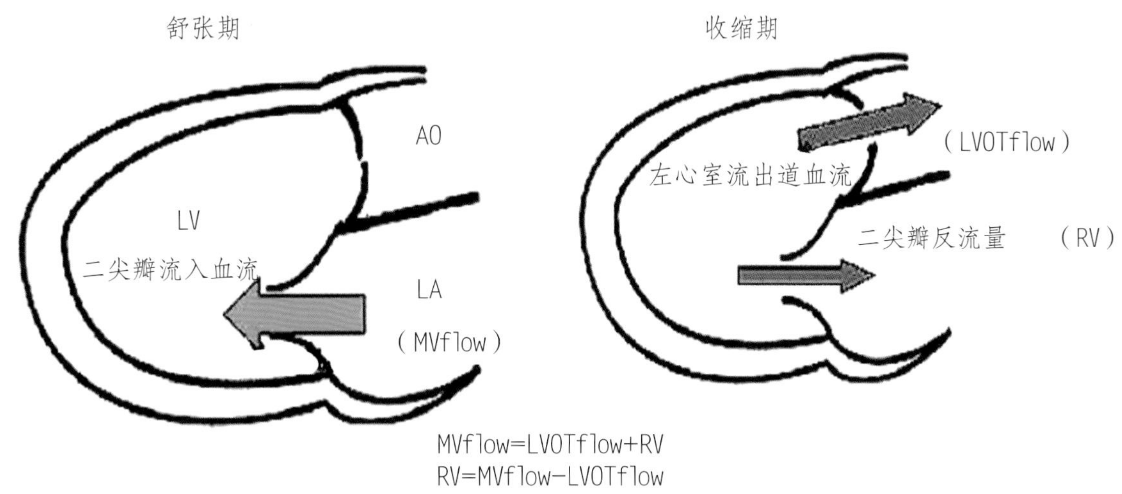

图 5-23　连续方程式计算二尖瓣反流

无合并主动脉瓣反流时，舒张期二尖瓣流入左心室血流量相等于收缩期左心室流出道血流量和二尖瓣反流量之和。

RV ＝ MVflow － LVOTflow。

二尖瓣反流分数（RF）为二尖瓣反流量除以二尖瓣流入血流。

MR 反流口面积（ERO）为二尖瓣反流量除以 MR 的血流速度时间积分（VTI_{MR}）。

$$MRRF=\frac{RV}{MVflow}\times 100\%$$

$$ERO=\frac{RV}{VTI_{MR}}$$

（2）PISA 法：彩色血流显像于左心室侧可观察到，MR 血流通过二尖瓣反流口径时，血流在左心室侧会聚形成近端等速面（PISA），该等速界面血流流速即为混叠速度（V）。测定 PISA 半球形的半径（r），通过该等速面的血流流率即为：$2\pi r^2\times V$，PISA 的血流流率等于通过二尖瓣反流口面积（ERO）乘以 MR 的最大血流流速，即：$2\pi r^2\times V=ERO\times V_{max}$。

PISA 法测量二尖瓣反流流率，反流口面积和反流量（RV）的步骤如下（图 5-24）：

1）心尖切面观察 MR 彩色血流图，并予局部放大。

2）调节彩色血流零基线以获取半球形 PISA 等速面，V 设定为 20~40cm/s。

3）回放模式选择清晰满意的 PISA 等速面，并在收缩中期测量会聚半径（r）。

4）连续多普勒测量 MR 反流频谱以获取 MR 最大流速（V_{max}）和速度时间积分（VTI_{MR}）。

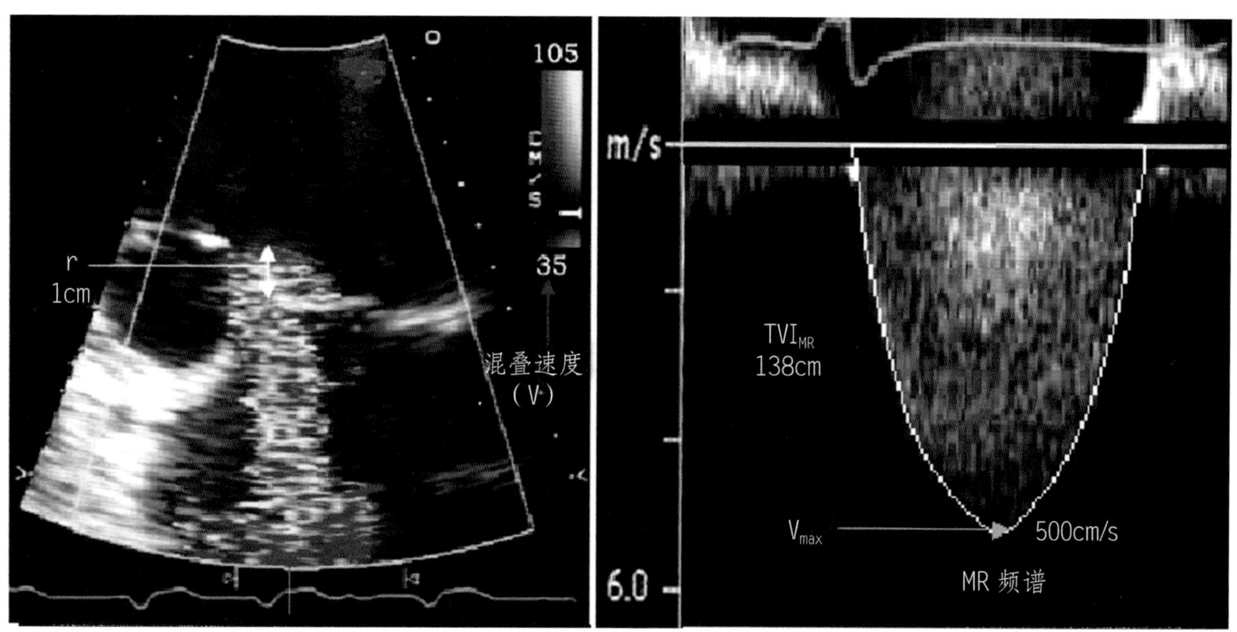

图 5-24　PISA 法计算 MR 反流量

左图为 MR 反流射流，左心室侧见 PISA，PISA 的半径 r 于收缩期测量，r=1cm，混叠速度为 35cm/s（红色箭头所指）。右图为 CW 测定的 MR 频谱，MR 反流最大速度（V_{max}）为 500cm/s，MR 频谱的血流速度时间积分（VTI_{MR}）为 138cm。MR 反流流率 $=2\pi r^2\times V=6.28\times 1^2\times 35=220$（$cm^3/s$）；ERO= $220cm^3/s\div 500cm/s=0.44cm^2$；$RV=0.44cm^2\times 138cm=61cm^3$。

$$ERO=\frac{2\pi r^2\times V}{V_{max}}$$

$$RV = ERO\times VTI_{MR}$$

简化 PISA 法：PISA 法可简化以缩短计算时间，方法如下：调节混叠速度为 40cm/s 左右，二尖瓣反流最大速度假定为 500cm/s；如下公式计算：

$ERO = (6.28\times r^2\times 40cm/s)\div 500cm/s= (251\times r^2) / 500\approx r^2/2$

3. MR 严重程度的判断 多普勒评价瓣膜反流程度已成为制订临床治疗措施的重要依据，但评价瓣膜反流的这些方法还存在一些困难和缺陷，如二维左心室流出道直径测量的误差影响反流量和反流分数的准确性。一旦确立存在有“显著血流动力学”意义的反流，患者的症状和左心室对容量负荷过重的反应以及 MR 的病因往往是决定选择药物或手术治疗的关键。超声心动图测定二尖瓣反流程度的几种方法可交互核对，以综合判断轻度、中度、重度瓣膜反流。

二尖瓣反流并不是一成不变而可根据容量和压力负荷动态变化，麻醉状态下继发性二尖瓣反流的严重程度通常比术前报告的低，原因可能是麻醉状态下血管内血容量减少加上后负荷降低可使二尖瓣对合好转。如果增加后负荷或者应用血管活性药物加强心肌收缩，使左心室压上升或者血压明显升高时，可见二尖瓣反流程度较前明显。

以下标准提示存在重度二尖瓣反流：

（1）二维有二尖瓣结构断裂的依据（腱索断裂等）。

（2）ERO ≥ 0.40cm^2。

（3）MR 反流量≥ 60ml。

（4）反流分数≥ 55%。

（5）VCW ≥ 7mm。

（6）二尖瓣反流束抵达左心房后壁。

（7）肺静脉收缩期逆向血流（图 5-25）。

4. 急性和慢性 MR 的左心室反应 慢性 MR 由于左心室容量负荷增加，通常左心室扩大，左心室室壁正常或稍增厚，左心房增大。由于左心房的缓冲作用，右心系统一般无显著改变。慢性 MR 左心室收缩功能减退失代偿时，左心房压升高、肺瘀血、肺动脉高压时可累及右心系统表现为右心室增大。急性 MR 由于左心房无法适应急骤增加的容量负荷，左心房压显著上升而导致肺瘀血和右心室扩大，这时左心室轻度扩大，EF 高度亢进而肺动脉收缩压升高（表 5-3）。MR 的反流血流频谱反映左心室 - 左心房压差，观察 MR 的反流血流频谱可推测左心房压有无升高。急性 MR 常见收缩期左心房压急促上升（左心房压 V 波），因此收缩晚期左心室 - 左心房压差急剧减少血流频谱出现截断征（图 5-26）。重度 MR 由于左心房压显著上升，舒张期二尖瓣开放后左心房 - 左心室压差增大，E 峰可显著增高。无二尖瓣狭窄患者出现 E 峰显著增高，亦提示 MR 反流程度较为显著（图 5-27）。慢性 MR 由于左心房的代偿左心房压维持通常较低水平，收缩期内左心室 - 左心房压基本维持不变，因此血流频谱双侧对称呈圆钝状。

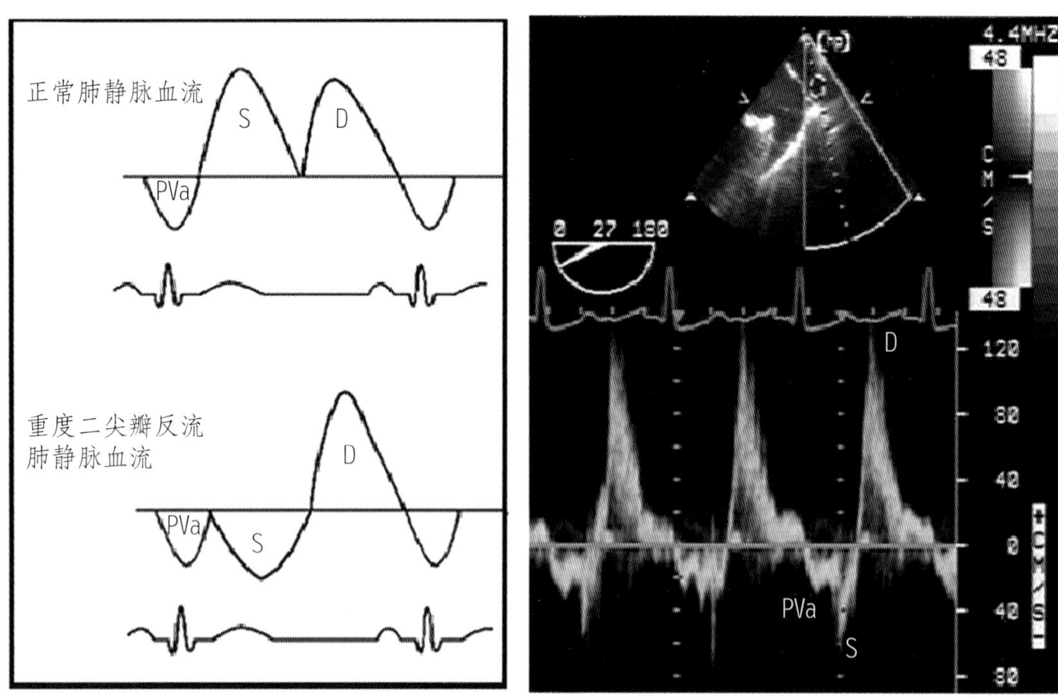

图 5-25　重度二尖瓣反流时经食管超声心动图记录的肺静脉频谱

左图所示，正常肺静脉收缩期前向血流消失而出现逆向血流，提示存在重度二尖瓣反流。

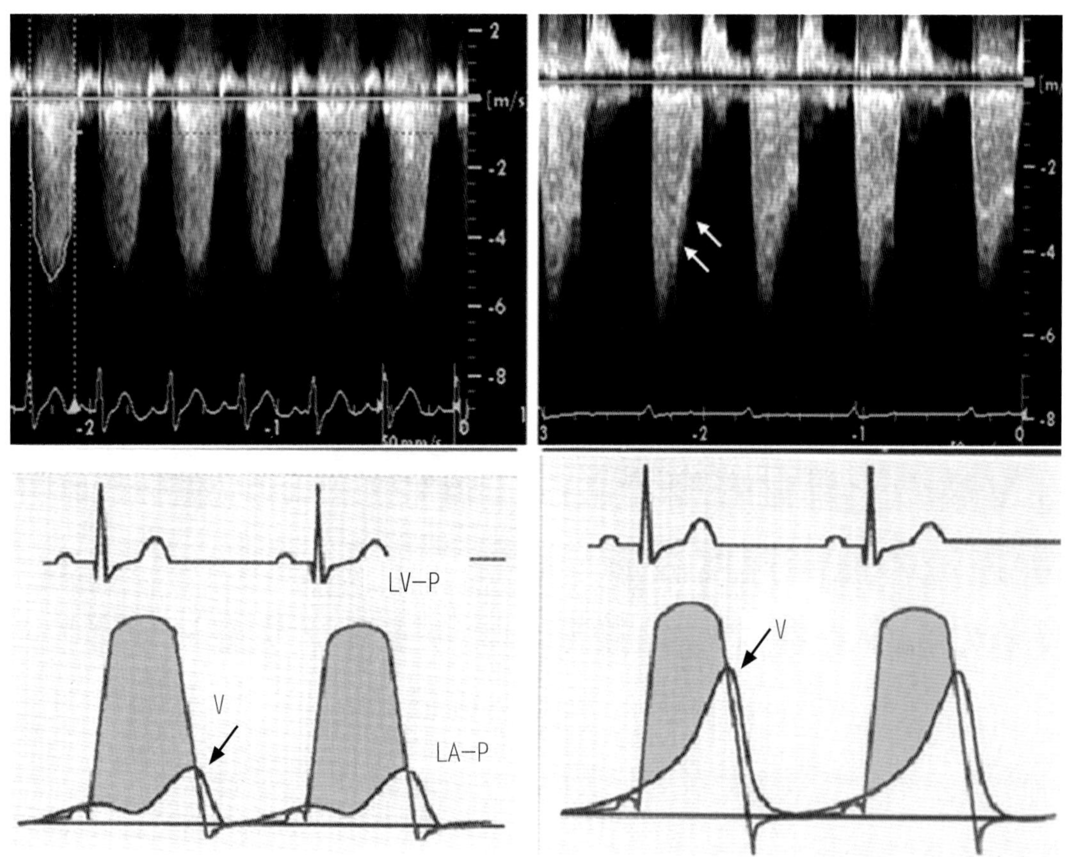

图 5-26　急性 MR 的截断征

左图为慢性 MR 的连续多普勒血流频谱，右图为急性重度 MR 的血流频谱，箭头所指为重度 MR 的截断征。图下方为慢性和急性 MR 收缩期同步显示的左心房压（LA-P）和左心室压（LV-P）。

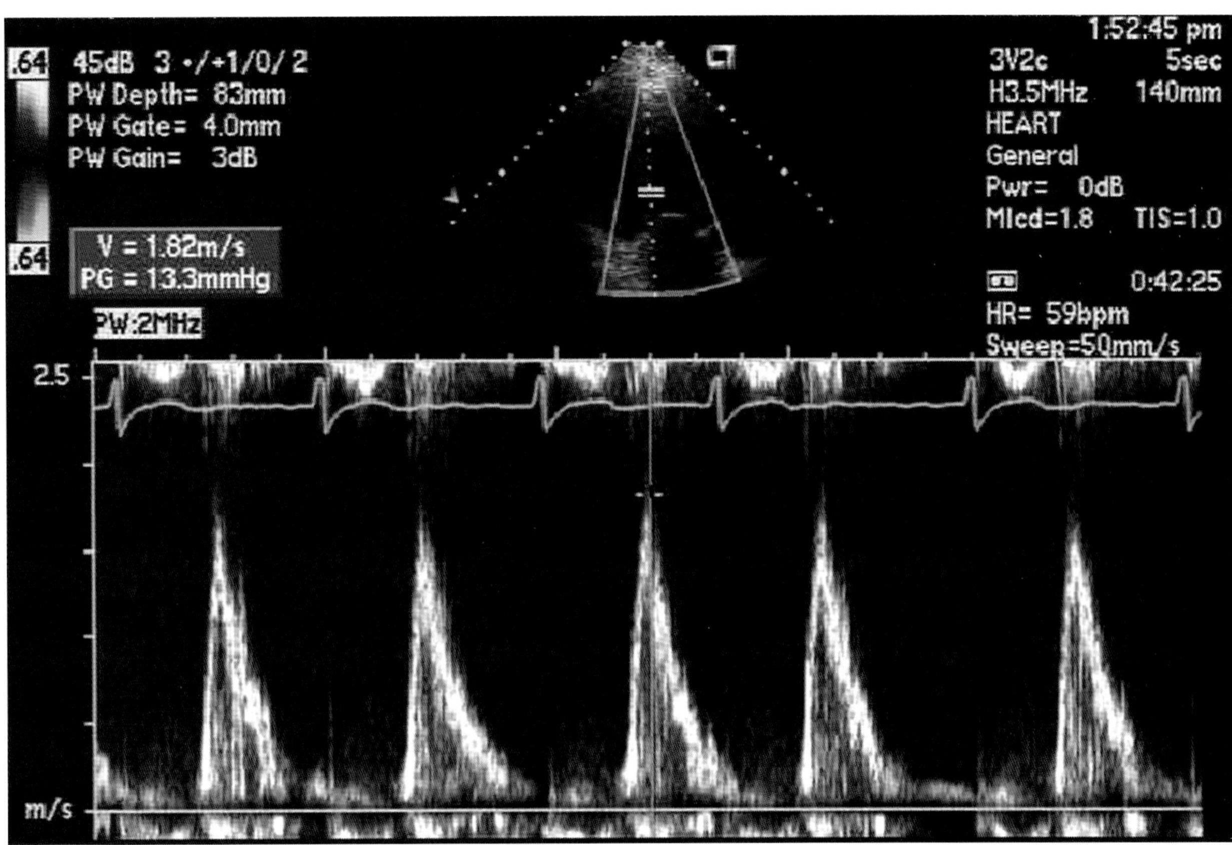

图 5-27 重度二尖瓣反流的二尖瓣流入血流频谱

该图例为二尖瓣脱垂患者，房颤心律，无二尖瓣狭窄病变，二尖瓣血流频谱E峰显著增高，E峰为1.82m/s。

表 5-3 二尖瓣反流的左心室反应

	急 性	慢性代偿期	慢性失代偿期
左心室舒张末期内径	轻度扩大	扩 大	显著扩大
左心室收缩末期内径	正常或偏小	稍大或正常	扩 大
射血分数	高度亢进	亢 进	减 低
左心房内径	轻度扩大	扩 大	显著扩大
肺动脉收缩压	上 升	正 常	上 升

MR 患者左心室功能的评价虽然复杂但对临床治疗却非常重要。MR 容量负荷的改变干扰了传统的左心室收缩功能测定的指标，如 LVEF。LVEF 受心脏负荷的影响，即与前负荷成正比，与后负荷成反比的关系。尽管存在局限性，LVEF 仍然是目前常用的评价 MR 患者左心室功能和临床预后有价值的指标。由于存在前负荷增加和左心室血液向低压的左心房反流两种情况，已有明显二尖瓣反流但左心室功能正常的患者的 LVEF 表现为增高，反之，LVEF 正常的 MR 患者，其左心室功能可能已经受损。MR 严重的患者，50%~60% 的 LVEF 往往提示已存在左心室功能损害，可作为选择手术时机的指标。有临床症状的 MR 患者，超声心动图及胸部 X 线检查可发现心脏有明显增大，LVEF 低于 50% 或左心室收缩末期内径大于 45mm 者应尽早手术治疗，因为及时和有效的外科治疗可改善 MR 患者的预后。

第四节　二尖瓣脱垂

一、病因

二尖瓣脱垂（mitral valve prolapse，MVP）指二尖瓣一个瓣叶或两个瓣叶收缩期越过二尖瓣瓣环突入左心房。二尖瓣瓣叶轻度脱入左心房而二尖瓣瓣叶对合良好，通常无或只有轻微二尖瓣反流（MR），这种情况可能是正常变异，但临床上往往有不少这类患者（无收缩期喀喇音）只根据超声心动图的表现被过多地诊断为“二尖瓣脱垂综合征”。超声心动图所见的“脱垂”和临床所指的“二尖瓣脱垂综合征”意义并不等同，而只有生理范围的反流的所谓“二尖瓣脱垂”往往预后良好。

二尖瓣结构任一部分的异常均可导致二尖瓣瓣叶脱垂。MVP 通常指二尖瓣瓣叶和腱索结构的原发性异常，这些异常与瓣叶黏液样变性、增厚和瓣叶累赘有关；而继发于腱索断裂、心内膜炎、风湿性损害等原因的，应优先使用以上病因诊断。必须指出的是正常瓣膜大小和心室大小（较小心室）间的比例失调也可发生瓣叶脱垂，如二尖瓣狭窄、继发孔型房间隔缺损、肥厚型心肌病等。MVP 的病因如表 5-4。

表 5-4　二尖瓣脱垂病因分类

1. 特发性二尖瓣脱垂综合征
2. 二尖瓣瓣环异常
   （1）扩大：纤维异常（马方综合征）、扩张型心肌病。
   （2）破坏：风湿性损害。
3. 瓣叶异常
   （1）器质性异常：风湿性损害 、感染性心内膜炎、黏液样变性。
   （2）过度延展：纤维异常（马方综合征等）。
4. 腱索异常
   （1）断裂：风湿性损害、感染性心内膜炎、心肌梗死、外伤。
   （2）过度延展：纤维异常。
   （3）起始部异常：矫正型大动脉转位。
5. 乳头肌异常
   （1）断裂：感染性心内膜炎、心肌梗死、外伤。
   （2）功能不全：冠心病（心绞痛、心肌梗死）。
   （3）位置异常：肥厚型心肌病、扩张型心肌病、左心室室壁瘤。
6. 其他
   （1）右心室容量和压力负荷过重：房间隔缺损、肺动脉高压、肺心病、三尖瓣下移畸形。
   （2）胸廓变形：漏斗胸、直背综合征、脊柱侧弯等。

二、超声心动图诊断要点

1. MVP的超声心动图诊断标准 M型超声可观察二尖瓣瓣叶的活动曲线，M型超声诊断MVP的标准为二尖瓣瓣叶或瓣叶结合部收缩期向后低于CD段≥3mm（图5-28）。由于M型超声只观测相对于超声束单平面方向的瓣叶活动而忽视心腔内邻近结构，探头位置和探测角度的改变很容易导致假阳性或假阴性的结果，因此目前已不单纯依靠M型超声的标准诊断MVP。二维超声可实时多切面观察二尖瓣瓣叶的活动和二尖瓣邻近结构的解剖关系，诊断MVP敏感性和特异性高。二维超声诊断MVP的标准为二尖瓣一个或两个瓣叶收缩期异常突向左心房超过二尖瓣瓣环水平。二尖瓣瓣环并不是一平面而呈马鞍型，心尖四腔心探查时正常人二尖瓣瓣叶也可“脱垂”超过二尖瓣环水平（图5-29），因此不能单纯依靠心尖四腔切面诊断MVP。二尖瓣瓣环水平的定位，瓣环前方宜选择主动脉瓣下缘非活动性回声

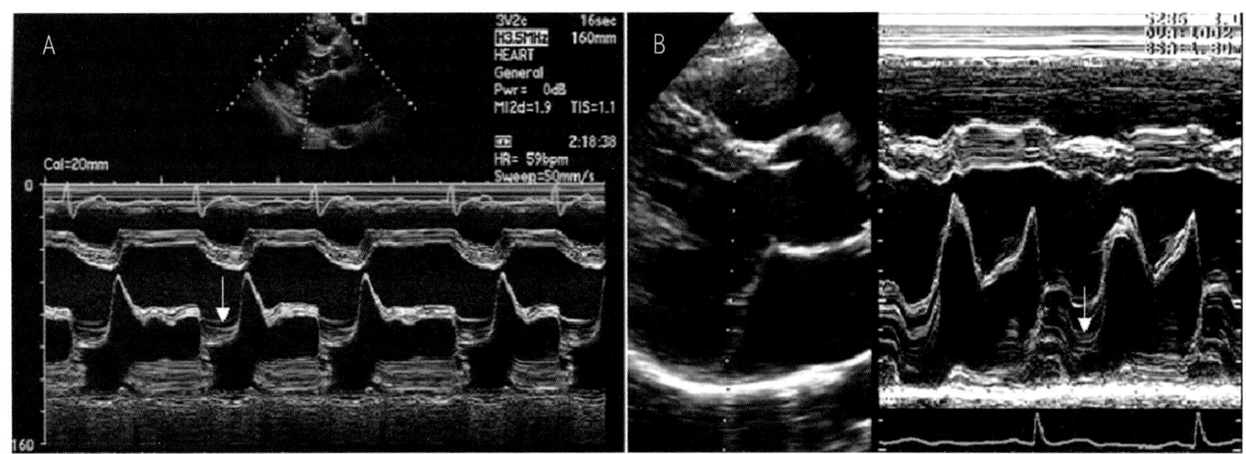

图5-28 二尖瓣脱垂的M型超声心动图

左图为胸骨旁左心室长轴引导下二尖瓣（前叶）M型曲线，箭头所指为收缩期二尖瓣前叶CD段后下移位（箭头所指）；右图为胸骨旁左心室长轴引导下二尖瓣M型曲线，箭头所指为收缩期二尖瓣前叶以及后叶CD段后下移位（箭头处）。

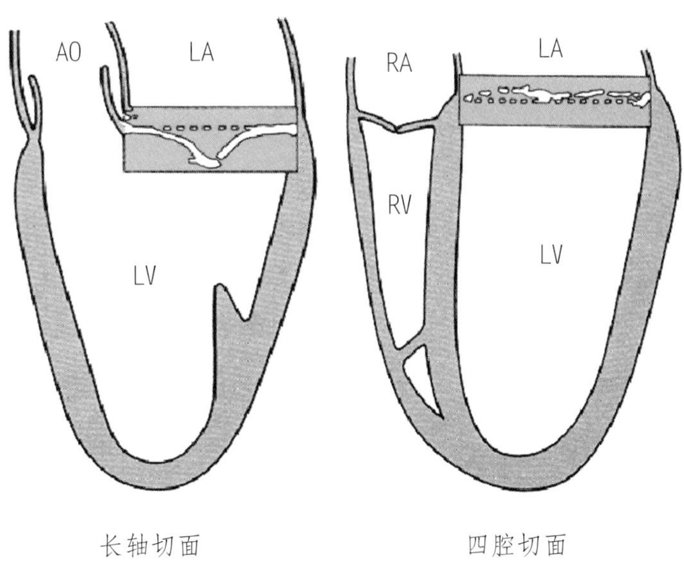

图5-29 不同超声切面的二尖瓣瓣环

二尖瓣瓣环为马鞍形，瓣环马鞍形高点位于前后方，低点位于内外侧。心尖四腔心切面从内外方向横截二尖瓣瓣环时，正常人二尖瓣收缩期瓣叶也可出现移位超过瓣环水平；只有当二尖瓣瓣叶位置高于瓣环高点时，如胸骨旁左心室长轴和心尖左心室长轴切面前后方向横截二尖瓣瓣环，瓣叶移位超过瓣环水平才反映真正异常瓣叶移位(即脱垂)。(引自Levine RA et al：The relationship of mitral annular shape to the diagnosis of mitral valve prolapse. circulation 1987；75：756−762）

与二尖瓣前叶的移行部（参见图 5-5）。胸骨旁左心室长轴和心尖左心室长轴切面上二尖瓣一个或两个瓣叶收缩期突向左心房超过二尖瓣瓣环水平 2mm 以上可考虑 MVP 的诊断基本成立。

2. 二尖瓣脱垂部位的确定 如前所述经胸超声心动图根据胸骨旁左心室长轴切面，按图 5-8 所示前交界、中央部和后交界探查，以及应用左心室二尖瓣瓣叶水平短轴切面，加上心尖切面的观察，通常能够明确前、后叶 6 个扇叶中的哪个扇叶的脱垂（图 5-30）。如果将经食管超声心动图（TEE）探头放置于二尖瓣前叶的中心，旋转不同角度就可以得到二尖瓣瓣叶的 360° 成像，可以深入了解到二尖瓣的三维结构（图 5-31）。在食管中段水平四腔心切面基础上，探头稍微退出或深入 1cm 左右可探查二尖瓣瓣叶 A1、P1；A2、P2；A3、P3；而在四腔心切面基础上以二尖瓣为中心旋转探头角度 90° 得到的二腔心切面观察到 P3、A2、P1；探头向右转切面（顺时针方向）可能观察到 P3、A3、A2；而探头向左转（逆时针方向）可能观察到 P3、P2、P1（图 5-32）。目前多数心脏中心行二尖瓣外科手术，通常放置经食管探头手术中监测超声心动图检查（图 5-33），对源于特定部位的二尖瓣 A2 或者 P2 的二尖瓣脱垂患者行经导管二尖瓣夹合术取得了良好的效果（图 5-34）。

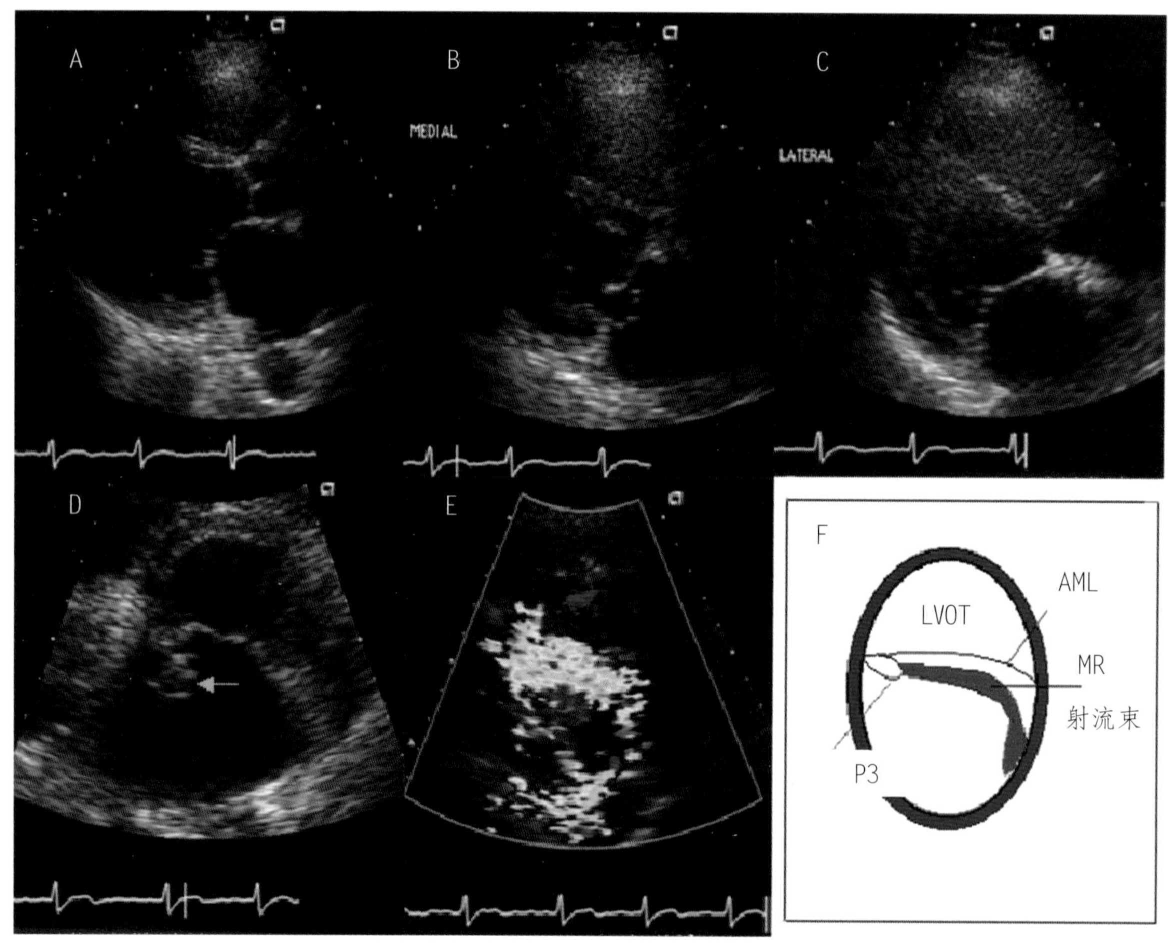

图 5-30 二尖瓣脱垂的超声心动图定位

A 为标准胸骨旁左心室长轴，探头方向朝向后交界侧倾斜（medial）见二尖瓣后叶内侧扇叶脱垂（B），而探头方向朝向前交界侧倾斜（lateral）并无二尖瓣瓣叶脱垂。D、E 均为胸骨旁左心室流出道短轴（二尖瓣瓣叶交界侧），F 为 MVP 二尖瓣反流（MR）模式图，显示二尖瓣后叶内侧扇叶（P3）脱垂。

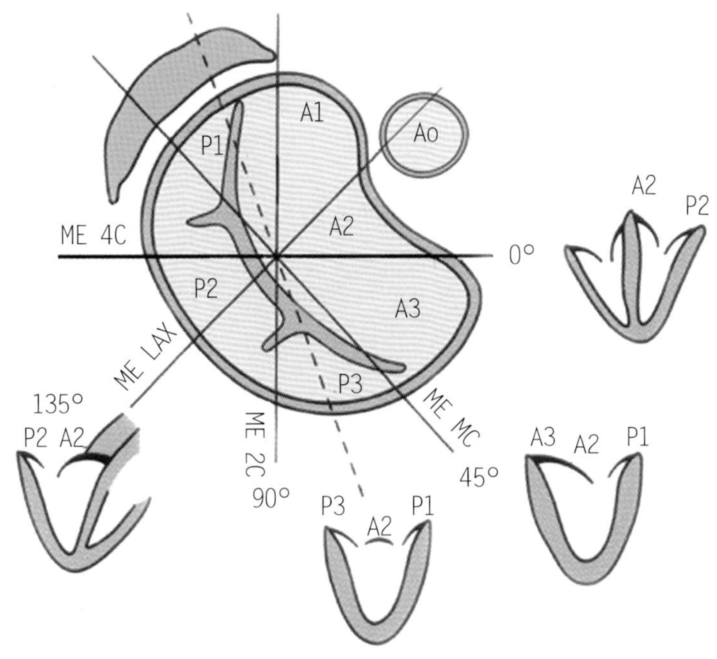

图 5-31　经食管超声心动图对二尖瓣瓣叶结构的定位

经食管超声心动图经食管中段切面对二尖瓣瓣叶不同部位观察，ME 4C 为食管中段四腔心切面，通常观察 A2、P2；ME LAX 为食管中段左心室长轴切面，也是观察到 A2、P2；ME MC 为食管中段二尖瓣闭合缘切面，观察到左边的 A3、右边的 P1 和中间的 A2；ME 2C 为食管中段二腔心切面，观察 P3、A2、P1。ME 4C 与 ME 2C 为 90° 相交切面，ME LAX 与 ME MC 也是 90° 相交切面。

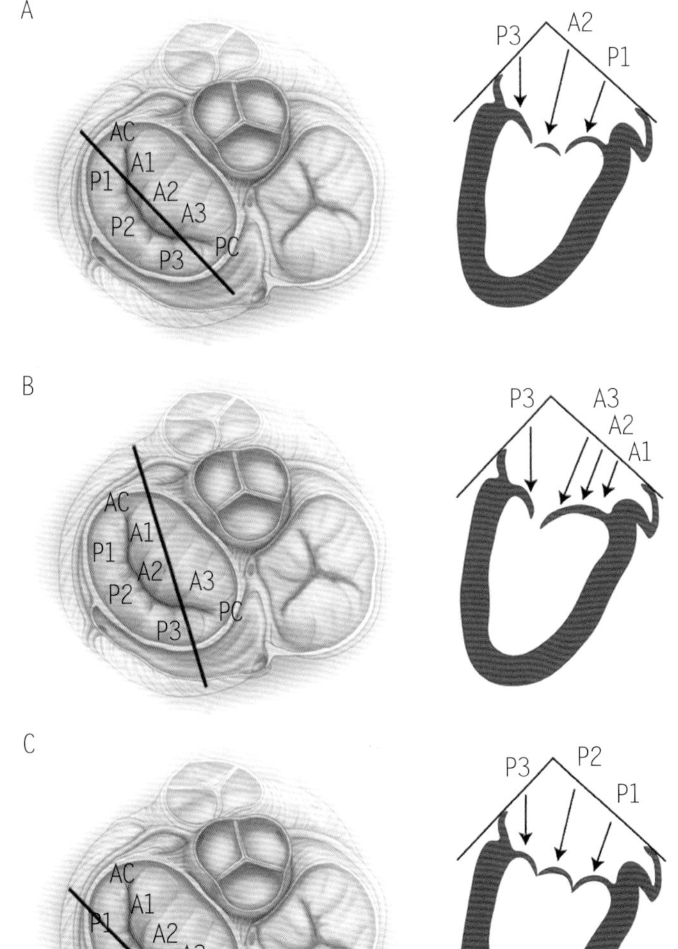

图 5-32　食管中段二腔心及其变化

A 为食管中段二腔心切面，显示 P3、A2、P1；A 切面基础上探头向右旋转得到 B，B 为食管中段二腔心变化切面，显示 P3、A2、A1；A 切面基础上探头向左旋转得到 C，C 为食管中段二腔心变化切面，显示 P3、P2、P1。

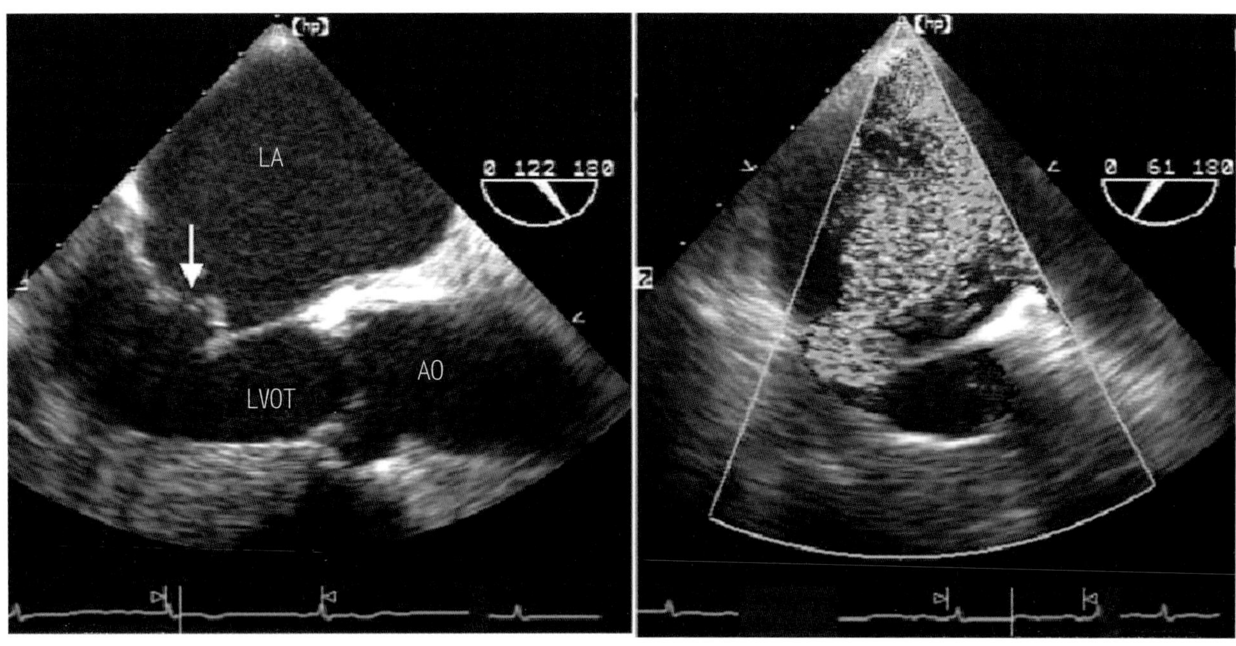

图 5-33　经食管超声心动图诊断二尖瓣脱垂

左图显示二尖瓣后叶收缩期脱垂进入左心房（箭头所指），右图彩色血流显像显示二尖瓣重度反射流束。

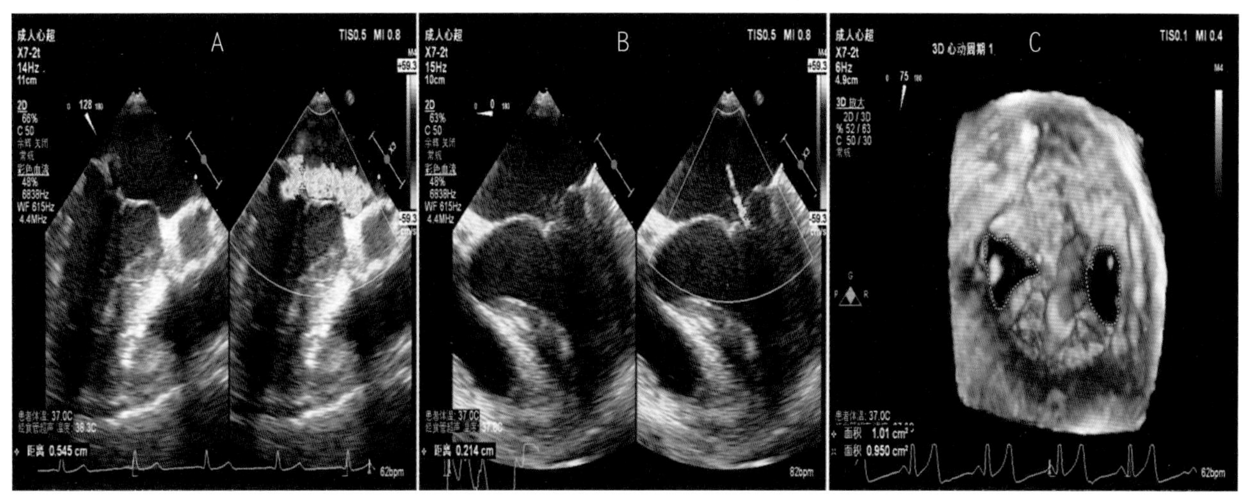

图 5-34　二尖瓣后叶脱垂应用二尖瓣夹合技术图例

A 显示二尖瓣后叶 P2 脱垂，B 为二尖瓣夹合术即刻显示二尖瓣微量反流。C 为实时三维重建，显示夹合后双二尖瓣瓣口。

第五节　二尖瓣腱索断裂

二尖瓣腱索断裂（ruptured chordae tendineae）是急性重度 MR 的常见病因，二尖瓣腱索断裂可继发于风湿性损害、心内膜炎、二尖瓣脱垂、心肌梗死、特发性主动脉瓣下狭窄、结缔组织疾病和外伤等，偶为腱索自发性断裂（特发性）。

二尖瓣腱索断裂轻型可表现为二尖瓣脱垂，重型可表现为连枷二尖瓣（flail mitral leaflet）。连枷二尖瓣的特征是受累瓣叶的瓣尖以180°或更大的弧度呈甩鞭样运动，舒张期瓣尖朝向左心室腔，收缩期瓣尖指向左心房（图5-35，图5-36）。临床上二尖瓣腱索断裂和二尖瓣脱垂常同时出现，如超声观察到二尖瓣腱索断裂征象（图5-37），则宜优先使用二尖瓣腱索断裂的诊断。

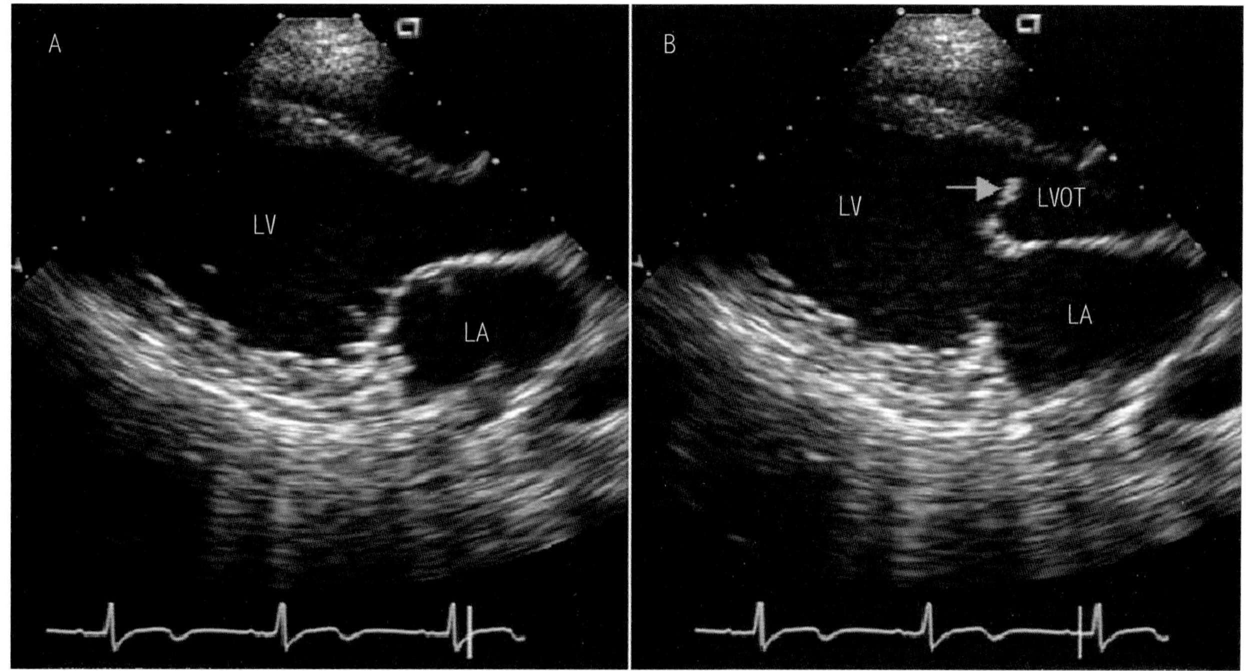

图5-35　病因为心内膜炎的腱索断裂超声心动图

A、B均为胸骨旁左心室长轴切面，A为收缩期、B为舒张期；显示舒张期二尖瓣前叶腱索断裂，二尖瓣前叶突入左心室流出道（箭头所指）。

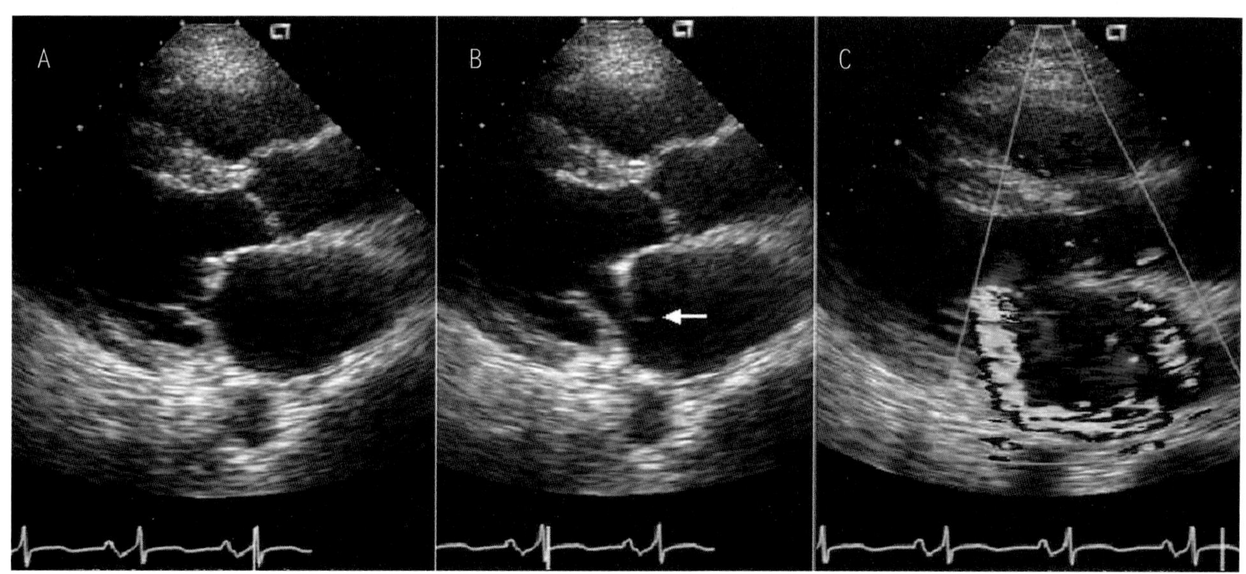

图5-36　二尖瓣腱索断裂的超声心动图

A、B为胸骨旁左心室长轴切面，箭头显示断裂的腱索，收缩期突入左心房；C为彩色血流显像，显示二尖瓣反流。

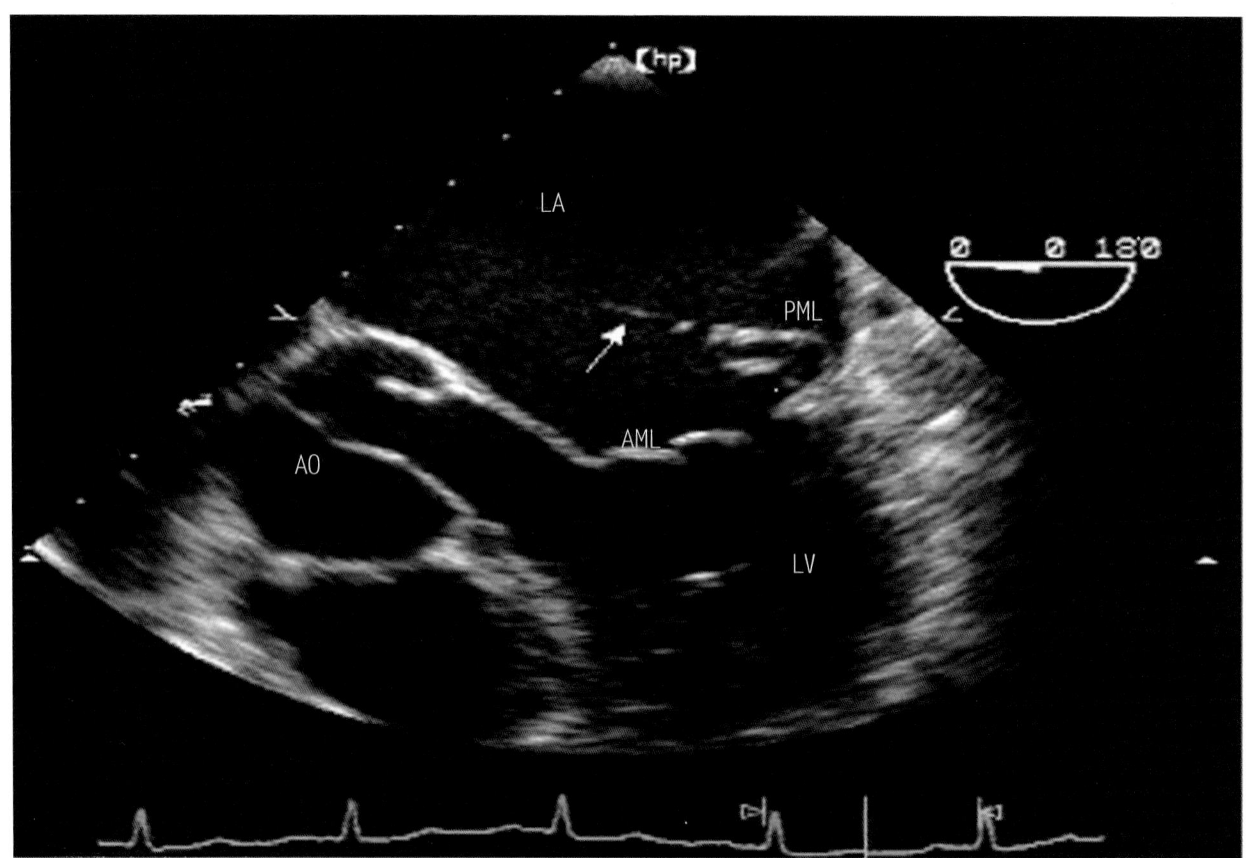

图 5-37　二尖瓣腱索断裂的经食管超声心动图

收缩期见二尖瓣后叶翻转进入左心房，箭头所示为断裂的腱索脱垂进入左心房。

第六节　二尖瓣瓣环钙化

二尖瓣瓣环钙化（mitral annular calcification）为老年性退行性病变，为钙盐沉着于二尖瓣瓣环、二尖瓣后叶及邻近左心室后壁区域。二尖瓣瓣环钙化可出现二尖瓣反流、传导异常、心内膜炎、心功能不全等，严重二尖瓣瓣环钙化还可导致左心室流入道狭窄。二尖瓣瓣环钙化常合并主动脉瓣环钙化。

二维超声心动图上二尖瓣瓣环钙化表现为局限的强回声区域，可散在分布或广泛累及二尖瓣瓣环和二尖瓣后叶（图 5-38），严重钙化者可导致二尖瓣两瓣叶无法区分。二尖瓣瓣环后叶区域的钙化发生率是前叶区域的 5 倍，孤立性二尖瓣瓣环前叶区域的钙化极为罕见。

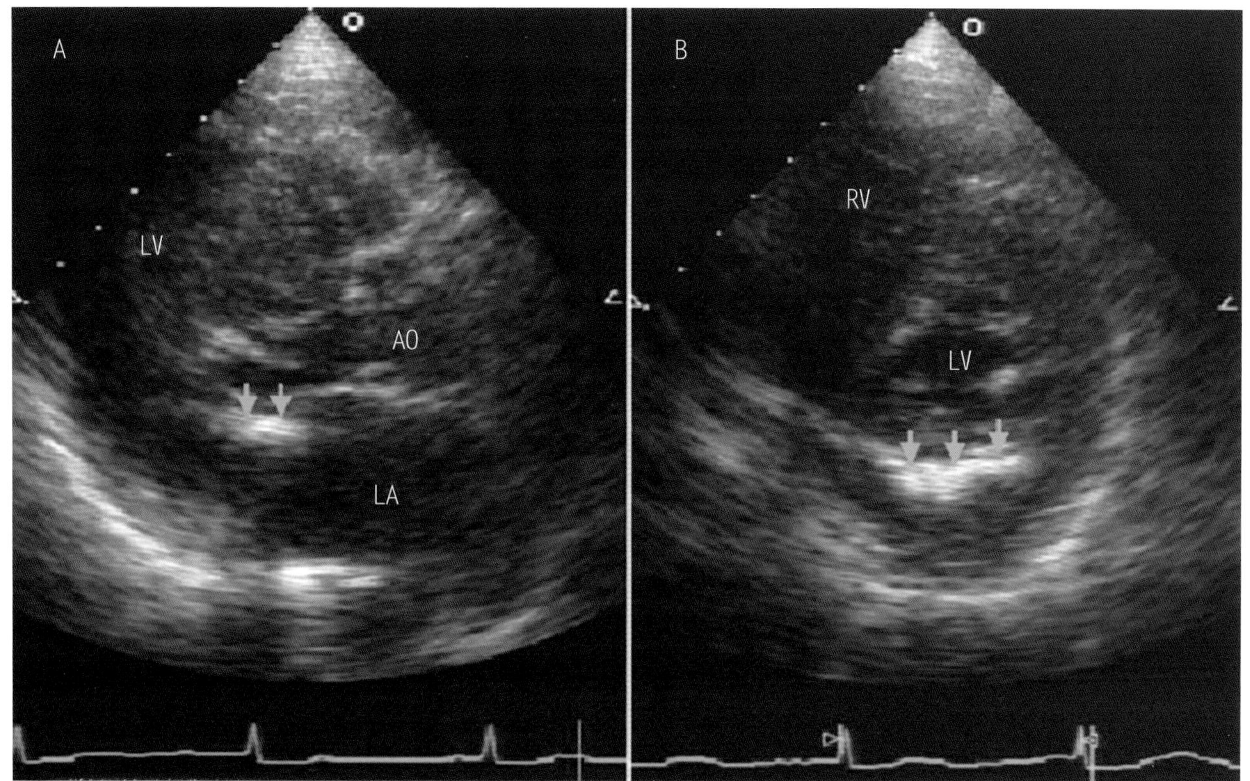

图 5-38　二尖瓣瓣环钙化的超声心动图

患者，男性，75 岁。A 为胸骨旁左心室长轴切面；B 为胸骨旁左心室短轴切面，显示二尖瓣区域强回声影（箭头所指）。

第七节　先天性二尖瓣畸形

先天性二尖瓣畸形表现为二尖瓣形态和结构的先天性异常，如二尖瓣瓣环狭小、瓣叶增厚、腱索缩短和乳头肌异常等，是婴幼儿二尖瓣狭窄或反流的病因之一。先天性二尖瓣畸形少见，约占先天性心脏病的 0.2%。先天性二尖瓣畸形常与其他心血管畸形，特别是与左半心系统的畸形并存。通常二尖瓣上、瓣环或瓣叶狭窄产生的先天性二尖瓣狭窄，可合并或不合并关闭不全。表现为二尖瓣狭窄的病理解剖类型主要有：①二尖瓣环缩小或存在瓣上狭窄环。②瓣叶畸形或发育不良。③腱索畸形。④乳头肌畸形：单一组巨大乳头肌，几乎全部腱索均附着于此，表现为降落伞型二尖瓣（parachute mitral valve）；肥厚或位置异常的乳头肌如同时合并腱索短粗，可表现为吊床型二尖瓣（瓣下狭窄）。表现为二尖瓣关闭不全的病理解剖类型主要有：①二尖瓣脱垂。②二尖瓣瓣叶裂（cleft mitral valve）。③拱形二尖瓣（mitral arcade）。④双二尖瓣口（double orifice of mitral valve）。⑤吊床型二尖瓣。这里介绍三种先天性二尖瓣瓣叶异常：二尖瓣瓣叶裂、双二尖瓣口和降落伞型二尖瓣等。

二尖瓣瓣叶裂可出现于心内膜垫缺损，也可单独出现。二尖瓣前叶可部分或完全裂开。虽然二尖瓣瓣叶裂的主要功能异常出现于收缩期，但舒张期最容易观察到二尖瓣瓣裂（图 5-39）。

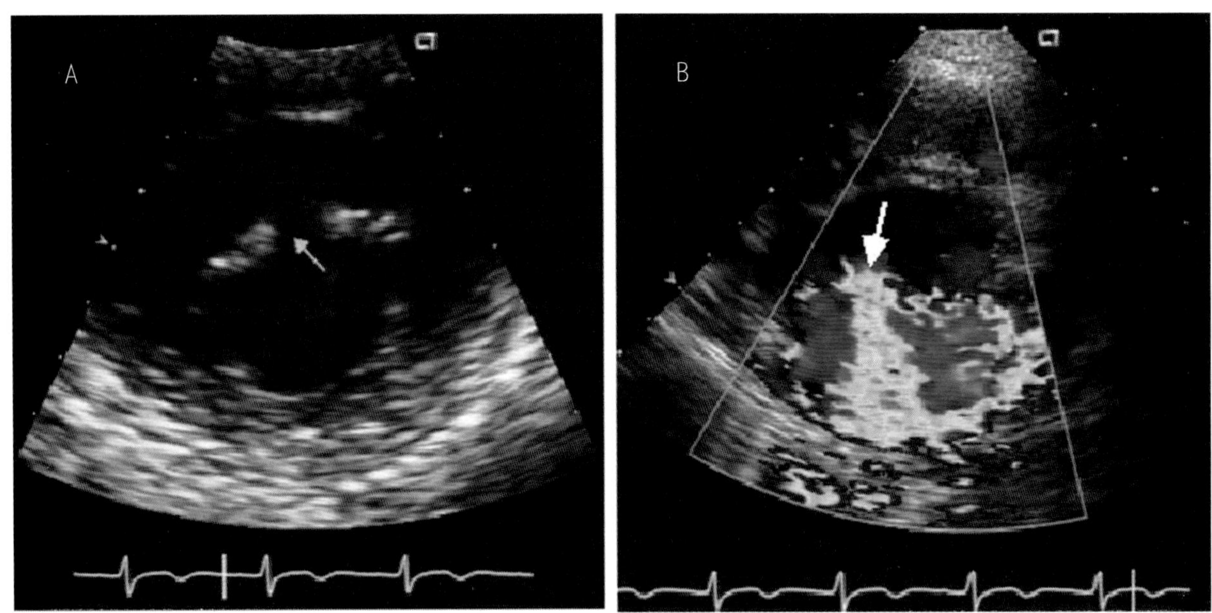

图 5-39　二尖瓣前叶裂的超声心动图

患者，女性，17 岁。A 为胸骨旁短轴切面（经放大）图示二尖瓣前叶裂（箭头所示）；B 为收缩期同一切面见二尖瓣反流束起源于二尖瓣前叶裂隙进入左心房。

双二尖瓣口相对少见，可合并心内膜垫缺损等，也可单独出现；通常乳头肌无异常，外侧（前方）瓣口经腱索单独连接于前外侧乳头肌，而内侧（后方）瓣口经腱索单独连接于后内侧乳头肌。双二尖瓣口在胸骨旁长轴可看似正常，短轴水平则易探及离散的两个二尖瓣瓣口（图 5-40）。

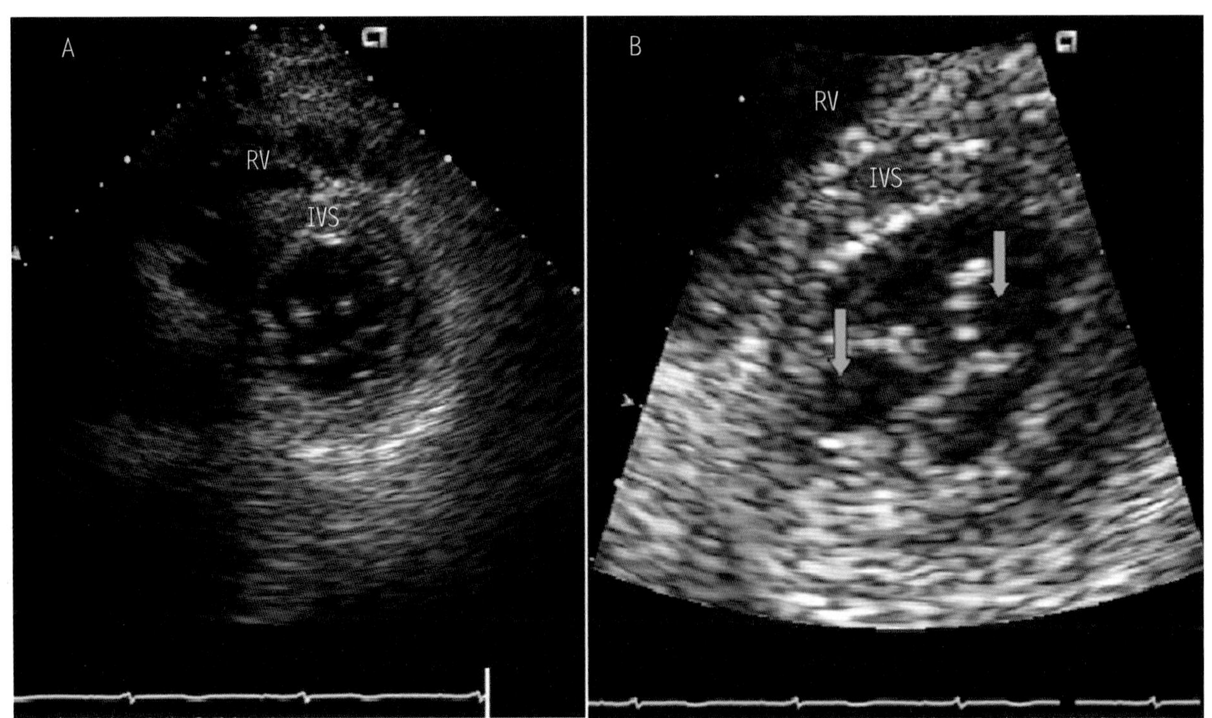

图 5-40　双二尖瓣口的超声心动图

患者，男性，72 岁。A、B 均为胸骨旁二尖瓣水平左心室短轴切面，B 为二尖瓣口局部放大图像，箭头所指为二尖瓣口，可清晰显示舒张期似眼镜状的双个二尖瓣口。

降落伞形二尖瓣的特征是左心室只有一组粗大的乳头肌（通常为前外侧乳头肌），二尖瓣叶和腱索通常无异常；二尖瓣前叶和后叶的腱索均附着于同一组乳头肌，宛如降落伞，血流动力学上降落伞形二尖瓣易导致二尖瓣狭窄。偶也可发现两组乳头肌，但其中一组发育不良，大部分腱索附着于另一粗大乳头肌。超声心动图可发现乳头肌位置和腱索附着异常，左心室短轴切面通常只能记录到左心室内单一粗大乳头肌回声，二尖瓣瓣口关闭似降落伞形（图 5-41）。降落伞形二尖瓣常与主动脉缩窄、主动脉瓣或瓣下狭窄以及二尖瓣瓣上狭窄环并存，称为 Shone 综合征。广义上 Shone 综合征主要是指同时具有左心室流入道和流出道阻塞的病变，同时具有以上 4 种畸形的十分罕见，所有患者均有复合的二尖瓣结构异常，36% 为先天性二尖瓣狭窄，64% 为降落伞形二尖瓣，90% 伴有主动脉缩窄，25% 伴有主动脉瓣下狭窄。

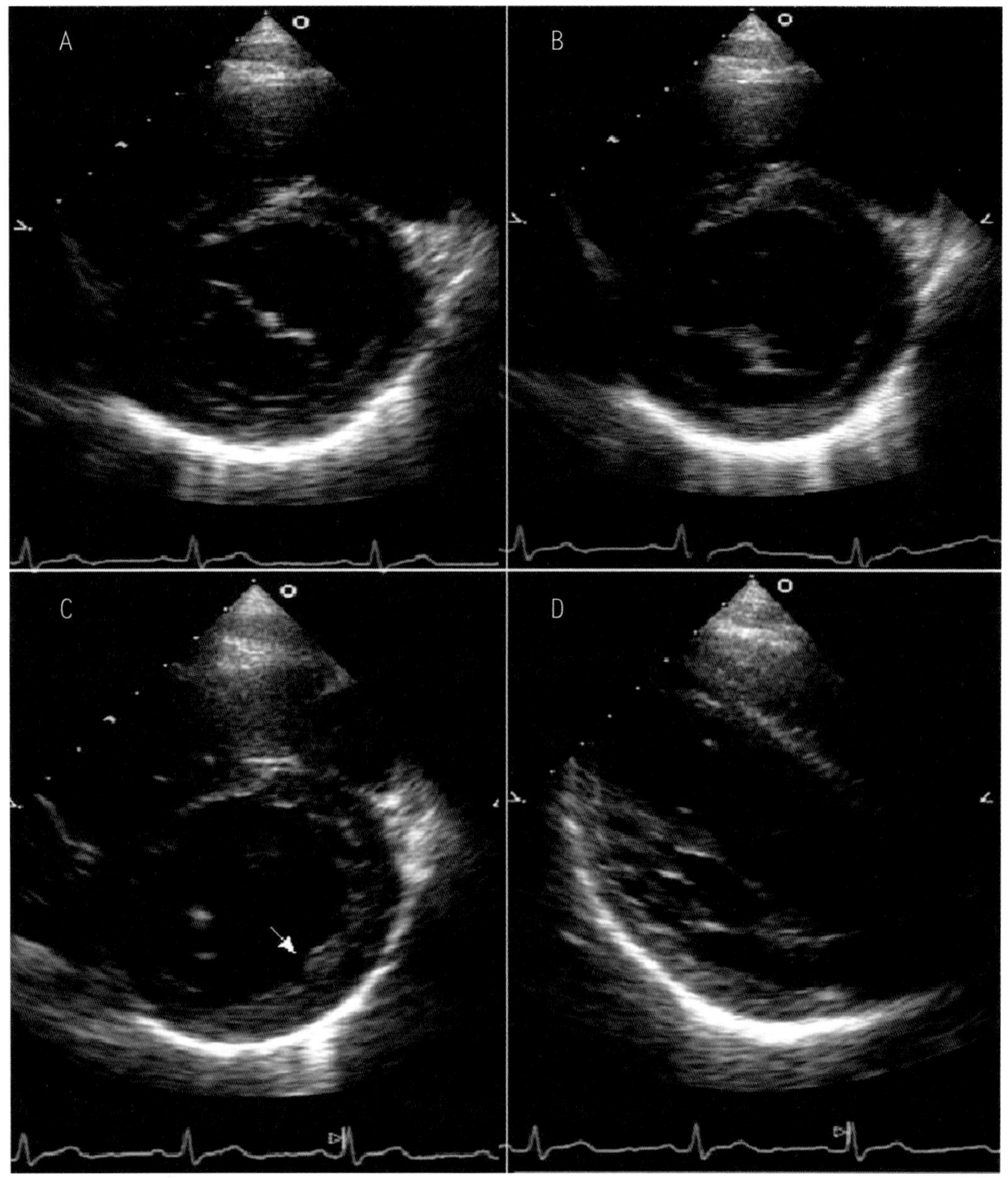

图 5-41　降落伞形二尖瓣的超声心动图

A、B 均为胸骨旁二尖瓣水平左心室短轴，A 为舒张期；B 为收缩期，显示二尖瓣口偏向后交界侧；C 为胸骨旁乳头肌水平左心室短轴，箭头所指为发育不良的前外侧乳头肌；D 为调整心尖左心室长轴，显示二尖瓣叶经腱索连接于后内侧左心室后壁，未见显著乳头肌回声。

第六章 主动脉瓣病变

第一节 主动脉瓣的解剖和正常超声影像

一、主动脉瓣的解剖

正常主动脉瓣功能结构由瓣叶、瓣环、瓣间纤维三角和瓣窦所组成。主动脉瓣的解剖结构包括主动脉瓣瓣叶和瓣环。正常主动脉瓣由左冠状动脉瓣（LCC）、右冠状动脉瓣（RCC）和无冠状动脉瓣（NCC）三个瓣叶组成（图 6-1）；三个瓣叶大小相似，各自的游离缘在瓣膜关闭时相互对合，游离缘的中点为

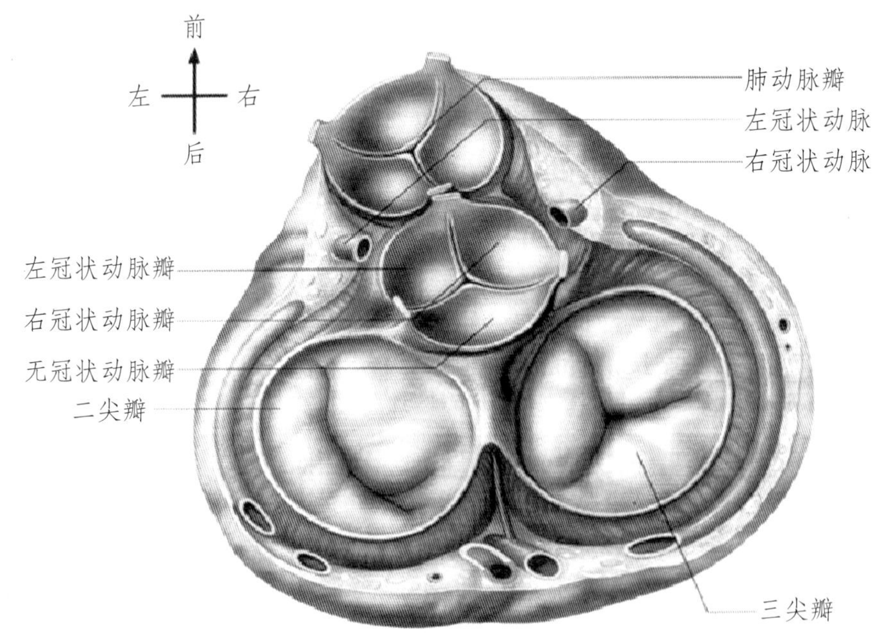

图 6-1 除心房后从头部观察主动脉瓣的位置和邻近结构

主动脉瓣位于中央，前方为肺动脉瓣，左后方为二尖瓣，右后方为三尖瓣；四组瓣膜之间经纤维组织相连接。

三个瓣叶完全对合时的共同接触点，外观呈结节状，称为半月瓣结节（arantius nodule）；半月瓣结节在主动脉瓣关闭时位于瓣叶的中央，起支撑瓣叶的作用。每个瓣叶后面的主动脉壁向外膨出，形成主动脉窦（valsalva 窦，又称为瓦氏窦），功能为在收缩期支撑瓣叶，在舒张期形成储血池以增加冠状动脉血供。3 个主动脉窦中的两个发出冠状动脉，因此将 3 个主动脉窦分别命名为左冠窦、右冠窦和无冠窦，左冠状动脉、右冠状动脉分别开口于左冠窦、右冠窦。无冠窦邻接右心房和左心房，右冠窦邻接右心房和右心室，左冠窦邻接左心房和肺动脉根部。主动脉瓣瓣环为瓣叶基底部附着于主动脉壁上的纤维结构，二尖瓣前瓣及瓣环直接与主动脉瓣瓣环相延续。

二、主动脉瓣的超声观察

最适于观察主动脉瓣的切面为胸骨左缘左心室长轴切面以及主动脉瓣短轴水平切面等，心尖左心室长轴或五腔心切面则适宜测定左心室流出道血流和跨主动脉瓣压差。二维超声心动图观察重点是了解主动脉瓣叶结构、瓣叶数目、瓣叶有无增厚及钙化、瓣叶开放有无受限。图 6-2 为胸骨旁主动脉瓣短轴水平切面显示正常主动脉瓣超声图像。对瓣叶钙化或经胸超声心动图（TTE）显示欠佳的患者可选择经食管超声心动图（TEE）。图 6-3 为 TEE 心底切面观察四叶主动脉瓣。

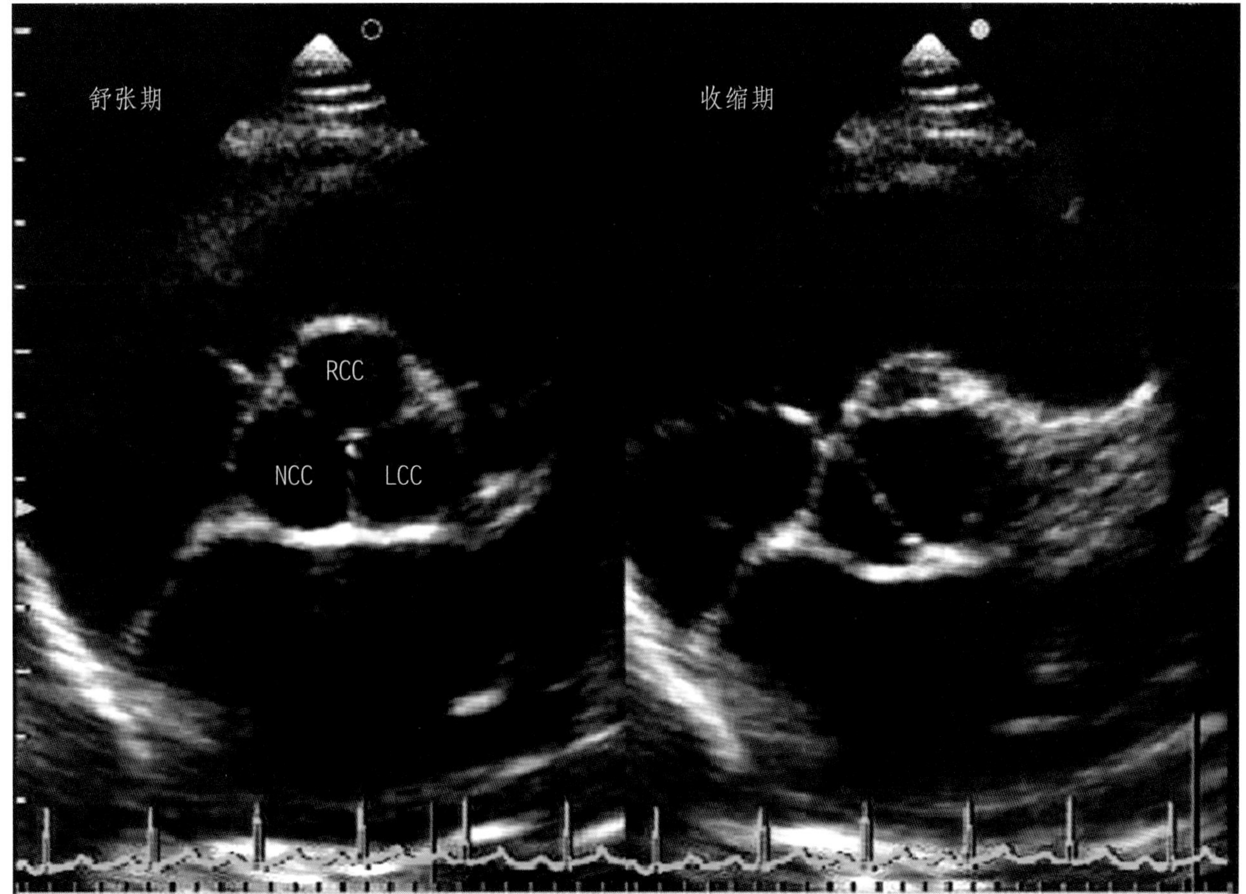

图 6-2　胸骨左缘主动脉瓣水平轴切面

舒张期主动脉瓣关闭，略呈“Y”字形，收缩期主动脉瓣开放，通常可观察到三个正常主动脉瓣的开放和关闭活动，三个主动脉瓣叶大小相当。

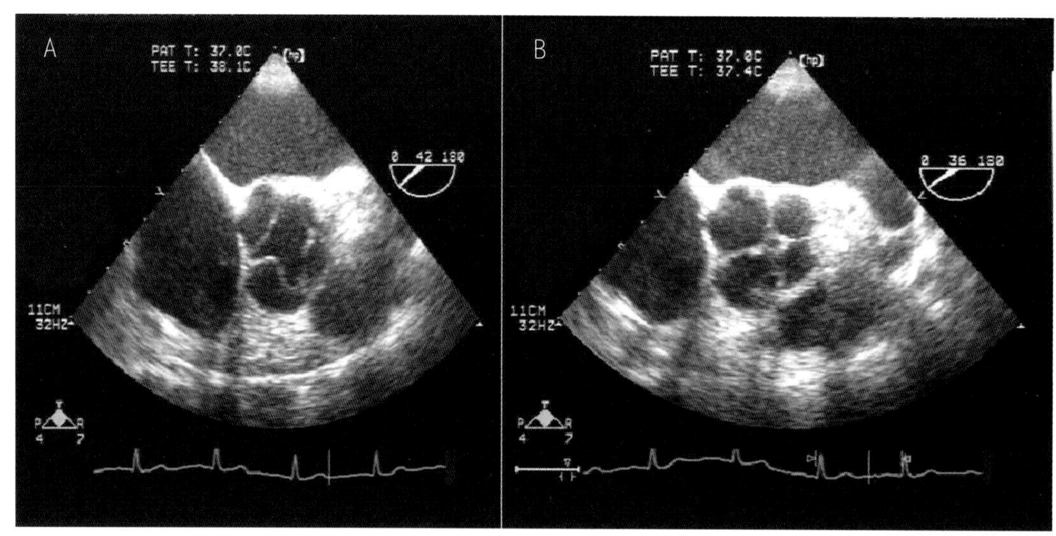

图 6-3 经食管超声心动图心底水平观察四叶主动脉瓣叶的结构

左图为收缩期，右图为舒张期，显示四叶主动脉瓣关闭呈“十”字形。

第二节 主动脉瓣狭窄

主动脉瓣狭窄（aortic stenosis，AS）是一种常见的心脏瓣膜病。正常主动脉瓣叶收缩期开放不受限制，瓣叶基本与主动脉壁平行。正常主动脉瓣瓣口面积为 3~4cm^2，正常开放时主动脉瓣叶开放幅度约为 2cm。三叶主动脉瓣开放幅度基本相同，舒张期瓣叶关闭线位于主动脉中央。主动脉瓣狭窄时可见主动脉瓣叶开放幅度减小以及主动脉瓣叶增厚、强回声钙化影（图 6-4）。

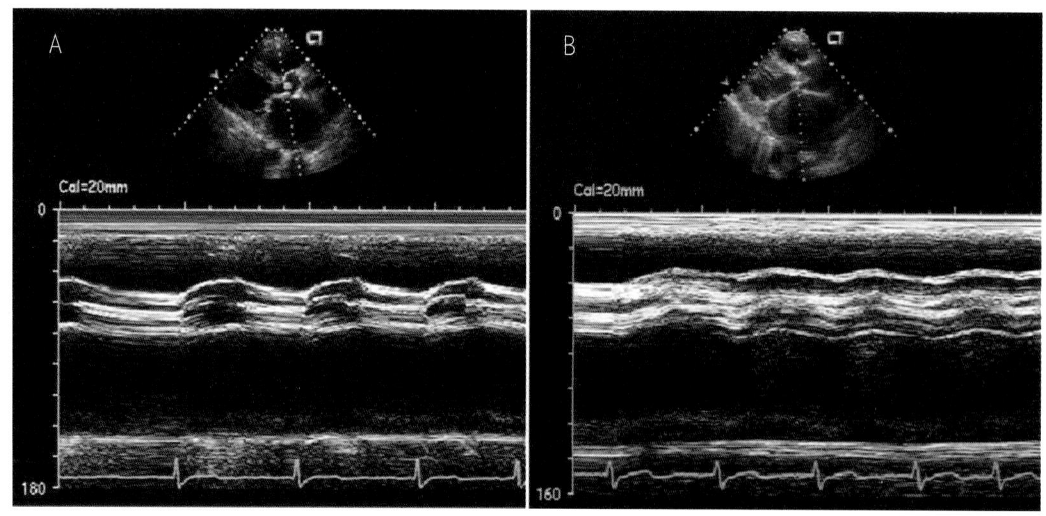

图 6-4 主动脉瓣狭窄的 M 型超声心动图

A 为主动脉瓣狭窄的 M 型超声心动图，显示收缩期主动脉瓣开放幅度减小，舒张期主动脉瓣关闭线增粗；B 为重度主动脉瓣狭窄患者的 M 型超声心动图，显示主动脉瓣叶开放幅度显著减小以及瓣叶回声增强变粗。

一、病因和病理解剖

风湿热是年轻患者主动脉瓣狭窄常见病因，病理改变有瓣叶增厚，伴有交界处不同程度的融合、瓣叶游离缘挛缩僵硬、瓣叶以及交界可有钙化而限制瓣叶的活动和开放，因此风湿性主动脉瓣叶损害通常狭窄和反流同时存在，而且常合并二尖瓣病变。钙化性主动脉瓣狭窄多发生在 60 岁以上老年人，钙盐沉积可累及瓣叶和瓣环，通常无瓣叶交界处黏连融合，很少发生主动脉瓣反流，严重钙化时也可累及瓣叶和交界处，甚至波及主动脉瓣环、主动脉壁和二尖瓣前叶。先天性主动脉瓣畸形主要为主动脉瓣二叶畸形，多数容易和较早（小于 60 岁）发展成为钙化性主动脉瓣狭窄。在人口逐渐老龄化的美国，1%~2% 的人群存在主动脉瓣二叶畸形，瓣膜容易随年龄的增长发生狭窄。

二、病理生理学

主动脉瓣狭窄的病因可不尽相同，但病理改变均表现为主动脉瓣口面积减小，导致左心室后负荷增加和跨瓣压差增加。慢性压力超负荷的病理生理改变是一复杂的过程（图 6-5）。AS 代偿期时，左心室收缩压相应增加，以克服左心室后负荷增加而维持正常的心排血量；左心室代偿性向心性肥厚，表现为

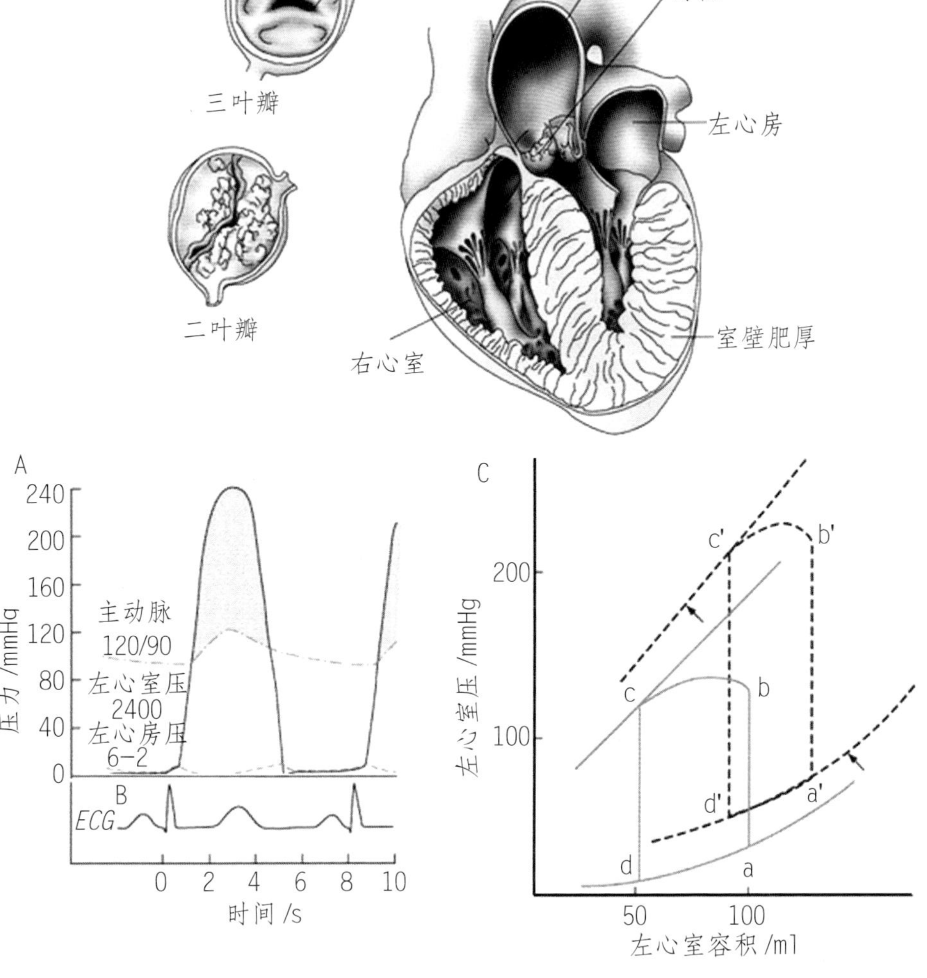

图 6-5 主动脉瓣狭窄患者的病理解剖和病理生理改变示意图

A 为主动脉、左心室、左心房压力心动周期变化。B 为同步心电图。C 为左心室压力－容积环，由于跨瓣压升高导致收缩期峰值压显著升高，曲线向右上方移位。

左心室肥大（left ventricular hypertrophy，LVH）而左心室腔大小往往在正常范围，左心室射血分数正常或稍高于正常。LVH 增强了左心室收缩功能，代价是冠状动脉微循环相对不足，可导致左心室舒张功能异常。随着 AS 长期压力超负荷和狭窄程度的加重，可导致左心室功能失代偿。AS 失代偿期时，左心室肥大引发左心室顺应性明显下降、心肌氧供与氧耗失衡而出现相对心肌缺血，表现为左心室收缩功能减退，左心室射血分数下降而左心室腔大小正常范围或者轻度扩张。

三、超声心动图诊断要点

1. 主动脉瓣狭窄的病因诊断 AS 主要病因有风湿性、钙化性和先天性：①风湿性 AS 的特征是主动脉瓣叶交界处粘连融合，瓣叶增厚，收缩期呈圆顶征（图 6-6）。如果瓣膜钙化超声鉴别相对困难，此时如合并二尖瓣狭窄则风湿性可能性大。②钙化性狭窄由动脉硬化钙盐沉着瓣体所致，通常主动脉瓣叶交界处无粘连融合。钙化性狭窄常见于 60 岁以上高龄者，由于高龄发病缘故通常左心室肥厚程度不甚严重。③先天性 AS 发病年龄较轻，除瓣膜本身病变以外，还可出现瓣下狭窄（膜性狭窄常见）以及瓣上狭窄（图 6-7）。一些成人主动脉瓣狭窄常继发于先天性主动脉瓣二叶畸形。

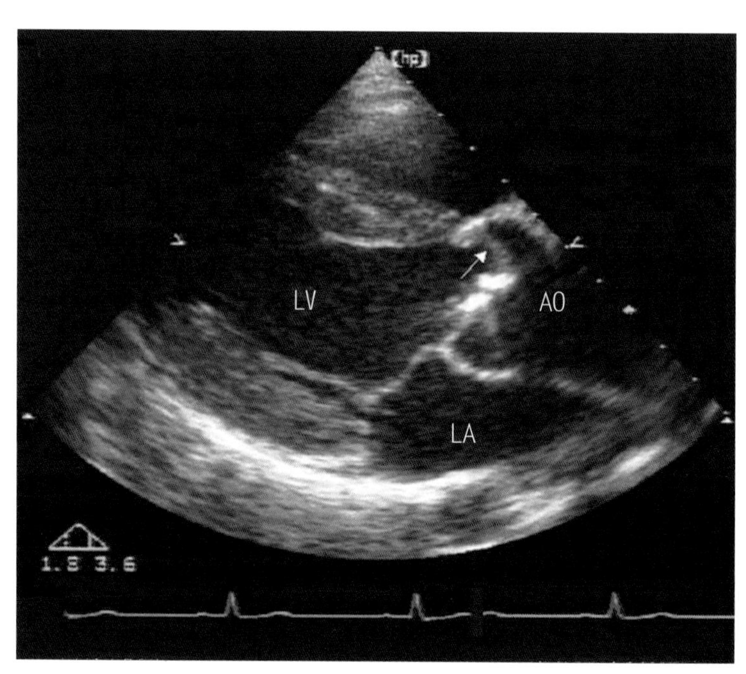

图 6-6　主动脉瓣狭窄的二维超声心动图
显示收缩期主动脉瓣瓣叶开放受限呈圆顶征（箭头所指）。

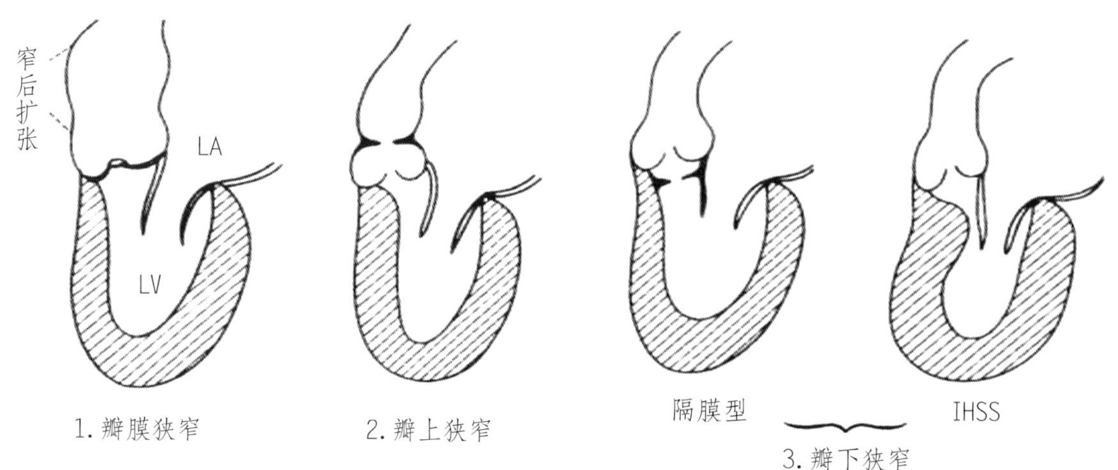

图 6-7　主动脉瓣狭窄（AS）的分类
根据狭窄部位 AS 分为：1. 瓣膜狭窄。2. 瓣上狭窄。3. 瓣下狭窄，常见有隔膜型以及特发性主动脉瓣下狭窄。

超声心动图对 AS 的定性诊断须强调二维及 M 型超声心动图对主动脉瓣等结构的观察（图 6-8，图 6-9），包括有无主动脉瓣增厚、钙化、交界部粘连、瓣膜开放程度、有无升主动脉增宽以及有无合并其他瓣膜病变。主动脉瓣叶结构异常伴主动脉瓣叶开放受限提示 AS 的存在（图 6-10），多普勒超声检查测定跨瓣峰速和压差则可评价 AS 的严重程度（图 6-11）。左心室壁肥厚提示左心室压力负荷过重。

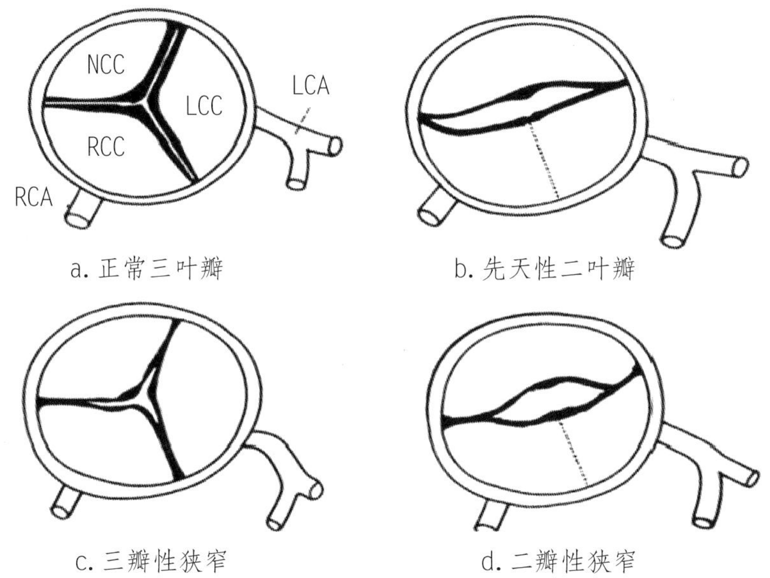

图 6-8 主动脉瓣叶结构模式图

a 为正常三叶主动脉瓣，大小相当，瓣叶交界处无粘连融合；b 为先天性二叶主动脉瓣，该图示意二叶主动脉瓣上下两叶开放，虚线处为缝际；c 为三瓣性狭窄，通常呈瓣叶交界处粘连融合导致瓣叶开放受限制；d 为二瓣性狭窄。二叶主动脉瓣也可出现交界处粘连融合导致狭窄。LCC：左冠瓣，NCC：无冠瓣，RCC：右冠瓣。

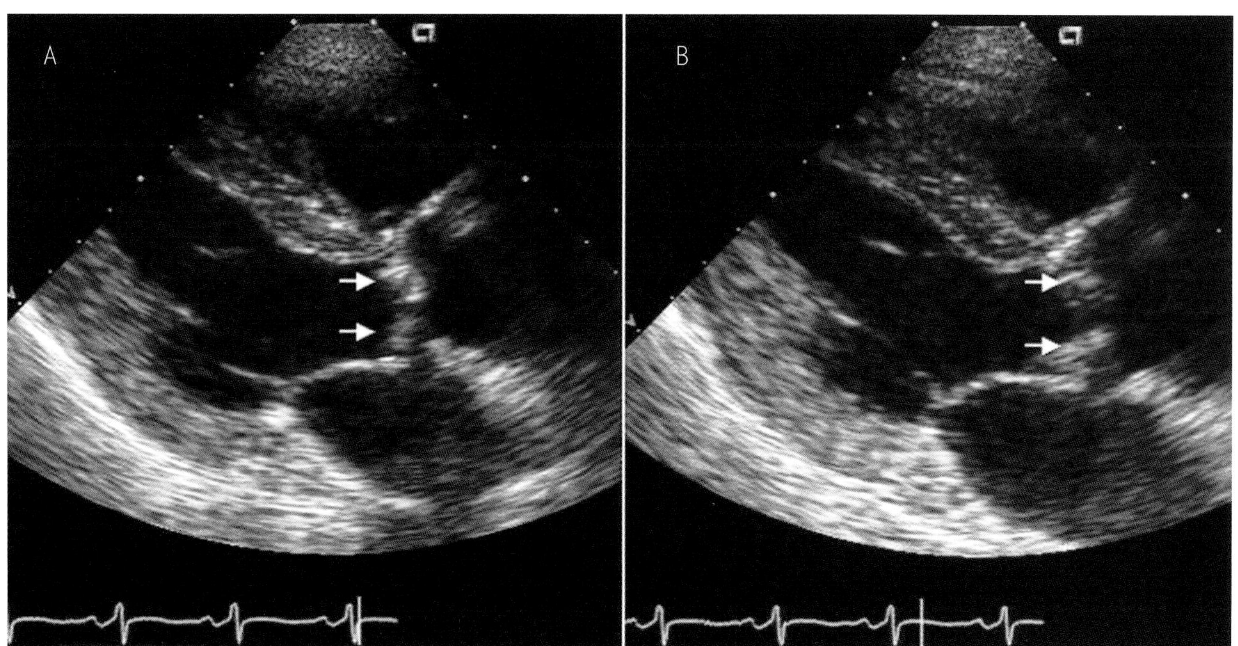

图 6-9 主动脉瓣狭窄的二维超声心动图

A、B 均为胸骨旁左心室左轴，显示主动脉瓣叶增厚以及开放受限，箭头所指为收缩早期（A）和收缩期（B）主动脉瓣叶开放受限制无法与主动脉壁平行。

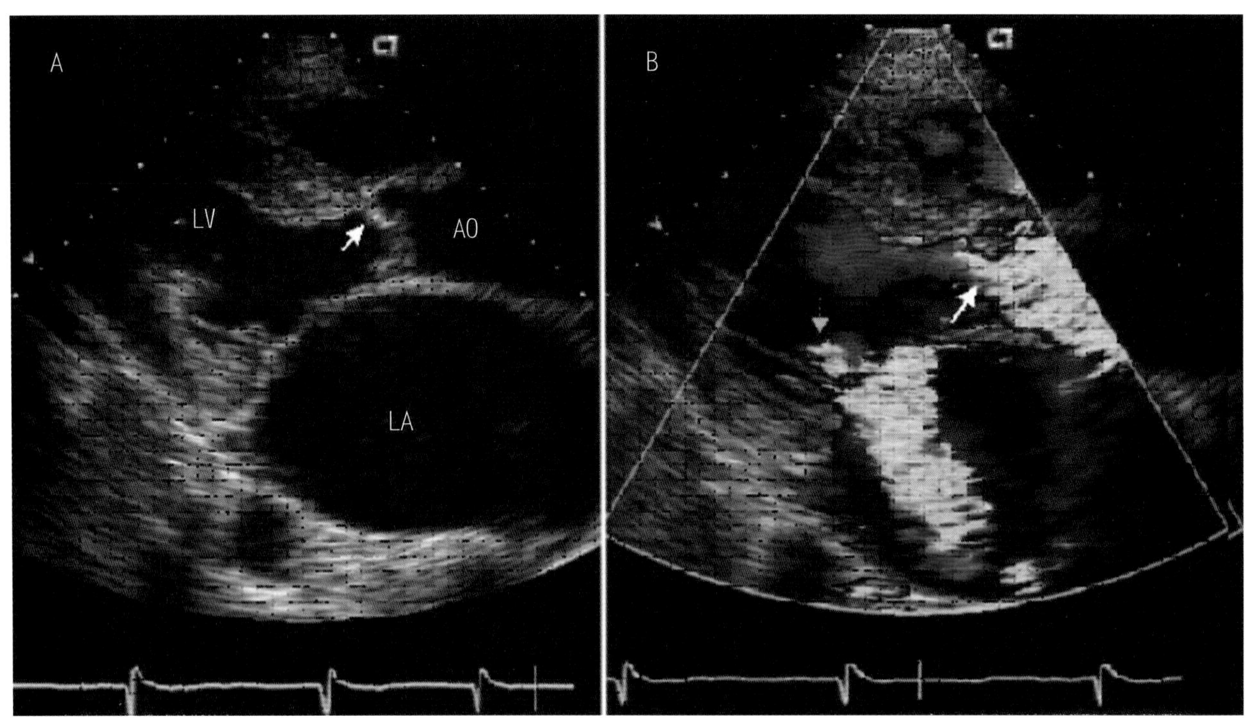

图 6-10　风湿性主动脉瓣狭窄的超声心动图

A、B 均为胸骨旁左心室长轴切面。A 所示主动脉瓣增厚，收缩期瓣叶开放受限呈圆顶征（箭头所指），该图例亦见左心房增大；B 为彩色多普勒显像，主动脉瓣口处血流加速现象（白色箭头）以及二尖瓣反流（蓝色箭头）。

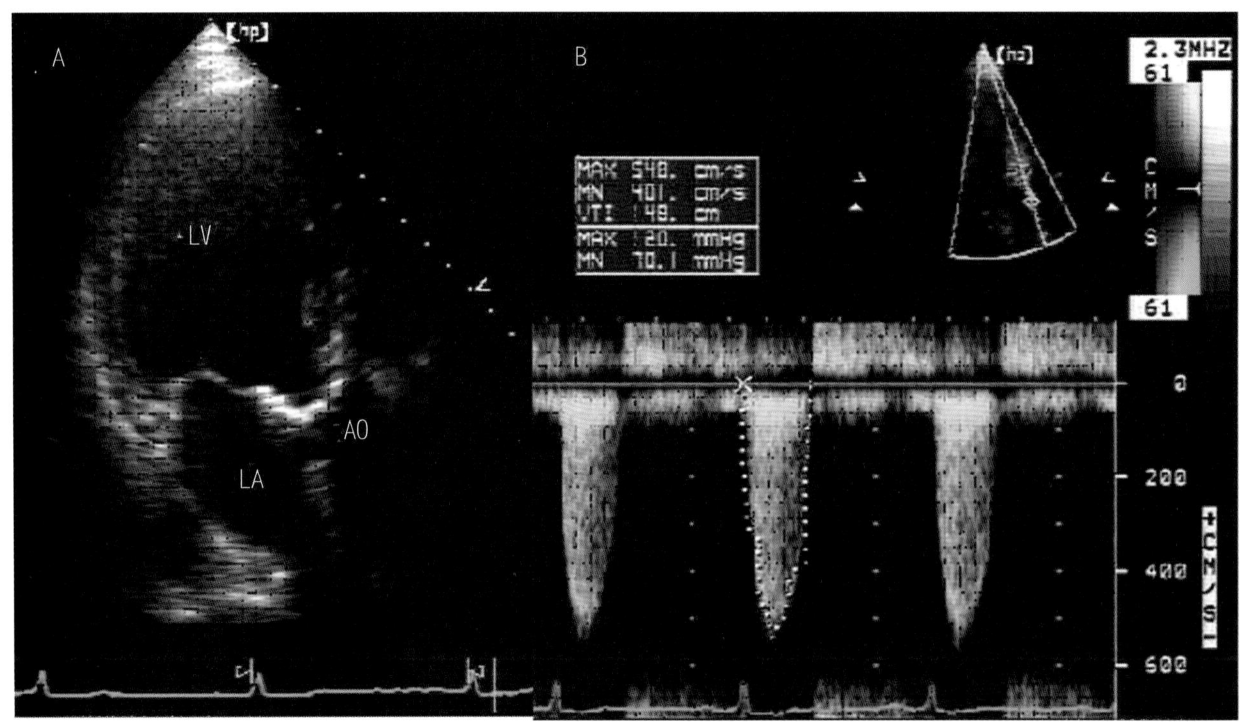

图 6-11　主动脉瓣狭窄的超声心动图

患者，男性，76 岁。A 为心尖左心室长轴切面，显示主动脉瓣叶收缩期开放受限，未能与主动脉壁平行，瓣叶回声明显增强；B 为心尖左心室长轴切面引导下连续多普勒频谱，人工描绘主动脉瓣狭窄频谱，该图例显示跨主动脉瓣最大流速为 5.48m/s，跨瓣峰压差为 120mmHg，平均压差为 70mmHg。

2. AS 严重程度的评价 超声心动图对 AS 严重程度的测定包括：主动脉瓣口面积（AVA）、跨主动脉瓣压差（峰压差、平均压差）等。

（1）AVA 的定量测定：

1）二维描绘法：AVA 可经胸超声或经食管超声心动图切面描绘（图 6-12），在主动脉瓣短轴切面，沿着收缩期开放的主动脉瓣瓣叶和交界处内缘描绘。实际测量时要注意稍微调整探头以获取瓣叶和交界处清晰的边缘，如果主动脉瓣口的图像显像不理想，瓣叶钙化显著主动脉瓣边缘不易辨清时，则不宜应用二维描绘法测定 AVA。

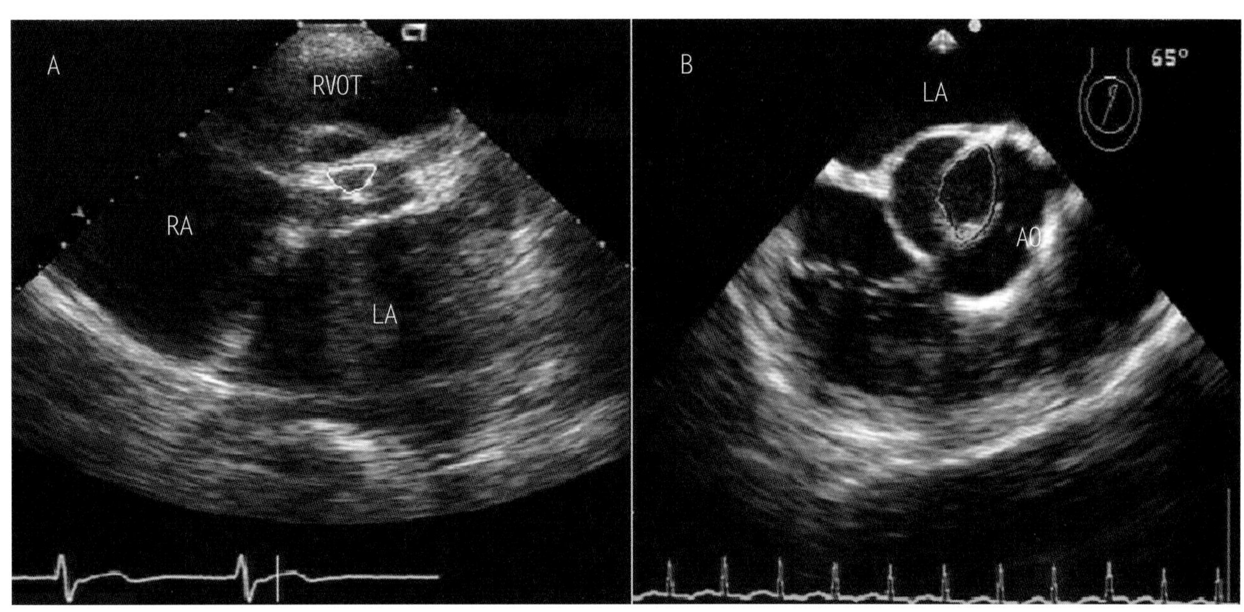

图 6-12 主动脉瓣口面积（AVA）的二维超声心动图描绘测量

左图为胸骨旁大动脉短轴切面，显示主动脉瓣回声增强以及开放受限制，沿着收缩期主动脉瓣边缘描绘可测量 AVA；右图为经食管超声心动图心底短轴切面，显示为先天性二叶主动脉瓣，沿着收缩期主动脉瓣边缘亦可描绘测量 AVA。

2）连续方程式：连续方程测定 AVA 是多普勒超声测量常见临床应用之一。根据连续方程，血流流经左心室流出道流量等于流经主动脉瓣口血流流量（图 6-13）。不管有无合并主动脉瓣反流，连续方程均适用于测定主动脉瓣狭窄时的 AVA。连续方程测定的 AVA 与心导管测定的结果相关良好。连续方程式计算 AVA 的最大误差来源于左心室流出道的测量，因为半径的平方决定面积，内径测量的较小

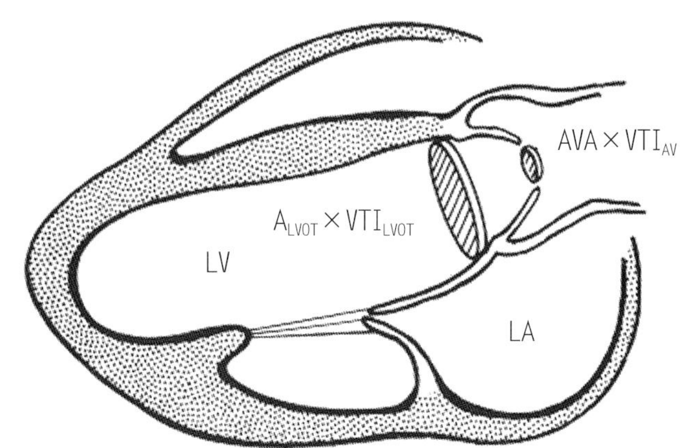

图 6-13 连续方程测定主动脉瓣口面积

收缩期流经左心室流出道（LVOT）血流量等于流经主动脉瓣口血流量。A_{LVOT}（左心室流出道面积），VTI_{LVOT}：左心室流出道血流速度时间积分，VTI_{AV}：主动脉瓣口血流速度时间积分。

误差将导致最后计算的明显低估或者高估，因此必须仔细准确地测量左心室流出道内径。

连续方程式 AVA 测定步骤（图 6-14）为：①胸骨旁左心室长轴切面于收缩期测定左心室流出道直径（D）和计算左心室流出道面积（A_{LVOT}），心尖左心室长轴切面测定左心室流出道血流速度时间积分（VTI_{LVOT}）。②根据连续多普勒测定的主动脉瓣血流频谱测定主动脉瓣口血流速度时间积分（VTI_{AV}）。③根据连续方程：$AVA \times VTI_{AV} = A_{LVOT} \times VTI_{LVOT}$，即：

$$AVA = \frac{A_{LVOT} \times VIT_{LVOT}}{VTI_{AV}}$$

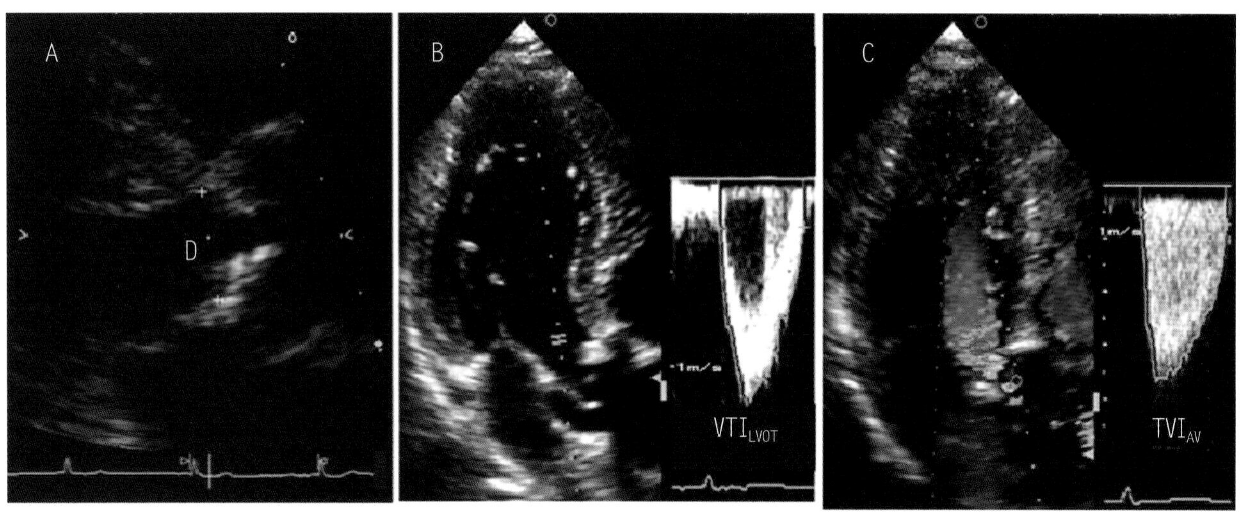

$$AVA \times VTI_{AV} = A_{LVOT} \times VTI_{LVOT} \qquad AVA = \frac{0.785 \times D^2 \times VTI_{LVOT}}{VTI_{AV}}$$

图 6-14　连续方程主动脉瓣口面积（AVA）测定步骤

A 为胸骨旁左心室长轴（经放大）于收缩期测定左心室流出道直径（D）；B 为心尖左心室长轴，应用脉冲多普勒测定主动脉瓣直下方左心室流出道血流频谱的血流速度时间积分；C 同为心尖左心室长轴，应用连续多普勒测定主动脉瓣血流频谱的血流流速积分。A_{LVOT}：左心室流出道面积，VTI_{LVOT}：左心室流出道速度时间积分，VTI_{AV}：主动脉瓣口血流速度时间积分。

（2）主动脉瓣跨瓣压差的测定：利用连续多普勒记录收缩期主动脉瓣狭窄的血流频谱，并描绘血流频谱轮廓即可计算出跨主动脉瓣峰、平均压差。测量时的注意要点：①主动脉瓣狭窄射流束方向可偏心，应尽可能应用心尖切面、胸骨上窝切面或胸骨右缘切面等多切面探查（图 6-15），以获取清晰完整的主动脉瓣血流频谱。②连续多普勒测定的峰压差为瞬时峰压差，与心导管测定的峰 - 峰压差不同，与心导管测值相比多普勒测定的峰压差通常高估（图 6-16），但多普勒与心导管测定的平均压差两者相关性良好。

（3）AS 严重程度评价：AS 的严重程度依据 AVA、跨瓣平均压差和峰值流速分为：

	AVA（cm^2）	平均压差（mmHg）	峰值速度（m/s）
轻度狭窄	＞ 1.5	＜ 20	2.5~3.0
中度狭窄	1.0~1.5	20~40	3.0~4.0
重度狭窄	≤ 1.0	＞ 40	≥ 4.0

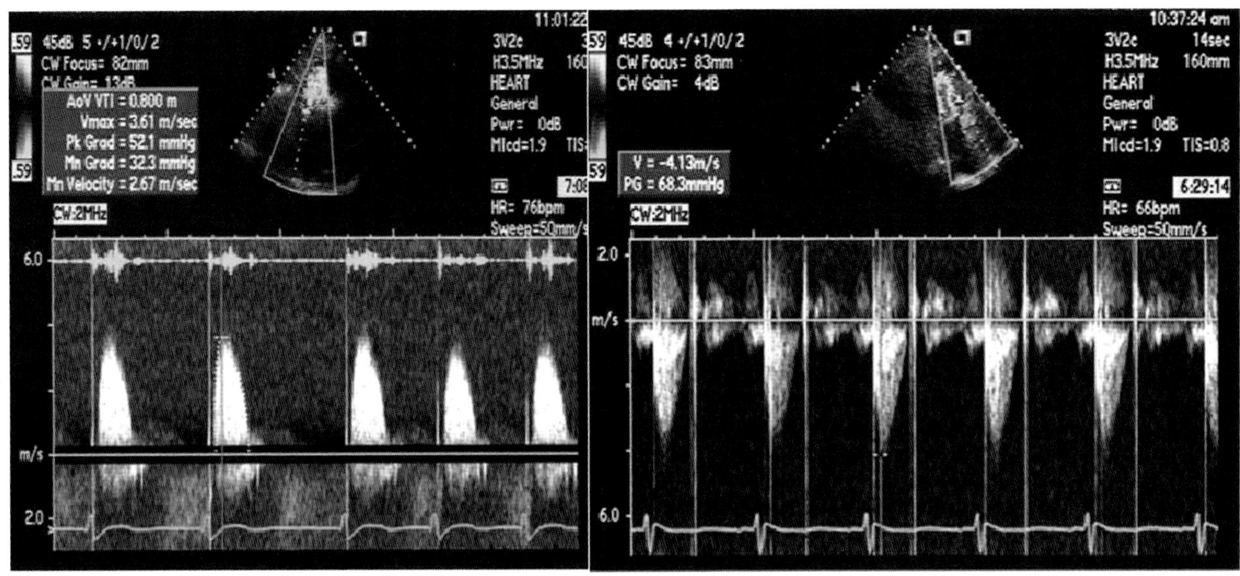

图 6-15　不同声窗应用连续多普勒测定主动脉瓣狭窄血流频谱
左图为胸骨旁切面测定的主动脉瓣狭窄血流频谱，频谱位于基线上方；右图为心尖切面测定主动脉瓣狭窄血流频谱，频谱位于基线下方。

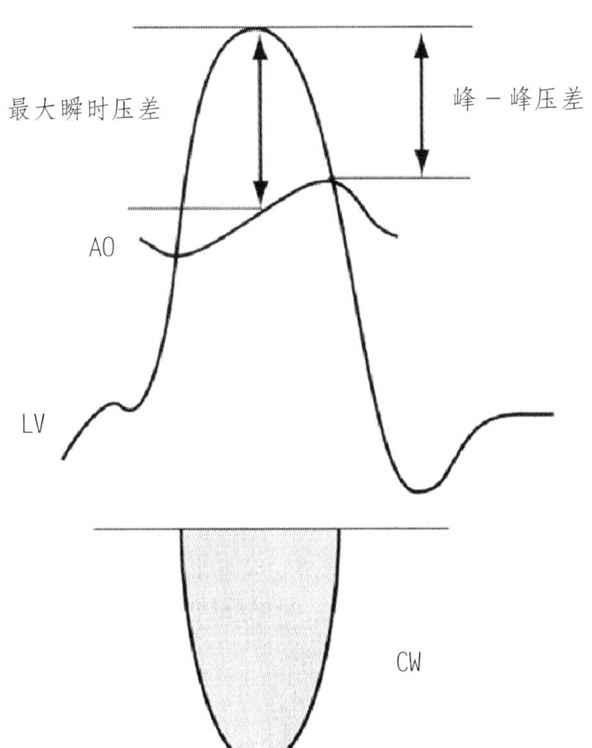

图 6-16　主动脉瓣狭窄的左心室压和主动脉压以及连续多普勒模式图
连续多普勒（CW）测定的峰压差为瞬时峰压差，高于心导管测定的峰－峰压差。AO：主动脉，LV：左心室，V_{max}：CW 测定的最大血流流速。

患者左心室功能正常和心排血量正常时，以下几点提示存在重度AS：①主动脉跨瓣峰值流速≥4.0m/s。②主动脉瓣跨瓣平均压差≥40mmHg。③AVA≤1.0cm^2。④左心室流出道和主动脉瓣瓣口血流流速积分比值（LVOT/AO VTI）≤0.25。⑤主动脉瓣瓣口面积指数＜0.6cm^2/m^2。

3. AS合并左心室收缩功能异常的评价 主动脉瓣血流峰速度和跨瓣压差为流量依赖性，当左心室功能减退或心排血量减小时，重度 AS 患者主动脉瓣血流峰值流速和跨瓣平均压差可低于 4.0m/s 和 40mmHg；而心排血量增加时（合并主动脉瓣反流，贫血等）跨主动脉瓣峰值流速和平均压差可大于 4.0 m/s 和 40mmHg。因此评价 AS 严重程度必须注意左心室收缩功能和心排血量。

左心室收缩功能显著减退时，由于心排血量减低，跨瓣压差可明显减低。低剂量多巴酚丁胺负荷试验（5μg/kg/min 逐渐增加剂量到 20μg/kg/min）可增加心排血量而有助于鉴别真性（瓣口固定狭窄）和假性重度 AS（低心排有效瓣口面积减小）。真性重度 AS 患者滴注多巴酚丁胺时，LVOT 和主动脉瓣的血流峰值流速和 TVI 同比例增加，因此 LVOT / AO TVI 比值维持不变；而在假性重度 AS 患者，滴注多巴酚丁胺时 LVOT 的峰速度和 TVI 增加程度大于主动脉瓣的峰值流速和 TVI 增加程度，因此 LVOT / AO TVI 比值增加。 由于 LVOT / AO TVI 比值不存在流量依赖性，因此 LVOT / AO TVI 比值有助于判定 AS 严重程度。多巴酚丁胺负荷试验还可用于评价左心室心肌收缩力的储备，多巴酚丁胺负荷试验负荷后心排血量增加 20% 定义为正性肌力储备，重度 AS 患者多巴酚丁胺负荷试验提示心肌收缩力储备差，仍推荐行主动脉瓣置换术，主动脉瓣置换手术仍比不手术要好，但死亡率较存在正性心肌储备的增加。

临床诊断为主动脉瓣狭窄的患者若出现症状，或者跨瓣平均压超过 40mmHg 即使无症状，也是手术的适应证。近些年来，经导管主动脉瓣置入术（TAVI）已经取得了突破性进展，即使高龄或者外科主动脉瓣置换术手术高度风险患者，经皮或经心尖以微创方式成功置入主动脉瓣生物瓣，取得良好的手术效果。对于无症状的中度 AS 患者，可根据超声心动图和运动试验来判断是否需要手术。如果超声检查 LVEF ≤ 50%、运动试验时出现症状、运动后血流动力学不稳定（如低血压、严重心律失常），应该推荐尽早手术。如果合并冠心病或者其他瓣膜疾病，也是瓣膜置换的手术适应证。

四、钙化性主动脉瓣狭窄

主动脉瓣钙化（calcified aortic stenosis）是主动脉瓣狭窄或反流的病因之一（图 6-17），通常与增龄所致主动脉瓣退行性变（动脉硬化以及钙化）有关，主动脉瓣显著钙化常导致主动脉瓣狭窄，称为老年性钙化性主动脉瓣狭窄，是老年人施行主动脉瓣手术的主要病因。钙化性主动脉瓣狭窄的超声心动

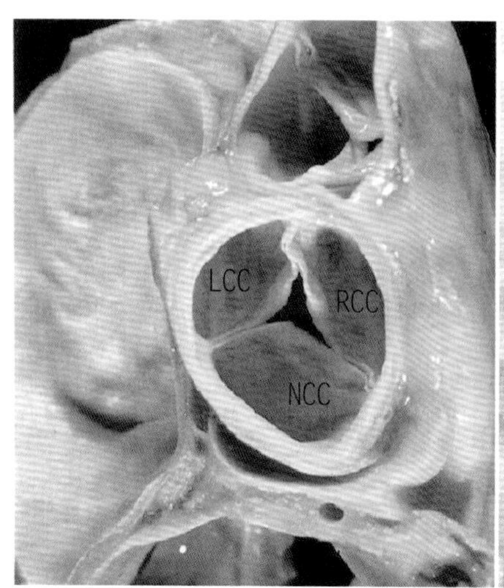

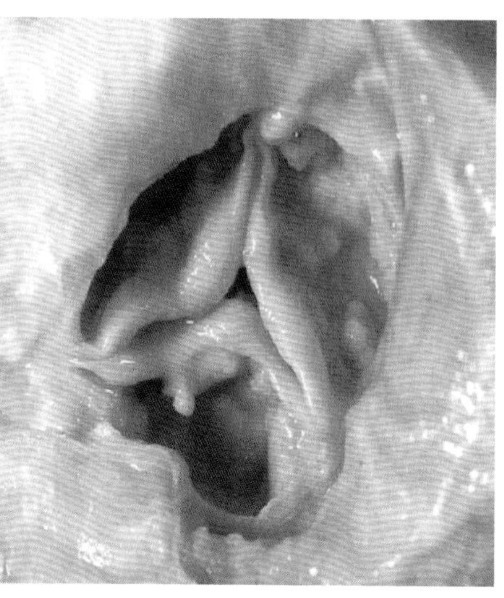

图 6-17 正常和主动脉瓣钙化患者的活体标本比较
左图为无主动脉瓣病变的活体标本，主动脉瓣叶分为右冠瓣（RCC）、左冠瓣（LCC）和无冠瓣（NCC）；右图为主动脉瓣钙化的活体标本，主动脉瓣叶上见颗粒状沉着物（钙化），瓣叶交界处无粘连融合。

图表现为：主动脉瓣钙化（回声显著增强）、瓣膜增厚以及开放受限，通常主动脉瓣交界处无粘连（图6-18）。钙化性主动脉瓣狭窄多见于老年人，钙化主要位于主动脉瓣侧的瓦氏窦基底部，通常主动脉瓣交界处无粘连，主动脉瓣钙化严重时可合并二尖瓣瓣环钙化。

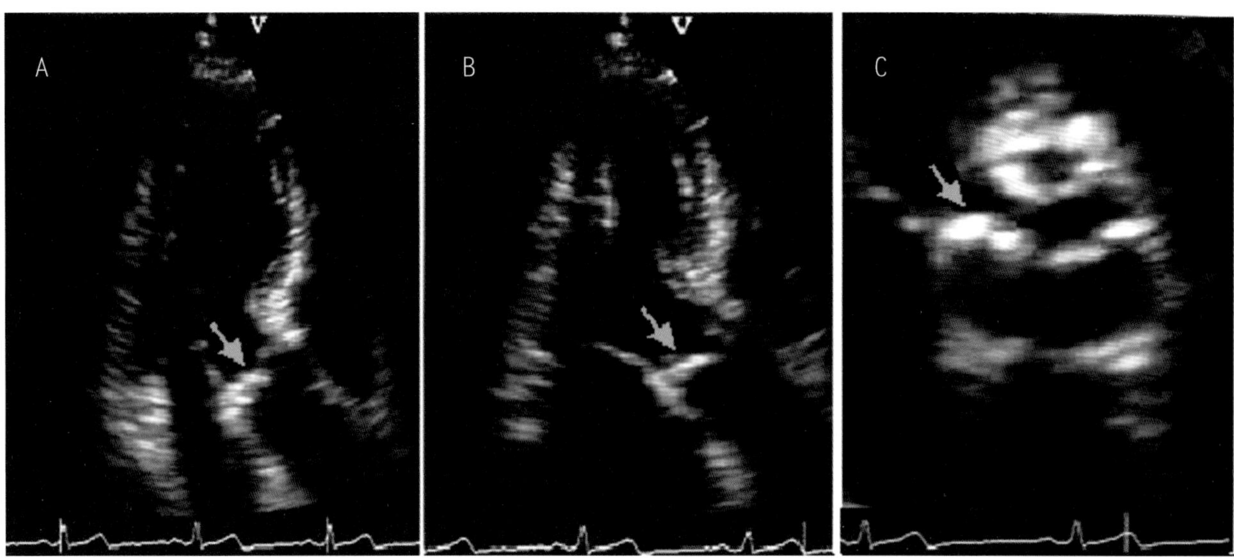

图 6-18　主动脉瓣钙化的超声心动图

A 为舒张末期心尖长轴；B 为收缩末期心尖长轴；C 为主动脉瓣短轴切面。主动脉瓣回声明显增强，主动脉瓣开放受限提示主动脉瓣狭窄的存在，而主动脉瓣交界处并无黏连。

五、先天性主动脉瓣狭窄

先天性主动脉瓣狭窄常见有：

1. 主动脉瓣下狭窄　主动脉瓣下狭窄发病率低于主动脉瓣狭窄而高于主动脉瓣上狭窄，主动脉瓣下狭窄常合并其他先天性心血管畸形，如室间隔缺损、动脉导管未闭、法洛四联症以及右心室双出口等。病理分型分为隔膜型和管型（纤维肌型）。隔膜型狭窄是最常见的主动脉瓣下狭窄，隔膜通常为主动脉瓣下约 1cm 处（图 6-19），隔膜为纤维性或纤维肌性，常与主动脉瓣平行。管型狭窄比较少见，狭窄段

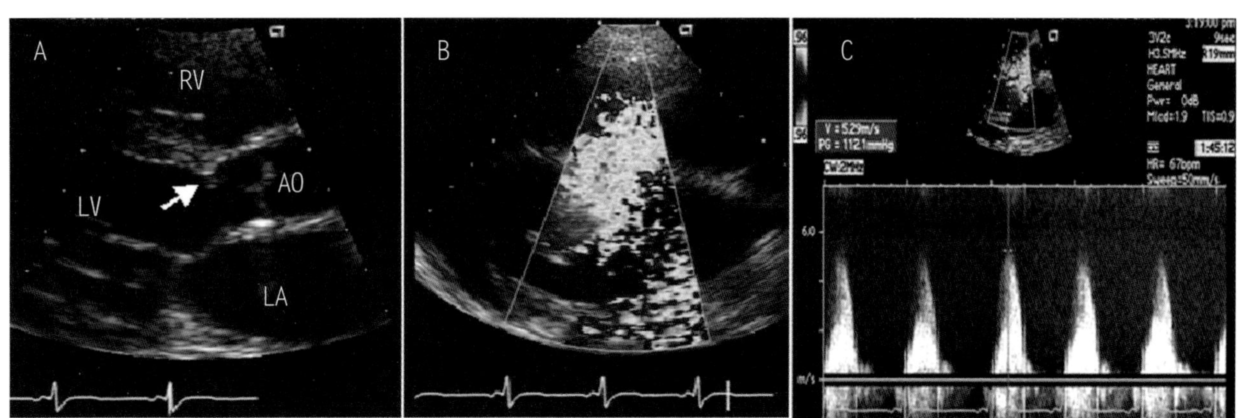

图 6-19　主动脉瓣下狭窄超声心动图

A 为胸骨旁左心室长轴，箭头所指为主动脉瓣下隔膜；B 为胸骨旁左心室长轴彩色血流显像，显示左心室流出道血流加速；C 为连续多普勒测定狭窄处压差，测定狭窄处峰速度为 5.2m/s，压差为 121mmHg。

从主动脉瓣下方向下伸展，长达 1~3cm，为左心室流出道肌部呈环型肥厚导致左心室流出道狭窄，左心室流出道狭窄可出现特征性“匕首”状的连续多普勒频谱（图 6-20）。主动脉瓣下狭窄通常不会自行缓解，反而会逐渐加重，并累及主动脉瓣及二尖瓣的瓣叶活动。

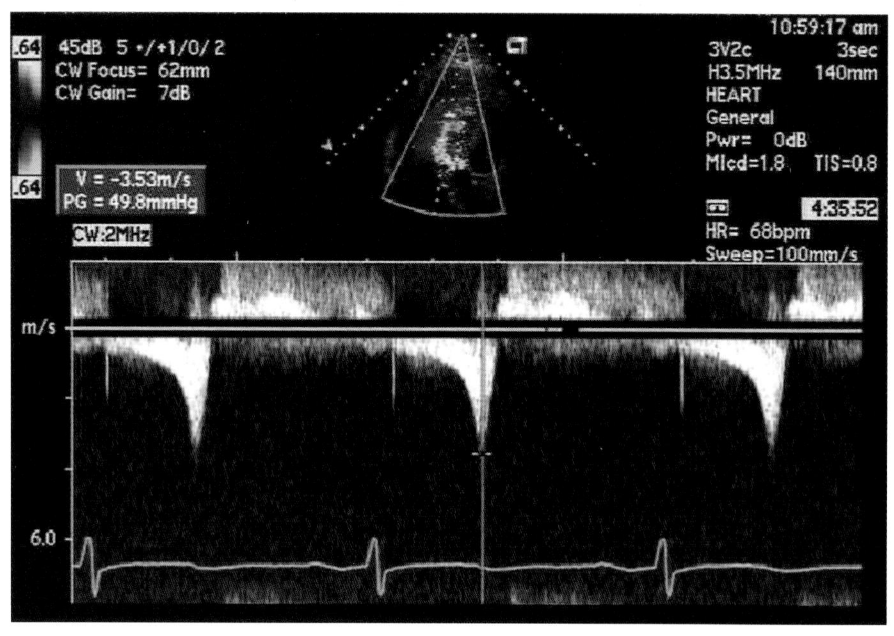

图 6-20　左心室流出道狭窄的连续多普勒血流频谱

图示左心室流出道狭窄，血流频谱呈匕首状。原因为收缩期左心室流出道收缩变狭小，血流峰值位于收缩中晚期。

2. 主动脉瓣膜狭窄　主动脉瓣双叶瓣狭窄最为多见，二叶主动脉瓣狭窄可出现瓣叶钙化但交界处通常无粘连；经食管超声心动图可明确二叶主动脉瓣畸形存在并可描绘主动脉瓣瓣口面积（图 6-21），多普勒超声心动图测定跨主动脉瓣压差有助于病情判断。先天性主动脉瓣狭窄（30%）也可为三个瓣叶，病理解剖上主动脉瓣三个瓣叶增厚，大小可不相等，三个瓣叶的交界粘连融合，导致主动脉瓣不能完全开放形成狭窄。另外瓣环发育不良和瓣膜黏液性变也可导致瓣膜狭窄。

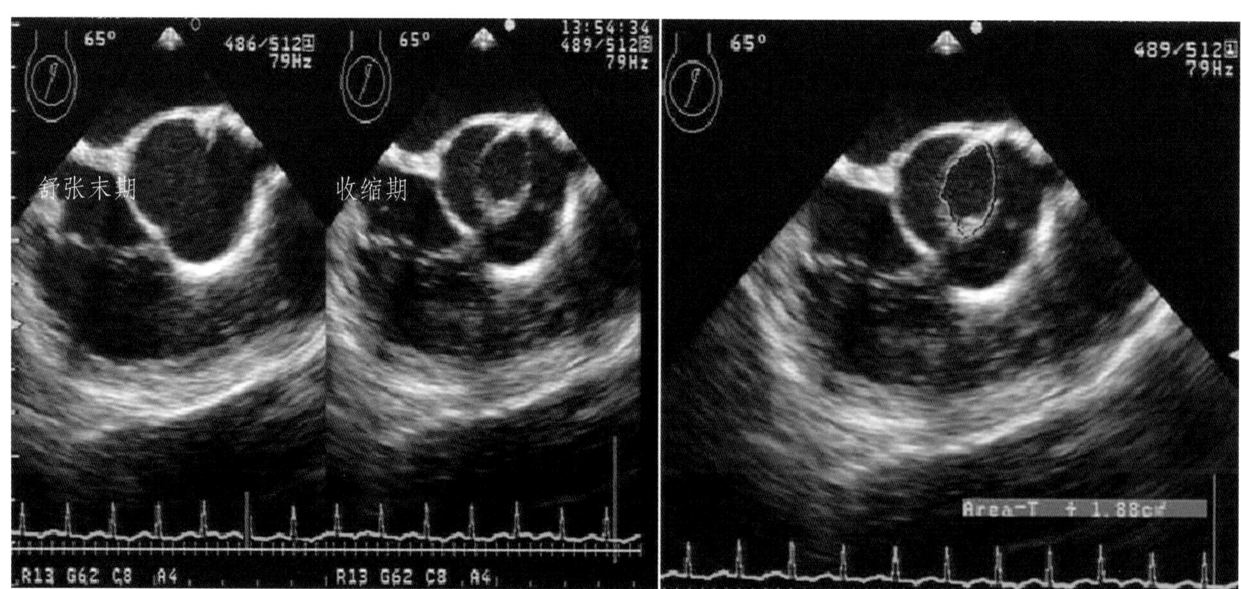

图 6-21　二叶主动脉瓣狭窄的经食管超声心动图

左图为 TEE 心底切面，显示二叶主动脉瓣；右图为二维描绘收缩期主动脉瓣边缘，测定主动脉瓣口面积为 1.88cm^2。

3. 主动脉瓣瓣上型狭窄 主动脉瓣上狭窄有局限性和广泛性，常见主动脉瓣瓦氏窦上方局限性狭窄，广泛性狭窄也称为管型狭窄，整个升主动脉发育不良。病理分型常分为漏斗型、管型（发育不良型）和隔膜型。主动脉瓣上狭窄通常可合并心脏和心脏以外的先天性畸形。心血管畸形可包括冠状动脉畸形、主动脉缩窄、肺动脉狭窄和二尖瓣畸形。威廉姆斯（Williams）综合征是最常见的与主动脉瓣上狭窄相伴的心脏外疾病，可出现在 50% 的病例中。威廉姆斯综合征包括特殊面容、代谢紊乱、智力障碍、多发性肺循环和体循环动脉狭窄等体征。二维超声心动图可显示左心室室壁增厚，胸骨旁左心室长轴切面可观察主动脉瓣上狭窄的形态、范围，通常瓦氏窦稍扩张，升主动脉和主动脉弓正常或较小。多普勒超声心动图（必要时可选择胸骨上窝切面）可测定经过狭窄段的血流流速变化以计算左心室与升主动脉的压差（图 6-22）。由于瓣上型狭窄可呈隧道或漏斗型，与心导管测定的压力梯度相比，多普勒超声心动图测定的压差倾向于高估。

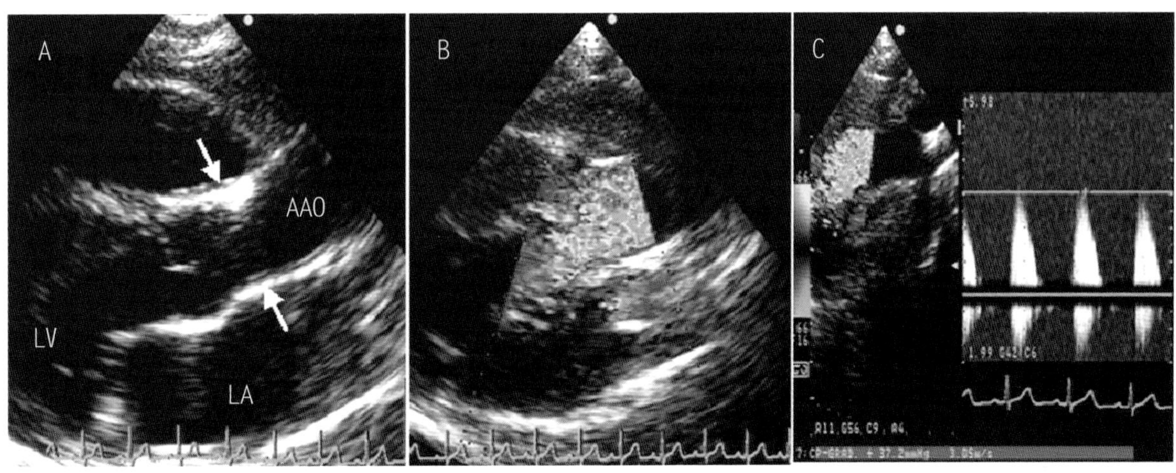

图 6-22 主动脉瓣上狭窄超声心动图

A 为胸骨旁左心室长轴，双箭头所指为主动脉瓣上管腔狭窄；B 为胸骨旁左心室长轴彩色血流显像，显示源于主动脉瓣上血流加速现象；C 为连续多普勒测定狭窄处压差，峰速度为 3m/s，压差为 36mmHg。

第三节 主动脉瓣反流

主动脉瓣反流（aortic regurgitation，AR）也称为主动脉瓣关闭不全，是最常见的心脏瓣膜病之一，约占心脏瓣膜病的 25%。主动脉瓣反流可单独存在，也可合并主动脉瓣狭窄或二尖瓣病变。

一、病因和病理解剖

主动脉瓣反流的病因可以是先天性或后天获得的，以后者居多，绝大多数为主动脉瓣瓣叶结构或者主动脉根部异常引起，主动脉瓣反流的常见病因有：

（1）风湿性心脏瓣膜病：这是我国主动脉瓣反流的最常见病因，约占单纯主动脉瓣反流的 50%。风湿性主动脉瓣反流的病损部位主要为瓣叶，表现为瓣叶游离缘纤维化增厚挛缩，导致舒张期瓣叶不能弥合密闭；瓣叶的交界和瓣环也可出现纤维化增厚短缩，故往往合并不同程度的主动脉瓣狭窄。

（2）心内膜炎：病理改变特征是瓣叶赘生物形成、瓣叶穿孔或撕裂，严重者可累及瓣环或瓣周组织。

（3）主动脉瓣钙化：老年人多见，常伴有主动脉瓣狭窄。

（4）先天性二叶主动脉瓣：发生率约占人群的1%，绝大多数可维持正常的瓣膜功能，部分病例可发生主动脉瓣反流、主动脉瓣狭窄或两者并存。主动脉瓣反流为主的病例主要表现为瓣叶脱垂导致瓣叶关闭不全。

（5）主动脉根部病变：主要有主动脉瓣环和（或）主动脉扩张，如马方综合征、升主动脉瘤、主动脉夹层等。主动脉瓣叶基本正常，病损部位为主动脉瓣环和（或）升主动脉扩大，导致瓣叶无法完全对合。主动脉夹层还可累及主动脉瓣环及窦管交界，导致主动脉瓣缺乏主动脉外膜支撑而脱垂。

二、病理生理学

慢性主动脉瓣反流起病缓慢，病理生理改变可分为左心室代偿期、左心室失代偿期。

慢性主动脉瓣反流时，舒张期血流由高压的主动脉反流入左心室，左心室还同时接受正常来自左心房的舒张期血液充盈，引起左心室容量负荷过重。左心室容量负荷过重是慢性主动脉瓣反流最显著的病理生理特征，反流量的多少决定左心室容量超负荷的程度。由于主动脉瓣反流而进行性增加的左心室容量超负荷，舒张期左心室室壁张力增加；左心室代偿性出现心肌肥厚和扩张，此时左心室射血分数正常或高于正常，左心室舒张末期容积可达正常的3~4倍（图6-23）。随着反流程度加重和病程进展，左心室显

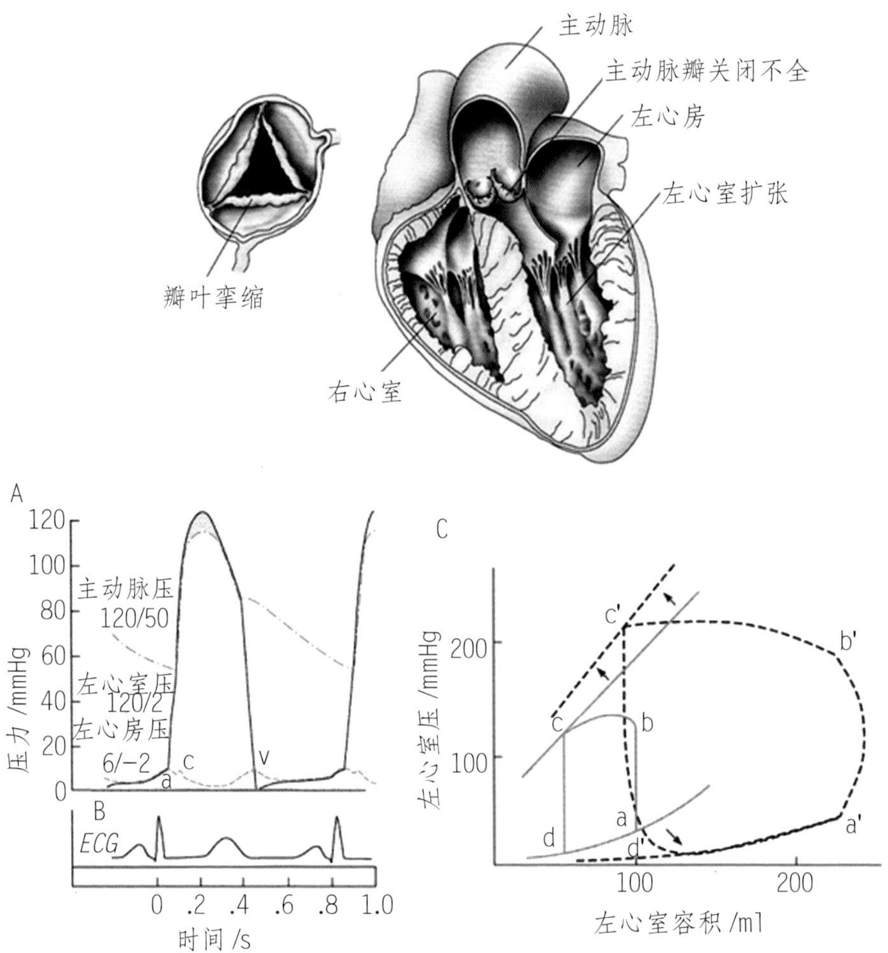

图 6-23　主动脉瓣反流的病理解剖和病理生理示意图

A 为主动脉、左心室、左心房心动周期压力变化；B 为同步心电图；C 为左心室压力 - 容积环，AR 患者曲线明显右移，提示左心室舒张末期容积显著增加而左心室充盈压变化不大。

著扩张，心肌耗氧量增加；舒张期冠状动脉灌注因主动脉血流大量反流进入左心室而减少，导致心肌缺血、心肌间质纤维化致左心室功能失代偿。左心室失代偿期表现为左心室舒张末期、收缩末期内径显著增加，左心室射血分数（LVEF）明显减退（＜50%）。如果患者 LVEF 低于 25% 或者左心室收缩末期内径超过 60mm，往往提示存在不可逆的心肌改变。

急性主动脉瓣反流时，左心室不能迅速扩张，导致左心室容量负荷过重，左心室舒张末期压（LVEDP）迅速升高，左心房压相应升高，常可导致急性肺水肿。

主动脉瓣反流的反流量大小主要取决于如下几点：①反流口面积：面积越大，反流量愈大。②舒张期时间：舒张期时间长，则反流量大，心率增快时，舒张期时间缩短，反流量减少。③体循环阻力：阻力越高，主动脉与左心室压力阶差增加，反流量也增加。主动脉瓣反流量大小对疾病病程进展有重要影响。

三、超声心动图诊断要点

1. 多普勒超声心动图 彩色多普勒超声心动图可直观明确 AR 的诊断，超声心动图对主动脉瓣瓣叶结构和主动脉根部的观察有助于提示可能病因。除了主动脉瓣结构异常，二维及 M 型超声心动图可见主动脉瓣关闭存在缝隙（图 6-24），其他与 AR 有关的超声心动图发现有：① AR 射流冲击。如 AR 射流冲击二尖瓣前叶，M 型超声可见舒张期二尖瓣前叶震颤（图 6-25）。②左心室舒张末期压快速上升。通常急性重度 AR 可导致左心室舒张末期压快速上升，舒张期左心室压大于左心房压时可出现二尖瓣瓣叶提前关闭、舒张期二尖瓣反流。③左心室容量负荷过重。如左心室内径扩大、EPSS 增宽等。

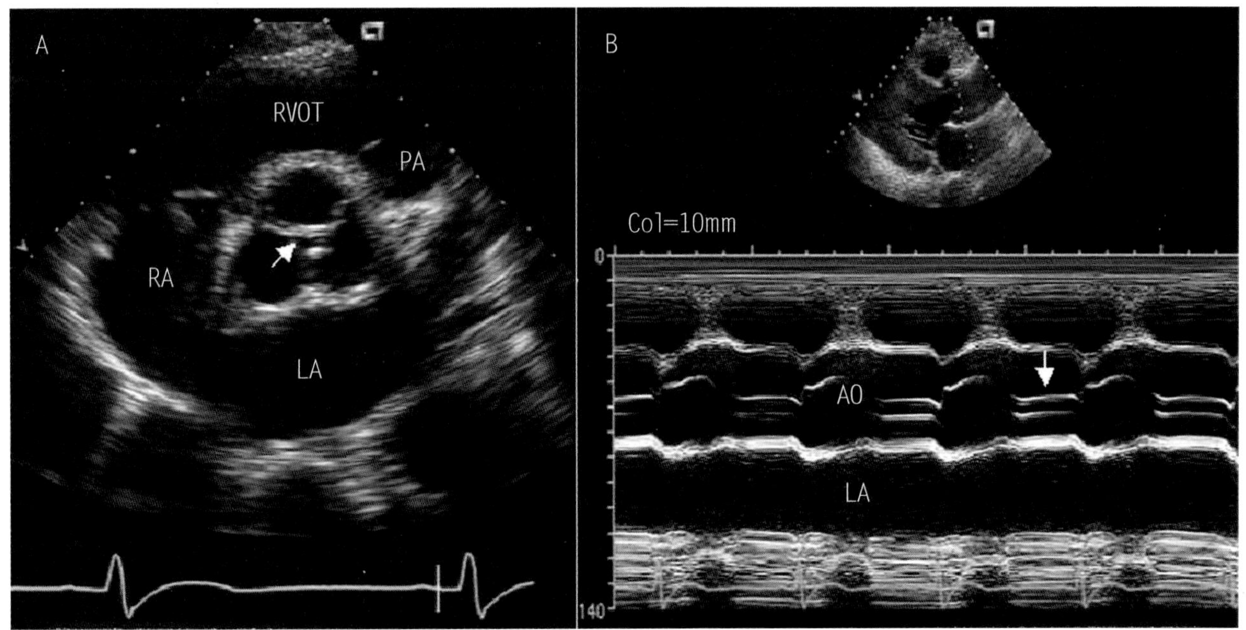

图 6-24　主动脉瓣反流的二维和 M 型超声心动图

A 为胸骨旁大动脉短轴切面，箭头所指为舒张期主动脉关闭存在缝隙；B 为主动脉 M 型超声心动图，箭头所指为舒张期主动脉瓣曲线存在两条关闭线。上述特征虽不能明确主动脉瓣反流的严重程度，但可帮助明确主动脉瓣反流的存在。

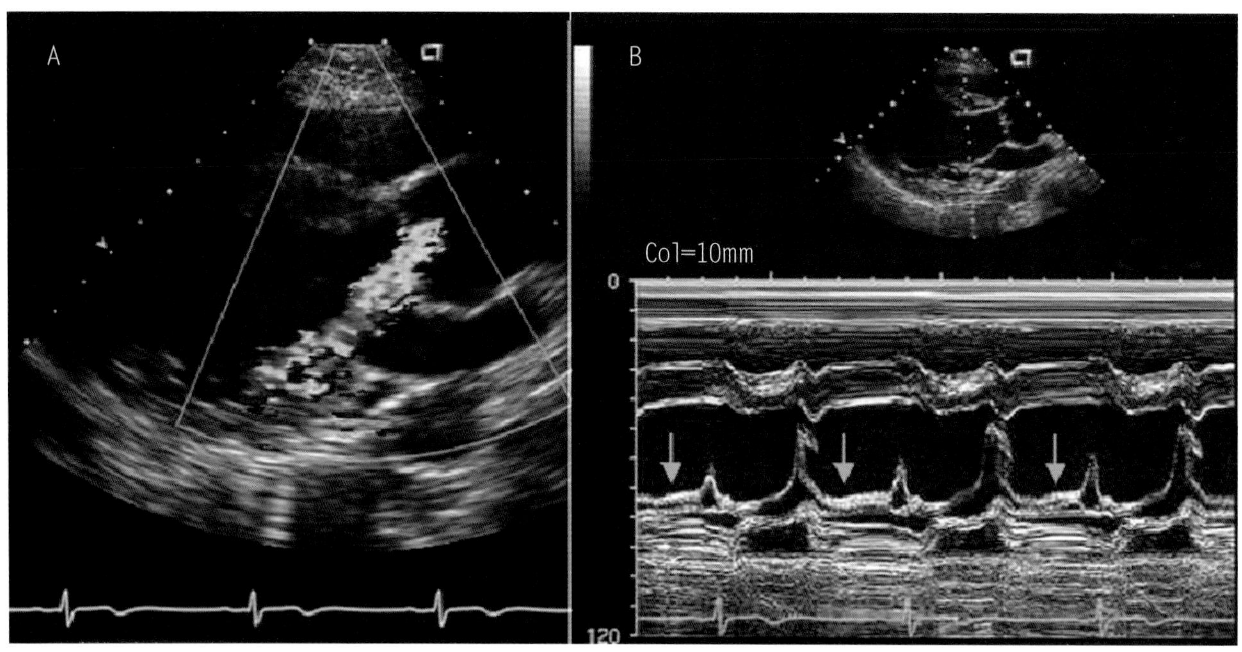

图 6-25　主动脉瓣反流所致二尖瓣前叶震颤的超声心动图
A 为胸骨旁左心室长轴切面，彩色血流显像示主动脉瓣反流束偏心朝向二尖瓣前叶；B 为二尖瓣 M 型曲线，显示舒张期二尖瓣瓣叶震颤（箭头所示）。

2. AR 严重程度的判断

（1）彩色血流多普勒显像（CDFI）：①反流束抵达距离。观察主动脉瓣反流束抵达左心室内的距离是简便估测 AR 严重程度的方法之一（图 6-26）。从胸骨旁左心室长轴或心尖长轴切面观察，AR 反流束长度位于主动脉瓣下未超过二尖瓣前叶瓣尖为 I 度，反流束抵达二尖瓣瓣叶水平而未超过乳头肌水平的为 II 度，抵达左心室腔 2/3 处为 III 度，反流束抵达心尖水平为 IV 度。②反流束宽度和大小。图 6-27 所示，胸骨旁左心室长轴切面 CDFI 观测 AR 反流束位于主动脉瓣起源处的高度（JH）与 LVOT 的宽度（LVOT 直径）之比，该比值与导管估测的 AR 严重程度相关较好。也可用胸骨旁大动脉短轴 AR 反流束面积（RJA）与主动脉瓣瓣环处 LVOT 面积之比来估测 AR 严重程度。

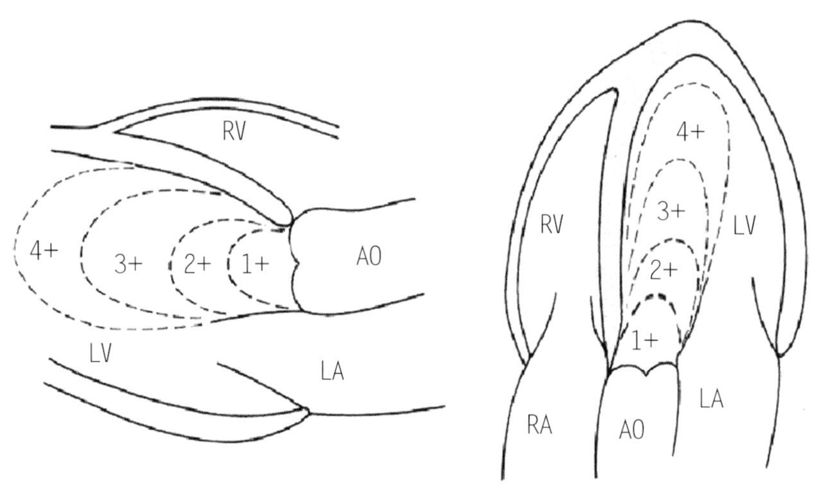

图 6-26　根据反流束抵达距离评价主动脉瓣反流严重程度
反流束长度位于主动脉瓣下未超过二尖瓣前叶瓣尖为 I 度，反流束抵达二尖瓣瓣叶水平而未超过乳头肌水平的为 II 度，抵达左心室腔 2/3 处为 III 度，反流束抵达心尖水平为 IV 度。

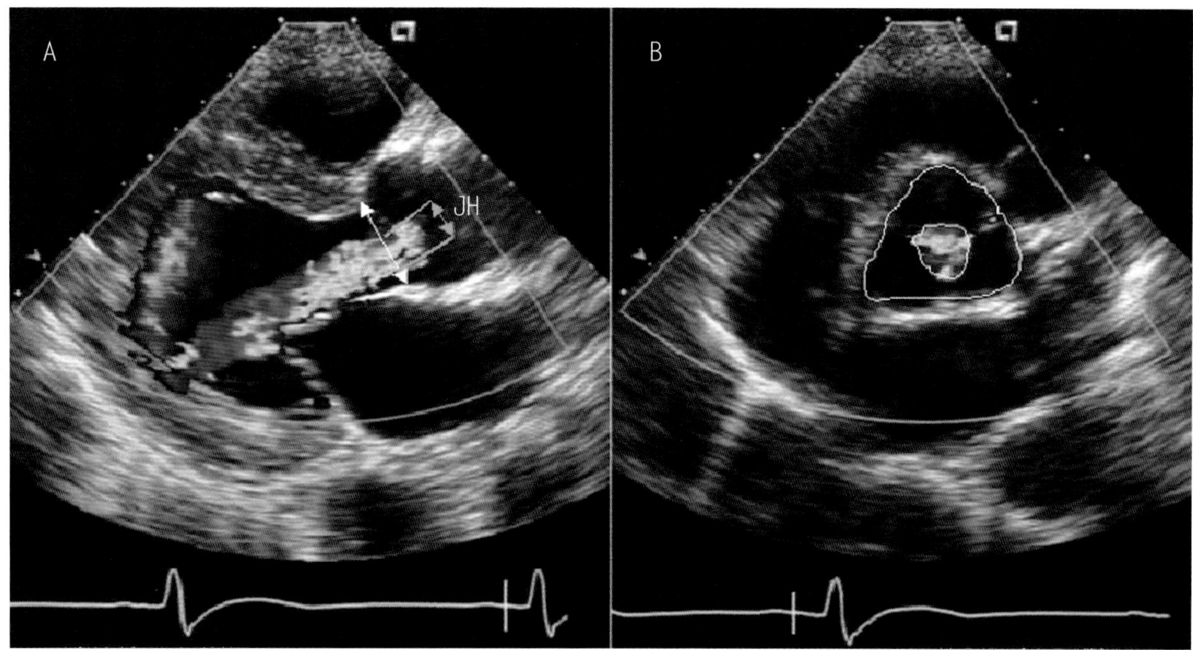

图 6-27　反流束宽度和大小判断 AR 严重程度

A 为胸骨旁左心室长轴切面，如图 JH 为 AR 反流束位于起源处的高度，LVOT 为左心室流出道直径，JH/LVOT 之比可判断 AR 严重程度；B 为胸骨旁左心室短轴主动脉瓣水平切面，RJA 为 AR 反流束面积，RJA 与 LVOT 面积之比可判断 AR 严重程度。两者判断 AR 严重程度的参考标准为：轻度 < 30%，中度 30%~60%，重度 > 60%。

（2）连续方程：无合并明显二尖瓣反流时，根据连续方程，收缩期左心室流出道血流量（LVOTflow）等于舒张期 AR 反流量（RV）与左心室流入血流量（mitralflow）之和（图 6-28）。

因此 RV，反流分数（RF）计算为：

$$RV = LVOTflow - mitralflow$$

$$= (D^2 \times 0.785 \times VTI)_{LVOT}$$

$$- (\text{瓣环直径 } D^2 \times 0.785 \times VTI)_{MV}$$

$$RF = \frac{RV}{LVSV} \times 100\%$$

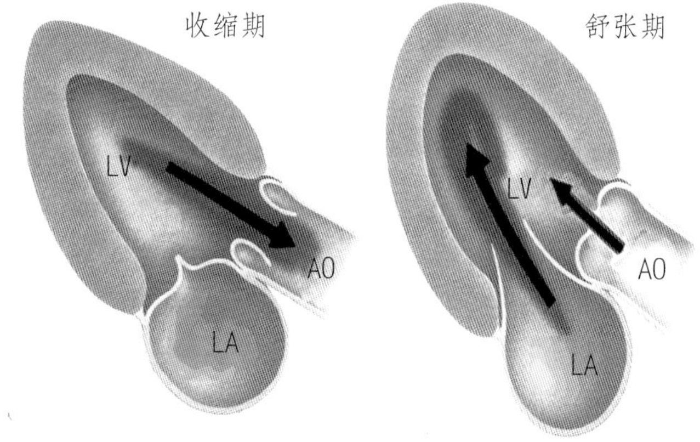

图 6-28　连续方程计算主动脉瓣反流示意图

无合并二尖瓣反流时，舒张期二尖瓣流入血流和主动脉反流血流的总和等于收缩期左心室流出道血流。

主动脉瓣反流口面积（ERO）即为主动脉瓣反流量除以主动脉瓣反流速度时间积分（VTI_{AR}）。

$$ERO = \frac{RV}{VTI_{AR}}$$

LVOT 血流亦可用二维测定的左心室每搏血量（LVSV）表示，二维测定的 LVSV 不受合并主动脉狭窄或二尖瓣反流因素影响，LVSV 与二尖瓣流入血流之差等于主动脉瓣反流量，适用于单纯主动脉瓣反流或合并其他瓣膜反流。

（3）AR 血流频谱：AR 反流血流频谱反映舒张期主动脉 - 左心室之间的压差，因此利用该特征可估测左心室舒张末期压（图 6-29）。轻度 AR 舒张期主动脉内压下降缓慢而左心室舒张压上升也缓慢，舒张末期主动脉 - 左心室压差维持较高水平，AR 反流流速呈缓慢下降；重症 AR 由于大量血流反流进入左心室，舒张期主动脉内压急骤下降，同时左心室舒张压上升相对较快，舒张末期主动脉压 - 左心室压差减小，AR 反流流速下降急促。因此根据 AR 血流频谱的压差半降时间（PHT）可反映 AR 严重程度（图 6-30）。

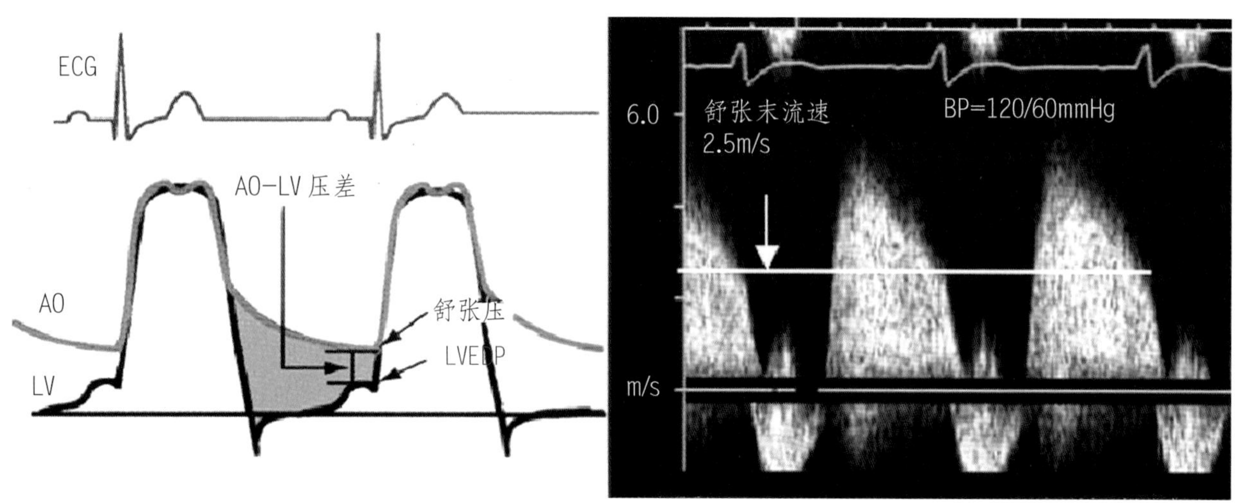

图 6-29　根据 AR 多普勒频谱测定左心室舒张末期压（LVEDP）

左图为 AR 患者的主动脉（AO）和左心室（LV）压力波形模式图。右图显示 AR 血流频谱的舒张末期流速为 2.5m/s，该患者的舒张压为 60mmHg，因此 LVEDP=60-（4 × 2.5 × 2.5）=35mmHg。

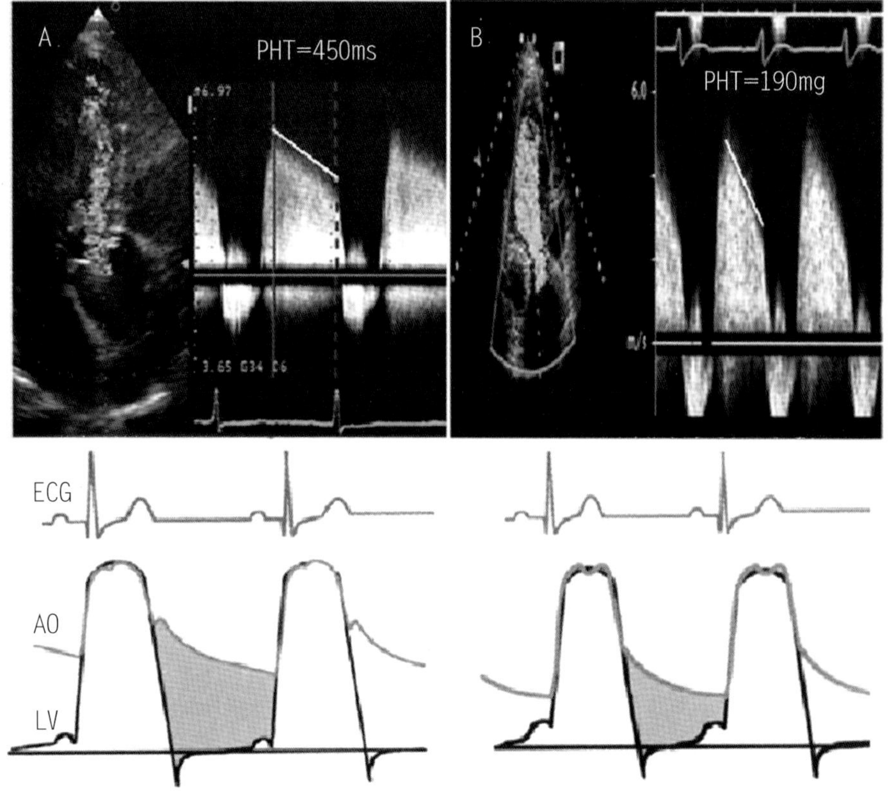

图 6-30　根据主动脉反流连续多普勒频谱反映主动脉瓣反流严重程度

A、B 均为主动脉瓣的连续多普勒频谱。根据频谱测定的压差半降时间（PHT），A 例 PHT 为 450ms，B 例 PHT 为 270ms。图 A、B 下方为主动脉（AO）和左心室（LV）的压力波形模式图。PHT > 500ms 为轻度主动脉瓣反流，PHT < 200ms 为重度主动脉瓣反流。

（4）降主动脉和腹主动脉血流频谱：正常主动脉舒张期内仍有低速前向血流。中度以上 AR 可观察到主动脉内舒张期反流，降主动脉内探及全舒张期反流提示Ⅲ度以上 AR，而腹主动脉探及全舒张期反流提示Ⅳ度 AR（图 6-31）。由于受到动脉弹性、血管扩张等影响，降主动脉和腹主动脉血流频谱反映 AR 严重程度有高估倾向，另外动脉导管未闭等也可见降主动脉和腹主动脉舒张期反流。

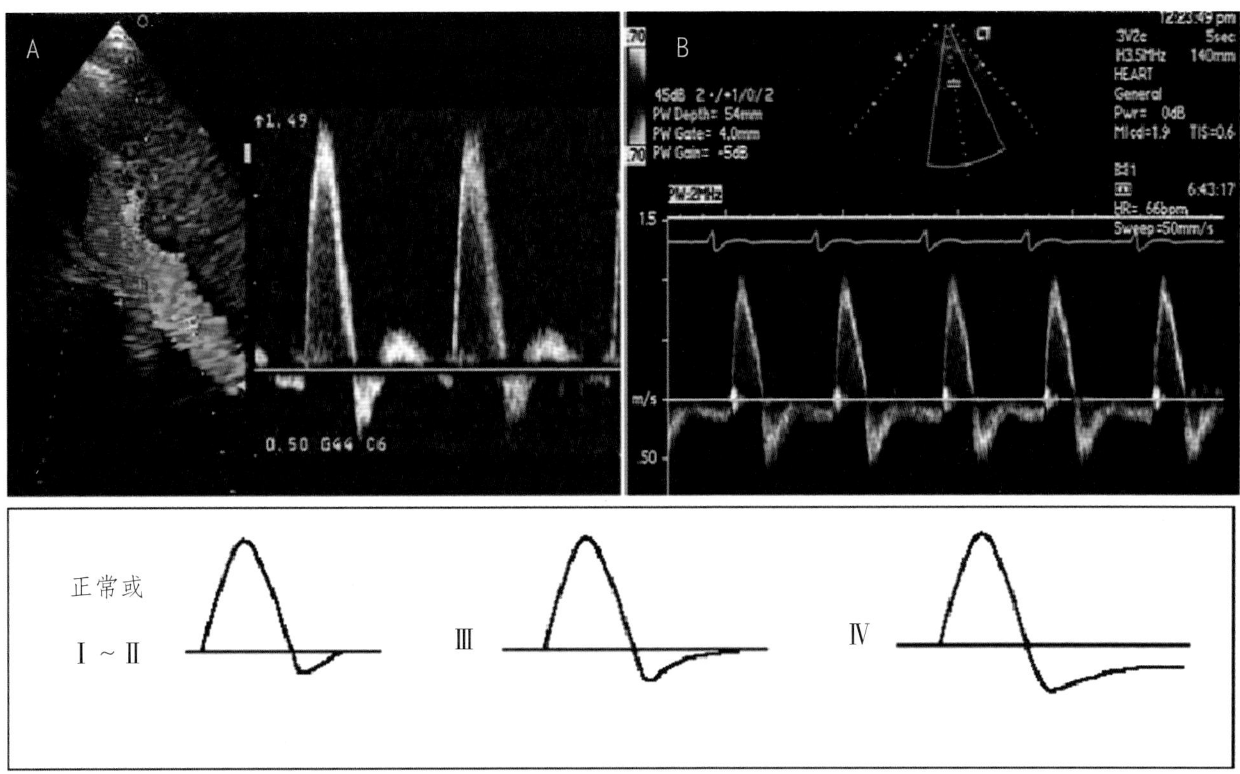

图 6-31 腹主动脉脉冲血流频谱评价主动脉瓣反流

A 为正常腹主动脉脉冲血流频谱，正常腹主动脉血流频谱存在少量舒张期反流，该频谱也见于Ⅰ度和Ⅱ度主动脉瓣反流；B 为Ⅳ度主动脉瓣反流患者的腹主动脉血流频谱，可见全舒张期反流（基线下方）。腹主动脉血流频谱评价主动脉瓣反流严重程度如图下方所示。

（5）PISA 法：基于 PISA 原理，PISA 法也可能有助于评价 AR 严重程度（图 6-32）。只是超声声束与主动脉瓣反流束往往不容易平行，PISA 法正确评价 AR 严重程度存在一定困难，可作为评价重度 AR 的参考。主动脉瓣反流口的血流流率等于 AR 会聚等速面的流率（$2\pi r^2 \times V$），主动脉瓣反流口面积（ERO）和主动脉瓣反流量（RV_{AR}）的计算如下：

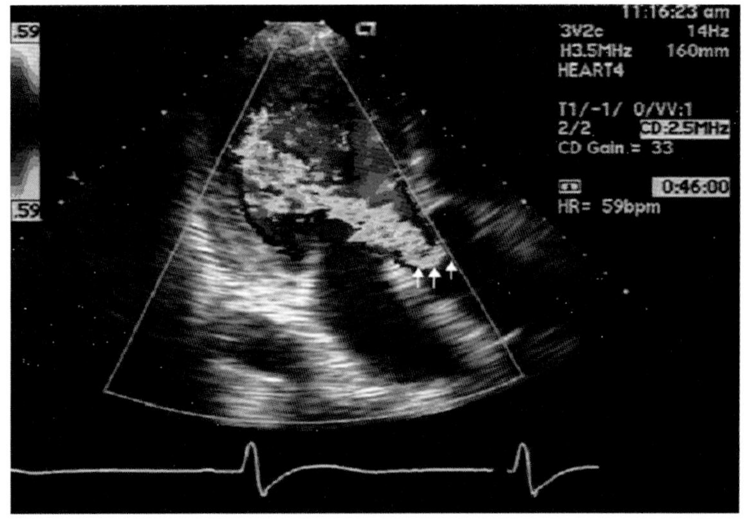

图 6-32 主动脉瓣反流的近端等速面（PISA）图例

$$ERO=(2\pi r^2 \times V)/V_{max}$$

RV_{AR} =ERO × VTI_{AR}

V_{max}，VTI_{AR} 分别为主动脉瓣反流最大速度和血流速度时间积分。

3. AR 严重程度的判定标准

（1）重度 AR：①左心室舒张末期内径≥ 75mm（慢性）。②反流束宽度 /LVOT 直径比≥ 60%。③反流束面积 /LVOT 面积比≥ 60%。④ AR 反流频谱 PHT ≤ 200ms。⑤反流量≥ 60ml。⑥反流分数≥ 55%。⑦反流口面积≥ 0.30cm^2。⑧降主动脉全舒张期反流。⑨限制型二尖瓣血流频谱（常见于急性）。

（2）轻度 AR：①左心室舒张末期内径≤ 60mm（慢性）。②反流束宽度 /LVOT 直径比≤ 30%。③反流束面积 /LVOT 面积比≤ 30%。④ AR 反流频谱 PHT ≥ 500ms。⑤反流分数≤ 30%。⑥反流口面积≤ 0.10cm^2。⑦降主动脉舒张早期轻度逆向血流。

4. 急性和慢性主动脉瓣反流的左心室反应 慢性 AR 左心室容量负荷增加，增加之每搏出量往高压的主动脉射血，左心室压力负荷也相应增加，因此代偿期内通常左心室扩大，左心室室壁正常或稍厚，左心室短轴缩短率（FS）、左心室射血分数（LVEF）和肺动脉收缩压正常。慢性 AR 失代偿期增大的左心室已无法适应重负，LVEDP 升高，随之左心房压、肺动脉压升高，以至出现左心功能不全；左心室明显扩大，FS、LVEF 下降和肺动脉收缩压升高。急性 AR 时，左心室无法适应急骤增加的容量负荷，左心室内径只轻度扩大，而 LVEDP 往往急剧增加导致左心功能不全，左心室轻度扩大，FS、LVEF 正常而肺动脉压升高（表 6-1，图 6-33）。

表 6-1　主动脉瓣反流的左心室反应

	急 性	慢性代偿期	慢性失代偿期
左心室舒张末期内径	轻度扩大	扩　大	显著扩大
左心室收缩末期内径	正　常	稍大或正常	扩　大
左心室射血分数	亢　进	正　常	减　低
左心室短轴缩短率（%）	正　常	正　常	减　低
肺动脉收缩压	上　升	正　常	上　升

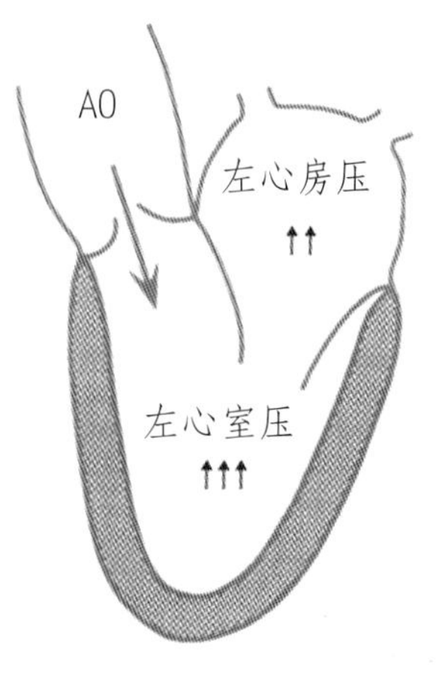

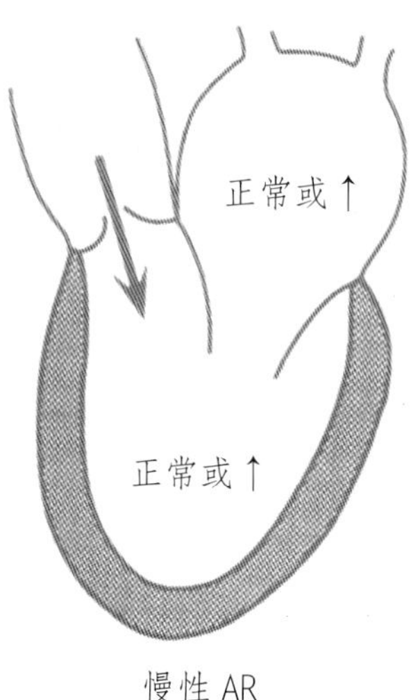

图 6-33　急性和慢性主动脉瓣反流（AR）的示意图

左图为急性 AR，舒张期主动脉血流大量反流进入左心室，导致左心室舒张压显著升高和左心房压相应增高；右图为慢性 AR，左心室代偿性增大和室壁增厚，左心室压正常或稍增高，左心房压可正常或稍增高。

部分慢性 AR 患者可能较长时间没有症状，但一旦出现症状，病情往往加重较快。因此准确判断左心室功能对手术时机的选择非常重要。由于慢性 AR 左心室前负荷和后负荷均增加，根据 LVEF 评价左心室功能在本质上并不可靠。而左心室收缩末期参数（左心室收缩末期内径或容积等）不受前负荷的影响，一定程度上能对左心室功能作出非容量依赖性评估，左心室收缩末期内径的增加往往代表 AR 患者左心室收缩功能的下降和不良预后。由于在左心室失代偿后再行瓣膜手术，近期和远期手术疗效都不理想，目前即使症状轻微的重度 AR 患者也被推荐尽早行瓣膜置换术。无症状的 AR 患者心胸比率超过 0.55、动脉舒张压小于 50mmHg、左心室收缩末期内径超过 50mm，即使 LVEF 正常（＞50%），也是手术的适应证。超声心动图检查考虑为左心功能不全继发于主动脉瓣反流者通常也是外科手术的指征。

附一　主动脉瓣脱垂

主动脉瓣脱垂（aortic valve prolapse）是主动脉瓣反流的病因之一。主动脉瓣脱垂定义为舒张期主动脉瓣叶异常向下或心尖侧移位超过主动脉瓣环水平。先天性二叶主动脉瓣、感染性心内膜炎、主动脉瓣黏液样变、马方综合征、瓦氏窦瘤以及巨大室间隔缺损（膜周型或干下型）等均可出现主动脉瓣脱垂。超声心动图可显示主动脉瓣偏离正常瓣叶关闭位置突向左心室流出道，彩色多普勒常可探及主动脉瓣反流射流偏心，冲击二尖瓣前叶或室间隔侧（图 6-34，图 6-35）。

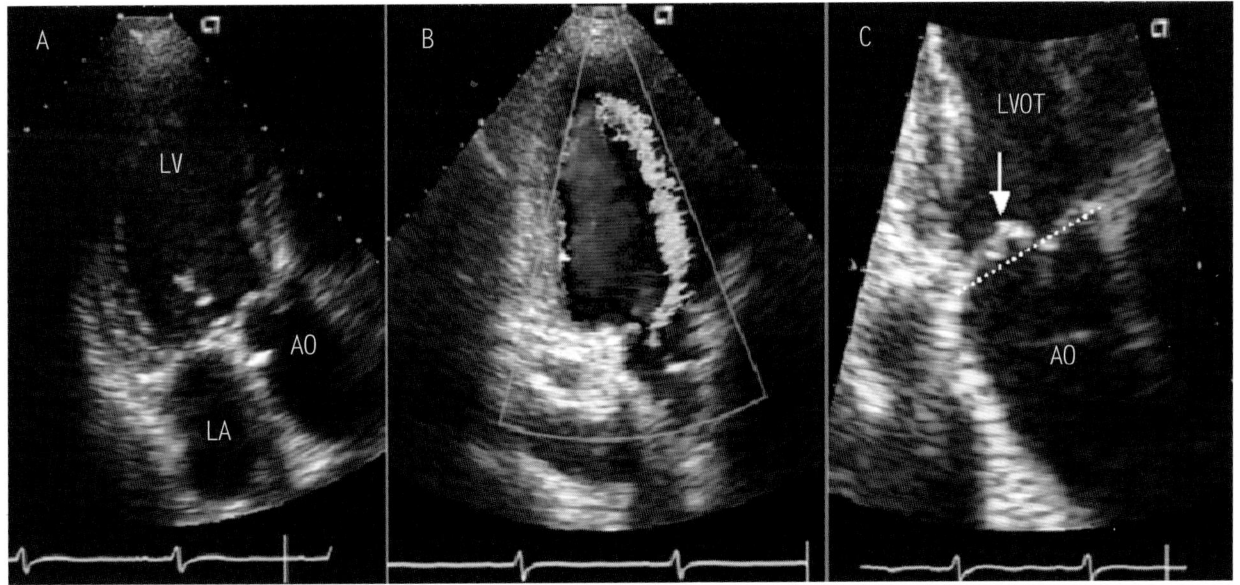

图 6-34　主动脉瓣脱垂的超声心动图

A 为心尖左心室长轴切面，B 为彩色血流显像，显示舒张期主动脉瓣反流；C 为图 A 的心尖左心室长轴主动脉瓣局部放大图，显示右冠状动脉瓣（箭头所指）偏离正常瓣环位置（虚线）突入左心室流出道。该患者为主动脉右冠状动脉瓣脱垂，主动脉瓣反流偏心朝向室间隔侧。

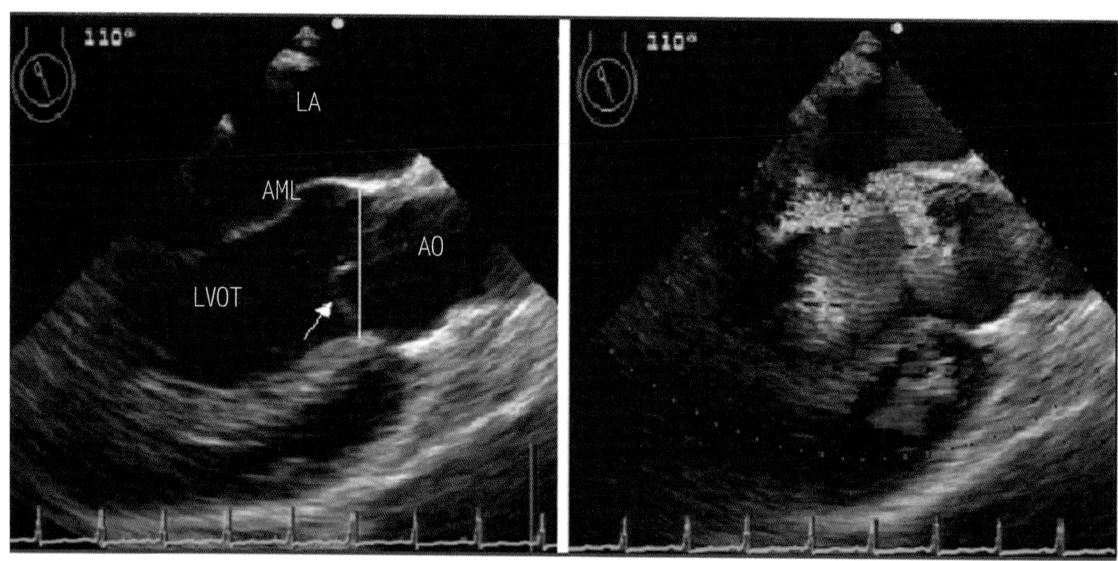

图 6-35　主动脉瓣脱垂的经食管超声心动图

左图为心底左心室流出道切面，显示主动脉瓣（无冠状动脉瓣）脱垂（箭头所指），超过主动脉瓣瓣环水平；右图为彩色血流显像，显示主动脉瓣反流朝向二尖瓣前叶（AML）。

附二　二叶主动脉瓣

二叶主动脉瓣（bicuspid aortic valve）为先天性主动脉瓣瓣叶发育异常，二叶主动脉瓣患者可长期无症状，但主动脉瓣二瓣化增加了瓣膜钙化和退化的危险，容易导致主动脉瓣狭窄、反流以及心内膜炎等。二叶主动脉瓣在人群中很常见，估计发病率为 0.9%~2.25%。二叶主动脉瓣可以功能良好，直到 70 多岁也无明显血流动力学异常。但相当一部分患者可发生主动脉根部扩张、主动脉瓣反流或瓣膜过早钙化、主动脉瓣狭窄。胸骨旁左心室长轴切面或 M 型超声心动图观察到主动脉瓣瓣叶关闭线偏心可能提示主动脉瓣为二叶主动脉瓣（图 6-36），胸骨旁主动脉瓣短轴水平切面是明确二叶主动脉瓣的重要

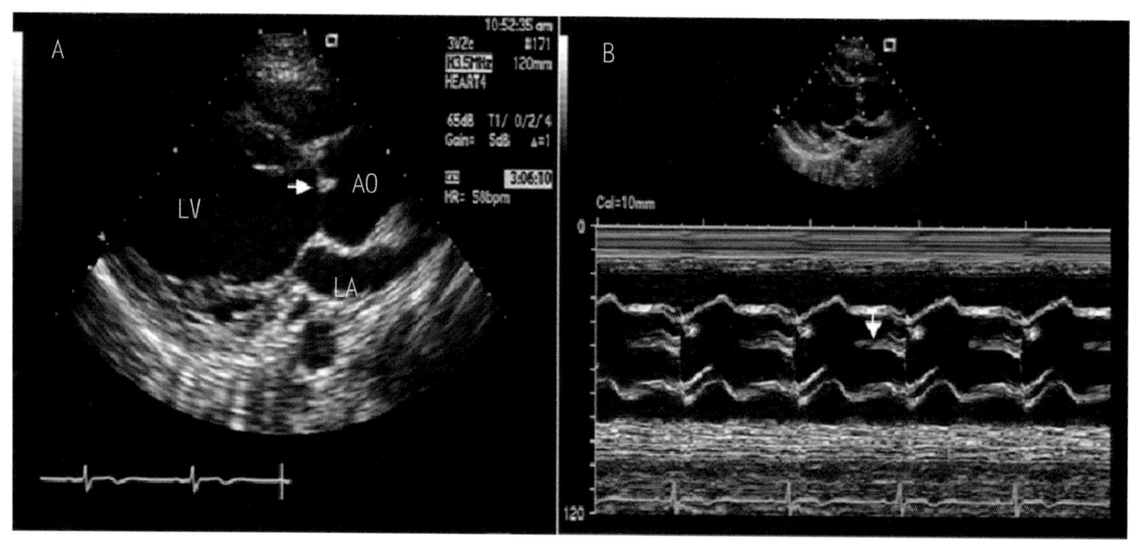

图 6-36　胸骨旁左心室长轴切面

（A）和 M 型超声心动图（B）二叶主动脉瓣瓣叶关闭线偏心（箭头所指）。

切面。超声心动图观察二叶主动脉瓣瓣叶关闭时可出现缝际（raphe），图 6-37 为常见缝际的超声观察。缝际的存在容易将二叶主动脉瓣误认为三叶主动脉瓣，因此应强调仔细观察胸骨旁主动脉瓣短轴切面收缩期主动脉瓣开放活动（图 6-38）。如果不是钙化显著，通常超声心动图能明确二叶主动脉瓣。

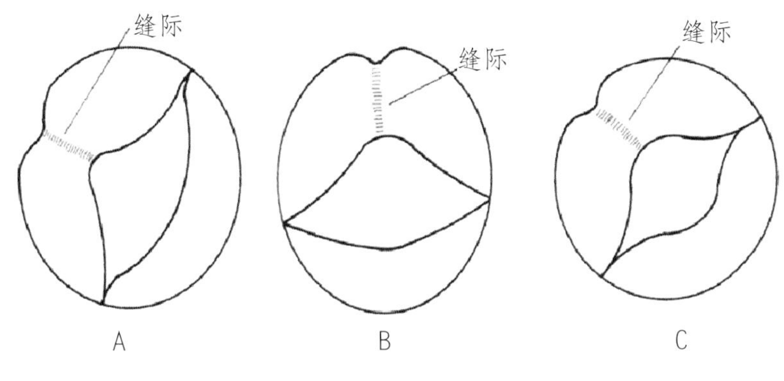

图 6-37　超声心动图常见的二叶主动脉瓣缝际的形态

收缩期二叶主动脉瓣开放时可呈左右开放（A）、上下开放（B）和倾斜一定角度开放（C），因此缝际的位置可位于左右一侧、上下方或倾斜。了解主动脉瓣缝际有助于明确二叶主动脉瓣的诊断。

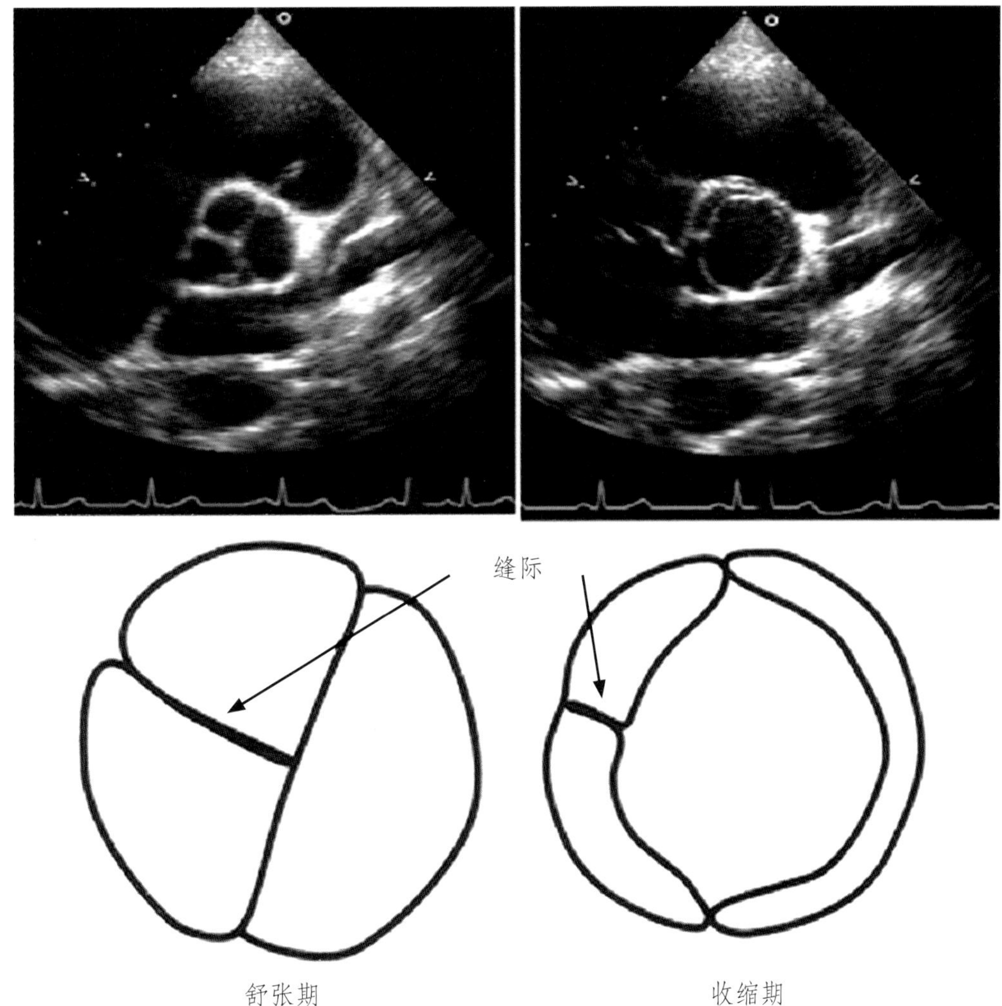

图 6-38　二叶主动脉瓣的超声心动图

图上方左、右分别为胸骨旁大动脉短轴舒张期和收缩期；图下方左、右为图上方的舒张期和收缩期的模式图。二叶主动脉瓣舒张期关闭时可见清晰的缝际（可被误认为三叶主动脉瓣）；收缩期二叶主动脉瓣呈左右开放，缝际变小（箭头所示），因此观察二叶主动脉瓣应注意收缩期主动脉瓣的开放活动。

附三 主动脉瓣环 - 主动脉扩张

主动脉瓣环 - 主动脉扩张（annulo-aortic ectasia，AAE）指主动脉根部异常扩张，通常累及主动脉窦部和升主动脉。正常主动脉窦部和升主动脉交界移行处称为 ST 交界（sinotubular junction），主动脉瓣环 - 主动脉扩张常导致 ST 交界明显扩大或不容易辨明 ST 交界位置（图 6-39）。主动脉根部扩张导致主动脉瓣叶的拉伸延展，瓣叶交界处无法正常对合出现缝隙出现主动脉瓣反流，主动脉瓣环 - 主动脉扩张常导致重度 AR（图 6-40）。

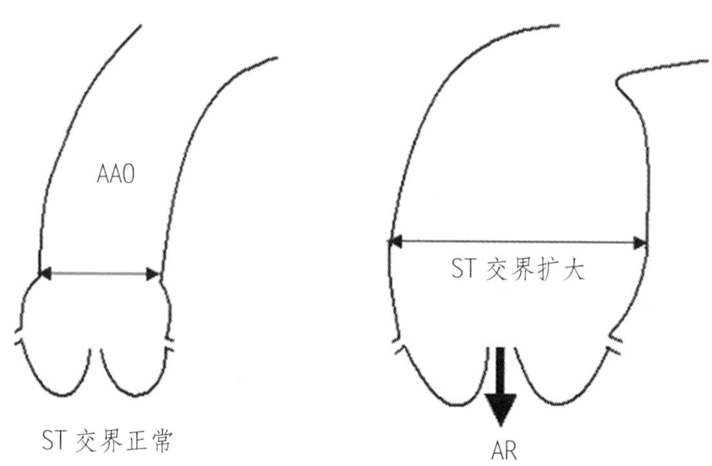

图 6-39 主动脉根部扩张导致主动脉瓣反流

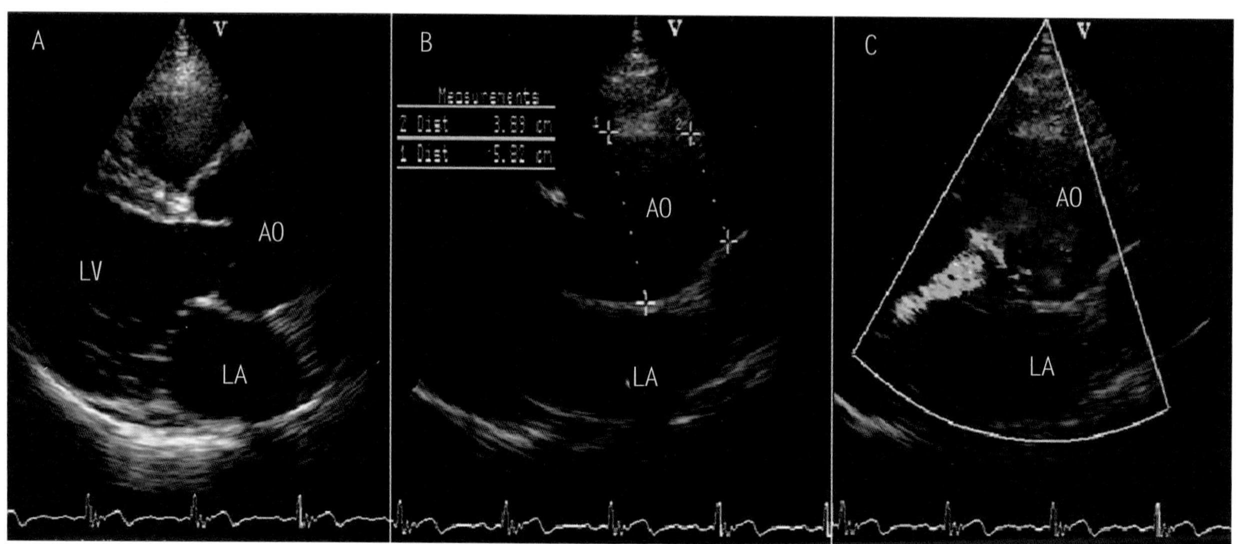

图 6-40 主动脉瓣环 - 主动脉扩张的超声心动图

A、B 为胸骨旁左心室长轴切面，显示主动脉窦部显著扩张，实测主动脉窦部直径为 58mm，ST 交界处直径为 39mm；C 为彩色血流多普勒显像，显示主动脉瓣反流束。

第七章
三尖瓣病变和肺动脉瓣病变

第一节　三尖瓣病变

三尖瓣病变可分为先天性和后天性两大类。先天性有 Ebstein 畸形（三尖瓣下移畸形）等，后天性主要病因有风湿性、感染、创伤、缺血性、类癌、黏液变性等，其中风湿性心脏病中功能性或器质性三尖瓣病变占绝大多数。三尖瓣疾病常见的是三尖瓣反流，而功能性三尖瓣反流最为常见，主要由于右心室压力和容量负荷过重等所致。三尖瓣器质性病变病因常见有：①风湿性，通常为联合瓣膜病的一部分出现，发生频率低于二尖瓣和主动脉瓣，三尖瓣狭窄和反流常合并出现。②感染性心内膜炎。③三尖瓣脱垂。④先天性三尖瓣畸形，如 Ebstein 畸形等。Ebstein 畸形在先天性心脏病中阐述，这里主要阐述三尖瓣狭窄和三尖瓣反流。

一、三尖瓣的解剖

三尖瓣是位于右心房和右心室之间的房室瓣，从头部往下观察心脏时，三尖瓣位于肺动脉瓣、主动脉瓣的右后方和二尖瓣的右侧（图 7-1）。与二尖瓣维持正常机能的构造相似，三尖瓣结构也包括瓣叶、瓣环、腱索、乳头肌、右心室壁等。三尖瓣瓣叶分为前叶（ATL）、隔叶（STL）和后叶（PTL）。前叶通常最大，是完成三尖瓣正常闭合的主要部分；隔叶大部附着于室间隔膜部；后叶最小，位于右后侧。瓣叶间的连接部称为交界部，三尖瓣的瓣叶间交界部有前隔交界、前后交界和后隔交界。三组乳头肌（前乳头肌、后乳头肌、间隔乳头肌）通常分别位于这三个瓣叶交界的后方支持三尖瓣瓣叶，间隔乳头肌偶可阙如，腱索从连接于漏斗部腱性组织直接发出。三尖瓣的正常启闭活动有赖于瓣环、瓣叶、腱索、乳头肌以及右心房和右心室正常功能的完整性和协调性。

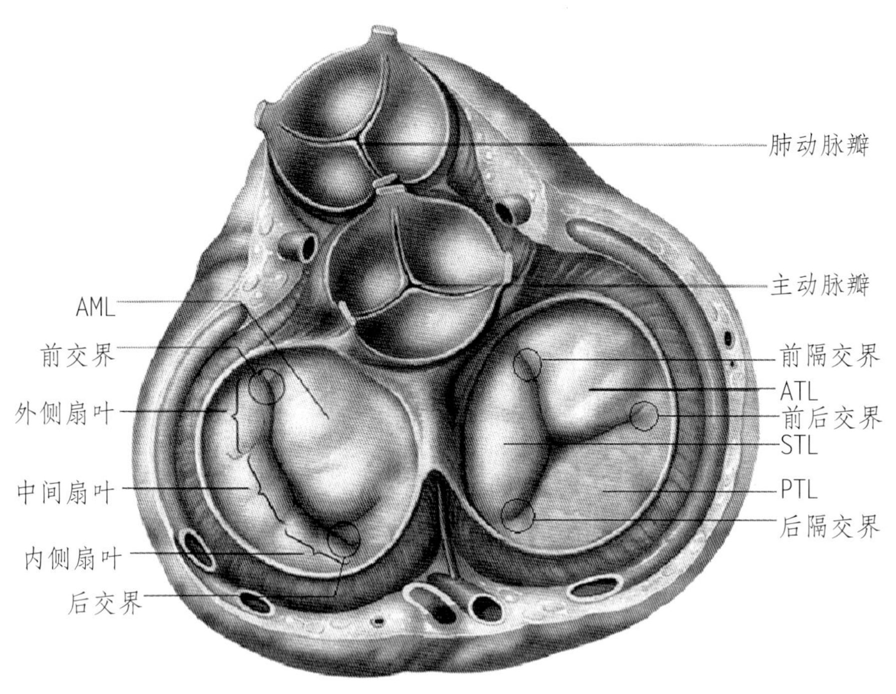

图 7-1　从头侧往下观察三尖瓣解剖图

三尖瓣位于肺动脉瓣、主动脉瓣的右后方，三尖瓣瓣叶分为前叶（ATL）、隔叶（STL）和后叶（PTL），三尖瓣三个瓣叶间交界部有前隔交界、前后交界和后隔交界。三尖瓣的左侧为二尖瓣前叶（AML）和后叶（分为外侧、中间和内侧扇叶）。

二、三尖瓣的超声观察

主要观察切面有：胸骨左缘右心室流入道长轴、胸骨左缘右心室流入道三尖瓣水平短轴和心尖四腔等，观察三尖瓣结构时往往需要适当调整上述切面。右心室流入道长轴切面（图 7-2）可记录三尖瓣前叶（ATL ）和三尖瓣后叶（PTL）的收缩和舒张活动，测定三尖瓣瓣环的前后径；右心室流入道长轴也

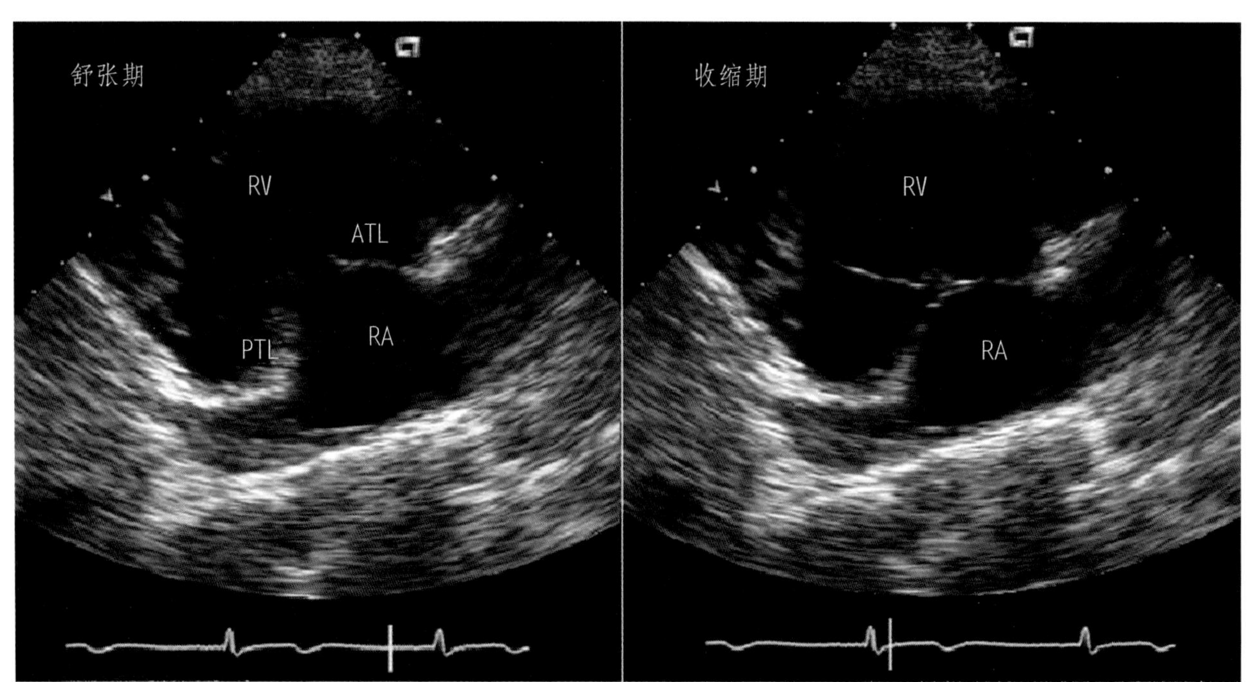

图 7-2　胸骨左缘右心室流入道长轴观察三尖瓣

左图为舒张期，右图为收缩期，该切面观察三尖瓣前叶（ATL）和三尖瓣后叶（PTL），右心房和右心室之间由三尖瓣瓣叶分隔。该图例右心室有扩大。

是观察三尖瓣反流的重要切面之一。胸骨左缘右心室流入道三尖瓣水平短轴（图 7-3）在左心室二尖瓣水平短轴基础上向右下倾斜时记录，正常人该切面可能不容易获取；多数累及右侧心脏的疾患往往导致右心室扩张或变形，该切面反而容易获取，该切面对观察三尖瓣瓣口极为有用。心尖四腔切面（图 7-4）可观察三尖瓣前叶和隔叶，该切面也是确定右侧房室瓣环位置和三尖瓣隔叶与室间隔连接水平的重要切面。

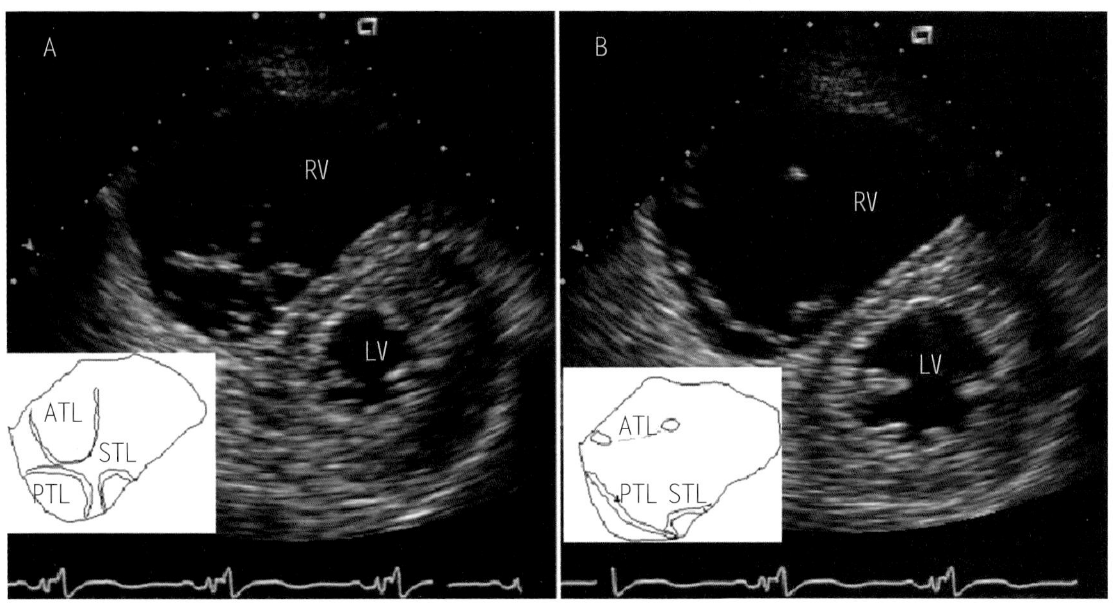

图 7-3　胸骨左缘右心室流入道三尖瓣水平短轴观察房间隔缺损患者的三尖瓣瓣叶

A 为收缩期，B 为舒张期，该房间隔缺损患者右心室增大，可观察到三尖瓣瓣口的三个瓣叶，三尖瓣瓣叶显示分别由 A、B 左下方图解显示。ATL：三尖瓣前叶，STL：三尖瓣隔叶，PTL：三尖瓣后叶。

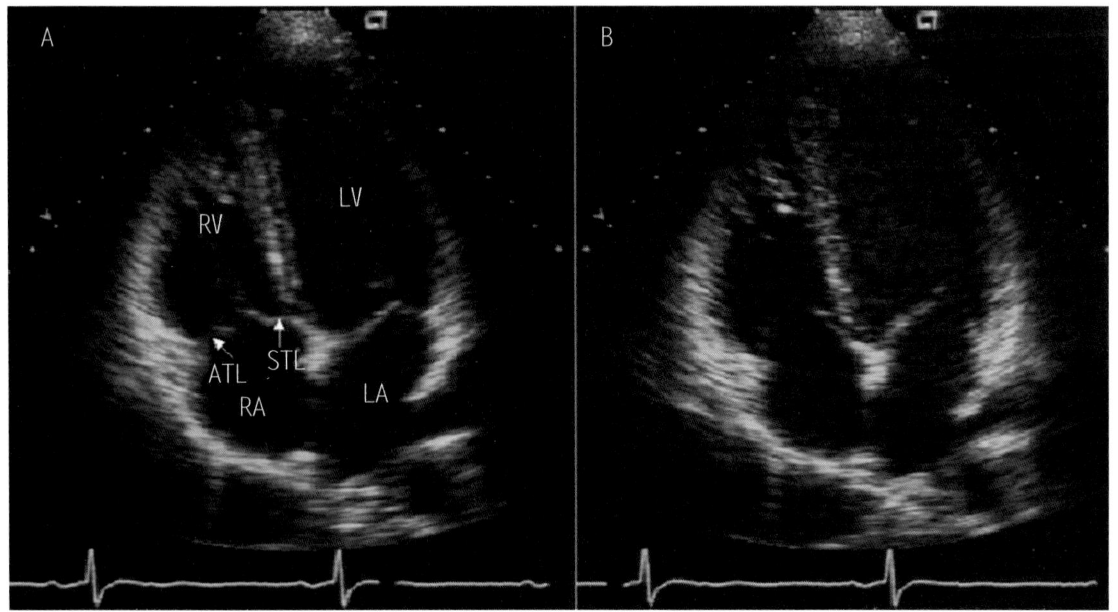

图 7-4　心尖四腔切面观察三尖瓣

A 为收缩期，B 为舒张期，心尖四腔切面显示三尖瓣前叶（ATL）和三尖瓣隔叶（STL），以及三尖瓣隔叶和二尖瓣前叶室间隔附着位置的相对关系，正常三尖瓣隔叶室间隔附着位置略低于二尖瓣前叶室间隔附着位置。

三、三尖瓣狭窄

三尖瓣狭窄（tricuspid senosis，TS）在成人和儿童均少见，器质性 TS 最常见于风湿性心脏病。TS 极少单独存在，常合并二尖瓣狭窄和三尖瓣反流。

1. 病理生理学 TS 主要血流动力学改变为低心排血量。由于舒张期经三尖瓣狭窄瓣口进入右心室血流减少，相应进入肺循环血流和左心系统血流也减少，左心室前负荷降低导致心排血量减少。由于三尖瓣瓣口面积减小进入右心室血流受阻，可出现肝脏充血、腹水和周围组织水肿。临床上当三尖瓣跨瓣压差大于 5mmHg 时，即可出现外周静脉淤血和右心功能不全的症状。

2. 超声心动图表现 TS 的 M 型和二维超声心动图表现与二尖瓣狭窄的相似，表现为瓣叶增厚活动受限，瓣叶交界粘连，瓣叶开放受限。前叶和后叶舒张期 EF 斜率下降，三尖瓣瓣叶舒张期可见圆顶征，三尖瓣瓣尖分离度减小，右心房增大。重度 TS 患者可出现右心房增大、下腔静脉扩大以及房间隔突向左侧。超声观察三尖瓣瓣叶的结构异常应采用胸骨旁右心室流入道切面、心尖切面和剑突下切面等多切面仔细探查。三尖瓣瓣叶舒张期 EF 斜率受右心房室间压差、右心室充盈以及心排血量等诸多因素影响，有时 TS 患者三尖瓣瓣叶舒张期 EF 斜率可正常，因此三尖瓣瓣叶舒张期 EF 斜率下降只能提示可能存在 TS。

TS 的诊断要点是舒张期穹隆征和舒张期流入血流流速增高（图 7-5）。多普勒超声心动图诊断 TS 敏感性高，根据柏努利方程测定三尖瓣平均压差可判断 TS 严重程度。轻度 TS，平均压差≤ 2mmHg；中度 TS，2mmHg < 平均压差 < 5mmHg；重度 TS，平均压差≥ 5mmHg。由于 TS 常合并三尖瓣反流，舒张期三尖瓣口前向血流增加常导致多普勒测定的跨瓣压差相应增加。

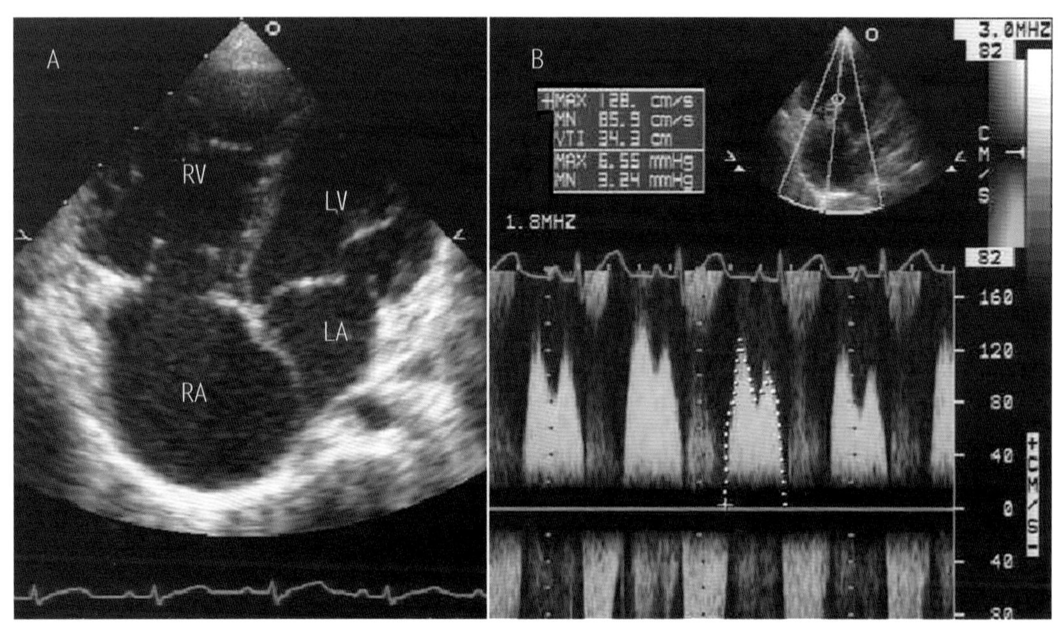

图 7-5 三尖瓣狭窄伴三尖瓣反流的超声心动图

A 为心尖四腔心切面，显示右心房和右心室显著增大，房间隔偏向左侧，以及舒张期三尖瓣开放受限呈穹隆征；B 为连续多普勒血流频谱，显示三尖瓣流入血流增高以及三尖瓣反流（基线下方），该图例跨三尖瓣最大压差为 6.5mmHg，平均压差为 3.2mmHg。

四、三尖瓣反流

许多疾病可合并三尖瓣反流（tricuspid regurgitation，TR），约半数以上健康者可探及 TR，但有临床意义的 TR 病因常见于风湿性瓣叶损害（常合并 MS）、三尖瓣脱垂、心内膜炎等器质性病变；更常见的为继发于左侧心脏病变、肺动脉高压、右心室容量负荷过重、右心室扩大等的功能性 TR。

1. 病理生理学 TR 时由于收缩期右心室血流反流，右心房容量负荷和压力负荷均增加；可导致右心房扩大和右心房压力升高，相应增高上、下腔静脉压，而使外周静脉系统会流受阻，血流瘀滞。TR 同时也增加右心室容量负荷，加重右心室负担导致右心室扩大和右心衰竭。功能性 TR 主要与肺动脉高压有关，肺动脉高压导致右心室扩大，右心室扩大和三尖瓣瓣环扩张可牵引乳头肌往心尖和外侧移位，导致三尖瓣瓣尖分离（non-coaptation，图 7-6），形成恶性循环，加重 TR。

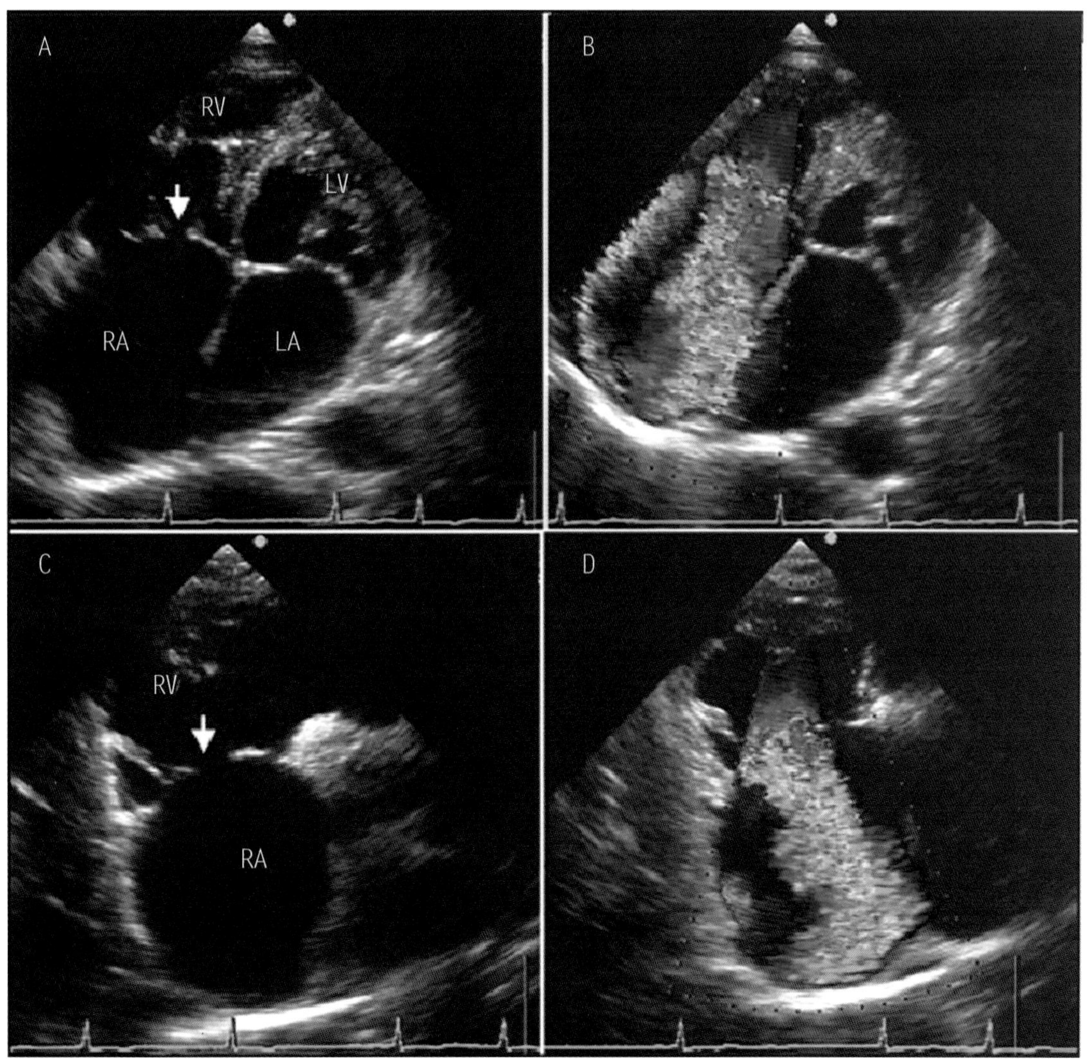

图 7-6　三尖瓣瓣尖分离的超声心动图

A、B 为心尖四腔心切面，A 示右心房、右心室增大，三尖瓣瓣环扩大，收缩期三尖瓣前叶和隔叶瓣尖无法合拢出现分离（箭头处）；B 显示重度三尖瓣反流。C、D 为右心室流入道切面，C 显示三尖瓣瓣环扩大，收缩期三尖瓣前叶和后叶瓣尖无法合拢，出现分离（箭头处）；D 显示重度三尖瓣反流。

2. 超声心动图表现 二维超声心动图可发现右心房和右心室扩大间接征象，多普勒超声心动图可敏感地直观显示三尖瓣反流彩色血流显像。超声心动图对TR的诊断应注意观察：①三尖瓣瓣叶结构变化，包括瓣叶的活动度、瓣环大小等（图7-7）。②右心房、右心室增大以及室间隔运动异常等右心室容量负荷过重表现。③多普勒超声测量TR频谱以确定肺动脉高压的程度（图7-8）。当彩色血流显示反流血流进入下腔静脉，提示反流量可能达到50%以上，这时必须考虑器质性TR。

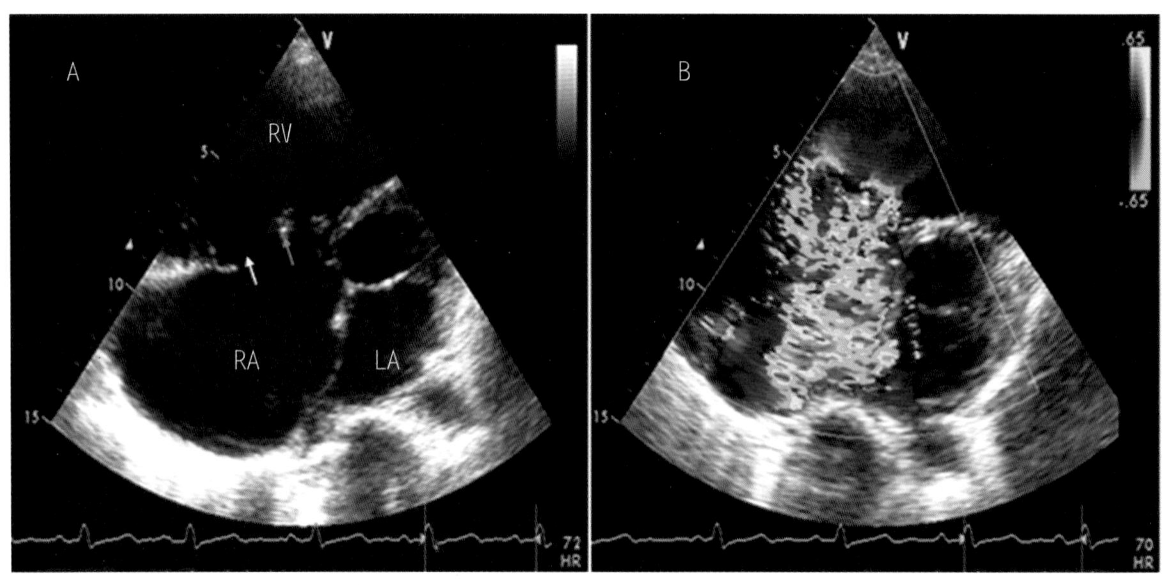

图7-7 三尖瓣前叶穿孔的超声心动图

患者，女性，46岁。A为胸骨旁四腔心切面，显示右心房、右心室显著扩大，白色箭头所指为三尖瓣前叶穿孔，蓝色箭头所指为三尖瓣前叶赘生物（陈旧性）；B为彩色血流显像。显示重度三尖瓣反流，反流起源于三尖瓣瓣口和三尖瓣前叶穿孔处。

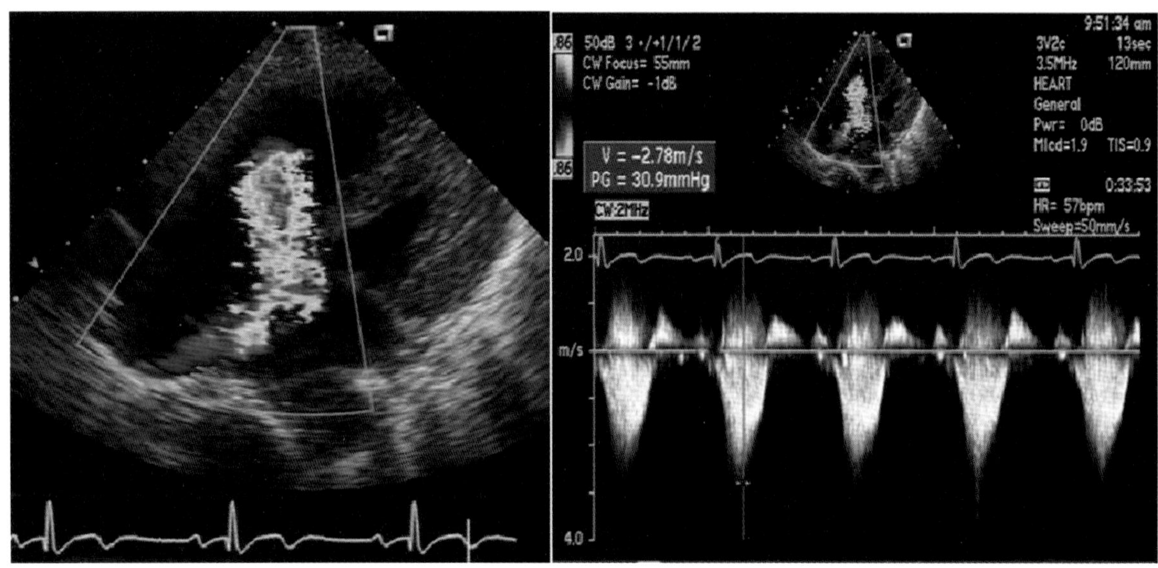

图7-8 三尖瓣反流（TR）反流频谱的测量

左图为调整心尖四腔心切面，彩色血流显像显示三尖瓣反流。右图为同一四腔心切面引导下连续多普勒测定TR反流血流频谱，该频谱呈三角形而非圆钝状，提示收缩中晚期右心房压明显升高，导致右心室－右心房压差减小。该图例测量TR反流最大流速为2.78m/s。

3. TR 严重程度的超声心动图评价 通常根据彩色血流多普勒，TR 的严重程度可由反流射流束抵达右心房内的区域半定量估测（图 7-9），也有根据反流射流的面积分为 4 级：< 2cm^2 为 Ⅰ 度，2~4cm^2 为 Ⅱ 度，4~6cm^2 为 Ⅲ 度，> 6cm^2 为Ⅳ度。肝静脉血流频谱对 TR 严重程度的评价也有一定参考价值（图 7-10），重度 TR 常导致右心房、下腔静脉扩张，肝静脉和下腔静脉出现收缩期逆流。

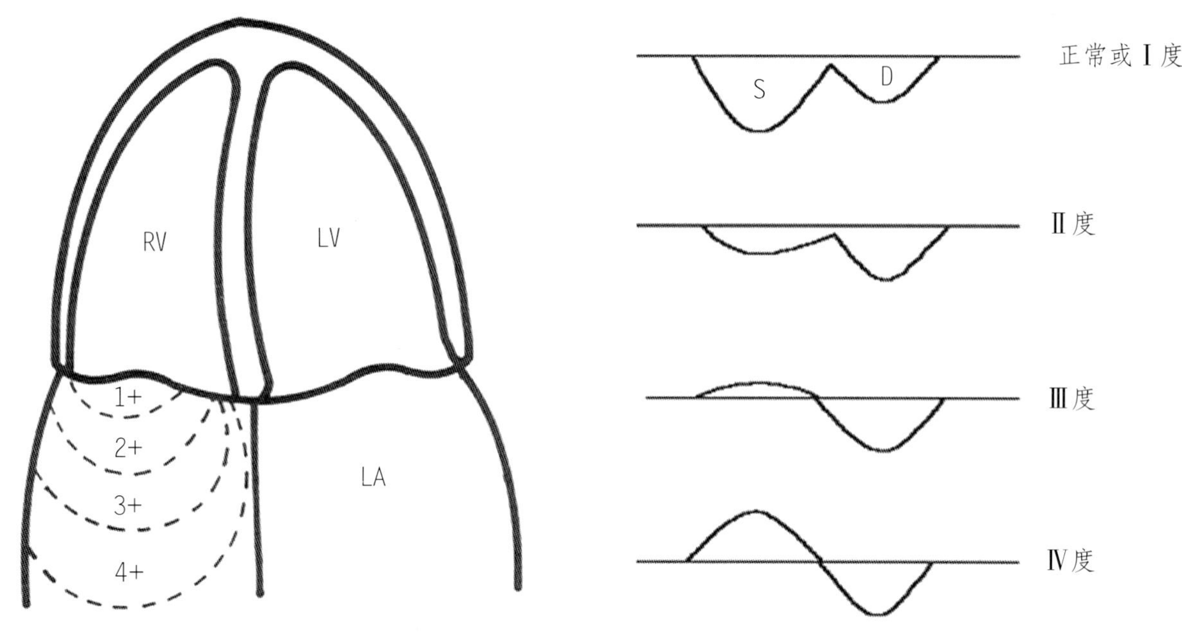

图 7-9 三尖瓣反流（TR）程度的评价

图 7-10 肝静脉血流频谱评价三尖瓣反流程度

五、三尖瓣脱垂

三尖瓣的关闭位置，即使正常健康人也靠近瓣环线，因此三尖瓣脱垂（tricuspid valve prolapse）诊断基准的设定较为困难。三尖瓣脱垂定义为右心室收缩期三尖瓣一个或一个以上瓣叶移位进入右心房。三尖瓣脱垂超声诊断标准是三尖瓣一个或一个以上瓣叶异常移位（上移）超过三尖瓣瓣环水平。由于三尖瓣瓣叶不能同时在一切面记录，右心室流入道切面可观察三尖瓣前叶和后叶关闭位置，心尖四腔切面则观察三尖瓣前叶和隔叶关闭位置。如果发现一瓣叶较其他瓣叶明确地偏向右心房，而且存在瓣尖结合部对合错位，可诊断三尖瓣脱垂（图 7-11）。

三尖瓣脱垂主要累及三尖瓣前叶和隔叶，单纯三尖瓣脱垂少见，常合并二尖瓣脱垂，或为马方综合征的表现之一

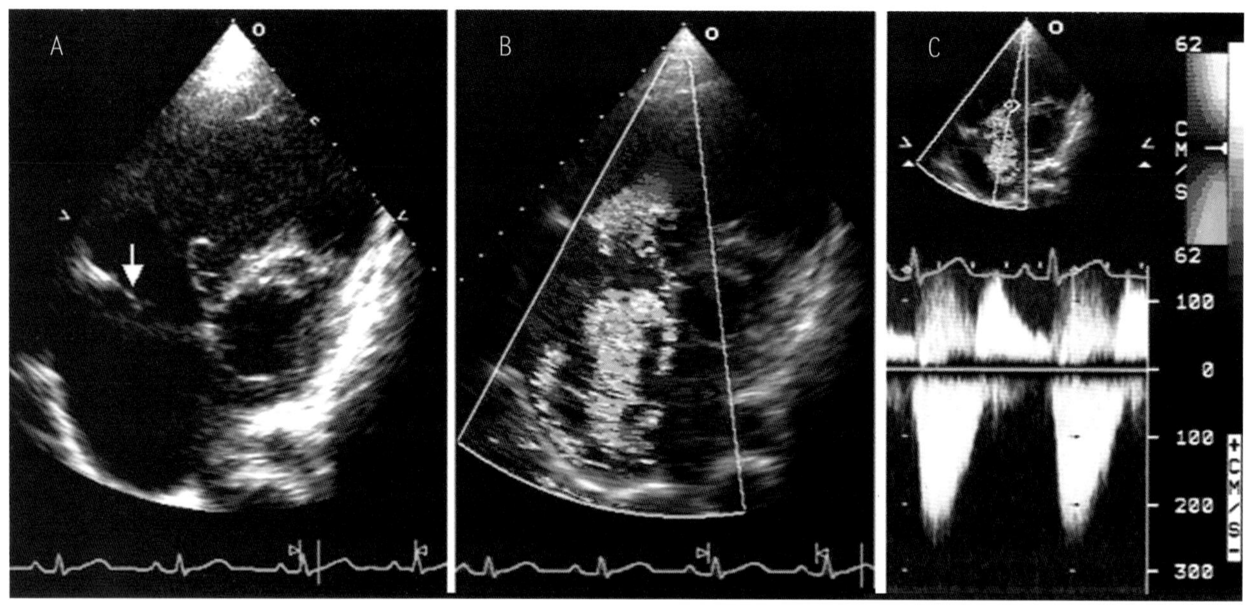

图 7-11　三尖瓣脱垂的超声心动图

患儿，女性，12 岁。A 为胸骨左缘右心室流入道三尖瓣水平短轴切面，右心房和右心室显著增大，箭头所示为三尖瓣前叶，收缩期脱垂进入右心房；B 为同一切面的彩色多普勒显像，显示重度三尖瓣反流；C 为三尖瓣反流频谱，显示三尖瓣反流频谱为截短征，收缩晚期流速急骤减小。

第二节　肺动脉瓣病变

一、肺动脉瓣的解剖

肺动脉瓣位于主动脉瓣的左前方，肺动脉瓣的结构、功能与主动脉瓣的结构、功能相似。解剖上肺动脉瓣也分为三个半月瓣（前瓣、右后瓣和左后瓣，图 7-12），但肺动脉瓣较主动脉瓣柔软和菲薄。肺动脉瓣环与右心室漏斗部心肌相连，与三尖瓣环没有直接的纤维性连续，瓣环借圆锥韧带与主动脉瓣环相连续。肺动脉左瓣（左后瓣）和漏斗部的隔束相延续，右瓣（右后瓣）和漏斗部的壁束相延续，左、右瓣的 1/2 与主动脉壁相贴，而前瓣则连接于右心室的游离壁。

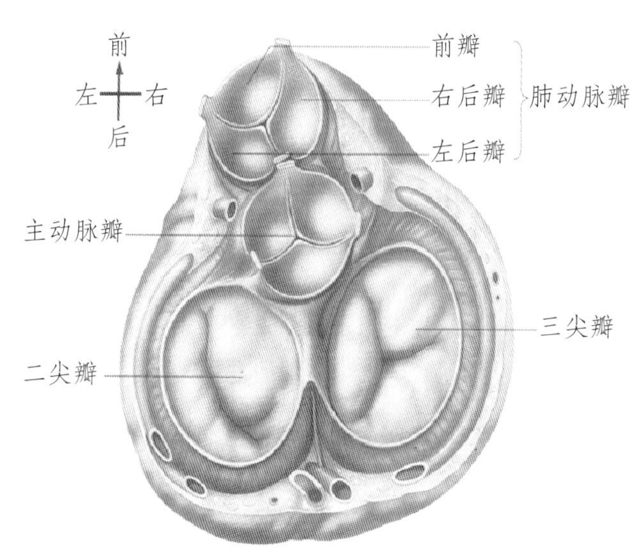

图 7-12　去除心房后从头部往下观察肺动脉瓣的解剖位置

二、肺动脉瓣的超声观察

观察肺动脉瓣的理想切面为胸骨左缘右心室流出道长轴（图 7-13），探查时将探头置于胸骨左缘第三或第四肋间，探头示标指向 12~1 点钟处，该切面主要记录右心室流出道、肺动脉瓣和主肺动脉近端。在该切面基础上略上移及稍微顺时针旋转探头，可获取胸骨旁大动脉短轴切面（又称主肺动脉长轴切面，图 7-14），以观察主肺动脉及其左、右肺动脉分支。亦可应用剑突下右心室流出道等切面观察。

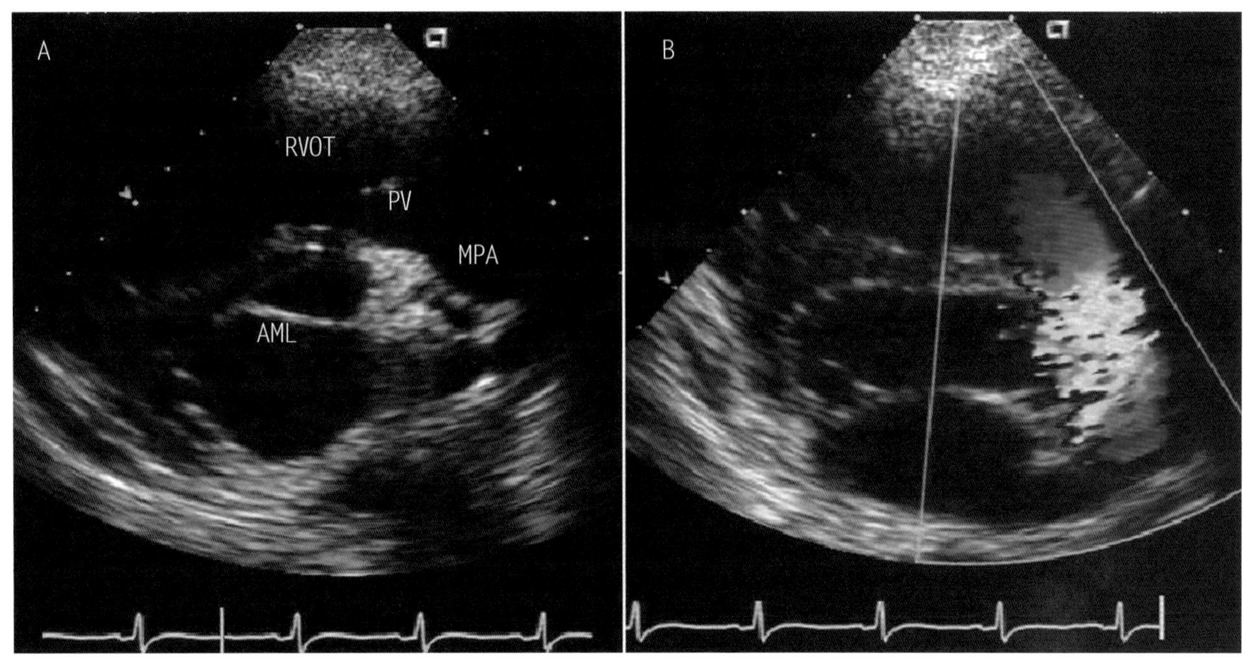

图 7-13　右心室流出道长轴切面

左图为胸骨左缘右心室流出道长轴切面，该切面显示右心室流出道、肺动脉瓣（PV）和主肺动脉（MPA）近端；右图为同一切面的彩色血流显像，显示收缩期肺动脉血流。

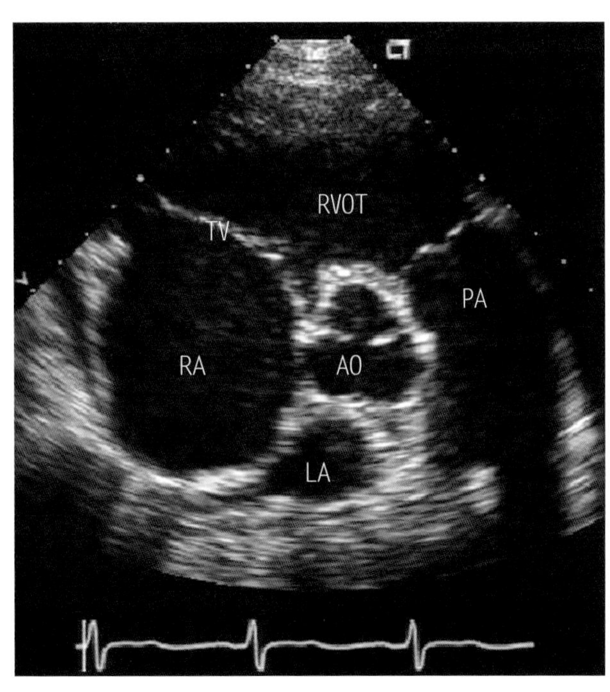

图 7-14　主肺动脉长轴切面

该切面为胸骨旁大动脉短轴基础上稍上移近一肋间，可显示主肺动脉以及左、右肺动脉分支；通常右心室、肺动脉增宽患者显示较清晰。PA：肺动脉，RVOT：右心室流出道，AO：主动脉，TV：三尖瓣，RA：右心房，LA：左心房。

三、肺动脉狭窄

根据狭窄部位的不同，肺动脉狭窄（pulmonary stenosis，PS）分为瓣下（右心室流出道）、瓣膜和瓣上狭窄（图 7-15），最常见为肺动脉瓣狭窄（pulmonary valve stenosis）。肺动脉狭窄病因绝大部分为先天性，可单独存在或合并其他异常；风湿性等后天性肺动脉瓣狭窄罕见。大多数的肺动脉瓣狭窄为单纯性的肺动脉瓣狭窄，肺动脉瓣狭窄约占先天性心脏病的 6%，排在第二位，仅次于室间隔缺损。

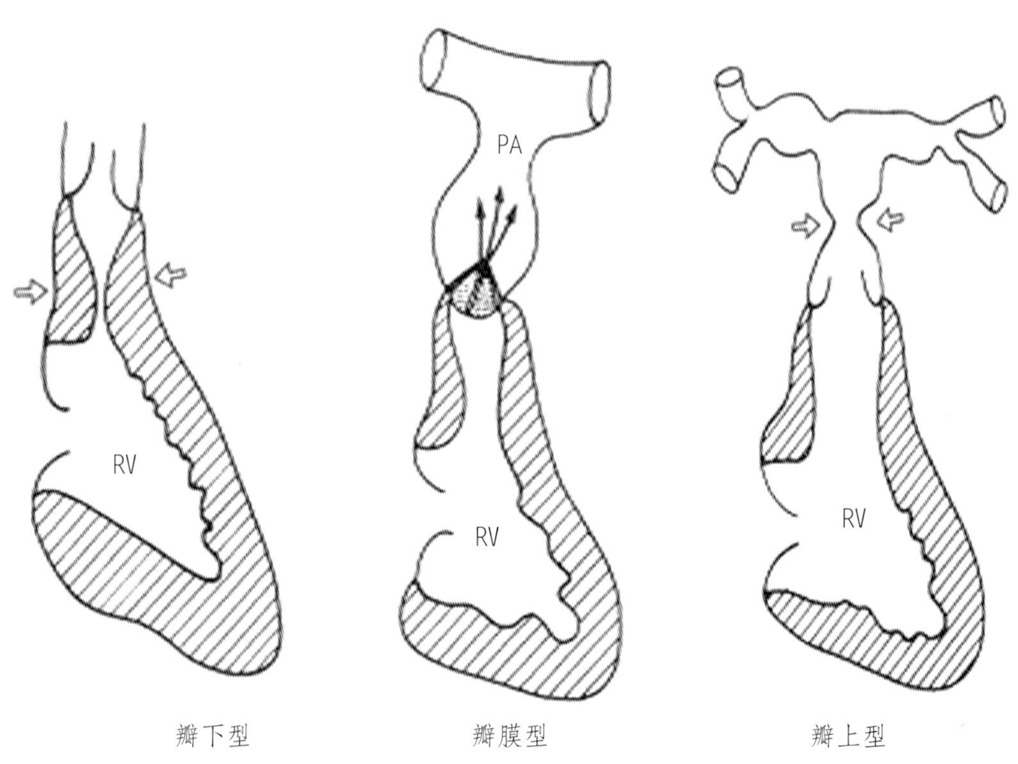

图 7-15　肺动脉狭窄的分型示意图

1. 病理生理　肺动脉瓣狭窄指肺动脉瓣交界处融合及形成不全导致肺动脉瓣自身的狭窄，肺动脉瓣瓣叶可为单叶、双叶或三叶，最常见的为无接缝处的单叶瓣，呈穹隆形肺动脉瓣突向肺动脉内，呈一偏心开口。肺动脉瓣狭窄的基本病理改变是右心室排血受阻，右心室后负荷显著增加，右心室呈代偿性心肌肥厚。肺动脉瓣狭窄时右心室必须提高收缩压方能向肺动脉射血，右心室收缩压增高程度与狭窄的严重程度成正比。重度狭窄时由于室间隔完整，右心室收缩压可超过左心室，导致室间隔偏向左侧。随着病程进展，右心室出现肥厚扩张，右心室顺应性下降，右心室舒张压增高，可伴有三尖瓣反流，右心房扩大和右心房压也增高。如合并房间隔缺损或卵圆孔未闭，可出现心房水平右向左分流，临床上可出现青紫。

2. 超声心动图诊断要点　肺动脉瓣狭窄的超声心动图特征为：①肺动脉瓣增厚，开放受限，舒张期瓣叶可看来基本正常或轻度增厚，收缩期瓣叶活动受限，瓣叶开放不像正常瓣叶开放时与肺动脉壁平行，收缩期肺动脉瓣呈圆顶征。②多普勒跨瓣流速增加，彩色多普勒血流显像显示瓣口狭窄处加速血流（图 7-16）。③继发改变：肺动脉主干窄后扩张以及右心室扩大、右心室肥厚。临床实践中不少 PS 患者肺动脉瓣回声无明显增厚而类似正常，因此单凭有无肺动脉瓣圆顶征确定 PS 容易导致漏诊。

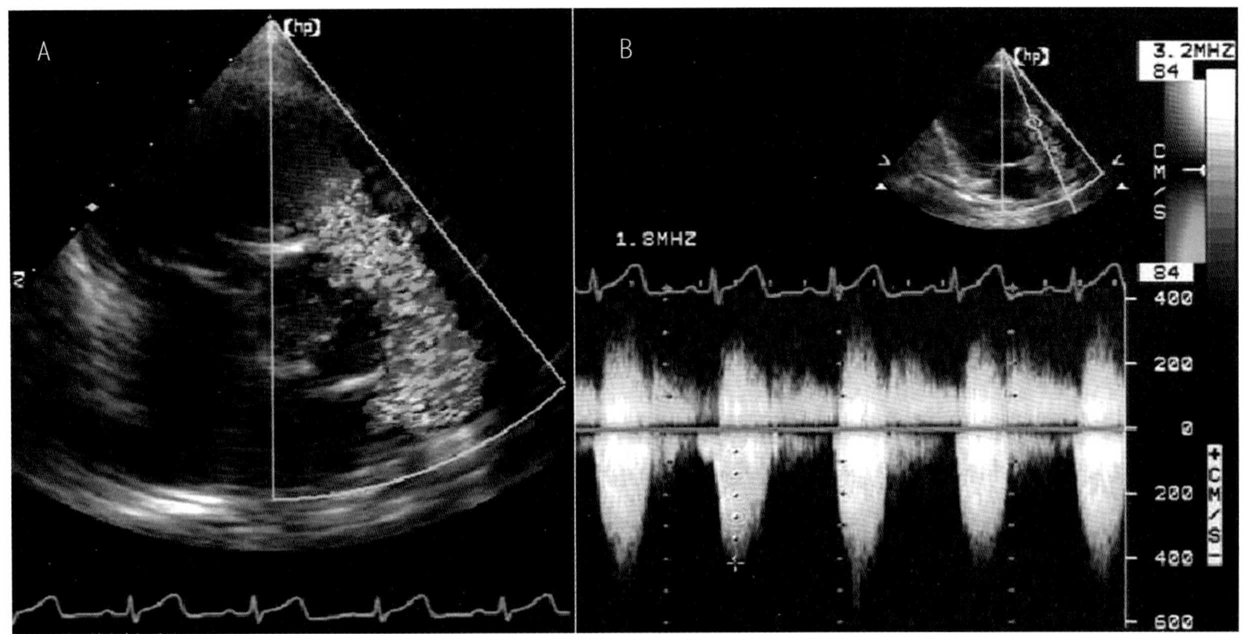

图 7-16　肺动脉瓣狭窄的超声心动图

A 为胸骨旁右心室流出道长轴，彩色血流显像显示起源于肺动脉瓣口的加速血流；B 为跨肺动脉瓣连续多普勒血流频谱，该图例测定跨肺动脉瓣最大流速为 4m/s，跨肺动脉瓣最大压差即为 64 mmHg。

肺动脉瓣下狭窄通常指漏斗部狭窄，该狭窄可位于肺动脉瓣下呈局部肌性肥厚或为纤维隔膜样狭窄，也可位于右心室流入道与流出道之间呈现为异常粗大肌小梁或调节束将右心室与流出道分割为高压和低压两个腔室，亦称为“右心室双腔”。漏斗部狭窄常导致狭窄处高速湍流，可造成肺动脉瓣收缩期颤动和肺动脉瓣提前关闭。肺动脉瓣下狭窄可合并肺动脉瓣狭窄、室间隔缺损、法洛四联症等，二维超声心动图可发现右心室流出道内漏斗部前后壁肌束异常肥厚，CW 可测定跨狭窄处压差。肺动脉瓣下狭窄通常不出现狭窄后肺动脉扩张。

肺动脉瓣上狭窄可累及主肺动脉、左右肺动脉和末梢肺动脉分支，常出现多部位狭窄。肺动脉瓣上狭窄可为瓣上纤维隔膜或广泛性主肺动脉管状狭小。左、右肺动脉分支狭窄的诊断依赖于超声准确测定肺动脉分支的直径以及应用多普勒（高脉冲重复频率多普勒）测定狭窄处流速（图 7-17）。另外，超声一些特征提示可能存在肺动脉分支狭窄：①无法解释的右心室显著肥厚。②近端肺动脉明显搏动。

根据漏斗部、肺动脉瓣和肺动脉及其分支的形态（包括直径大小和有无异常隔膜等），超声心动图可确定肺动脉狭窄位置和狭窄程度。探查时可先用脉冲多普勒探查右心室流出道、肺动脉瓣、主肺动脉及其分支，探明血流加速位置后再用高重复脉冲或连续多普勒记录和测量肺动脉血流频谱。根据柏努利方程计算跨肺动脉瓣压差，多普勒超声心动图测定的跨肺动脉瓣压差与心导管测定值呈良好相关，但多数情况多普勒超声心动图测定的峰压差高估于导管测定的峰 - 峰压差（重度 PS 时多普勒超声心动图可能高估跨瓣压差）。狭窄瓣口的压差不仅与瓣口面积有关，而且与流经瓣口的血流量有关。当右心室收

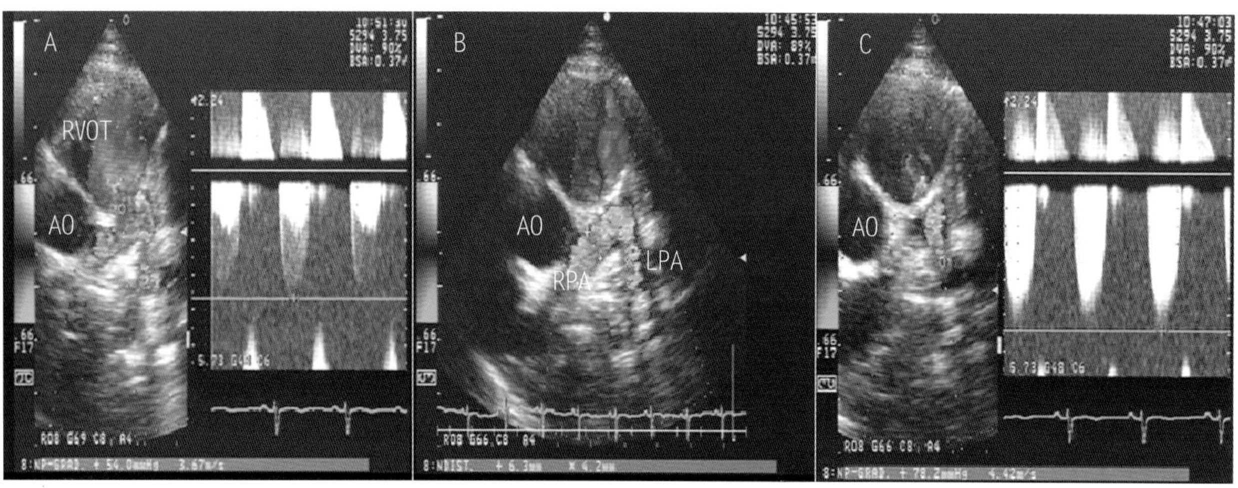

图 7-17　肺动脉分支狭窄的超声心动图

患儿，男性，2 岁。A 为胸骨旁主动脉瓣水平短轴切面测定的跨肺动脉瓣峰速度为 3.67m/s；B 为胸骨旁主动脉瓣水平短轴切面彩色血流显像，测定右肺动脉（RPA）直径为 6.3cm，左肺动脉直径为 4.2cm；C 为连续多普勒测定跨左肺动脉分支狭窄处流速。该图例测定跨左肺动脉分支狭窄处峰速为 4.42m/s。结合以上超声所见考虑患者存在肺动脉瓣狭窄以及左肺动脉分支狭窄。

缩功能不全或心排血量减少时，多普勒测定的肺动脉瓣跨瓣压差将会低估，这时宜采用连续方程测定肺动脉瓣口面积以准确评价狭窄严重程度。另外 PS 合并右心室流出道狭窄或者室间隔缺损时，肺动脉瓣狭窄前速度将明显增加，这时宜采用柏努利方程 $\Delta P=4\times(V_2^2-V_1^2)$，$V_1$、$V_2$ 分别为狭窄近端、远端流速，以免高估肺动脉跨瓣压差。当存在多部位狭窄时，可采用高脉冲重复频率多普勒测定不同狭窄部位的流速，漏斗部狭窄的血流频谱倾向于收缩晚期达到峰值。肺动脉广泛管状狭窄因血流通过长区域狭窄部位流体黏性不容忽视，不同形态的狭窄管道的简化柏努利方程测定的多普勒峰值压差和导管测定峰值压差的关系如图 7-18。

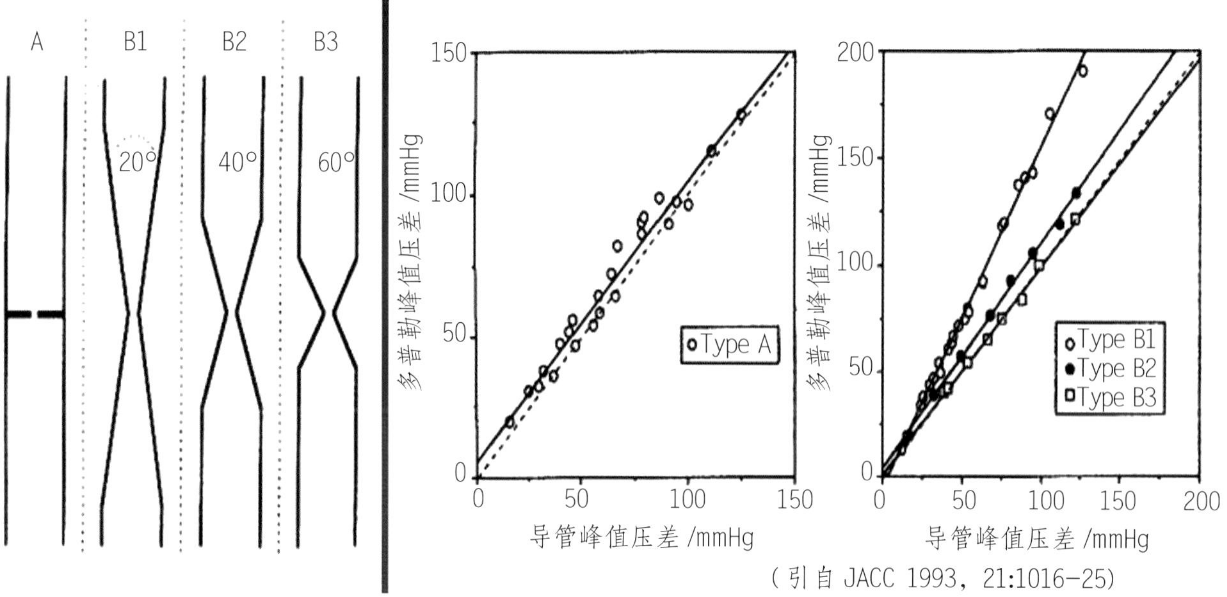

图 7-18　不同形态的狭窄管道多普勒和导管测定峰值压差的相关关系

多普勒超声测定肺动脉瓣狭窄的跨瓣压差，通常与肺动脉瓣狭窄的梗阻程度一致，也与心导管检查测定压力阶差高度相关。目前应用多普勒超声技术判断肺动脉瓣狭窄程度准确可靠，肺动脉瓣狭窄程度分为：轻度狭窄跨瓣压差小于 40mmHg；中度狭窄为 40~100mmHg；重度狭窄大于 100 mmHg。

四、肺动脉瓣反流

肺动脉瓣反流（pulmonary regurgitation，PR）的常见病因为肺动脉高压，其他病因包括感染性心内膜炎、肺动脉瓣狭窄、法洛四联症术后等，特发性肺动脉扩张也可导致 PR（图 7-19），先天性 PR（肺动脉瓣发育不良或瓣叶数目异常）也可见于儿童或成人，而风湿性肺动脉瓣损害罕见。许多无器质性心脏病的人群中常见无血流动力学意义的轻微的肺动脉瓣反流，肺动脉瓣反流的检测几乎完全依赖彩色多普勒超声心动图，肺动脉瓣反流束可被用来估测肺动脉舒张末压。

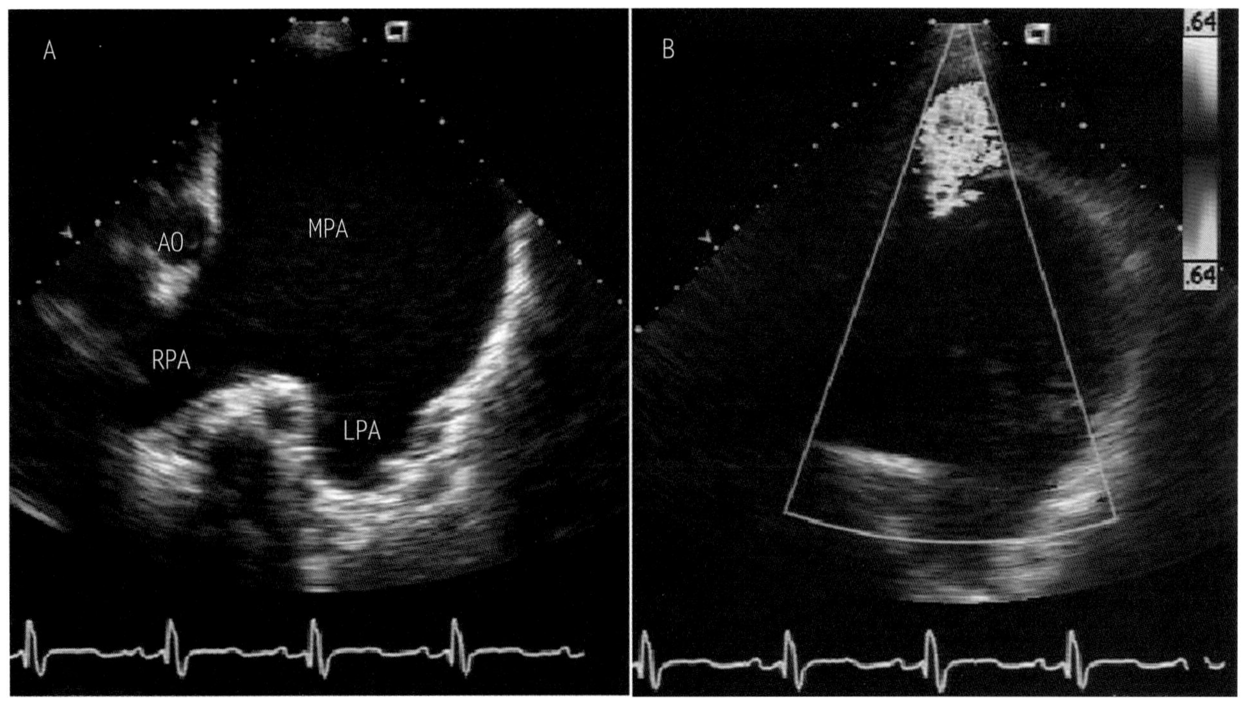

图 7-19　特发性肺动脉扩张患者的超声心动图

A、B 均为胸骨旁主肺动脉长轴切面。A 显示显著扩张的主肺动脉（MPA），该图例实测 MPA 直径为 102mm，左肺动脉（LPA）和右肺动脉（RPA）亦见扩张；B 显示肺动脉瓣反流。

1. 病理生理　继发于肺动脉高压的肺动脉瓣反流，由于长期肺动脉高压导致右心室压力负荷过重，右心室肥厚；舒张期肺动脉血在高压驱动下大量快速反流进入右心室，右心室前负荷加重。右心室承受压力和容量超负荷，可显著扩张，最终导致右心衰竭。

正常肺动脉压时的肺动脉瓣反流，如法洛四联症术后的肺动脉瓣反流，因为肺循环压力低，即使存在显著的肺动脉瓣关闭不全，舒张期从肺动脉反流进入右心室的血量也有限，所以右心室前负荷增加不多，右心室扩张不显著，心功能可多年保持代偿状态。

2. 超声心动图诊断要点 多普勒超声心动图对肺动脉瓣反流敏感性和特异性接近于 100%，彩色多普勒血流显像可观察肺动脉瓣反流束抵达右心室流出道的位置，脉冲和连续多普勒超声心动图可测定肺动脉瓣反流频谱（图 7-20，图 7-21）。肺动脉瓣反流舒张末期血流流速（PREDV）反映舒张末期

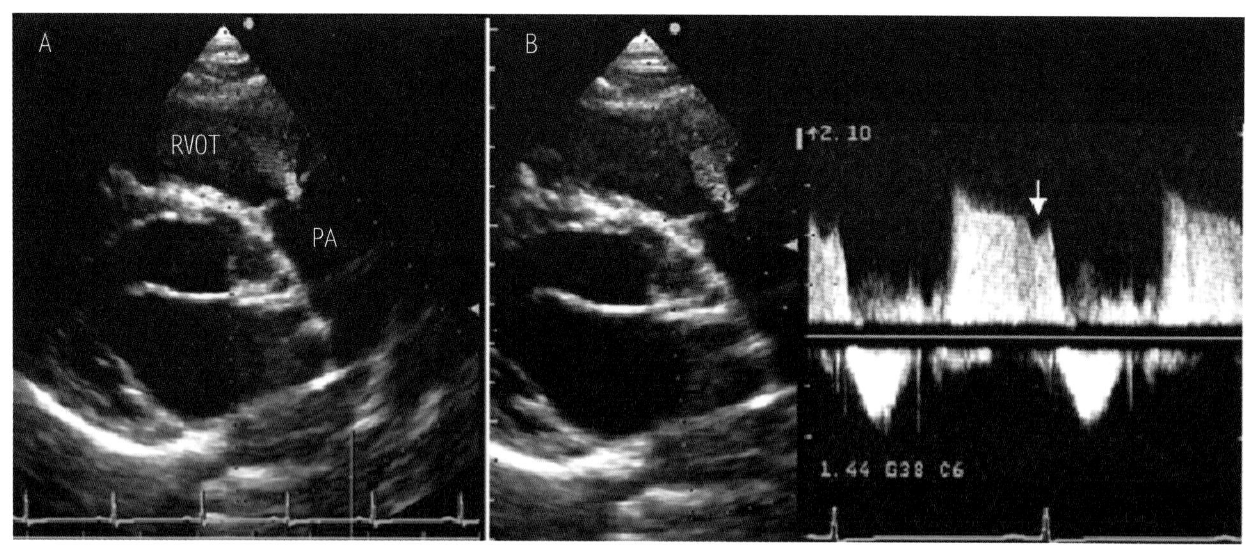

图 7-20 胸骨旁右心室流出道长轴切面显示正常肺动脉压时的 PR 频谱

A 为舒张期轻微 PR；B 为正常肺动脉压时 PR 频谱，箭头所指为舒张末期 PR 频谱切迹。由于舒张期肺动脉和右心室间的压差小，舒张末期心房收缩增加右心房和右心室压，导致舒张末期肺动脉－右心室间压差减小而出现切迹。

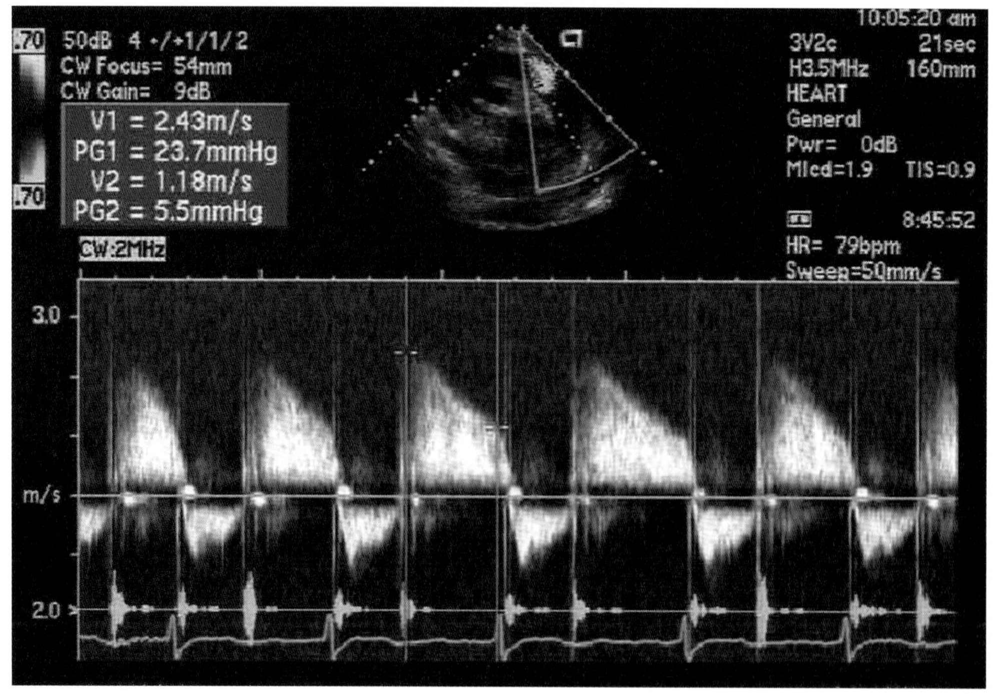

图 7-21 连续多普勒测定肺动脉瓣反流频谱

通常由胸骨旁右心室流出道切面引导下应用连续多普勒测定肺动脉反流频谱，该图例肺动脉瓣反流舒张末期血流流速为 1.18m/s，换算为压差为 5.5mmHg，即表示舒张末期肺动脉和右心室间压差为 5.5mmHg；由于舒张末期右心室压等于右心房压（估测为 10mmHg），因此肺动脉舒张末期压等于 15.5mmHg。

肺动脉和右心室间的压差，舒张末期右心室压等于右心房压（RAP），因此，肺动脉舒张压（PADP）=4 × PREDV^2 + RAP。若同时测量三尖瓣反流频谱计算出右心室收缩压，则肺动脉收缩压（PASP）和舒张压（PADP）均可获取（图 7-22）。

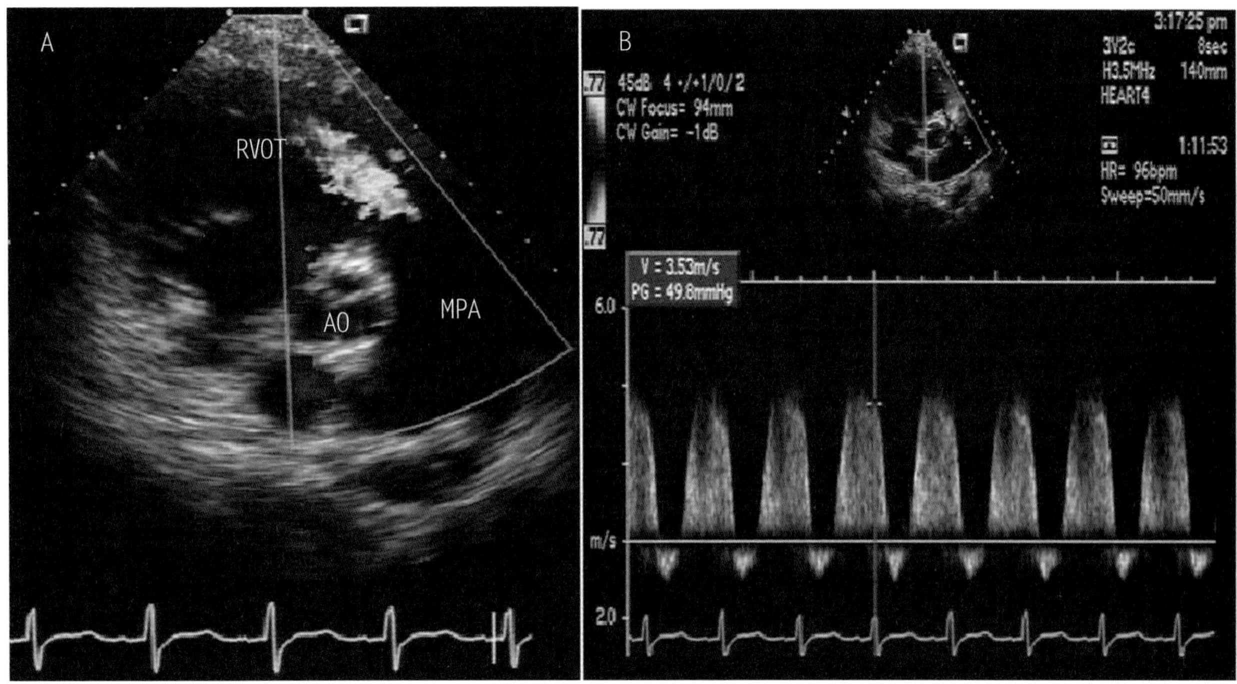

图 7-22　特发性肺动脉高压患者的肺动脉瓣反流和反流频谱

A 为胸骨旁右心室流出道长轴切面，彩色血流显像显示舒张期肺动脉瓣反流；B 为肺动脉瓣反流连续多普勒血流频谱，该频谱测定舒张末期肺动脉瓣反流流速为 3.53 m/s，换算为压差为 49.8 mmHg，因此肺动脉舒张压等于 59.8 mmHg（右心房压为 10 mmHg）。

3. PR 严重程度的评价　与其他瓣膜反流一样，PR 也可半定量估测（图 7-23）。正常健康人群常见的 PR 的反流束到达距离通常小于 1cm。PR 反流面积小于 4cm^2 为轻度，4~8cm^2 为中度，大于 8cm^2 为重度。PR 严重程度依赖于反流口大小、反流量和舒张期 PA 和 RV 之间的压力差。如果 RV 大小正常，通常可排除慢性重度 PR，而慢性重度 PR 往往合并 PA 和 RV 的显著扩张。

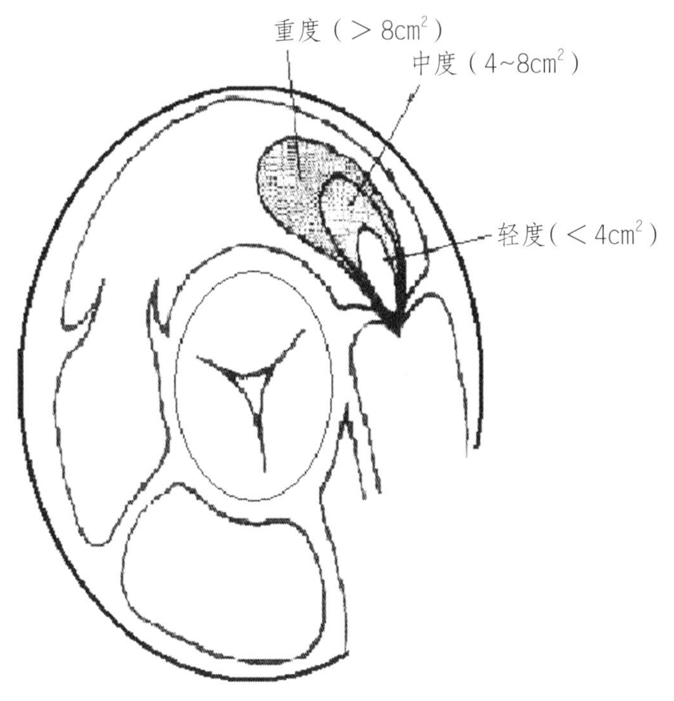

图 7-23　PR 严重程度的评价

附　心脏联合瓣膜病

心脏联合瓣膜病是指同时累及2个或2个以上心脏瓣膜的疾病。联合瓣膜病变约占心脏瓣膜病变的1/3，以二尖瓣合并主动脉瓣双病变最常见，其次是二尖瓣合并主动脉瓣和三尖瓣三病变，二尖瓣合并三尖瓣病变也不少见，但多数为器质性二尖瓣病变合并功能性三尖瓣病变。

1．二尖瓣合并主动脉瓣联合病变　是最常见的心脏联合瓣膜病，病因以风湿性最为常见，少数为感染性心内膜炎、黏液样病变或老年性退行性改变等，偶也可见风湿性瓣膜病合并感染性心内膜炎。根据二尖瓣和主动脉瓣病变病理组合分为以下五种类型：

（1）二尖瓣狭窄合并主动脉瓣狭窄：该组合少见，病因几乎为风湿性，病理改变与单纯二尖瓣狭窄和主动脉瓣狭窄类似。左心室大小取决于二尖瓣狭窄的严重程度，而左心室室壁肥厚取决于主动脉瓣狭窄的严重程度。如果二尖瓣狭窄为主，则左心室心腔不大，室壁肥厚不显著；如果主动脉瓣狭窄为主，左心室以向心性肥厚为主，左心室心腔通常不大。

（2）二尖瓣狭窄合并主动脉瓣关闭不全：该组合常见，病因也主要为风湿性。多数二尖瓣狭窄病理改变较重，左心房可明显扩大；由于同时合并主动脉瓣关闭不全，左心室的容量负荷也增加，左心室心腔可轻到中度扩大。由于二尖瓣狭窄阻碍血流进入左心室，在一定程度上掩盖主动脉瓣关闭不全的严重程度。

（3）主动脉瓣狭窄合并二尖瓣关闭不全：该组合少见，病因以风湿性和退行性变多见。通常以主动脉瓣狭窄为主，在主动脉瓣狭窄基础上继发或合并二尖瓣关闭不全，左心室室壁肥厚取决于主动脉瓣狭窄严重程度，但由于存在二尖瓣关闭不全，左心室肥厚较单纯主动脉瓣狭窄为轻；左心室容量和压力负荷均增加，左心室扩张显著，左心房也可明显扩张。

（4）主动脉瓣关闭不全合并二尖瓣关闭不全：该组合也常见，病因有风湿性、退行性变以及感染性心内膜炎等。病理改变与病因有关，如果为风湿性，二尖瓣和主动脉瓣瓣叶可增厚，二尖瓣瓣下结构可出现增粗改变；如果为退行性变，则以瓣膜脱垂、瓣环扩大为主；感染性心内膜炎可发生于正常或已有病变基础上，瓣膜出现赘生物和瓣叶破坏或穿孔等。主动脉瓣关闭不全加上二尖瓣关闭不全的组合，导致左心室容量负荷显著增加，左心室出现离心性扩张甚至显著增大。

（5）二尖瓣和主动脉瓣混合病变：该类型最为常见，病因几乎为风湿性，表现为二尖瓣狭窄和关闭不全合并主动脉瓣狭窄和（或）关闭不全，病理改变取决于狭窄和关闭不全的不同程度的组合，通常二尖瓣病变较主动脉瓣病变为重，左心房可显著扩大，而左心室因为容量和压力负荷均增加也出现左心室明显扩大和或肥厚。

2．二尖瓣合并主动脉瓣和三尖瓣的三瓣膜病变　是一种并不少见的联合瓣膜病变，通常是在二尖瓣和主动脉瓣风湿性双瓣病变基础上，因肺动脉高压、右心室扩大而合并出现功能性三尖瓣关闭不全；偶尔三个瓣膜均为器质性病变，病因几乎均为风湿性，风湿性三尖瓣病变多数为狭窄和关闭不全同时并存。三尖瓣狭窄导致右心进入肺循环血流量减少，一定程度上可减轻二尖瓣狭窄对肺循环的影响。三尖瓣病变常继发于左心瓣膜病，三尖瓣病变早期的病理生理改变较轻，容易被左心瓣膜病变导致的病理生理改变所掩盖。临床上如果存在三尖瓣狭窄或右心衰竭时，反而可出现二尖瓣狭窄引起的呼吸系统症状和体征减轻的情况。由于三尖瓣解剖位置的关系，超声观察更加困难。因此存在联合瓣膜病变时，必须更加细致探查三尖瓣病变以免遗漏。三尖瓣跨瓣平均压大于 2mmHg 时，通常提示存在三尖瓣狭窄；而三尖瓣关闭不全时，如果肺动脉收缩压大于 60mmHg，一般提示为功能性；如果存在右心衰竭或三尖瓣器质性病变，肺动脉收缩压反而不高，多数情况下小于 40mmHg。

第八章 感染性心内膜炎

一、概述

感染性心内膜炎（infective endocarditis，IE）指心脏瓣膜、心内膜或大血管内膜的微生物感染，出现菌血症、血管栓塞、心脏损害等全身性败血症临床表现的炎症性疾病。感染多发生于瓣膜上，也可以发生在任何植入的或人造的装置，如人造瓣膜、深静脉导管、起搏器电极等。病因学上多种微生物如细菌、真菌、立克次体及衣原体均可导致心内膜炎症。疾病病程的转归与病原微生物以及有无基础心脏疾病等因素有关。IE 并不多见，但近年来，心内装置的应用增加了 IE 发生的风险，IE 一旦发生如果不经治疗后果往往是致命的。

IE 的始动因素可能是患者存在先天性心脏病或者瓣膜病的异常高速射流破坏了心内膜的保护层，手术操作（如牙科、妇产科、泌尿科手术或者中心静脉导管置入）等出现一过性菌血症，导致血液中微生物附着和聚集在受损的心内膜上出现感染灶，大量的微生物开始吸附血小板、纤维蛋白和其他物质并黏附于心内膜表面形成赘生物（vegetation）。赘生物是心内膜炎特征性表现，赘生物上的细菌脱落播散并出现全身性败血症的临床表现。也有约 50% 的心内膜炎患者不存在基础心脏病病史。IE 的发生有一定的易感因素，基础心脏病是 IE 的高危人群（见表 8-1）。

表 8-1　心内膜炎基础心脏病危险因素

高度危险因素
人造瓣膜置换
青紫型复杂先天性心脏病
既往有过心内膜炎感染病史
中度危险因素
风湿性瓣膜病
肥厚型心肌病
二尖瓣脱垂（存在瓣膜增厚或反流）
以上及以下除外的先天性心脏病
低度危险因素
单纯房间隔缺损
外科手术修复的房间隔缺损、室间隔缺损、动脉导管未闭
起搏器的安装、置入型除颤器的安装、冠状动脉搭桥术等

IE的诊断主要依据菌血症或败血症临床表现、血培养阳性和超声心动图检测出心内膜炎侵袭的证据，目前推荐的IE的诊断标准（Duke标准）如表8-2所示，如果患者符合两条主要标准，或者1条主要标准加3条次要标准，或者5条次要标准，IE的诊断就可以明确。

表8-2 IE诊断的Duke标准

明确IE

病理学标准：

赘生物或栓塞处赘生物或心腔内脓肿的培养或组织学检查检出病原菌

经组织学检查证实有急性心内膜炎的赘生物或心腔内脓肿的病理损害

临床标准（以下所述）

2个主要标准，或者

1个主要标准和3个次要标准，或者

5个次要标准

可能IE

IE的相关发现未达到以上明确IE诊断标准，但又非在下列否定标准内的

否定IE

可疑IE症状被IE以外的其他诊断证实的，或者

4天或4天以内的抗菌治疗可疑IE症状消失的，或者

4天或4天以内的抗菌治疗经手术或活检无IE的病理学证据

诊断标准的定义

主要标准（2项）：

1. 血培养阳性

（1）2次血培养检出IE典型病原菌（如草绿色链球菌、牛链球菌、HACEK群，或非社区感染的金黄色葡萄球菌，或肠球菌）

（2）IE相关病原菌间隔12小时以上2次血培养全部阳性，或4次以上血培养有3次或4次阳性的。

2. 心内膜侵袭的证据

（1）IE超声心动图发现阳性

1）活动性心内团块，位于心腔瓣膜或者瓣膜支撑组织上，或反流束流经途径，或医源性材料上、解剖学上不能解释的；

2）脓肿；

3）新近出现的人造瓣瓣裂。

（2）新近出现的瓣膜反流（不包括原有杂音增强或有变化）

次要标准（6项）

1. 易患因素，存在IE易发病的易患因素或静脉使用毒品的

2. 发热，≥38℃

3. 血管现象：动脉栓塞、败血症性肺栓塞、细菌性动脉瘤、颅内出血、Janeway斑

4. 免疫现象：Osler结节、Roth斑、风湿因子、肾小球肾炎

5. 超声所见：有IE的表现但未达到前述的主要诊断标准

6. 微生物学的证据：血培养阳性但未能符合以上主要条件标准的，或者存在与IE有关病原菌的急性感染的血清学证据

二、超声心动图表现

超声心动图是诊断 IE 的重要手段之一，Duke 标准中增加了超声心动图监测的心内膜受侵袭证据，对 IE 的临床诊断和治疗产生了积极的影响。超声心动图诊断 IE 的要点主要在于了解：①赘生物的有无、部位、大小等。②评价受累瓣膜等心内结构的破坏程度，包括瓣膜穿孔、脓肿或溃疡、人造瓣膜撕裂、腱索断裂等。③心功能评价。

1. 赘生物 赘生物指位于心内膜或瓣膜上的活动性团块回声。赘生物一般好发于房室瓣的心房侧、主动脉瓣和肺动脉瓣的心室侧，主要与瓣膜反流等血流从高压管腔冲击进入低压管腔有关（图 8-1，图 8-2），二尖瓣和主动脉瓣最常累及。超声心动图多切面检测出瓣膜异常回声团块，是诊断 IE 的条件之一。赘生物在二维超声心动图中常被描述为蓬松的团块状，但赘生物的回声亦可增强（图 8-3，图 8-4，图 8-5，图 8-6）。赘生物也可出现于主动脉窦部（图 8-7）以及升主动脉。心内膜受损的超声心动图征象有：赘生物、心内（瓣膜）脓肿、人造瓣膜或心内修补材料新的部分裂开以及瓣膜穿孔等。超声心动图诊断赘生物的要点如下：①“异常”团块回声的形状、大小、附着部位、回声强度和

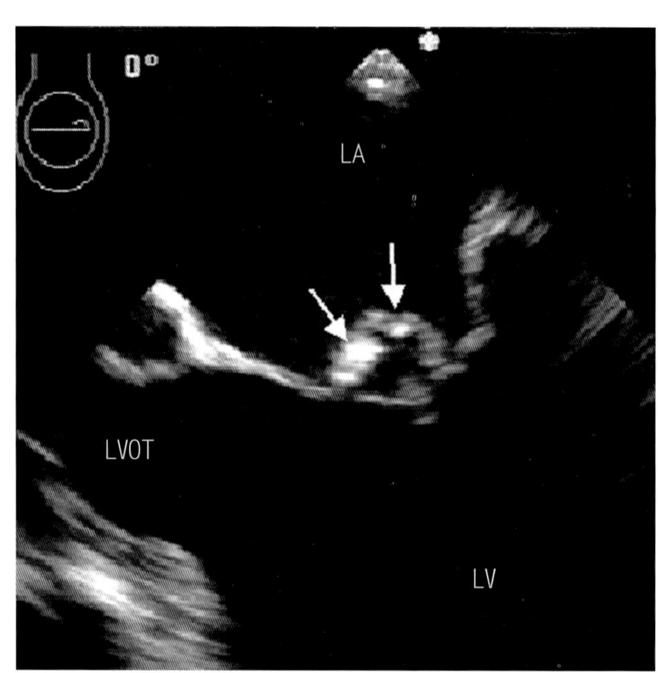

图 8-1 经食管超声心动图显示典型的二尖瓣赘生物

二尖瓣赘生物通常位于二尖瓣左心房侧（箭头所示），通常与高压腔（左心室）至低压腔（左心房）的高速反流束有关。

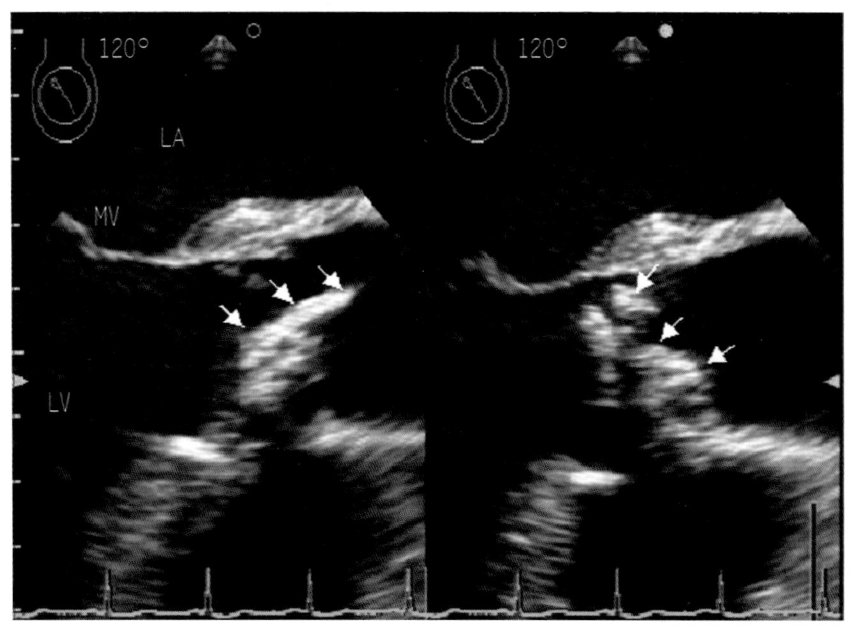

图 8-2 经食管超声心动图显示主动脉瓣赘生物

主动脉瓣赘生物通常位于主动脉瓣左心室侧（左图），随着瓣叶损害进展，主动脉瓣主动脉侧也可见赘生物（右图）。

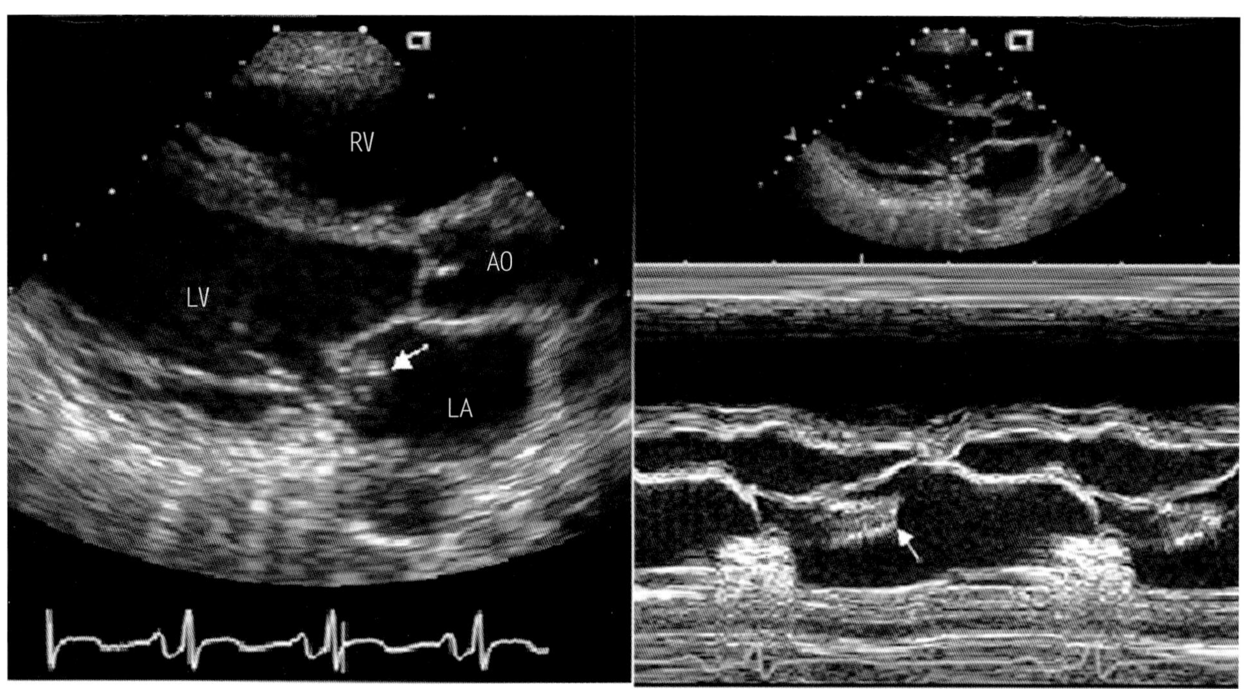

图 8-3　二尖瓣赘生物患者的经胸超声心动图

患者，男性，37 岁。左图为胸骨旁左心室长轴切面，箭头所示为蓬松团块状回声；右图为同一患者的胸骨旁二尖瓣水平 M 型超声曲线，箭头所示为与左图相同的蓬松团块状回声，M 型超声可清晰显示该蓬松团块状回声的活动。

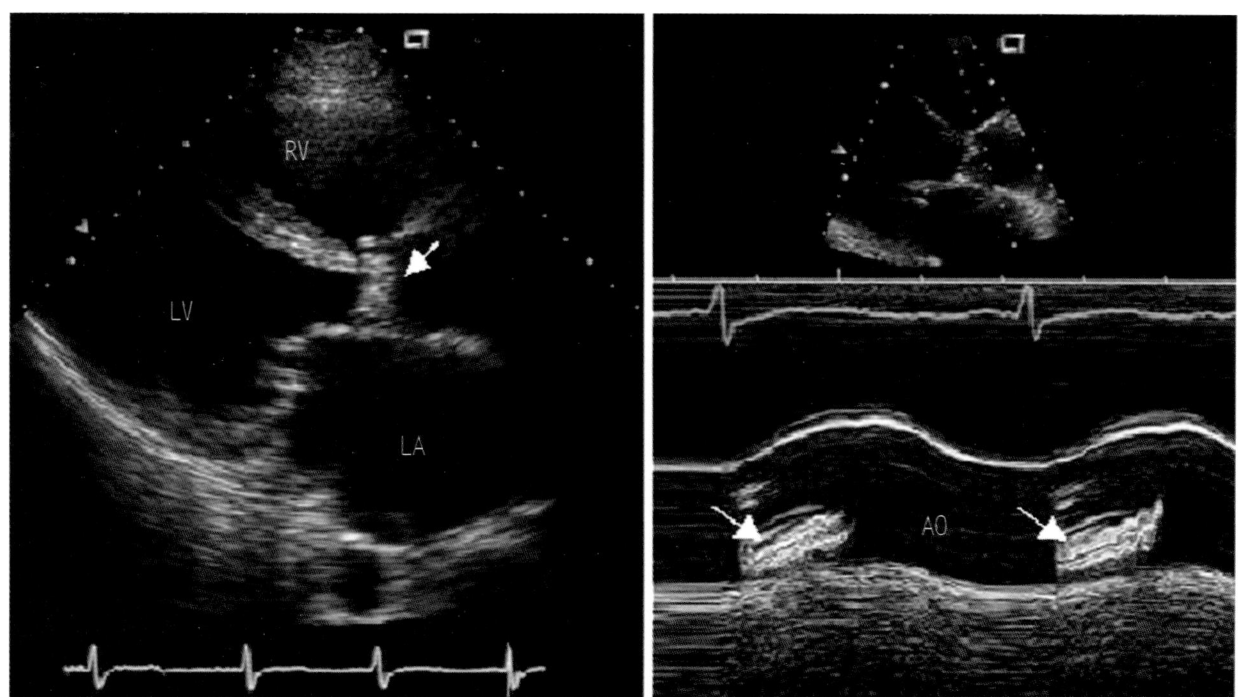

图 8-4　主动脉瓣赘生物患者的超声心动图

患者，男性，46 岁，二尖瓣狭窄合并主动脉瓣反流，二尖瓣成形术后。左图为胸骨旁左心室长轴切面，箭头所示主动脉瓣团块状回声；右图为经主动脉瓣 M 型超声曲线，箭头所示为与左图相同的蓬松团块状回声。

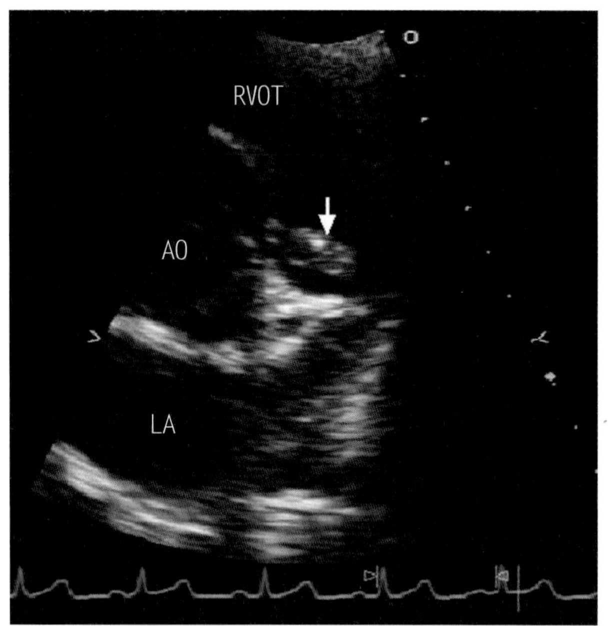

图 8-5　肺动脉瓣赘生物患者的超声心动图

该切面为胸骨旁大动脉短轴，箭头所示为肺动脉瓣上中等强度回声团块。

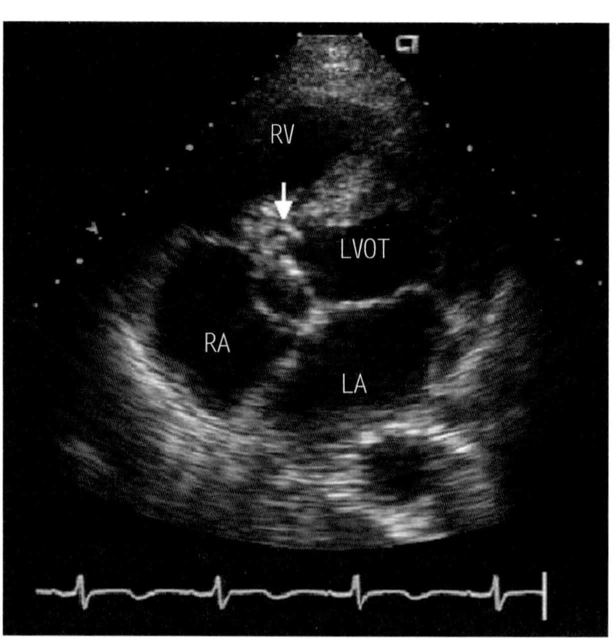

图 8-6　室间隔缺损膜周缺损赘生物

患者，男性，40 岁。胸骨旁四腔心切面，箭头所示为赘生物回声。

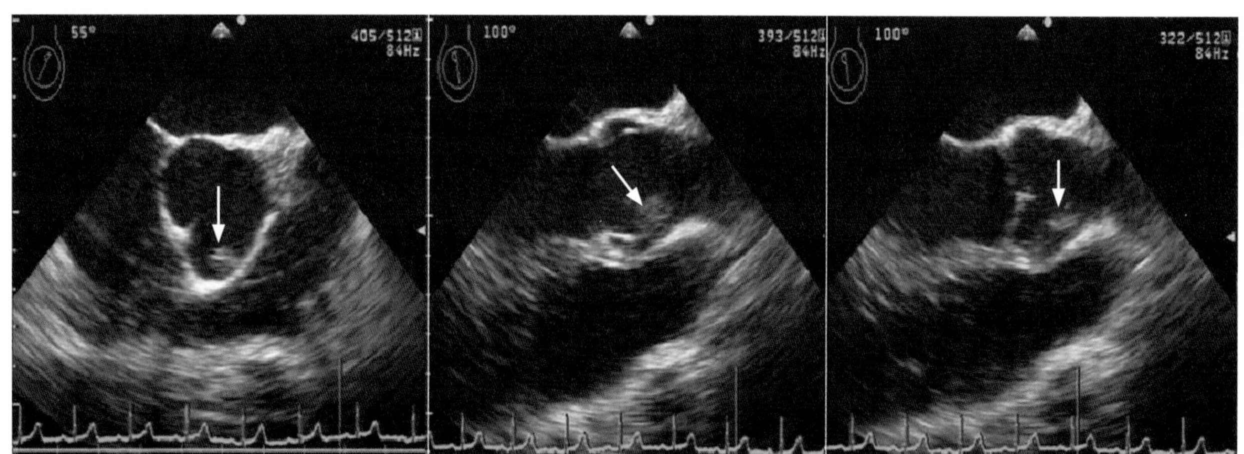

图 8-7　主动脉窦部赘生物经食管超声心动图

左图为心底主动脉瓣短轴，中图和右图为收缩期和舒张期主动脉根部长轴切面。箭头所示表明团块状回声位于无冠窦部。

活动度。②鉴别类似赘生物的心内结构，如血栓，二尖瓣乳头状纤维瘤，二尖瓣黏液性变，瓣膜瓣尖增厚或钙化（图 8-8）等。③识别心内正常解剖结构如乳头肌回声（图 8-9），以及钙化或机械瓣等所致伪像。

文献报道，经胸超声心动图检出赘生物的敏感性约 60%~70%。超声心动图检测出赘生物的影响因素有赘生物大小、基础瓣膜有无病变、自体或人造瓣膜、超声仪器的分辨率以及操作者的经验等。赘生物小于 2mm 时很难被发现，附着于人造瓣膜上的赘生物也不易被发现。临床研究证明 TEE 发现赘生物或 IE 并发症的敏感性优于 TTE，TEE 对赘生物的检出率接近 90%；TEE 诊断瓣周脓肿的敏感性为

87%，而 TTE 仅为 28%。因此如果患者（特别是机械瓣置换术后）出现持续发热、不明原因的心功能不全等，当临床怀疑 IE 而 TTE 无法确定有无赘生物时，必须进一步行 TEE 检查。TEE 可帮助提高诊断可靠性，是目前排除 IE 和发现 IE 并发症的可靠诊断方法。未检出赘生物不能完全排除 IE。临床疑似 IE，而超声心动图检查阴性时需要随访复查。TTE 与 TEE 检查均为阴性时，IE 的阴性预测值为 95%。

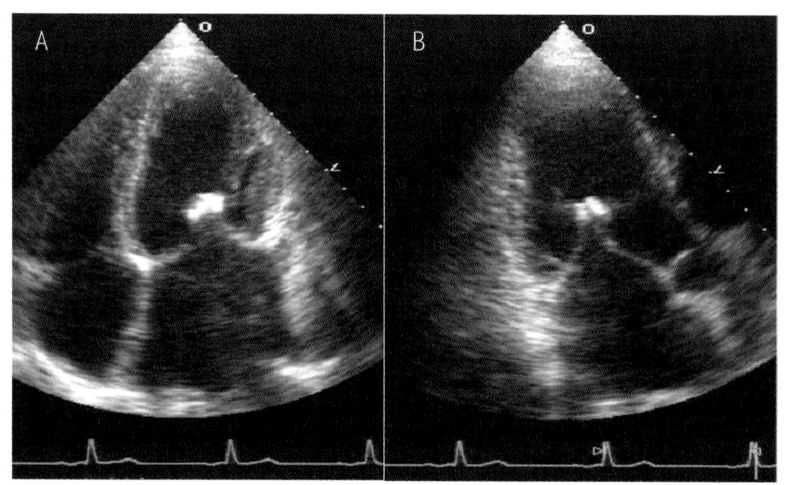

图 8-8 风湿性二尖瓣狭窄患者显著二尖瓣瓣尖钙化超声心动图
A、B 分别为心尖四腔心和心尖左心室长轴切面，显示二尖瓣瓣尖回声显著增强。

图 8-9 胸骨旁左心室短轴显示左心室乳头肌回声

2. 感染性心内膜炎并发症 IE 病变不单纯为赘生物，心内膜炎症可由炎症直接造成瓣膜穿孔、腱索断裂（图 8-10）、心肌脓肿或溃疡、细菌性动脉瘤（图 8-11）、瓣瘤（图 8-12）等 IE 的并发症（表 8-3）；特别是如果 IE 发病至诊断之间的时间越长，就有数种并发症同时存在的可能。IE 的并发症主要损害为

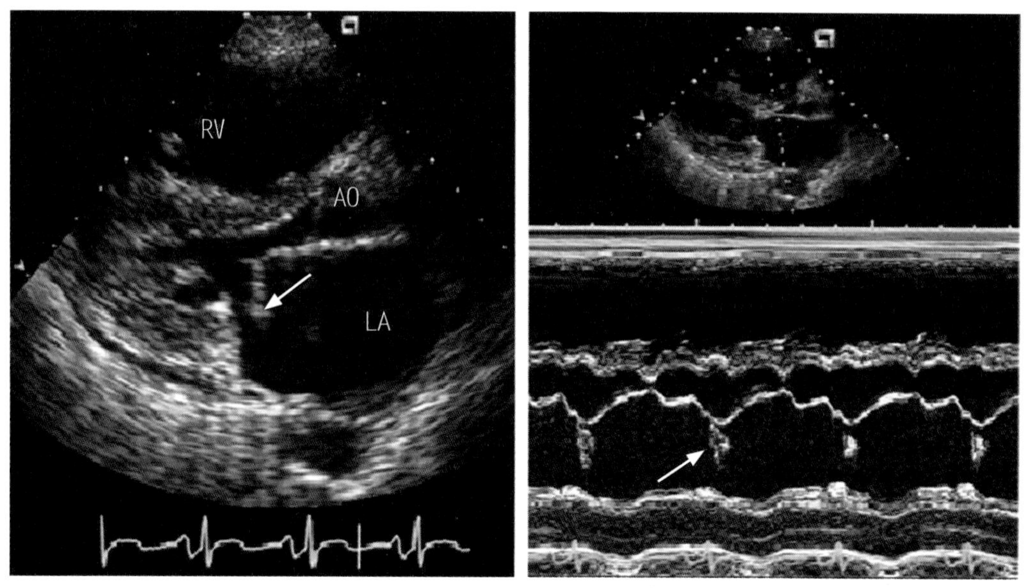

图 8-10 经胸超声心动图显示赘生物所致二尖瓣瓣叶损害
左图为胸骨旁左心室长轴，箭头所示为腱索断裂和瓣叶赘生物；右图为同一患者的二尖瓣瓣叶水平 M 型超声曲线，箭头所示为赘生物回声。

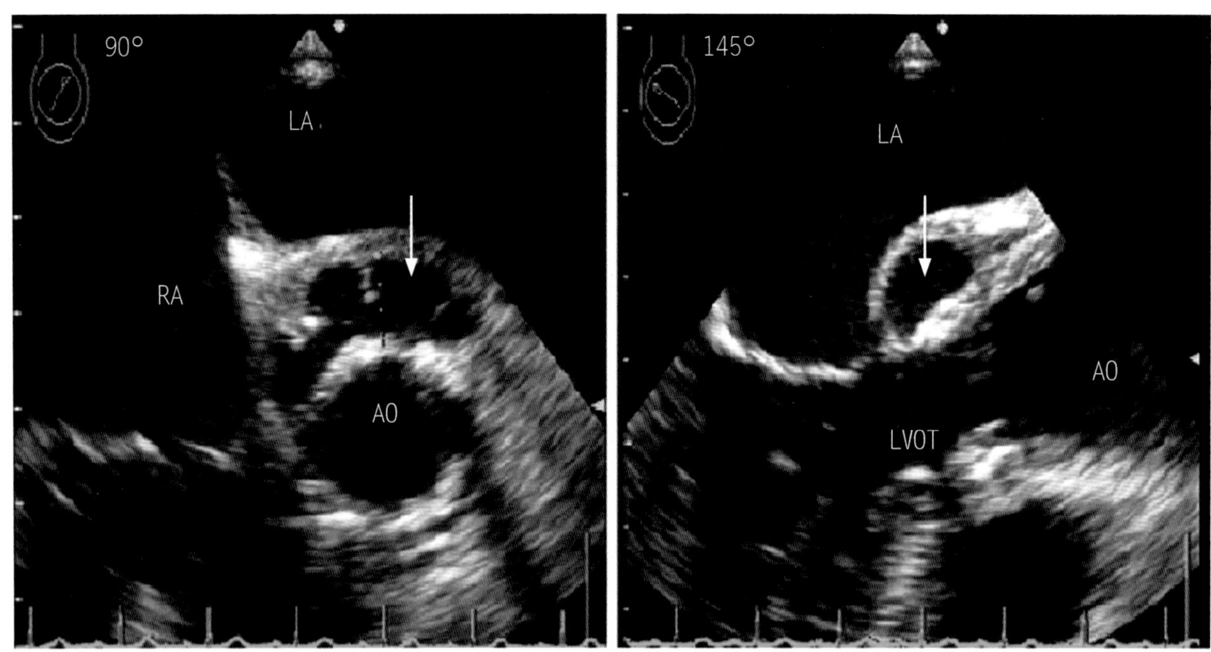

图 8-11　心内膜炎合并瓣周脓肿的经食管超声心动图

患者，男性，45 岁，主动脉瓣机械瓣置换术后。左图为心底水平 90° 平面观，右图为 145° 平面观；箭头显示主动脉瓣与左心房间存在无回声区，经手术证实为瓣周脓肿。

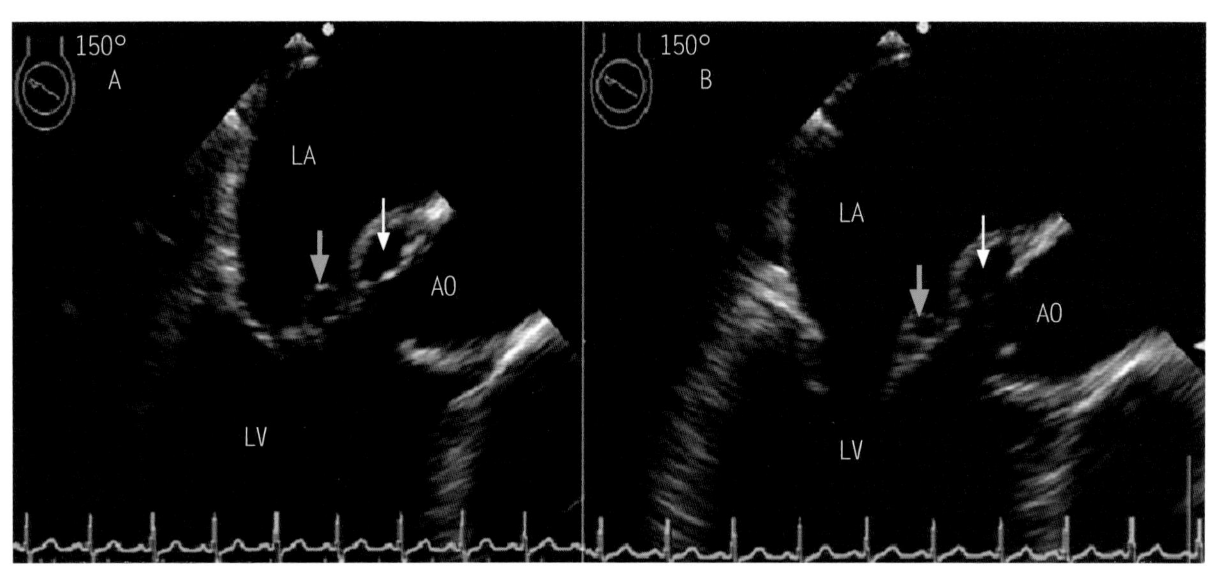

图 8-12　二尖瓣瓣瘤的超声心动图

A、B 为经食管超声心动图左心室长轴切面。A 为收缩期，B 为舒张期，显示二尖瓣前叶上圆形无回声区（粗箭头），该患者尚合并主动脉瓣周脓肿（细箭头）。

赘生物导致心内结构破坏和血流动力学的衰退恶化。赘生物及其并发症的特征影响 IE 患者的临床表现和预后，赘生物导致瓣叶穿孔、断裂等损害常出现严重瓣叶关闭不全，赘生物团块亦可出现瓣膜狭窄（图 8-13），巨大的赘生物甚至可堵住瓣膜口导致急性血流动力学障碍。瓣叶赘生物的发现并不一定提示都需要瓣膜置换，但当 IE 患者血流动力学进一步恶化，抗生素治疗赘生物不见减小反而增大或形成心腔脓肿时则需要手术治疗。

表 8-3　感染性心内膜炎常见并发症

IE 的并发症：

1. 心内结构损害

　　瓣叶穿孔、瓣瘤、腱索断裂、机械瓣撕裂、心腔脓肿或溃疡等。

2. 血流动力学恶化

　　急性瓣膜反流或瓣膜狭窄、心腔内分流。

3. 充血性心力衰竭

4. 栓塞

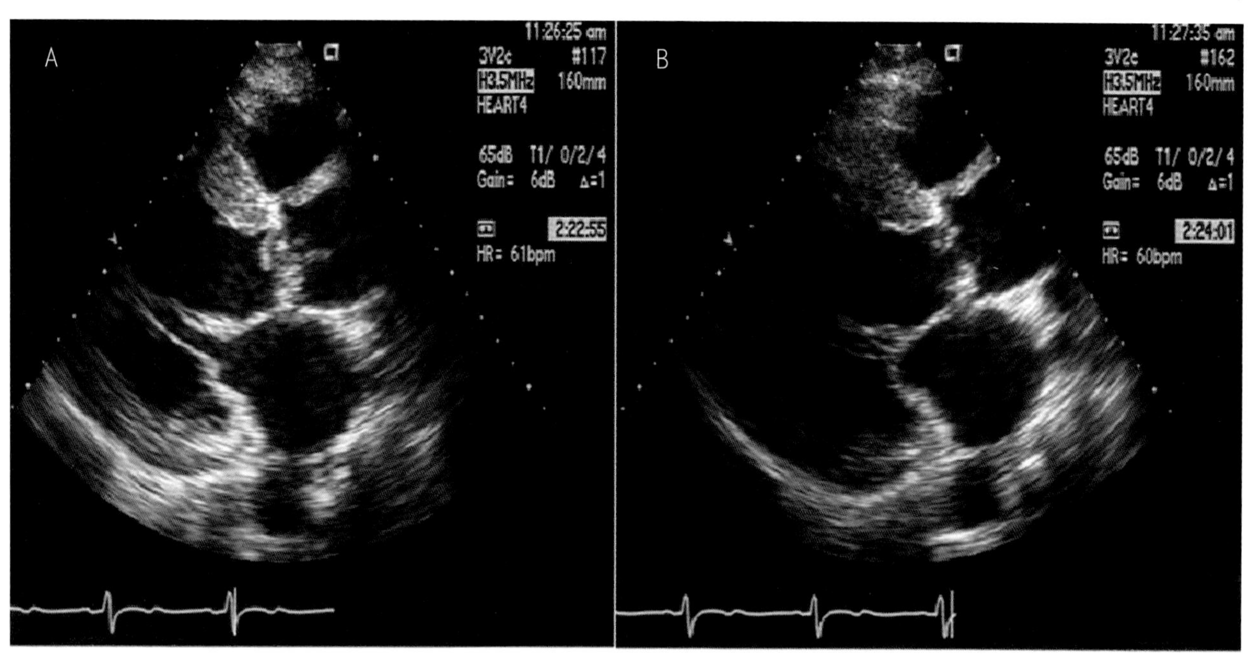

图 8-13　主动脉瓣赘生物导致主动脉瓣狭窄和反流的超声心动图

A、B 均为胸骨旁左心室长轴切面。A 为舒张末期，显示主动脉瓣团块状赘生物；B 为收缩早期，主动脉瓣开放幅度减小，提示存在主动脉瓣狭窄。

人造瓣膜心内膜炎（prosthetic valve endocarditis，PVE）的发病率约为 2.1%，较其他心脏手术者高 2~3 倍。机械瓣早期 PVE 发生率高于人造生物瓣。术前已有自然瓣膜 IE 者，术后发生 PVE 的可能性也显著增加。PVE 的临床表现与自然瓣膜 IE 相似，但临床表现作为诊断依据的敏感性和特异性不高。机械瓣的感染主要在瓣环附着处，导致缝线脱落开裂，可形成瓣周漏或瓣周脓肿。人造生物瓣 IE 表现为瓣膜关闭不全者多见。与自然瓣膜 IE 相似，PVE 的并发症有心功能不全、血栓栓塞、瓣周漏、瓣周脓肿或细菌性动脉瘤等。听诊人造瓣膜关闭音强度减弱，X 线可发现人造瓣膜的异常摆动和移位。多普勒超声心动图观察人造瓣膜有无异常狭窄和反流可提示 PVE 的存在，TTE 或 TEE 发现赘生物的存在有助于诊断和治疗（图 8-14）。

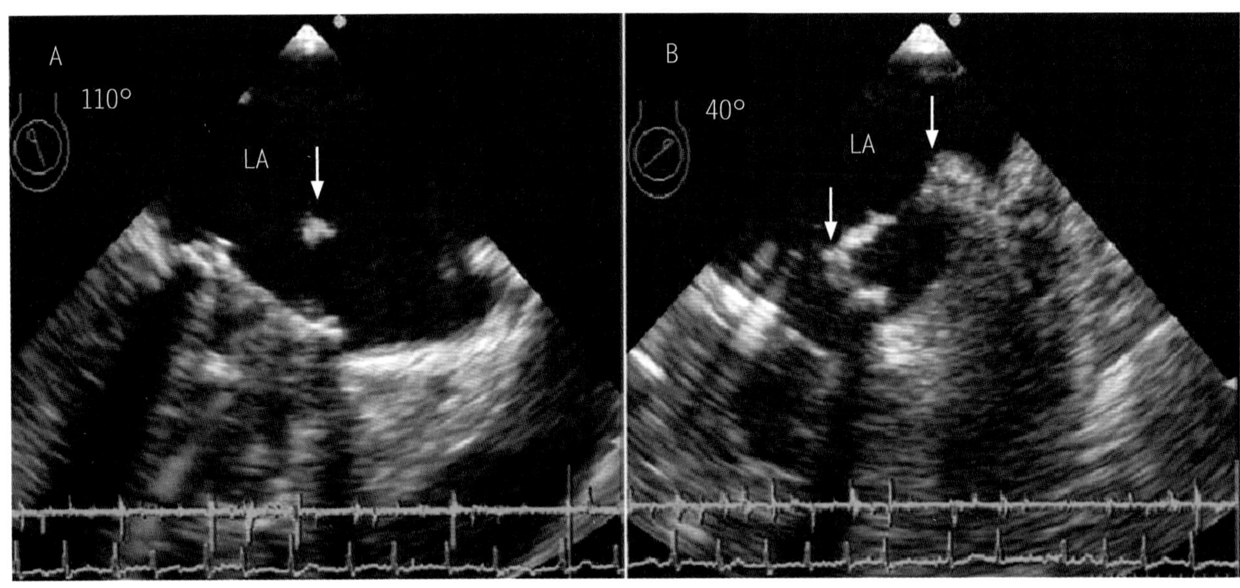

图 8-14　经食管超声心动图显示二尖瓣位机械瓣赘生物

A 箭头所指为黄豆大小的团块回声；B 为 40° 角左心室流入道切面，显示附着于左心房壁的异常回声团块（箭头所指）。该患者诊断为二尖瓣位机械瓣置换术后人造瓣膜心内膜炎。

三、感染性心内膜炎的手术适应证

感染性心内膜炎的诊断和临床治疗处理离不开超声心动图，超声心动图可了解 IE 的心腔大小、室壁运动和血流动力学改变。连续超声监测发现心腔进行性增大，瓣膜反流程度的加重和肺动脉压的进行性升高，提示血流动力学失代偿。在 IE 并发症中充血性心力衰竭（CHF）是决定预后的最重要因素，CHF 可由于瓣叶穿孔、腱索断裂、人造瓣膜撕裂等原因急性发作；CHF 也可由于瓣膜反流和左心室功能慢性进行性恶化（尽管有适当的抗菌治疗）等隐匿发作。IE 合并 CHF 提示药物治疗不佳，也预示手术治疗效果不良。

感染性心内膜炎的手术适应证：

（1）经内科抗菌治疗持续充血性心力衰竭。

（2）抗菌治疗无法控制的感染。

（3）经抗菌治疗期间和治疗后仍有血栓栓塞者。

（4）活动度大容易脱落的赘生物。

（5）脓肿、瓣叶穿孔、腱索断裂、人造瓣膜撕裂等。

左侧心脏心内膜炎，包括累及主动脉瓣或二尖瓣，需要手术治疗的较多，如二尖瓣重度反流伴或不伴有心功能不全等。右侧心内膜炎对抗生素药物治疗效果较好。金黄色葡萄球菌、革兰阴性菌如假单胞菌引起的 IE 也常需要手术治疗，人造瓣膜置换术后 3 个月内发生感染的如有指征应尽早手术治疗。手术时应清除感染灶、赘生物、修复瓣膜或置换瓣膜以及纠治基础心脏病（先天性心脏病如室间隔缺损等）。

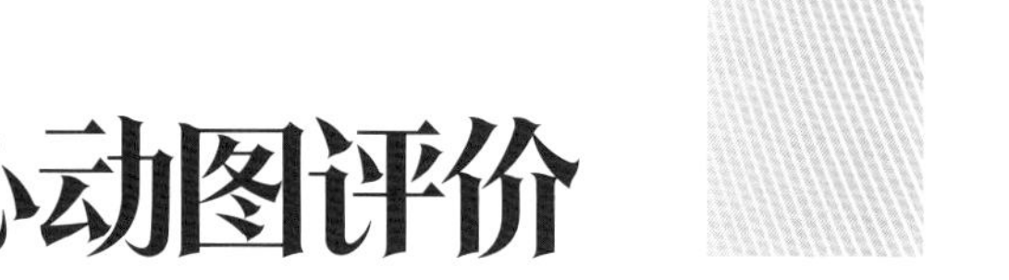

第九章

人造瓣膜功能的超声心动图评价

人造瓣膜的临床应用已有近 70 年的历史，人造瓣膜的置换无疑提高了患者的生存时间和生活质量。但目前从血流动力学等方面看，人造瓣膜还远不如自身瓣膜完善，所有人造瓣膜的置换只能看作姑息性而非根治性手术，只要置换时间足够长就有可能出现人造瓣膜相关并发症。目前超声心动图是检测人造瓣膜功能的最有效手段。

一、人造瓣膜的种类

目前临床使用的人造瓣膜主要有机械瓣和生物瓣两大类（图 9-1）。机械瓣主要有倾斜碟瓣、双叶瓣等，如 St. Jude 双叶瓣等；机械瓣由金属结构组成，不存在瓣叶组织变性和钙化等，但容易出现血栓而需要长期抗凝治疗。生物瓣有同种替代瓣，以猪瓣、牛瓣或牛心包等组织作为生物材料；生物瓣结构接近于自然瓣，血栓发生率低，但易出现瓣叶组织变性、钙化或撕裂等。近年来经导管置入主动脉瓣等生物瓣技术也日渐成熟。人造瓣膜种类和名称实例如表 9-1。

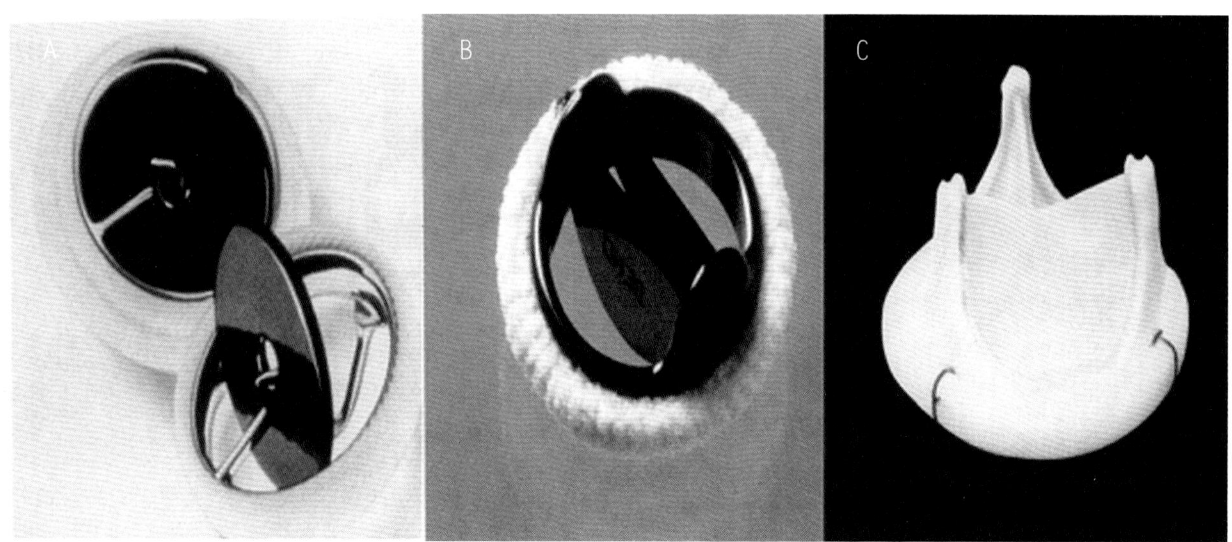

图 9-1　人造瓣膜的种类

A 为 Medtronic Hall 倾斜碟瓣，B 为 St. Jude 双叶瓣，C 为 Carpentier-Edwards 生物瓣（材料为牛心包）。

表 9-1　人造瓣膜种类和名称

生物瓣（异种异体瓣）	
猪瓣	Hancock，Carpentier-Edwards，Torento SPV，Edwards Prima stentless
牛心包瓣	Carpentier-Edwards，Edwards Lifescience，Hancock
机械瓣	
倾斜碟瓣	Bjork-Shiley，Omnisience，Medtronic Hall，GK（Beijing Star）
双叶瓣	St. Jude Medical，CarboMedics，ATS open pivot valve，GK（Beijing Star）

二、人造瓣膜的超声特征和血流动力学评价

超声心动图检查前，应尽量了解人造瓣膜的种类、大小和血流动力学特征。一个完整的超声心动图检查评估应该包括：①心腔大小。②心室功能。③瓣膜位置。④人造瓣膜的功能。⑤有无心腔内异常回声（血栓、赘生物等）。⑥血流动力学评价（压力阶差，有效瓣口面积）。人造瓣膜功能异常评价通常需要经胸超声心动图和经食管超声心动图紧密结合。即使同样人造瓣瓣膜，主动脉瓣位或二尖瓣位使用时有不同的血流动力学表现。通常尺寸大的人造瓣膜比尺寸小的有效瓣口面积（effective orifice area，EOA）较大，但人造瓣膜的 EOA 较正常自然瓣膜小。功能正常的人造瓣膜瓣膜口血流速度一般高于正常自然瓣膜，不同人造瓣膜的类型和大小其跨瓣压差也不同，生物瓣血流加速通常不明显；而机械瓣的跨瓣血流流速范围可达 2~3m/s。生物瓣的开放和关闭与正常自然瓣相似，但不同的机械瓣也有不同特征的开放和关闭活动（图 9-2），倾斜瓣（单叶）开放时有一大和一小两个开口，而双叶瓣开放时有中央两枚碟叶的夹缝口和两侧半月型大开口，双叶瓣中央部夹缝处流速比两侧开口部的稍高。

随着技术发展和材料改良还有不同种类的人造瓣面世。目前人造机械瓣经 X 线透视显影而可直接观察瓣膜开放活动（图 9-3）。

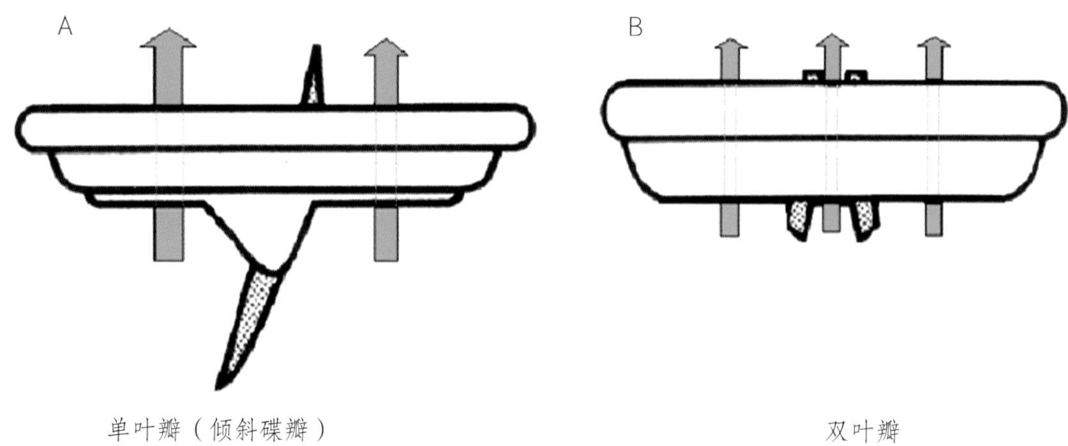

图 9-2　机械瓣开放时示意图

A 为倾斜碟瓣，瓣叶开放时有大小不同的两个开口；B 为双叶瓣，瓣叶开放时有两侧半月形开口和中央部由两碟叶组成的夹缝，夹缝口处的血流流速比两侧开口的流速快。

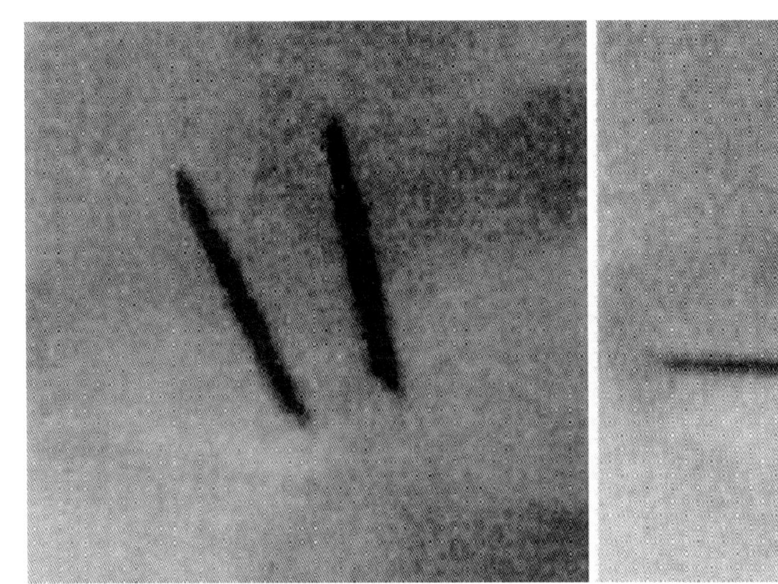
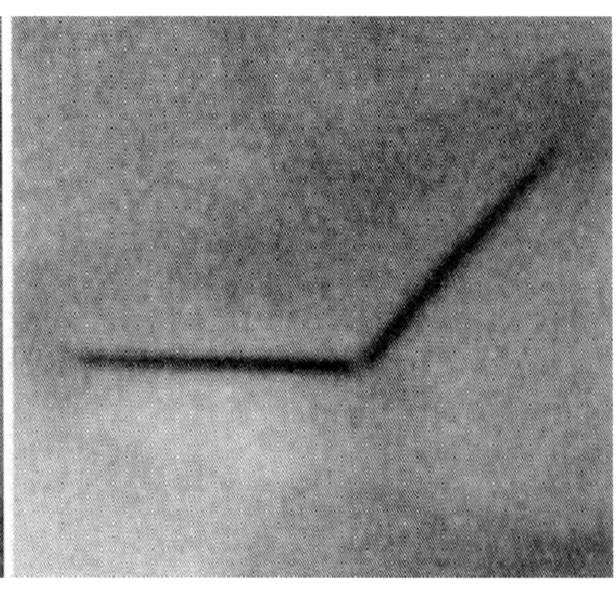

图 9-3　二尖瓣位正常双叶机械瓣的 X 线透视图例
左图为舒张期双叶瓣开放，两碟叶近似平行；右图为收缩期双叶瓣关闭，双碟叶呈“倒八字”，机械瓣的开放和关闭活动可经 X 线透视直接显示，因此 X 线透视也有助于判断机械瓣狭窄。

与自然瓣膜不同，所有人造瓣膜均存在一定程度的狭窄和反流，不同类型和大小的人造瓣膜的血流动力学特征不甚相同。因此评价人造瓣膜前需要了解人造瓣膜的类型和正常血流动力学特征。由于人造瓣膜存在超声多重反射等（图 9-4），二维和 M 型超声心动图可粗略地观察人造瓣膜的瓣叶开放和关闭

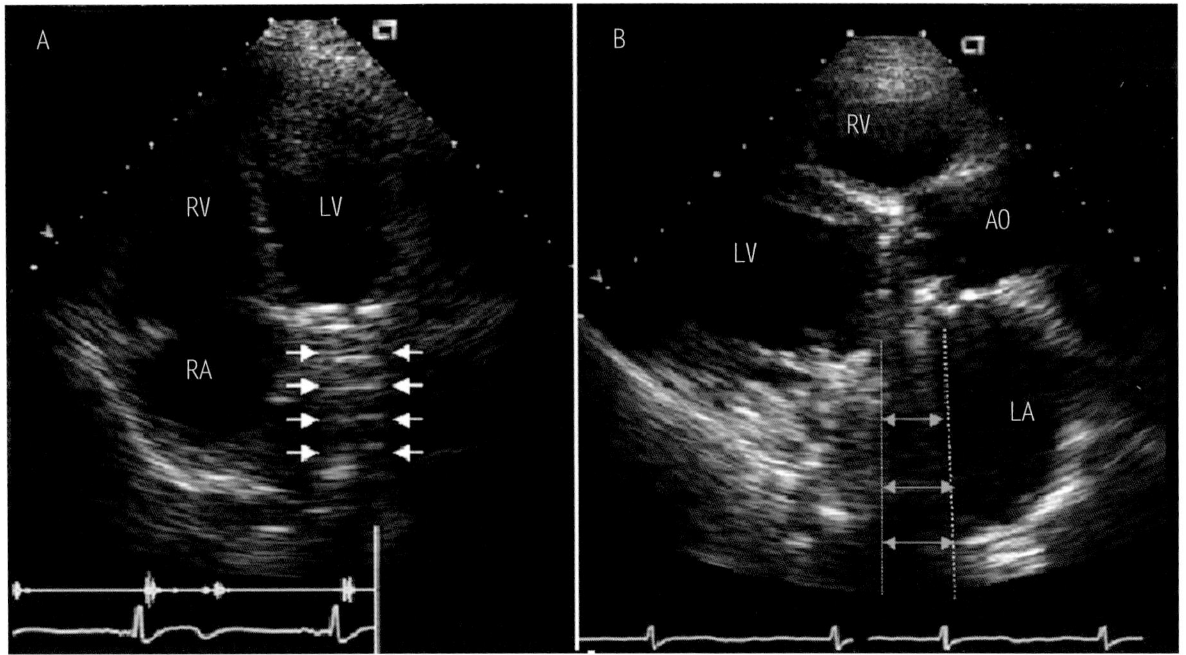

图 9-4　机械瓣的超声伪像
A 为二尖瓣位机械瓣经胸心尖四腔心切面，显示超声声束在机械瓣强反射源和探头间来回反射，在机械瓣后方形成多重反射伪像（箭头所示）；B 为胸骨旁左心室长轴切面，超声声束遇主动脉瓣位机械瓣，在主动脉瓣后方形成声学阴影（两直线和蓝色箭头所示范围）。

活动（图 9-5，图 9-6，图 9-7），但单纯靠经胸二维超声心动图评价人造瓣膜异常有一定困难。目前评价人造瓣膜功能正常与否更多依靠多普勒超声心动图，或者选择经食管超声心动图（TEE）检查提高诊断。正常人造瓣膜血流动力学参数随人造瓣膜的类型、位置和心排血量不同而改变，跨瓣压差指血流流经瓣

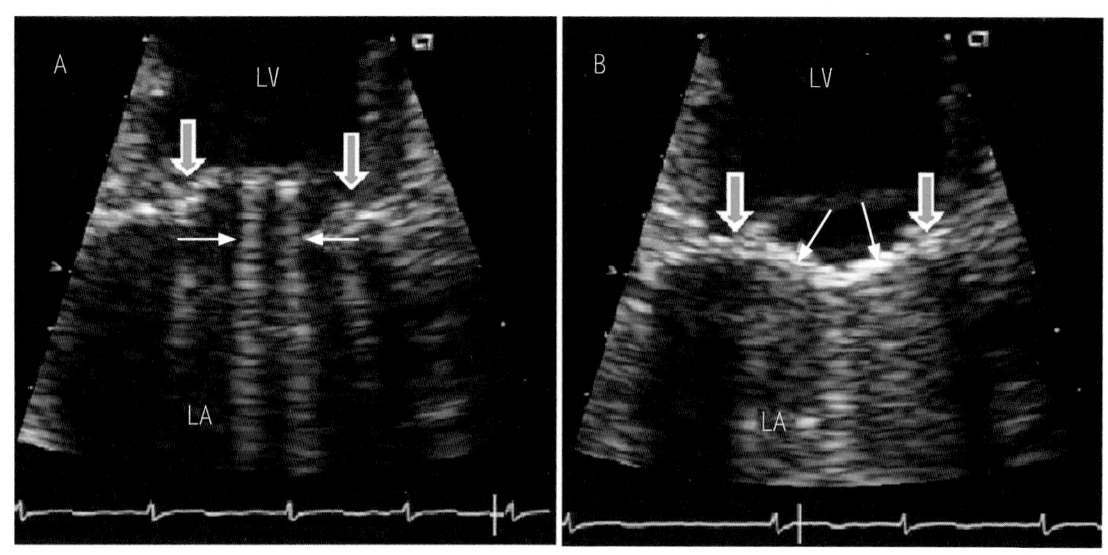

图 9–5　正常二尖瓣位机械瓣双叶瓣开放和关闭活动

A、B 均为心尖四腔心二尖瓣位机械瓣局部放大图例。A 为舒张期双叶机械瓣呈开放状态（横箭头），瓣叶略呈两条平行直线，粗箭头示二尖瓣位机械瓣瓣架位置。B 为收缩期双叶机械瓣呈关闭状态（细箭头），双碟叶呈“倒八字”，双侧瓣叶开放角度对称，约为 85°。

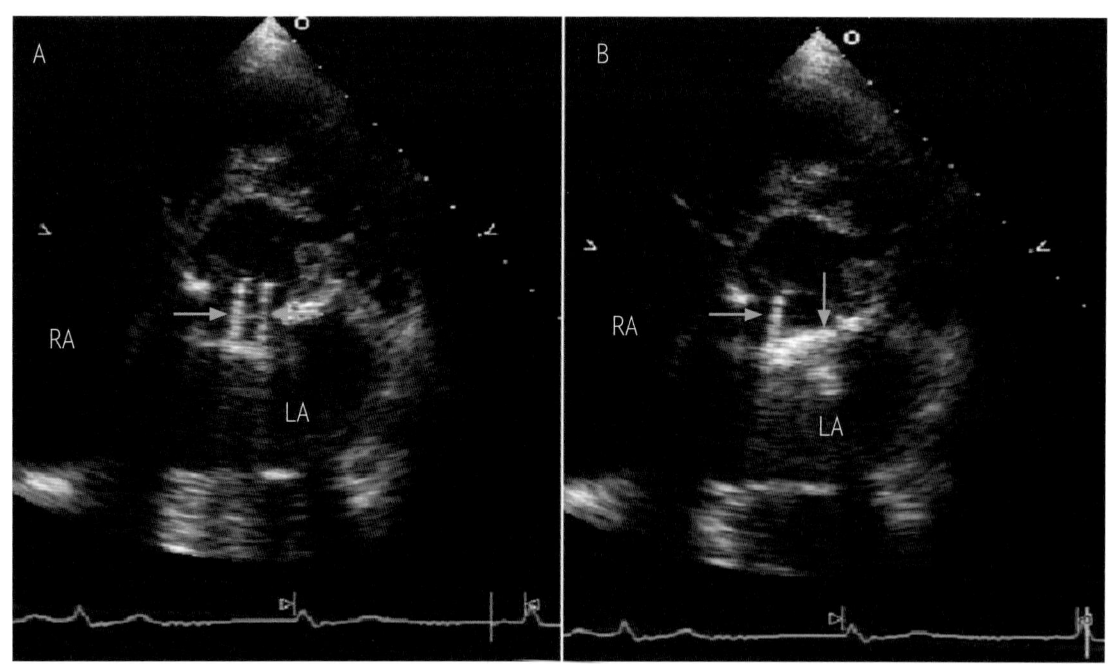

图 9–6　异常二尖瓣位机械瓣关闭活动经胸超声心动图

A 为胸骨旁近似四腔心切面，箭头所示舒张期二尖瓣位机械瓣双叶碟瓣呈近似平行的两条直线；B 为同一切面收缩期，竖箭头所示外侧碟叶关闭，而内侧碟叶仍维持瓣叶开放时形态（横箭头），可见内侧碟叶无法关闭，临床上可见这种间断性瓣叶异常关闭活动。

膜所产生的压力降，它与人造瓣膜瓣口有效面积（EOA）有密切关系。通常超声心动图检测人造瓣膜需要提供流经人造瓣膜的血流流速峰值，跨瓣峰压差和平均压差，以及 EOA 等血流动力学参数，不同类型和型号以及不同位置的人造瓣膜具有不同的血流动力学参数，因此了解各种人造瓣膜的血流正常范围是很重要的，多普勒超声心动图可提供人造瓣膜的血流动力学评价（图 9-8）。通常正常二尖瓣位人造

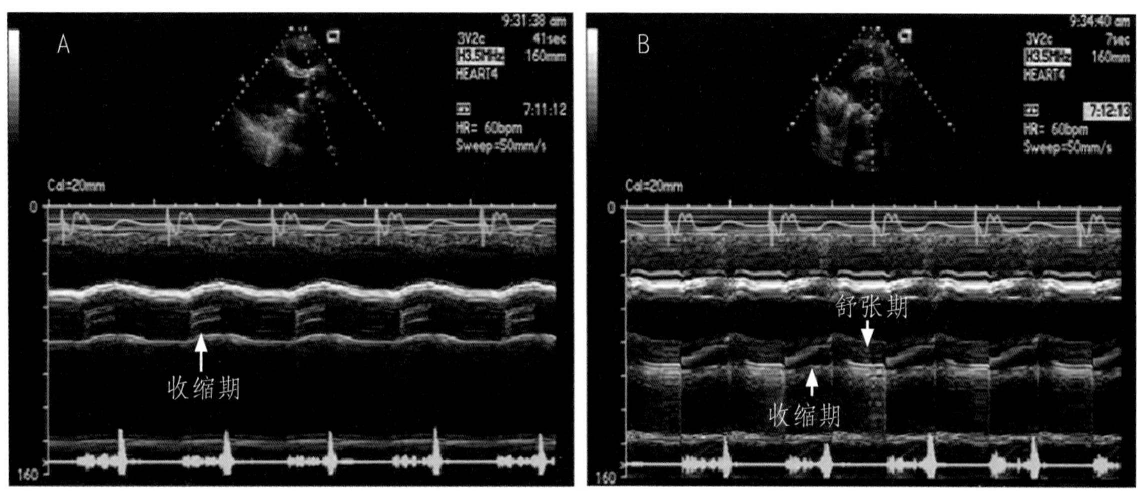

图 9-7　主动脉瓣位和二尖瓣位机械瓣的 M 型超声心动图

A 为主动脉瓣位机械瓣的 M 型超声心动图，箭头所指为收缩期主动脉瓣叶回声；B 为二尖瓣位机械瓣的 M 型超声心动图，箭头所指分别为收缩期和舒张期的二尖瓣瓣回声。不同的机械瓣的 M 型超声心动图的表现不同，M 型超声心动图对判断人造瓣膜的开放和关闭活动有一定帮助。

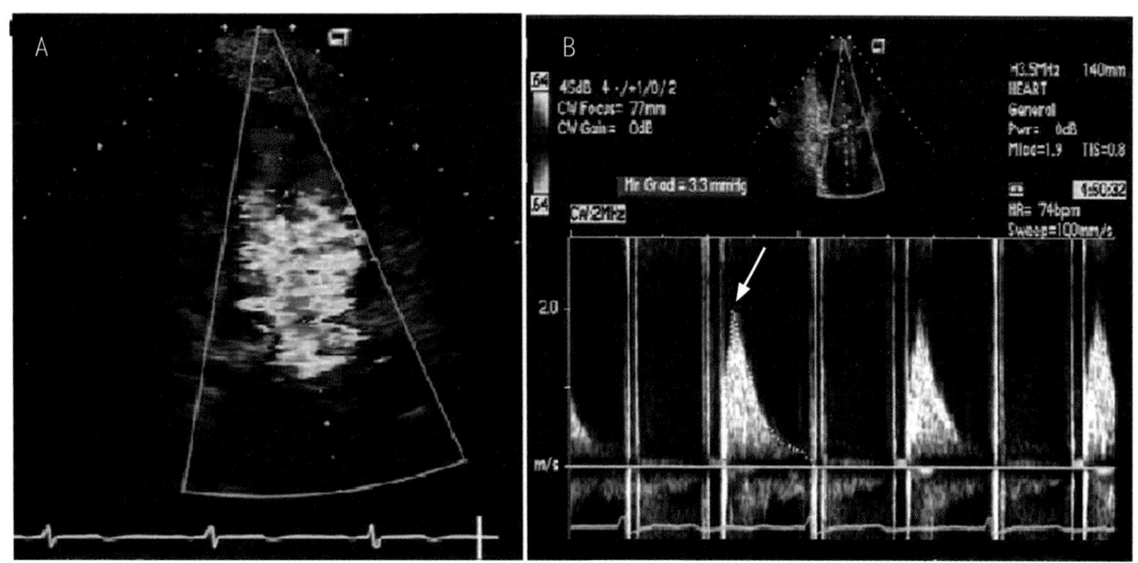

图 9-8　正常二尖瓣位机械瓣压差测定

A 为心尖二腔心彩色血流显像，可见二尖瓣位机械瓣左心房侧血流加速现象（正常机械瓣也存在一定程度的狭窄）；B 为连续多普勒测定经二尖瓣口血流频谱，箭头所示跨二尖瓣机械瓣峰速度为 2m/s，沿频谱轮廓描绘可测定跨二尖瓣口平均压差，该图例平均压差为 3.3mmHg，最大压差为 16 mmHg；注意测定平均压差时需要沿频谱描绘至舒张末期（心电图 R 波），因为血流动力学特性良好的机械瓣往往跨二尖瓣机械瓣血流在舒张末期已接近于零。

瓣膜的跨瓣血流速度不超过 250cm/s，跨瓣压差不超过 25mmHg；正常主动脉瓣位人造瓣膜的跨瓣血流速度不超过 350cm/s，跨瓣压差不超过 50mmHg。人造生物瓣结构类似于自然瓣，超声观察可见生物瓣瓣架以及生物瓣关闭活动（图 9-9），也可能存在轻微程度的没有血流动力学意义的狭窄或反流（图 9-10）。目前无瓣架的生物瓣的应用也日趋广泛，血流动力学改变已接近正常自然瓣膜。

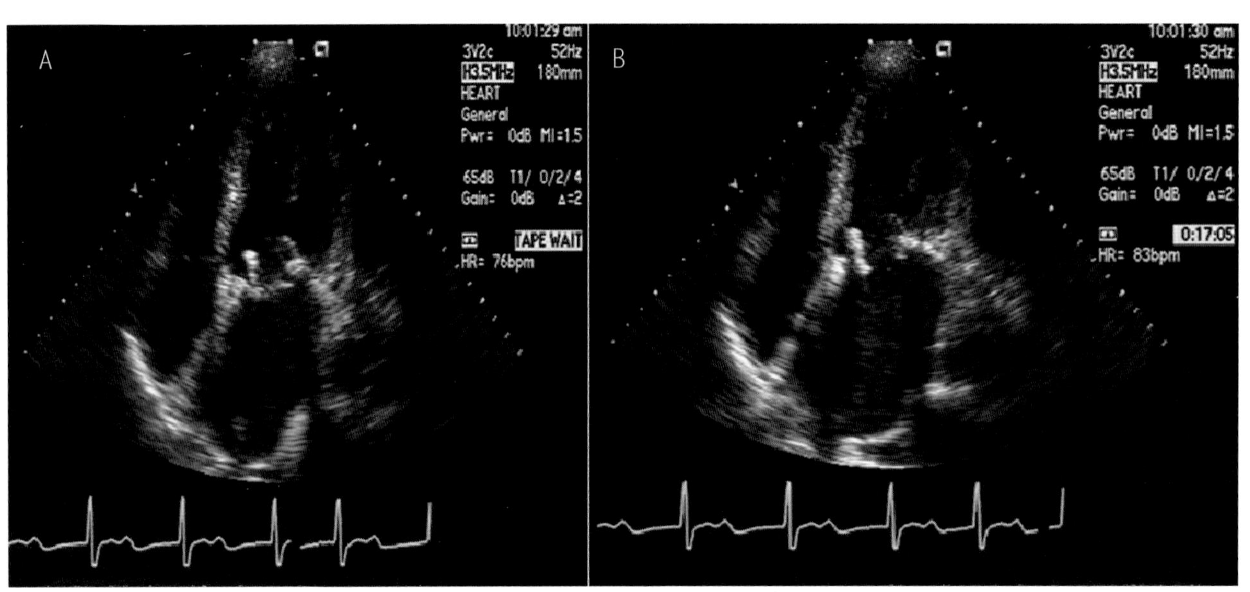

图 9-9　二尖瓣位生物瓣的超声心动图

A、B 均为心尖四腔心切面，A 为收缩期，B 为舒张期。由于生物瓣回声弱，二维超声只能观察到生物瓣大致的开放和关闭活动；由于生物瓣类似于自然瓣，超声观察时生物瓣瓣架回声稍明显而无机械瓣多重反射现象。

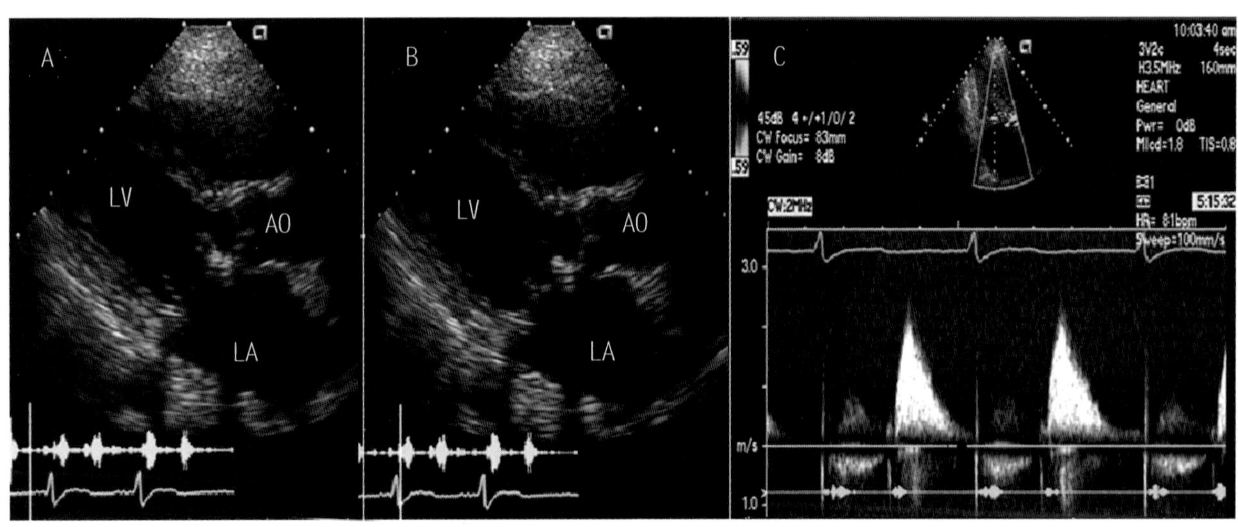

图 9-10　二尖瓣位生物瓣的二维超声心动图和多普勒测定

A、B 均为胸骨旁左心室长轴，显示回声稍明显的二尖瓣生物瓣瓣架。C 为心尖切面连续多普勒测定跨生物瓣血流频谱，该频谱类似于自然二尖瓣狭窄的多普勒频谱而无机械瓣关闭回声。

常见的人造瓣膜功能异常有瓣周漏、赘生物、血栓形成、瓣膜撕裂（dehiscence）等，人造瓣膜心内膜炎也是瓣膜置换的毁坏性并发症，在上一章已有论述。这些人造瓣膜功能异常多数可导致人造瓣膜狭窄、人造瓣膜反流或者狭窄和反流同时存在，因此超声心动图检查的重点是评价人造瓣膜的狭窄和反流。

三、人造瓣膜狭窄评价

1. 压差 柏努利方程同样适用于评价人造瓣膜狭窄，根据柏努利方程可测量跨人造瓣膜的峰压差和平均压差。多普勒超声心动图测定的跨人造瓣膜峰压差和平均压差与心导管直接测定的结果呈良好相关，但是多普勒往往可能高估跨瓣压差。生物替代瓣狭窄的超声发现与自然瓣膜狭窄的近似（图 9-11），而机械瓣的血流动力学改变更为复杂。以双叶机械瓣为例，双叶瓣开放时有两侧较大的开口和中心由双叶瓣侧面构成的狭小缝口，血流流经中心狭小缝口时导致局部高速血流（相应压差增高），而连续多普

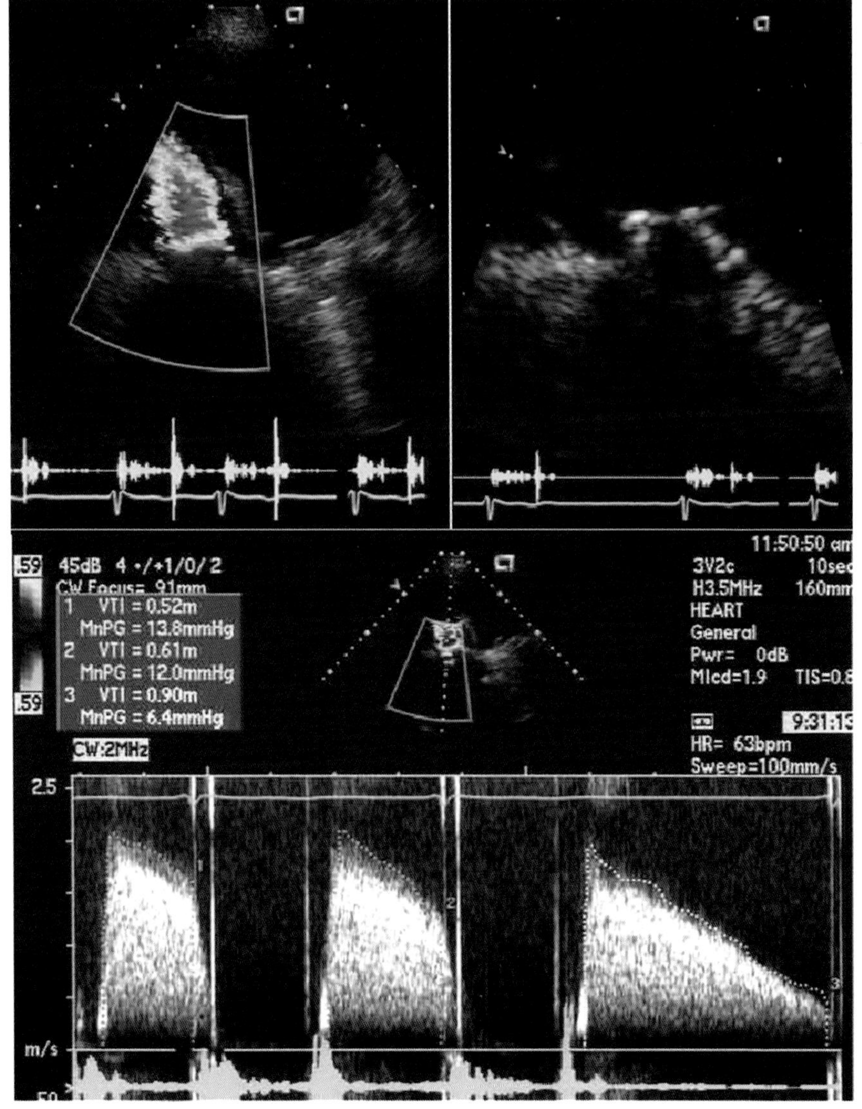

图 9-11 三尖瓣位生物瓣狭窄 患者，女性，53 岁，二尖瓣机械瓣和三尖瓣位生物瓣置换术后。左上图为心尖四腔心切面，彩色血流显像见跨三尖瓣血流加速现象；右上图为同一切面三尖瓣局部放大二维图像，三尖瓣瓣叶舒张期开放明显受限。下图为连续多普勒跨三尖瓣血流频谱，该患者为房颤心律，跨三尖瓣峰流速为 2.1m/s，跨瓣平均压差为 10.7mmHg，提示存在三尖瓣狭窄。

勒测定沿声束方向的最大流速，双叶瓣中心局部的高速血流正是造成高估的原因。如果没有认识到压力恢复（pressure recovery）现象，有时“高估”程度足够大得以致误诊为存在狭窄。有趣的是，当存在双叶机械瓣狭窄时，压差高估的程度反而不显著。因此，判断跨瓣（双叶瓣）压差增高是否为“高估”，还是存在机械瓣狭窄并不容易，重要的是要认识到跨瓣速度增加（相应压差增加）并不等同于机械瓣狭窄。高动力循环（运动、贫血或发热）和存在重度反流时跨瓣血流量增加跨瓣血流流速也相应增加。对二尖瓣位人造瓣膜而言，PHT 有助于区别二尖瓣人造瓣膜跨瓣血流流速增加是由于跨瓣血流量增加还是由于瓣叶狭窄所致，跨瓣血流量增加时 PHT 并不延长，而瓣叶狭窄时 PHT 延长（图 9-12）。

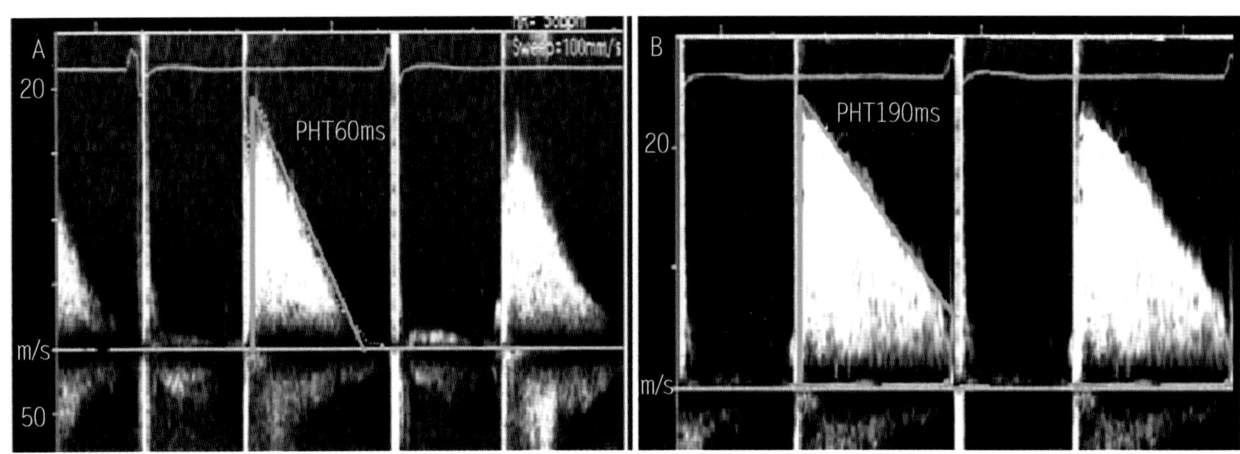

图 9-12 连续多普勒测定跨二尖瓣机械瓣血流频谱的压差半降时间（PHT）

A 为正常二尖瓣位机械瓣血流频谱，跨瓣血流峰值为 2m/s，PHT 为 60ms；B 为二尖瓣机械瓣狭窄图例，跨瓣血流峰值为 2.3m/s，PHT 为 190ms。

2. 有效瓣口面积（EOA） 对于某一瓣口即使测定准确，跨机械瓣血流流速也随血流流率变化而变化。心排血量增高，跨瓣血流流速增快；心排血量减少，跨瓣血流则相应减少。临床需要一无流率依赖性的测定机械瓣功能的指标，当不存在显著二尖瓣或主动脉瓣反流时，连续方程测定主动脉位或二尖瓣位机械瓣有效瓣口面积是一种可行的选择（图 9-13）。

$EOA_{MP}=(CSA \times VTI)_{LVOT}/VTI_{MP}$

$EOA_{AP}=(CSA \times VTI)_{LVOT}/VTI_{A}$

其中，EOA_{MP}、EOA_{AP} 分别为二尖瓣和主动脉瓣人造瓣膜有效面积；CSA 为 LVOT 的横截面积，在主动脉瓣瓣环外缘测量 LVOT 的直径而计算出面积；VTI_{MP}、VTI_{AP} 分别为连续多普勒测定的二尖瓣和主动脉瓣位人造瓣膜血流速度时间积分。亦有应用 PHT 法计算二尖瓣人造瓣膜 EOA，常数 220 是应用于计算自然二尖瓣狭窄的，尚未被证实能可靠测定二尖瓣机械瓣 EOA，但是同一患者的随访检查还是有一定可比性。

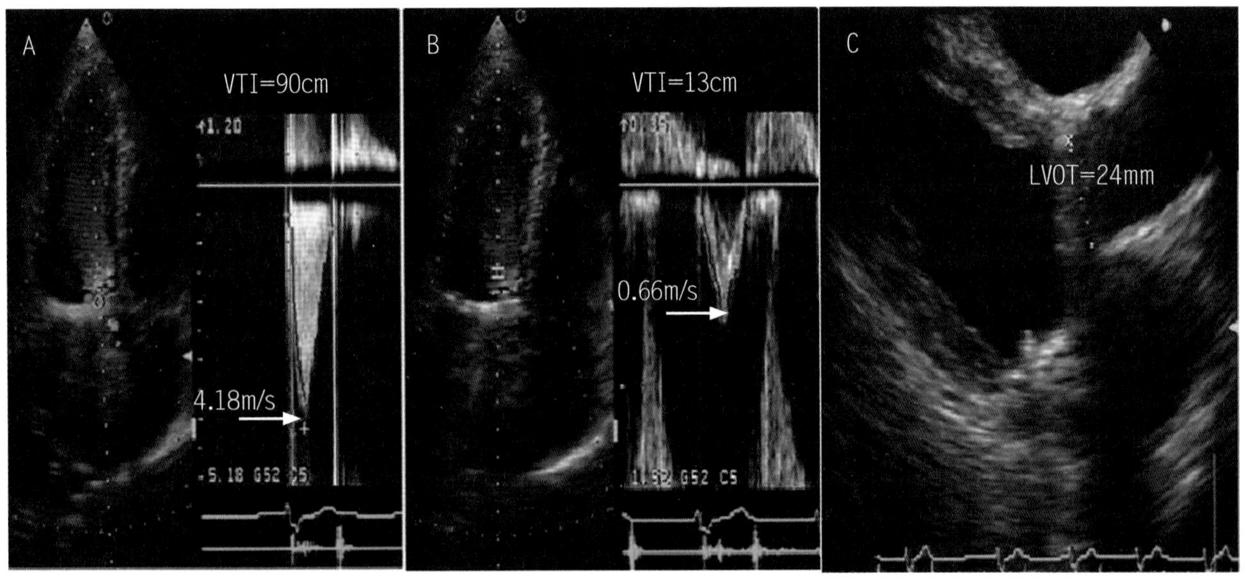

图 9-13　连续方程测定主动脉瓣位机械瓣有效瓣口面积（EOA）的超声心动图

A为跨主动脉瓣连续多普勒血流频谱，该例实测跨主动脉瓣峰速度为4.18m/s，换算成压差为70mmHg，沿着频谱描绘计算出跨主动脉瓣血流速度时间积分（VTI）为90cm；B为主动脉瓣下左心室流出道（LVOT）血流频谱，该例实测LVOT的流速为0.66m/s，血流速度时间积分为13cm；C为胸骨旁左心室长轴，该切面上测定LVOT直径为24cm。因此根据连续方程可计算出主动脉机械瓣EOA，EOA=3.14×（1.2×1.2）×13／90=0.65cm^2。

另一可行的判断可疑主动脉瓣机械瓣狭窄的方法是测定跨瓣逐步增加（stepup）流速。左心室流出道流速（V_{LVOT}）与主动脉瓣射流速（V_{A0}）之比反映狭窄程度，如果不存在狭窄，两者的比例应接近于1；随着狭窄程度的增加，主动脉瓣射流速增加而左心室流出道流速维持不变。因为所有机械瓣均存在一定程度的固有狭窄，V_{LVOT} / V_{A0} 比正常范围为 0.35~0.50（正常自然主动脉瓣两者之比为 0.75~0.90）。同理应用血流流速积分比时，LVOT 与主动脉瓣血流流速积分比值下降（比率减小，≤ 0.2）提示主动脉瓣人造瓣膜狭窄；而心排血量增加时，跨主动脉瓣血流量增加者 LVOT 和跨主动脉瓣血流流速均增加，因此 LVOT 与主动脉瓣血流流速积分比值基本不变（比率正常，≥ 0.3）。

四、人造瓣膜反流评价

正常人造瓣膜均有少量反流存在。由于声学阴影和超声多重反射的影响，经胸超声心动图发现人造瓣膜反流的敏感性低，而经食管超声心动图可发现接近 100% 的人造瓣膜存在一定程度的反流。

正常人造瓣膜反流有下列特征：

（1）二尖瓣位，反流束长度 < 2.5cm, 反流束面积 < 2cm^2。

（2）主动脉瓣位，反流束长度 < 1.5cm, 反流束面积 < 1cm^2。

（3）人造瓣膜特征性反流束，如经食管超声心动图切面显示的 St.Judc 瓣的三束反流束（图 9-14）。

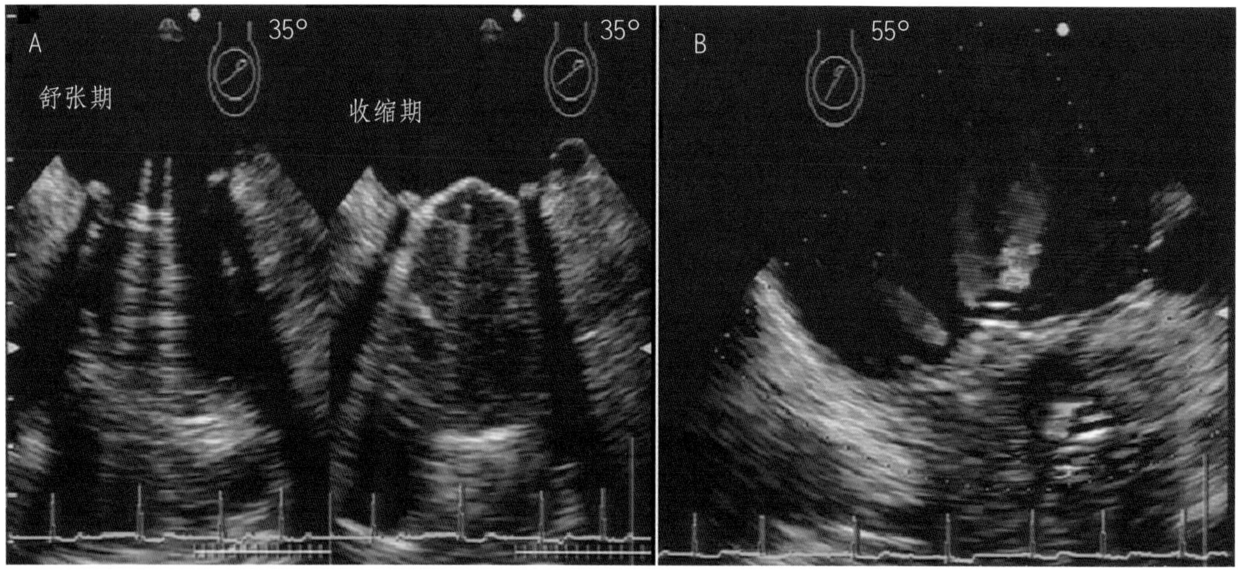

图 9-14　二尖瓣位双叶瓣的经食管超声心动图

A 为二尖瓣位双叶瓣正常的开放和关闭活动，舒张期双瓣叶开放呈平行状态，收缩期双瓣叶关闭呈“八”字形；B 显示正常收缩期双叶瓣的三束反流束。

发现人造瓣膜反流后，下一步超声评价是确定人造瓣膜反流的起源位置和范围。根据反流部位人造瓣膜反流分为：①经瓣反流（transvalvular），指瓣架内侧的反流；由于瓣架肉牙组织增生、血栓等也可造成瓣架和瓣叶（disk）间出现反流。②瓣旁反流（paravalvular），指手术后缝线脱落造成瓣架和组织间分离而出现的瓣架周围反流（图 9-15，图 9-16，图 9-17）。瓣旁反流通常称为瓣周漏。原则上瓣旁反流是异常的，只是为确定瓣旁反流需要详细观察。二尖瓣位机械瓣左心室侧观察近端血流加速，可帮助了解人造瓣膜反流的起源位置；通常经食管超声心动图有助于确定显著人造瓣膜反流的起源位置。

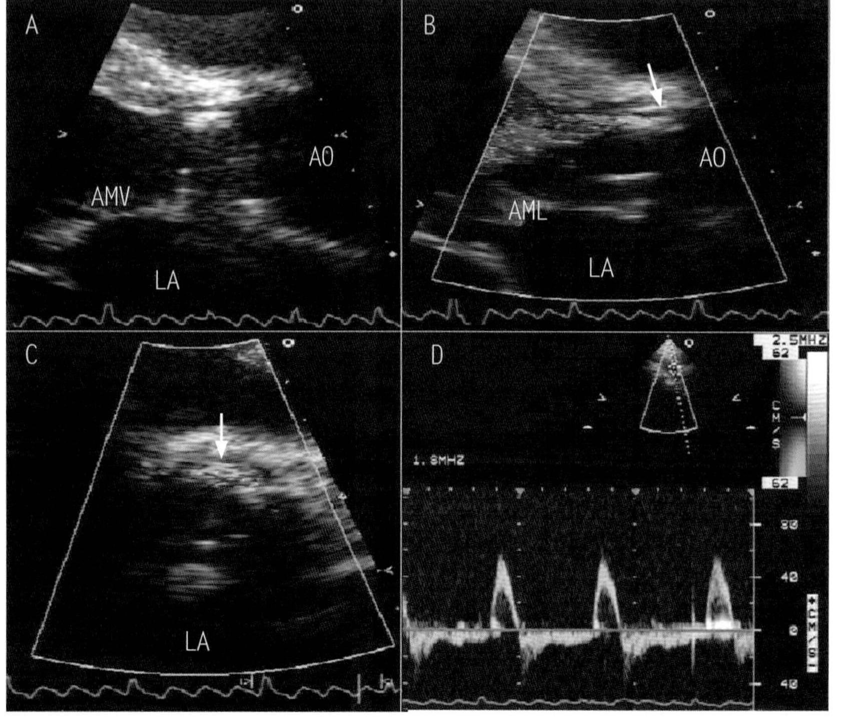

图 9-15　主动脉瓣位机械瓣瓣旁反流图例

A 为胸骨旁左心室长轴切面，主动脉瓣区域局部放大图像；B 为与 A 同一切面彩色血流显像，箭头所指为主动脉瓣机械瓣反流起源位置；C 为胸骨旁大动脉短轴，箭头所指反流束位于机械瓣瓣周；D 为同一患者腹主动脉脉冲多普勒显示全舒张期反流，提示存在重度主动脉瓣反流。

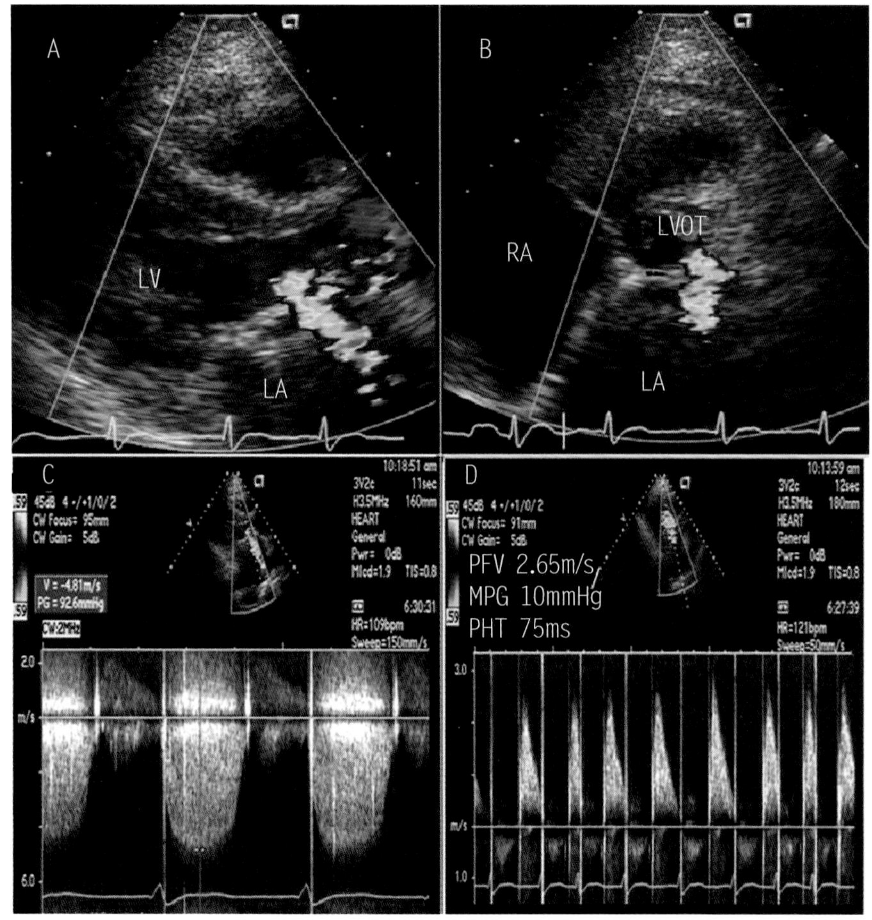

图 9-16　二尖瓣机械瓣瓣旁反流

A为胸骨旁左心室长轴切面，彩色血流显像显示二尖瓣位机械瓣反流；B为胸骨旁大动脉短轴切面，彩色血流显像显示证实二尖瓣位机械瓣反流起源于外侧碟叶瓣周；C为机械瓣反流连续多普勒血流频谱，反流信号稠密，反流峰速度为4.8m/s。D为跨二尖瓣前向血流连续多普勒血流频谱，显示跨二尖瓣血流流速显著加快（2.65m/s）和平均压差也增加，但压差半降时间（PHT）正常；提示跨二尖瓣流速增加是由反流造成经二尖瓣流量增加所致。

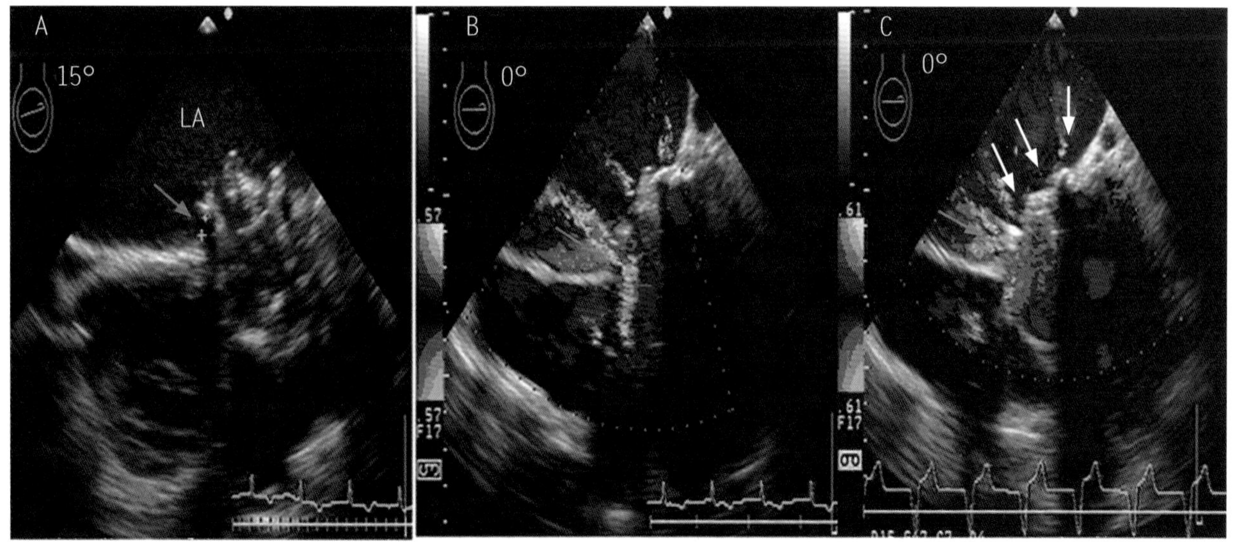

图 9-17　经食管超声心动图观察二尖瓣机械瓣（St.Jude 双叶瓣）瓣旁反流

A、B、C 均为 TEE 切面显示左心室流入道；A 见二尖瓣机械瓣近心内十字交叉侧一裂口（蓝色箭头）。B 彩色血流多普勒见起源于机械瓣旁裂口的反流束（蓝色箭头）。C 与 B 相似切面可见机械瓣四束反流束，白色箭头所指为正常瓣反流，蓝色箭头所指为瓣旁反流。

反流“正常”或“异常” 。正常人造瓣膜反流是瓣叶关闭时的经瓣部分回流，经食管超声心动图显示反流束面积也可能相当大。了解不同人造瓣膜的特征性反流，以及结合其他室腔大小和功能、肺动脉压、前向血流有无增速、有无五彩湍流等有助于判断“正常”或“异常”反流。超声判断人造瓣膜的反流严重程度可类似于自然瓣，可根据以下几点判断：①反流束大小和范围。② CW 血流频谱信号的强度和形态。③相关的二维和多普勒超声心动图发现，如有无远端血管血流反流（降主动脉内或肺静脉处逆流）。

评价二尖瓣位人造瓣膜反流通常测定的参数有：跨二尖瓣血流峰流速、PHT、CW 反流束多普勒信号强度和二尖瓣反流分数等。评价主动脉瓣位人造瓣膜反流应测定的参数有：反流频谱的 PHT、二尖瓣血流频谱、降主动脉内舒张期反流和主动脉瓣反流分数。

以下参数提示存在严重二尖瓣人造瓣膜反流：

（1）二尖瓣血流峰流速增加（≥ 2.5m/s）和 PHT 正常（≤ 150ms，图 9-18）。

（2）反流束多普勒信号强度稠密（dense）。

（3）反流分数≥ 55%。

（4）有效反流口面积（ERO）≥ $0.35cm^2$。

（5）肺静脉收缩期反流。

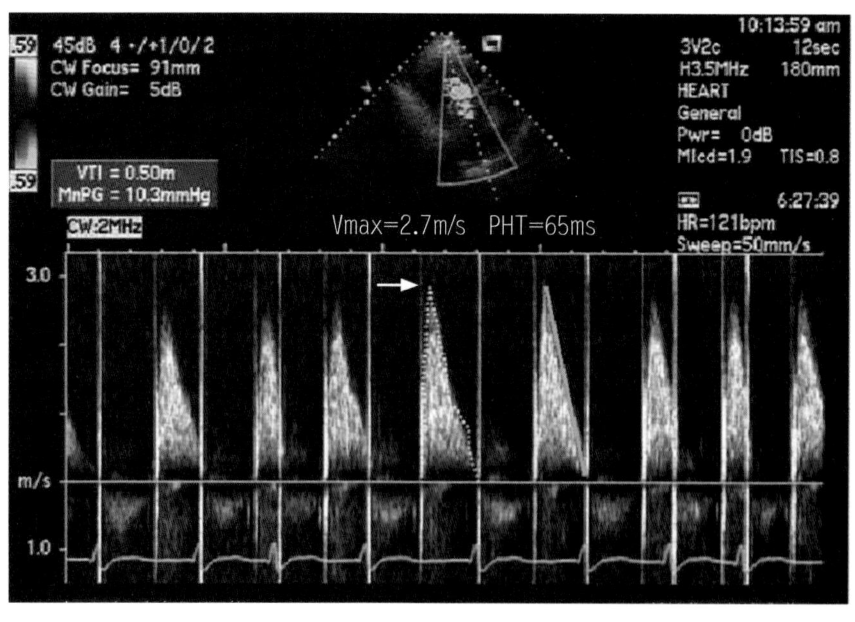

图 9-18 重度二尖瓣机械瓣反流的多普勒超声心动图

该图例显示跨二尖瓣机械瓣血流峰速度（V_{max}）显著增加，实测 V_{max} 为 2.7m/s，二尖瓣机械瓣跨瓣峰压差为 29mmHg，平均压差为 10.3mmHg；而机械瓣血流频谱的压差半降时间（PHT）正常，PHT=65ms。提示二尖瓣机械瓣跨瓣压差增加不是因为机械瓣狭窄而是重度二尖瓣机械瓣反流所致。

以下参数提示存在严重主动脉瓣人造瓣膜反流：

（1）主动脉瓣反流 PHT ≤ 250ms。

（2）限制型二尖瓣血流频谱（急性反流时）。

（3）反流分数≥ 55%。

（4）降主动脉内全舒张期反流。

超声心动图是评价人造瓣膜功能的重要检测手段，对超声临床医生而言，正确判断人造瓣膜的正常或异常是一种挑战。由于人造瓣膜大小、类型和置入位置的不同，“正常”跨瓣前向血流流速和“正常”

反流范围变异性较大；因此必须强调每个瓣膜置换术后患者 1~2 个月内检查建立基准（baseline）多普勒参数，以供随访时参考比较。人造瓣膜异常可骤然发作或逐渐出现，人造瓣膜的异常如机械瓣狭窄、瓣周漏、心内膜炎或瓣周脓肿、瓣叶撕裂和血栓形成等，通常与狭窄和（或）反流有关。目前评价人造瓣膜功能正常与否更多依靠多普勒超声心动图，在考虑经食管超声心动图检查之前应常规应用多普勒测定获取血流动力学参数。经食管超声心动图有助于清晰观察人造瓣膜瓣叶活动和开放程度，以明确人造瓣膜狭窄和反流的病因如机械瓣赘生物等（图 9-19）。以下为提示人造瓣膜功能异常的超声体征（表 9-2）。

表 9-2　人造瓣膜功能异常的超声体征

跨瓣前向血流增速
瓣口面积减少（连续方程或压差半降法）
彩色多普勒血流显像显著反流
CW 血流频谱信号增强
室腔的血流动力学反映（持续室腔增大或室壁肥厚等）
反复肺动脉高压

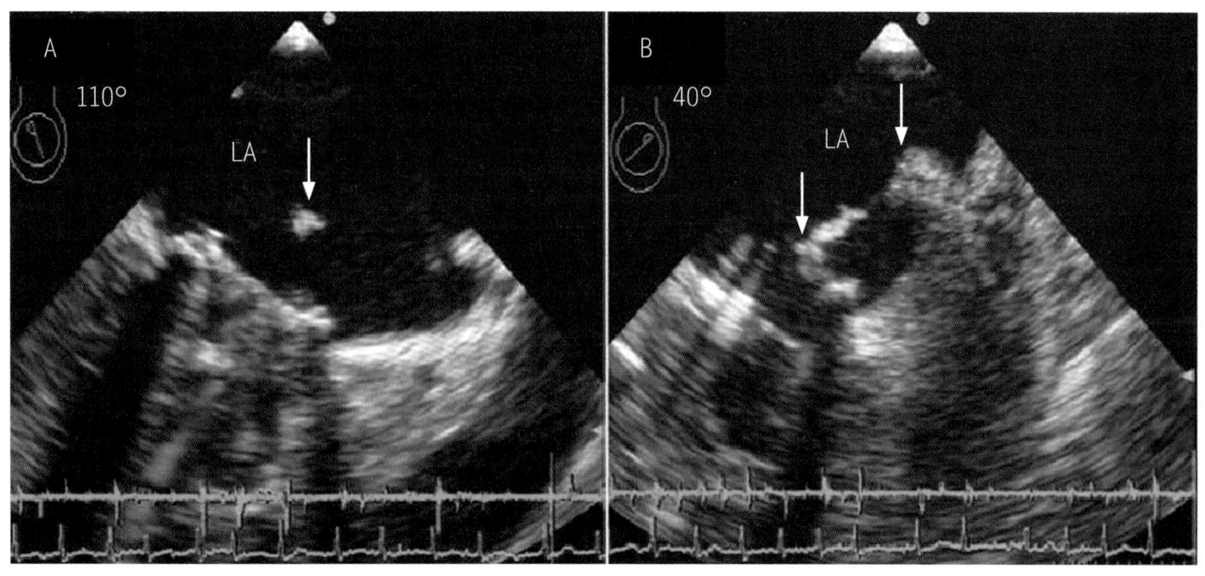

图 9-19　二尖瓣位机械瓣赘生物的经食管超声心动图

患者，男性，55 岁，二尖瓣机械瓣置换和 Maze 手术术后。A 箭头所指为黄豆大小的团块回声；B 为 40° 左心室流入道切面，显示附着于左心房壁的异常回声团块（箭头所指）。

人造瓣膜功能障碍判断虽然困难，但是只要下功夫去了解人造瓣膜血流动力学特征，适当调整超声探头的观察部位和角度，以及对人造瓣膜伪像发生机制有充分了解（图 9-20，图 9-21）等，这些就是胜人一筹的实力。依靠二维、多普勒超声心动图，必要时经食管超声心动图，超声评价人造瓣膜功能是切实可行的，判断困难或有疑问时与其他临床外科医生、内科医生和技师讨论也是有裨益的。最后仍然需要强调的是全面细致的超声心动图检查是评价人造瓣膜功能的关键，全面细致的超声心动图检查应包括：①左心室大小和功能。②人造瓣膜结构的完整性。③血流动力学资料（包括血流峰速度、峰压差和平均压差、PHT、有效瓣口面积、肺动脉压等）。

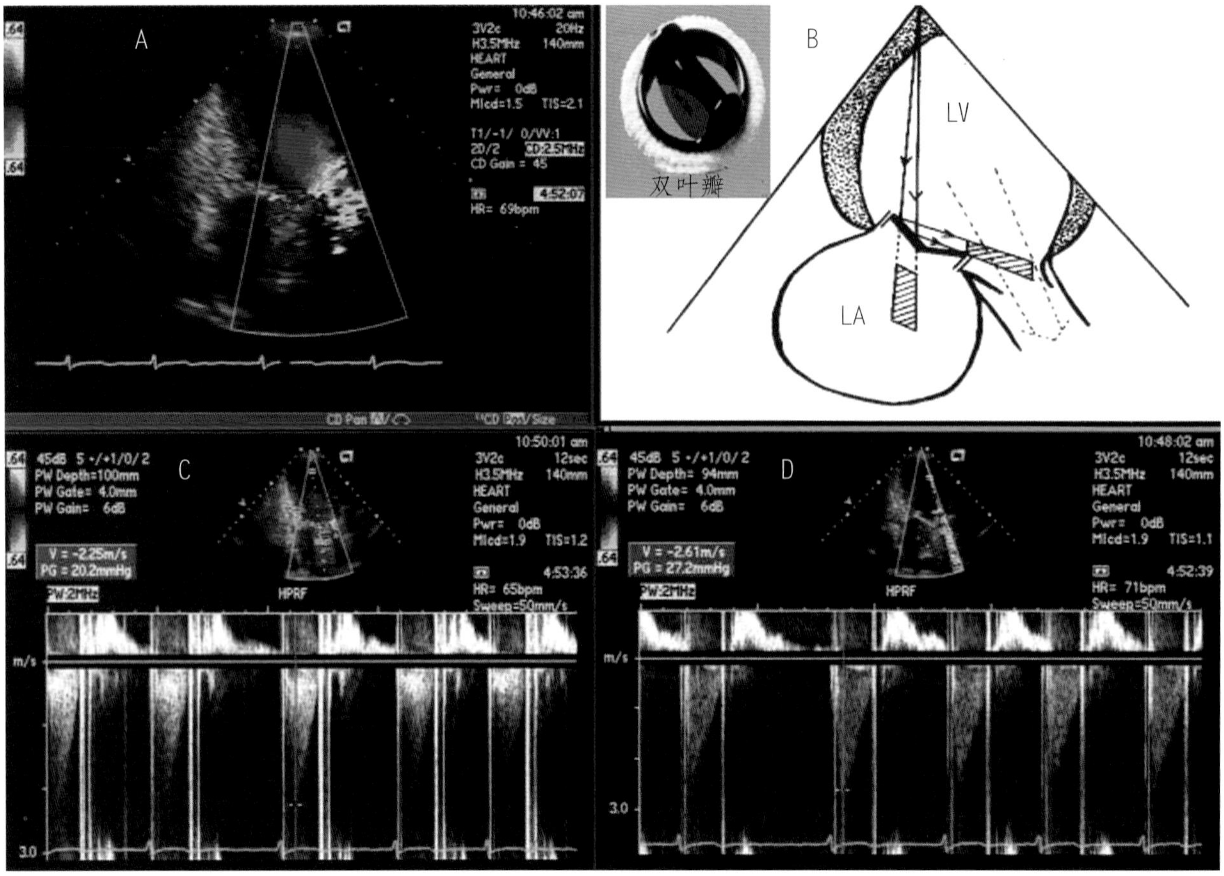

图 9-20　二尖瓣位机械瓣的“反流”

A 为心尖左心室长轴切面，彩色多普勒血流显像显示“二尖瓣反流”信号。C 为脉冲多普勒取样容积放置于机械瓣左心房侧，频谱血流峰速为 2.25m/s。D 为取样容积放置于左心室流出道，频谱血流峰速为 2.61m/s。C 和 D 两者频谱相近似，实为同一血流频谱信号。如 B 所示，超声声束遇到机械瓣反射至左心室流出道，左心室流出道血流信号反射回探头，在二尖瓣机械瓣左心房侧出现“反流”伪像。（日本国立循环器病中心生理机能检查部仲宗根出技师惠赠）

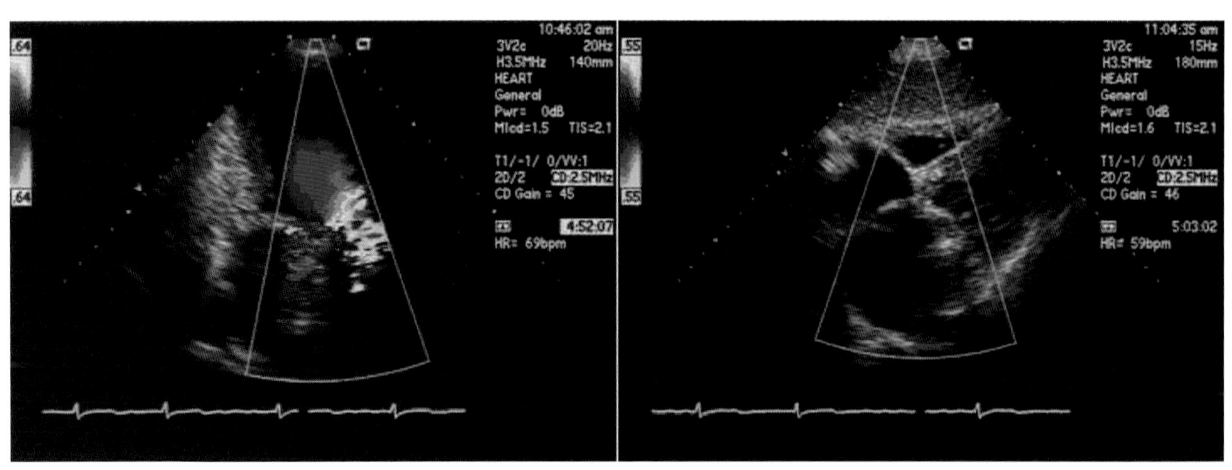

图 9-21　二尖瓣位机械瓣的“反流”的不同切面观察

左图为二尖瓣位机械瓣患者的心尖左心室长轴切面，彩色多普勒血流显像显示“二尖瓣反流”信号（同图 9-20 A）。右图为二尖瓣位机械瓣患者的剑突下四腔心切面，彩色多普勒血流显像无左心房内收缩期反流信号。

第十章 心肌病

2019年由10名世界知名心脏病学专家组成的专家委员会对心肌病近10余年研究进展进行总结分析，从分子水平提出了新的心肌病定义和分类。心肌病定义为由各种病因（主要是遗传）引起的一组非均质的心肌病：包括心脏的机械活动异常和（或）电活动异常，通常表现为心室不适当肥厚或扩张，可单独局限于心脏，也可是全身疾病的一部分，最终导致心源性死亡或进行性心力衰竭。新的心肌病分类按照疾病累及的器官不同分为两大类，即原发型和继发型心肌病。原发型心肌病病变仅局限于心肌病变，按遗传因素占致病原因的程度又分为遗传型、混合型和获得型心肌病3类。继发型心肌病指心肌病变是全身多器官疾病的一部分，继发型心肌病种类较多，病变严重程度也不同（表10-1）。心肌病新定义首次将疾病分子水平上的发病机制作为分类基础，阐明了心肌病在基因和分子水平的发病机制；另外新分类明确除外其他心血管疾病所致的心肌异常，如心脏瓣膜疾病、高血压所导致心室肥大，冠状动脉粥样硬化性心脏病也不在心肌病范围内，不再使用瓣膜性心肌病或缺血性心肌病等术语。本章主要介绍扩张型心肌病、肥厚型心肌病、原发性限制型心肌病、致心律失常右心室心肌病等常见心肌病的超声心动图特征（表10-2）。

表10-1　心肌病最新分类（2019）

原发型心肌病	（二）混合型心肌病	2. 贮积性疾病
（一）遗传型心肌病	1. 扩张型心肌病	血色素沉着症
1. 肥厚型心肌病	2. 原发性限制型心肌病	弥散型体血管角质瘤
2. 原发心肌糖原累积病	（三）获得型心肌病	糖原贮积症
3. 致心律失常右心室心肌病	1. 炎性反应性心肌病	3. 中毒性疾病
4. 左心室心肌致密化不全	2. 应激性心肌病	药物、重金属、化学物质
5. 心脏传导系统疾病	3. 围生期心肌病	4. 心内膜疾病
6. 线粒体疾病	4. 心动过速性心肌病	5. 内分泌系统疾病
7. 离子通道病	5. 乙醇性心肌病	6. 神经肌肉疾病
长Q-T综合征	**继发型心肌病**	7. 营养缺乏性疾病
短Q-T综合征	1. 浸润性疾病	8. 自身免疫性疾病
Brugada综合征	心肌淀粉样变性	9. 电解质平衡紊乱
儿茶酚胺性多形室速	**结节病**	10. 肿瘤化疗并发症

表 10-2 常见心肌病的超声心动图特征

	二维超声心动图特征	左心室收缩功能	左心室舒张功能
扩张型心肌病	左心室显著扩大、室壁厚度正常或稍薄	减退	正常（早期）或减退
肥厚型心肌病	左心室腔正常或减小、室壁显著增厚	正常或增强	减退
限制型心肌病	通常左心室腔正常、室壁无显著增厚	通常正常	显著减退
致心律失常性右心室心肌病	右心室腔显著扩大、右心室壁菲薄	通常正常	正常或减退

第一节 扩张型心肌病

一、概述

扩张型心肌病（dilated cardiomyopathy，DCM）是一种常见的异质性心肌病，以左心室或双心室扩大伴收缩功能障碍为特征，多数患者出现充血性心力衰竭，部分患者可能出现栓塞或猝死。DCM 病因尚不十分明了，部分与遗传有关。根据遗传学将 DCM 分为原发性和继发性两种，原发性 DCM 包括：①家族性 DCM，25% 有家族史，目前已发现超过 60 个基因的相关突变与之有关，其主要方式为常染色体显性遗传。②获得性 DCM，由遗传易感与环境因素共同作用引起。③特发性 DCM，约占比 50%，原因不明，需要排除全身性疾病，特别要除外高血压、瓣膜病和冠脉疾病。继发性 DCM 指全身性系统性疾病累及心肌，心肌病变仅是系统性疾病的一部分。

二、病理解剖和病理生理

典型 DCM 的病理改变为以左心室扩大为主，合并或不合并右心室扩大。左心室室壁厚度可增加，但通常正常或减低。心脏外观呈苍白色，心腔内可能有附壁血栓。光镜下心肌纤维常变粗、变性、坏死及纤维化。

病理生理学特点是心肌收缩泵功能降低，心排血量减少，左心室心腔残余血量增多，左心室心腔扩张，左心室舒张末期压升高，肺循环和体循环瘀血而出现心力衰竭。主要临床表现为心力衰竭、心律失常、血栓栓塞或猝死等。

三、超声心动图诊断要点

1. 二维以及 M 型超声心动图 DCM 的主要特征是左心室扩大和左心室收缩功能减退（图 10-1），具体表现为左心室舒张末期和收缩末期内径或容积中至重度扩张，左心室整体收缩功能（FS、EF）减退，通常左心室心肌收缩普遍减弱，也可能存在局限性室壁运动异常。左心室壁厚度正常或稍变薄。类似的超声表现也见于广泛性心肌缺血、病毒性心肌炎、结节病或阿霉素中毒等。

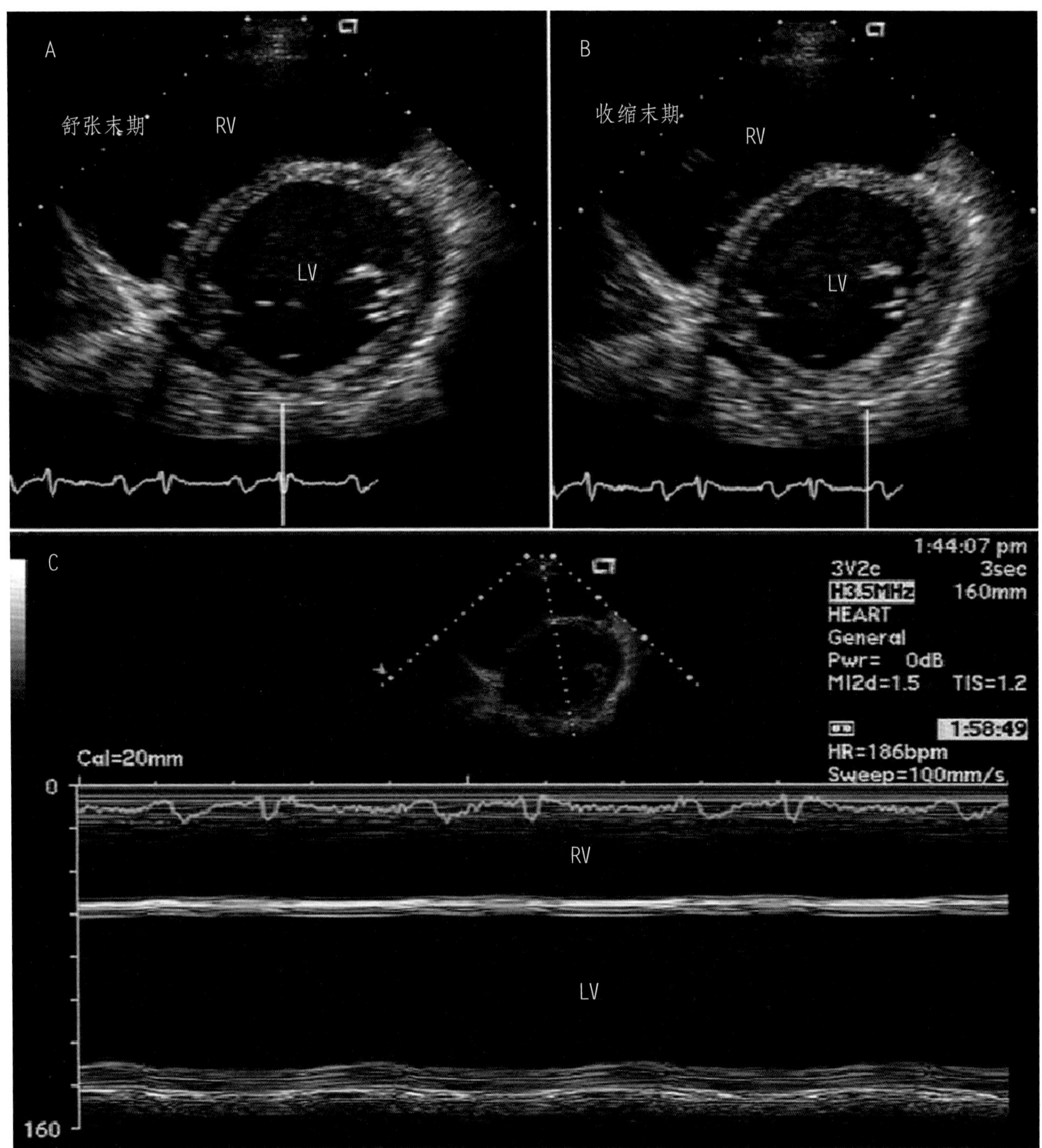

图 10-1 扩张型心肌病的超声心动图

A、B 分别为舒张末期、收缩末期胸骨旁左心室短轴切面，C 为腱索水平左心室 M 型曲线，该例患者可见左心室内径明显增大

DCM 的次要特征有二尖瓣瓣环扩张、功能性二尖瓣反流、左心房增大、右心室增大和心尖附壁血栓形成（EF ≤ 35% 时须留心探查）等。M 型超声心动图有助于发现心排血量减少的证据，如二尖瓣 E 点和室间隔距离（EPSS）增加（图 10-2），二尖瓣和主动脉瓣开放减小，主动脉根部前后运动幅度减小。通常 M 型超声心动图可测定左心室大小和左心室收缩功能，二维超声心动图也有助于准确评价左心室腔大小、容积和左心室收缩功能（图 10-3）。

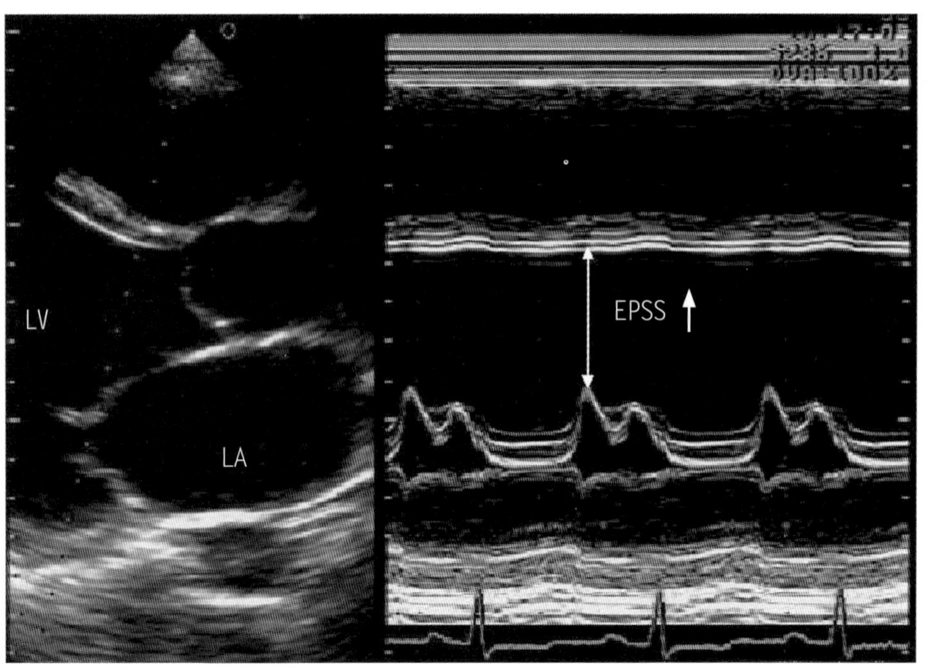

图 10-2　扩张型心肌病二维切面和二尖瓣 M 型超声曲线

该图例显示二尖瓣 E 点和室间隔距离（EPSS）增宽，二尖瓣口开放幅度减小，为典型的大心腔和小瓣口表现，提示心排血量减小。

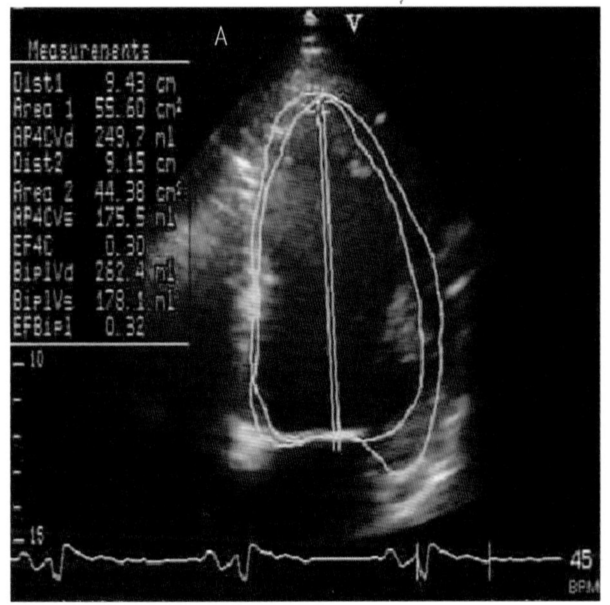

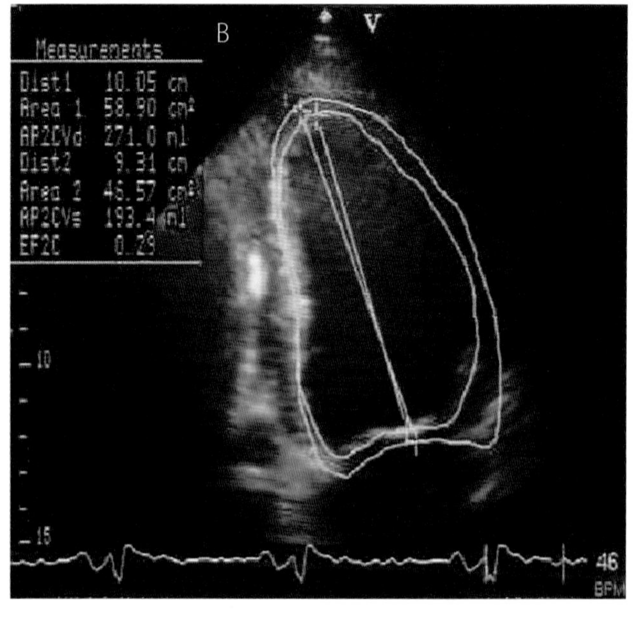

图 10-3　扩张型心肌病患者的二维超声心动图测定左心室容积和收缩功能

A 为心尖四腔切面，B 为心尖二腔心切面，分别在舒张末期和收缩末期描绘左心室心内膜界面（A、B 的心内膜外侧描绘线为舒张末期，内侧描绘线为收缩末期），按照面积 – 长度法计算左心室容积。测定的左心室舒张末期容积为 262ml，左心室收缩末期容积为 178ml，因此射血分数（EF）为 32%。

2. 多普勒超声心动图 DCM 患者虽然有相似的左心室整体收缩功能减退，但临床症状和血流动力学状态差别很大（图 10-4）。多普勒可评价左心室充盈以反映左心室舒张功能，对治疗和随访有重要意义。DCM 的二尖瓣频谱可多样化，早期 DCM 可有正常稍低的左心室收缩功能，可表现左心室弛缓延迟型二尖瓣频谱；病情发展可出现二尖瓣 E/A 比正常（伪正常），晚期 DCM 可表现左心室限制型二尖瓣频谱，提示左心室顺应性减退和左心房充盈压增高。肺静脉血流频谱有助于鉴别 DCM 患者二尖瓣血流频谱伪正常化和评价左心室充盈。

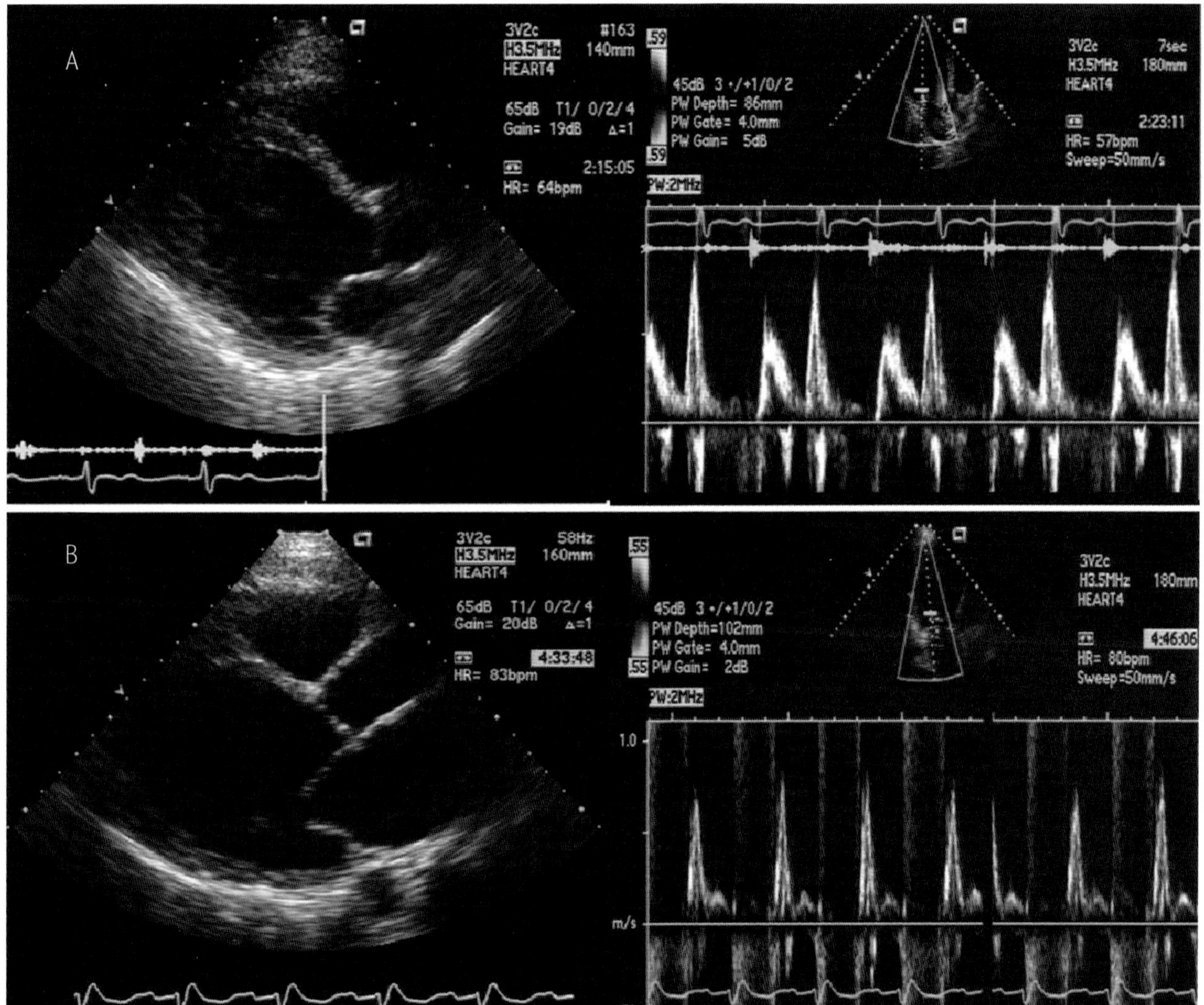

图 10-4　扩张型心肌病患者的二尖瓣血流频谱

A 左侧为胸骨旁左心室长轴切面，右侧二尖瓣血流频谱呈弛缓延迟型，该患者可只表现为轻微不适，尽管左心室收缩功能低下；B 左侧也为胸骨旁左心室长轴，右侧二尖瓣血流频谱呈限制型，即 E 显著增高，E 峰减速时间缩短和 A 峰减小，限制型频谱提示左心室充盈压明显增高，患者有显著心功能不全症状。

评价DCM的二尖瓣频谱需要考虑的因素之一是DCM常合并不同程度的二尖瓣反流，DCM合并二尖瓣反流的机制考虑为显著扩大的左心室增加腱索张力，导致收缩期二尖瓣瓣叶接合面减少而出现二尖瓣关闭不全（图10-5）。二尖瓣反流增加左心房压可导致左心室充盈压增加，因此E峰可增高。二尖瓣E峰减速时间（DT）和肺动脉压（图10-6）有重要的预后预测指标，DT愈短，预后愈不良；肺动脉压≥50mmHg者心衰发病率、住院次数和死亡率均增加。

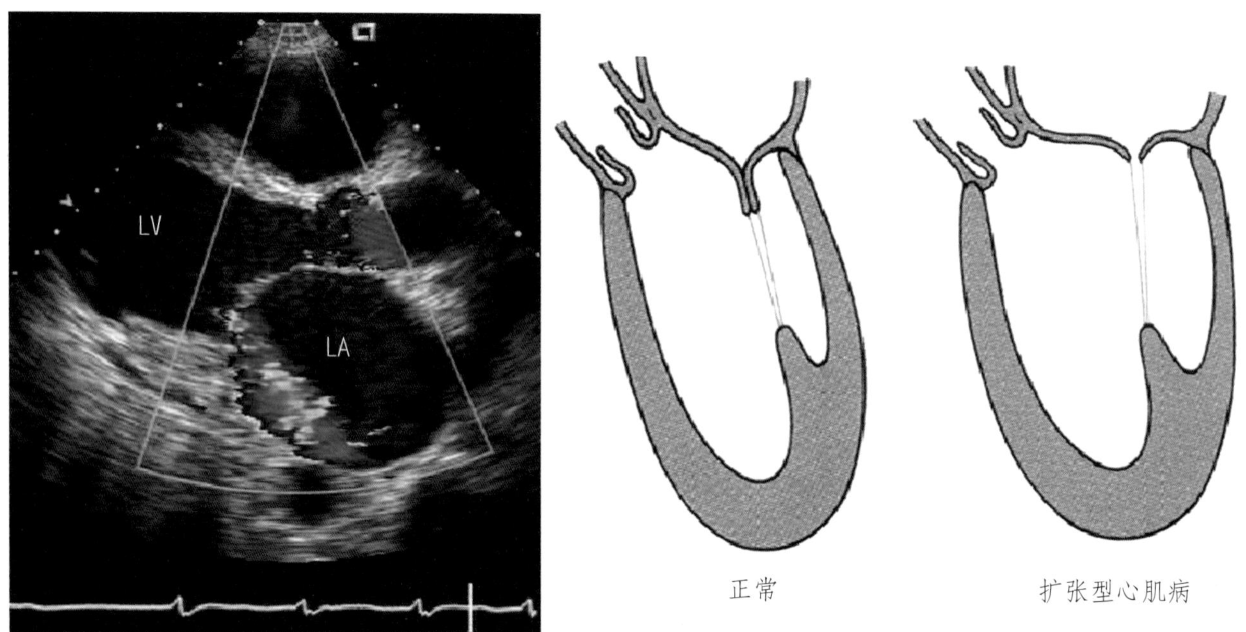

图 10-5　扩张型心肌病患者的二尖瓣反流机制

左图为胸骨旁左心室长轴显示 DCM 患者常见的二尖瓣反流。右图为正常和扩张型心肌病模式图，正常人二尖瓣瓣叶结合部分紧密，扩张型心肌病患者由于左心室扩张，二尖瓣腱索张力增加，导致二尖瓣瓣叶结合面减少出现二尖瓣关闭不全。

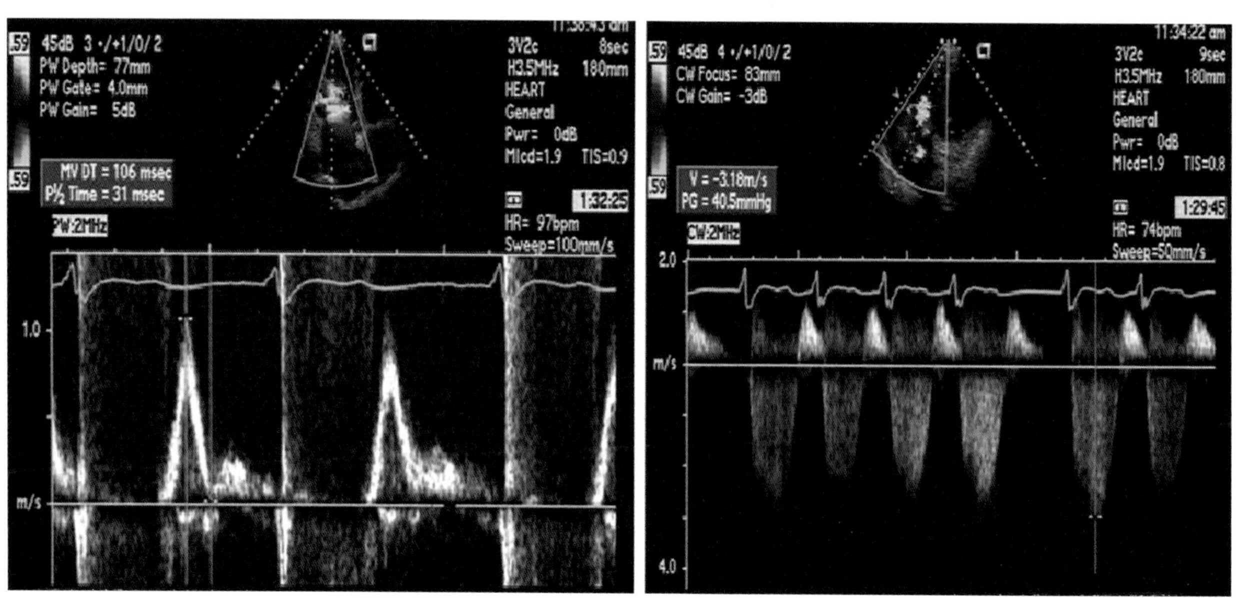

图 10-6　扩张型心肌病患者的二尖瓣血流频谱和肺动脉压测定

患者，男性，23 岁。该扩张型心肌病患者为房颤心律，左图为二尖瓣流入血流，该图例 E 峰减速时间（DT）为 106ms；右图为连续多普勒测定三尖瓣反流频谱，该图例肺动脉收缩压为 50mmHg。

3. 扩张型心肌病的鉴别诊断 DCM 的典型特征是充血性心力衰竭的症状和体征，X 线胸片显示心脏存在不同程度的扩大以及肺淤血，心电图表现可能正常或 QRS 波群低电压、ST 段改变、左心室肥大、心房纤颤等。临床诊断主要依据是心脏扩大和心功能不全，超声心动图的发现有助于诊断。冠状动脉造影通常显示冠状动脉正常。心内膜心肌活检可见心肌细胞增大和纤维增生，淋巴细胞浸润很少，心内膜心肌活检可明确 DCM 的诊断，但对明确 DCM 的病因价值不大。目前仍有 50%DCM 患者为不明原因。超声心动图通常无法明确 DCM 的病因诊断，因为缺血性、瓣膜性、高血压性及炎症性心肌病等的超声表现可与 DCM 相似（图 10-7）。Kasper K 等报道临床诊断的 DCM，经冠状动脉造影、心内膜心肌活检等进一步检查确诊为特发性 DCM 只占 46.5%（表 10-3）。我们曾经历一患者，因超声测定左心室舒张末期内径为 75mm，收缩末期内径为 65mm，FS 为 13% 而诊断 DCM；该患者经治疗随访一年后，左心室舒张末期内径缩小至 54mm，收缩末期内径为 35mm，FS 为 35%，这提示应多考虑所谓“DCM”的其他病因和“DCM”患者的超声随访。有些扩张型心肌病与病毒性心肌炎在超声上无法鉴别，目前我国对 DCM 的诊断通常无法常规行冠状动脉造影，心内膜心肌活检也难以推广应用，单凭超声特征诊断 DCM 只能是临床诊断而非病因诊断。

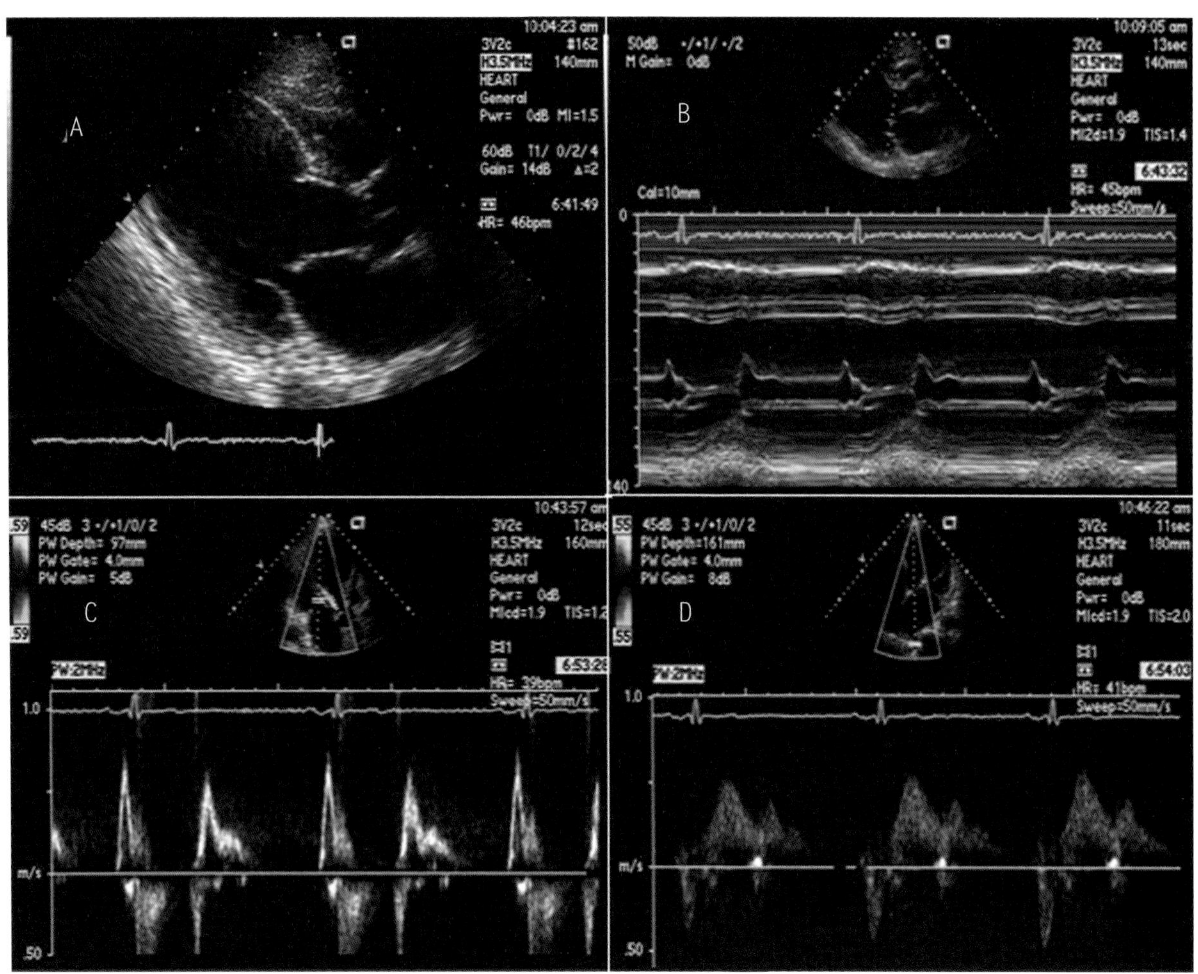

图 10-7 缺血性心肌病的超声心动图

患者，男性，69 岁，有陈旧性心肌梗死病史。A 为胸骨旁左心室长轴，显示左心室增大；B 为 M 型左心室长轴曲线，实测左心室舒张末期内径 68mm，左心室收缩末期内径 61mm，FS 12%，LVEF 24%。C 为二尖瓣血流频谱，E 峰小于 A 峰。D 为肺静脉血流频谱，测定 PVa 时间大于 A 峰持续时间。

表 10-3　临床诊断 DCM 患者的最终诊断

	频数	占比（%）
扩张型心肌病（原发性）	313	46.5
心肌炎（原发性）	81	12.0
冠心病	74	11.0
人体免疫缺陷病毒（HIV）	33	4.9
围生期心肌病	33	4.9
慢性酗酒	23	3.4
药物导致的心肌病	21	3.1
结缔组织疾病	15	2.2
心肌淀粉样变	14	2.1
高血压	14	2.1
家族性心肌病	12	1.8
代谢性心肌病	10	1.5
瓣膜性心肌病	10	1.5
先天性心脏病	4	0.6
神经肌肉疾病	4	0.6
冠状动脉搭桥术后	4	0.6
结节病	4	0.6
房颤	1	0.1
心内膜弹性纤维增生症	1	0.1
组织细胞增多病	1	0.1
血栓性血小板性紫癜	1	0.1
合计	673	100%

引自（Kasper K，et al.JACC 1994，23：586-590.）

第二节　肥厚型心肌病

一、概述

肥厚型心肌病（hypertrophic cardiomyopathy，HCM）是一种常染色体显性遗传病，由编码心肌肌节蛋白相关的基因突变所致，目前已证实 20 余种基因变异与本病有关。新的定义为不论任何程度的左心室壁增厚，只要 DNA 分析证实存在肥厚型心肌病的基因突变即可予以诊断，由于基因突变表达的不均质性，HCM 的表现有显著性差异。HCM 的典型特征是异常的不能以其他原因解释的心室壁肥厚，心室腔通常不扩大。HCM 的自然病程可以很长，死亡高峰年龄在儿童和青少年，主要死亡原因是猝死、心力衰竭、脑卒中。

二、病理解剖和病理生理

心脏外观心肌明显肥厚而心腔狭小，特征表现为室间隔心肌非对称性肥厚，也可有心肌均匀肥厚或心尖部肥厚。组织学表现为心肌细胞肥大，排列紊乱，形态异常。

病理生理学改变主要是心室肥厚心室顺应性下降而导致左心室舒张功能异常，左心室收缩功能大多正常，表现为心肌收缩力增加，左心室非对称性肥厚时出现左心室射血受阻。

依据左心室室壁肥厚的部位 HCM 可分型（图 10-8）为：Ⅰ型，局限于前间隔；Ⅱ型，局限于前间隔和后间隔；Ⅲ型，广泛性左心室壁肥厚而通常左心室后壁基底段厚度正常；Ⅳ型，心尖肥厚型。

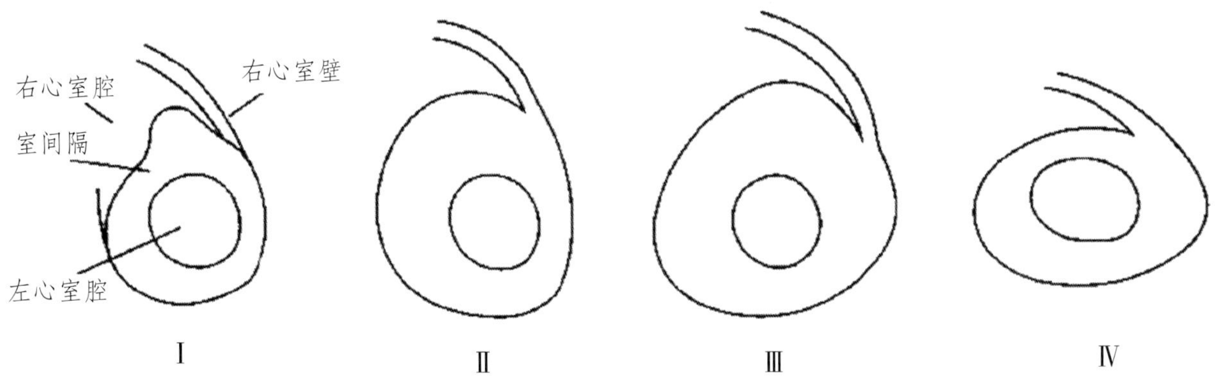

图 10-8 HCM 分型

Ⅰ型，局限于前间隔；Ⅱ型，局限于前间隔和后间隔；Ⅲ，广泛性左心室壁肥厚而通常左心室后壁基底段厚度正常；Ⅳ型，心尖肥厚型。

三、超声心动图诊断要点

超声心动图可直观地观察心室的大小、室壁厚度以及左心室收缩功能。二维超声心动图可提供左心室室壁厚度的完整信息。多数 HCM 患者室间隔（IVS）和左心室后壁（LVPW）均有增厚，可见左心室壁均匀对称性肥厚（图 10-9），若 IVS 显著增厚而 LVPW 增厚不显著，称为非对称性左心室壁肥厚（asymmetric septal hypertrophy，ASH），ASH 的超声诊断标准为 IVS/LVPW 比≥ 1.3。室间隔显著肥厚时常蚕食左心室流出道（LVOT）造成左心室流出道狭窄，根据 LVOT 有无梗阻，临床上将 HCM 分为梗阻型肥厚型心肌病（hypertrophic obstructive cardiomyopathy，HOCM）和非梗阻型肥厚型心肌病（hypertrophic nonobstructive cardiomyopathy，HNCM）；HOCM 有时也称为特发性主动脉瓣下狭窄（idiopathic hypertrophic subaortic stenosis，IHSS）。

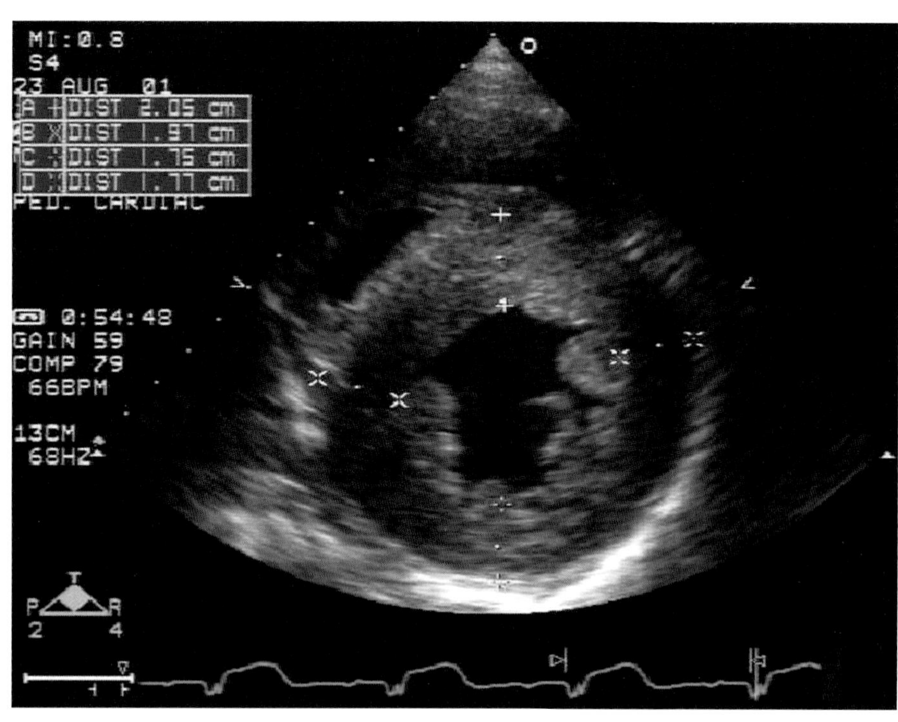

图 10-9　左心室壁对称性肥厚

图为胸骨旁左心室短轴切面，实测左心室壁厚度为：前间隔，20.5cm；前壁，17.7cm；左心室后壁，17.5cm；下壁，19.7cm。

1. 非对称性左心室壁肥厚（ASH）　ASH 主要累及室间隔基底部和中部，但也可累及室间隔心尖部和左心室游离壁。通常胸骨旁左心室长轴、胸骨旁左心室短轴心底至心尖切面有助于评价左心室壁肥厚的范围和程度（图 10-10）。心尖切面如果增益太低，由于声束与室间隔平行，心内膜定界较差，室间隔看起来比实际薄而容易漏诊心尖肥厚，这时可借助 PW 或彩色多普勒血流显像探查确定“心尖部”有无血流存在。ASH 发生在室间隔基底部时常导致 LVOT 梗阻。二维观察 ASH 时还可能发现回声增强或者有散在亮点，这可能与心肌纤维排列紊乱有关。

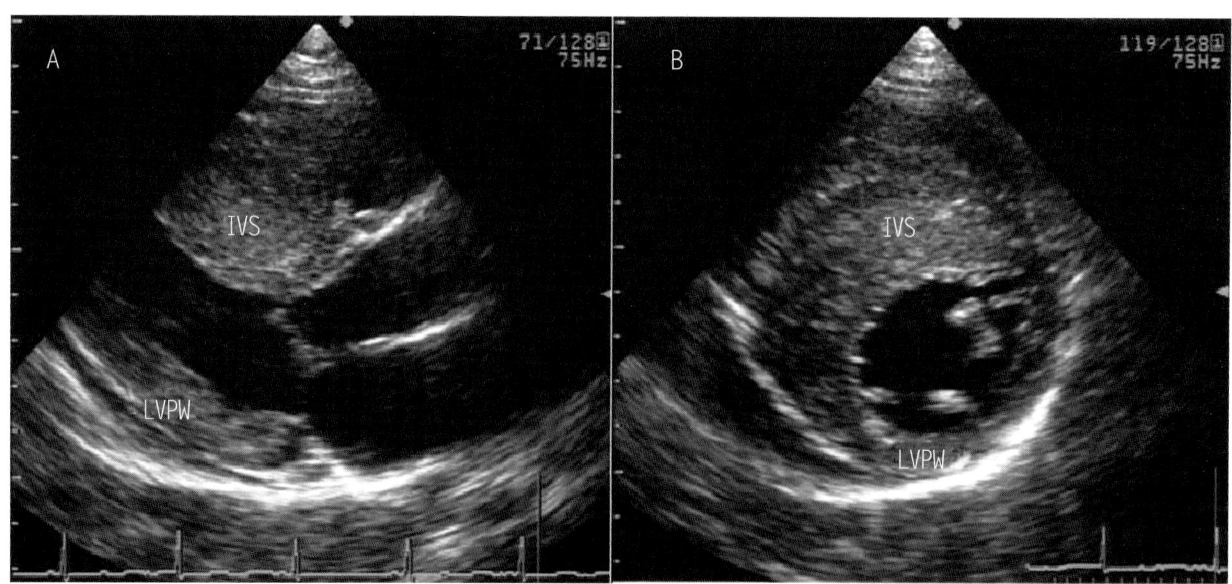

图 10-10　肥厚型心肌病图例示室间隔非对称性肥厚

A 为胸骨旁左心室长轴；B 为胸骨旁左心室短轴切面，显示左心室室间隔显著肥厚。

2. 二尖瓣收缩期前向运动（systolic anterior motion，SAM） SAM 常发生于 LVOT 存在梗阻时，二尖瓣前叶在收缩期前向运动进入 LVOT，二尖瓣前叶可触及室间隔。SAM 确切发生机制尚不十分明了，可能与 Venturi 效应有关。LVOT 狭窄时左心室腔内压力显著高于 LVOT，左心室收缩时高速血流通过 LVOT，在狭窄下方形成低压腔，吸引二尖瓣瓣叶如飞机获得足够升力起飞一样向前移动，即所谓 Venturi 效应。胸骨旁左心室长轴切面逐帧观察，或在二维引导下应用 M 型取样线探测二尖瓣前叶和 LVOT，可观察到 SAM（图 10-11）。静息状态有临床意义的 LVOT 压差通常≥ 30mmHg，此时通常可观察到 SAM 的存在；静息时无梗阻证据的患者，可行激发试验多普勒测定 LVOT 压差。临床上增加左心室收缩力的因素（如应用洋地黄）可加重梗阻，减弱收缩力的因素可减轻梗阻。增加前负荷，左心室腔相应增大，梗阻减轻；减少前负荷的因素（如 Valsalva 动作或吸入亚硝酸异戊酯），左心室腔相应缩小可加重梗阻。

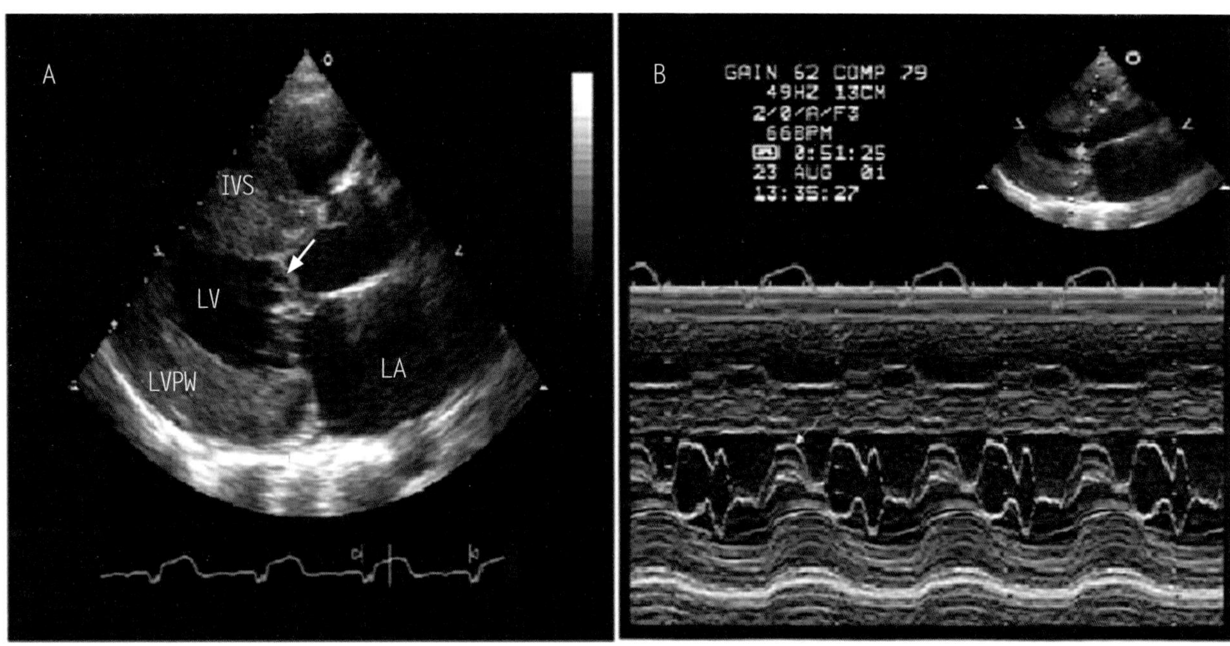

图 10-11 肥厚型心肌病二尖瓣前叶收缩期前向运动

A 为收缩期胸骨旁左心室长轴切面；B 为二维切面引导下二尖瓣 M 型曲线，二尖瓣前叶收缩期前向运动如图箭头所示。

3. 左心室流出道梗阻 HOCM 压差的特征具有易变性，同一患者 LVOT 压差可以在正常范围，也可以显著增高。HOCM 在收缩早期主动脉瓣正常开放时左心室可正常射血，梗阻通常发生于收缩中晚期。一般认为 HOCM 在静息状态下 LVOT 压差≥ 30mmHg，如果 LVOT 压差≤ 30mmHg 则考虑 HNCM，当然梗阻不是一成不变的，可能随负荷状态和左心室收缩功能的改变而改变。通过 LVOT 血流频谱可以直接定量测定梗阻程度，存在 SAM 的肥厚型心肌病，彩色多普勒血流成像在胸骨旁或心尖左心室长轴切面可见 LVOT 明显湍流，其解剖学梗阻部位不难确定。应用连续多普勒取样容积位于二尖瓣近室间隔侧湍流束狭窄起始处，LVOT 存在梗阻时，LVOT 血流频谱显示血流峰值后移，呈“匕首状”特征性频谱（图 10-12），即收缩中晚期血流流速到达峰值，这点与主动脉瓣狭窄固定性梗阻所致的峰值压差出现在血流量最大的收缩早期明显不同。LVOT 梗阻的位置还可能位于室间隔中段水平，有时也需要注意不要将二尖瓣反流频谱误认为左心室流出道梗阻血流频谱。HOCM 的 LVOT 梗阻出现自收缩中晚期，左心室流出道排血量暂时性减少可导致主动脉瓣部分关闭，通常收缩末期射血造成主动脉瓣的二次开放，因此应用 M 型超声心动图可记录到收缩中期主动脉瓣切迹（图 10-13）。HOCM 患者如果出现严重充血性心力衰竭，内科药物治疗疗效不佳，可以考虑行室间隔基底部部分切除术或者选择供应室间隔基底部的间隔支血管内注射无水乙醇的室间隔消融术，术中应用经食管超声心动图有助于评价手术疗效。

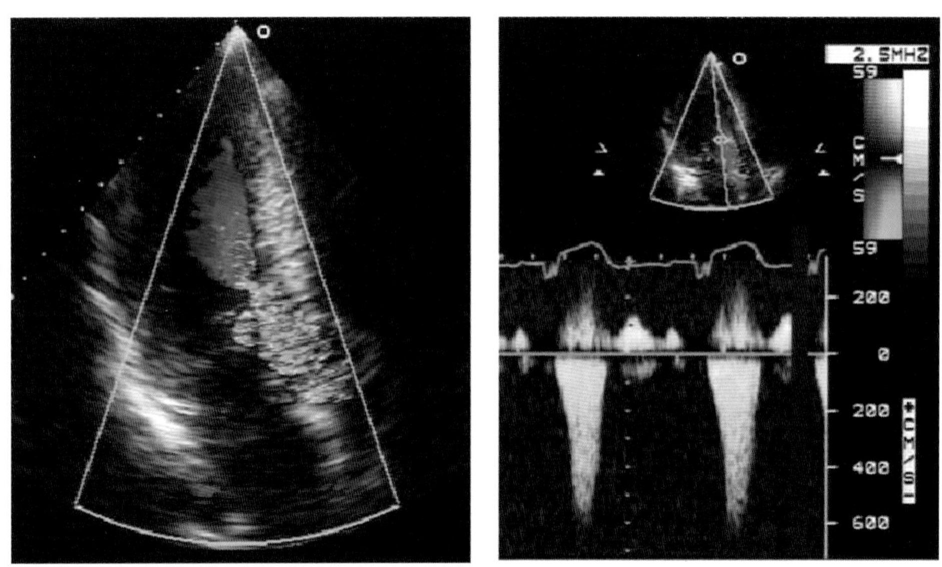

图 10-12　左心室流出道（LVOT）梗阻彩色血流和血流频谱

左图示彩色多普勒显像 LVOT 加速血流，右图为连续多普勒测定的同一患者的 LVOT 血流频谱，血流流速达 6m/s。

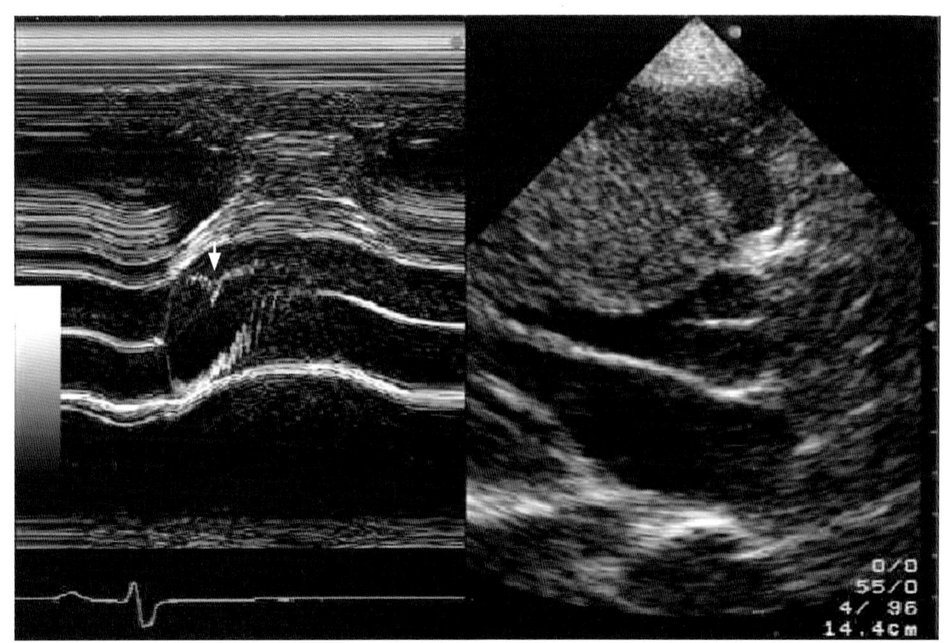

图 10-13　主动脉瓣 M 型曲线显示主动脉瓣收缩中期关闭（箭头所指）

4. 二尖瓣反流 肥厚型心肌病患者常见二尖瓣反流，梗阻型肥厚型心肌病患者二尖瓣反流发生率近乎 100%，其原因是二尖瓣收缩期的前向运动牵拉瓣叶导致瓣叶对合不良，反流程度自轻度到重度不等。反流束通常起自瓣口中心，但进入左心房后常呈偏心状。二尖瓣反流通常出现于二尖瓣前向运动幅度最大的收缩中晚期，而不是全收缩期；与左心室流出道梗阻相对应，二尖瓣反流峰值速度出现于收缩晚期，这点与器质性二尖瓣反流二尖瓣峰值速度出现于收缩早期不同。峰值速度出现于收缩晚期的二尖瓣反流偶尔可误认为左心室流出道梗阻血流频谱，左心室流出道梗阻出现一般略早于二尖瓣反流的出现，其时间顺序为：射血→梗阻→反流（图 10-14）。如果 HCM 患者合并二尖瓣结构异常，二尖瓣反流频谱起始时间可明显早于左心室流出道梗阻血流频谱起始时间，而且血流频谱呈对称性分布；通常二尖瓣反流峰值速度远远大于左心室流出道梗阻的血流峰值速度，如果肥厚型心肌病患者检测出收缩晚期血流频谱峰值速度大于 6m/s 时，应考虑二尖瓣反流的可能。二尖瓣反流峰值速度也可用来测定左心室流出道梗阻程度（图 10-15）。

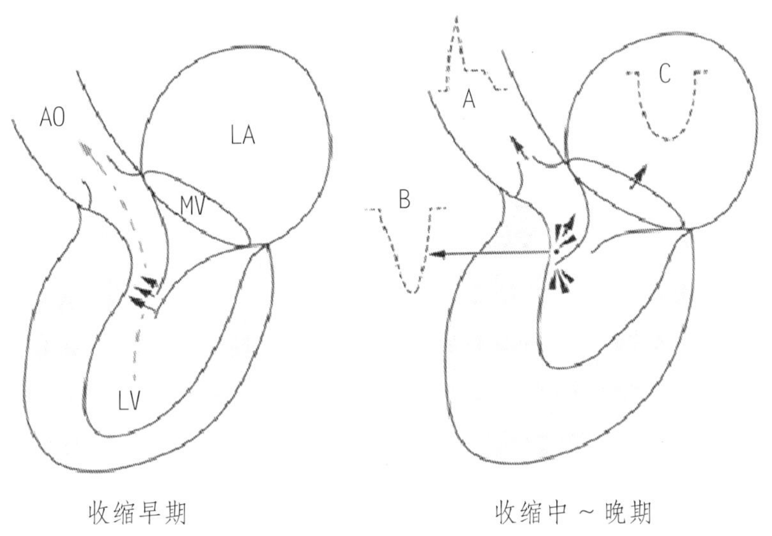

图 10-14 梗阻型肥厚型心肌病的心腔内血流发生机制

收缩早期左心室射血，肥厚的左心室壁收缩造成收缩中 ~ 晚期左心室流出道的动力性梗阻，增高的左心室腔内压驱血进入主动脉和部分血流进入低压的左心房；图示 A 为主动脉前向血流；B 为左心室流出道梗阻血流；C 为二尖瓣反流血流频谱。MV：二尖瓣，LA：左心房，AO：主动脉。

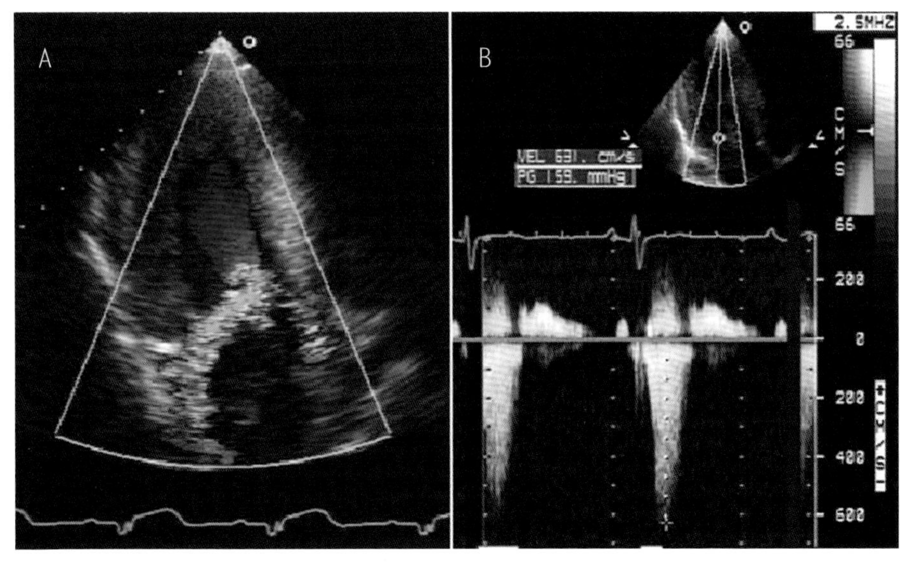

图 10-15 肥厚型心肌病患者的二尖瓣反流

A 为彩色血流显像，显示收缩期左心室流出道梗阻以及二尖瓣反流血流。B 为连续多普勒频谱，反流最大流速为 6.3m/s。

MR 反流峰速为 6.3m/s，血压为 120/70mmHg，估测左心房压（LA 压）为 20mmHg，

LV — LA 压差 = 4×6.3^2 = 159mmHg

LV 收缩压= 159+20 = 179mmHg

LVOT 压差= 179 — 120 = 59mmHg

5. 左心室舒张功能 HCM 患者可出现心功能不全，这可能与左心室心肌弛缓延迟、左心室僵硬度增加以及左心房压增加有关。HCM 最常见的左心室舒张异常表现为左心室心肌弛缓显著受损，主动脉瓣关闭后左心室压下降缓慢，舒张早期左心室充盈减少，左心室舒张末期压和左心房压均增高。因此，等容舒张间期（IRT）延长，二尖瓣血流 E 峰减低，E 峰减速时间延长，而 A 峰增高（图 10-16）。如果存在心房纤颤，左心房收缩功能丧失，易导致心排血量减少和肺静脉瘀血而出现心功能不全。

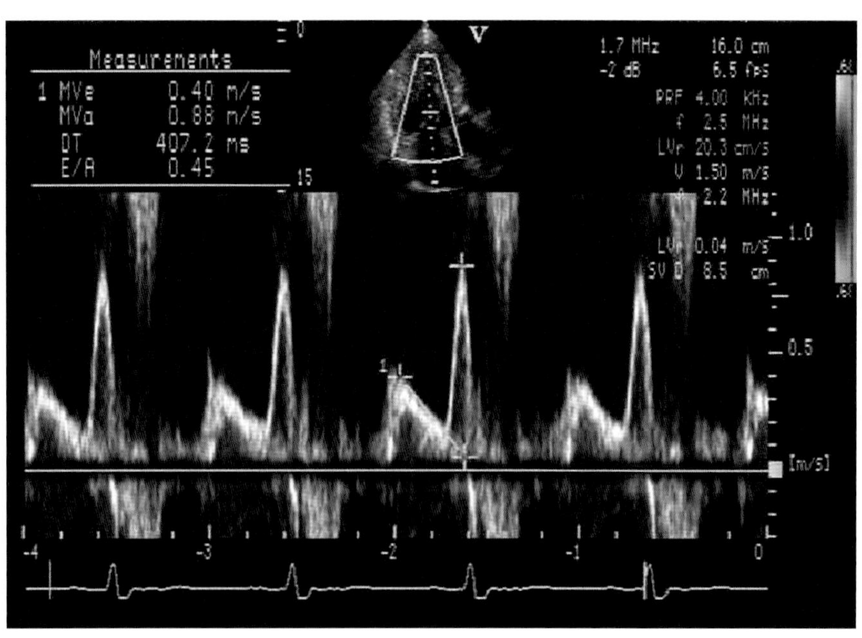

图 10-16 肥厚型心肌病患者典型的二尖瓣血流频谱

二尖瓣血流 E 峰为 0.40m/s，A 峰为 0.88 m/s，DT 为 407ms。

6. 肥厚型心肌病的临床诊断 虽然超声心动图是诊断和评价肥厚型心肌病的常用的检查方法，但应该认识到超声心动图存在一定的局限性，如超声心动图操作者依赖性比较大，受声窗的影响有时会低估左心室肥厚的程度。新定义认为只要 DNA 分析证实存在肥厚型心肌病的基因突变，不论左心室增厚程度如何均可诊断本病，因此肥厚型心肌病的超声表现跨度很大，试图从超声心动图方面来诊断或鉴别肥厚型心肌病是徒劳无功的。弥漫型体血管角质瘤（又称 Fabry 病）也可出现类似肥厚型心肌病的超声表现；Fabry 病为先天性糖鞘磷脂代谢异常，常见的心脏受累主要表现为传导阻滞、左心室肥厚等，病理学特征是细胞内糖鞘脂沉积，可出现特征性的糖鞘脂在心内膜心肌隔室化的左心室心内膜呈双层亮斑的超声心动图表现。肥厚型心肌病的临床诊断标准如表 10-4。临床上有几种情况与肥厚型心肌病相似。第一种即长期高血压造成的左心室肥厚（图 10-17），老年高血压患者胸骨旁长轴切面室间隔显著增厚突向左心室流出道，室间隔呈“S”形与升主动脉成一直角（图 10-18）；第二种情况见于心脏外科手术后患者存在低血容量又合并应用缩血管药物时，床边超声检查可发现左心室腔缩小、室壁增厚、室壁运动增强并伴有左心室流出道动力性梗阻，此时停用或减少缩血管药物，上述状况就可以缓解。

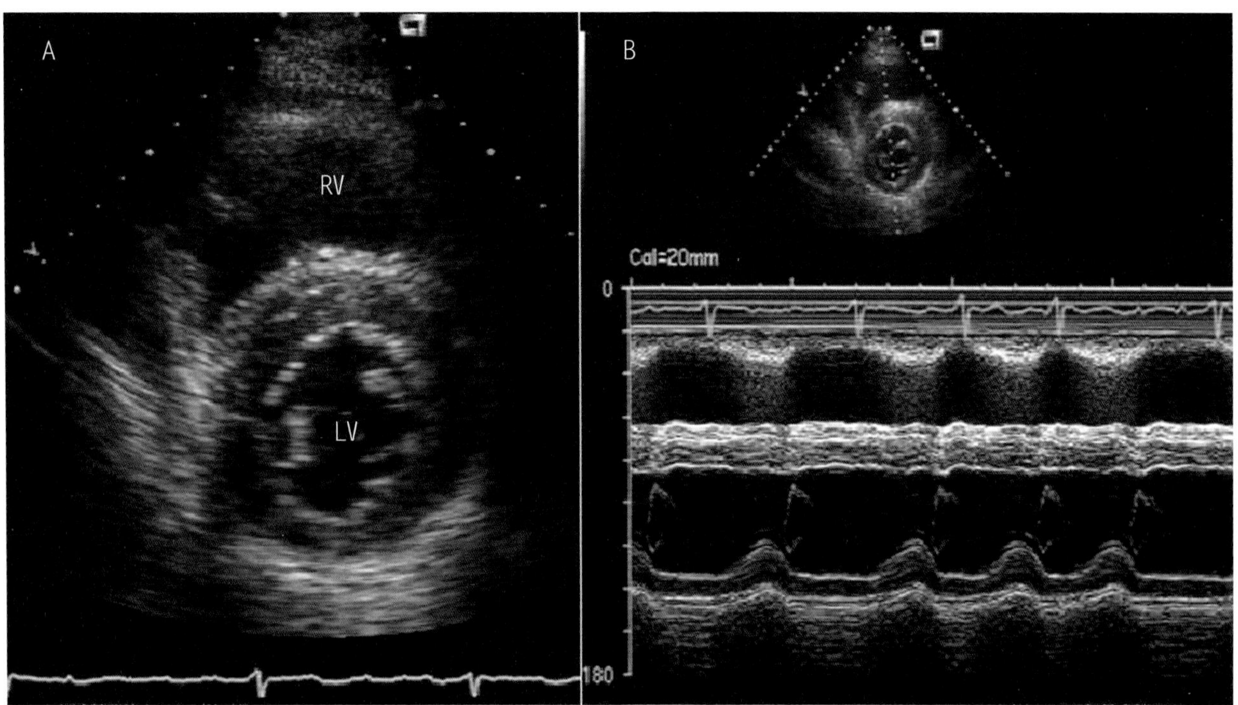

图 10-17　高血压心脏病患者的超声心动图

A 为胸骨旁左心室短轴，显示左心室壁对称性肥厚；B 为左心室 M 型曲线，该患者测定的左心室室间隔厚度为 15mm，左心室后壁厚度为 12mm。

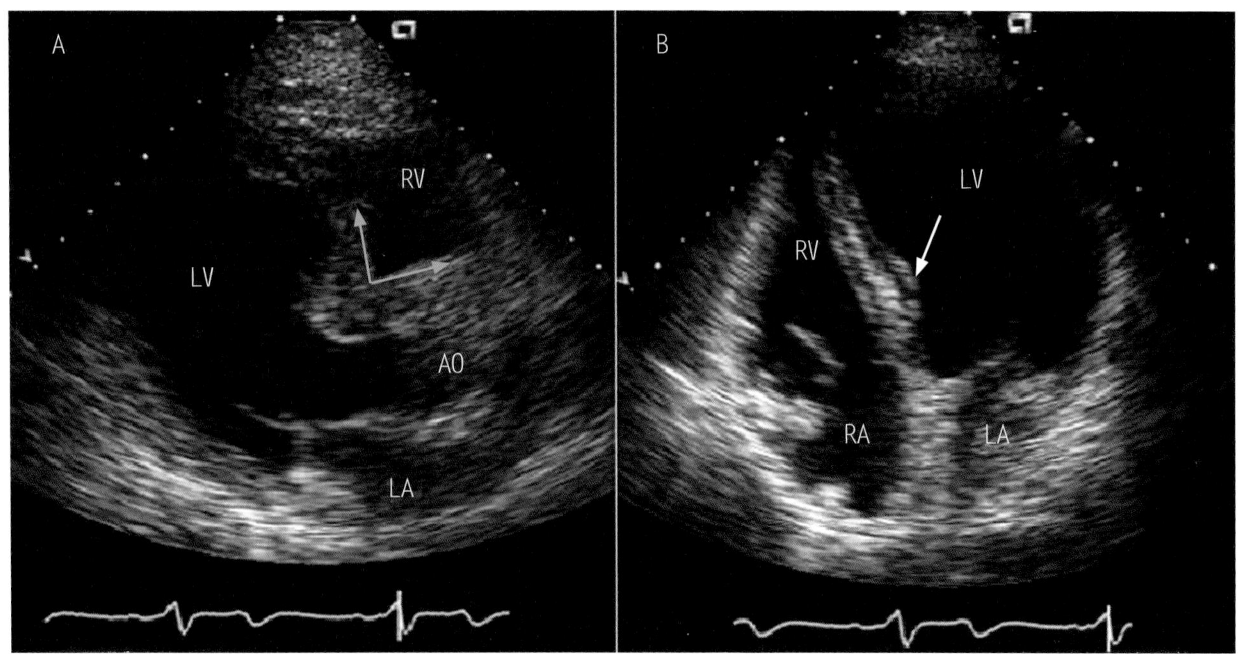

图 10-18　S 字形室间隔的超声心动图

患者，男性，71 岁。A 为胸骨左缘左心室长轴切面见室间隔基底段增厚突向左心室流出道，室间隔与升主动脉成一直角；B 为心尖四腔心切面，箭头所指为增厚的室间隔基底段。由于室间隔与升主动脉成一直角 M 型测定左心室内径有一定困难，宜应用二维超声分别测量室间隔基底段和中段厚度。

表 10-4　肥厚型心肌病的临床诊断标准

主要诊断标准
（1）左心室和（或）室间隔厚度≥ 15mm，或室间隔与后壁厚度之比≥ 1.3。
（2）组织多普勒、MRI 等发现心尖、近心尖室间隔肥厚，心肌致密或间质排列紊乱。
次要诊断标准
（1）35 岁以内患者 12 导联心电图 I、aVL、$V_{4\sim6}$ 导联 ST 段下移，深对称性倒置 T 波。
（2）超声心动图测定室间隔左心室壁厚度 11~14mm。
（3）基因筛查发现已知基因突变，或新的与 HCM 关联的突变位点。
排除标准
（1）系统疾病，高血压，风湿性心脏病，先天性心脏病以及代谢性疾病伴发心肌肥厚。
（2）运动员心脏肥厚。
符合以下任何一项者
（1）1 项主要标准 + 次要标准。
（2）1 项主要标准 + 阳性基因突变。
（3）1 项主要标准 + 二维超声心动图测定室间隔室壁厚度 11~14mm。
（4）二维超声心动图测定室间隔室壁厚度 11~14mm + 基因突变。
（5）心电图改变 + 基因突变。

四、特殊类型的肥厚型心肌病

1. 扩张 - 肥厚型心肌病（dilated-hypertrophic cardiomyopathy，D-HCM） HCM 通常左心室明显增厚，左心室腔无扩大。但有部分 HCM 病程中左心室肥厚减轻，左心室腔扩大，左心室收缩功能减退而类似 DCM 的表现，这一 HCM 的特殊类型称为扩张 - 肥厚型心肌病（D-HCM）。有学者观察 HCM 的自然病程，推测有 2%~16% 的 HCM 向扩张型移行。D-HCM 的超声心动图（图 10-19）典型表现有：左心室轻度扩张（平均 LVED 60mm），LVEF 减退（平均约 30%），左心室壁轻度肥厚，平均厚度为 13.9mm，左心室后壁较室间隔薄。

2. 心尖肥厚型心肌病 心尖肥厚型心肌病（apical hypertrophic cardiomyopathy）是肥厚型心肌病的一种特殊类型，心肌肥厚部位主要位于乳头肌水平以下心尖部。胸骨旁左心室长轴切面室间隔和左心室后壁的室壁厚度（基底段和中段）可在正常范围（图 10-20）。心尖切面由于超声声束与室壁平行，可能低估心尖部室壁厚度，因此宜常规检测左心室短轴心尖切面，特别是心电图胸前导联存在巨大倒置 T 波者（giant negative T wave，图 10-21）；或者应用彩色多普勒显像观察心尖切面心尖部有无血流信号存在，以排除心尖肥厚型心肌病可能。

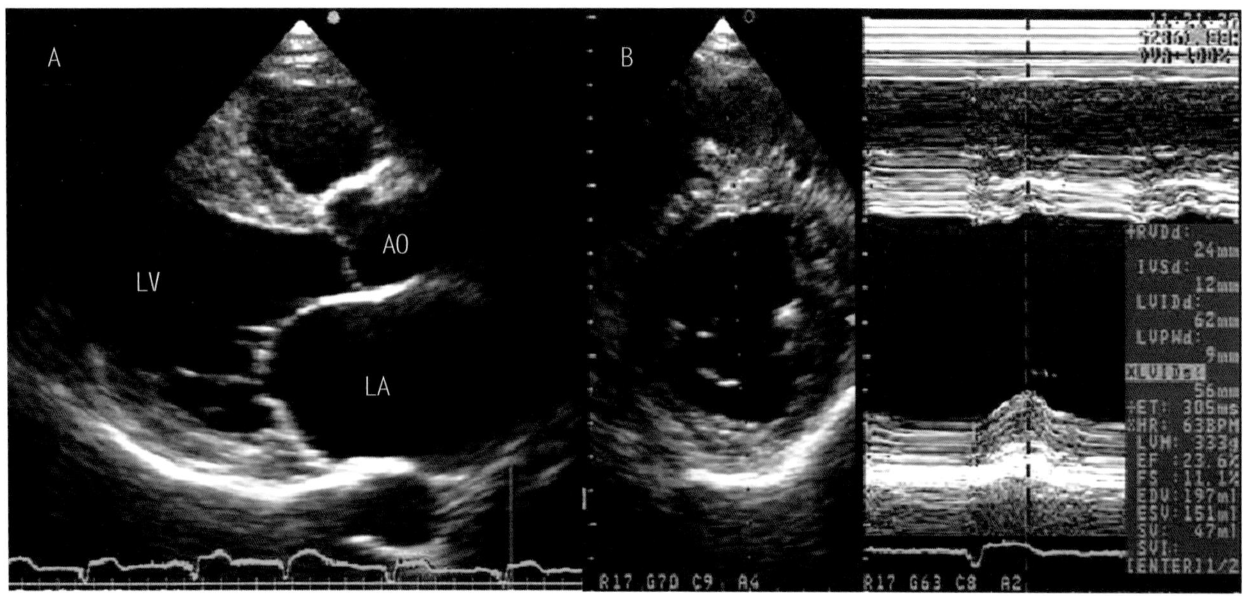

图 10-19　扩张 - 肥厚型心肌病的超声心动图

A 为胸骨旁左心室长轴，B 为腱索水平左心室短轴切面引导下 M 型曲线，该患者 M 型侧值为：左心室舒张末期内径 62mm，左心室收缩末期内径 56mm，左心室室间隔厚度 12mm，左心室后壁厚度 9mm；左心室短轴缩短率（FS）11%，左心室射血分数（EF）23.6%。

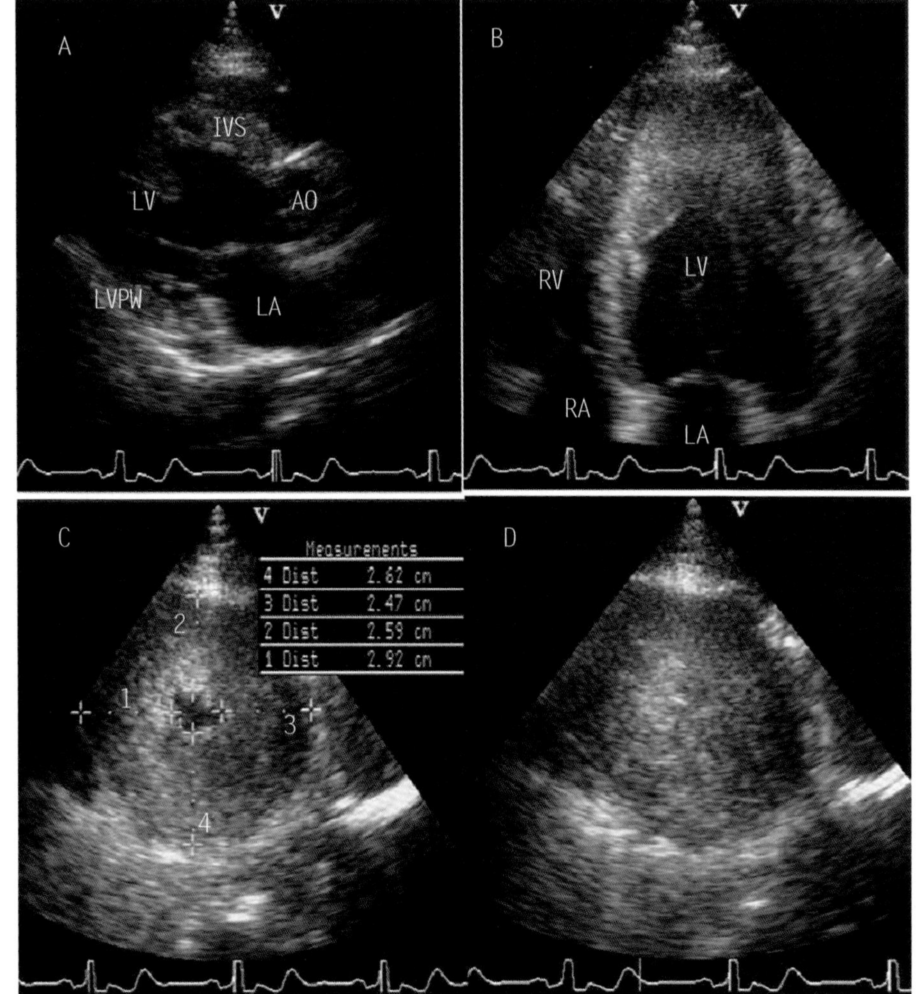

图 10-20　心尖肥厚型心肌病超声心动图

A 为胸骨旁左心室长轴切面，该切面左心室室间隔和左心室后壁基底段尚无显著增厚；B 为心尖四腔心切面，该切面显示左心室中段及心尖部显著增厚，心尖部闭塞，似“黑桃”形。C、D 均为左心室短轴心尖水平切面，C 为舒张末期，心尖部显著肥厚，心尖部前壁、侧壁、下壁和间隔段厚度测值如图；D 为收缩末期，可见收缩末期心尖室腔闭塞。

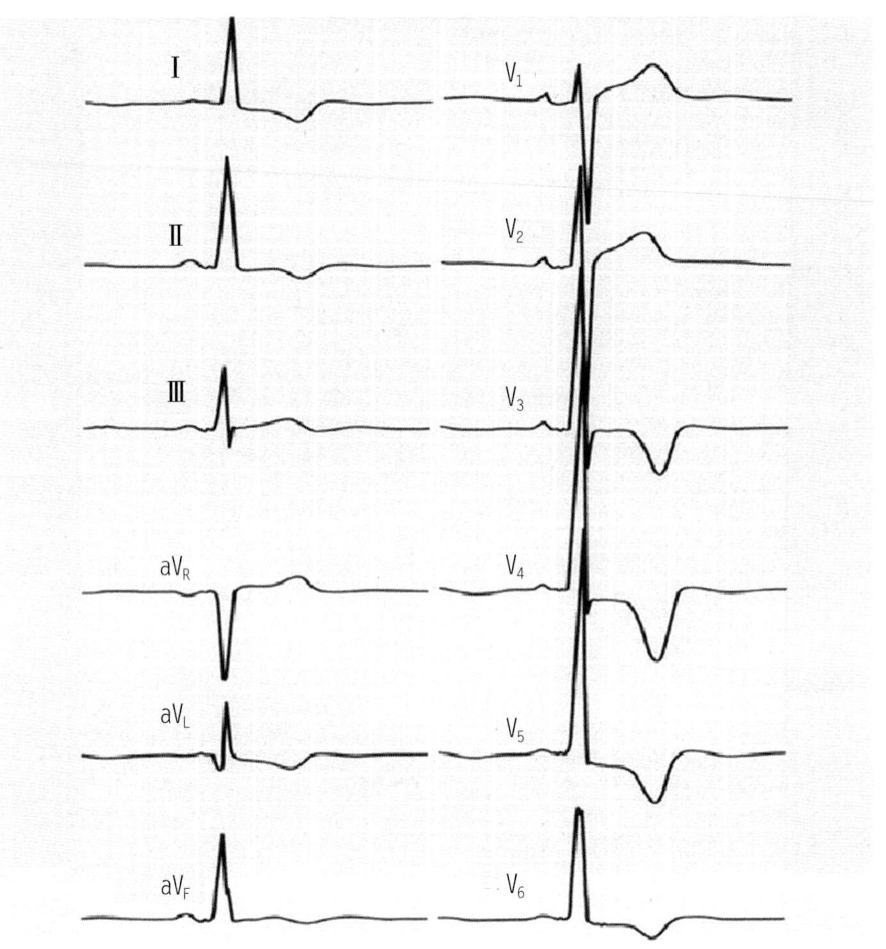

图 10-21　心尖肥厚型心肌病患者典型的 ECG
心尖肥厚型心肌病患者 ECG 胸前导联出现巨大倒置 T 波。

3. 左心室中部梗阻　梗阻型肥厚型心肌病的梗阻通常位于左心室流出道，但也有少部分 HOCM 的梗阻位于左心室中部，称为左心室中部梗阻（mid-ventricular obstruction，MVO）。MVO 指左心室中部（乳头肌水平）左心室壁肥厚，将左心室腔分为心尖侧和心底侧两腔，两腔之间存在压差。与心尖肥厚型心肌病相比，MVO 患者的左心室狭窄出现在左心室中部（图 10-22）。MVO 患者 ECG 也可出现

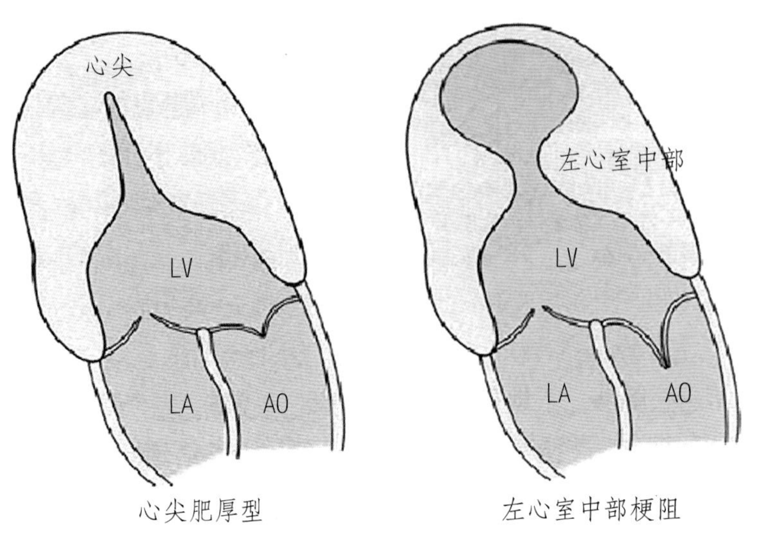

图 10-22　心尖肥厚型心肌病和左心室中部梗阻示意图
左图为心尖肥厚型心肌病，心尖部显著肥厚，狭窄部位位于心尖部；右图为左心室中部梗阻，左心室中部心肌肥厚，狭窄部位位于左心室中部。

巨大倒置 T 波，推测心尖肥厚型心肌病病程中有可能向 MVO 移行倾向。既往 MVO 的诊断需要根据左心室造影以及心导管测定左心室压；随着对本病认识增加和超声的细致观察，超声心动图诊断 MVO 已确实可行。超声心动图检查所见有：左心室乳头肌水平心肌肥厚，通常心底侧室壁运动正常或运动增强，而心尖侧室壁可运动减弱或无运动。彩色血流显像可观察到左心室中部收缩期朝向左心室流出道侧的血流会聚现象（图 10-23）；由于心尖切面超声声束与室间隔平行，二维超声可能低估或忽略左心室中部厚度，彩色血流显像观察位于左心室中部的细窄血流束有助于了解 MVO 的存在（图 10-24）。根据左心室中部闭塞程度脉冲多普勒可出现特异性血流频谱，发生机制考虑为舒张期心底侧室腔快速下降，而心尖侧室腔由于舒张异常和潴留的血流仍维持高压，心尖侧血流流向低压的心底侧室腔；收缩期血流则从高压的心底侧室腔流入心尖侧室腔。

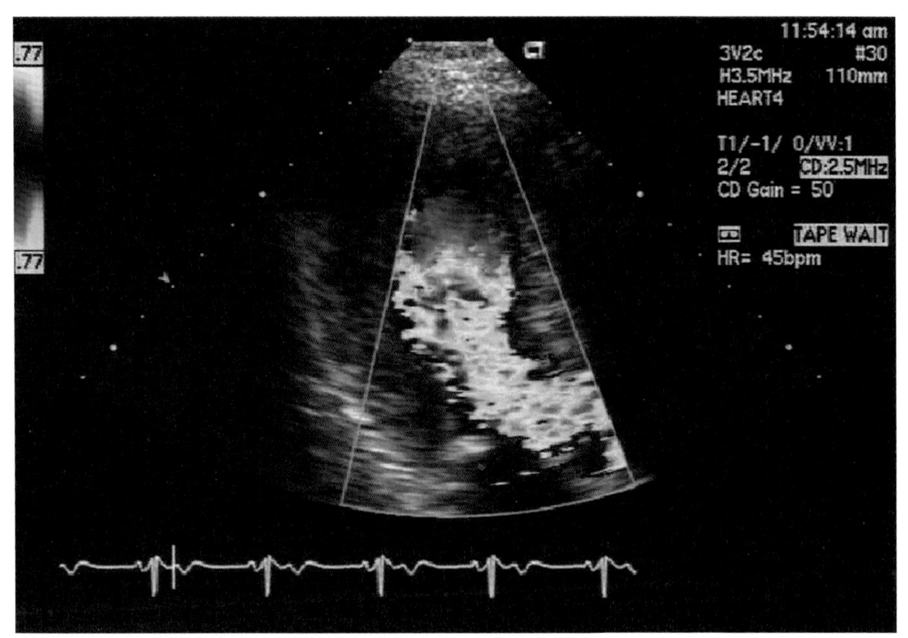

图 10-23　左心室中部梗阻的彩色多普勒显像

该图彩色多普勒显像显示收缩期位于左心室中部的血流会聚现象，提示左心室中部存在血流梗阻。虽然肥厚型心肌病可出现左心室中部梗阻，有时高血压性心脏病也可出现左心室中部梗阻。

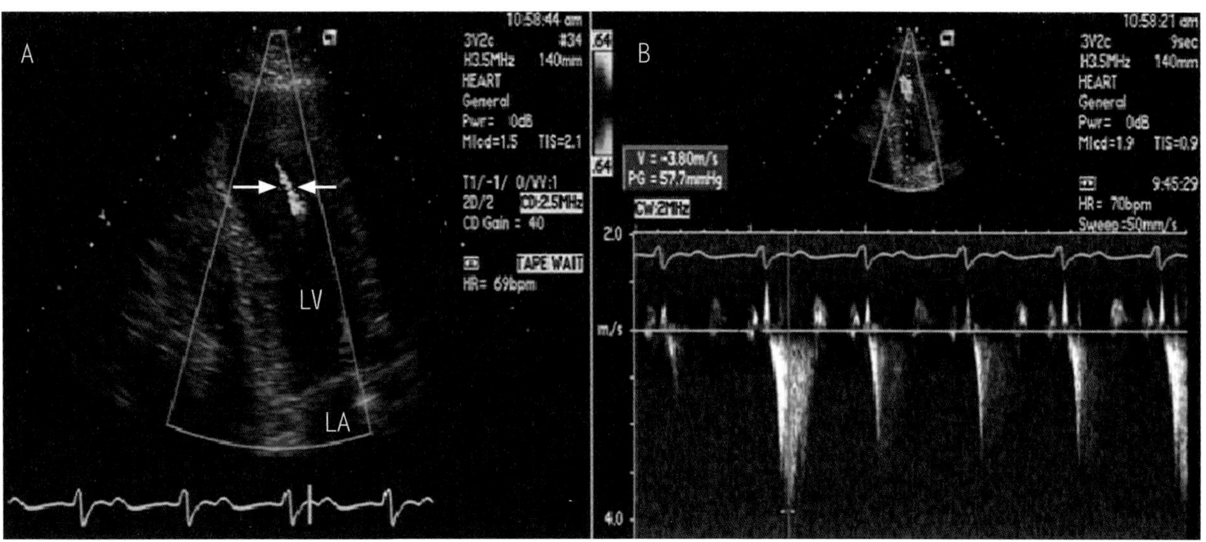

图 10-24　左心室中部梗阻的超声心动图

A 为心尖左心室长轴切面，彩色血流显像可见收缩期左心室中部细窄的血流束（双箭头所指）；B 为连续多普勒血流频谱，该图例测定左心室中部狭窄处最大血流为 3.8m/s。

第三节　限制型心肌病

一、概述

限制型心肌病（restrictive cardiomyopathy，RCM）较其他心肌病少见，约占心肌病总数的 5%。经典原发性 RCM 的定义为因心肌僵硬度增加导致限制性心室充盈障碍的一组异质性疾病，形态学上以左心室壁正常、左心室容积正常或减小、双心房扩大为特征；左心室收缩功能通常正常，而左心室舒张功能异常（异常左心充盈）。散发及家族性病例均有报道，研究表明原发性 RCM 可能与肌钙蛋白基因突变有关。

二、病因和病理生理

病因学上限制型心肌病分类如表 10-5，分为心肌疾病和心内膜疾病两大类：心肌疾病包括非浸润性疾病、浸润性疾病和贮积性疾病；心内膜疾病包括闭塞性心肌病和非闭塞性心肌病，闭塞性心肌病指心内膜的心肌纤维化，非闭塞性指类癌、转移癌和医源性所致的心内膜疾病。

病理生理学上限制型心肌病心室僵硬，心室顺应性下降，舒张功能减退，心室舒张末期压增高，心室充盈受限和心房压升高，导致心排血量无法随运动增加，出现充血性心力衰竭。早期收缩功能基本正常，随着疾病进展，晚期心室舒张和收缩功能均发生障碍。

表 10-5　限制型心肌病的分类

心肌疾病			心内膜疾病	
非浸润性疾病	浸润性疾病	贮积性疾病	闭塞性心肌病	非闭塞性心肌病
特发性	心肌淀粉样变	血色素沉淀病	心内膜心肌纤维化	类癌心脏综合征
家族性	结节病	Fabry 病	心内膜弹性纤维化	恶性浸润
	高雪氏病	糖原贮积症	嗜酸粒细胞增多症	医源性（放射、药物）

三、超声心动图诊断要点

超声心动图检查应系统化和细致化，包括测量心房和心室腔径大小和室壁厚度，评价瓣膜反流程度和测定肺动脉压，评价左心室收缩和舒张功能。RCM 疾病早期左心室收缩功能保持完好，左心室大小正常，射血分数也正常；但 RCM 存在左心室僵硬左心室顺应性下降而表现为左心室舒张压升高，继而引起左心房压升高和心房增大。随着左心房压升高，舒张期二尖瓣跨瓣压差也升高，可出现二尖瓣 E 峰升高和 E 峰减速时间缩短等血流动力学特征。

RCM 二维超声心动图可能的异常发现（如图 10-25，图 10-26，图 10-27）有：

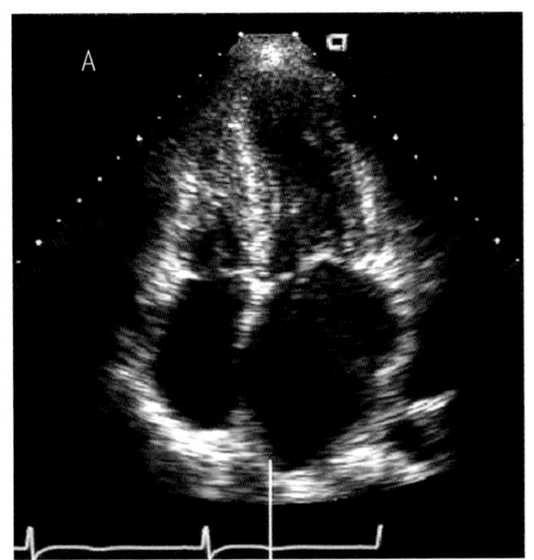

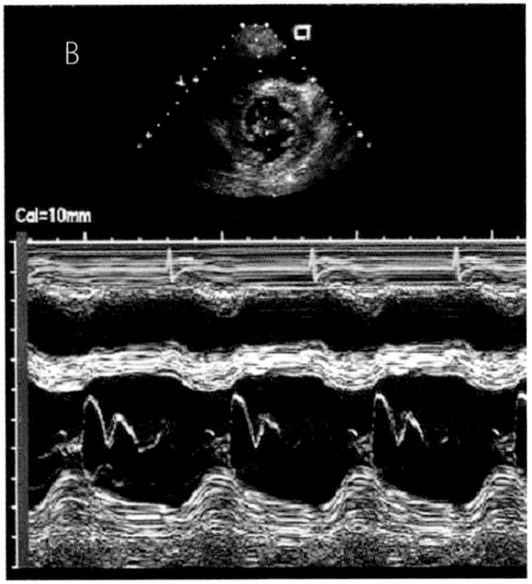

图 10-25　RCM 的超声心动图

患者，女性，16 岁。左心室腔无扩大，左心室壁无显著肥厚，左心室收缩功能正常，左心房扩大。心导管检查资料显示 LVEDP 32mmHg，PCW 23mmHg，LVEF 68%。

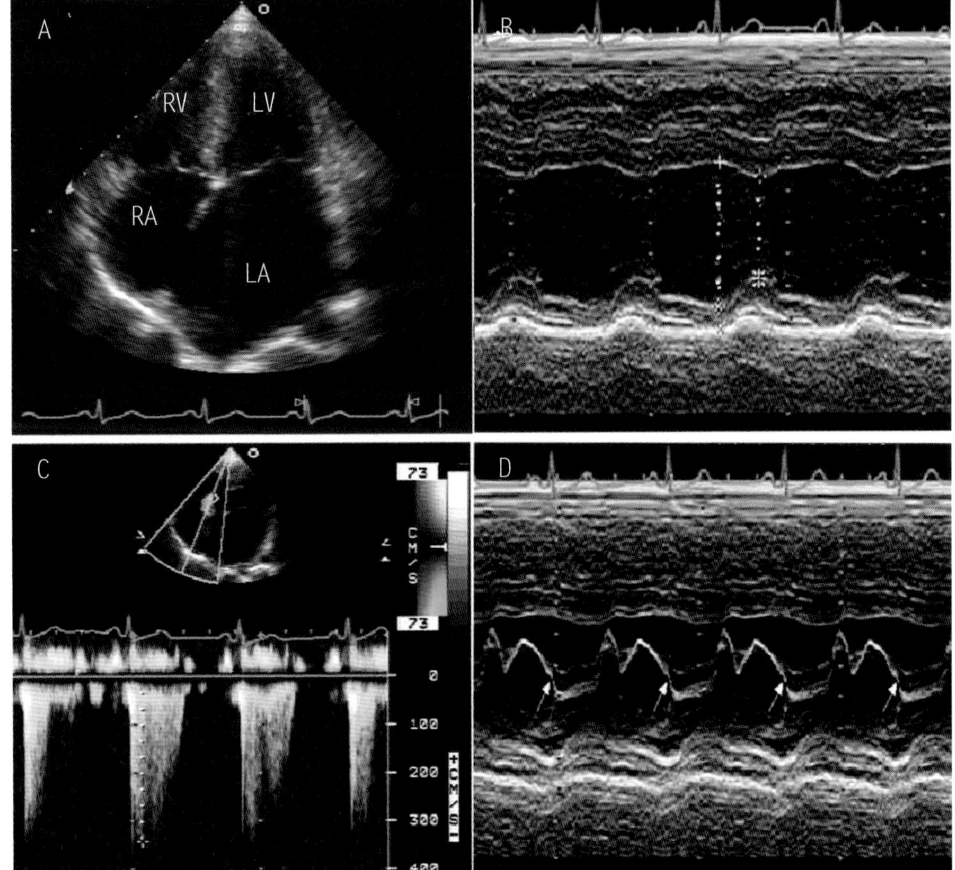

图 10-26　RCM 的超声心动图

患儿，男性，13 岁。A 心尖四腔示双心房增大；B 为左心室 M 型曲线，LVED 45mm，LVES 32mm，FS 29%；C 为三尖瓣反流频谱，反流峰速 3.5m/s；D 为二尖瓣 M 型曲线，二尖瓣曲线 A−C 时间延长，A 点和 C 点之间出现顿挫称为 B−B' step （箭头所示）。A−C 时间延长和 B−B' step 提示左心室舒张末期压升高。B−B' step 出现于心电图 R 波直前，原因为显著增高的左心室舒张末期压导致二尖瓣的早期关闭（即 A 点的早期出现），左心房收缩时血流进入左心室二尖瓣保持半关闭状态（B−B' step 形成），一直延续至左心室收缩时出现 C 点。

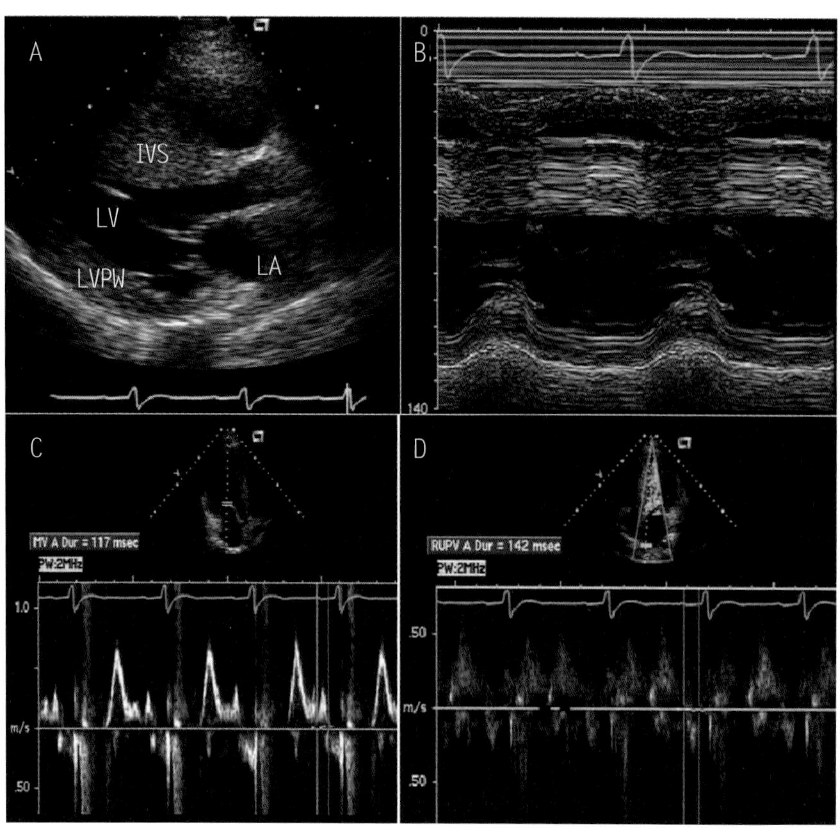

图 10-27　类似 HCM 的 RCM 的超声心动图

患者，女性，16 岁。A 为胸骨左缘左心室长轴，室间隔（IVS）显著增厚；B 为 M 型超声心动图，左心室室间隔 23mm，左心室后壁（LVPW）9mm，左心室舒张末期内径 47mm，左心室收缩末期内径 29mm，FS 38%；C 为二尖瓣流入血流频谱，二尖瓣 E 显著大于 A，E 峰减速时间为 125ms，A 峰持续时间为 117ms；D 为该患者的肺静脉血流频谱，肺静脉逆向 A 峰的持续时间为 142ms。该患者肺静脉逆向 A 峰的持续时间大于二尖瓣 A 峰持续时间。

（1）左心室腔无扩大（除外左心室容量负荷过重）。

（2）左心室室间隔和左心室后壁无显著增厚（除外左心室压力负荷过重）。

（3）左心室收缩功能正常或接近正常。

（4）心包无增厚（除外缩窄性心包炎）。

（5）双心房扩大。

（6）下腔静脉和肝静脉增宽。

RCM 典型的多普勒征象有：

（1）二尖瓣 E 峰升高，E 峰 > 100cm/s；A 峰降低，A 峰 < 50cm/s。E/A 比值≥ 2.0，DT 缩短 < 160ms，IVRT 下降 < 70ms。

（2）肺静脉逆向血流速度和持续时间增加。

（3）组织多普勒室间隔侧二尖瓣瓣环舒张早期速度下降，E' < 7cm/s。

疾病早期 RCM 多普勒超声心动图表现为弛缓延迟型二尖瓣血流频谱，RCM 患者还可见三相二尖瓣以及三尖瓣血流频谱（图 10-28），舒张中期血流显著，提示心肌弛缓显著延长。随着疾病进展，左心房压升高，出现伪正常二尖瓣血流频谱：E/A 比值≥ 2.0，DT 缩短 < 160ms，IVRT 下降 < 70ms；或者限制型二尖瓣血流频谱。这种伪正常或限制型二尖瓣血流频谱可结合肺静脉血流频谱（图 10-29）以及组织多普勒测定二尖瓣室间隔侧瓣环运动速度等加以鉴别。

目前建议的 RCM 诊断标准为：①左心室僵硬（充血性心力衰竭、左心室舒张末期压升高、多普勒 E/A 伪正常化或限制型等）。②左心室收缩功能正常或接近正常。③无显著左心室肥厚或扩张。④基础心脏病不明。超声心动图的发现往往是提示一些心力衰竭患者可疑 RCM 诊断的第一线索。

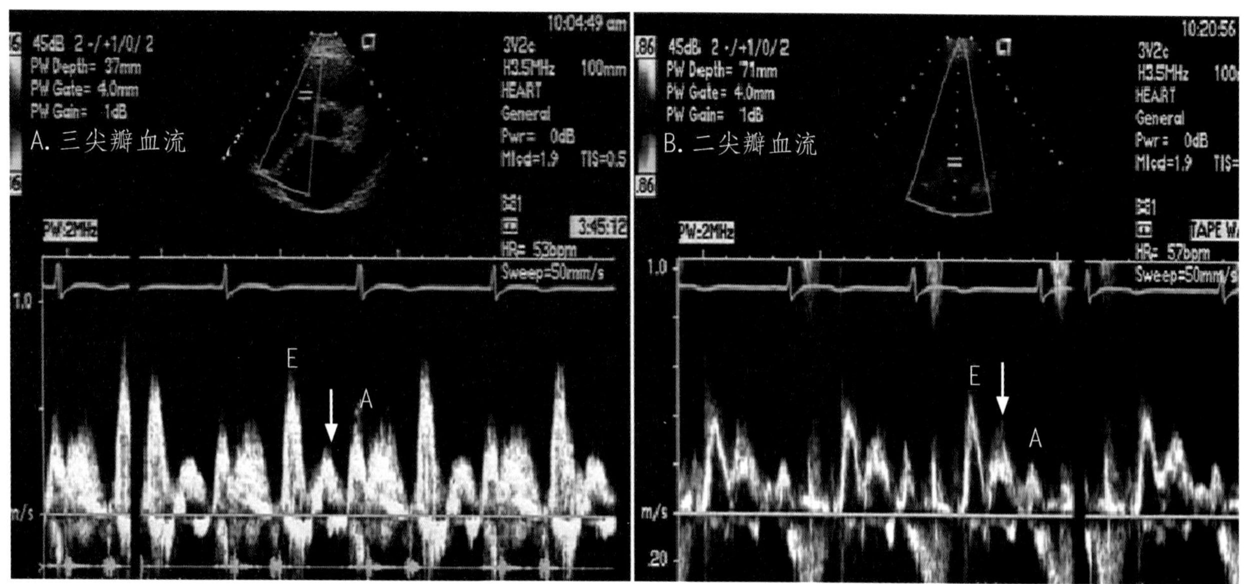

图 10-28　限制型心肌病患者的二尖瓣和三尖瓣血流频谱

患者，女性，16 岁（与图 10-26 为同一患者）。A 为三尖瓣流入血流频谱，B 为二尖瓣流入血流频谱，箭头所示为显著舒张中期血流，也称为“G”波，提示心肌弛缓显著延长，此类频谱也可见于肥厚型心肌病和扩张型心肌病。

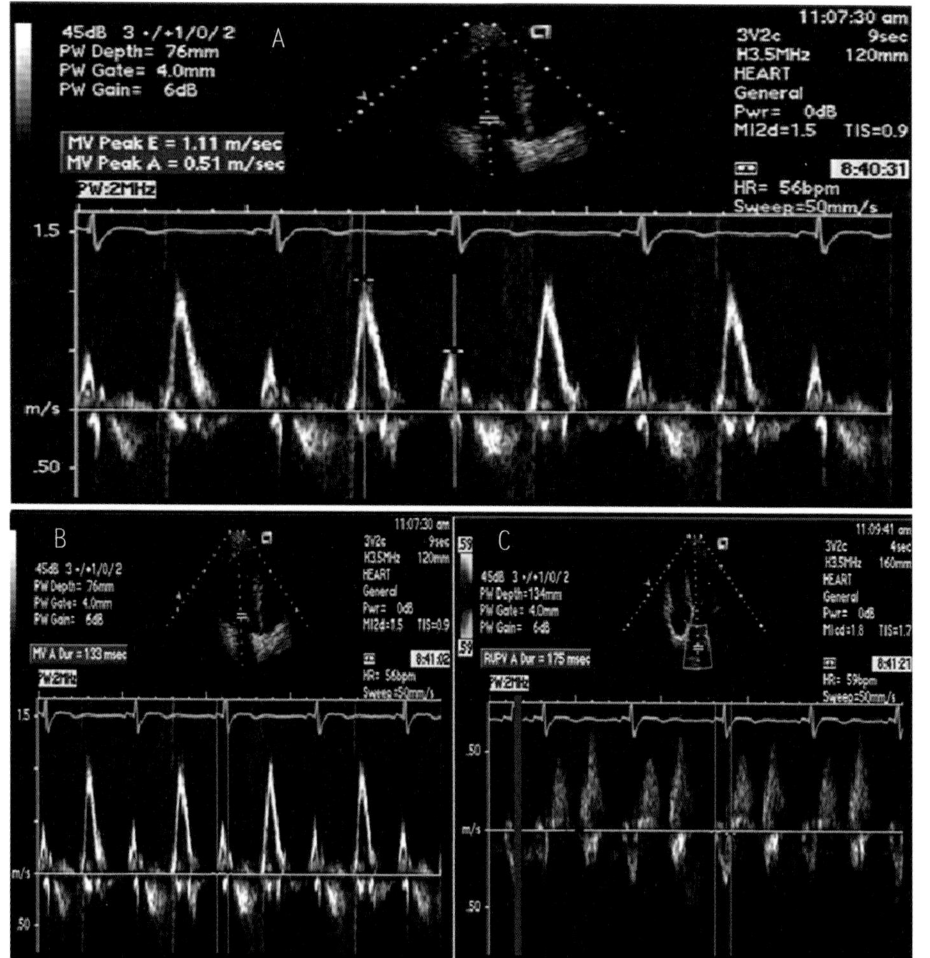

图 10-29　RCM 患者“正常”二尖瓣血流频谱的鉴别

A 显示“正常”二尖瓣血流频谱收缩期，E峰为 1.11m/s，A峰为0.51m/s。B测定二尖瓣血流频谱A峰持续时间为133ms。C为同一患者的肺静脉血流频谱，肺静脉血流舒张晚期逆向峰（PVa）的持续时间为175ms。伪正常频谱左心房收缩时左心室充盈阻力的增加导致低阻力的肺静脉的PVa流速增高和持续时间延长，因此PVa持续时间大于A峰持续时间。

四、心脏淀粉样变性

心脏淀粉样变性（cardiac amyloidosis，CA）是由心脏组织中异常蛋白（淀粉样蛋白）沉积引起的疾病。当淀粉样沉积物代替正常心肌时，心脏心室变得僵硬，这就是典型的限制型心肌病表现，也可以影响心脏传导系统出现心律失常和心脏传导阻滞。心脏淀粉样变性男性比女性更常见，40 岁以下人群很少见。

超声心动图可能发现以下异常情况：①没有高血压病史，左心室壁显著增厚（LVH）（图 10-30，图 10-31），心电图无 LVH 提示和室壁厚度大于 19.8mm 对检测淀粉样变的敏感性为 72%，特异性为 91%。②左心室心肌呈颗粒状或点状亮斑回声（26%）。③正常或稍小的左心室腔。④心房增大（60%）。⑤少量至中等量心包积液。⑥左心室射血分数通常正常，疾病晚期可见降低。⑦舒张功能异常是本病的特征标志，可表现为弛缓延迟、伪正常以及限制型二尖瓣血流频谱。减速时间（DT）是评价心脏淀粉样变预后的一项重要参数，DT 越短，预后越差，DT < 150ms 的患者平均生存期小于 1 年，而 DT > 150ms 的平均生存期为 3 年。

由于心脏淀粉样变性疾病的复杂性和多系统参与，早期识别和治疗对于在不可逆转的损害发生之前阻止疾病进展和提高存活率十分重要。诊断评估包括体格检查、心脏生物标志物检测、超声心动图和心脏磁共振成像等无创检测和必要时的心肌活检等。超声心动图评价和随访虽然有一定价值，但对心脏淀粉样变的诊断既不敏感也不特异。临床上需要高度怀疑心脏淀粉样变的超声心动图表现为：①左心室肥

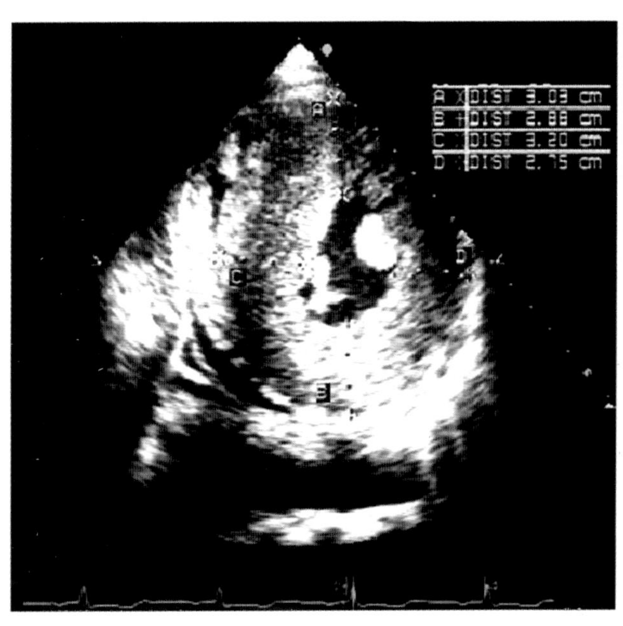

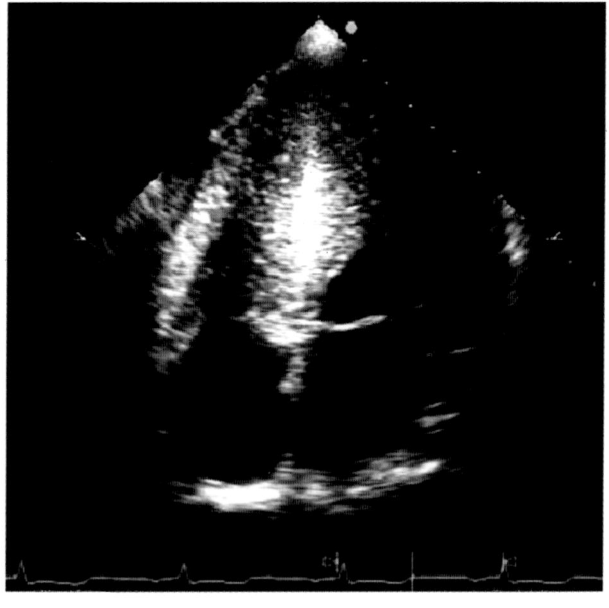

图 10-30　心脏淀粉样变性的超声心动图

患者，男性，69 岁。左图为胸骨旁左心室短轴乳头肌水平，右图为心尖四腔心切面；左心室壁显著肥厚，心肌颗粒状强回声以及乳头肌回声增强；左图二维测定左心室壁厚度为：前壁（A）30mm，后壁（B）28.8mm，下壁（C）32mm，侧壁（D）27.6mm。

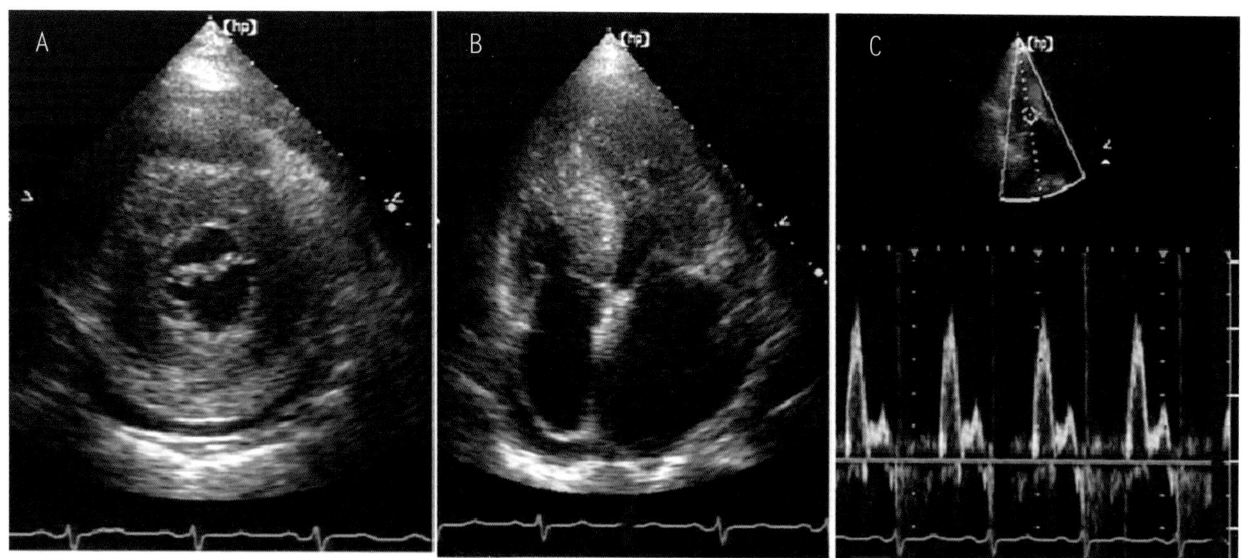

图 10-31 心肌淀粉样变性的超声心动图

患者，男性，58 岁。图 A 为左心室短轴切面，图 B 为心尖四腔心切面，图 C 为二尖瓣血流频谱。显示左心室肥厚，心房增大，少量心包积液。单凭超声表现不能与肥厚型心肌病鉴别，心肌活检证实心肌间质内刚果红（congo red）染色阳性的无结构物沉着（淀粉性变性），心导管检查左心室收缩功能轻度减退，LVEF 45%，左心室舒张末期压为 31mmHg，右心室舒张末期压为 10mmHg，确诊为心肌淀粉样变，图 C 的二尖瓣血流频谱考虑为伪正常型二尖瓣血流频谱。

厚伴有颗粒状心肌强回声，同时心电图只存在左心室低电压。②多瓣膜增厚。③房间隔增厚和回声增强。心肌活检是诊断心脏淀粉样变性的“金标准”，心肌活检对鉴别心脏淀粉样变性和其他浸润性心肌疾病有重要价值。

五、结节病

结节病（sarcoidosis）又称肉瘤样病，是病因不明的累及多器官（如肺部、皮肤、眼睛、心脏等）的非干酪化肉芽肿病变。结节病人群发病率约为 5 /10 万，90% 结节病累及肺，约 20% 患者存在心脏受累。结节病最显著的特征是肺部损害，导致弥漫性肺纤维化（肺心病）、右心衰竭和肺动脉高压。结节病累及心脏较罕见，但超声检查有特异性表现。结节病常累及左心室游离壁、室间隔基底段和中段（合并传导系统异常）和乳头肌（合并二尖瓣反流）。临床表现有心律失常、猝死、心力衰竭、瓣膜病变等。

结节病的典型超声心动图特征为左心室增大伴节段性室壁运动异常，早期室间隔可增厚但常见左心室壁（基底段和中段）菲薄或室壁瘤形成，以及左心室收缩功能减退（图 10-32）。“DCM”患者表现出现节段性室壁运动异常，以及合并房室传导阻滞者，须怀疑本病的存在；超声心动图发现左心室壁菲薄有提示诊断意义，通常结节病心脏病变显著时往往有累及其他器官的表现。组织学活检发现非干酪化类上皮细胞肉芽肿可确诊。应用类固醇皮质激素治疗结节病有一定的疗效。

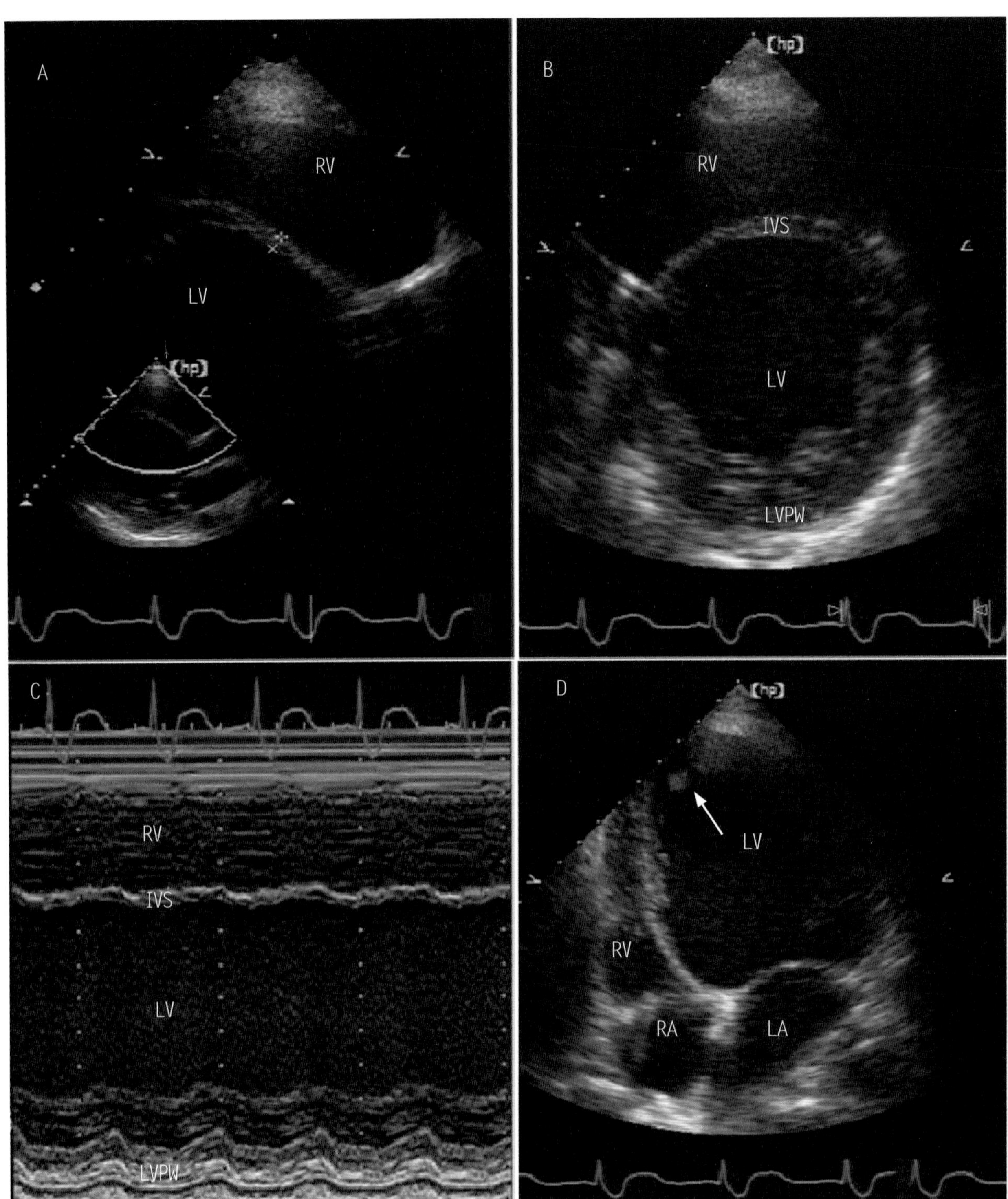

图 10-32　结节病的超声心动图

患者，女性，65 岁。A 为胸骨旁左心室长轴切面，室间隔局部放大，室间隔基底段和中段室壁菲薄（实测 3.5mm）；B 为胸骨旁左心室短轴切面；左心室明显增大以及室间隔菲薄；C 为左心室 M 型曲线，左心室内径增大，室间隔菲薄以及运动低平，该患者的左心室舒张末期内径为 72mm，左心室收缩末期内径为 66mm，FS 8.3 %；D 为心尖四腔心切面，见左心室腔显著扩大，心尖部血栓形成（箭头所指）。

六、限制型心肌病的鉴别诊断

扩张型心肌病、肥厚型心肌病以及心脏瓣膜病等其他心脏疾病的终末期均可出现限制型左心室充盈，这种限制性血流动力学状态通常提示左心室顺应性下降和（或）左心房压显著升高，导致左心室充盈受损和左心室舒张压快速升高。限制型心肌病则指本章描述的本身心肌病变引起的典型形态学和血流动力学特征性改变。

扩张型、肥厚型、瓣膜性或缺血性等其他心脏疾病的终末期均可出现限制型左心室充盈。限制型左心室充盈提示左心房压显著增加，二尖瓣开放时左心房 - 左心室压差增加，导致 E 峰明显增加；左心室顺应性减退导致舒张期左心室压快速上升，E 峰减速时间缩短。因此限制型左心室充盈需要与限制型心肌病相鉴别。另外根据病情发展程度，有些心肌浸润性疾病不一定表现为限制型心室充盈。

限制型心肌病和缩窄性心包炎两者的临床症状和体征相似，两者的鉴别可参考心包疾病章节。缩窄性心包炎的舒张障碍是由于增厚僵硬的心包外壳限制了心脏充盈所致，自身左心室的收缩和舒张功能基本正常，通过双心室相互依赖和呼吸相二尖瓣及三尖瓣血流参数改变可加以鉴别。限制型心肌病的早期诊断比较困难，需要结合实验室检查、超声心动图、心脏磁共振成像以及心内膜心肌活检等，甚至加以遗传学证据证实。限制型心肌病通常预后很差，在出现反复充血性心力衰竭或严重肺动脉高压加重前可以考虑心脏移植。

第四节　致心律失常性右心室心肌病

一、概述

致心律失常性右心室心肌病（arrhythmogenic right ventricular dysplasia/cardiomyopathy，ARVC/ARVD）是一种以右心室渐进性纤维脂肪化为特征的遗传性心肌病。约 50% 患者由桥粒基因突变所致，少数患者可能存在非桥粒基因缺陷，还有 10%~20% 的患者病因不明确。无论是遗传性还是非遗传性，ARVC 共同特征是存在显著非缺血性心室肌瘢痕以及与瘢痕相关性室性心律失常。临床表现多为心律失常（室速、室颤）、心力衰竭（右心室扩大）和心脏停搏，部分患者左心室心肌也可累及，表现为左心室起源的室速，因此有学者也将本病称为致心律失常性心肌病（ACM）。2019 年最新国际专家工作组基本维持及认可 2010 年诊断标准（表 10-6），诊断主要根据临床表现、心电图和超声心动图或 MRI 影像学依据，心肌活检不作为 ARVC 常规诊断方法，但可用于散发性 ARVC 和左心室显著受累的先证者。目前 ARVC 最主要的治疗还是植入心脏埋藏式心律转复除颤器（ICD）以预防猝死，以及心功能不全的对症治疗。

表 10-6　2010 年 ARVC 诊断标准

整体和（或）局部运动障碍和结构改变

主要条件

（1）二维超声：右心室局部无运动，运动障碍或室壁瘤伴有以下表现之一：右心室流出道胸骨旁长轴≥ 32mm；右心室流出道胸骨旁短轴≥ 36mm；或面积变化分数≤ 33%。

（2）MRI：右心室局部无运动，运动障碍或右心室收缩不协调伴有以下表现之一：右心室舒张末期容积 /BSA ≥ 110ml/m^2（男）；100ml/m^2（女）；或右心室射血分数≤ 40%；右心室造影：右心室局部无运动、运动减低或室壁瘤。

次要条件

（1）二维超声：右心室局部无运动或运动障碍伴有以下表现之一：　右心室流出道胸骨旁长轴 29~32mm；右心室流出道胸骨旁短轴 32~36mm；或面积变化分数 33%~40%。

（2）MRI：右心室局部无运动，运动障碍或右心室收缩不协调伴有以下表现之一：右心室舒张末期容积 /BSA 100~110ml/m^2（男）；90~100ml/m^2（女）；或右心室射血分数 40%~45%。

室壁组织学特征

主要条件

至少一份活检标本形态学分析显示残余心肌细胞＜ 60%，伴有右心室游离壁心肌组织被纤维组织取代，伴有或不伴有脂肪组织代替心肌组织。

次要条件

至少一份活检标本形态学分析显示残余心肌细胞 60%~75%，伴有右心室游离壁心肌组织被纤维组织取代，伴有或不伴有脂肪组织代替心肌组织。

复极障碍

主要条件

（1）右胸导联 T 波倒置（V_1、V_2、V_3），或 14 岁以上（不伴有右束支传导阻滞，QRS ≥ 120ms）。

（2）V_1 和 V_2 导联 T 波倒置（14 岁以上，不伴有右束支传导阻滞），或 V_4、V_5 或 V_6 导联 T 波倒置。

（3）V_1、V_2、V_3 和 V_4 导联 T 波倒置（14 岁以上，伴有右束支传导阻滞）。

除极 / 传导异常

主要条件

右胸导联 V_1~V_3 Epsilon 波。

次要条件

标准心电图无 QRS 波群增宽，QRS ＜ 110ms 情况下，信号平均心电图至少 1/3 参数显示出晚电位；

QRS 滤过时程≥ 114ms，＜ 40μV QRS 滤过时程≥ 38ms；终末 40ms 平方根电压≤ 20μV；

QRS 终末激动时间≥ 55ms，测量 V_1 或 V_2 或 V_3 导联 QRS 最低点至 QRS 末端包括 R 波，无完全性 RBBB。

心律失常

主要条件

持续性或非持续性左束支传导阻滞型室性心动过速，伴电轴向上（Ⅱ、Ⅲ、aVF QRS 负向或不确定，aVL 正向）。

次要条件

持续性或非持续性右心室流出道型室性心动过速，LBBB 型心动过速，伴电轴向下（Ⅱ、Ⅲ、aVF QRS 正向，aVL 负向，或电轴不明确，Holter 显示室性期前收缩大于 500 个。

家族史

主要条件

（1）一级亲属有符合专家组诊断标准的 ARVC 的患者。

（2）一级亲属有尸检或手术病理确诊的 ARVC 的患者。

（3）经评估明确具有 ARVC 致病基因的有意义的突变。

次要条件

（1）一级亲属有可疑 ARVC 患者但无法证实患者是否符合目前诊断标准。

（2）可疑 ARVC 引起的早年猝死家族史（＜ 35 岁）。

（3）二级家属中有病理证实或符合目前专家组诊断标准的。

ARVC 的患者

ARVC 诊断标准：具有 2 项主要条件，或一项主要条件加 2 项次要条件，或 4 项次要条件。

临床诊断：具有 1 项主要条件和 1 项次要条件，或 3 项不同方面的次要条件。

可疑诊断；具有 1 项主要条件或 2 项不同方面的次要条件

二、病理解剖和病理生理

ARVC 主要累及右心室，极少数病例可累及左心房、左心室、室间隔。右心室通常显著扩大，可出现局部类似室壁瘤样扩张突出。病理解剖上右心室心肌菲薄，心外膜富有脂肪组织或纤维组织，心肌纤维明显减少而由脂肪和纤维组织所替代。

ARVC 病变主要累及右心室，正常的心肌组织毁损而被脂肪、纤维瘢痕组织取代，导致局限受累室壁收缩无力、膨出形成室壁瘤，整体右心室增大，出现右心室功能不全；受损心肌瘢痕组织还出现室速、室颤等致命性心律失常，临床表现为晕厥或猝死。病变还可以累及左心室，由于左心室壁较右心室厚，无或仅有轻度左心室扩张，左心室收缩功能基本正常或轻度减退。

三、超声心动图诊断要点

超声心动图是评估可疑 ARVC 患者的初筛手段之一，ARVC 相关的整体或局部功能障碍和结构改变是影像学关注的要点。超声心动图阳性发现有：①右心室明显扩大，收缩期和舒张期右心室流出道增宽常见，胸骨旁长轴切面右心室流出道内径 > 30mm，敏感性 89%，特异性 86%。②右心室室壁局限或广泛菲薄，受累右心室壁无运动（图 10-33）或出现右心室壁瘤。③由于右心室衰竭右心室收缩力低下，三尖瓣反流峰速度通常小于 2m/s（图 10-34），右心室流入道和流出道血流显著低下（图 10-35）。

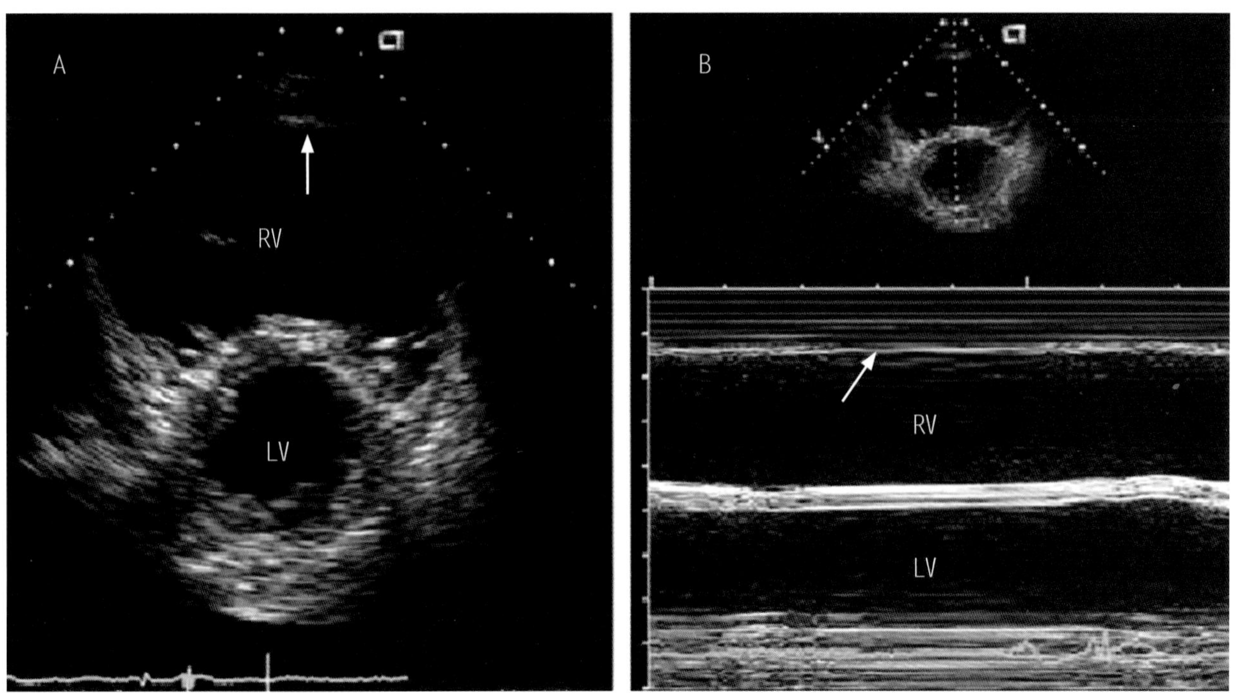

图 10-33　AVRD 患者的超声心动图

患者，男性，67 岁。A 为胸骨旁左心室短轴，B 为左心室 M 型曲线，显示右心室显著扩大，右心室壁菲薄（A，B 箭头所示），右心室壁无运动，右心室收缩功能显著下降。

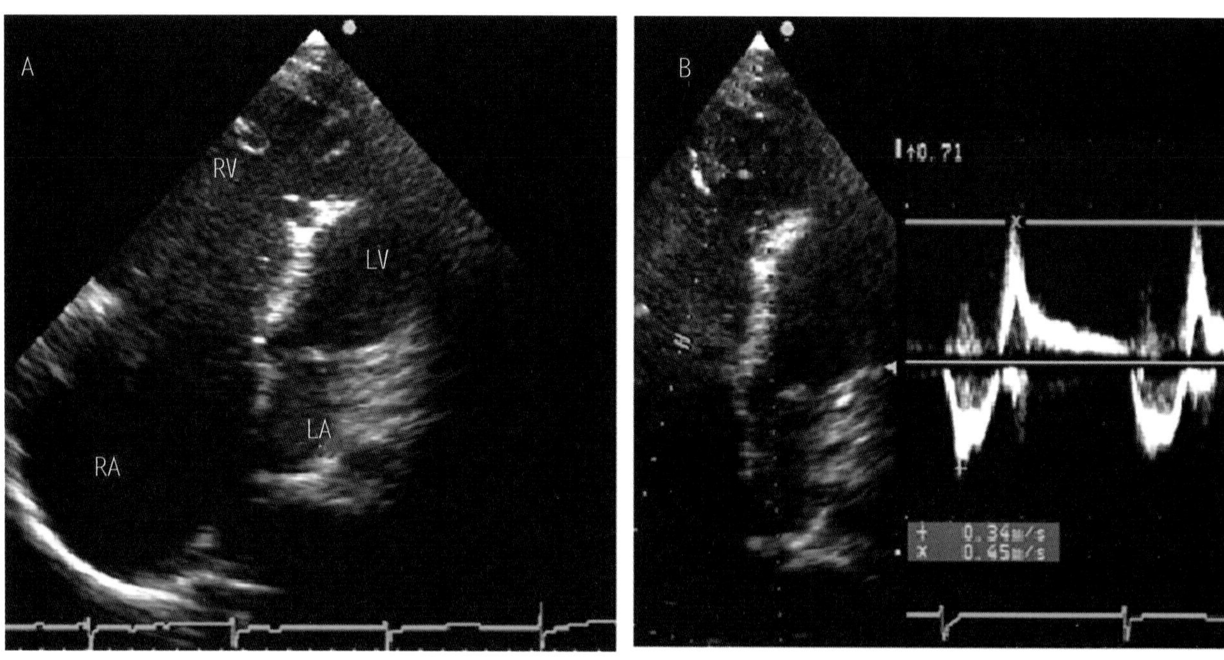

图 10-34　AVRD 患者的超声心动图

患者，男性，46 岁。A 为心尖四腔心切面，显示右心室、右心房显著扩大；实时超声检查时右心室腔内见自发超声显像（SEC）现象，提示右心室腔内血流瘀滞。B 为同一患者脉冲多普勒三尖瓣血流频谱，收缩期三尖瓣反流，反流流速显著减低（0.34m/s，“+”记号所示），收缩期右心室－右心房压差仅为 0.5mmHg；舒张期三尖瓣流入血流呈一单峰，流速为 0.45 m/s（“×”记号所示）。

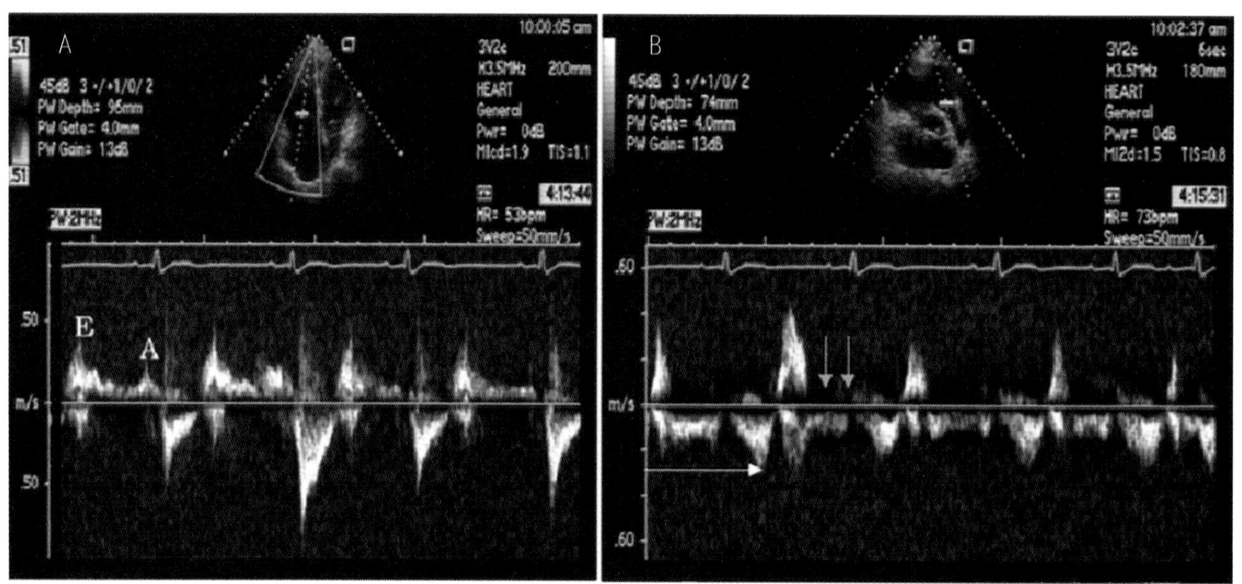

图 10-35　AVRD 患者的多普勒血流频谱

患者，男性，67 岁（图 10-33 同一患者）。A 为右心室流入道血流频谱，取样容积位于三尖瓣瓣口，显示舒张期三尖瓣前向血流显著减低，实测三尖瓣 E 峰 0.37m/s，A 峰 0.17m/s；也可见三尖瓣反流流速显著减低。B 为右心室流出道血流频谱，取样容积位于肺动脉瓣瓣口，显示收缩期肺动脉血流显著减低，测值为 0.31m/s（白色箭头）；也可见肺动脉瓣反流信号（基线上方），而舒张中晚期几乎无反流信号（双箭头）。

鉴于正常右心室形态和收缩功能变化较大，推荐在两个相交垂直切面上观察判断是否存在局部室壁运动异常，超声心动图诊断右心室整体和局限结构改变尚需要心脏 CT 或 MRI 等证实。由于目前对该病分子遗传学了解尚不够全面，AVRC 临床表型多种多样，诊断需要慎之又慎。

附一　左心室心肌致密化不全

左心室心肌致密化不全（left venticular noncompaction, LVNC），也称为海绵状心肌，是一种少见的原发性遗传性心肌病，儿童患者多数有家族发病倾向，成人患者可能由于肌原纤维蛋白基因突变所致。LVNC 起源于胚胎期心肌致密化过程停止，导致心肌发育停滞保留原始状态，即疏散的肌小梁构成心室肌的最内层，将心室腔分隔多个相互沟通的腔隙或隐窝。病理特征是增生的肌小梁以及深陷的小梁陷窝而无正常心内膜结构。临床表现可有心律失常、心力衰竭和血栓栓塞等。

超声心动图对 LVNC 的诊断有重要价值，多数可发现左心室腔扩大，二尖瓣反流，左心室心腔内探及突出增生的肌小梁，呈错综排列，小梁间存在大小不等的深陷隐窝。Jenni 和其同事提出了 LVNC 的超声心动图诊断标准：①除外任何其他并存的心脏异常。②过多的粗大的肌小梁和肌小梁之间的深陷隐窝。③明显的左心室壁增厚（包括两层结构：薄的致密的心外膜，和明显增厚的由显著肌小梁和肌小梁之间的深陷隐窝，收缩末期未致密层与致密层的厚度比大于 2。④彩色血流显像血流通过深陷的肌小梁陷窝与左心室腔相通。目前对 LVNC 无特异的治疗方法，只是涉及心衰、心律失常等对症治疗，心力衰竭终末期 LVNC 患者，可以考虑心脏移植。

附二　炎症性心肌病

炎症性心肌病的定义为病毒性心肌炎同时伴有严重的心肌损伤和心力衰竭，进而心脏扩张进展到扩张型心肌病的一个节段，病因包括感染、免疫紊乱、理化因素损伤等。诊断依据主要有：曾有病毒感染史或病毒感染的实验室证据，病程通常较短小于 6 个月；生化指标出现特异性心肌酶升高；心肌炎免疫激活证据（抗心磷脂抗体中度以上升高）；心肌活检显示淋巴细胞浸润。炎症性心肌病临床表现缺乏特异性，或表现为心律失常、晕厥、不明原因的心力衰竭、猝死等。超声心动图可见左心室扩大、左心室壁运动减弱，左心室收缩功能减退以及心包积液等。治疗类似于心肌炎，针对心功能不全和心律失常等对症处理，以及抗病毒或者免疫抑制等，严重心力衰竭者经药物治疗疗效不佳可行心室辅助装置治疗，终末期则可考虑行心脏移植。

第十一章 冠心病

冠心病（coronary heart disease，CHD）是目前成人中常见的心脏病，其发病率和死亡率在我国呈逐渐上升趋势。冠心病的病理基础是动脉粥样硬化斑块形成、冠状动脉狭窄，冠状动脉供氧/需氧的失衡以致心肌急性或慢性缺血。心肌一旦缺血就可导致心肌收缩异常而出现节段性室壁运动异常（regional wall motion abnormality，RWMA）。急性心肌梗死的血运重建（包括溶栓、血管成形术及冠状动脉搭桥术）极大地改变了心肌梗死的自然病史和临床转归。急性期左心室收缩和舒张功能的动态变化需要超声连续监测。如果诊断和处理不及时有效，心肌梗死的机械并发症经常是致命的。超声心动图（包括TEE等）在冠心病的诊断和处理中的作用有：①急性心肌梗死的诊断。②负荷超声诊断冠心病。③心肌梗死并发症的检测。④心肌对比超声评价心肌血流灌注。⑤心肌存活的检测。⑥左心室收缩和舒张功能的评价（图11-1）。

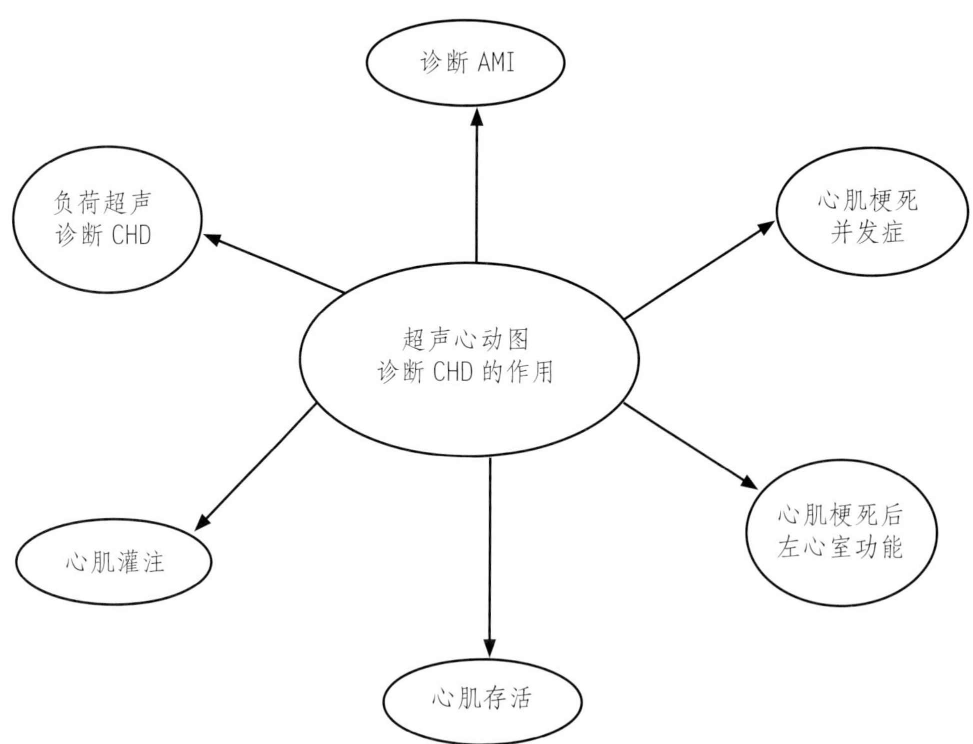

图 11-1　超声心动图诊断冠心病的作用

第一节　节段性室壁运动分析

心肌缺血的即刻表现为心肌收缩（收缩期室壁增厚）的减弱或停止，由于邻近无缺血正常心肌的拉伸作用（tethering effect），缺血心肌可表现一定程度的被动前向运动。正常左心室游离壁的收缩期室壁增厚约 40%，室间隔的增厚率略逊于游离壁。正常室壁运动的定义为收缩期室壁增厚率 > 30%。室壁运动减弱（hypokinesis）定义为收缩期室壁增厚率 <30%，室壁无运动（akinesis）为 <10%，室壁矛盾运动（dyskinesis）表现为受累心肌节段收缩期外向运动，常伴有收缩期室壁变薄（图 11-2）。

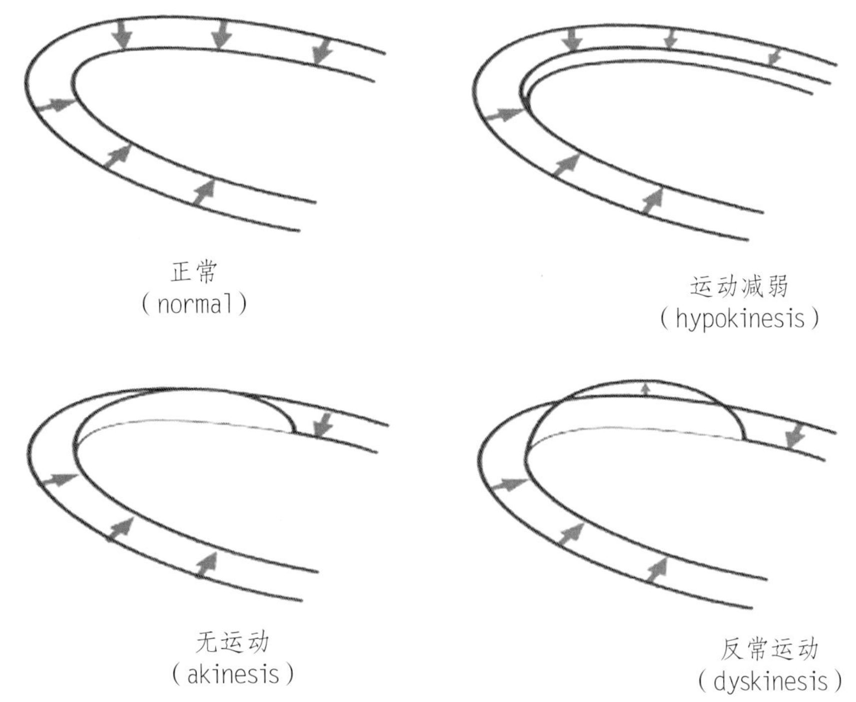

图 11-2　左心室室壁运动异常示意图

二维超声多断层切面图像可显现左心室壁各个节段。一般将左心室壁分为几个节段以利于分析节段性室壁运动，为室壁运动分析标准化，美国超声心动图学会推荐左心室壁 16 节段分法（图 11-3）将左心室分为基底段、中段和心尖段。基底段，位于左心室上三分之一，相当于二尖瓣水平；中段，位于左心室中三分之一，相当于乳头肌水平；心尖段，位于左心室下三分之一，相当于心尖水平。基底段、中段再各分为 6 个节段；心尖段再分为 4 个节段。新的 17 节段分法在原有的 16 节段基础上，增加了心尖帽部分为 1 节段。根据各节段室壁运动情况每个节段分派一个分数：正常为 1 分；运动减弱为 2 分；无运动为 3 分；矛盾运动为 4 分；室壁瘤为 5 分（图 11-4），以计算室壁运动分数指数（WMSI）来半定量评价节段性室壁运动异常程度。

$$\text{WMSI} = \frac{\text{室壁运动分数总和}}{\text{室壁运动节段数}}$$

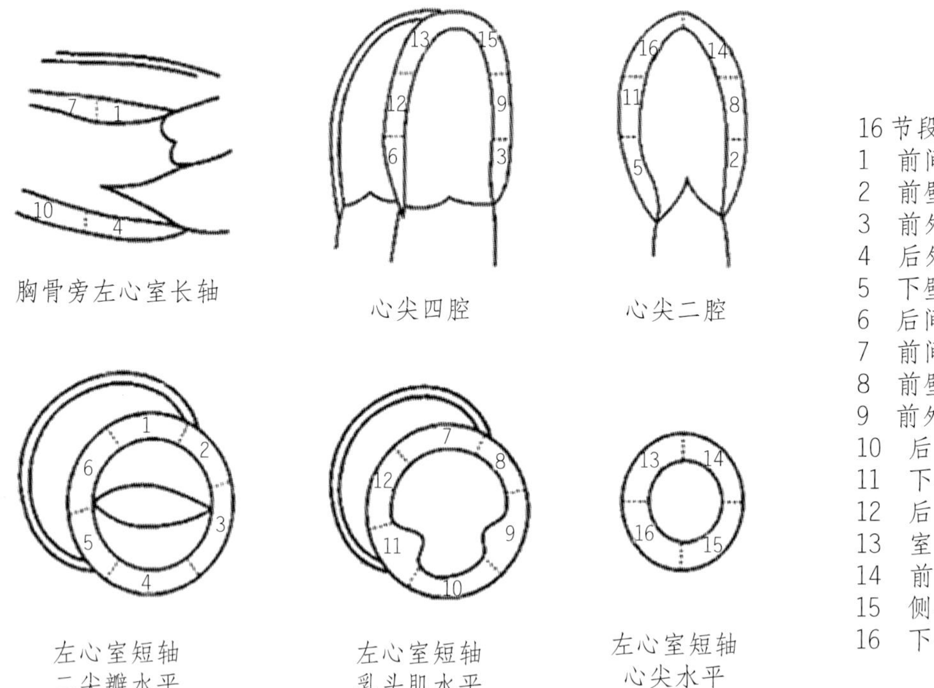

图 11-3 超声心动图左心室壁 16 节段分法

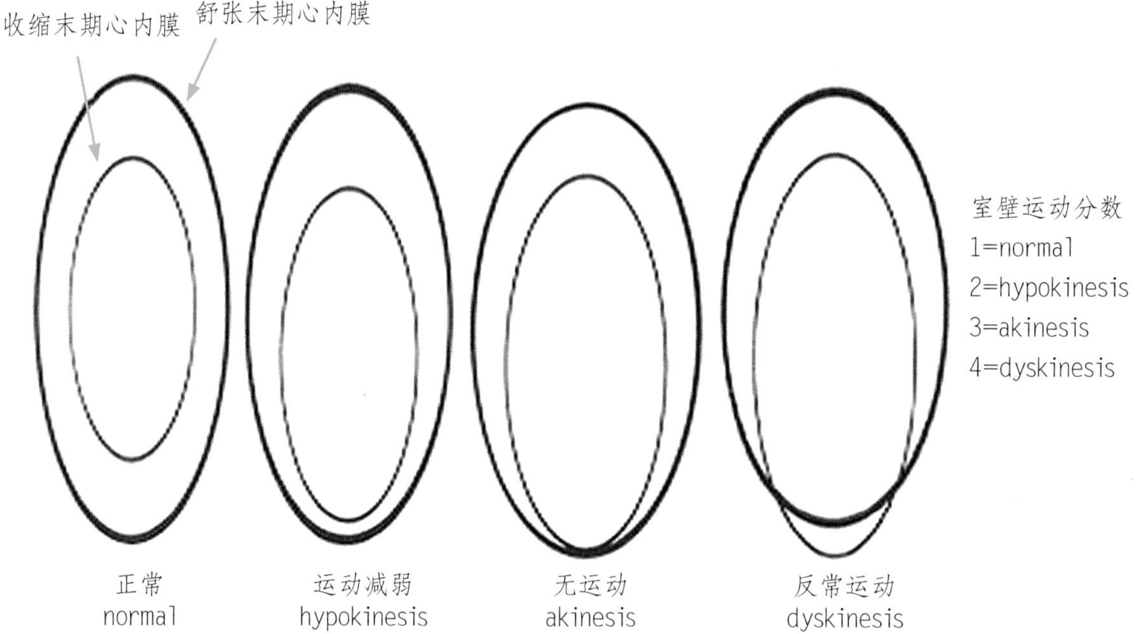

图 11-4 左心室壁运动分数

正常左心室 WMSI 为 1（16 节段每个节段室壁运动分数为 1 分，总分为 16，因此 WMSI 为 16/16=1）。由于超声心动图室壁运动的分析受主观因素影响，室壁收缩增厚率的减少与缺血或梗死心肌组织的总量并不相称，急性心肌梗死时 WMSI 与心肌梗死或灌注缺损的实际大小的相关并不理想；但有资料显示 WMSI 与心肌灌注显像和尸检结果所示的心肌缺血和梗死范围相关，WMSI ≥ 1.7 通常提示心肌灌注缺损≥ 20%。

节段性室壁运动的综合分析是超声心动图的最有挑战意义的任务之一，应该尽可能多切面观测左心室各节段运动。冠心病左心室壁运动异常的范围与闭塞的冠状动脉支配区域有密切关系，因此需要熟悉左心室各节段的冠状动脉供血：前降支（LAD）供应前间隔、前壁以及室间隔的中段和心尖段；回旋支（LCx）供应左心室侧壁和后壁；右冠状动脉（RCA）则供应下壁和室间隔基底段（图 11-5）。另外下壁心尖段和侧壁心尖段为双重供血，即下壁心尖段由 LAD 和（或）RCA 供血，侧壁心尖段由 LCx 和（或）LAD 供血（图 11-6）。通常心肌室壁运动异常与该供血区冠状动脉狭窄有关，因此根据左心室壁运动异常的范围可推断狭窄冠状动脉所在。

冠状动脉造影是确定冠状动脉病变的最直接的方法，通过向冠状动脉注射造影剂可清晰显影冠状动脉分支，确定有无冠状动脉狭窄。目前冠状动脉造影是诊断冠心病的金标准，但也应认识到冠状动脉血供固然与狭窄程度有关，还取决于病理生理改变（侧支循环的建立和缺血过程等）。在冠心病低发人群出现左心室壁运动异常并不多见，非透壁性心肌梗死不一定有左心室壁运动异常，而确切的左心室壁无运动或左心室壁无增厚提示存在透壁性心肌梗死。这里强调不能忘记左心室整体运动对左心室壁节段性运动的影响，室壁运动异常的判断不单要注意心内膜面的运动，还要注意室壁厚度的变化。另外须注意的是冠心病以外的疾患也可出现左心室壁运动异常，如心脏手术后、右心室负荷过重、传导系统异常（如 WPW 综合征）、心肌病等。

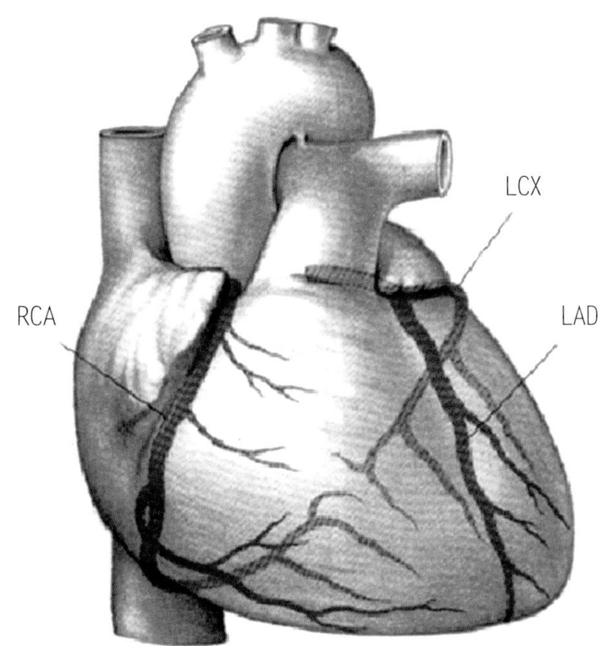

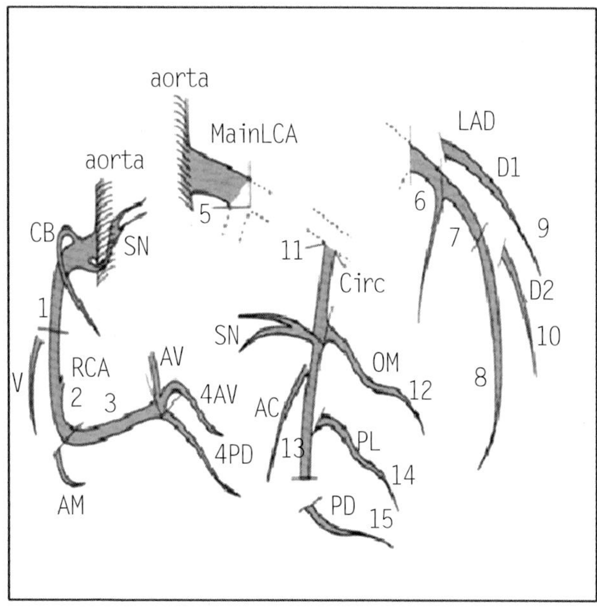

图 11-5　正常冠状动脉分布和冠状动脉造影的冠状动脉分段

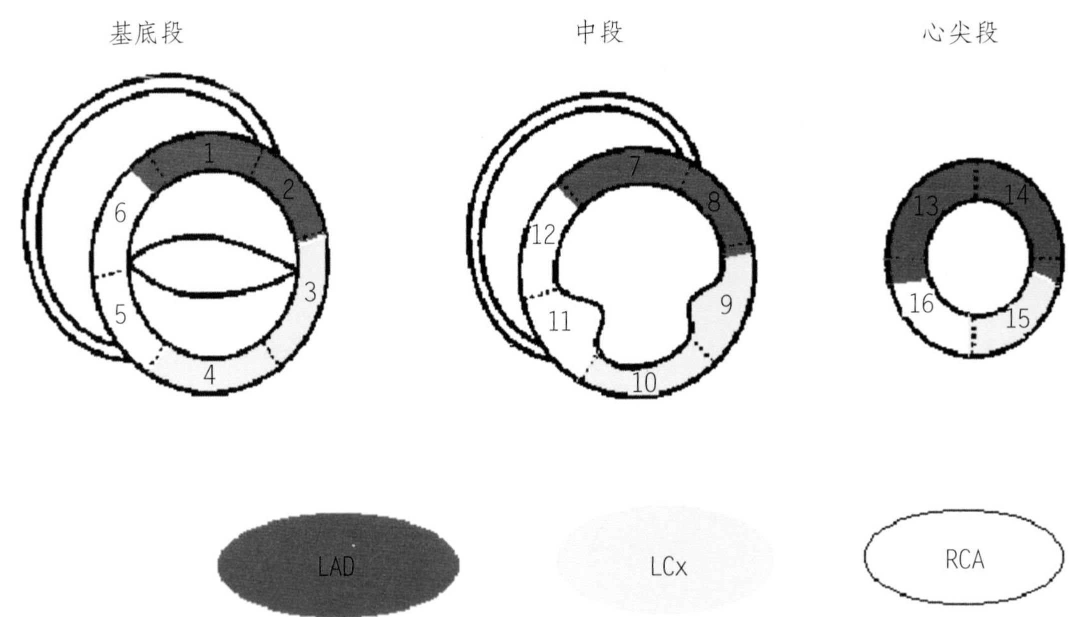

图 11-6　心脏的供血

通常左前降支（LAD）供应左心室前间隔、前壁；左回旋支（LCx）供应左心室侧壁和后壁；右冠状动脉（RCA）供应后室间隔和下壁；下壁心尖段由 LAD 和 RCA 双重供血，侧壁心尖段右 LAD 和 LCx 双重供血。

左心室心内膜的清晰显示是评价节段性室壁运动的关键，如果左心室心内膜的显示不佳将影响节段性室壁运动的分析。目前应用谐波共振原理的自然谐波显像技术能提高左心室心内膜的显示；还有静脉注射造影剂能提高左心室心内膜的清晰显示以帮助分析节段性室壁运动；另外组织多普勒（TDI）和彩色室壁动态技术（CK，图 11-7）等的进一步发展和完善也将帮助分析节段性室壁运动。

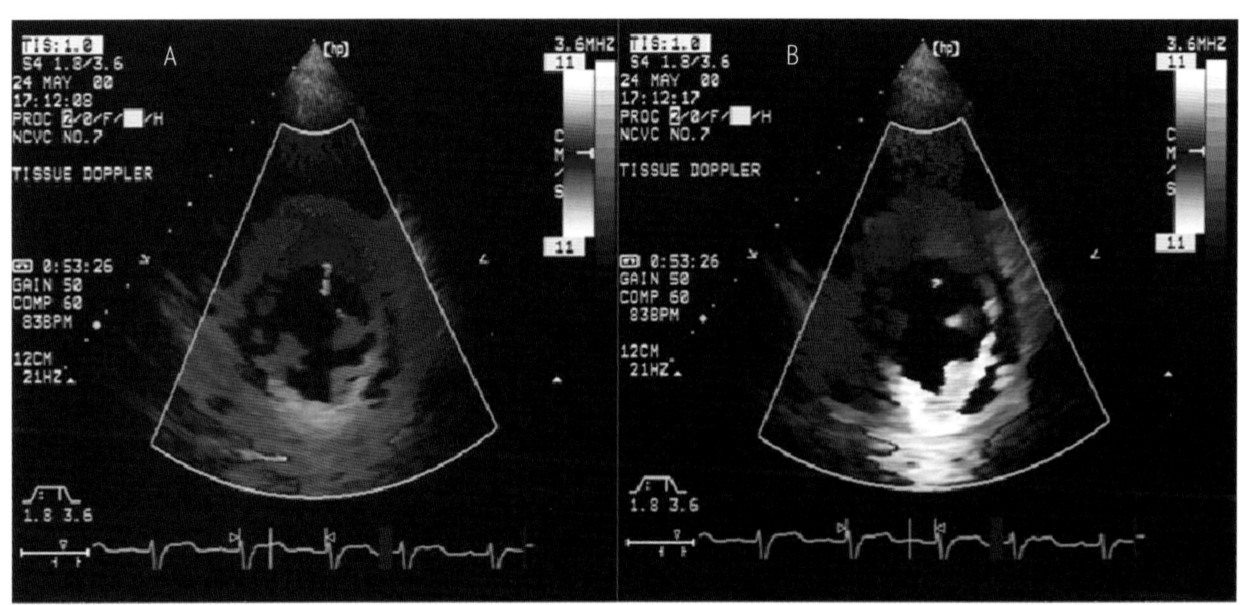

图 11-7　彩色室壁运动技术（CK）图例

A、B 为左心室短轴切面，A 为收缩期，B 为舒张期，CK 技术利用彩色编码识别心内膜的运动。

第二节　负荷超声心动图

负荷超声心动图（stress echocardiography）是指药物或运动等方法负荷状态下的超声心动图检查，负荷超声心动图的观察重点是左心室壁运动分析，是目前评价心肌缺血、心肌存活和左心室功能的常用诊断手段。

一、负荷超声心动图的适应证

（1）诊断心肌缺血。

（2）评价心肌存活。

（3）识别严重冠心病。

（4）心肌梗死后危险度分层。

（5）非心脏大手术的术前评价。

负荷试验的理论基础是负荷时心肌耗氧增加，如果冠状动脉有狭窄心肌供氧增加有限，将出现相对心肌缺血。随着负荷的增加，心肌缺血反应出现顺序为灌注异常→代谢异常→舒张功能异常→节段性室壁运动异常→ ECG 缺血改变→胸痛。因此发现心肌缺血的手段包括：①心电图的 ST 段压低。②核素显像或心肌对比超声心动图上灌注缺损。③ PET 代谢异常。④节段性室壁运动异常（RWMA）。⑤心绞痛。负荷超声心动图的目的就是通过室壁运动分析检测有无心肌缺血导致的新出现或加重 RWMA。

二、负荷超声心动图的分类

负荷超声心动图根据负荷方式分为运动、药物和经食管心房起搏 3 种。运动负荷包括标准的踏车运动试验、即时实行床旁超声诊断，因为运动引发的 RWMA 在运动中止后只持续数分钟，运动后应即时获取超声图像给予储存数个连续的心动周期，选择最满意的运动后图像与运动前的图像并排一一比较以发现有无新出现或加重的 RWMA。当患者无法运动时可选择药物负荷或经食管心房起搏。目前最常用的是多巴酚丁胺负荷超声心动图试验，负荷前记录心率、血压、心电图和基线超声心动图（给予数字化存储），多巴酚丁胺静注从 5 μg/（kg · min）开始，每 3 分钟增加至 10 μg/（kg · min），15 μg/（kg · min），20 μg/（kg · min），记录低剂量、峰值剂量的室壁运动图像并与负荷前比较。当峰值剂量负荷时心率仍无法达到靶心率可静注阿托品 0.5~1.0mg。如果经胸超声心动图图像不理想，可选择多巴酚丁胺负荷经食管超声心动图检查。

运动负荷或多巴酚丁胺负荷的终止标准：①达到靶心率。②出现严重高血压（SBP ＞ 220mmHg 或 DBP ＞ 110mmHg）。③低血压反应（SBP 较前一负荷阶段降低＞ 20 mmHg）。④出现室性心动过速。⑤ 运动负荷时出现胸痛气促及心电图严重缺血；多巴酚丁胺负荷时出现 RWMA。

多巴酚丁胺负荷的判定和解释主要根据负荷时左心室壁运动的反应（表 11-1），新出现或加重的 RWMA 提示负荷诱发出现心肌缺血。

表 11-1　多巴酚丁胺负荷的判定和解释

静息时	→	负荷时	判定结果
室壁运动正常	→	运动增强	正常
室壁运动正常	→	新出现 RWMA	缺血
室壁运动异常	→	恶化（减弱→无运动）	缺血
室壁运动异常	→	无变化	梗死
室壁无运动	→	改善，或二相反应	存活心肌

三、负荷超声心动图的优越性和局限性

负荷超声心动图与其他非创伤性负荷试验相比，有一定的优越性。Quinones 等报道总体上运动负荷超声心动图的敏感性和特异性分别为 85%、88%；而运动铊灌注试验的敏感性和特异性分别为 85%、81%。运动负荷超声心动图和运动铊灌注试验诊断单支、双支和三支冠状动脉病变的敏感性相似（58%、86% 和 94%，对照为 61%、86% 和 94%）。如果负荷超声心动图试验正常，则患者出现心脏事件（心源性死亡、非致命性心肌梗死和冠状动脉血运重建）的可能性较小。负荷超声心动图目前已成为一种安全、敏感的识别冠心病的方法，也有助于心肌梗死患者的预后分析。

负荷超声心动图试验也存在一定的局限性。患者的选择、负荷方法的选择和标准化、超声诊断仪的分辨率、数字化技术的应用和操作者的熟练程度等均影响负荷超声心动图诊断试验的准确性和结果分析。

第三节　心肌存活性的评定

如果心肌厚度超过 20% 以上的心肌出现缺血，心肌收缩就停滞。超声心动图所见室壁无运动并不总是提示心肌瘢痕或心肌功能障碍已无法逆转，无室壁运动节段心肌也可能存在存活心肌（viability）。

心肌缺血的临床转归有：①心肌坏死（necrosis）。②心肌顿抑（stunned myocardium）。③心肌冬眠（hibernating myocardium）。心肌顿抑指短暂心肌缺血尚未导致心肌细胞坏死但心肌细胞的内部细微结构已发生变化，即使恢复心肌供血该处心肌功能的恢复尚待时日（数天或数周）。心肌冬眠指慢性心肌缺血导致心肌功能受抑制而心肌功能维持低下状态，心肌血运恢复后该处心肌功能可恢复。心肌坏死 、心肌顿抑和心肌冬眠均可出现室壁无运动，因此识别室壁无运动的原因有重要的临床意义，因为如果心肌有存活性一旦心肌供血改善，心肌功能障碍就可以逆转甚至恢复正常，而左心室功能的改善能提高生存率。

动态超声心动图连续监测左心室室壁厚度和发现纤维化的证据亦可能帮助识别心肌存活性：通常正常或接近正常厚度（≥ 6mm）的节段心肌可考虑有存活性，而菲薄和回声显著增强节段心肌可考虑瘢痕心肌。测定室壁厚度往往不容易区别有存活性和无存活性心肌。目前识别心肌存活性的主要手段有负荷超声心动图、铊灌注扫描和正电子扫描（PET），PET 是目前判定心肌存活的“金标准”。

不少研究证实低剂量多巴酚丁胺负荷〔5~20 μ g/（kg · min）〕能导致存活心肌的收缩，不管是顿抑或冬眠心肌。研究也表明至少在冬眠心肌，多巴酚丁胺负荷后的二相反应（低剂量负荷室壁运动改善，高剂量负荷室壁运动又出现恶化）预示血运重建术后心肌功能可能恢复。低剂量多巴酚丁胺静注时，冠状动脉血流增加心肌收缩储备充实而改善机能障碍心肌的室壁运动；随着负荷剂量的增加〔20~40μg/（kg · min），高剂量多巴酚丁胺负荷〕，由于该处供血冠状动脉的狭窄，冠状动脉血流无法继续增加而出现心肌缺血，与低剂量负荷时相比室壁运动出现恶化（表 11-2，图 11-8）。

表 11-2　静态室壁无运动节段对低剂量和高剂量多巴酚丁胺负荷的反应

静态	低剂量	高剂量	意义
室壁无运动	室壁无运动	室壁无运动	→ →瘢痕心肌
室壁无运动	室壁运动改善	室壁运动改善	→ →存活心肌①
室壁无运动	室壁运动改善	室壁运动恶化	→ →存活心肌②

①提示该节段供血冠状动脉无显著狭窄；②提示该节段供血冠状动脉有显著狭窄。

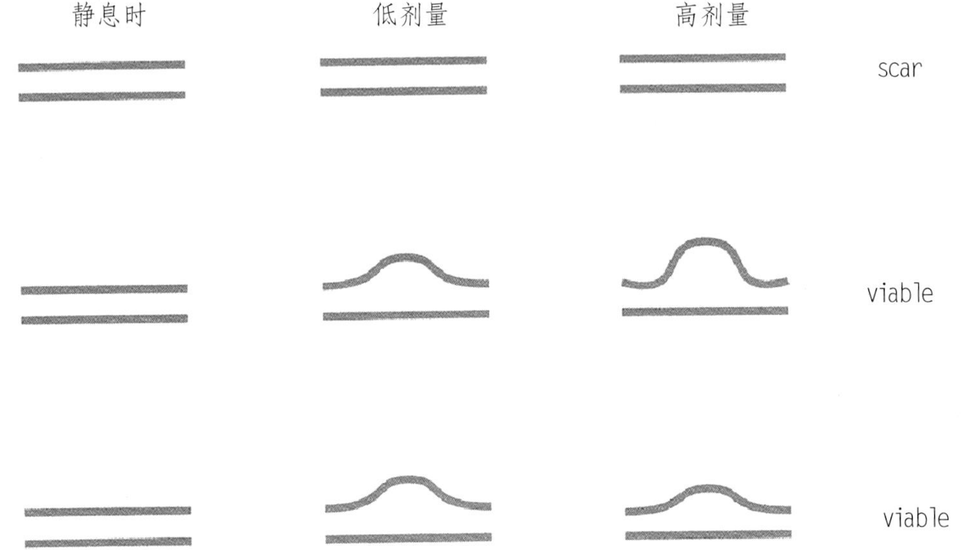

图 11-8　多巴酚丁胺超声心动图负荷试验鉴别心肌存活性

静息状态下，瘢痕心肌与顿抑、冬眠心肌均表现为室壁无运动。上图为瘢痕心肌，无心肌存活，低剂量或高剂量负荷均无室壁收缩；中图为低剂量或高剂量负荷均有收缩；下图为低剂量室壁有收缩，高剂量时室壁收缩减弱，为典型的双相反应；提示该心肌也有存活。

第四节　对比超声心动图

对比超声心动图（contrast echocardiography）亦称为心脏声学造影，是应用造影剂或震荡的生理盐水与超声心动图相结合的诊断技术。由于造影剂或震荡的生理盐水内含的微气泡有与心脏结构不同的声学反射，因此造影剂可帮助显示心腔或心肌结构。目前对比超声心动图的应用范围有：①确定心内分流。②增强多普勒血流频谱的记录。③心肌血流灌注的论证。

一、确定心内分流

对比超声心动图最常见的临床应用是确定心腔内或肺动脉分流。如果造影剂经静脉注射，就可预期在右心系统右心房，右心室和肺动脉内探及造影剂气泡回声。因为用于此目的的造影剂大多不能通过肺毛细血管，因此左心系统无法探测出造影剂气泡回声。如果存在心内分流（卵圆孔开放，或肺动-静脉瘘），左心房、左心室内就可出现造影剂回声。最好的范例是确定经卵圆孔右向左分流。25%的人群存在卵圆孔开放，有时右侧血栓栓子经开放卵圆孔进入左心系统引起栓塞（矛盾性栓塞）。除非卵圆孔开放的大小和分流量较大，二维超声心动图或彩色多普勒显像才能确定卵圆孔开放的存在。造影剂的对比分析是经食管超声心动图的常规检查之一，特别在评价潜在心源性栓塞可能时。这时可应用三通管与手臂静脉的静脉管相连，两个注射器来回震荡生理盐水（10ml）后快速注射入静脉，在双心房切面观测造影剂回声的出现。另一用途是发现肺动-静脉瘘，肺动-静脉瘘存在时造影剂经肺静脉进入左心房，左心房内造影剂的显示比右心房的显示延迟3个或5个心动周期，而房水平分流存在时右心房造影剂显示后随即出现左心房内的显示。

二、增强多普勒血流频谱信号

注射造影剂有助于增强微弱的多普勒血流频谱信号，如果造影剂（如震荡后的生理盐水）注射入手臂静脉，三尖瓣和肺动脉血流信号将增强，在三尖瓣反流时特别有助于测定三尖瓣反流峰速度，因为如果多普勒血流频谱信号微弱，将明显低估三尖瓣反流峰速度导致右心室或肺动脉压的错误测算。如果造影剂能通过肺循环达到左心，二尖瓣和主动脉瓣血流信号同样可增强（图11-9）。

三、心肌灌注

在对比超声心动图的潜在临床应用中，心肌灌注的证实和测定是最激动人心和最具有挑战性的。注射声学造影剂后应用超声心动图观察心肌血流灌注的这一新型诊断技术也称为心肌对比超声心动图（myocardial contrast echocardiography，MCE），这一领域的广泛的研究已将MCE推向临床应用的前沿。

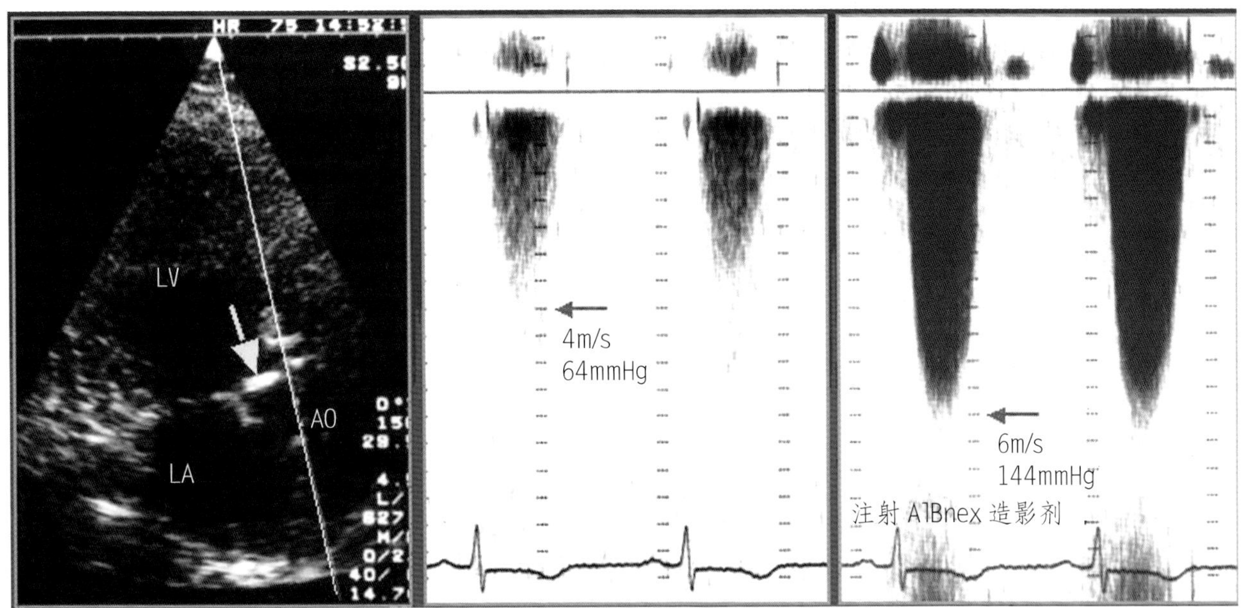

图 11-9 主动脉瓣狭窄患者注射声学造影剂前后的多普勒血流频谱

左图为心尖左心室长轴切面，箭头所指为钙化的主动脉瓣。由于声波衰减，中图的多普勒血流峰值为 4m/s。注射造影剂 AlBnex 后多普勒信号显著增加，血流峰值为 6m/s。（日本国立循环器病中心生理机能检查部田中教雄技师提供）。

实现心肌灌注显像必须具有理想的声学造影剂，理想的声学造影剂应具备下列特点：安全无害、微气泡能通过肺毛细血管、不干扰心内血流动力学、微气泡稳定性强（弥散度和溶解度低，半衰期足够长，与血液接触时不改变大小）、微气泡能被超声心动图显像。目前一些新型声学造影剂如 Albunex、Optison、 Levovist 等，微气泡小（≤5μm）可自由通过肺毛细血管而到达左心，已能有效地评价左心室心腔和心肌显像。

为了解心腔内和心肌内造影剂的检测，必须理解微气泡的背向反射（backscatter）。超声波声束入射到血液中的微气泡时，微气泡将向周围发生散射，而其背向散射信号是对比超声心动图显像的基础。在超声声束作用下，微气泡开始被压缩，随后膨胀破裂，微气泡破裂时气体溢出呈现瞬间高强度信号散射。持续发射超声声束微气泡将很快被破坏摧毁，而间断发射声束（数个心动周期发射一次）能减少微气泡的破坏。微气泡的背向反射另一重要特性是微气泡能以发射频率数倍的频率（2f，3f，4f）谐振。微气泡的二次谐波回声信号较人体组织强得多，而二次谐波的频率恰好为发射频率的两倍（2f）；因为周围组织（如心肌、瓣膜）只发射基波频率（1f），而以两倍发射频率（2f）的显像能确定含有微气泡的结构。比如超声发射频率为 1.8MHz，而接收频率为背向反射的 3.6 MHz。这就是所谓的二次谐波显像，而常规使用的基波显像发射频率和接收频率均一致（1f）。二次谐波显像和间断发射控制的结合能改善心腔和心肌内微气泡的探测。

声学造影剂注入周围静脉后，不断被血液稀释，如果造影剂微气泡足够小（≤5μm），微气泡可通过肺毛细血管（< 6~7μm）到达左心室，一般抵达左心室腔微气泡的数量约为右心室腔的 40%，而进入冠脉的微气泡的数量更少，不到左心室的 5%。心肌内富有密集的微循环系统，其血液供应依赖于

较粗的心外膜冠状动脉。如果声学造影剂能通过心肌血管床，超声显像的微循环内的气泡声学反射程度应与该区域的冠脉血流量相关。造影剂（如 Levovist）经静脉注射后在血液内形成稳定的微气泡，并可通过肺循环进入冠状动脉微循环使心肌显影可清楚显冠状动脉供血及缺血区的血流灌注，二次谐波显像和间断发射等新技术的出现可改善心肌内造影剂的显像（图 11-10）。

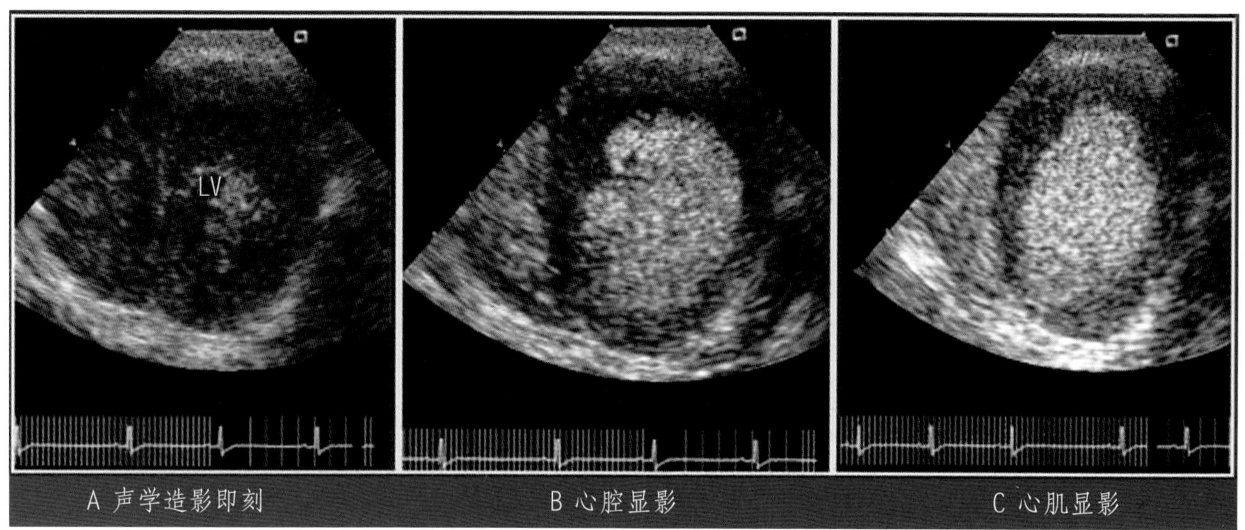

图 11-10　心肌声学造影
（日本国立循环器病中心山岸正和医师提供）

冠脉造影可明确冠脉分支的狭窄，提供类似树干及分支的大体情况；心肌灌注则了解冠脉微循环的异常与否，提供类似树叶营养血管的细微结构信息。如冠脉造影心外膜血管开放（PTCA 等成功血管再通），而心肌内无血流灌注（no flow），心脏功能也无法恢复。MCE 也能检测出心肌的微循环完整性正常与否，而有助于判断心肌存活性。虽然在临床应用前尚有一些技术难点须攻克，MCE 检测心肌灌注异常的前景广阔，有助于心肌梗死的诊断和治疗、再灌注治疗的评价和心肌存活性的测定。

第五节　急性心肌梗死

超声心动图在急性心肌梗死（acute myocardial infarction，AMI）的作用随 AMI 治疗措施的变化也发生变化。目前超声心动图的作用有：①胸痛持续时间长和无 ECG 特异性改变的患者诊断或排除 AMI。②评价血运重建术后缺血或梗死心肌的范围和心肌的存活性。③发现心肌梗死的并发症。④危险分层。

一、胸痛的评测

心肌缺血或心肌梗死的胸痛患者并非都出现典型的 ECG 改变，因胸痛而入院的患者发现心肌梗死的不到 30%。超声心动图的最大便利是可在急诊室检查以及迅速获知超声发现。心肌缺血或心肌梗死后即刻就可见心肌收缩减弱和停止而表现出 RWMA，因此在胸痛持续时间长和无 ECG 诊断发现的患者中，应用 RWMA 作为心肌梗死的标志是有吸引力的。左心室 RWMA 不存在提示检查时不存在心肌缺血，RWMA 存在提示心肌梗死可能，因为 RWMA 不是心肌梗死所特有，一些不稳定心绞痛患者等也可出现 RWMA。心肌梗死低危人群应用超声心动图诊断心肌梗死可能帮助不大，但是超声心动图有时能帮助发现非缺血性胸痛的可能致命病因，如肺栓塞、主动脉夹层或心包疾病等。评价有典型胸痛和 ECG 异常表现的患者的 RWMA 也有诊断意义和临床价值，心肌梗死后连续超声检测是评价临床治疗后心肌梗死的转归（缺血或梗死心肌的范围变化和心肌的存活性）、心功能改变和有无心肌梗死的并发症等的重要手段。

二、心肌梗死的诊断和监测

由于较长时间的缺血，心肌梗死对心肌的损害通常是不可逆的；起初受累心肌出现无运动而室壁厚度维持正常，随着时间的进展（4~6 周），受累心肌室壁变薄及回声强度增加（图 11-11）。通常超声心动图可发现相应心肌梗死区域的 RWMA，M 型超声心动图可帮助判断前间隔和左心室后壁心肌梗死的 RWMA（图 11-12，图 11-13）。下壁心肌梗死需要二维超声左心室短轴切面观察确定（图 11-14），心

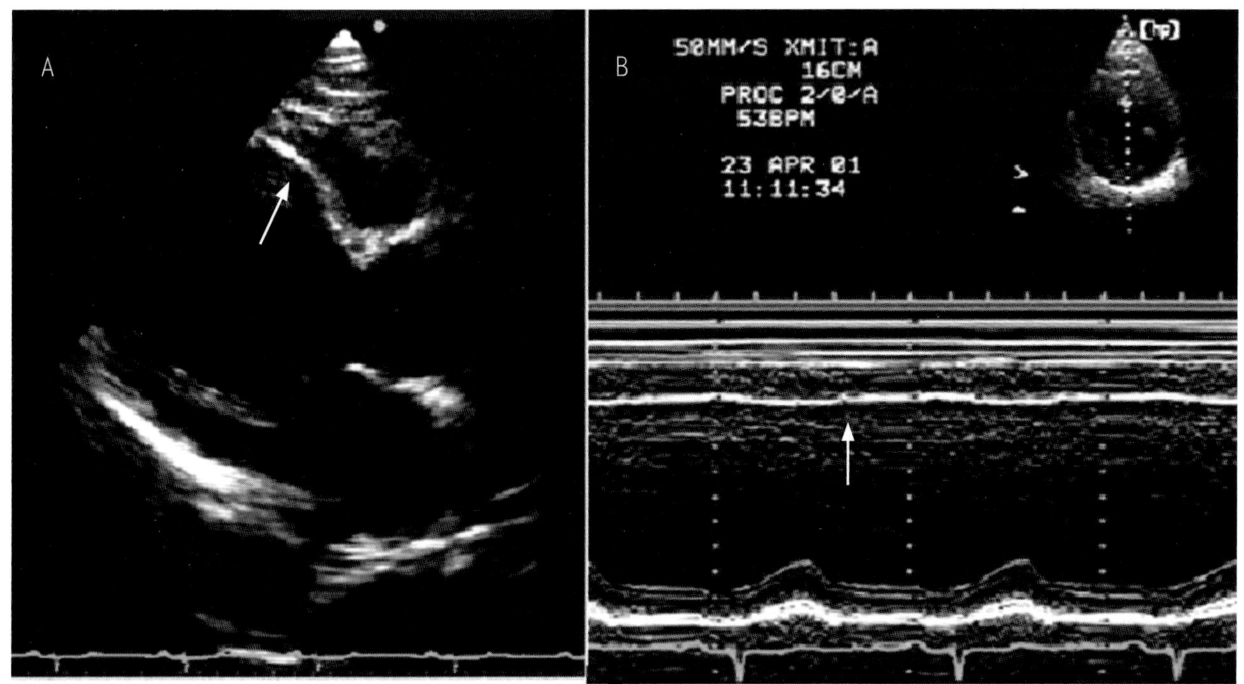

图 11-11　陈旧性广泛前壁心肌梗死的超声心动图

A 为胸骨旁左心室长轴，箭头所示为前间隔变薄和回声增强。B 为左心室 M 型曲线，箭头所指为前间隔变薄和回声增强，以及前间隔无运动。

尖心肌梗死除观察心尖切面外，胸骨旁左心室心尖水平短轴切面也有助于心尖心肌梗死的诊断（图 11-15）。临床 Q 波心肌梗死提示该节段大于 50% 的室壁受损而出现明确的室壁无运动和室壁变薄；非 Q 波心肌梗死可出现较轻程度的室壁运动异常（运动减弱或无运动）和室壁变薄。心肌梗死后出现：①室壁变薄。②回声强度增加。③室壁无运动或矛盾运动。通常提示心肌瘢痕形成以及无心肌存活。较长时间心肌缺血或急性心肌梗死血运重建成功后，可出现心肌顿抑或心肌冬眠。顿抑或冬眠心肌仍存在一定心肌存活性，但与瘢痕心肌一样静息下也表现为室壁无运动；低剂量多巴酚丁胺负荷试验有助于了解心肌的存活性。

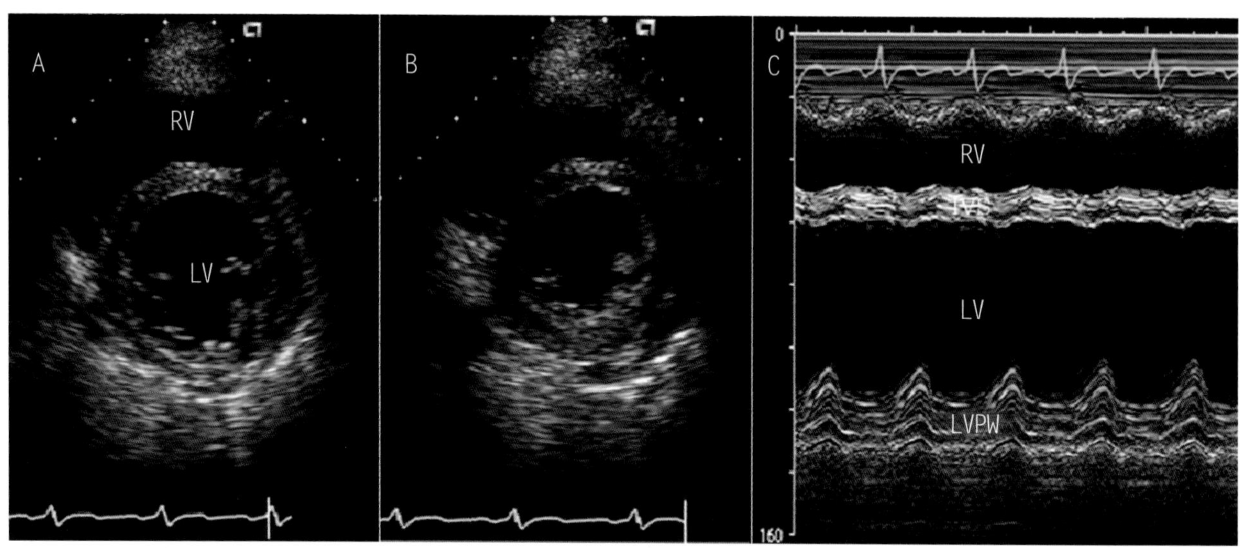

图 11-12　前间隔心肌梗死的超声心动图

A、B 为胸骨旁左心室短轴，A 为舒张末期，B 为收缩末期，显示前间隔和前壁室壁运动减弱；C 为左心室 M 型曲线，可清晰显示前间隔运动减退。

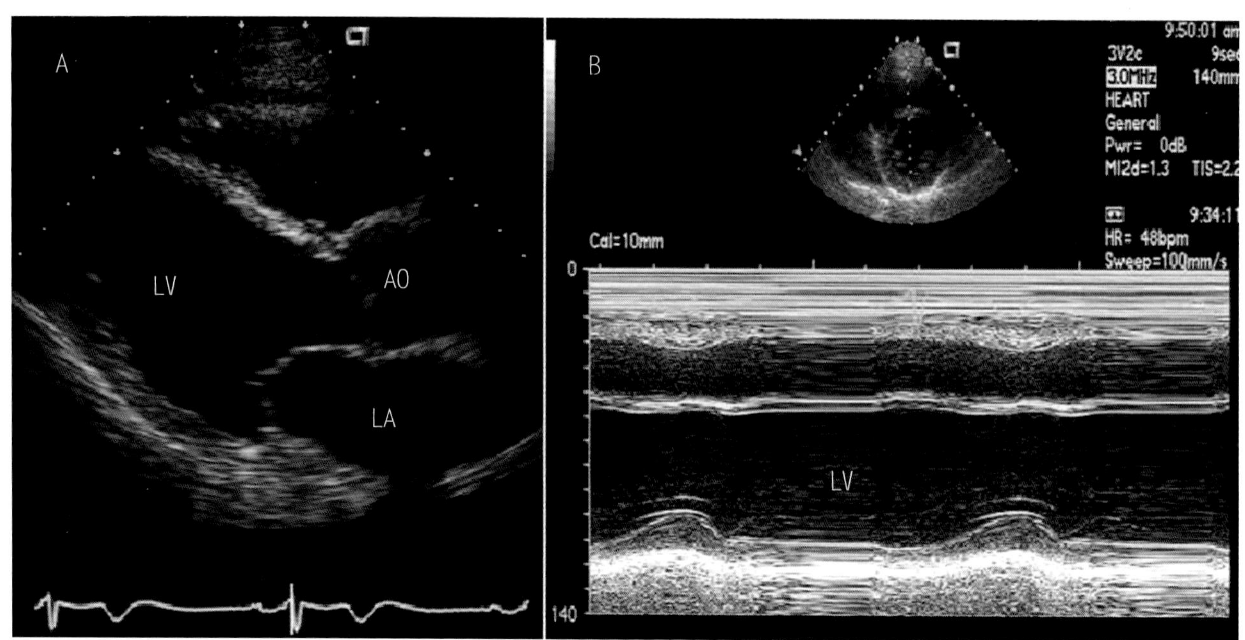

图 11-13　前间隔心肌梗死的超声心动图

A 为胸骨旁左心室长轴，B 为左心室腱索水平 M 型曲线，可清晰显示前间隔区域无运动。

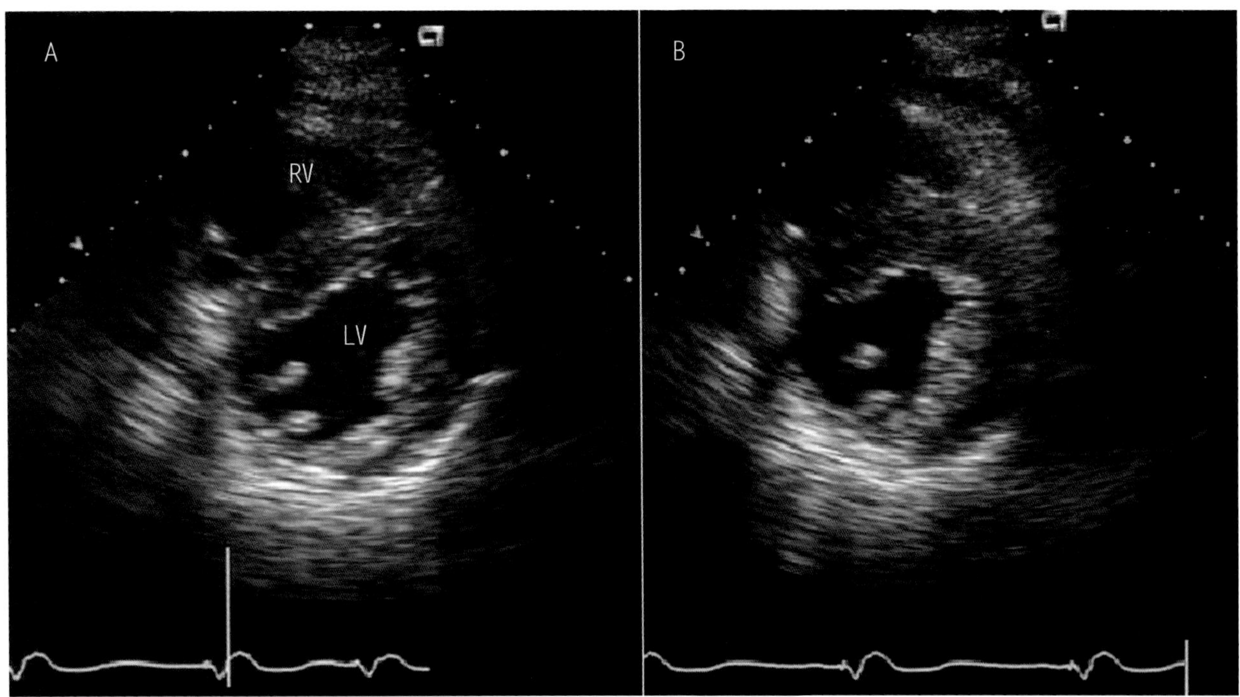

图 11-14　下壁心肌梗死的超声心动图

A、B 均为左心室乳头肌水平短轴切面，显示下壁心肌变薄和节段性运动异常（无运动）。

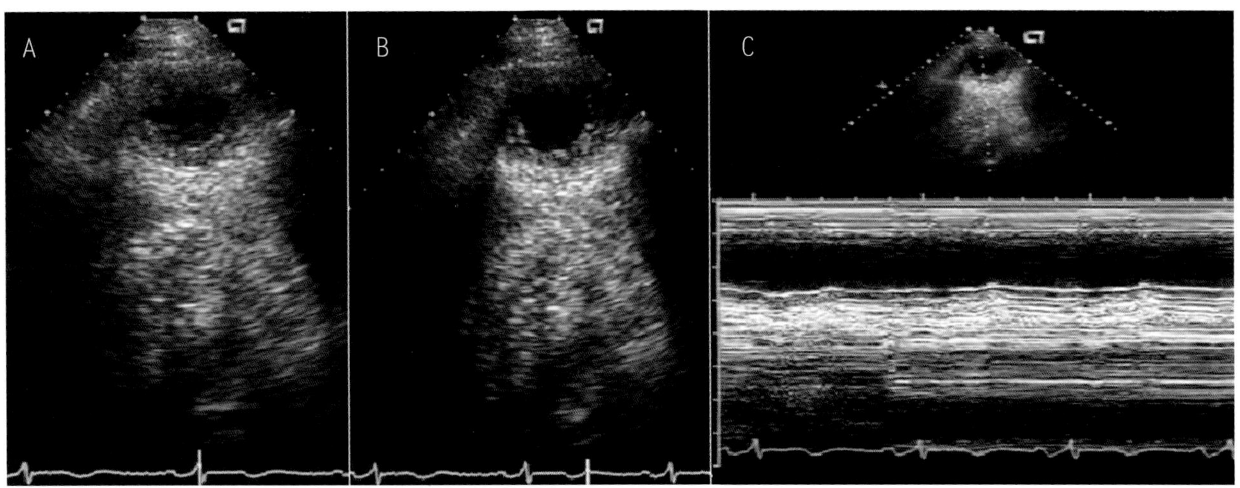

图 11-15　心尖部心肌梗死的超声诊断

A、B 为胸骨旁心尖水平左心室短轴，A 为舒张末期，B 为收缩末期，显示心尖间壁和下壁无运动。C 为心尖切面引导的 M 型曲线，可明了地确定心尖间壁和下壁无运动。

三、左心室舒张功能

心肌缺血常改变左心室舒张功能，心肌缺血最初常见的舒张异常为心肌弛缓延迟，出现弛缓延迟型二尖瓣血流频谱：E 减低，A 增高，DT 延长，E/A ＜ 1。由于舒张早期充盈减少，左心房收缩代偿增强以增加左心室晚期充盈显得尤为重要。短暂心肌缺血和冠心病患者可出现弛缓延迟型血流频谱，而在心肌梗死患者二尖瓣血流频谱取决于诸多因素的相互作用：如弛缓异常、心室顺应性、左心房压、负荷状态、心率、药物等，因此心肌梗死患者无固定一致的二尖瓣血流频谱特征。心肌梗死患者出现限制型二尖瓣血流频谱（E ↑ ↑，A ↓，DT ↓，图 11-16），提示心衰发生率高和预后不良。

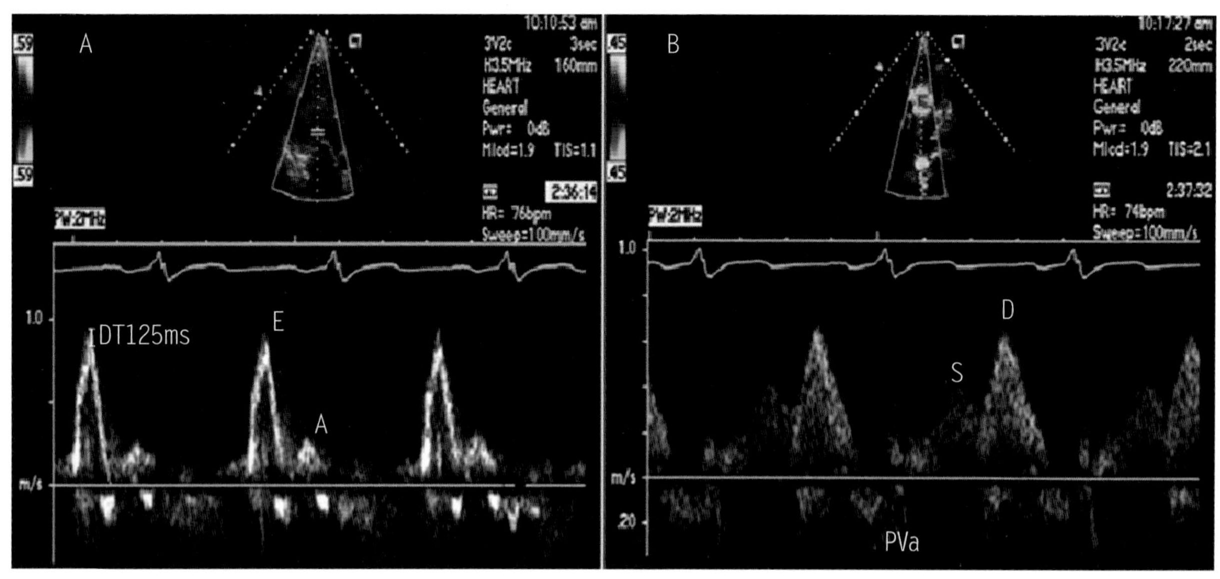

图 11-16　心肌梗死、心功能不全患者的二尖瓣血流频谱和肺静脉血流频谱

患者，男性，55 岁。A 为二尖瓣血流频谱，该图例 E 峰 94cm/s，A 峰 32cm/s，E 峰减速时间（DT）为 125ms；B 为肺静脉血流频谱，该图例 S 峰明显小于 D 峰，而 PVa 峰未见明显增高提示左心房收缩功能亦减退。

四、心肌梗死的并发症

心肌梗死后，心源性休克的发病率和死亡率依然较高，迅速确定其病因以给予及时有效处理非常重要。超声心动图有助于确定心肌梗死的并发症，如果危重心肌梗死患者收缩功能尚正常，必须怀疑有无合并机械性并发症。心肌梗死急性和慢性并发症如表 11-3。

表 11-3　心肌梗死的并发症

急性期
左心室收缩功能异常
心脏破裂（包括游离壁破裂、室间隔穿孔、乳头肌断裂）
二尖瓣反流
左心室扩张
乳头肌功能障碍
心包积液或心脏压塞
右心室心肌梗死
慢性期
心肌梗死后左心室重构
室壁瘤形成
真性室壁瘤
假性室壁瘤
左心室血栓

1. 室壁瘤 / 左心室血栓 室壁瘤的形成与透壁性心肌梗死延展以及左心室重构有关，超声心动图上室壁瘤定义为舒张期和收缩期左心室几何外形明显中断，坏死心肌由纤维瘢痕组织替代。室壁瘤最好发的部位为左心室心尖，其次是下壁基底部。心尖室壁瘤心尖部心肌菲薄，心尖向外膨出失去正常心尖回缩状态（图 11-17）。室壁瘤心肌无运动或者矛盾运动，收缩期无法排出舒张期积蓄血容量，甚至收缩期左心室血逆向射入室壁瘤腔，因此可视为死腔。如果左心室基底段功能正常，基底段 1/2 射血分数大于 30% 以上，此时切除室壁瘤封闭死腔可保留足够的左心室收缩功能而让患者获益。

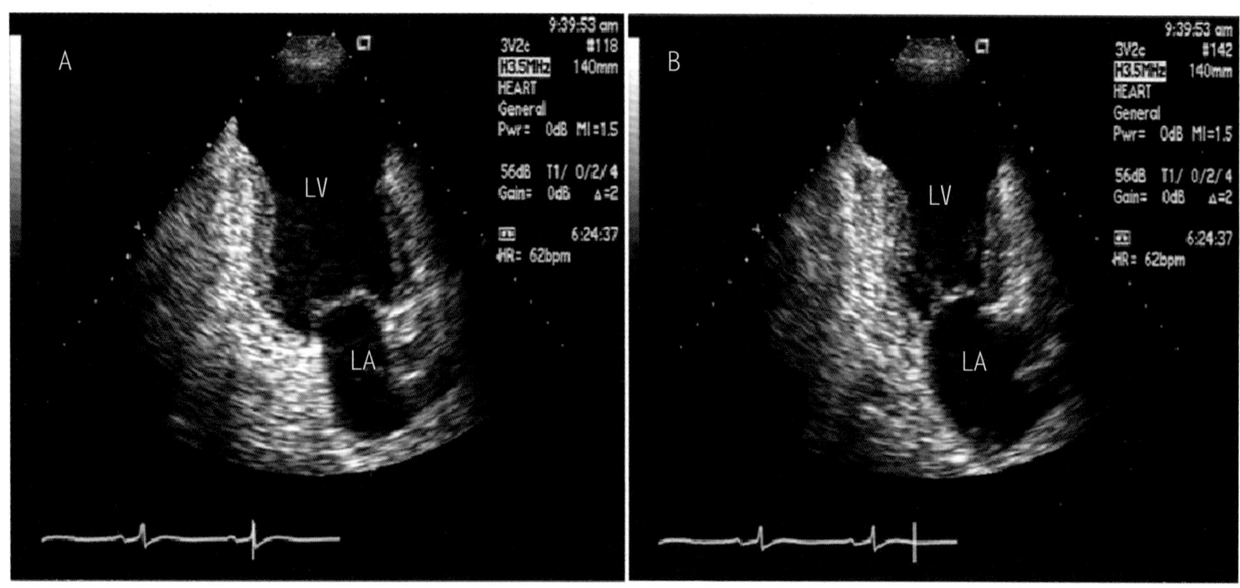

图 11-17 室壁瘤的超声心动图

A、B 分别为心尖二腔心切面，A 为舒张末期，B 为收缩末期。图示左心室心尖室壁菲薄，左心室心尖向外膨出为室壁瘤。室壁瘤的瘤体直径通常大于邻近左心室腔的直径。

左心室血栓好发于左心室室壁无运动节段以及左心室室壁瘤内，最常见部位也是左心室心尖。心尖切面是观察室壁瘤以及左心室血栓的最佳切面。左心室血栓超声上为一团块回声，位于室壁运动异常区域叠加于或间断正常心内膜轮廓（图 11-18），该回声团块与邻近异常运动的室壁分界清楚，鉴别时须注意与心尖处的条索回声或者伪像相区别。

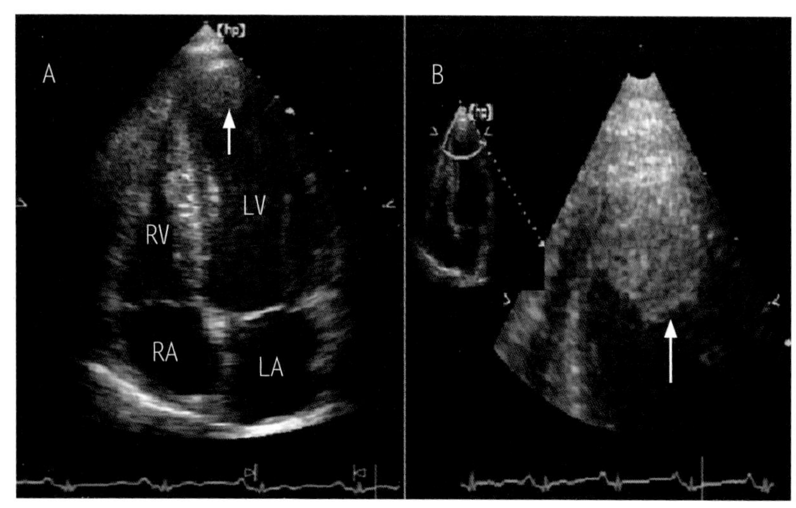

图 11-18 左心室心尖血栓的超声心动图

A 为心尖四腔心切面，箭头所指为心尖血栓，该团块回声中断心尖部心内膜；B 为同一患者心尖四腔心切面心尖部位局部放大图像，粗箭头所指为清晰的心尖团块回声。

2. 心脏破裂 急性心肌梗死一周内（中位时间为 4 天）突然出现心功能不全进展、全收缩期杂音或低血压状态，必须注意心脏破裂的可能。左心室游离壁破裂、室间隔穿孔、乳头肌断裂这些心肌梗死的机械并发症大多可导致严重的血流动力学障碍，需要紧急手术以及积极内科救助。

（1）左心室游离壁破裂：左心室游离壁破裂（free wall rupture）是心肌梗死致命的并发症之一，左心室游离壁破裂出现心脏压塞，可导致突然的血流动力学崩溃。通常左心室游离壁破裂发生于心肌梗死后一周内。超声诊断左心室游离壁破裂依靠于高度的临床敏锐和细致检查，如发现：①休克伴电 - 机械分离。②超声发现心包积液和右心室舒张期室壁塌陷。③左心室壁菲薄或局限包裹积液或凝块回声。则要高度怀疑左心室游离壁破裂（图 11-19）。左心室游离壁破裂处外层周围有心包等包裹时则称为假性室壁瘤。

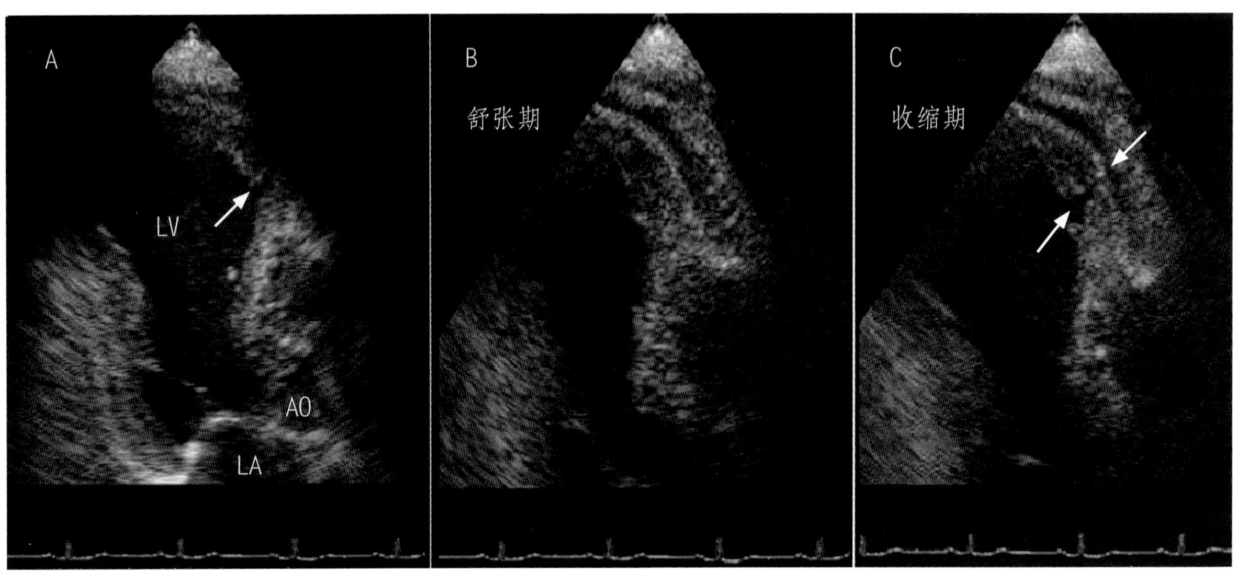

图 11-19　左心室游离壁破裂的超声心动图

A、B、C 为同一广泛前壁心肌梗死患者的左心室心尖长轴切面。A 箭头所指为左心室游离壁破裂处，B、C 为 A 的局部放大图像，B 为舒张期，C 为收缩期，C 双箭头所指处为该处出现反常运动（收缩期向外），可见左心室游离壁破裂，该游离壁破裂处外侧有少量心包积液。

假性室壁瘤是左心室游离壁破裂的一种特殊过程，室壁穿透破裂处壁层心包和心外膜裹合局限性机化血肿构成瘤壁（图 11-20）。病理学上假性室壁瘤为心脏心肌破裂后血液进入心包腔并随之局限受压，局部心包压塞阻止血流进一步流入心包腔或者血液经破口来回达到平衡状态。超声心动图上表现为心包内局限性腔隙（后壁、侧壁或者心尖），应用彩色多普勒血流显像发现该无回声腔隙与左心室腔存在血流沟通（图 11-21），有助于明确假性室壁瘤的存在。由于机化血肿呈软组织低回声，与周围结构类似，超声心动图通常会低估假性室壁瘤的真正大小。如果通向左心室腔的破口小于室壁瘤的最大直径，则很可能为假性室壁瘤。假性室壁瘤通常更多地发生于左心室的后壁和下壁，因为这一区域的血液通常由单一冠状动脉供应。如果左心室后下壁室壁瘤瘤颈部较窄，其内壁处可见机化血栓回声，有时也难以鉴别室壁瘤为真性或假性。

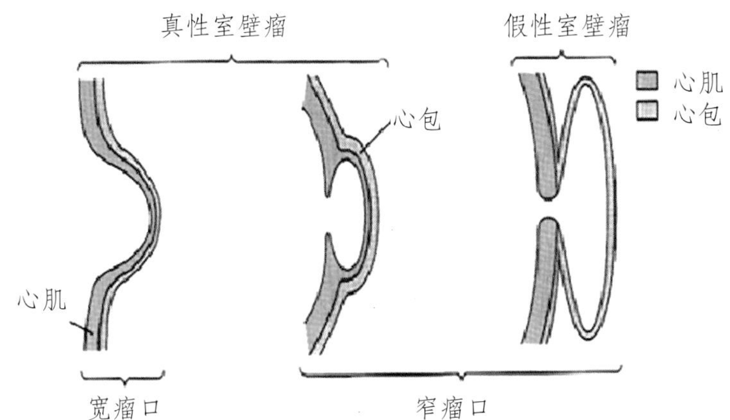

图 11-20 真性室壁瘤和假性室壁瘤的区别

真性室壁瘤瘤壁包含心肌，心内膜的延续性通常存在；真性室壁瘤包括瘤口部宽阔和狭小两种。假性室壁瘤的瘤壁为心包而不包含心肌，瘤口部通常狭小。

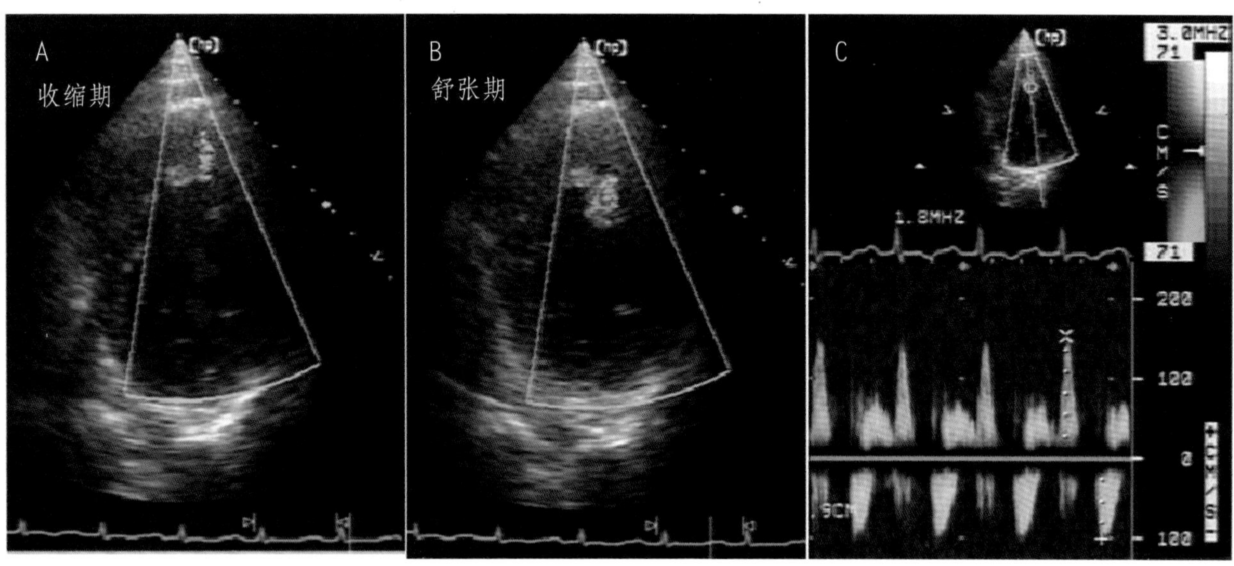

图 11-21 假性室壁瘤的超声心动图

患者，男性，65 岁。A、B 均为左心室短轴切面，见室间隔破裂口处收缩期红色血流从左心室进入瘤体内（A），舒张期蓝色血流从瘤体内流向左心室（B）；C 为同一患者室间隔破裂口处的多普勒血流频谱，显示收缩期从左心室进入瘤体内的血流流速约为 1.5m/s；舒张期从瘤体内流向左心室的血流流速约为 1m/s。

（2）室间隔破裂：室间隔破裂（ventricular septal rupture）和游离壁破裂一样通常发生于心肌梗死一周内，室间隔破裂更常见于老年或单支冠状动脉病变者。典型的临床特征为收缩期杂音和血流动力学的进展或恶化。心肌梗死有关的室间隔缺损超声所见有室间隔的连续中断和左→右分流（图 11-22）。左心室下壁心肌梗死如出现室间隔缺损时常伴有右心室心肌梗死，而前间隔心肌梗死的室间隔破裂可延展至左心室游离壁。多普勒超声心动图可测定跨室间隔水平压差而估测肺动脉收缩压。

（3）乳头肌断裂或乳头肌功能不全：急性心肌梗死出现二尖瓣反流（MR）是常见的，心肌梗死后出现急性 MR 的机制为：①左心室和二尖瓣瓣环的扩大。②乳头肌功能不全。③乳头肌断裂。临床上乳头肌断裂常导致重度 MR 和血流动力学恶化，需要紧急手术行二尖瓣置换。乳头肌功能不全或瓣环扩大者可经内科治疗或冠状动脉血运重建术后好转。因此鉴别乳头肌断裂和乳头肌功能不全非常重要，超声心动图是诊断乳头肌功能不全或断裂的最好手段。

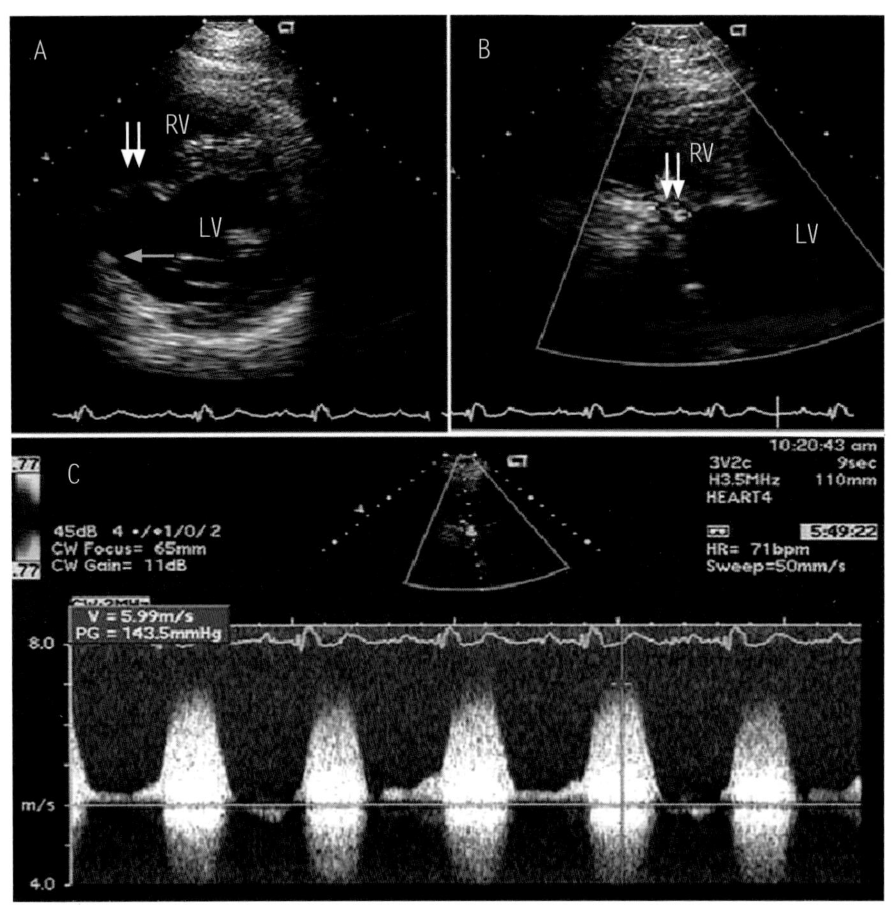

图 11-22　急性心肌梗死患者室间隔破裂的超声心动图

患者男性，77 岁。A 为胸骨旁二尖瓣水平左心室短轴切面，蓝色箭头所指为菲薄的左心室下壁，白色双箭头所指示为室间隔回声中断；B 为同一患者的局部放大的彩色多普勒显像，显示左向右分流红色血流（白色双箭头）；C 为连续多普勒测定经室间隔穿孔处分流压差，血流峰速度为 6m/s，换算成压差为 144mmHg。

乳头肌断裂较少见，约占急性心肌梗死的 1%，急性心肌梗死患者新出现全收缩期杂音合并充血性心力衰竭时应考虑乳头肌断裂可能。前外侧乳头肌为双重血液供应（前降支和回旋支），后内侧乳头肌为右冠单支冠脉供血，因此下壁心肌梗死合并后内侧乳头肌发生断裂远远多于前侧壁心肌梗死合并前外侧乳头肌断裂，与广泛心肌梗死所致室间隔破裂不同，半数以上梗塞范围较为局限。乳头肌完全断裂常导致重度 MR 而可致命。乳头肌断裂的超声发现为连枷二尖瓣、腱索上部分心肌组织随心动周期而飘动。

乳头肌功能不全指乳头肌和邻近的左心室心肌功能协调失衡而产生，而二尖瓣装置其他结构如二尖瓣瓣叶、瓣环或腱索通常无异常。病因为冠心病（心肌梗死等）的乳头肌功能不全所致的 MR 也称为缺血性 MR（图 11-23）。

乳头肌功能不全的超声心动图的特征表现有：①二尖瓣瓣叶不完全关闭。由于收缩期二尖瓣瓣叶失去乳头肌正常收缩的支撑力，导致二尖瓣一个或两个瓣叶无法抵达相当于二尖瓣瓣环的正常最大收缩期位置，而二尖瓣瓣尖对合可正常。左心室增大也加大腱索和瓣叶的分离，导致二尖瓣瓣叶张力增加导致瓣叶在收缩期无法回到二尖瓣瓣环水平。②乳头肌及邻近心肌等部位出现室壁运动异常。③乳头肌及邻近心肌缺血后纤维化回声增强，可似手指形状。

3. 心包积液和心脏压塞　心肌梗死，特别是透壁性心肌梗死，出现无显著血流动力学意义的心包积液是常见的（图 11-24），6%~20% 急性心肌梗死合并心包积液。然而，心脏破裂可出现心脏压塞，这时心包囊内可见凝胶状血块回声。心脏压塞一旦出现，必须紧急手术，而紧急的心包穿刺能帮助稳定手术前患者的血流动力学状态。

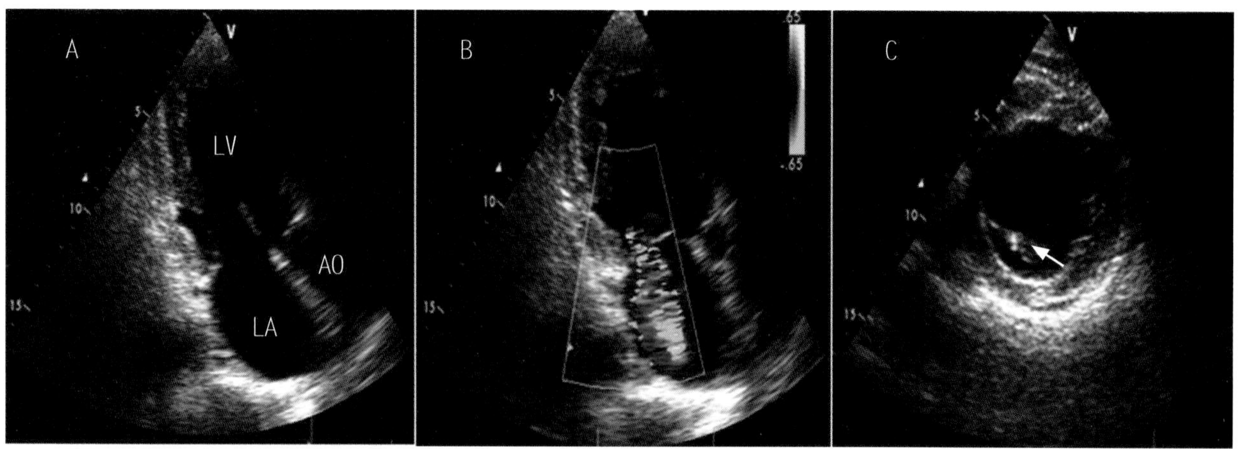

图 11-23　缺血性二尖瓣反流

患者，男性，75 岁。A 为心尖左心室长轴切面。B 为 A 切面基础上的彩色血流显像，显示二尖瓣反流。C 为左心室短轴切面，显示左心室内径增大，前间隔和左心室后壁回声增强，箭头所指为后内侧乳头肌回声增强。

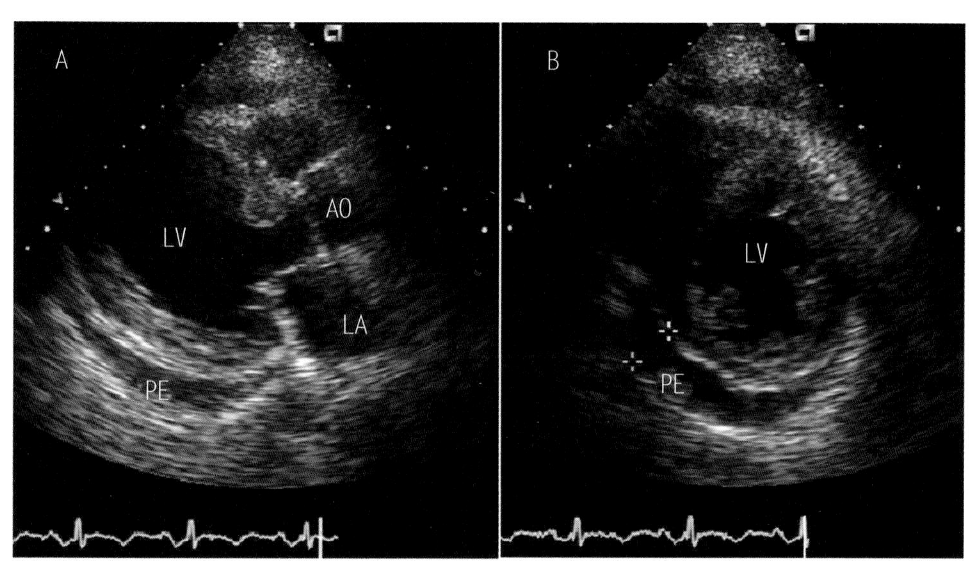

图 11-24　心肌梗死患者常见的心包积液

A 为胸骨旁左心室长轴，显示左心室后壁后方少量的心包积液（PE）；B 为胸骨旁左心室短轴，显示左心室后下壁后方的无回声区。

4. 右心室心肌梗死　右心室心肌梗死几乎都合并下壁心肌梗死。有报道，下壁心肌梗死有 25% 可出现右心室心肌梗死。右冠状动脉是供应右心室的主要供血动脉，尽管左冠状动脉前降支圆锥支可供应部分右心室游离壁。右心室心肌梗死常见累及部位有右心室下壁、侧壁或前壁。

右心室心肌梗死的临床特征有低血压或心源性休克，体循环瘀血而肺野清晰。血流动力学的诊断标准包括平均右心房压 > 10mmHg，肺毛细血管楔压（PCWP）> 15mmHg。

由于右心室形态不规则及不对称，相对于左心室确定右心室壁运动减弱有困难。大部分的研究认为需要明确的右心室无运动或反常运动来诊断右心室心肌梗死。一旦明确存在右心室壁运动异常，右心室壁运动异常的区域和程度可由图例表示（图 11-25）。

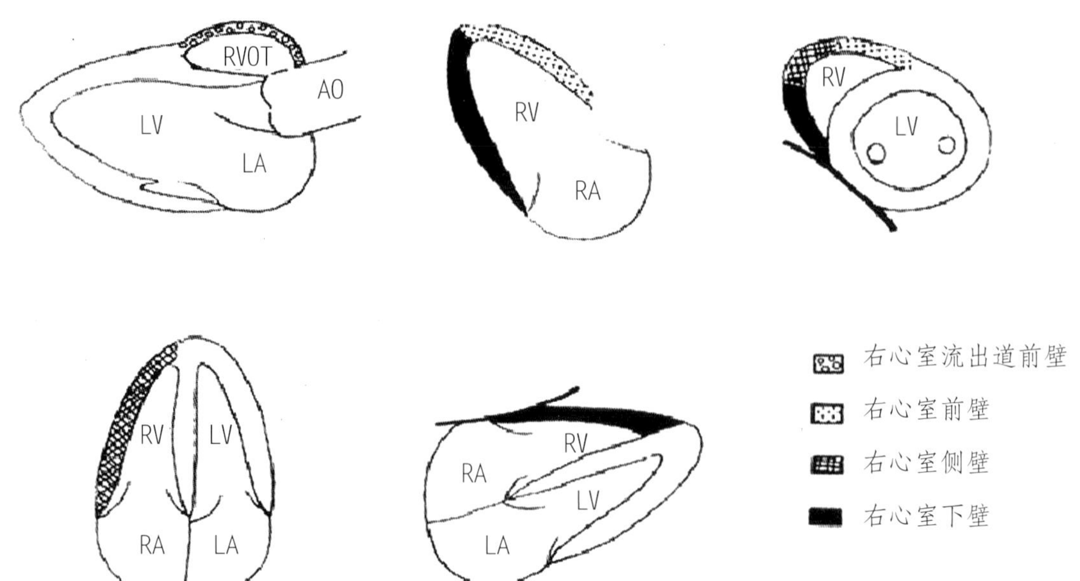

图 11-25　右心室室壁运动异常的定位示意图

RV：右心室，RVOT：右心室流出道，LA：左心房，LV：左心室，AO：主动脉。（改自 Weyman AE，principles and practice of echocardiography，second edition P916，Lea & Febiger，1994）

右心室心肌梗死超声心动图发现有：①右心室壁无运动或反常运动（图 11-26）。右心室壁无运动是右心室心肌梗死的非常敏感的指标，几乎所有有临床血流动力学依据的右心室心肌梗死可出现室壁壁运动异常。②右心室扩大，右心房也增大。③三尖瓣反流。由于右心室收缩力减弱，三尖瓣反流峰速度不大，通常可小于 2m/s。如果患者有卵圆孔未闭，右心室心肌梗死可造成房水平显著的右向左分流（原因为右心室功能不全，右心室舒张压升高，导致右心房压增高）。因此如果下壁心肌梗死患者出现低氧血症，必须考虑有合并右心室心肌梗死和经卵圆孔的右向左分流可能，诊断可经静脉注射震荡之生理盐水来证实。下壁心肌梗死合并右心室心肌梗死经常出现完全性心脏阻滞，如果放置临时起搏器电极在右心室心尖而该处有心肌梗死时，可导致右心室穿孔及心脏压塞。

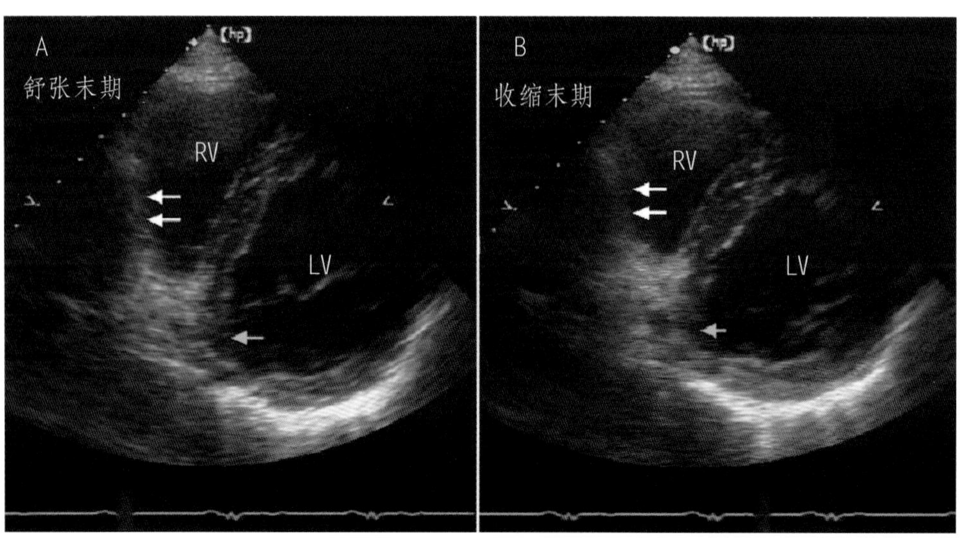

图 11-26　右心室心肌梗死的超声心动图

A、B 均为胸骨旁左心室二尖瓣水平短轴切面，A 为舒张末期，B 为收缩末期。该图例显示左心室下壁无运动（蓝色箭头），以及右心室下壁无运动（白色双箭头）。

第六节　经胸冠状动脉显像的进展

经胸超声冠状动脉的显像是一项具有挑战意义的工作。自从 1976 年 Weyman 等报道左冠状动脉主干的超声显像以来，人们尝试应用不少办法提高超声冠状动脉显像的敏感性和特异性。经食管超声心动图检查可检测左右冠状动脉近端，高频探头（7.5MHz）可显示冠状动脉左前降支远端；通过测定血管扩张剂（腺苷等）使用前后的冠状动脉血流变化，可测定冠状动脉血流储备。虽然经胸超声尚无法完全可靠以及连贯地观测冠状动脉，目前随着超声技术的进步和临床研究的进展，经胸超声声窗切面已能无创清晰显像评价冠状动脉主干，有助于发现冠状动脉异常。这里介绍经胸评价冠状动脉血流的方法。

目前评价冠状动脉血流的高性能超声诊断仪大多备有高频探头。高频探头较常规探头小，与胸壁的接触面小，可放置于肋间隙，以减少肋骨的干扰。受检者左侧卧位，检查时先用常规探头描记胸骨旁左心室长轴切面，然后将探头下移 1~2 个肋间，显示左心室长轴切面上右心室和左心室室间隔的交汇处，即为前房室沟（anterior interventricular sulcus，图 11-27）；然后探头顺时针方向稍旋转探头至右心室腔消失时，该切面可显示冠状动脉左前降支中 ~ 远段。冠状动脉左前降支走行于前房室沟，因此探测该血管必须描记出前房室沟切面，把握好前房室沟的解剖位置后更换常规探头为高频探头，就能较顺利地描记左前降支血流。

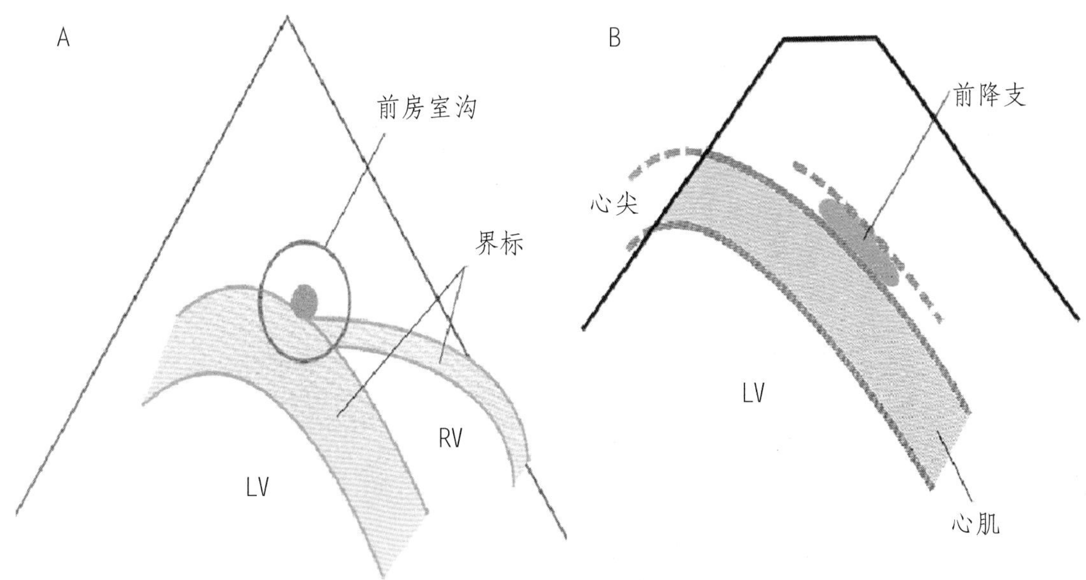

图 11-27　前房室沟的超声定位（A）和左冠状动脉前降支的超声检测示意图（B）

A 为胸骨旁左心室长轴探头位置下移约一肋间，如图右心室壁与左心室壁的交汇处称为前房室沟；B 为应用高频探头显示左冠前降支。

应用彩色多普勒血流显像观察冠状动脉血流时需要变更一些仪器设定，特别是降低彩色血流速度测定范围为10~20cm/s，取样容积的大小约5~10mm为宜，将取样容积放置于左前降支，可检测出冠状动脉血流（图11-28）。目前高性能超声诊断仪应用高频探头彩色多普勒血流显像可清晰显示冠状动脉以及心肌血流（图11-29）。

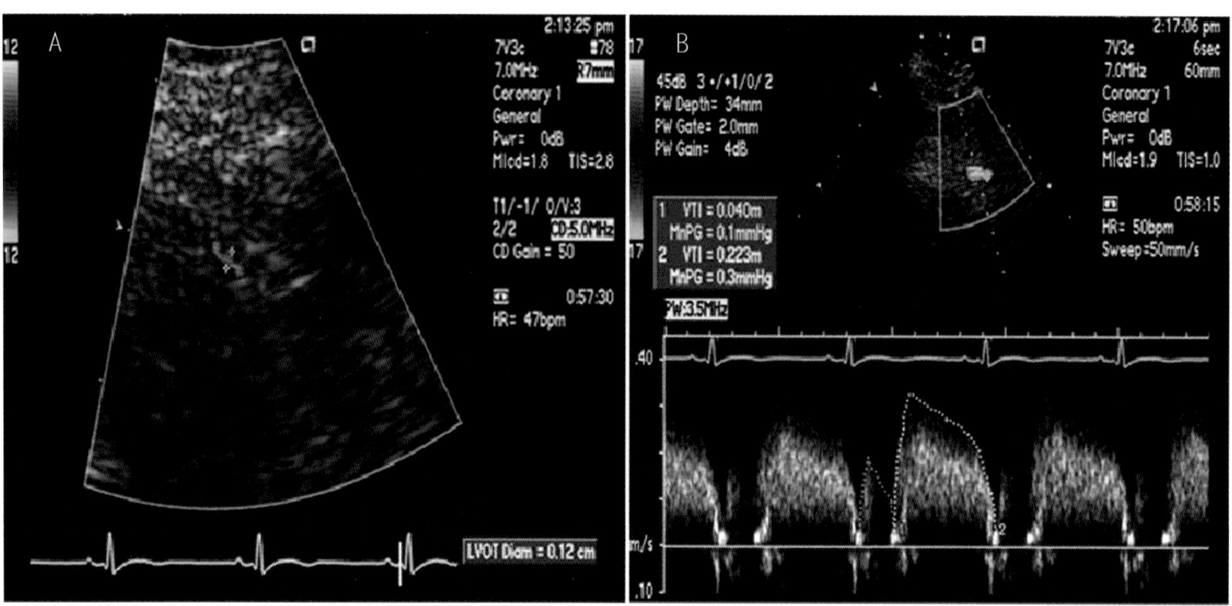

图11-28　左冠状动脉前降支远端超声观察

A为彩色多普勒显示左冠状动脉前降支远端；B为脉冲多普勒测定左冠状动脉前降支远端血流频谱，该频谱为双相血流；正常冠状动脉血流频谱呈现以舒张期血流为主的双相血流。

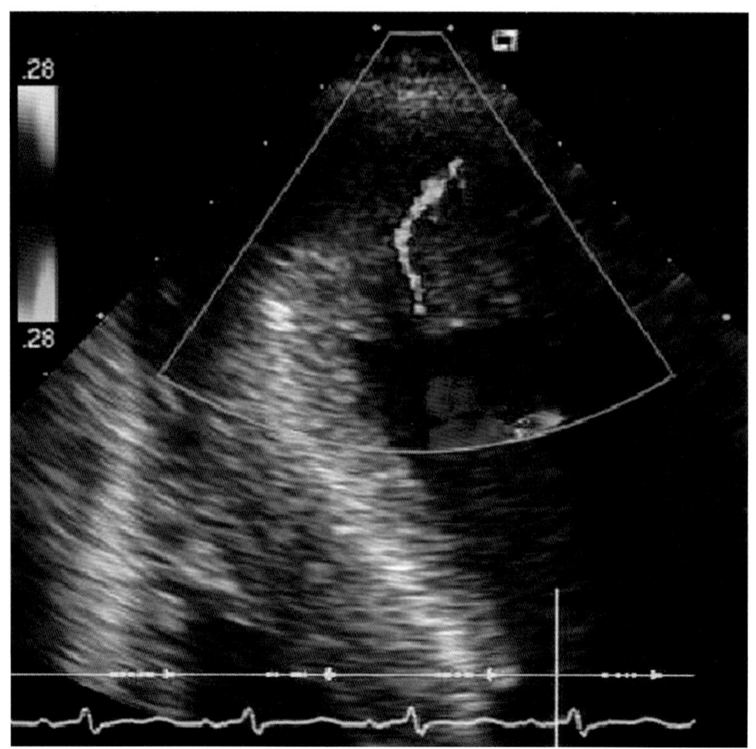

图11-29　超声心动图显示心肌内血流

该图例为心尖切面，显示舒张期心尖部心肌血流。

目前冠心病的定性诊断主要靠冠状动脉造影，但冠状动脉造影也有一定的局限性，冠状动脉造影的狭窄程度并不一定真实反映心肌缺血程度，因此有必要评价冠状动脉血流储备。现今高性能的超声诊断仪检测出左前降支血流的成功率为 78%~94 %。具体测定时如上述应用彩色多普勒血流显像检测出前房室沟处的左前降支血流，冠状动脉血流储备检测前需要准备的有：①建立静脉通路。②药物准备〔可选择 20mg ATP 以 0.14mg/(kg · min）剂量推注〕。③药物注射前后观察血压和心率等。记录安静时的冠状动脉血流，快速推注 ATP 后记录最大冠状动脉血流；最大冠状动脉血流与安静时的冠状动脉血流之比即为冠状动脉血流储备。根据 Daimon 等报道，冠状动脉血流储备值 < 2 诊断心肌灌注缺损的敏感性为 92%，特异性为 90%，也就是说如果冠状动脉血流储备值 > 2，可考虑不存在有意义的冠状动脉狭窄（冠状动脉狭窄 70% 以上）。

附　川崎病

川崎病（Kawasaki disease）又称皮肤黏膜淋巴结综合征，由日本国川崎医生 1967 年首次报道。病因不明，多发于 8 岁以下儿童。临床表现分三期：急性期（1~11 天），发病有高热、皮疹、口腔病变、淋巴结肿大等；亚急性期（11~21 天）仍有红疹、发热和淋巴结肿大，但症状减轻，心血管症状明显，冠状动脉瘤扩张机会和程度与发热程度和持续时间成正相关；恢复期心血管外症状基本恢复。病理基础是急性非特异性血管炎，以小型动脉为主，常累及冠状动脉。心血管并发症主要有冠状动脉瘤形成、冠状动脉血栓、心肌梗死，是川崎病的主要祸害。二维超声心动图对冠状动脉病变的检出率可达 80%~90%。冠状动脉扩张定义为 5 岁内超过 3.0mm 或某段直径超过其邻近段的 1.5 倍为扩张。应用高频（5 或 7.5MHz）探头可检测到冠状动脉的左主干以及左前降支和回旋支、右冠状动脉近段，如发现冠状动脉瘤则有诊断意义（图 11-30）。超声如已检测冠状动脉近段有病变，可进一步行冠状动脉造影，目前数字减影（DSA）或 CT 等有取代冠状动脉造影趋势。

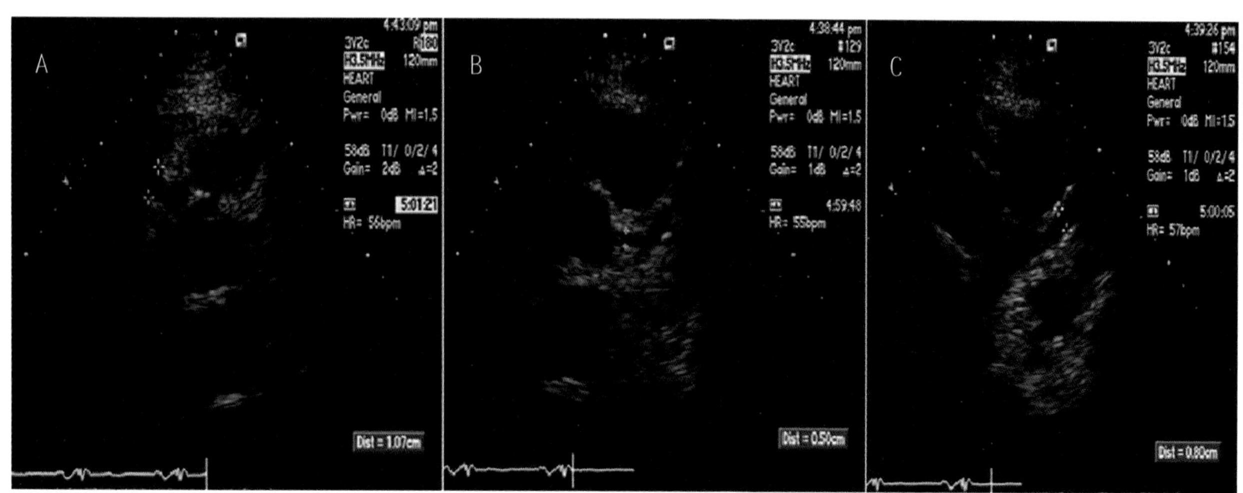

图 11-30　冠状动脉主干异常的超声诊断

A、B、C 均为胸骨旁大动脉短轴调整切面。图 A 显示右冠状动脉扩张（直径为 10.7mm）；图 B 显示左冠状动脉主干（直径为 5mm）；图 C 显示左冠状动脉前降支近端（直径为 8mm）。该患者冠状动脉显著扩张，临床诊断为川崎病。

第七节　冠状动脉内血管超声

冠状动脉内血管超声（intravascular ultrasonography，IVUS）是以导管为基础的成像技术，微型化的高频超声探头（20~40 MHz）镶嵌于心导管（3F 或 5F）的顶端，经动脉插入冠状血管内以获取冠状动脉血管壁和管腔的横截面图像（图 11-31）。正常冠状动脉血管壁有三层结构：内层、中层和外层。IVUS 可见动脉粥样硬化时动脉壁内层增厚或斑块形成，还可根据粥样斑块的声学特征而了解斑块的性状或组成（软斑块、钙化斑块或混合性斑块等）。目前 IVUS 发展迅速并已应用于临床，心血管造影结合 IVUS 可指导冠心病的治疗（如 PTCA 的实行、Stent 支架的置入以及介入治疗的疗效观察等）。另外 IVUS 的多普勒冠状动脉血流流速测定可评价冠状动脉狭窄和冠状动脉血流储备。

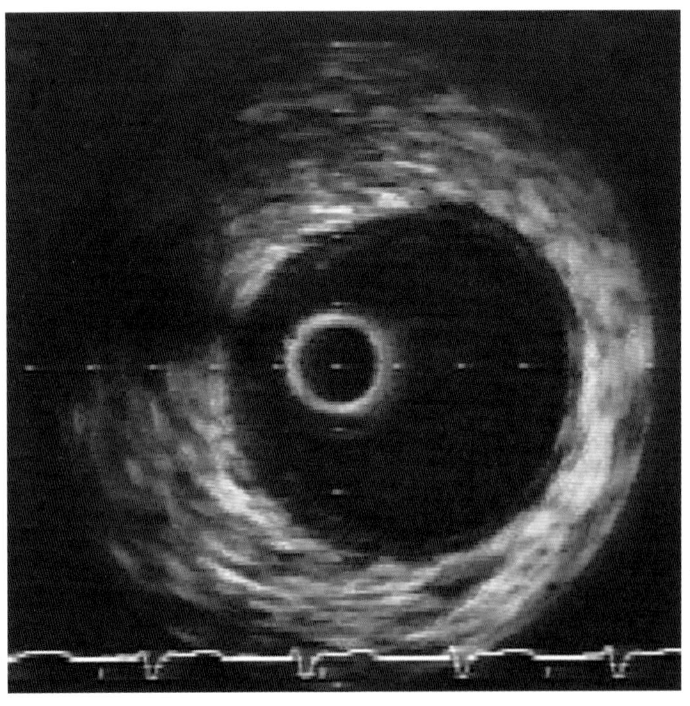

图 11-31　IVUS 图例

第十二章
肺动脉高压

一、肺动脉高压的定义和分类

肺动脉高压（pulmonary arterial hypertension，PH）是以肺小动脉的血管痉挛、内膜增生和重构为主要特征，以肺血管阻力进行性增高为主要表现的一种血流动力学概念。PH 是多种全身性疾病或心脏疾病所导致的一种血流动力学和病理生理状态，可以是一种独立的疾病，也可以是并发症，还可以是综合征，严重时可导致右心衰竭。

肺动脉高压是一种常见病和多发病，肺动脉高压相关疾病是一个发展迅猛的医学领域，近年来对其发病机制的研究不断深入，包括大量循证医学研究和新型靶向药物的临床实践等，2018 年第六届肺动脉高压大会又更新了肺动脉高压最新的临床分类（表 12-1）。严格意义上肺动脉高压，主要指孤立的肺动脉血压增高，而肺静脉压力正常，为肺动脉高压的第一大类，即动脉性 PH（pulmonary arterial hypertension，PAH）；广义的肺动脉高压可以是任何系统或者局部病变而引起的肺循环血压增高，包括肺动脉高压、肺静脉高压和混合性肺高压。

表 12-1　肺动脉高压最新临床分类（Nice，2018）

1 动脉性肺动脉高压	3.1 阻塞性肺疾病
1.1 特发性 PAH	3.2 限制性肺疾病
1.2 急性肺血管扩张试验阳性 PAH	3.3 其他混合性限制 / 阻塞性肺疾病
1.3 遗传性 PAH	3.4 非肺部疾病所致低氧
1.4 药物和毒物相关性 PAH	3.5 肺发育异常性疾病
1.5 相关因素所致 PAH	4 肺动脉阻塞性疾病所致肺高血压
1.5.1 结缔组织病	4.1 慢性血栓栓塞性肺高血压
1.5.2 人类免疫缺陷病毒（HIV）感染	4.2 其他肺动脉阻塞性病变
1.5.3 门脉高压	4.2.1 肺动脉肉瘤或血管肉瘤
1.5.4 先天性心脏病	4.2.2 其他恶性肿瘤
1.5.5 血吸虫病	4.2.3 非恶性肿瘤
1.6 肺静脉闭塞病 / 肺毛细血管瘤	4.2.4 肺血管炎
1.7 新生儿持续性肺动脉高压（PPHN)	4.2.5 先天性肺动脉狭窄
2 左心疾病所致肺高血压	4.2.6 寄生虫阻塞
2.1 射血分数保留的心力衰竭	5 未知因素所致肺高血压
2.2 射血分数降低的心力衰竭	5.1 血液系统疾病
2.3 心脏瓣膜病	5.2 系统性疾病（如结节病、高雪化病、糖原贮积症）
2.4 先天性毛细血管后阻塞性病变	5.3 其他：慢性肾衰竭、纤维纵隔炎、节段性肺高血压
3 呼吸系统疾病和（或）缺氧所致肺高血压	5.4 复杂先天性心脏病

正常肺动脉压力为15~30mmHg，平均压为10~20mmHg。肺动脉高压的最新诊断标准为静息状态下肺动脉收缩压 > 30mmHg，肺动脉舒张压 > 15mmHg或者肺动脉平均压 > 20mmHg。临床上依赖右心导管检查来确诊肺动脉高压是目前的“金标准”，但具有一定的操作风险。超声心动图是筛查肺动脉高压最主要的无创检查方法，也是目前指南推荐的疑诊肺动脉高压的首选无创性检查。超声心动图在肺动脉高压诊断中有重要价值，主要体现在：①直接证据（肺动脉高压的直接测定）。②间接证据（右心系统后负荷增加）。③评估病情严重程度和预后。④病因诊断，主要排除左向右分流疾病、瓣膜病等左心系统相关性肺高压。

测量肺动脉压是超声心动图的常规检查，虽然二维超声心动图有一些特征表现提示PH的存在，多普勒超声心动图是无创定量测定肺动脉压的主要手段。PH的诊断一旦成立，超声心动图检查应着重于确定有无PH的心脏疾病和肺部疾病病因，例如左心衰竭、二尖瓣狭窄或反流、左向右分流病变、肺心病等。

二、超声心动图对肺动脉高压的评价

1. 二维和M型超声心动图

PH的二维和M型超声心动图有如下特征：

（1）M型肺动脉瓣曲线“a”凹低平或消失（图12-1），以及肺动脉瓣收缩中期关闭或切迹。

（2）右心房、右心室增大（图12-2）。

（3）收缩期室间隔扁平、左心室呈“D”字形（图12-3）。

正常情况下左心室舒张压略大于右心室舒张压，室间隔凸面朝向右心室。如果右心室压大于左心室压，可出现室间隔舒张期凸向左心室；随着收缩期开始，左心室收缩压超过右心室，这时室间隔移位朝向右心室。如果收缩期室间隔扁平或压向左心室时，通常提示右心室收缩压超过左心室。这些二维和M型超声心动图特征发现PH的特异性和敏感性均不甚理想，但是这些间接证据能提示可能存在PH。

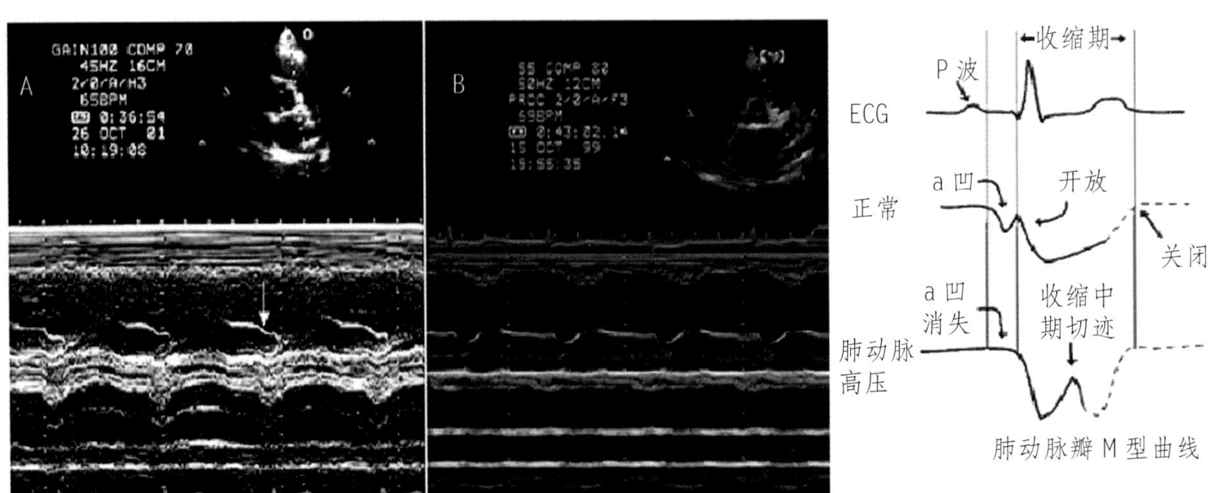

图12-1 正常人和肺动脉高压患者的肺动脉瓣M型曲线

A为正常人肺动脉压正常的肺动脉瓣M型曲线，箭头所示为肺动脉瓣曲线的“a”凹；B为肺动脉高压患者的肺动脉瓣M型曲线，“a”凹消失。左下图为正常人和肺动脉高压患者的肺动脉瓣M型曲线模式图。

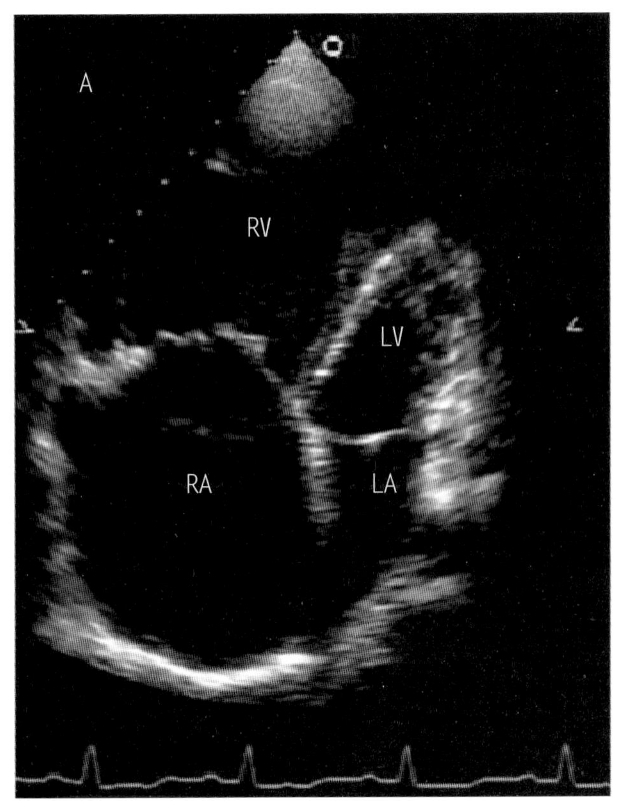

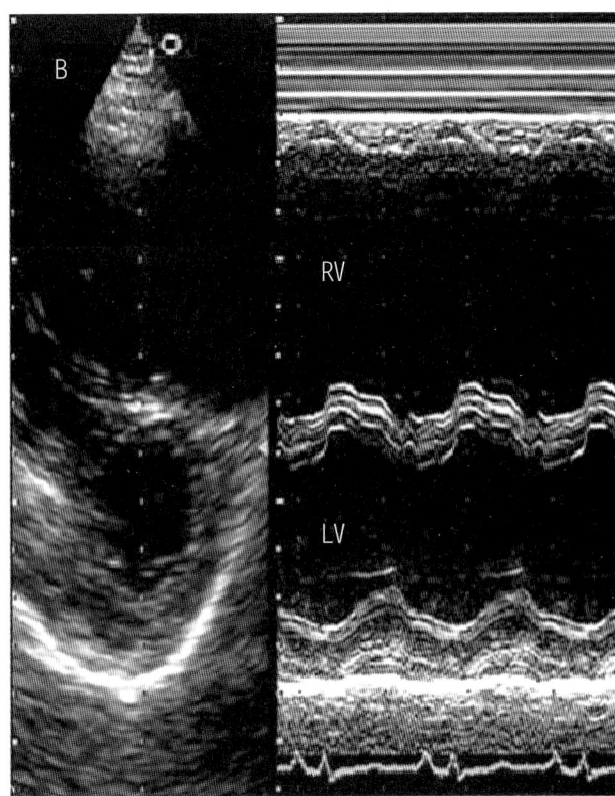

图 12-2　肺动脉高压患者右心系统增大图例

A 为四腔心切面，显示右心房、右心室显著增大，房间隔突向左侧；B 为二维切面引导下左心室 M 型曲线，右心室显著增大，室间隔收缩期呈矛盾运动。

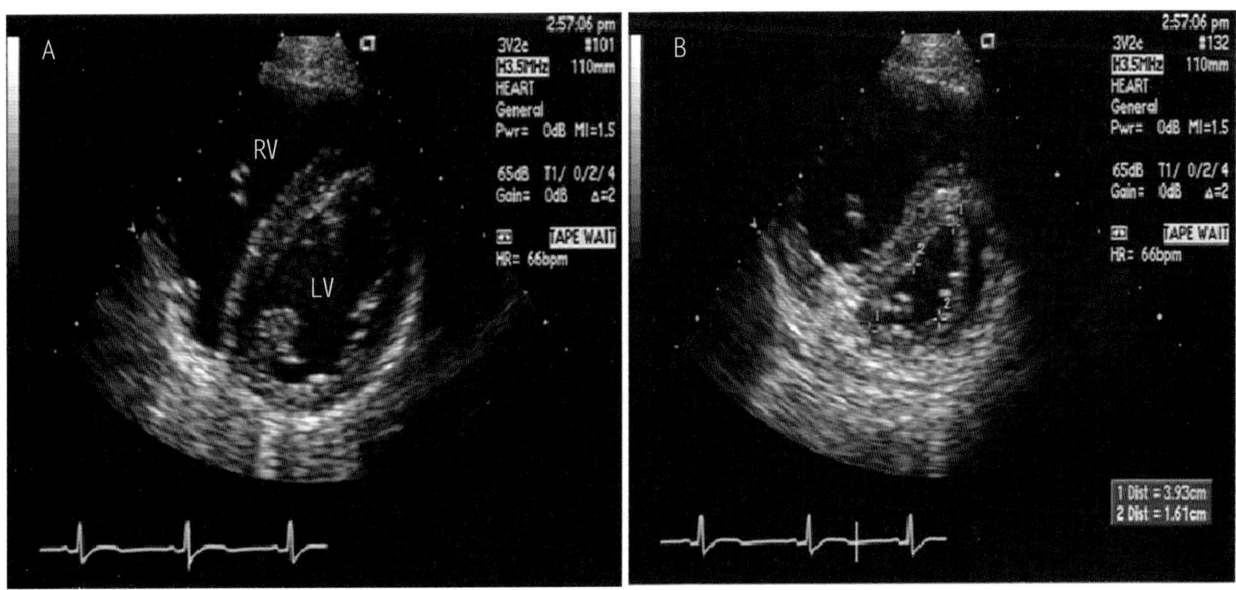

图 12-3　肺动脉高压患者的超声心动图

A、B 为胸骨旁左心室短轴切面，A 为舒张末期，B 为收缩末期，收缩末期室间隔扁平、左心室呈“D”字形。收缩期室间隔突向左心室提示右心室压力负荷过重；左心室扁平化的程度与肺动脉高压的程度呈正相关。

2. 多普勒超声心动图 多普勒超声心动图是目前最常用无创评价肺动脉高压的可靠手段。多普勒超声心动图测量 TR 反流频谱、PR 反流频谱能可靠地测定肺动脉压；肺动脉瓣血流频谱（即右心室流出道前向血流）加速时间（AT）等也有助于测定肺动脉压。

（1）TR 反流频谱：通常可经二维超声心动图右心室流入道切面或心尖切面，彩色多普勒显像引导超声声束与 TR 反流束平行，应用连续多普勒记录 TR 反流频谱（图 12-4）。TR 反流速度（V_{max}）反映收缩期右心室压与右心房压（RAP）的压差，因此右心室收缩压 = $4 \times V_{max}^2$ + RAP。不存在肺动脉瓣狭窄或右心室流出道狭窄时，右心室收缩压等于肺动脉收缩压（SPAP），即：SPAP=$4 \times V_{max}^2$ + RAP。右心室与右心房间压差大小决定三尖瓣反流流速高低，图 12-5 为多普勒测定的不同程度的三尖瓣反流流速和压差。

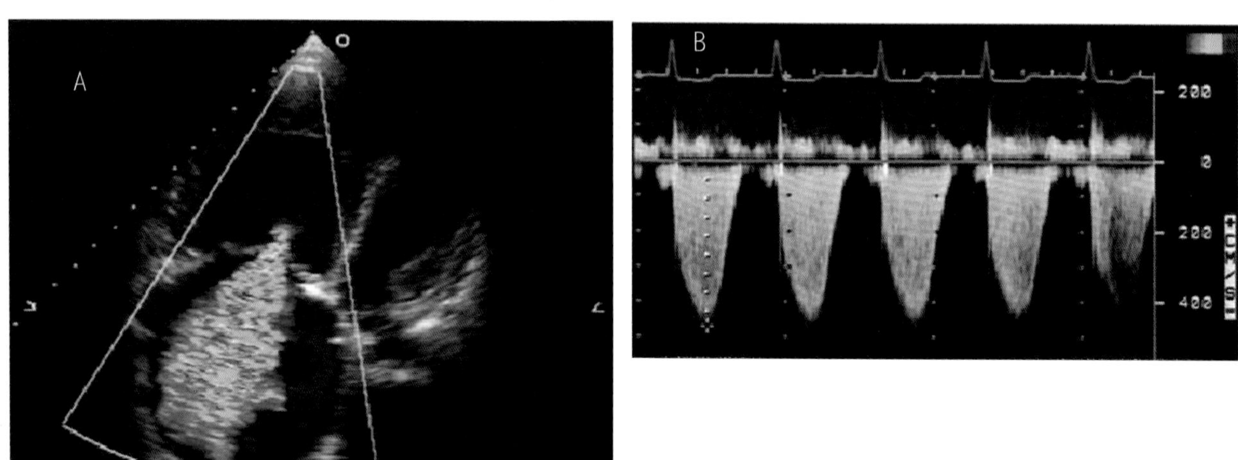

图 12-4 三尖瓣反流的超声心动图

A 为彩色血流显像，显示心尖四腔切面三尖瓣反流束；B 为连续多普勒测定的三尖瓣反流频谱，反流峰速度为 4.8m/s，收缩期右心室－右心房压差 =4×4.8^2=92mmHg。

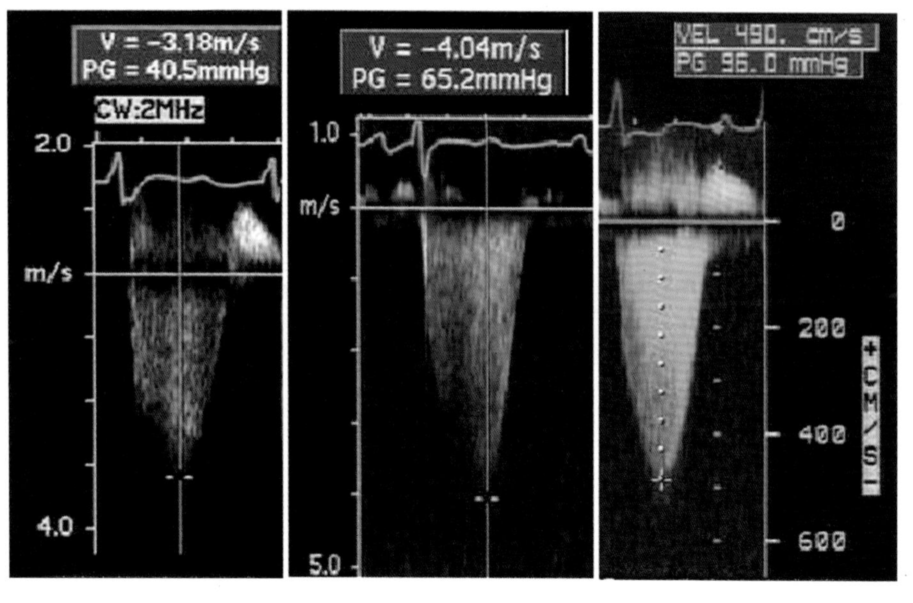

图 12-5 连续多普勒测定的三尖瓣反流血流频谱

左图示三尖瓣反流频谱峰速度为 3.18m/s，相应换算压差为 40.5mmHg；中图三尖瓣反流频谱峰速度为 4.04m/s，相应换算为压差为 65.2 mmHg；右图示三尖瓣反流频谱峰速度为 4.90m/s，相应换算压差为 96mmHg。

TR 反流速度与 TR 严重程度的关系：三尖瓣反流流速与三尖瓣反流严重程度两者概念不同，前者反映右心室与右心房间压差的大小，后者反映三尖瓣反流量的多少（图 12-6）。正常人 65% 以上存在轻微三尖瓣反流，流速不快，一般不超过 2.0~2.5m/s。TR 反流速度大于 2.5m/s 时提示可能存在肺动脉高压、右心室流出道梗阻或肺动脉瓣狭窄等。不存在右心室流出道梗阻或肺动脉瓣狭窄时，TR 反流速度显著增高（如 4~5m/s）无疑提示肺动脉高压存在，但 TR 反流速度低时并不排除肺动脉高压的存在。右心室心肌梗死、右心室心肌病或重度 TR 时，右心房压可明显增高，这时 TR 反流速度可减低甚至小于 2m/s（图 12-7）。TR 反流速度不高时（2.5m/s 左右），估测肺动脉压的误差主要来源于右心房压的估侧。例如：TR 反流速度为 2.5m/s，右心房压为 5mmHg 时则肺动脉收缩压为 30mmHg（正常或稍高）；如果右心房压为 20mmHg 时肺动脉收缩压则为 45mmHg。

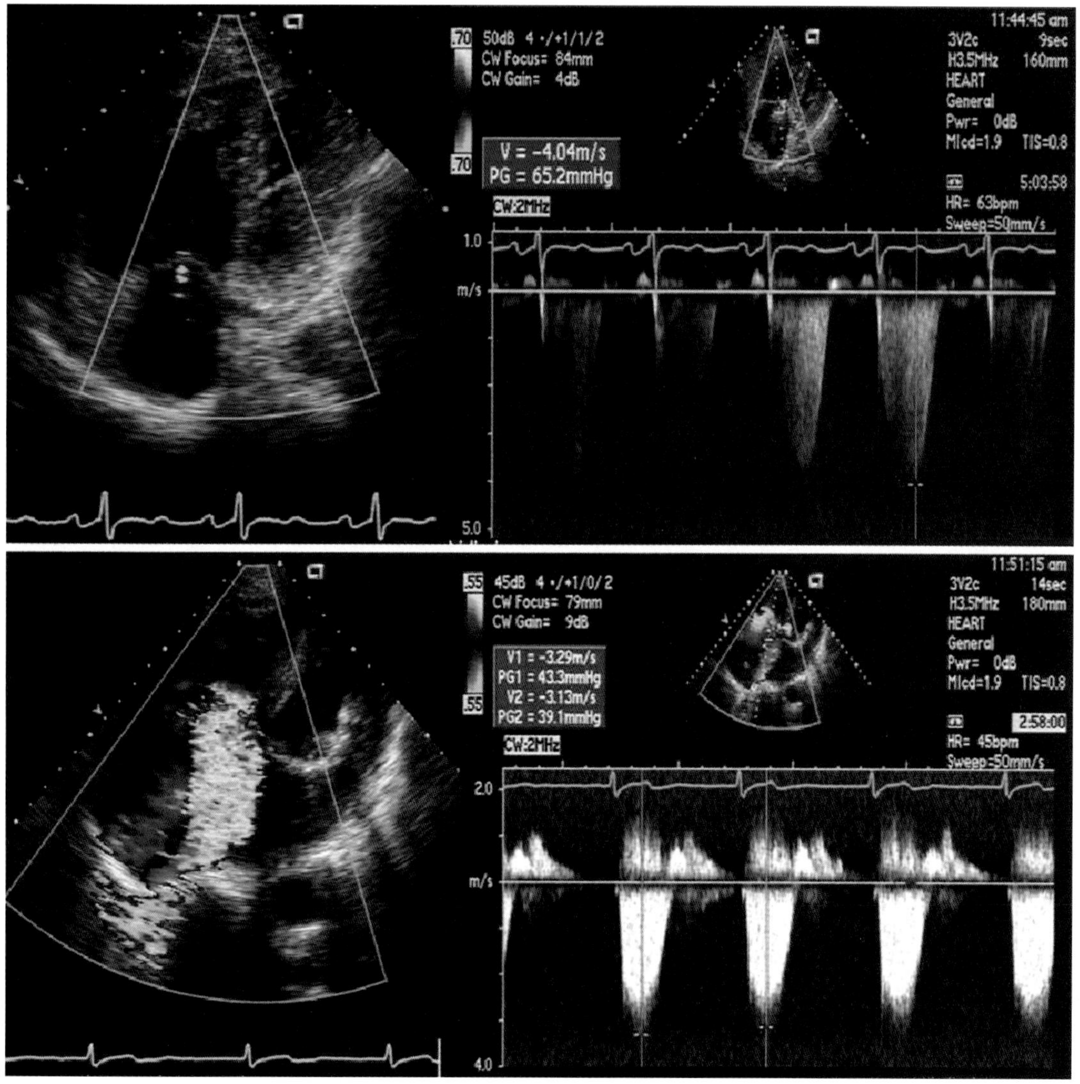

图 12-6　三尖瓣反流程度与三尖瓣反流流速关系示意图

上图为肺动脉高压患者的心尖四腔切面彩色血流显像和三尖瓣反流频谱，该患者的三尖瓣反流仅为轻度，但三尖瓣反流最大流速为 4.0m/s；下图为风湿性心脏病患者的心尖四腔切面彩色血流显像和三尖瓣反流频谱，该患者的三尖瓣反流为重度，但三尖瓣反流最大流速仅为 3.2m/s。从以上图例说明三尖瓣反流程度与三尖瓣反流流速两者无直接关系。

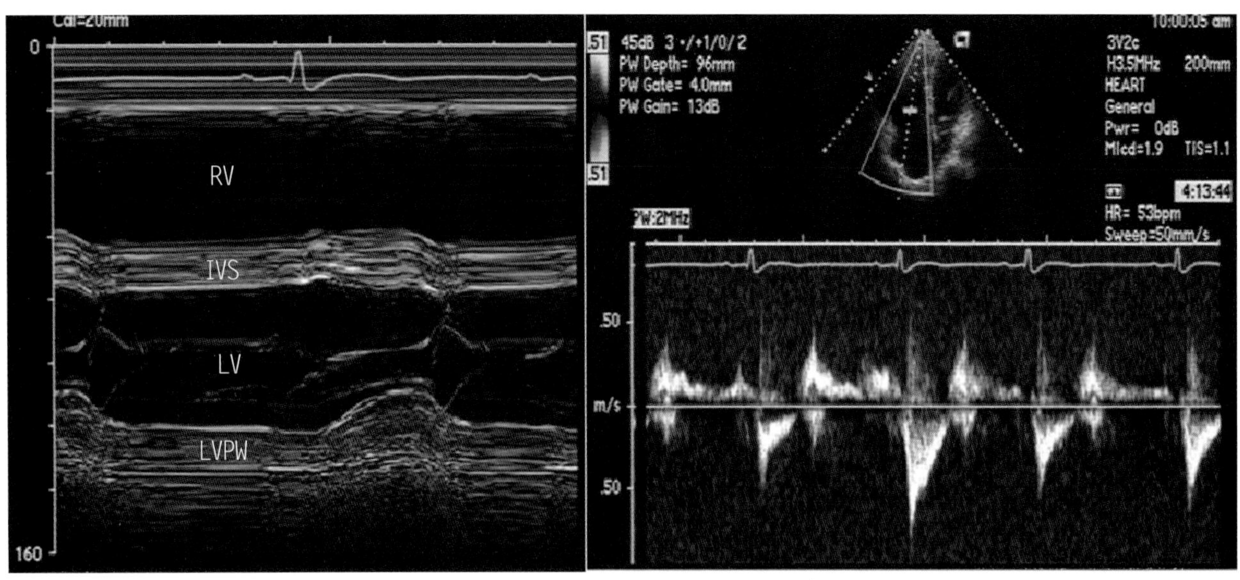

图 12-7　右心室心肌病的超声心动图

患者，男性，65 岁。左图为左心室 M 型曲线，显示右心室明显增大和右心室壁无运动；右图为三尖瓣反流频谱，该患者三尖瓣反流（基线下方）流速不及 1m/s，同样三尖瓣流入血流 E 峰也显著低下。

（2）PR 反流频谱：正常人 PR 并不少见，通常 PR 反流流速较低（图 12-8）；有临床意义的是 PR 的反流峰速度（PRV_{max}）和舒张末期血流速度（PREDV）。舒张末期 PR 血流速度反映舒张末期肺动脉压（PAEDP）和右心室压间的压差，舒张末期右心室压等于右心房压，因此 $PAEDP=4\times PREDV^2+RAP$。肺动脉高压者 PR 的反流峰速度和舒张末期血流速度显著增加（图 12-9）。PR 反流峰速度也有助于估测肺动脉平均压差（MPAP），Masuyama 等发现舒张期肺动脉瓣反流峰压差相当于肺动脉平均压差，即：$MPAP\approx 4\times PRV_{max}^2$。

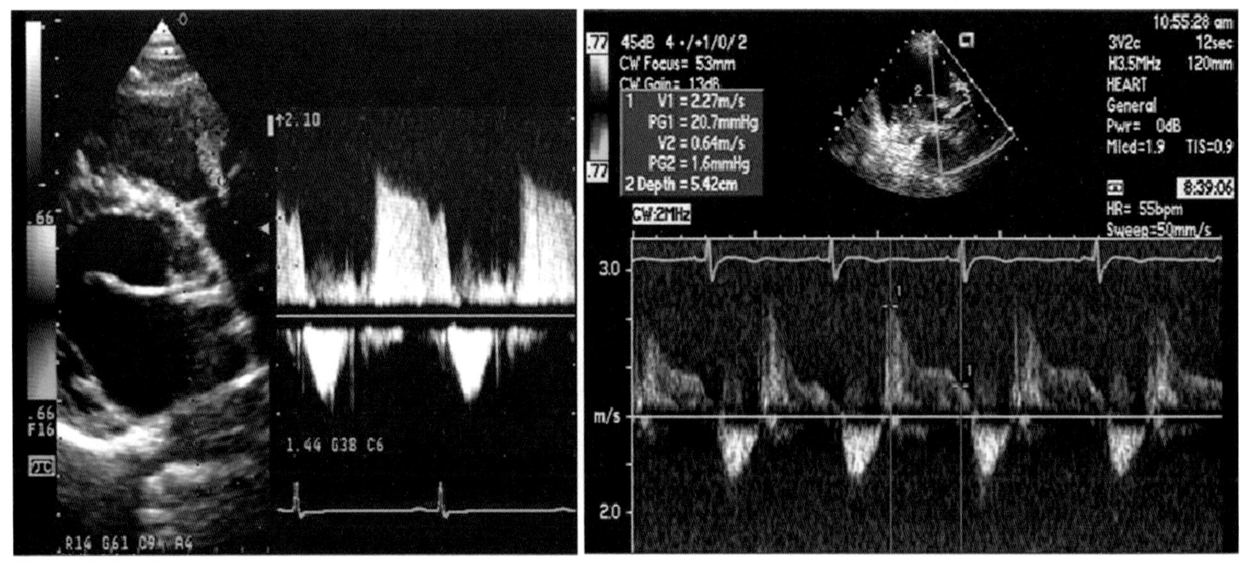

图 12-8　正常肺动脉压时的肺动脉瓣反流血流频谱

正常肺动脉压时由于舒张期肺动脉和右心室间压差低，因此肺动脉瓣反流血流流速较低。左图示肺动脉瓣反流频谱舒张晚期出现切迹，为舒张晚期心房收缩造成右心房和右心室压短暂增加，导致该间期肺动脉压和右心室压差减低。右图示肺动脉反流频谱舒张期明显减速，亦提示肺动脉压正常。

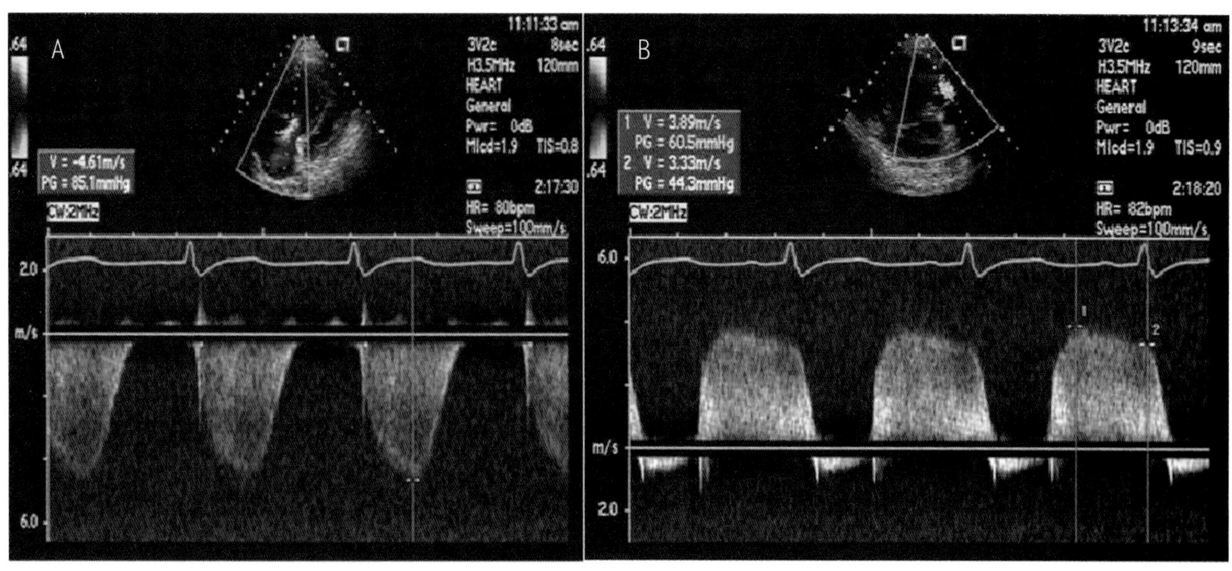

图 12-9　肺动脉高压患者的三尖瓣反流（TR）和肺动脉瓣反流（PR）频谱

A 为 TR 频谱，该患者测定 TR 最大反流流速为 4.6m/s，换算成压差为 85mmHg; B 为同一患者的 PR 频谱，舒张末期肺动脉瓣反流流速为 3.3 m/s，换算成压差为 44mmHg。该患者右心房压估测为 10mmHg，因此肺动脉收缩压 = 85+10=95mmHg；肺动脉舒张压（舒张末期）=44+10 =54mmHg。

（3）肺动脉血流频谱：正常人的肺动脉（前向）血流频谱通常呈圆钝状，血流频谱的上升支和下降支基本对称，即血流峰速度出现于收缩中期（图 12-10）。随着肺动脉压增加，肺动脉瓣血流加速时间（AT）也相应变短甚至出现收缩中期切迹（图 12-11）；研究表明肺动脉平均压可从以下相关公式推测：MPAP=79 － 0.45 × AT（图 12-12）。AT ≤ 106ms 预测异常肺动脉高压的敏感性为 79%，特异性为 100%。必须指出的是 AT 受心率和心排血量的影响，右心室容量负荷过重时（如房间隔缺损），即使存在肺动脉高压 AT 也可正常。

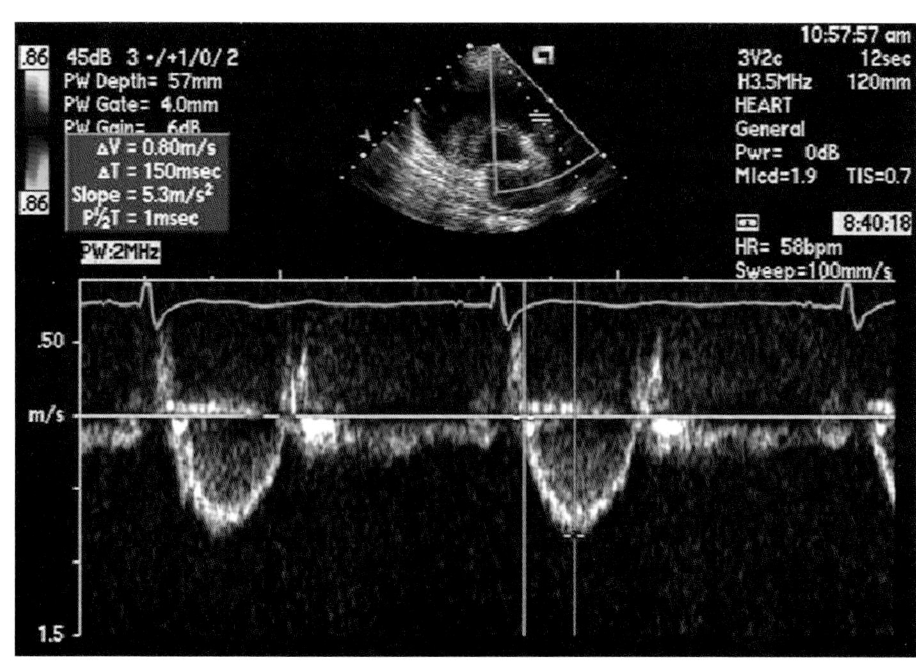

图 12-10　正常肺动脉压时的肺动脉血流频谱

正常肺动脉压时的肺动脉血流频谱呈圆钝状，血流峰值位于收缩中期。如图测定的为肺动脉血流频谱峰值和血流频谱起始至血流峰值的时间间期（血流加速时间）。

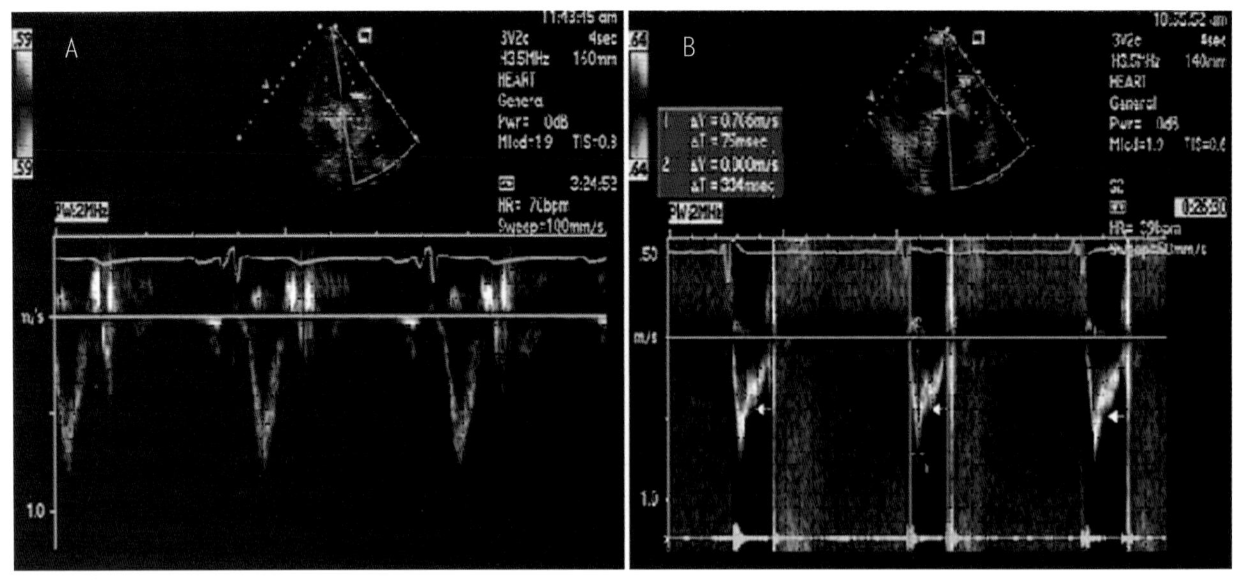

图 12-11　特发性肺动脉高压患者的肺动脉血流频谱

A、B 均为脉冲多普勒肺动脉血流频谱。A 显示肺动脉血流加速（AT）和肺动脉射血时间（ET）缩短（该患者实测 AT =92ms，ET=192ms）；B 显示肺动脉血流加速（AT）缩短以及收缩中期血流频谱出现切迹（箭头所指）。

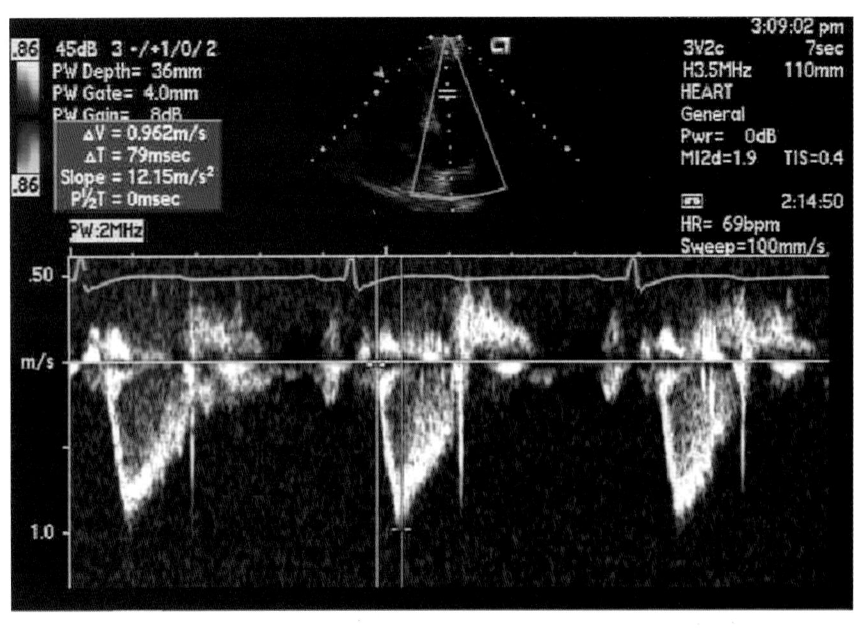

图 12-12　肺动脉高压患者脉冲多普勒记录的右心室流出道血流频谱

脉冲多普勒取样容积置于肺动脉瓣环直下方，加速时间（AT）为血流起始处至峰值处两点的时间间期，该患者频谱 AT 为 79ms，平均肺动脉压 =79 − 0.45 × 79=43.4mmHg。

也有研究根据多普勒超声心动图测定的肺动脉血流频谱时间间期评价肺动脉压，测定指标有右心室收缩前期（PEP）、AT、右心室射血时间（RVET）等（图 12-13）。PEP/RVET 的正常值为 0.16~0.30，AT/RVET 的正常值为 0.46 ± 0.03。如果 PEP/RVET 和 AT/RVET 的比值均正常，通常提示不存在 PAH；如果 PEP/RVET>0.35，AT/RVET 异常减小，通常提示存在 PAH。

多普勒测定的肺动脉压与心导管测定值呈良好相关。超声评价肺动脉压严重程度可靠性依赖于超声声束与探查血流束（如 TR 反流束等）平行，因此须注意多切面（心尖、剑突下和胸骨旁）探查三尖瓣反流频谱，并与二尖瓣反流频谱相区别。根据 TR 反流压差估测肺动脉压时，应注意右心室漏斗部和肺动脉瓣的观察，以排除肺动脉狭窄等（图 12-14）。超声检查还应考虑到均可能出现肺动脉压的低估，特别是多普勒信号不理想或者多普勒资料与临床表现不符合时；右心房压低估（右心房压显著增高时）也是造成肺动脉压测定值低估的主要原因。当多普勒信号不理想时（如三尖瓣反流束细小不易记录多普勒血流频谱时），可经静脉注入振荡之生理盐水增强三尖瓣反流血流信号。

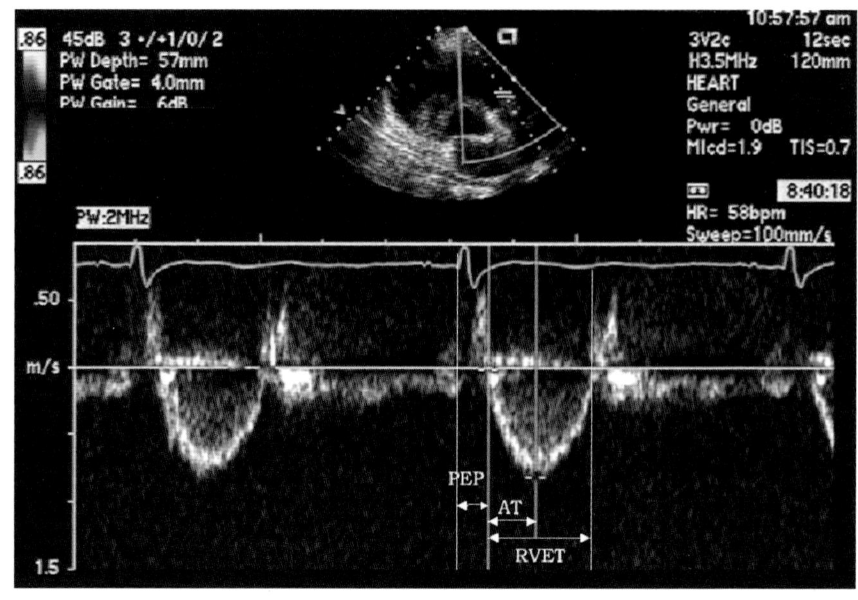

图 12-13　多普勒测定肺动脉血流频谱时间间期

PEP 为右心室射血前期，AT 为加速时间，RVET 为右心室射血时间。

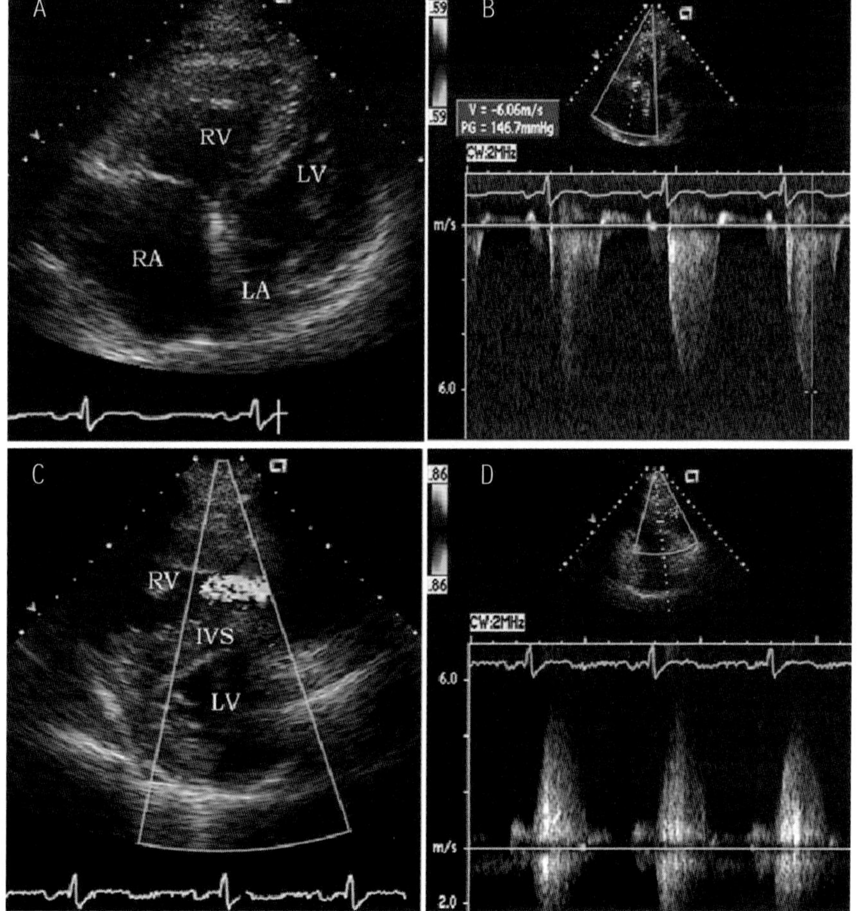

图 12-14　右心室双腔的超声心动图

A 为心尖四腔心切面，显示右心房和右心室增大；B 为心尖四腔心切面引导下连续多普勒血流频谱，该图例测定的三尖瓣反流最大流速为 6m/s；C 为胸骨旁左心室短轴切面，彩色血流显像显示右心室腔内湍流束，为右心室腔内粗大肌束将右心室腔分成高压腔和低压腔所致。D 为右心室腔内湍流束的连续多普勒血流频谱，该频谱最大流速约 5m/s。如果忽略对右心室腔肌束和血流的观察，凭 A 和 B 表现可能误认为肺动脉高压。

（4）多普勒测定肺动脉压的其他方法：临床上除了根据 TR、PR 和肺动脉血流频谱测定肺动脉压外，尚可根据患者存在先天性心脏病的病损，如室间隔缺损（VSD）、动脉导管未闭（PDA）等体循环至肺循环的直接分流估测肺动脉压。如果 VSD 或 PDA 合并 TR 时，通常高位分流测定的肺动脉压更为准确。如果存在右心室流出道以及肺动脉瓣狭窄等，则肺动脉收缩压等于右心室收缩压减去狭窄处压差。即：

SPAP = SBP-4 × V_{max}^2（V_{max} 为 VSD 的左向右分流峰速度）

SPAP = SBP-4 × V_{max}^2（V_{max} 为 PDA 的左向右分流峰速度）

SPAP 为肺动脉收缩压，SBP 为袖带所测收缩压（代替左心室收缩压）。

通常先天性心脏病体循环和肺循环间的分流导致肺动脉压和肺血管阻力显著升高者，称为艾森曼格综合征（Eisenmenger syndrome），此时心内分流表现为双向分流或右向左分流。

先天性心脏病 PH 发生的时间与缺损部位有关，在单纯的心脏缺损中，PDA 和 VSD 的 PH 发生时间要早于房间隔缺损（ASD）；一些复杂先天性心脏病 PH 的发生率相对较高和发生时间更早，如完全型肺静脉异位连接患者 40% 以上在婴儿期出现 PH；永存动脉干、大动脉转位、主 – 肺动脉窗以及巨大室间隔缺损等发生 PH 的概率也较高。此外还与缺损以及分流量大小有关，VSD 缺损的直径≤ 1.5cm，分流量较小时，艾森曼格综合征的发生率仅为 3%；而当缺损 > 1.5cm，分流量较大时，艾森曼格综合征的发生率则高达 50%。先天性心脏病合并肺动脉高压早期及时手术尚可改善生存率，如发展至艾森曼格综合征则已经丧失手术时机。

临床工作中需要认识到超声心动图在肺动脉高压诊断中的价值存在一定的局限性，估测的肺动脉收缩压往往比右心导管检查测值高 10mmHg 以上，也存在部分患者肺动脉高压低估可能，其中误差可能来自右心房压的估算。没有或轻微三尖瓣反流的患者经胸超声心动图存在漏诊肺动脉高压可能。另外超声心动图不能用于轻度、无症状肺动脉高压患者的筛查。最近的欧洲指南提出提示肺动脉高压可能性较大的超声心动图标准为：三尖瓣反流速度 > 3.4m/s，肺动脉收缩压 > 50mmHg。严格的肺动脉高压的诊断标准应该参照右心导管检查数据，而不是超声心动图等无创检查估测的数据。

肺动脉高压的血流动力学定义为在海平面状态下、静息时肺动脉平均压≥ 25mmHg，肺动脉楔压（pulmonary artery wedge pressure，PAWP）≤ 15mmHg。肺动脉高压更完整的定义应包括肺血管阻力(pulmonary vascular resistance，PVR) 的增加，即 PVR ≥ 3.0 wood 单位。从“压力 = 血流 × 阻力”这一关系式可以看出，肺动脉压力升高并不一定肺阻力相应增高。右心导管检查测定肺血管阻力是判断肺高压患者肺血管病变程度的“金标准”。右心导管检查可获取许多重要的血流动力学参数，如肺动脉收缩压、肺动脉舒张压、肺动脉平均压、肺毛细血管楔压以及体循环心排血量等测算肺血管阻力。临床实践中超声心动图通过三尖瓣反流和右心室流出道血流频谱等有学者尝试计算肺血管阻力，但因为缺乏肺毛细血管楔压的准确数据以及右心房压估算的误差，无法准确可靠测量肺血管阻力。右心导管检查对先天性心脏病合并重度肺动脉高压手术时机的判断有重要价值，也是判断其他晚期心脏病（如扩张型心肌病）合并肺动脉高压能否进行心脏移植的“金标准”。

三、肺动脉高压的特殊情况

1. 特发性肺动脉高压 特发性肺动脉高压（idiopathic pulmonary arterial hypertension，IPAH）是指不明原因或不能解释的肺动脉压力增高，它是一组少见的恶性肺血管疾病。本病女性易患，女性与男性之比为 1.7 ∶ 1，儿童各年龄组均可见，成人发病年龄以 20~45 岁多见。IPAH 基本特征是肺血管阻力增加，导致肺动脉压升高、低氧血症、右心室压升高、右心衰竭及死亡。临床表现大多与肺动脉压力增高和由此导致的右心功能不全的程度有关。心电图可示右心室肥厚和扩大，X 线胸片示右心室增大，肺动脉段突出，肺门肺血管分支粗大，但肺门外带纹理纤细稀疏。超声心动图能反映 IPAH 的间接而有特征性的征象为：右心室肥厚和扩大，肺动脉增宽，三尖瓣和肺动脉瓣反流，肺动脉瓣 a 波消失等；通过多普勒三尖瓣反流、肺动脉瓣反流、肺动脉血流频谱等可定量化测定肺动脉压。

一旦证实 PH 存在，应积极寻找 PH 的病因，超声检查方面应注意排除心内分流的依据，还要明确左心功能以排除肺静脉高压。应用右心导管检查测量肺动脉压、肺血管阻力等对 IPAH 的诊断也有帮助。只有在结合如放射性核素 / 灌注肺扫描、CT 等最终还找不到病因时，才能确诊 IPAH。6 分钟步行实验是衡量脉动脉高压严重程度的另一重要检查，可帮助观察治疗效果。连续超声心动图随访检查也有助于监测 IPAH 病情进展和判断疗效。

2. 新生儿持续肺动脉高压 新生儿持续肺动脉高压（persistent pulmonary hypertension of the newborn，PPHN）又称为持续胎儿循环（图 12-15），为分娩后新生儿由胎盘换气突转变为肺呼吸，肺循环由阻力高、压力高和流量小的胎儿型过渡到阻力小、压力小和流量高的成人型过程中发生障碍，肺动脉压力持续增高而不降低，导致肺动脉血流入肺受阻。胎儿期的动脉导管和卵圆孔仍维持开放，引起右向左分流，产生低氧血症。该症病因尚不详明，可能为围生期感染或产科因素等干扰，导致肺血管阻力持续增高。临床上 PPHN 有肺血管发育不全、肺血管发育不良和肺血管适应不良三种类型。国内尚无

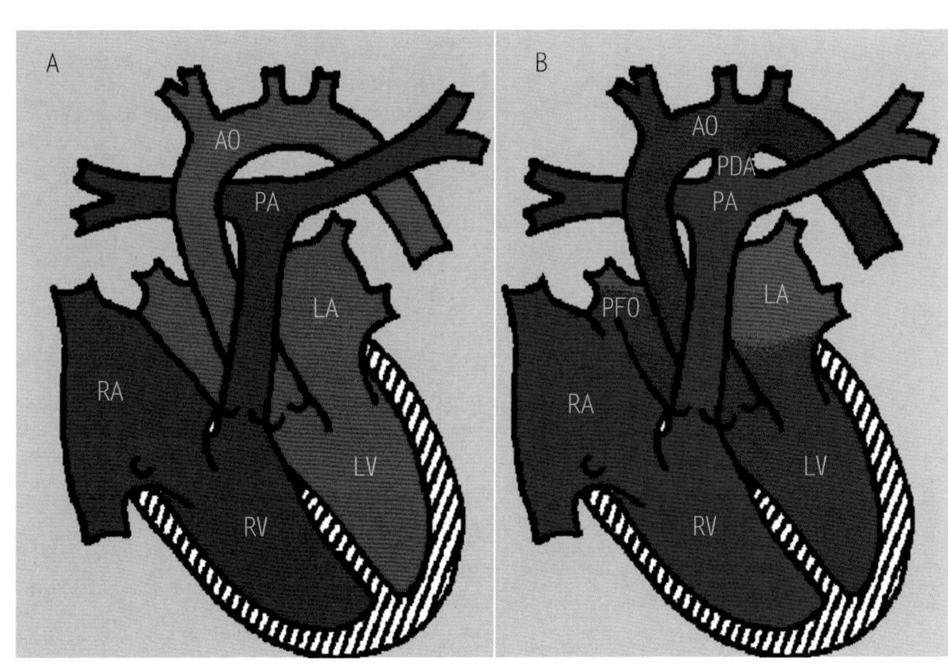

图 12-15 持续胎儿循环图解
A 为正常心脏循环，B 为持续胎儿循环，可见动脉导管（PDA）开放和卵圆孔开放（PFO）。

PPHN 发生率的统计数据，国外为 0.19%。诊断上新生儿早期在适当通气下仍出现严重青紫、低氧血症，胸片病变与低氧程度不一致，并除外气胸以及青紫型先天性心脏病者均应考虑 PPHN 的可能。超声心动图可观察肺动脉高压的直接征象（图 12-16）：①动脉导管开放，CDFI 可确定动脉导管右向左分流、双向分流或左向右分流。②绝大多数患儿存在三尖瓣反流。根据简化柏努利方程计算肺动脉压，当肺动脉收缩压≥ 75% 体循环压时可诊断肺动脉高压。③心房水平卵圆孔右向左分流。临床诊断 PPHN 强调必须排除法洛四联症、完全型肺静脉异位连接、大动脉转位、永存动脉干以及主动脉弓中断等复杂心脏畸形。

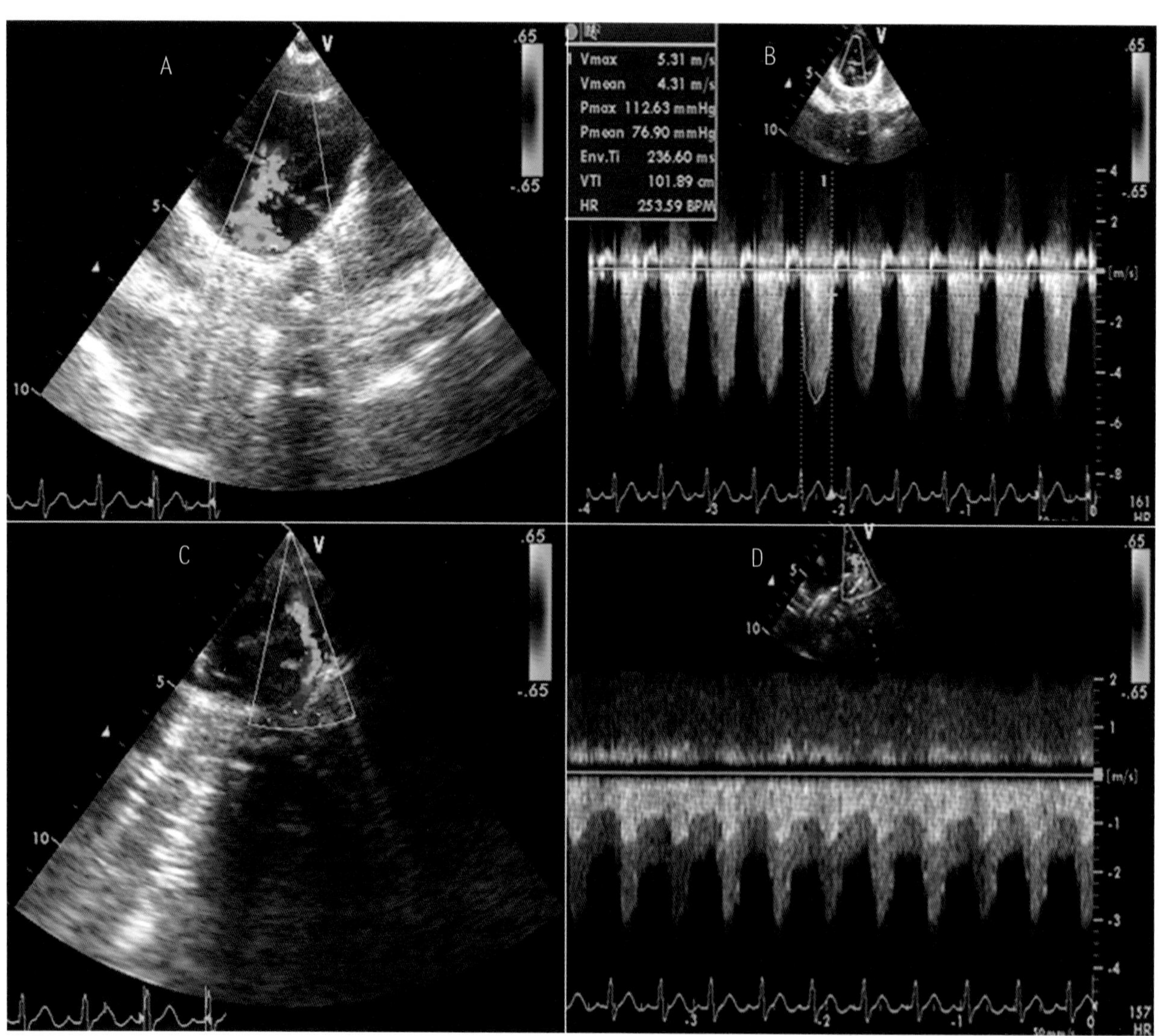

图 12-16　超声诊断新生儿重度肺动脉高压

患儿，男性，3 天。A 为胸骨旁四腔心切面，CDFI 显示重度 TR；B 为 CW 测定 TR 反流频谱，反流峰压差为 112.63mmHg；C 为胸骨旁左高切面，显示动脉导管右向左分流；D 为切面 C 的动脉导管 CW 血流频谱，显示动脉导管右向左分流峰压达 36mmHg（峰速度为 3m/s）。肺动脉收缩压估测为 122 mmHg，并高于主动脉收缩压。该患儿疑诊 PPHN 入院，与图 17-45 为同一患者。

四、右心房压的推断

右心房压（RAP）的推断对肺动脉的测定有重要临床价值，RAP 估测准确与否显著影响对肺动脉高压测量数据的可靠性。正常人收缩期 RAP 约为 5mmHg，最高为 8mmHg。为方便起见通常将右心房压假定为 10mmHg，通过评价下腔静脉（IVC）内径及其呼吸改变可较客观准确地估测右心房压（表 12-2）。检查时可经剑突下切面测定 IVC 直径（图 12-17，图 12-18），M 型超声心动图可简便显示 IVC 呼吸相改变。正常吸气时 IVC 塌陷 > 50%，提示右心房压相等于正常的胸腔内压（5~10 mmHg）。如果吸气时 IVC 内径无变化，则提示右心房压增高（图 12-19）。如果正常呼吸 IVC 内径无变化，可嘱患者用力吸气观察。根据表 12-2 所示 IVC 内径大小可推断右心房压的大小。扩张型心肌病患者晚期 IVC 增宽以及 IVC 内径无呼吸相改变，临床上有创监测中心静脉压（即 RAP）最高时可达 40mmHg。

表 12-2　右心房压的估测

右心房压（mmHg）	下腔静脉内径	吸气时下腔静脉凹陷（> 50%）
0~5	正常（1.2~2.0cm）	有
5~10	正常	无
10~15	增大	有
15~20	增大	无
> 20	增大	无（用力吸气）

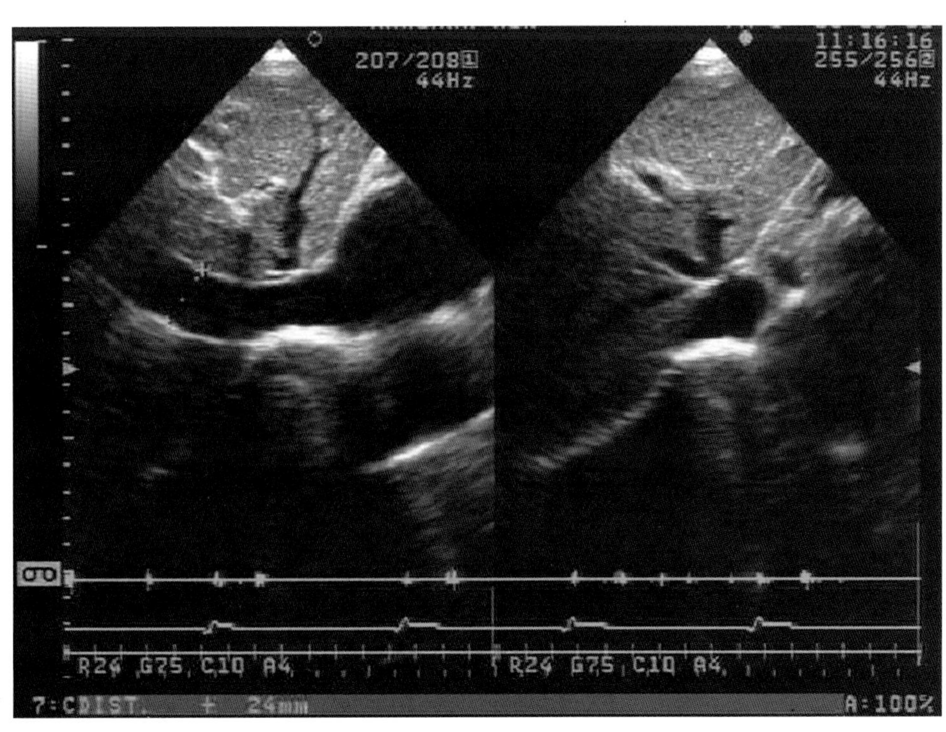

图 12-17　下腔静脉（IVC）二维测定

左图为 IVC 长轴，显示 IVC 长轴以及与右心房的连接；右图为 IVC 短轴（IVC 长轴切面顺时针旋转 90°），显示 IVC 短轴以及肝静脉。IVC 内径可经二维切面直接测量，该患者测定 IVC 的前后径为 24mm。

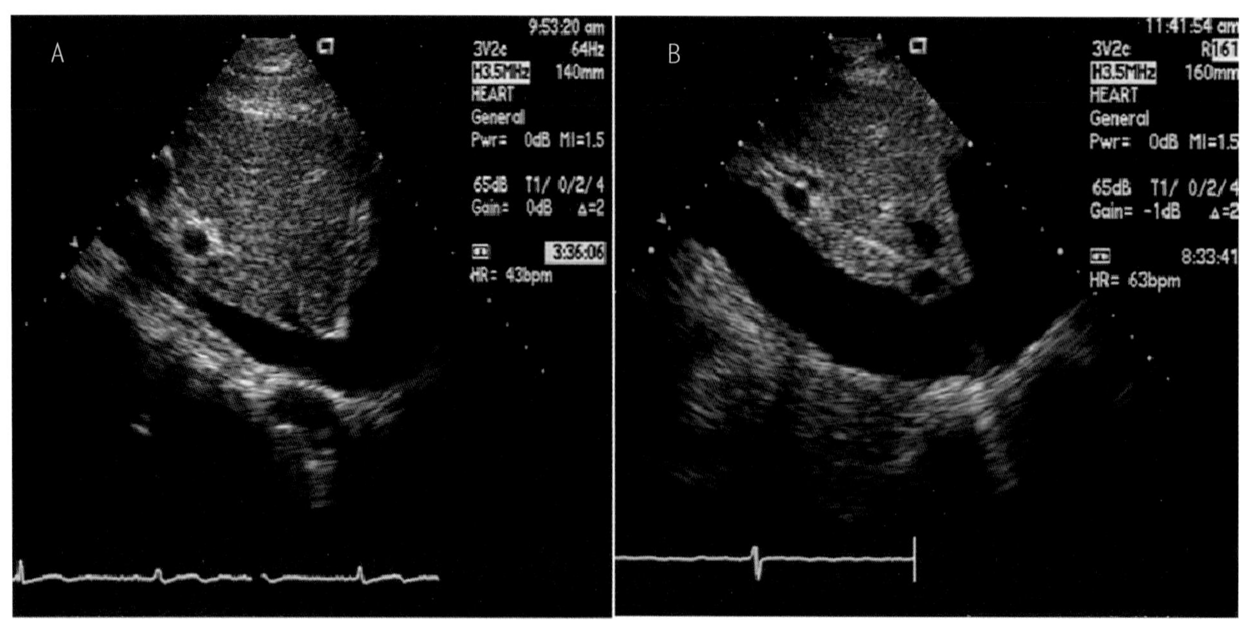

图 12-18　剑突下下腔静脉（IVC）长轴切面

A 为 IVC 内径正常，B 为 IVC 内径显著增宽。

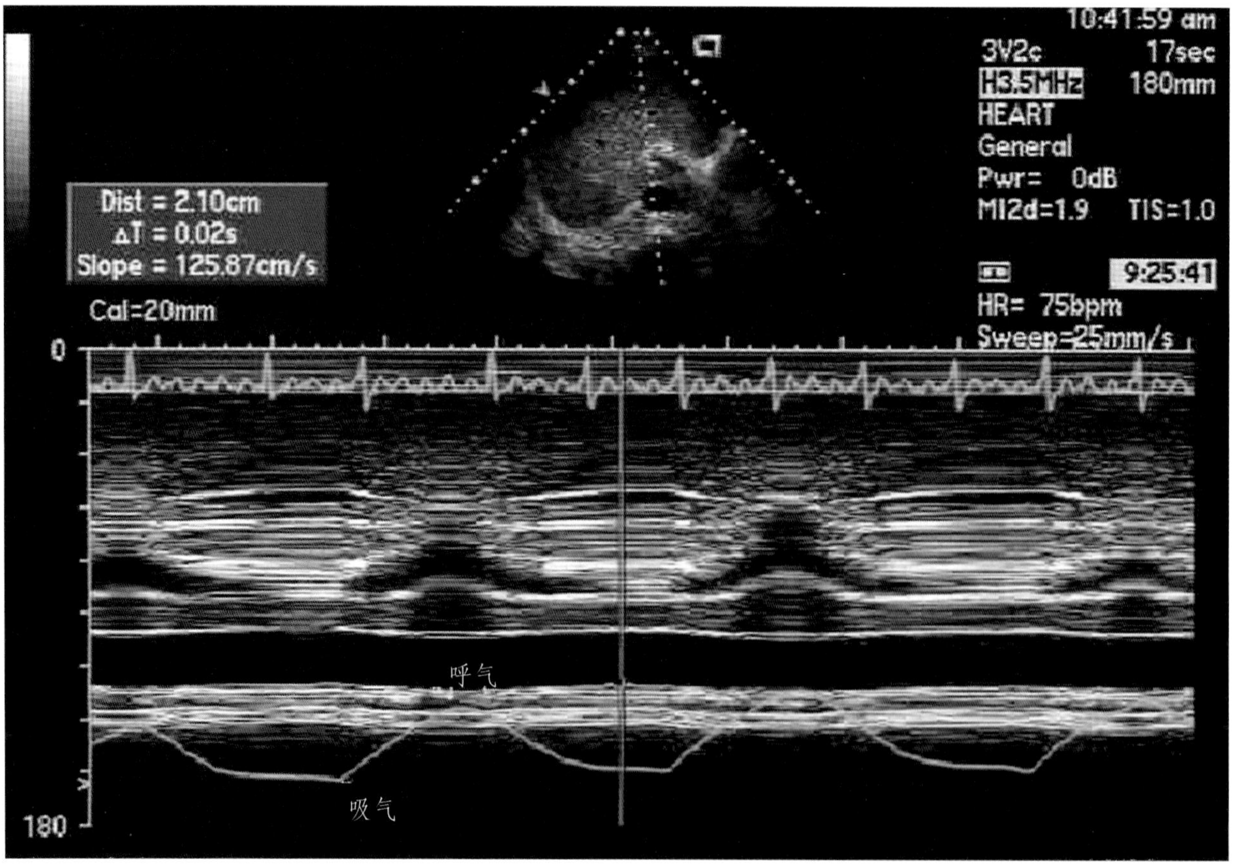

图 12-19　剑突下切面下腔静脉（IVC）M 型超声心动图

M 型超声心动图记录 IVC 曲线，可显示 IVC 的时相改变，嘱患者呼吸运动可了解呼吸相 IVC 的改变；该 M 型曲线 IVC 增宽（21mm）且呼吸相无改变，提示右心房压增高。

第十三章
心包疾病

心包在解剖上由两层组成，内层的脏层心包与心外膜相延续，外层的壁层心包为环绕心脏的一层较厚（ < 2mm ）的纤维囊（图 13-1 ）。通常所说的心包主要指壁层心包，但大部分心包疾病同时累及两层心包。正常心包腔内有 20~30ml 少量液体。心包为心脏提供机械性保护，并起润滑作用减少心脏与周围组织的摩擦；心包的不可延展性也限制了心脏的急性扩张；另外心包也有助于调节两个心室舒张期耦联，即一个心室的扩张可改变另一个心室的充盈，此作用在心包压塞以及心包缩窄的病理生理起重要影响。

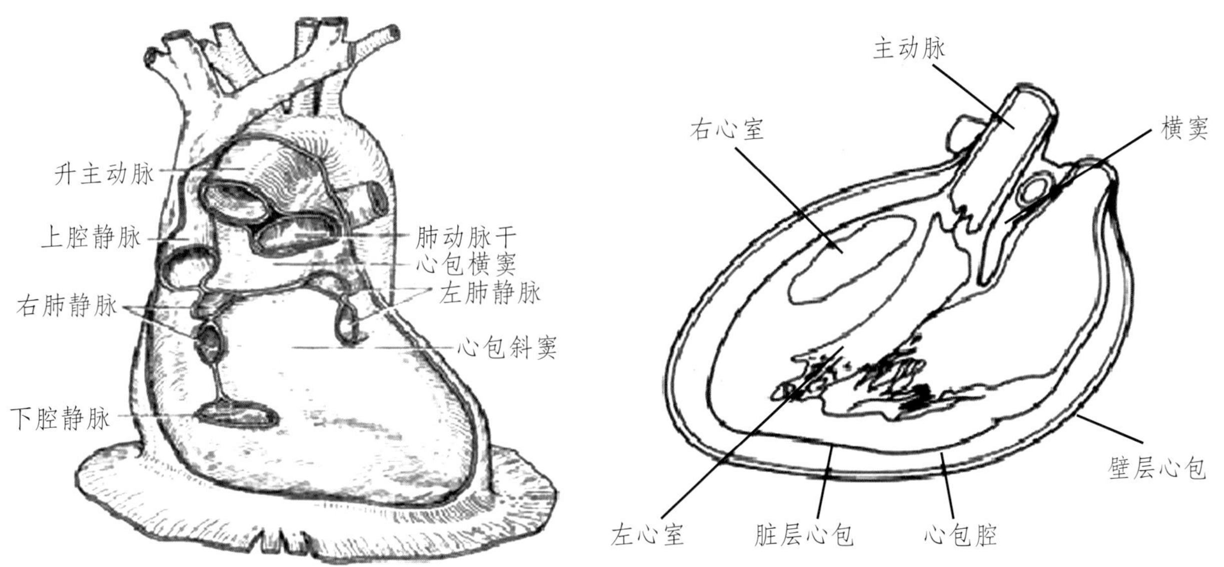

图 13–1　心包的结构

心包分脏层和壁层，脏层与壁层间构成心包腔。左图为心脏摘除后的心包后壁。

超声心动图是诊断以及处理各种心包疾病的重要临床手段。二维超声心动图上心包为环绕心外的一层强回声光带，这一回声光带明显强于正常心肌组织回声。因此降低超声增益至正常心肌组织回声消失时，残留下的回声即为心包（图 13-2 ），当然经食管超声心动图以及心脏 CT 等也有助于测量心包厚度。

国际先天性心脏病外科命名协会和数据库将心包疾病定义为脏层或壁层心包结构和功能异常，对心脏功能有或无影响。心包疾病可分为 12 种类型：渗出性心包炎、缩窄性心包炎、心脏压塞、术后心包渗出、

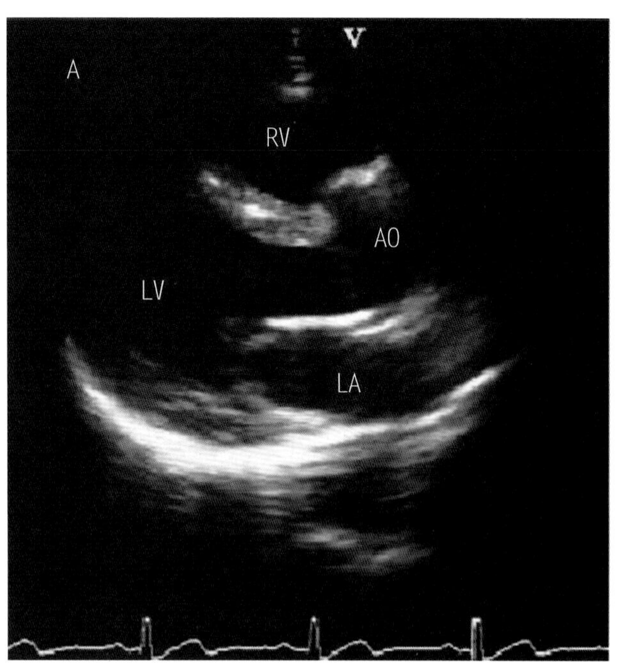

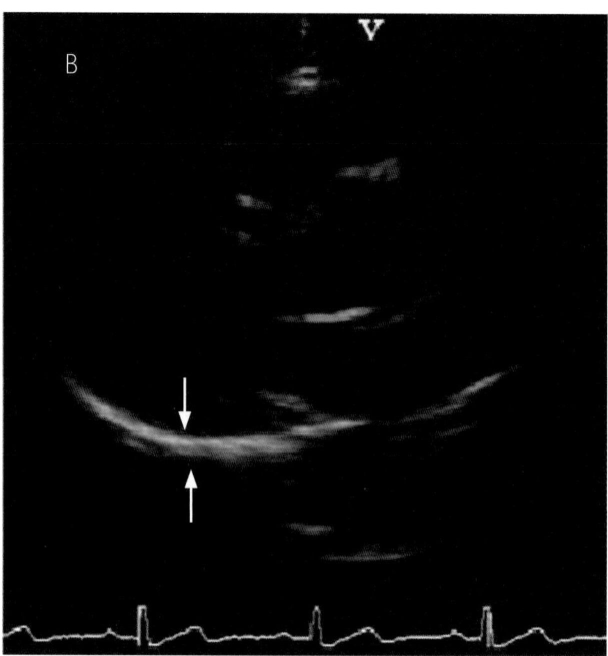

图 13-2　胸骨旁左心室长轴切面心包厚度的测量

A 为正常胸骨旁左心室长轴左心室后壁强回声；B 为同一切面降低增益至正常心肌回声消失时，残留的回声即为心包，B 双箭头所示。

术后心包压塞、心包切开术后综合征、心包先天性缺如、肿瘤过程、良性肿块、心包囊肿、心包积气和乳糜心包。本文讨论与超声诊断关系密切的心包疾病：心包积液、心脏压塞、缩窄性心包炎和心包缺如。

第一节　心包积液

一、概述

心包疾病以心包炎为主，心包炎可占成人心脏病的 1%~5%，绝大多数心包炎经内科治疗可治愈，但少数可转为慢性缩窄性心包炎。临床上各种不同的原因，如病毒性、结核性、细菌性、肿瘤性、创伤性、心脏手术后以及药物性等因素，都会造成心包炎性反应和液体渗出。心包腔内液体或血液填充积蓄即为心包积液（pericardial effusion，PE)。

二、病理生理学

急性心包炎时，心包积液是引起渗出性心包炎病理生理改变的基础。心包积液对血流动力学影响程度，取决于心包渗液的速度和渗液量。心包积液急速积聚，如急性心肌梗死或心导管操作不当心肌穿孔时，心包内压力陡然上升，可导致心脏骤停。慢性渗出心包积液中到大量时，心脏在心包腔内来回摆动，心电图上表现为电交替。心脏压塞出现于大量心包积液导致心包腔内压力升高阻碍体循环静脉回流时，也可以出现在少量心包积液但积液快速增加的情况下。

三、超声心动图诊断要点

心包积液超声上表现为无回声暗区，即心包脏层和壁层分离而出现无回声区（图 13-3，图 13-4）。少量心包积液通常只在左心室后壁探及少于 10mm 的无回声区；中等量心包积液（100~500ml）左心室后壁探及的无回声区较前增加（少于 20mm)，前壁等处也可探及无回声区；大量心包积液（通常大于 500ml）左心室后壁无回声区明显增大（大于 20mm)，心脏在心包腔内可呈来回摆动（图 13-5）。

心包积液表现为无回声区，但心包腔内也可见纤维条索、局限团块影等。典型的心包腔内出现多条纤维条索回声提示心包积液存在黏连或局限化倾向（图 13-6）。急性心肌梗死或者近端主动脉夹层破裂时，心包内出现团块回声常提示为血凝块高度可能，这时尽管心包积液量可能不多，也要高度警惕

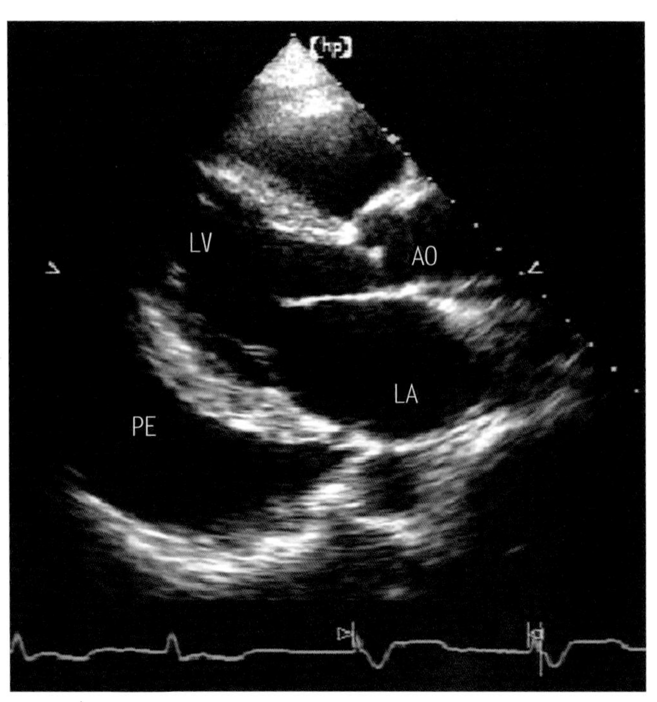

图 13-3 胸骨旁左心室长轴切面心包积液的超声心动图

左心室后壁见心包腔内无回声区，左心房后壁的圆形无回声区为降主动脉，降主动脉介于心包积液回声和左心室后壁的中间。

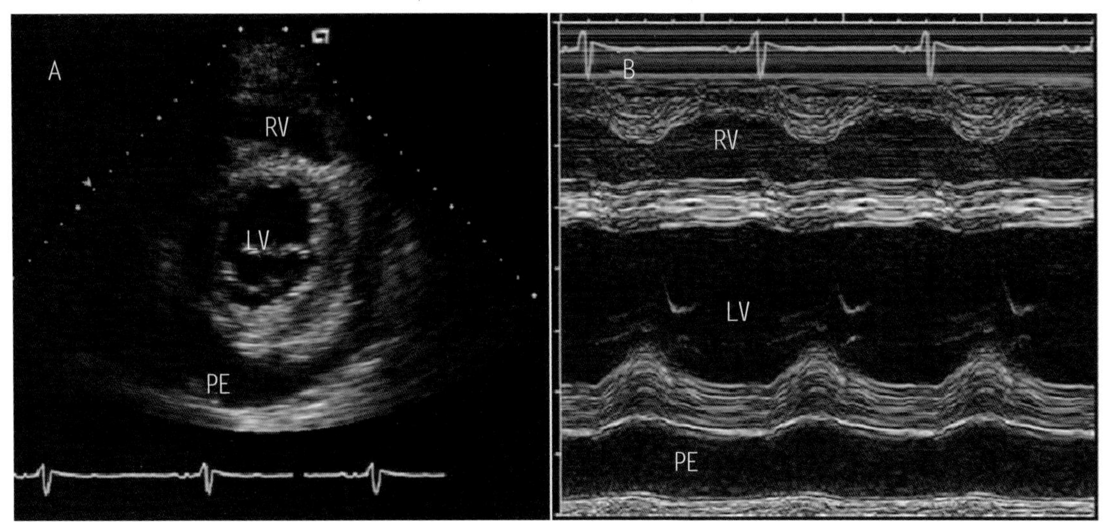

图 13-4 胸骨旁左心室短轴切面心包积液的超声心动图

A 为胸骨旁左心室短轴切面，左心室侧壁外侧和左心室后壁下后方的无回声区；B 为左心室短轴 M 型曲线，左心室后壁后方为无回声区，可见外层心包呈平坦状，几乎无运动。PE：心包积液。

存在心脏压塞。

左心室后壁后方的无回声区可以是心包积液，也可以是胸腔积液，有时心包积液和胸腔积液同时存在，因此也有必要鉴别心包积液还是胸腔积液（图 13-7）。

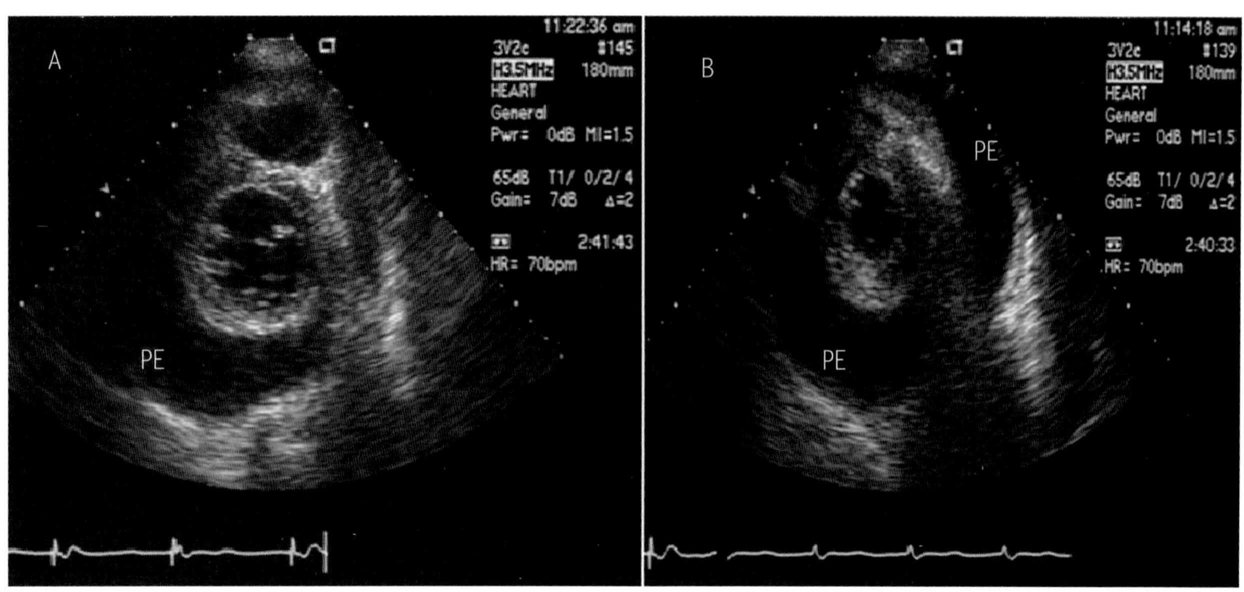

图 13-5　大量心包积液的超声心动图

A、B 均为胸骨旁左心室短轴切面，可见后壁、侧壁心包腔无回声区，心脏位置随心动周期位移。

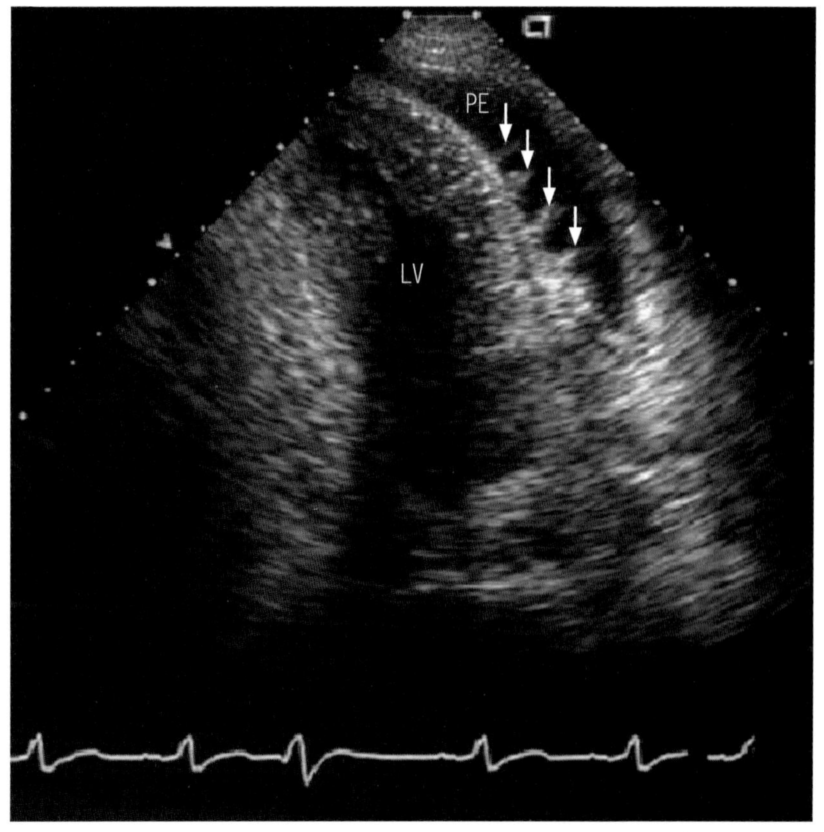

图 13-6　心包腔内的条索状回声的超声心动图

图为心尖四腔心切面局部放大图，显示左心室侧壁和心尖区的心包积液（PE），心包腔内见线条状回声（箭头所指）。

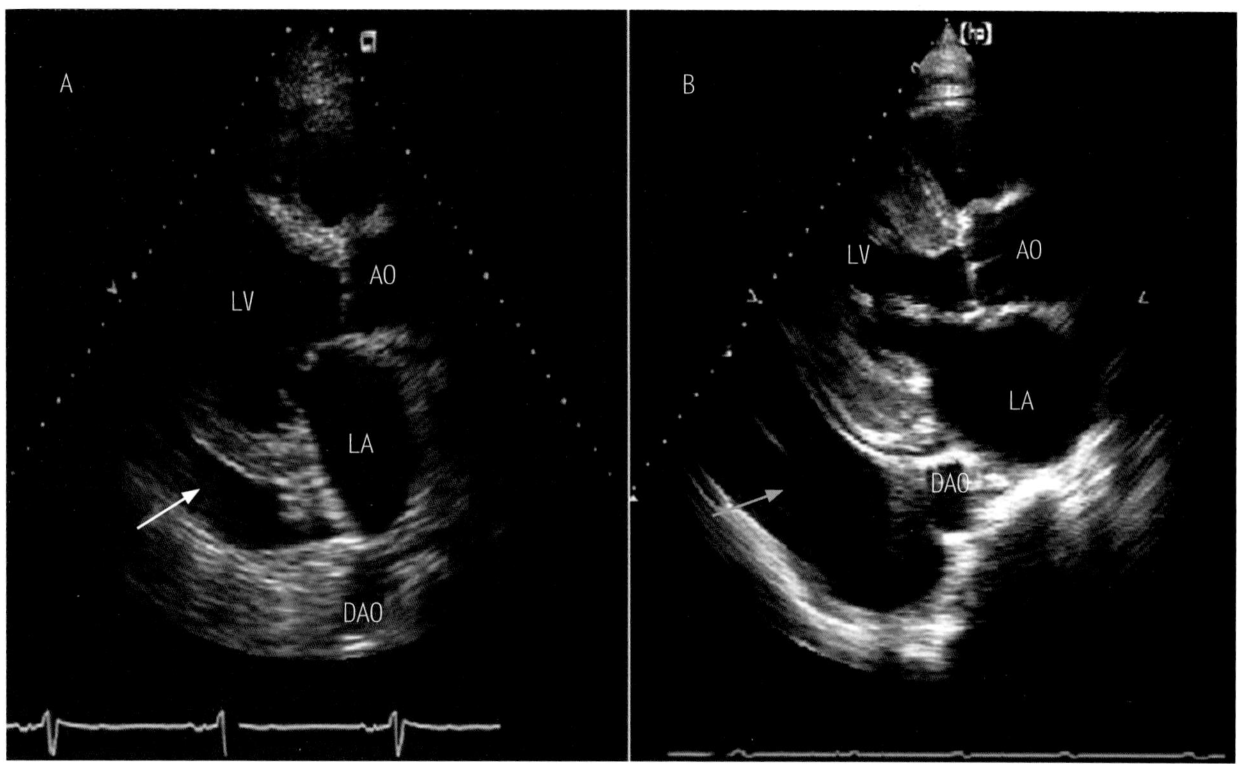

图 13-7　心包积液和胸腔积液的鉴别

A、B 均为胸骨旁左心室长轴切面。A 箭头所示无回声区位于左心房和降主动脉回声之间，为心包积液；B 蓝色箭头所示无回声区位于降主动脉圆形回声的后方，为胸腔积液回声，该切面清楚可见靠近左心室后壁的心包回声。DAO：降主动脉。

第二节　心脏压塞

一、概述

心脏压塞（pericardial tamponade）定义为心包腔的液体缓慢或急速地积聚，导致心包腔内压力显著上升并压迫心脏，心室舒张期充盈受限，心排血量进行性下降，出现代偿性心动过速、血压下降或休克的临床状态。急性或亚急性心脏压塞的临床症状有心动过速、低血压、外周静脉瘀血和（或）伴有奇脉等。心脏压塞可急性发病，也可相对隐匿，常可危及生命。

二、病理生理

心脏压塞是指心包腔内压力异常增加压迫心脏而限制心室舒张和血流充盈的临床状态。心脏压塞可以是大量心包积液缓慢增加时逐渐出现，也可由少量积液急性增加所致。广义上心脏压塞可指心包积液血流动力学轻度异常（无临床期）至心包积液造成心脏严重受压循环异常的一系列动态改变过程；临床上心脏压塞是指由于心包积液量增加，引起心室舒张期充盈受限而导致左心室舒张末期容量减少，而左心室收缩末期容量不变，故每搏出量减少，心排血量减少，出现临床三联征（心率加快、奇脉和低血压）。超声心动图是心脏压塞最佳的诊断方法，可早于临床症状和体征的出现而发现相关的病理生理改变（表 13-1）。

表 13-1　心脏压塞的临床和超声心动图表现

临床表现	二维超声心动图	多普勒超声心动图
低心排血量	中 - 大量心包积液	右心室和左心室舒张期充盈呼吸相改变
静脉压升高	右心房收缩期塌陷（持续时间 > 1/3 收缩期）	吸气后第一次心跳右心室充盈增加
奇脉	右心室舒张期塌陷	吸气后第一次心跳左心室充盈减少
低血压	右心室和左心室容量的交互改变（呼吸性室间隔矛盾运动）	
	下腔静脉增宽（提示右心房压升高）	

三、超声心动图诊断要点

心包积液时心包腔内压力增加以至大于心腔内压力时，心腔壁受压塌陷而导致舒张期充盈受限。心腔壁舒张期塌陷发生顺序一般为心房→右心室→左心室，因为心腔压力和壁厚度的大小顺序为左心室壁 > 右心室壁 > 心房壁。另外局限性心包积液或积血或血凝块可局部压迫一侧心腔出现心脏压塞，这种局限性心脏压塞常见于心脏手术后，虽然超声诊断困难，但如果临床和超声心动图发现支持心脏压塞诊断的依据，就应该立即行心包穿刺或开胸手术以解除患者的生命危险。

1. 右心房收缩期塌陷 右心房游离壁为柔软菲薄的结构，心包内压大于右心房收缩压（心房压曲线的最低点）时，可出现右心房游离壁塌陷（图 13-8）。右心房游离壁塌陷持续时间大于 1/3 收缩期诊断心脏压塞的敏感性为 94%。特异性为 100%。观察右心房收缩期塌陷的最佳切面为心尖四腔心切面，需要仔细地逐帧观察二维切面或 M 型曲线右心房壁的收缩期变化。

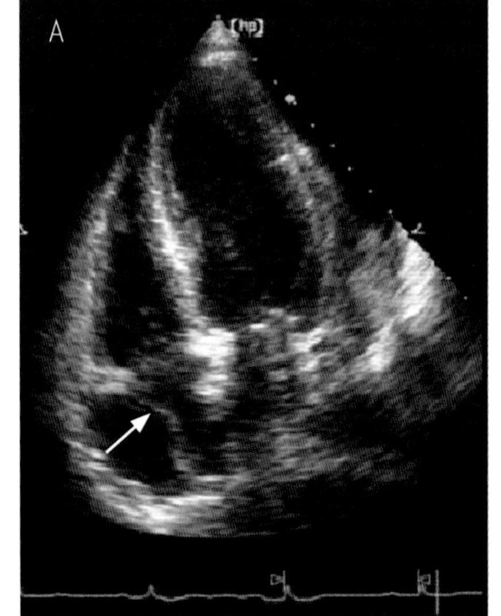

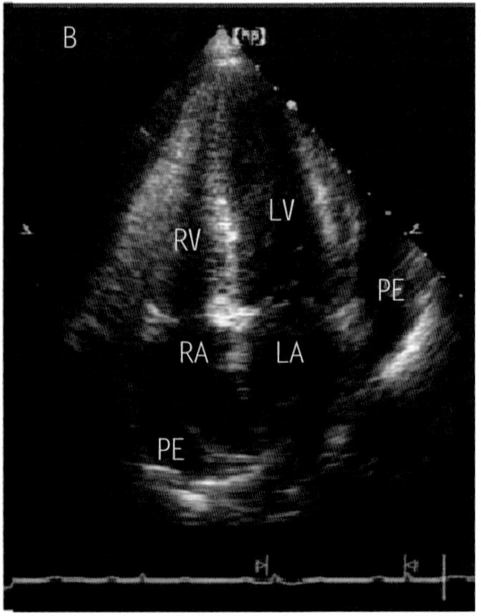

图 13-8　右心房收缩期塌陷的超声心动图

A、B 均为同一心包积液患者心尖四腔心切面，右心房塌陷出现于收缩早期（A 箭头所示），于收缩中晚期恢复（B）。PE：心包积液。

2. 右心室舒张期塌陷 心包内压力大于舒张期右心室压力时，可出现右心室舒张期塌陷（图13-9）。胸骨旁长轴和剑突下四腔心切面是观察右心室舒张期塌陷的理想切面。M型超声心动图记录右心室壁曲线有助于右心室壁运动的时相分析。右心室舒张期塌陷诊断心脏压塞的敏感性为60%~90%，特异性为85%~100%。

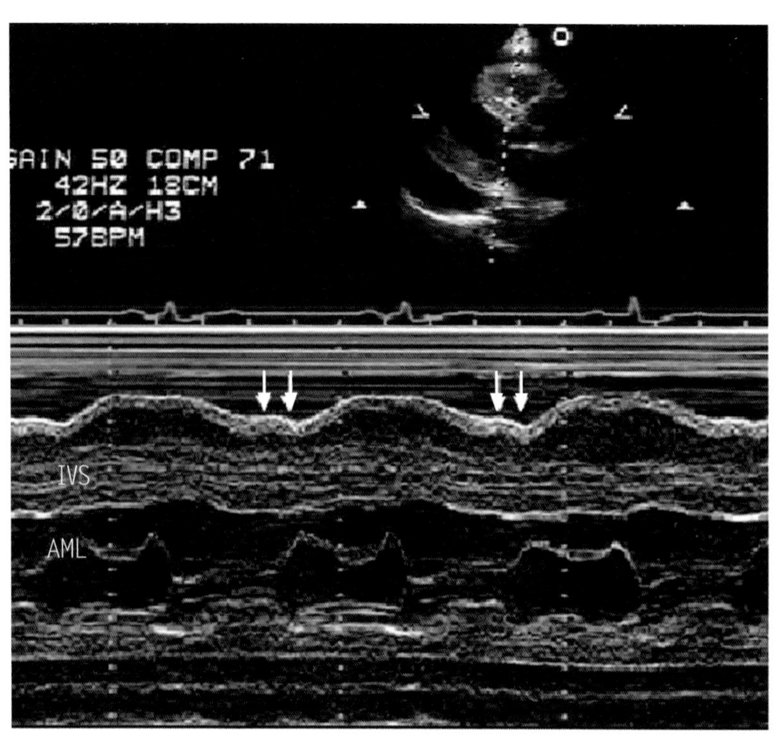

图13-9 右心室舒张期塌陷的超声心动图

胸骨旁左心室切面引导下M型取样线经右心室壁、右心室、室间隔、二尖瓣前叶和左心室后壁，箭头所示为右心房舒张期塌陷。IVS：室间隔，AML：二尖瓣前叶。

3. 心室腔大小的呼吸相改变 正常情况下，吸气时心包腔内压力（左心房及左心室舒张压）和胸腔内压力下降程度相同，但是心脏压塞时吸气时心包腔压力几乎无明显下降而胸腔内压力下降依然，因此左心室充盈压力梯度随吸气减少，二尖瓣E峰流速下降。心脏压塞时心腔总容量相对固定，因此一侧心室的充盈程度取决于另一心室的充盈状态，即双侧心室相互依赖。吸气时左心室充盈减少相对地增加了右心室的充盈，多普勒超声心动图可根据心腔内血流动力学随呼吸相改变的特征性变化判断有无存在心脏压塞。正常人二尖瓣血流吸气时稍微减少（＜15%），三尖瓣血流吸气时轻度增加（＜25%）。当存在具有血流动力学意义的心包积液时，上述血流峰值流速随呼吸相变化增大。心脏压塞时，吸气时二尖瓣血流E峰下降显著（40%左右，图13-10），而吸气时三尖瓣血流E峰亦显著增加（85%左右）。心

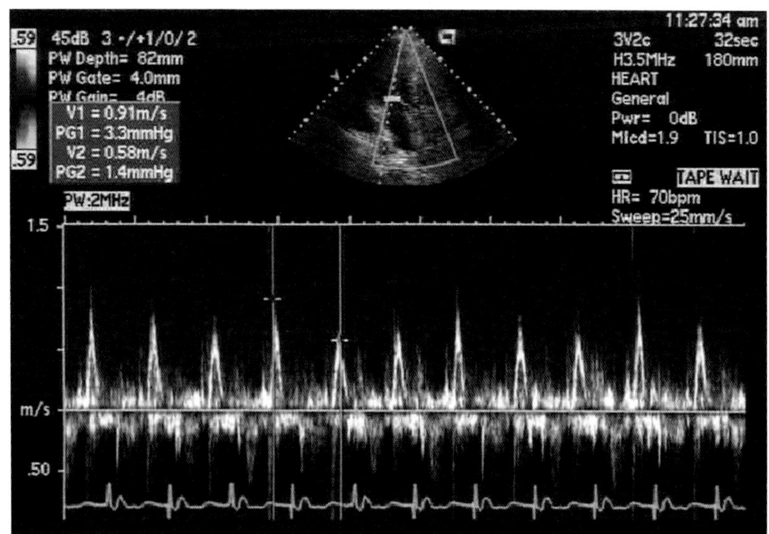

图13-10 心脏压塞的二尖瓣血流频谱的呼吸相改变

心脏压塞时二尖瓣血流频谱的吸气时的E峰较呼气时的E峰显著减小，该患者（图14-5同一患者）呼气时的E峰为91cm/s，吸气时的E峰为58cm/s，吸气时的E峰较呼气时的E峰减小58%。

脏压塞观察肝静脉血流频谱时也可见呼气相肝静脉前向血流流速显著减少，直至吸气早期才出现肝静脉前向血流。

评价心脏压塞，要铭记心脏压塞是临床和血流动力学的诊断，而超声心动图心脏压塞的发现往往早于临床诊断。临床怀疑心脏压塞的患者，超声心动图的作用是确定有无存在心包积液以及心脏压塞的超声表现，如果心包积液不存在，则可排除心脏压塞的诊断。当出现危及生命的心脏压塞时，应紧急行心包穿刺或持续心包腔引流，心包穿刺可在超声心动图指导下进行。

第三节　缩窄性心包炎

一、概述

缩窄性心包炎（constrictive pericarditis，CP）指心包慢性炎症、纤维化、钙化等导致心包致密僵硬而限制心室舒张期充盈。心包缩窄一般出现于感染性（细菌、真菌、病毒等）心包炎、心脏手术后、放射治疗后、心肌梗死后、肿瘤、尿毒症、外伤以及结缔组织疾病（系统性红斑狼疮、硬皮病等），由于临床症状无特异性（疲乏、无力等）以及体征隐匿或出现在疾病晚期（腹水、外周水肿），CP 诊断困难或常滞后。

二、病理生理学

心包慢性炎症后，心包纤维瘢痕形成，心包脏层壁层黏连增厚。典型的心包缩窄心包形成坚硬的外壳，致使心腔固定且不受胸腔呼吸压力变化的影响。CP 的病理生理基础为心室舒张期扩张受限制（致密僵硬的心包似固定容积的“箱子”限制心室的充盈，当“箱子”装满一定量血液后就无法再装入），左心室充盈大部分发生于舒张期前 1/3，左心室容量在舒张中末期基本无或极少增加（图 13-11）；舒张期心室压早期下降，接着突然升高随后处于

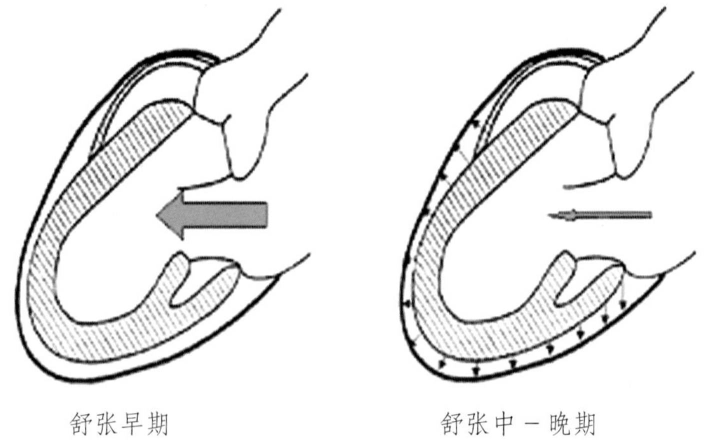

图 13-11　缩窄性心包炎的舒张期血流动力学特征图解
僵硬的心包似固定的“箱子”，限制心室的充盈，大部分左心室充盈发生于舒张期前 1/3，左心室容量在舒张中末期基本无或极少增加。

平台期，似数学平方根（√￣）的特征（dip and plateau，图 13-12）。由于致密僵硬的心包限制心室充盈，双侧心室舒张期充盈总量相对固定而相互依赖，一侧心室容量增加，必然让另一侧心室容量相对减少。由于心室充盈受阻，一方面体静脉静脉血回流也受阻，静脉压升高；另一方面也导致心室充盈相对不足，心排血量也相应降低，因此患者出现劳力性呼吸困难、乏力、外周水肿或全身水肿等临床表现。

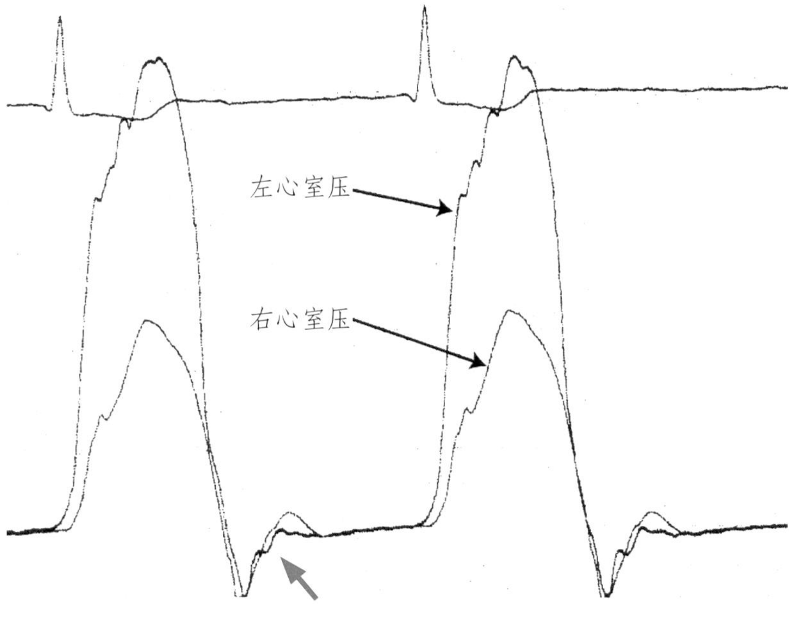

图 13-12 缩窄性心包炎患者同步记录的左心室压和右心室压波形

缩窄性心包炎患者的舒张期心室压波形似平方根形（箭头所示），舒张早期心室压迅速上升，随后舒张中期和末期心室压处于平台期；而且左心室舒张末期压（LVEDP）相当于右心室舒张末期压（RVEDP），两者相差小于 5mmHg。

三、超声心动图诊断要点

1. CP 典型二维和 M 型超声心动图表现

（1）心房腔增大以及心室腔相对减小（图 13-13）。

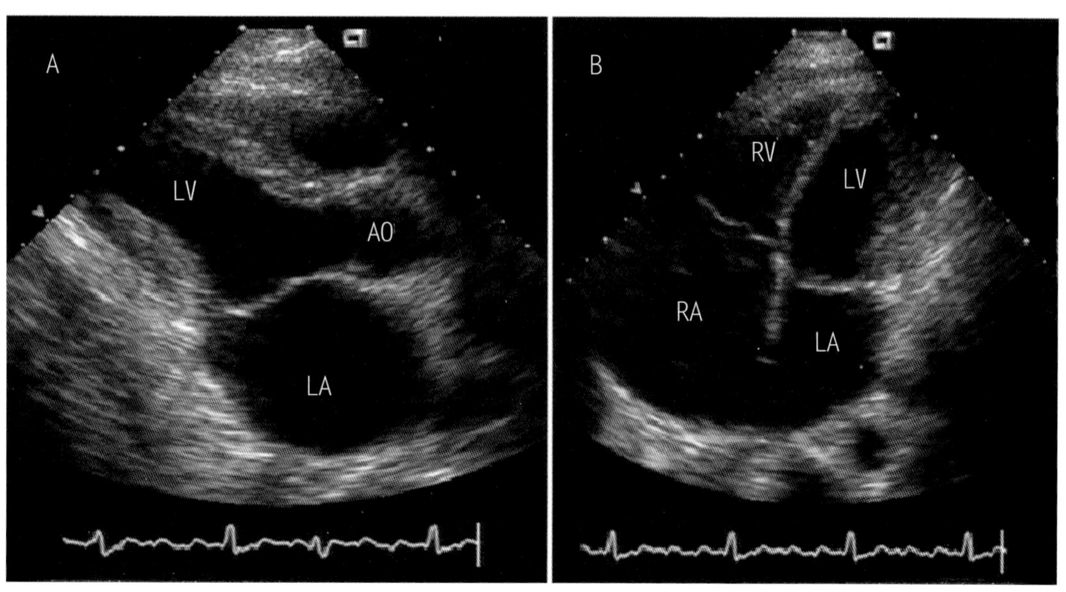

图 13-13 缩窄性心包炎患者的二维超声心动图

A 为胸骨旁左心室长轴，左心房增大以及心包回声增强；B 为心尖四腔心，心房增大以及心室相对减小。

（2）心包增厚，以及心包回声增强。

（3）左心室壁运动异常：室间隔在舒张早期突然后向运动出现切迹（early diastolic notch，图 13-14），随后舒张中期运动平坦；心房收缩期（ECG 的 P 波后）左心室后壁也突然前向运动；舒张期中 - 末期运动平坦。

（4）下腔静脉和肝静脉增宽。

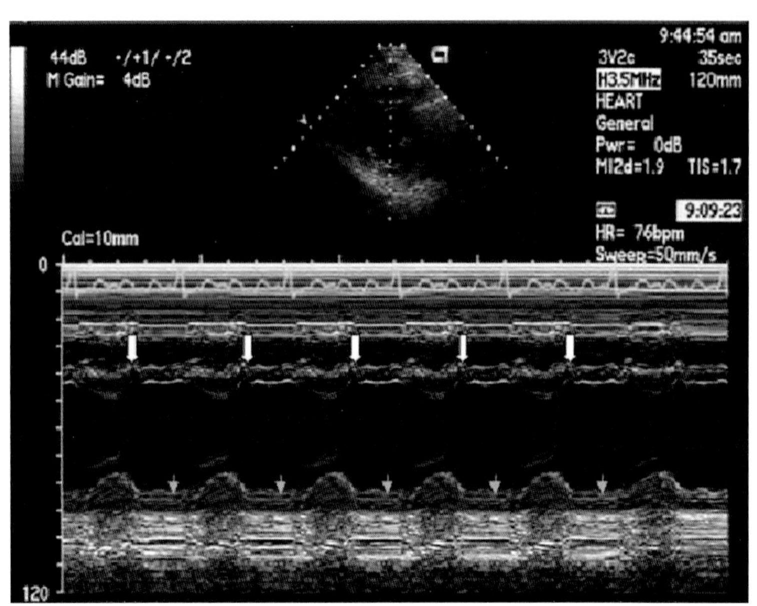

图 13-14　缩窄性心包炎患者的室间隔舒张早期切迹

舒张早期室间隔突然后向运动而出现切迹（粗箭头），左心室后壁在舒张中 - 末期运动平坦（细箭头）。

二维超声心动图可直接观察心包，操作上降低超声增益至正常心肌组织回声消失时，残留下的为心包回声。由于心包厚度的测量与增益有关，对临床可疑的心包缩窄的超声检查通常需要选择适合的增益。CT、MRI 等检查可较准确测定心包厚度。心包钙化存在则高度提示 CP 的诊断。左心及右心导管测定、记录心腔压力和波形（包括容量负荷和同步记录左心和右心的舒张期压），为诊断缩窄性心包炎的参考标准（图 13-12），少数患者可能需要心包活检来确诊。

2. 缩窄性心包炎的多普勒特征　CP 虽然与心脏压塞有不同的病理机制，但两者有相近的血流动力学改变：通常心室收缩功能尚正常而存在舒张异常，中心静脉压（CVP）升高，心排血量下降；心室充盈的呼吸相改变显著。两者不同之处是 CP 特有的心室舒张压数学平方根特征以及双侧心室舒张充盈相互依赖性。双侧心室舒张充盈相互依赖性可出现室间隔反弹（图 13-15）。吸气时胸腔内压下降，肺静脉等胸外结构压力相应下降，而心包致密僵硬无法传导胸腔内压力变化，左心室内压力仍然维持相当水平，因此吸气时从肺静脉经左心房→左心室的充盈压差减小，左心室充盈减少（E 峰相应降低）。吸气时左心室充盈减少相应增加右心室的充盈，室间隔偏向左心室。呼气时左心室充盈增加室间隔偏向右心室，相应减少右心室的充盈（图 13-16）。CP 异常心室充盈特征可经多普勒超声心动图检测（图 13-17），包括有：①二尖瓣血流 E 峰呼吸改变显著，吸气时 E 峰较呼气时下降（≥ 25%）。②三尖瓣血流吸气时三尖瓣 E 峰较呼气时增加（≥ 40%）。③二尖瓣和三尖瓣血流 E 峰减速时间缩短（≤ 160ms）。

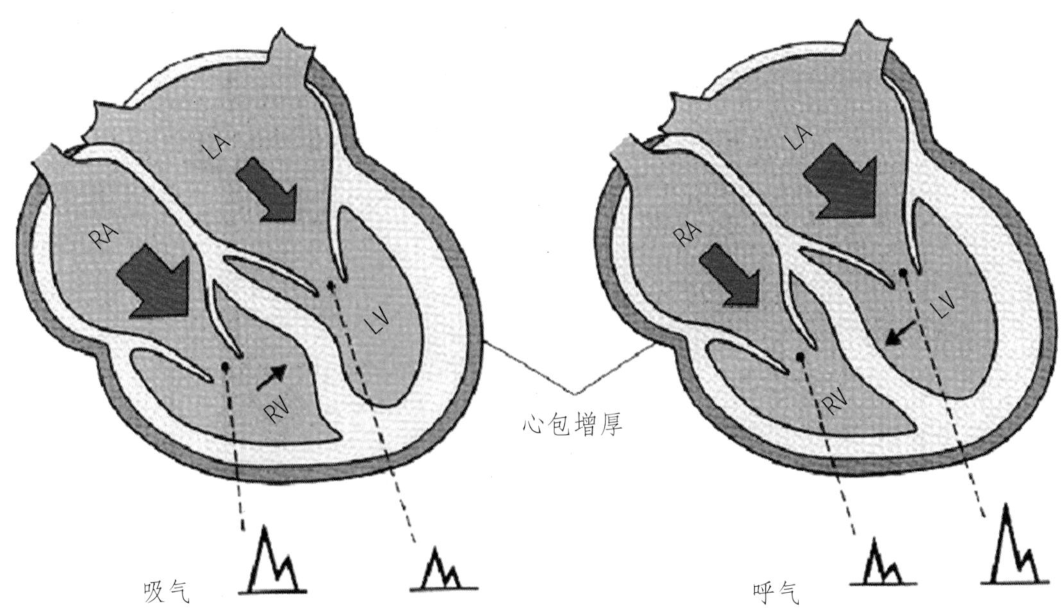

图 13-15　缩窄性心包炎心腔内血流呼吸相改变

缩窄性心包炎心包增厚、僵硬限制心室的扩张，吸气时三尖瓣流入血流增加而二尖瓣流入血流减少（左图），呼气时尖瓣流入血流增加而三尖瓣流入血流减少（右图）；由于心室容量相对固定，吸气时右心室充盈的增加导致右心室增大，因此室间隔偏向左心室；呼气时则相反左心室容量增加导致室间隔偏向右心室，这种心室呼吸相呈相互依赖性是缩窄性心包炎的特征之一。

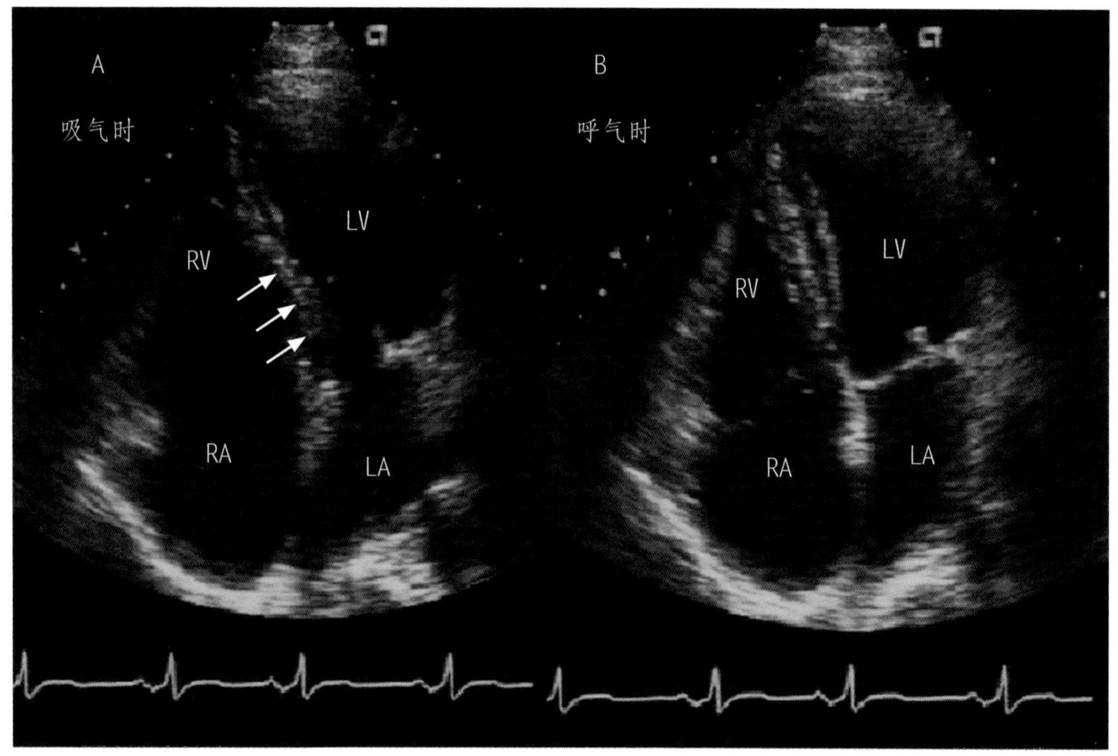

图 13-16　心室呼吸相相互依赖

A、B 均为二尖瓣脱垂成形加迷宫术后患者心尖四腔心切面。A 为吸气相，右心室增大，箭头所示为室间隔偏向左心室；B 为呼气相，左心室大小相对增加，室间隔偏回右心室。

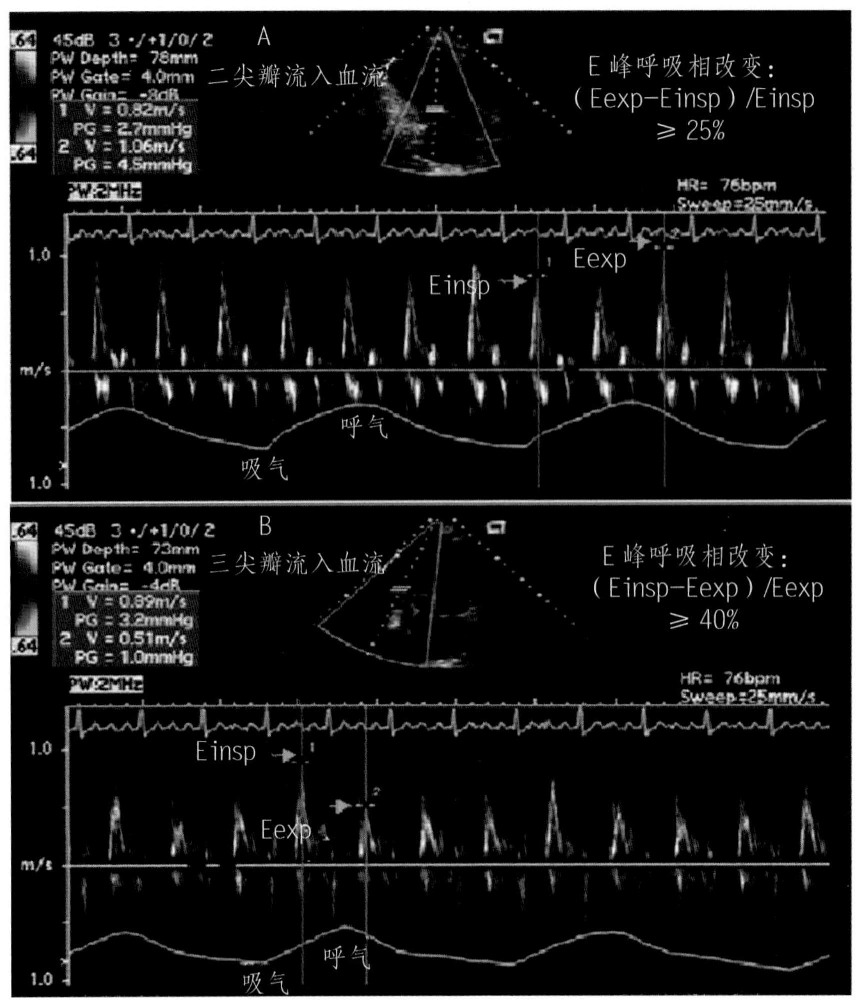

图 13-17　缩窄性心包炎患者的二尖瓣和三尖瓣流入血流

A 为二尖瓣流入血流，吸气时 E 峰减小（Einsp），呼气时 E 峰增加（Eexp），E 峰的呼吸相改变大于 25% 提示缩窄性心包炎的诊断；B 为三尖瓣流入血流，吸气时 E 峰增加（Einsp），呼气时 E 峰减小（Eexp），E 峰的呼吸相改变大于 40% 提示缩窄性心包炎的诊断。

结合二维超声心动图等发现，多普勒呼吸相检查对缩窄性心包炎有十分重要的价值，二尖瓣和三尖瓣血流 E 峰流速呼吸相变异增大是缩窄性心包炎相对可靠的表现，虽然这类似的心室充盈随呼吸而改变也可以出现在心脏压塞患者。如果怀疑缩窄性心包炎的患者未发现上述表现，可适当补充血容量（存在容量不足时）或者抬高双腿以增加回心血量，然后再次行多普勒检查。缩窄性心包炎有时也存在二尖瓣 E 峰流速随呼吸的变化率不足 25% 的情况，比如左心房压显著增加或者缩窄和限制可能同时存在时；这时多普勒检查需要在减少前负荷后（如头高倾斜位或者坐位）后进行。心包缩窄的间接征象还有下腔静脉内径扩张，呼吸相变异消失。肝静脉前向血流依赖于呼吸，前向血流仅限于吸气时，而呼气时出现反向血流。另外慢性阻塞性肺疾病的患者右心衰竭的症状与缩窄性心包炎相似，两者的鉴别最可靠的是测定上腔静脉血流速度，慢性阻塞性肺疾病患者吸气时上腔静脉血流速度明显增加，而缩窄性心包炎患者上腔静脉血流速度不随呼吸相而发生明显变化。为建立可靠的缩窄性心包炎的诊断，除了心室充盈呼吸相改变（即阐明胸腔内压与心腔内压分离），还要有明显双侧心室相互依赖性的征象（图 13-18）。

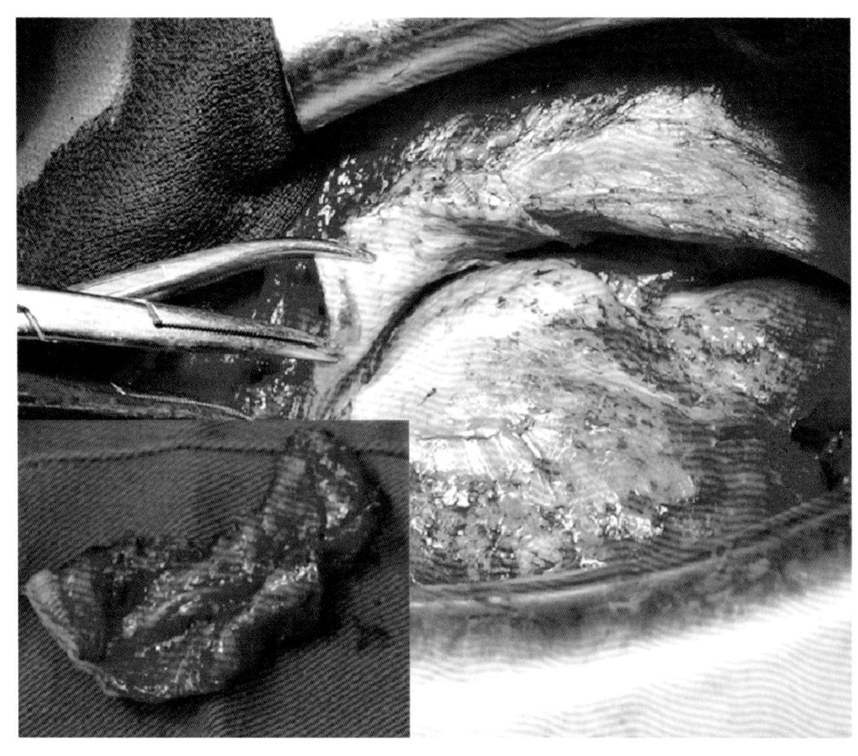

图 13-18　缩窄性心包炎手术剥脱心包图例
手术镊子所示增厚的心包，左下小图为切下的部分心包。

典型的心包缩窄通常存在心包钙化，这点胸部 X 线检查或者 CT 扫描发现心包增厚或者钙化有助于临床诊断。极少数患者心包厚度也可以正常，甚至仅表现为炎性脏层心包包裹束缚心脏。临床上还可见心包渗出和缩窄并存的情况，这时超声心动图检查可见局限性心包积液，有时成熟增厚心包（尚未钙化）也表现为环绕心脏的无回声区。缩窄性心包炎诊断一旦成立，应尽早施行心包剥脱术（图 13-18）。

四、缩窄性心包炎和限制型心肌病的鉴别

缩窄性心包炎主要病变在于增厚或钙化的心包限制心脏舒张，无原发心肌损害；限制型心肌病的特征是舒张功能障碍而收缩功能基本正常。缩窄性心包炎和限制型心肌病虽然病理生理完全不同，但两者临床表现和血流动力学有不少相似之处，两者均存在舒张期血流充盈受限而收缩功能正常。超声心动图均可发现心房增大，如果超声心动图发现心包增厚或钙化，提示缩窄可能性较大，但单纯从临床资料及二维超声心动图发现尚不足以鉴别缩窄性心包炎和限制型心肌病。有报道组织多普勒显像测量二尖瓣室间隔侧瓣环运动速度也有助于鉴别缩窄性心包炎和限制型心肌病。限制型心肌病因为心肌迟缓异常二尖瓣瓣环运动速度显著降低；而在缩窄性心包炎患者二尖瓣瓣环运动速度正常甚至增加。另外二尖瓣血流传播速度（Vp）也是鉴别两者的方法之一，缩窄性心包炎时 Vp 通常大于 55cm/s，而限制型心肌病 Vp 降低。缩窄性心包炎的血流动力学主要特征是心室充盈的呼吸相改变和心室间的相互依赖性，这些特征在限制型心肌病并不存在。因此多普勒超声测定的血流动力学参数极有鉴别价值。缩窄性心包炎和限制型心肌病鉴别如表 13-2。

表 13-2 缩窄性心包炎和限制型心肌病鉴别要点

	缩窄性心包炎	限制型心肌病
既往病史	以前心包炎、心脏手术、创伤、放射治疗、结缔组织病	无特殊
胸部 X 线	心包钙化（20%~30%）	心包钙化罕见
CT 或 MRI	心包增厚多见	心包增厚罕见
心房增大	轻至中度增大	显著增大
MR 或 TR	通常无	常见
舒张期室间隔运动	常见舒张早期切迹	罕见舒张早期切迹
呼吸相室间隔运动	常见吸气时朝向左心室	罕见吸气时朝向左心室
呼吸相 E 峰变化	>25%	<15%
LVEDP-RVEDP	<5mmHg	> 5mmHg
RVEDP/RVSP	>0.33	<0.3
二尖瓣瓣环运动速度	正常	降低（≤ 10mm/s）
二尖瓣瓣血流传播速度	正常或增高（>55cm/s）	降低
RVSP	<50mmHg	>50mmHg
心内膜心肌活检	正常，或无特异	心肌间质纤维化等

MR：二尖瓣反流，TR：二尖瓣反流， LVEDP：左心室舒张末期压，RVEDP：右心室舒张末期压，RVSP：右心室收缩压

第四节 心包缺如

心包缺如（congenital absence of the pericardium）是一种先天性异常，包括部分心包缺如和完全心包缺如。心包完全性缺如罕见，临床常见的为部分左侧心包缺如。约 30% 患者可伴有其他先天性异常，如房间隔缺损、二叶主动脉瓣以及支气管囊肿等。

本病患者可以无症状，少数可因心包缺如的边缘压迫或经缺损疝出或疝入，出现胸痛、心律失常或猝死。患者常因为心脏杂音、心电图异常或X线胸片心影显著左移（图13-19）等而要求超声心动图检查。由于心包缺如，心脏活动无正常心包限制而整个心脏向左位移位，因此在标准的胸骨旁切面右心室看似增大（图13-20），可出现类似于右心室容量负荷过重的超声表现。胸骨旁左心室长轴切面所见的“右心室增大”并不反映真实的右心室增大，而

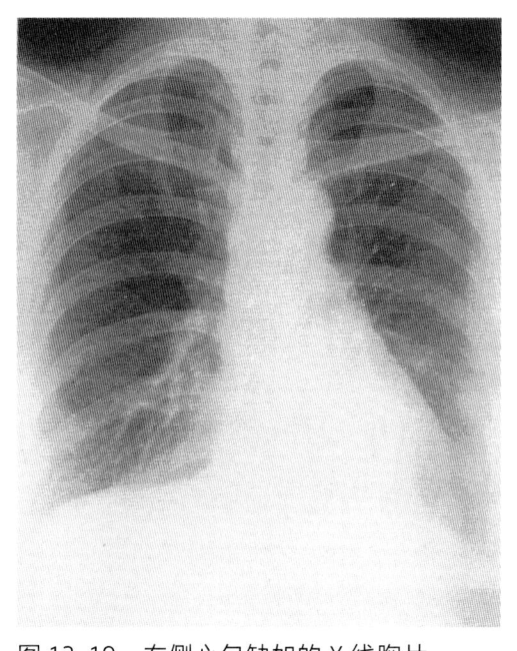

图 13-19 右侧心包缺如的 X 线胸片

是由于右心室异常左移时超声声束横切月牙形右心室的较大部分所致。由于心包缺如心脏位移空间超过左心室室壁运动幅度，M型超声心动图可见室间隔出现矛盾性运动（收缩期前移），此时可参考心尖四腔心的心室腔大小来判断真伪。但室间隔增厚正常，左心室后壁亦见运动明显增强（收缩期前移）。根据患者体位（左侧卧位、平卧位或右侧卧位）左心室后壁运动幅度的改变，超声可帮助诊断左侧心包缺如（图13-21）。另外，左侧心包缺如患者尚可见到心包缺如部位的左室壁舒张期向外膨隆，这部分膨隆的心室壁与周围室壁运动同步。

心包缺如诊断依据是二维超声心动图能证实左心室轮廓有局限性膨隆和心包回声失落。CT 和 MRI 检查可证实心包缺如的诊断。部分心包缺如患者如有症状可行心包成形或修补术。

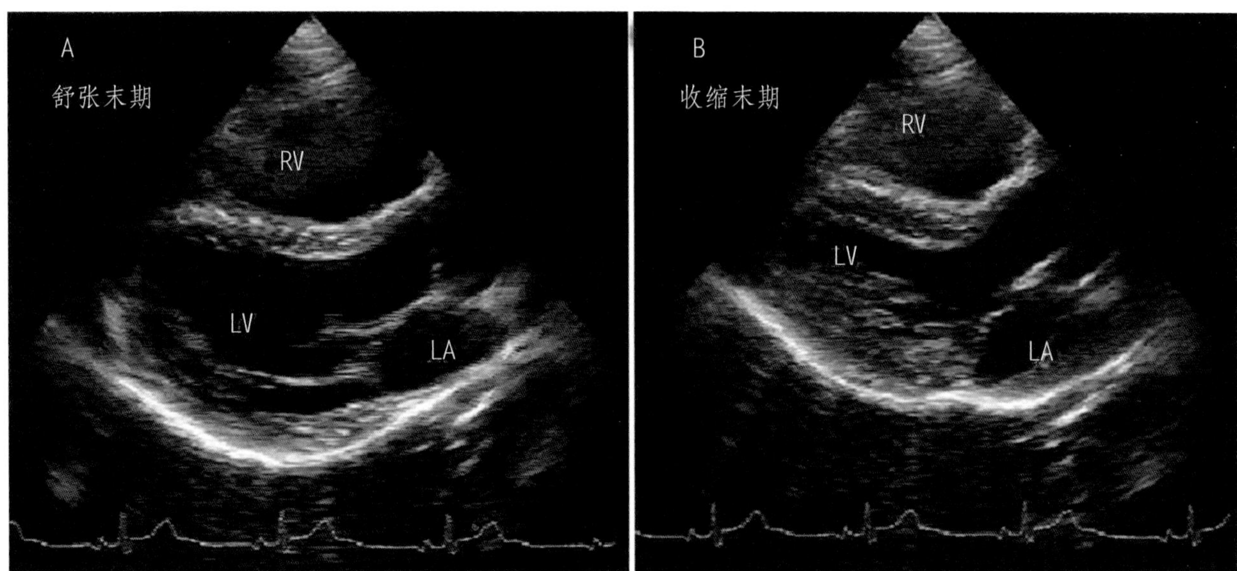

图 13-20　左侧心包缺如患者的二维超声心动图

A、B 均为标准胸骨旁左心室长轴，A 为舒张末期，B 为收缩末期，显示右心室增大以及左心室后壁运动显著增强。

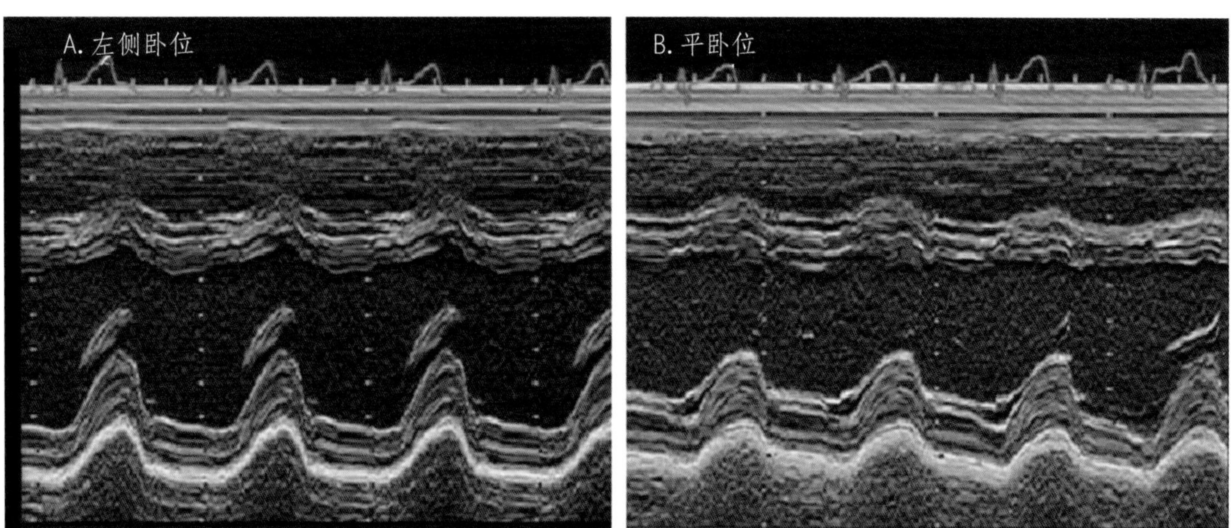

图 13-21　左侧心包缺如患者的超声心动图

A、B 均为左心室 M 型曲线。A 患者为左侧卧位，可见收缩期室间隔前移和左心室后壁运动幅度显著增大；B 患者为平卧位，与 A 对比，左心室后壁运动幅度减小。

第十四章 主动脉疾病

第一节 主动脉的解剖和正常超声影像

一、主动脉的解剖

主动脉是左心室和体循环动脉系统相连接的动脉主干。主动脉有厚的、坚韧的肌性与弹性组织组成的血管壁，正常情况可承受数千毫米汞柱的压力而不发生破裂。主动脉血管壁有三层结构组成：内膜、中层和外膜，从结构上看中层最为重要，占血管壁的 80% 以上。解剖上主动脉分为升主动脉、主动脉弓部、胸主动脉和腹主动脉（图 14-1A）。主动脉根部则界定为升主动脉近端与左心室流出道之间的联合部，包括主动脉瓣叶和相对应的窦部，上界为窦管交界，下界为左心室流出道。胸主动脉和食管紧邻的解剖关系如图 14-1B，主动脉弓部水平位于食管前方，降主动脉逐渐后下移行，膈肌水平食管已位于在主动脉前方。

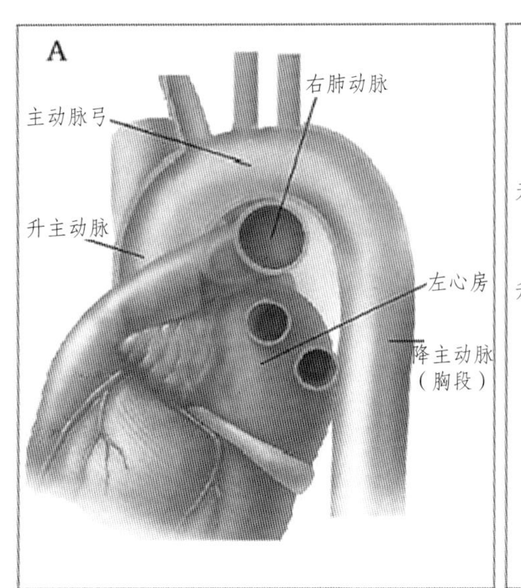

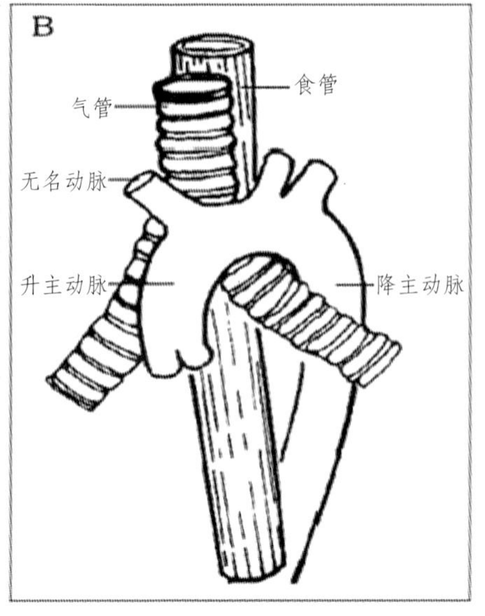

图 14-1 主动脉的解剖和邻近结构

A 示主动脉从解剖上分为升主动脉、主动脉弓和降主动脉（胸主动脉和腹主动脉）；B 为主动脉和气管和食管的解剖关系，升主动脉和主动脉弓位于气管和食管前方，降主动脉后下移行逐渐转至食管的后方，膈肌水平食管已位于降主动脉的前方。

主动脉疾病主要包括主动脉瘤、主动脉夹层、主动脉窦瘤、主动脉粥样斑块和主动脉缩窄等。主动脉的病变大多与血管壁中层的变性及退化有关，中层退行性改变引起的动脉瘤是升主动脉最常见的病变，病因除退行性变外，可能有动脉粥样硬化、感染、非感染性主动脉炎和外伤等。

二、主动脉的超声心动图观察

评价主动脉根部是经胸超声心动图的常规检查，主动脉的超声探测声窗有胸骨旁、心尖、胸骨上窝以及剑突下切面（图 14-2）。

胸骨旁左心室长轴切面可显示主动脉根部和部分升主动脉（图 14-3A），探头放置于胸骨右缘第二肋间，可获取升主动脉的长轴切面（图 14-3B）。胸骨上窝切面可显示主动脉弓和降主动脉近端，适当调整探头声束方向可显示主动脉弓的主要分支（无名动脉、左颈总动脉和左锁骨下动脉）（图 14-4）。降主动脉的探查为探头放置于左乳缘，探查切面先与胸骨垂直（探头示标指向 3 点钟处）可探及降主动脉短轴，或者经胸骨旁左心室长轴切面探查，在左心房和左心室交界后方显示的圆形无回声结构为降主动脉，确认该结构为降主动脉后探头顺时针旋转 90° 即可获取降主动脉长轴（图 14-5）。

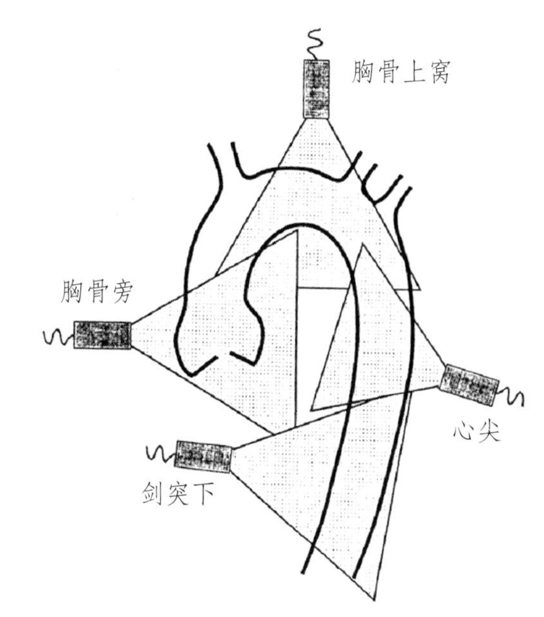

图 14-2　主动脉的经胸观察声窗

主动脉的观察声窗：①胸骨旁，可显示主动脉窦部和升主动脉起始段。②胸骨上窝，可显示主动脉弓和降主动脉起始部分。③剑突下，可显示胸主动脉远端和腹主动脉。④心尖部调整切面，可显示胸主动脉中段。

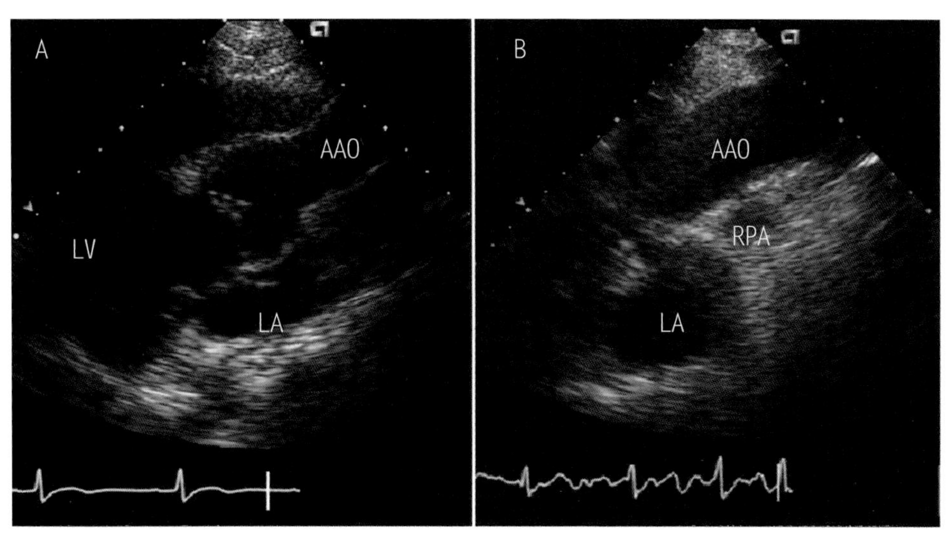

图 14-3　升主动脉的观察切面

A 为高胸骨旁左心室长轴（比标准切面上移一肋间左右）显示主动脉窦部和升主动脉近端；B 为胸骨右缘矢状切面（探头示标指向 12 点钟处）显示升主动脉长轴，升主动脉后下方为右肺动脉（RPA）和左心房（LA）。

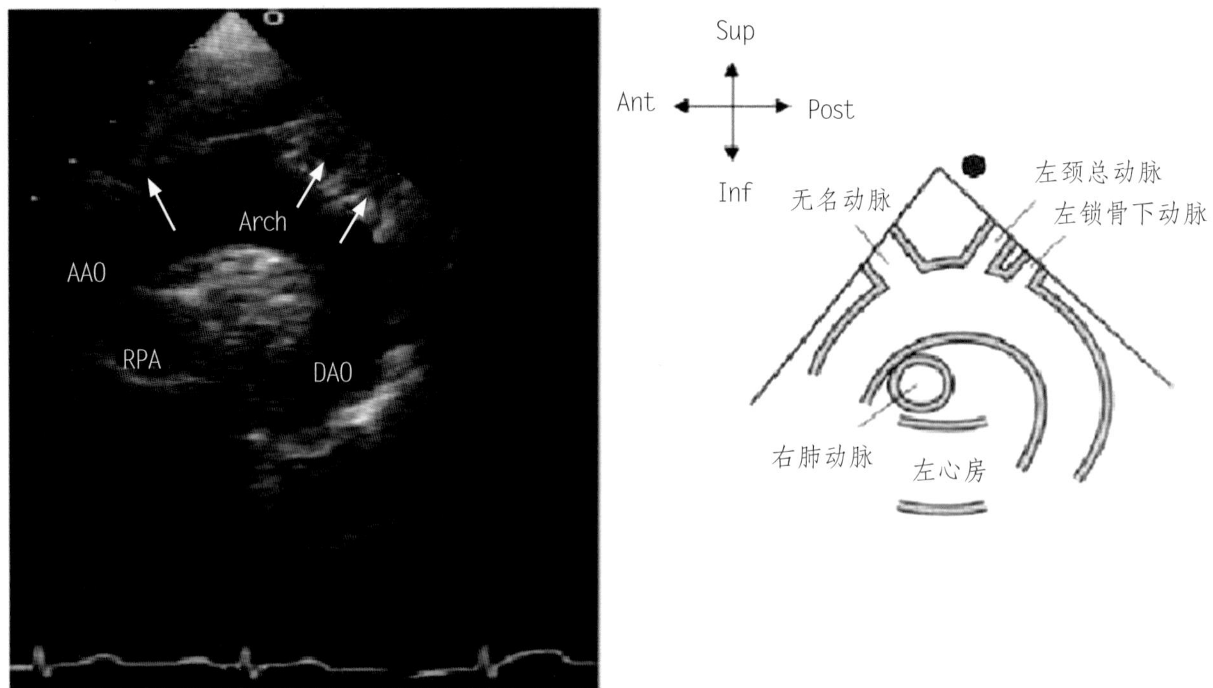

图 14-4　主动脉弓的观察切面

左图为胸骨上窝长轴切面（探头示标指向 1 点钟处），右图为该切面示意图，观察升主动脉、主动脉弓和降主动脉近端；该图例显示主动脉弓的三个主要分支（无名动脉、左颈总动脉和左锁骨下动脉，箭头所指）。

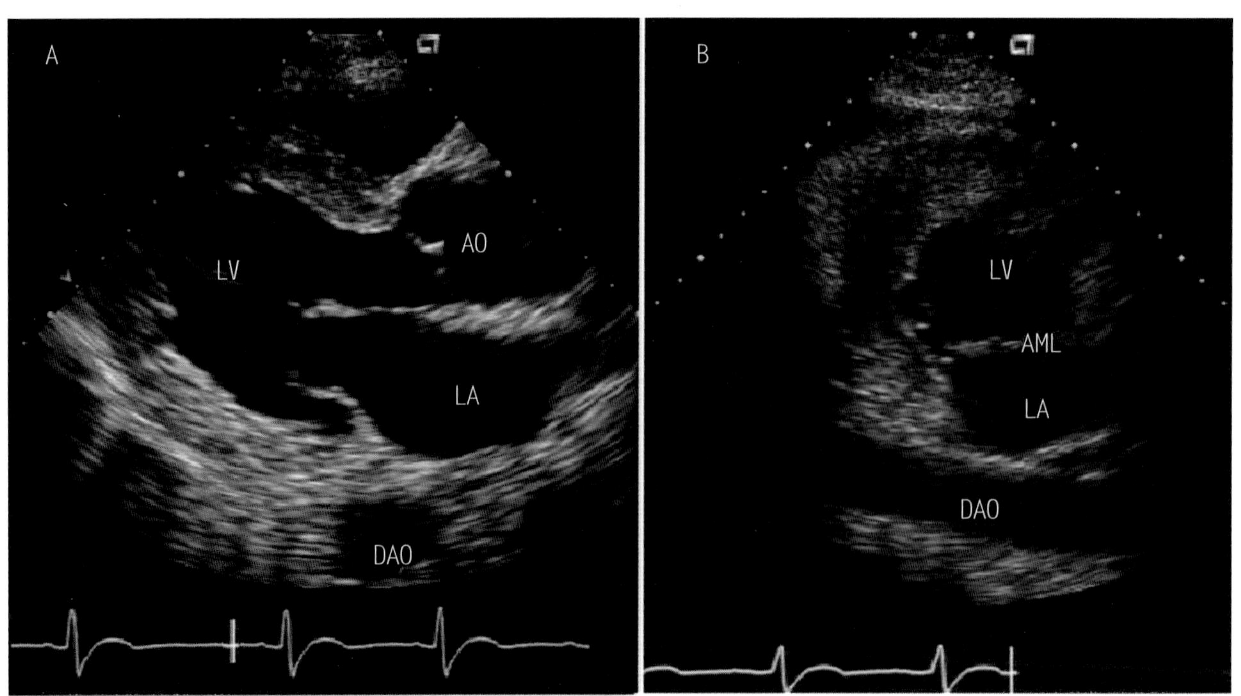

图 14-5　降主动脉的观察切面

A 为标准胸骨旁左心室长轴切面，房室交界后方的圆形无回声区为降主动脉；B 为调整心尖切面显示左心房后方的降主动脉（中段）长轴。DAO：降主动脉。

剑突下切面可探测胸主动脉远端和腹主动脉近段（图 14-6）。依据探头穿透力和受检者状况，图像质量有所差别，但部分患者主动脉部分节段尚无法清晰显像。

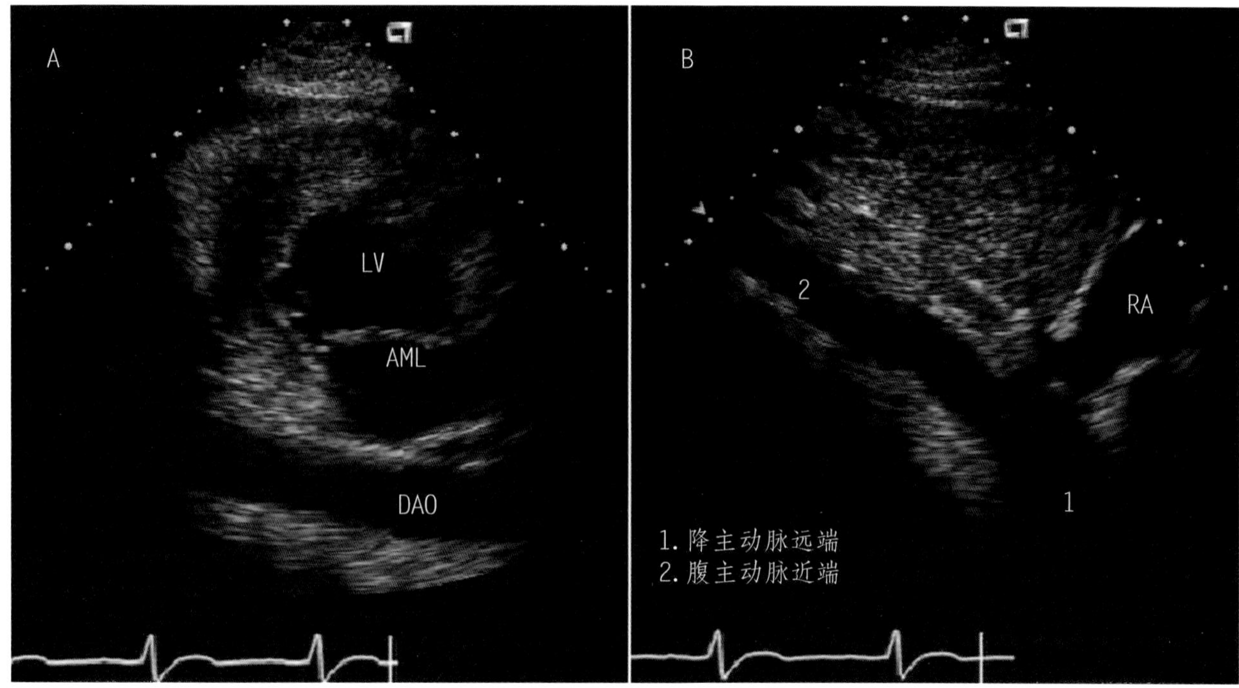

图 14-6　腹主动脉的观察切面

A 为调整心尖切面显示降主动脉胸段；B 为剑突下矢状切面，显示降主动脉胸段远端和腹主动脉近端。

由于食管与主动脉的比邻关系，经食管超声心动图（TEE）是诊断主动脉疾病的理想选择。降主动脉位于食管后方，当探头尖端位于食管时，探头角度定位为 0° 显示降主动脉横截面；探头角度定位为 90° 时，则可显示降主动脉长轴。

主动脉内径测量通常在主动脉瓣环处、主动脉窦部、窦管交界以及升主动脉近端测量（图 14-7），必要时测量主动脉弓部、降主动脉起始段以及腹主动脉内径，主动脉内径测量应标明测量部位以便于随访比较（参考图 2-21）。

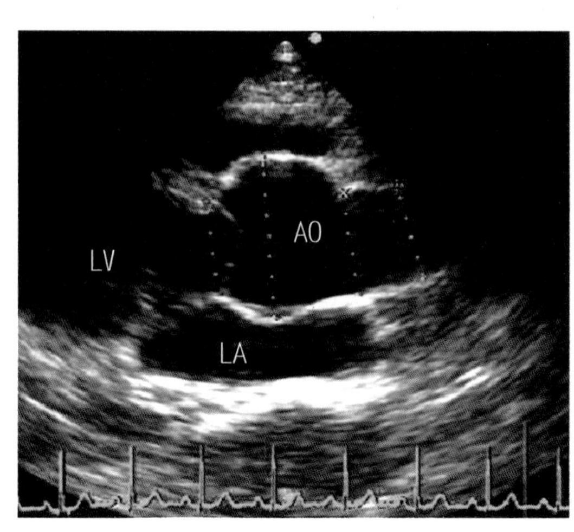

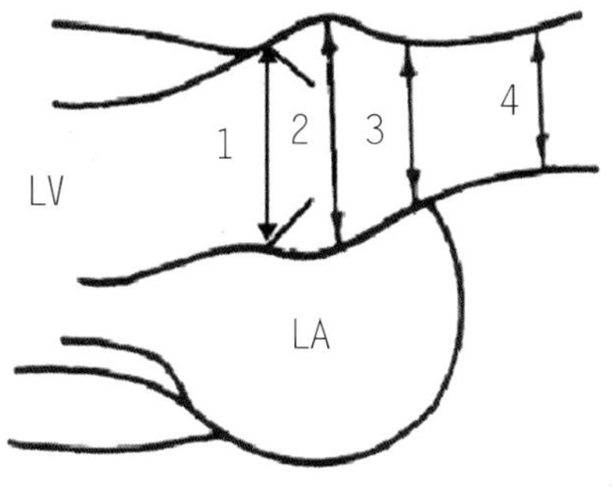

图 14-7　主动脉根部内径的测量

主动脉根部测量位置为瓣环、窦部、窦管交界和升主动脉近端，主动脉内径测量应标明测量部位，以便于随访观察。

第二节　主动脉瘤

一、概述

主动脉最常见的异常是主动脉扩张（dilation），当主动脉病理性扩张超过正常血管直径的 50% 即可称为主动脉瘤（aortic aneurysm）。主动脉瘤的病因包括退行性病变、动脉粥样硬化、高血压、马方综合征、胶原血管疾病、外伤、梅毒或感染等。动脉瘤的病理改变与退行性病变有关，主要表现为动脉壁中层受损退化，致使动脉壁无法承受主动脉压力而扩张。

主动脉瘤可累及主动脉（升主动脉、弓部、降主动脉）一个或一个以上节段（图 14-8），动脉瘤直径小于 5cm 时危险性较低；当主动脉瘤的直径达到 5.5~6cm 时，破裂的危险性增加。大部分升主动脉瘤患者没有症状，通常在常规胸片检查时发现。如果升主动脉瘤局限于窦管交界处时，也称为瓣环 - 主动脉扩张（annulo-aortic ectasia，AAE）。

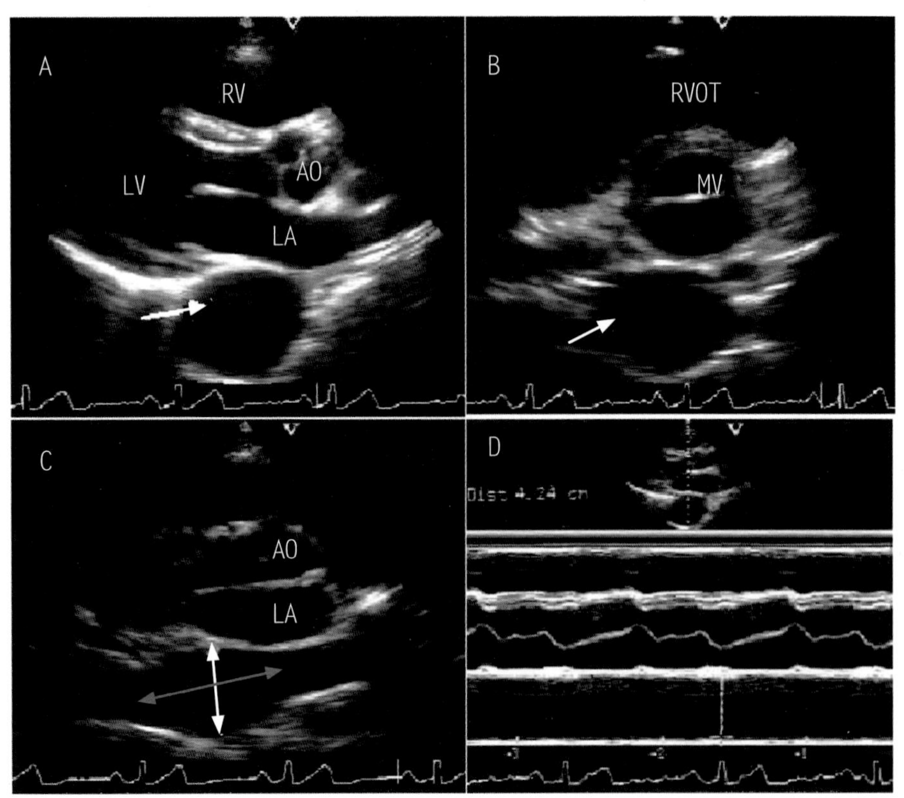

图 14-8　降主动脉瘤的超声心动图

A 为胸骨旁左心室长轴，见左心房室交界后房增大的圆形无回声区（箭头所示）；B 为胸骨旁短轴，显示左心房后房的增大的降主动脉（箭头处）；C 为调整胸骨旁短轴（探头示标指向 3 点钟附近）显示降主动脉长轴，双箭头所示为局限增大的降主动脉瘤；D 为胸骨旁左心室长轴主动脉根部水平 M 型曲线，测量降主动脉瘤直径为 42mm。

二、超声心动图诊断要点

典型主动脉瘤的超声心动图发现主要为主动脉瓣环、瓦氏窦和升主动脉近端显著扩张，主动脉根部扩张内径常超过 5cm 以上，以致窦管交界消失。当窦管交界处扩张时，主动脉瓣解剖结构正常的患者也可出现主动脉瓣反流。这些特征可经胸骨旁左心室长轴切面详细观察（图 14-9）。主动脉瘤的主动脉根部扩张通常呈对称性，主动脉后壁往后方显著扩张偏位可压迫左心房。主动脉瘤患者主动脉瓣通常无器质性病变，但主动脉瓣关闭不全往往较其他病因的严重。主动脉瓣关闭不全发生机制为主动脉瓣环扩大、主动脉瓣叶伸展造成舒张期主动脉瓣叶交界处无法完全合拢而出现缝隙（图 14-10）。 主动脉瘤严

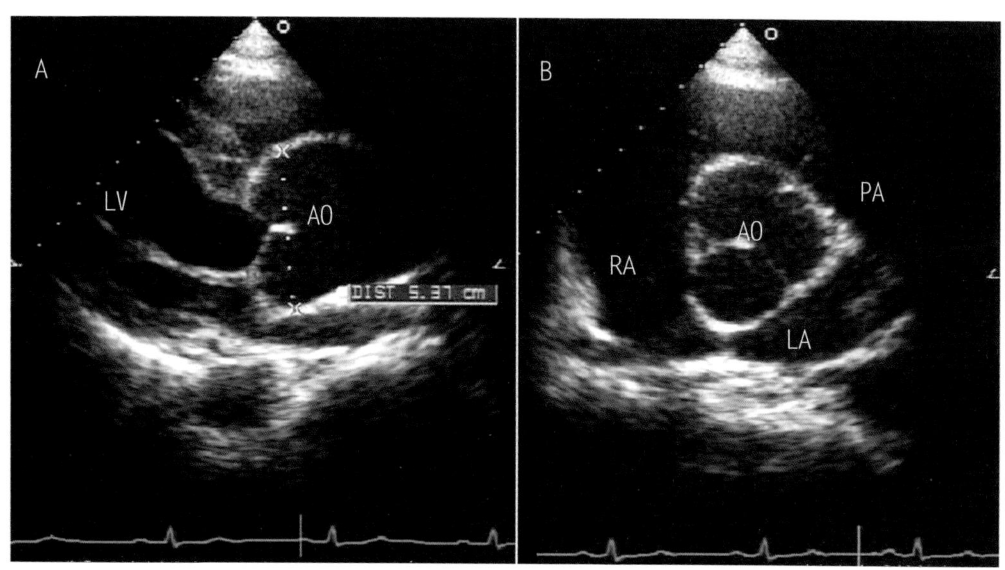

图 14-9　主动脉瓣环 - 主动脉扩张的超声心动图

A 为胸骨旁左心室长轴，B 为胸骨旁大动脉根部短轴，见主动脉窦部显著扩张（内径为 54mm），主动脉窦部呈对称性扩张，左心房受压，因此内径相对减小。A 左心房后方的降主动脉内径正常。

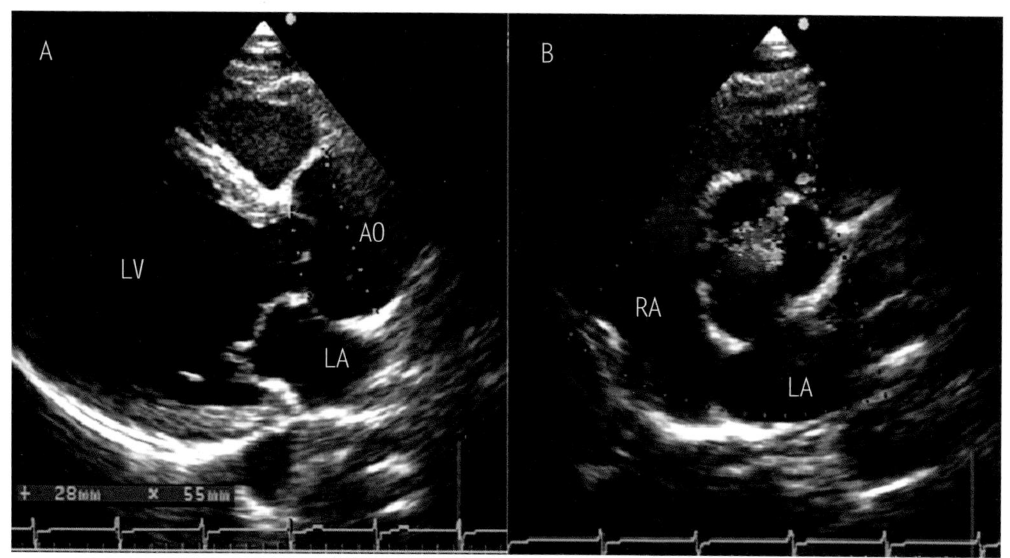

图 14-10　主动脉瓣环 - 主动脉扩张的主动脉瓣反流

A 为胸骨旁左心室长轴切面，显示主动脉窦部显著扩张（内径 55mm）和左心室内径增大；B 为胸骨旁大动脉短轴彩色血流显像，可见主动脉瓣中心处舒张期主动脉瓣反流。

重程度主要取决于动脉壁有无破裂或形成主动脉夹层以及有无主动脉瓣关闭不全所致的心功能不全。主动脉瘤可通过超声心动图、CT、MRI 和血管造影检查确诊，目前 MRI 已经很大程度上取代了血管造影术。

马方综合征(Marfan's syndrome)是一种结缔组织常染色体显性变异遗传病，主要累及心血管系统、骨骼、视觉系统以及其他系统。马方综合征的心血管异常发病率高（80%），包括主动脉扩张或主动脉瘤、主动脉瓣反流、二尖瓣脱垂等（图 14-11）。马方综合征的典型表现有主动脉根部显著扩张和菲薄的主动脉壁，主动脉根部扩张通常对称地累及主动脉瓣环、主动脉窦部和升主动脉。主动脉根部扩张常导致主动脉瓣对合不良以及瓣叶伸延甚至脱垂，导致主动脉瓣反流和左心室容量负荷过重。马方综合征常合并二尖瓣异常，包括二尖瓣腱索迁延、瓣叶累赘或黏液样变性，常合并二尖瓣瓣叶脱垂。马方综合征的主要危害是导致心血管病变，常见主动脉瘤进行性扩张、主动脉夹层、主动脉瓣关闭不全。主动脉夹层是马方综合征最严重的并发症。随访发现，马方综合征患者的主动脉根部扩张每年约增加 1.9mm，β 受体阻滞剂的预防治疗有助于减缓主动脉扩张和减少并发症的发生。

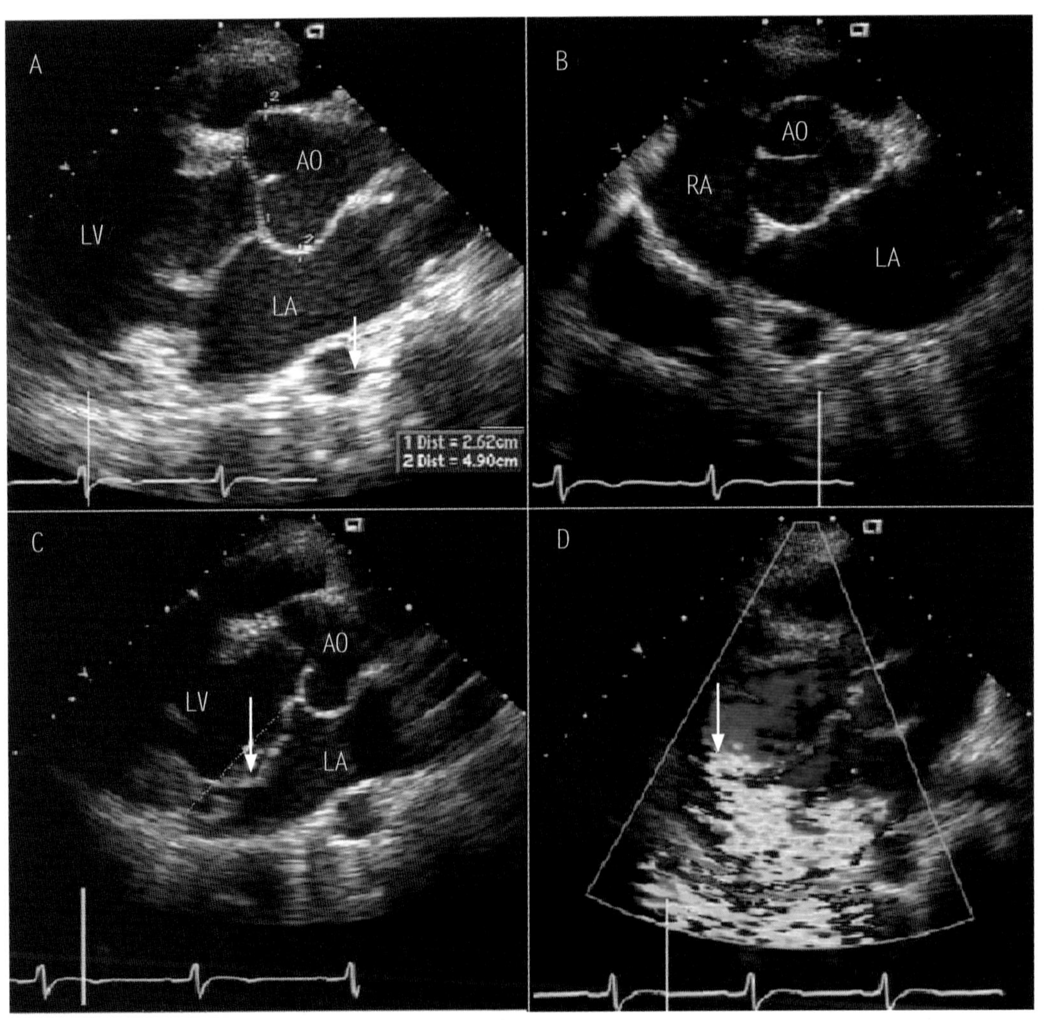

图 14-11　马方综合征的超声心动图

A 为胸骨旁左心室长轴，显示主动脉窦部显著扩张（瓣环内径 26mm，窦部内径 49mm），箭头所指为正常内径的降主动脉；B 为胸骨旁大动脉短轴，主动脉窦增大以及左心房增大；C 为调整胸骨旁左心室长轴，显示二尖瓣瓣叶脱垂（箭头所指），蓝色虚线标明二尖瓣瓣环水平；D 为 C 近似切面，彩色血流显像显示二尖瓣反流，箭头所指二尖瓣反流起始处血流会聚面。

第三节　主动脉窦瘤

一、概述

主动脉窦壁血管中层先天或获得性异常可导致主动脉窦（瓦氏窦）的瘤样扩张，称为主动脉窦瘤（aneurysm of Valsalva sinus）。通常瓦氏窦的扩张膨出并不产生症状（图 14-12），但可压迫邻近的组织器官或出现破裂，如出现破裂称为主动脉窦瘤破裂。绝大多数主动脉窦瘤是先天性的，少数为后天病因如梅毒、细菌性心内膜炎以及动脉粥样硬化等所引起。（参见第十七章先天性心脏病各论）。

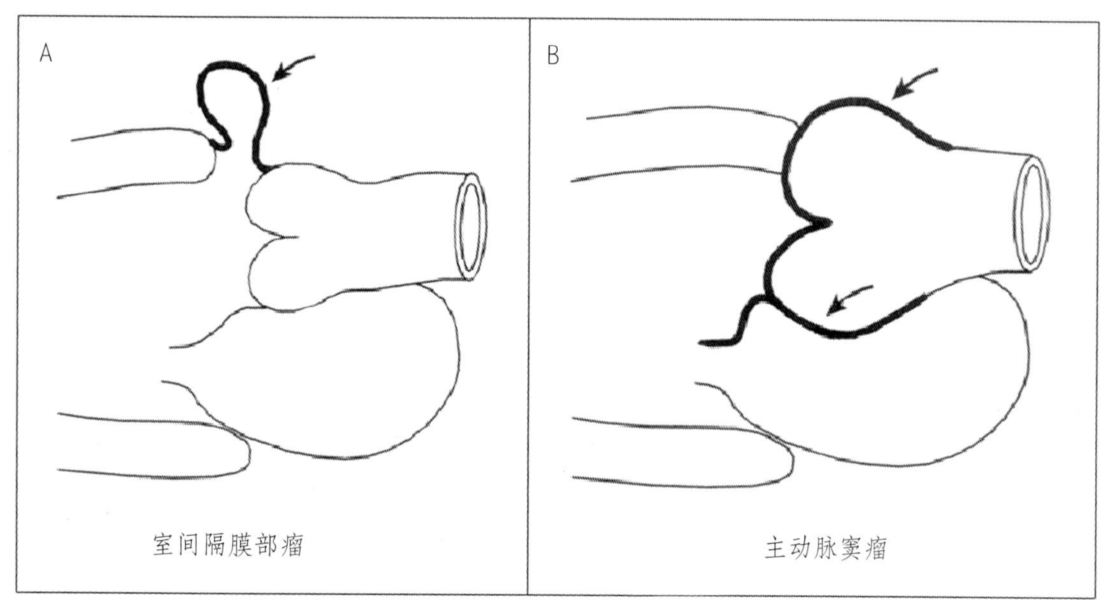

图 14-12　主动脉窦瘤和室间隔膜部瘤的区别

A 为室间隔膜部瘤，箭头所示为突向右心室面的膜部瘤，膜部瘤位于主动脉瓣下缘；B 为主动脉窦瘤，主动脉窦瘤可局限或呈对称性扩张（箭头所指），瘤体位于主动脉瓣缘上方。

二、超声心动图诊断要点

根据主动脉窦瘤的部位和有无破裂，超声心动图表现差别明显。主动脉窦瘤易破裂进入心腔(右心房、右心室常见）或室间隔，病理生理出现主动脉向破裂入心腔产生大量左向右分流，肺循环血量增加，导致右心扩大和肺动脉压升高。由于主动脉收缩期和舒张期的压力高于接受心腔的压力，整个心动周期连续多普勒均能记录到高速的湍流频谱。胸骨旁左心室长轴和短轴切面有助于明确窦瘤和邻近组织的异常，观察窦瘤起源部位、开口大小等，多普勒超声心动图有助于明确主动脉窦瘤破裂的异常血流部位。室间隔膜部瘤位于主动脉瓣环下方，主动脉窦瘤位于主动脉瓣瓣环和瓣环上缘；胸骨旁左心室长轴以及短轴切面有助于区别室间隔膜部瘤和主动脉窦瘤（图 14-13，图 14-14），另外还要与类似连续性杂音的先天性心脏病，如动脉导管未闭、冠状动脉瘘等相鉴别。

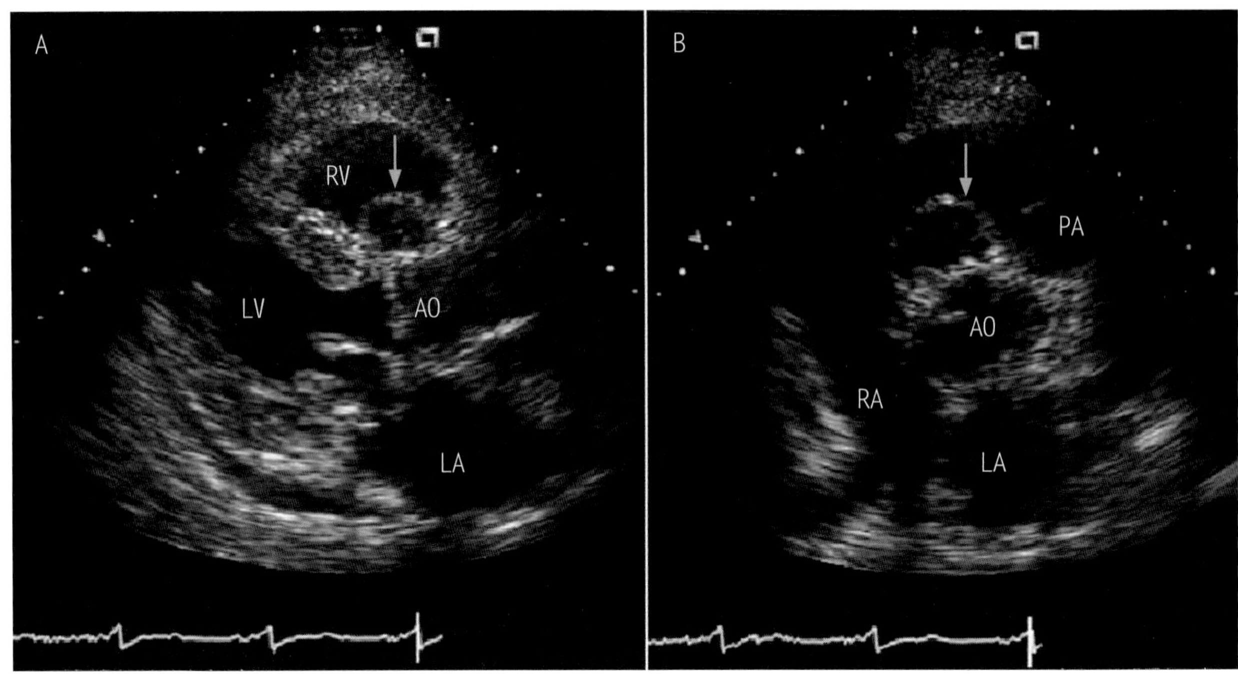

图 14-13　主动脉窦瘤的超声心动图

A 为胸骨旁左心室长轴，B 为胸骨旁大动脉短轴，箭头所示为主动脉窦右冠窦瘤。

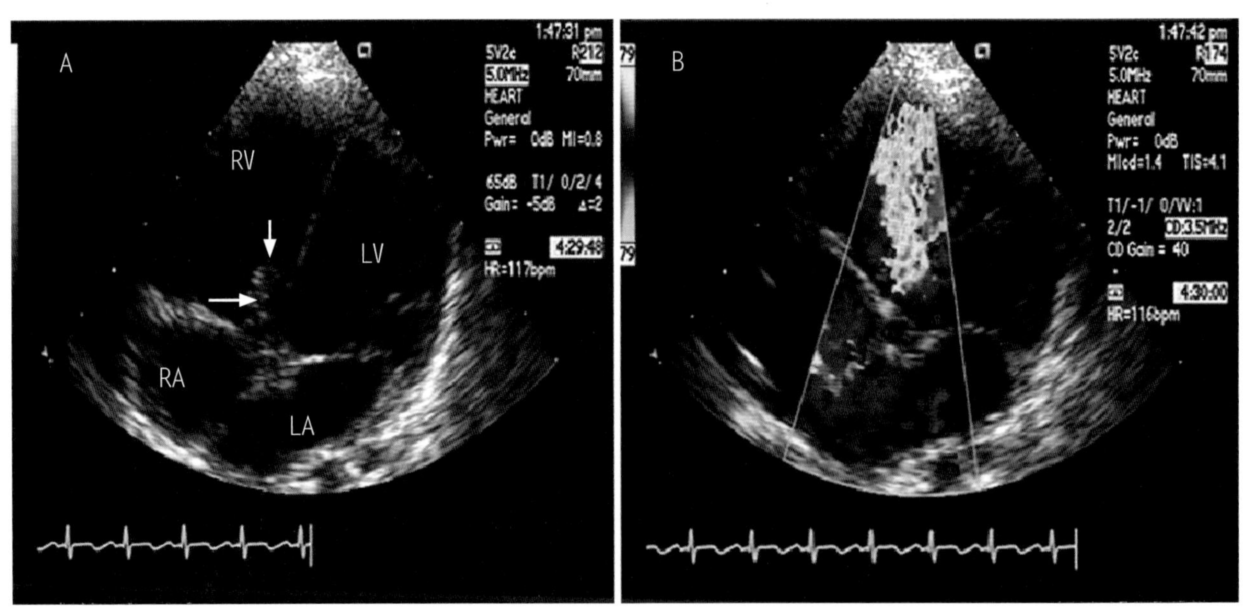

图 14-14　室间隔膜部瘤的超声心动图

A 为胸骨旁四腔切面，箭头所指为室间隔膜部瘤；B 为彩色血流显像，显示膜部室间隔缺损。

第四节　主动脉夹层

一、概述

主动脉管壁内膜出现破口，血液进入主动脉壁中层并延伸至不同长度形成假腔，称为主动脉夹层（aortic dissection，AD），又称主动脉夹层动脉瘤（aortic dissective aneurysm）。通常先由主动脉营养血管破裂而形成血管壁内血肿，该血肿导致血管中层和内膜剥离，由于剥离内膜（intimal flap，由内膜和中层的一部分组成）血管腔分为真腔（true lumen）和假腔（false lumen），真腔和假腔之间由剥离内膜裂口（从真腔进入假腔，或由假腔进入真腔）交通。主动脉夹层和动脉瘤、假性动脉瘤的区别如图 14-15。

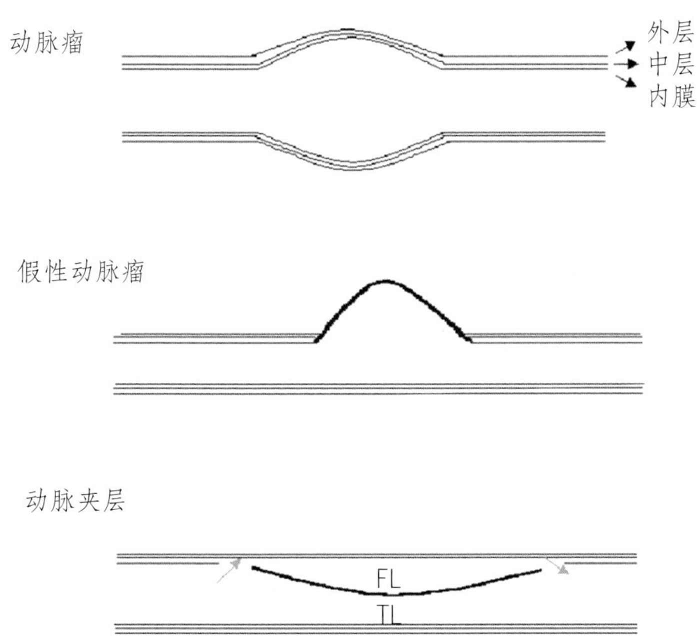

图 14-15　动脉夹层和动脉瘤、假性动脉瘤的区别

动脉壁由动脉外层、中层和内膜组成。动脉瘤为动脉血管局限扩张，动脉壁组成成分保持完整；假性动脉瘤则为动脉壁破裂，血管壁的延续性消失，瘤体外层结构为纤维组织等包裹；动脉夹层为动脉内膜撕裂，血流经破裂口进入和分离血管内膜和血管中层，撕裂之动脉内膜和动脉中层间形成假腔（FL），导致血管真腔（TL）受压；血流可经动脉夹层内膜撕裂口进入假腔，然后经另一破裂口返回血管真腔（箭头所示）。

主动脉夹层可根据 DeBakey 法分型如图 14-16，DeBakey Ⅰ型和Ⅱ型夹层始于升主动脉，Ⅲ型夹层始于降主动脉。

Stanford 法将分型简化为 A 型和 B 型，A 型指累及升主动脉的夹层，不论内膜破口的位置或夹层的范围如何；B 型指仅累及降主动脉的夹层。主动脉夹层患者随时面临血管破裂而导致死亡的危险。A 型主动脉夹层需要及早行急诊外科手术修复，B 型则采用腔内隔绝术。

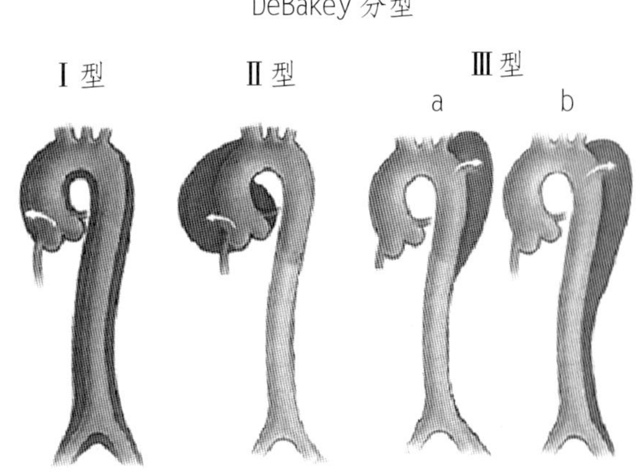

图 14-16　主动脉夹层的 DeBakey 分型

Ⅰ型内膜撕裂口位于升主动脉，夹层进展累及升主动脉、主动脉弓和降主动脉。Ⅱ型内膜撕裂口位于升主动脉，夹层局限于升主动脉。Ⅲ型内膜撕裂口位于降主动脉起始段，夹层局限于降主动脉胸段的为 a 亚型，夹层扩展至腹主动脉的为 b 亚型。

二、超声心动图诊断要点

主动脉夹层的患者通常存在主动脉增宽，约 80% 的患者可见主动脉内膜剥脱摆动，而可能有 7% 的假阳性。应用二维、彩色血流多普勒显像等手段，细致和敏锐观察可疑主动脉节段，有助于主动脉夹层的诊断（图 14-17、图 14-18）。由于经胸壁超声心动图（TTE）只能显示局部升主动脉，主动脉弓和降主动脉显像欠清晰，只有部分主动脉夹层可经 TTE 作出诊断。如果检出主动脉扩张或主动脉瓣反流有助于确诊，如果 TTE 显示主动脉内径正常并且不存在主动脉瓣反流，则基本上可排除升主动脉夹层。经食管超声心动图（TEE）已经成为主动脉夹层的主要诊断方法，在 ICU、急诊室以及手术室应用于可疑主动脉夹层患者以提供明确诊断。TEE 检查前必须让患者镇静，以免引起不必要的心率加快和血压增高。TEE 诊断主动脉夹层的准确性随检查者经验的增加而提高。目前 TEE 和 CT 扫描是最常用的诊断主动脉夹层的影像学检查。

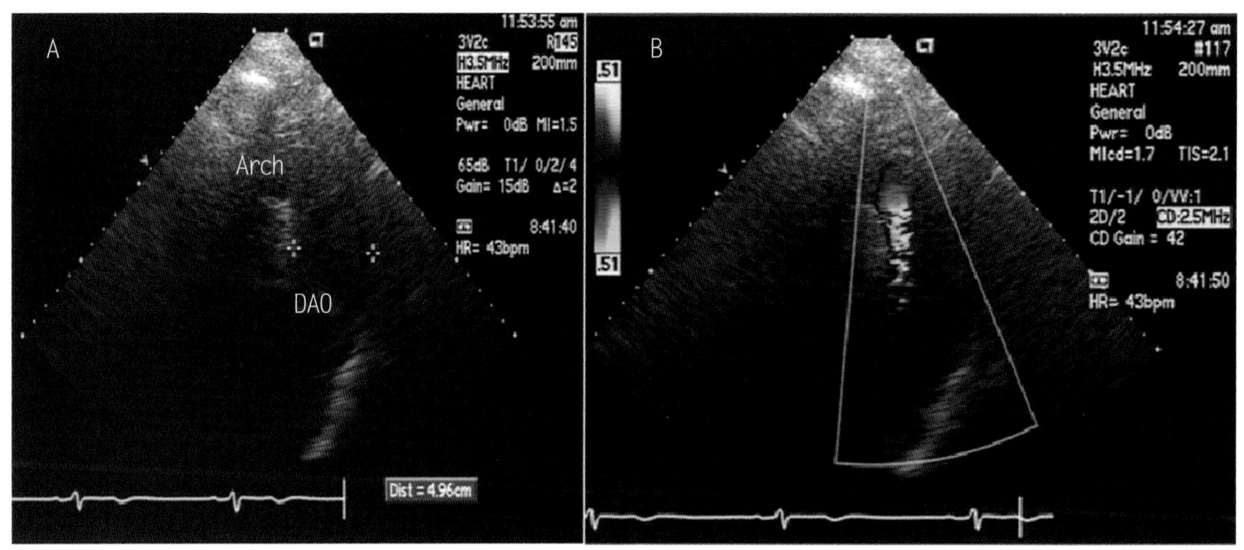

图 14-17　降主动脉夹层的超声心动图

A、B 均为胸骨上窝切面显示降主动脉长轴。A 显示降主动脉起始段明显增宽，实测降主动脉直径为 50cm；B 为同一患者 A 相同切面的彩色血流显像，可见降主动脉起始段血流细窄，提示存在降主动脉夹层。Arch：主动脉弓，DAO：降主动脉。

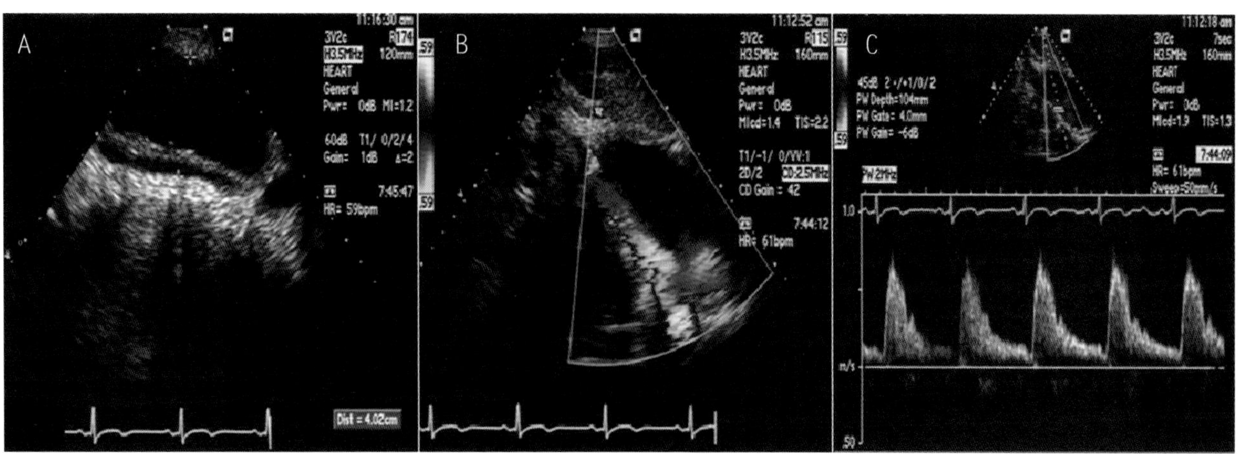

图 14-18　腹主动脉夹层的超声心动图

A 为剑突下腹主动脉长轴，显示腹主动脉增宽（40cm），动脉血管壁分离；B 为彩色血流显像见腹主动脉血流未充填于整个腹主动脉腔而局限于一细小管腔（真腔）；C 为脉冲多普勒血流，显示腹主动脉真腔内血流频谱。综合 A、B、C 所见可诊断腹主动脉夹层，该例腹主动脉夹层假腔明显宽于真腔。

超声心动图上，主动脉夹层的典型特征是主动脉局限或广泛的扩张和单一动脉壁回声分离为双层离散的回声，内层回声为剥离内膜，外层回声为动脉壁中层和外层，血管腔由剥离内膜分成真腔和假腔（图 14-19）。真腔和假腔的交通位置（内膜撕裂处）可经彩色多普勒血流显像或脉冲、连续多普勒检测；彩色多普勒血流显像显示假腔内无或稀疏血流信号或血流方向相反，假腔内云雾状回声和血栓也有助于主动脉夹层诊断（图 14-20）。

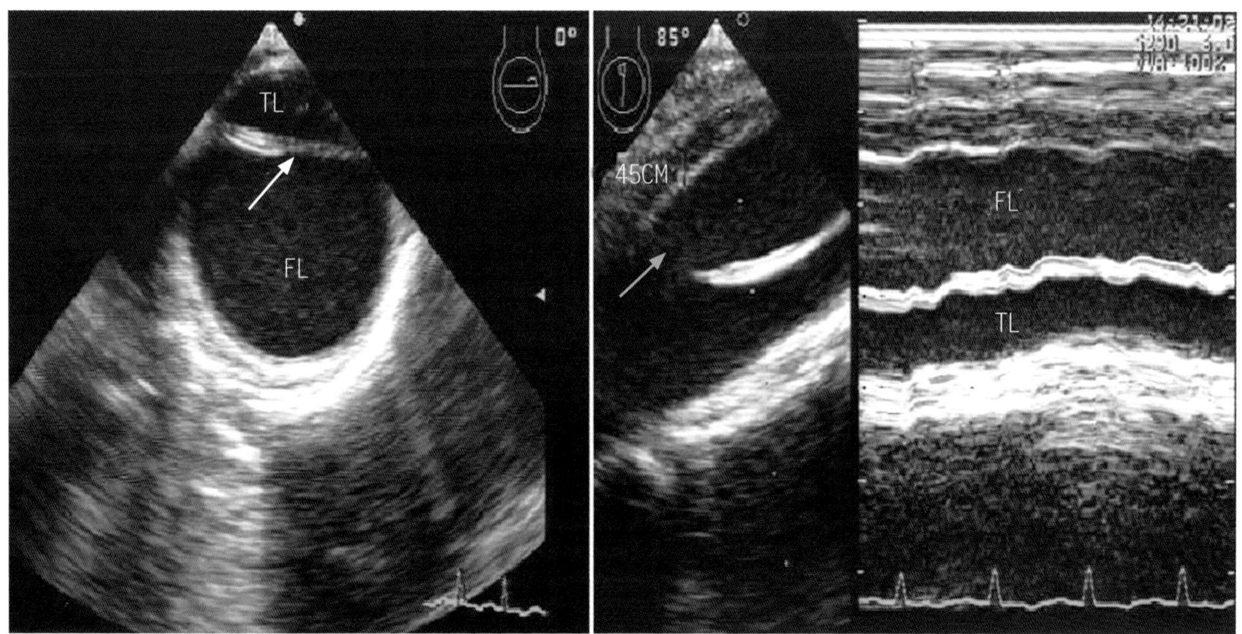

图 14-19　主动脉夹层的经食管超声心动图

左图为降主动脉短轴切面，主动脉腔被撕裂的内膜（箭头所指）分成真腔（TL）和假腔（FL），假腔内可见云雾状回声等，该图例假腔远大于真腔；右图为同一患者降主动脉长轴和撕裂内膜 M 型曲线，箭头所指为内膜撕裂处，M 型超声可清晰显示摆动的撕裂内膜。

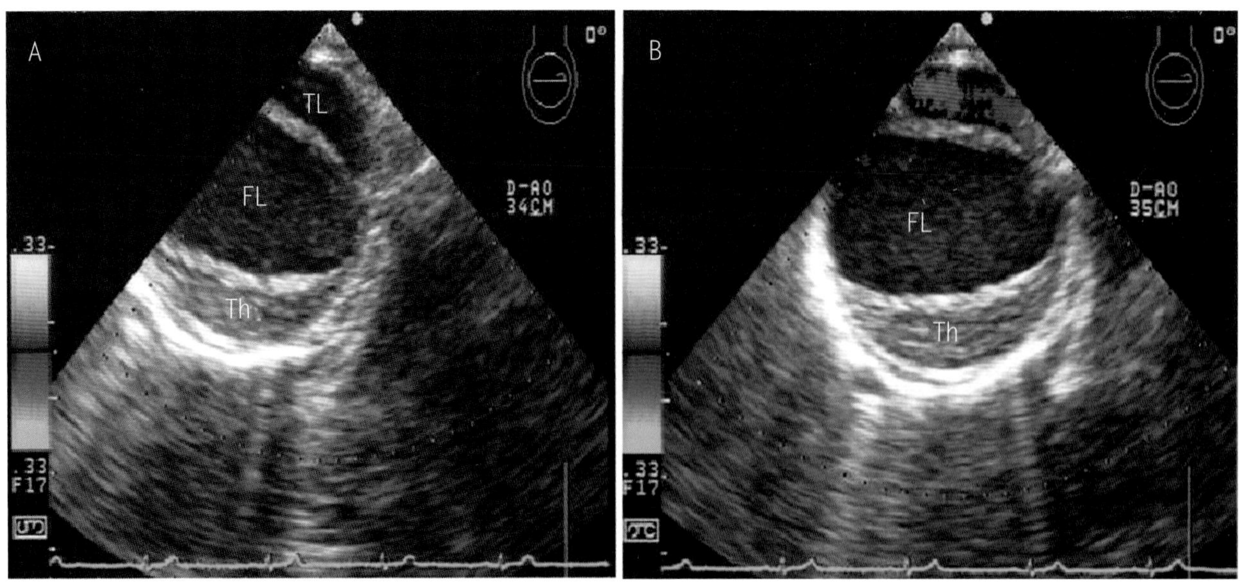

图 14-20　主动脉夹层的经食管超声心动图彩色血流显像

A、B 为同一患者的经食管超声心动图降主动脉短轴，显示主动脉夹层的真腔（TL）和假腔（FL），假腔内见云雾状回声和血栓回声（Th）；B 为真腔内血流信号，而假腔内极少有血流信号。

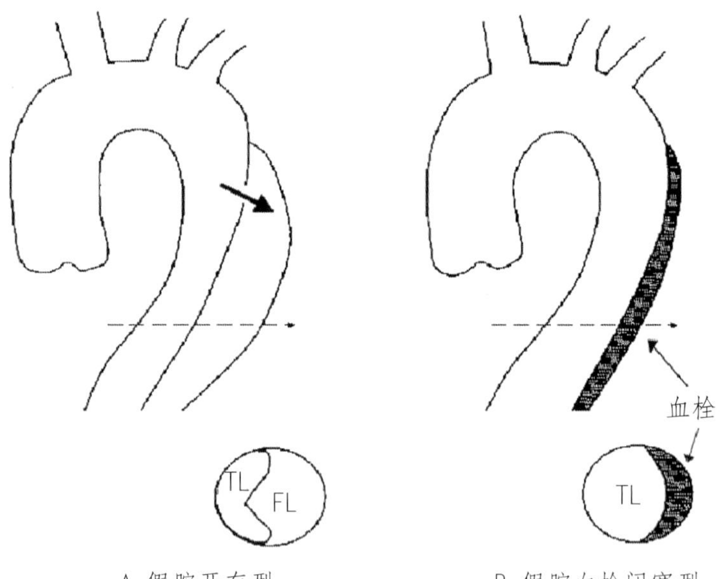

图 14-21　根据假腔形态主动脉夹层的分类

A 为假腔开存型，血流经内膜撕裂口进入假腔，假腔内有血流流动；B 为假腔血栓闭塞型，假腔内血栓形成无血流流动。TL（真腔）；FL（假腔）。

临床诊断主动脉夹层超声心动图检查时主动脉管腔内出现伪像并不少见，有时还可将正常组织或者非主动脉结构误认为主动脉扩张或者内膜撕脱。真正的内膜撕脱可以随心动周期而摆动，而伪像相对于主动脉壁形态更僵硬且位置固定。例如窦管交界处的旁瓣伪像其回声在管腔内逐渐减弱，而真正的撕脱内膜整条清晰可见并不出现回声缺失。彩色多普勒显像可显示撕脱内膜破口处血流信号，而伪像并不影响管腔内血流信号的分布。根据夹层假腔形态主动脉夹层可进一步分为假腔开存型（communicated type）和假腔血栓闭塞型（thrombosed type）（图 14-21）。因此超声诊断主动脉夹层有疑问时，建议行 CT 或 MRI 等进一步检查主动脉整根血管（包括腹主动脉）；在诊断主动脉夹层以及主动脉壁内血肿或斑块等方面 CT 或 MRI 有无可比拟的诊断准确性。超声检查的优势在于方便快捷，可评价左心室功能和主动脉夹层潜在并发症，如心包血肿、主动脉瓣反流等（表 14-1）。由于

TEE 可紧急床边开展以及 TEE 诊断主动脉夹层敏感性和特异性优于 TTE，目前多数心脏中心首选 TEE 诊断主动脉夹层或围手术期检查随访评价治疗效果。

表 14-1　主动脉夹层的并发症

1. 主动脉瓣反流
（1）二尖瓣前叶或室间隔舒张期震颤
（2）左心室扩张提示容量负荷过重
（3）急性左心室功能不全
2. 胸腔积液
3. 心脏压塞
4. 血运障碍
（1）冠状动脉急性栓塞
（2）脑缺血
（3）腹部脏器和肢体缺血

第五节　主动脉斑块

经食管超声心动图（TEE）可提供清晰的主动脉切面图像，大大便利于主动脉斑块（atherosclerotic plaques）的超声观察。目前的研究表明升主动脉、主动脉弓、降主动脉等部位的粥样斑块可能是导致栓塞事件的发源地，而这些部位的粥样斑块通常不容易由经胸超声所探及。TEE 探及的胸主动脉斑块（图 14-22）通常提示存在动脉粥样硬化，TEE 证实的主动脉斑块预测冠心病的敏感性为 90%；另一方面如果降主动脉等部位不存在主动脉斑块，则提示不存在显著冠心病，特异性为 90%。

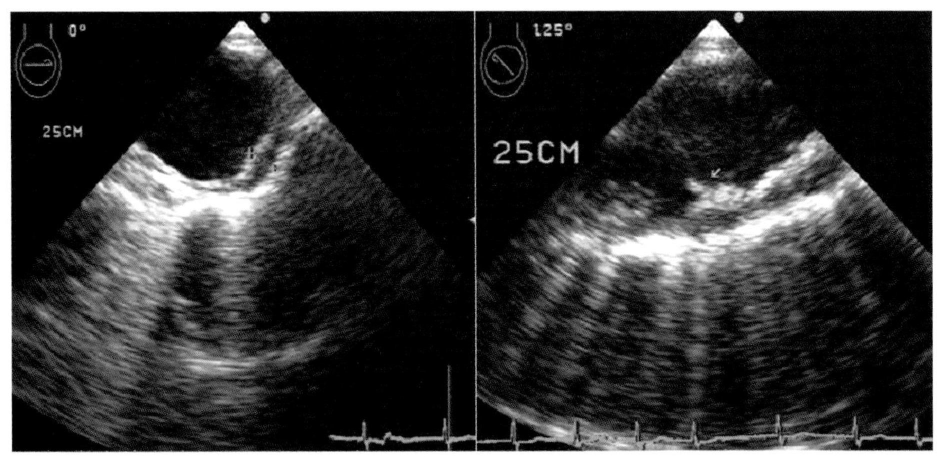

图 14-22　经食管超声心动图显示主动脉斑块
左图、右图分别为降主动脉（距齿牙 25cm）处主动脉短轴和主动脉长轴，显示主动脉斑块；右图箭头所指为活动性斑块，实时超声显像可见主动脉活动性斑块。

第十五章 心脏肿块

心脏肿块（cardiac mass）定义为心脏内或邻近心脏的异常结构。心脏肿块可分为：①心脏肿瘤；②血栓；③赘生物。异常肿块必须与心脏正常结构（或正常变异）相鉴别，因为这些正常或正常变异的心脏结构可能被误认为异常“肿块”。

超声心动图是发现心脏肿块的简便可靠的诊断手段，超声心动图可提供有关肿块的大小、形状、部位、活动度以及与邻近心腔结构关系等资料，有助于提示肿块最可能的诊断。超声心动图的缺点是一些患者图像质量不佳以及有可能将超声伪像误认为解剖学肿块。

评价可能心脏肿块的第一步先假定超声发现为实际存在的肿块而不是超声伪像，选择适当频率探头、调整超声仪设置和多切面观察有助于鉴别超声伪像。除了超声伪像，一些正常心脏结构和正常变异可能被误认为心脏肿块（表 15-1），认识正常或正常变异心脏结构有助于确定异常肿块的存在，如心室内正常或轻度异常位置的肌束、腱索、乳头肌均有可能被误判断为异常结构。一旦明确存在心脏肿块，第二步接着提示肿块是肿瘤、血栓或者赘生物等可能诊断。由于缺乏组织学证据，超声心动图通常无法确诊肿块性质，但根据临床表现、超声发现或结合其他影像学检查，可判断肿块最有可能的诊断。本章主要讨论的心脏肿块为心脏肿瘤和血栓，赘生物已在第八章“感染性心内膜炎”中阐述。

表 15-1　可能被误认为异常心脏肿块的结构

左心房	扩张的冠状静脉窦
	左心耳脊或左上肺静脉
	主动脉瓣置换术后或钙化主动脉瓣等伪像
	房间隔膨胀瘤
右心房	下腔静脉瓣
	希阿里网（Chiari's network）
	右心耳肌小梁
	静脉起搏导管
左心室	乳头肌
	左心室假腱索
	心尖肌小梁
	二尖瓣瓣环钙化

续表

右心室	调节束
	乳头肌
	起搏导线
瓣膜	主动脉半月瓣结（nodules of arantius）
	兰伯乳头状突起（Lambl's excrescences）
	二尖瓣累赘
	二尖瓣黏液变性

第一节　正常变异或轻度异常心内结构

超声心动图发现的“肿块”并不都是心脏肿瘤或血栓。了解正常或正常变异心脏结构（minor anomaly）的超声表现，是为了更好地发现异常心脏肿块，以免将不熟悉但正常的心脏结构误认为异常。这里总结一些正常变异或轻度异常的心内结构。

1. 下腔静脉瓣（valve of inferior vena cava）　下腔静脉瓣起源于下腔静脉右心房入口缘，由右心房界嵴末端心内膜折叠形成。通常在胸骨旁右心室流入道切面最易观察到右心房内的下腔静脉瓣（图 15-1），超声显示为右心房下方的水平样线状回声，下腔静脉瓣可在右心房腔内呈快速摆动。

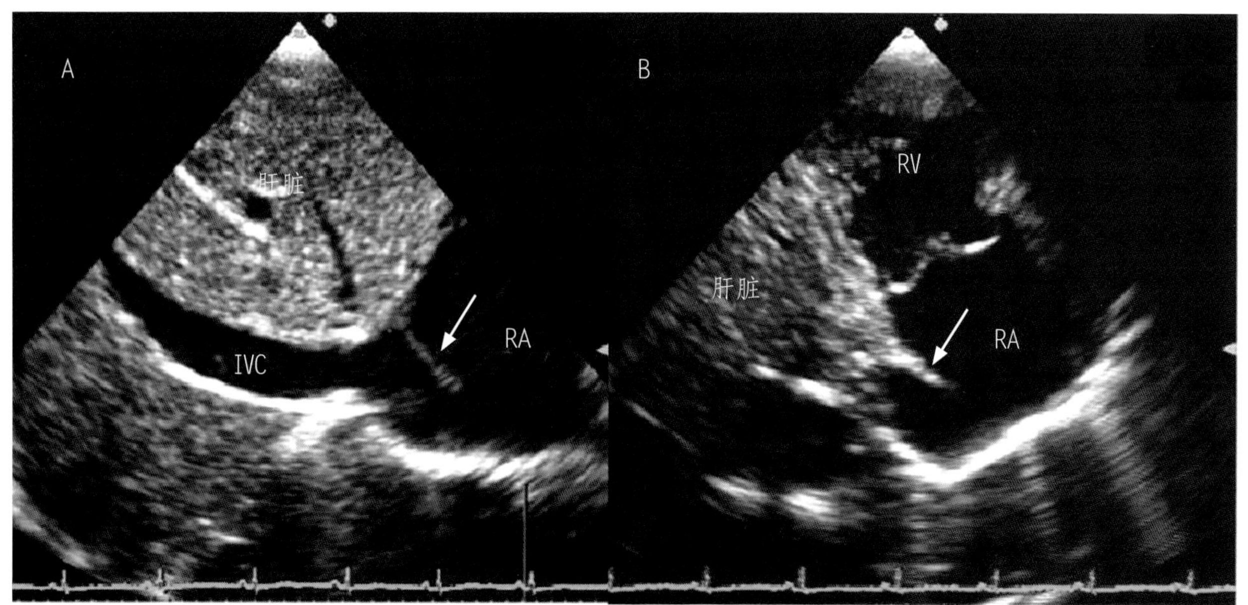

图 15-1　下腔静脉瓣的超声心动图

A 为剑突下下腔静脉长轴，B 为右心室流出道长轴，箭头所指为下腔静脉瓣。

2. 希阿里网（Chiari's network） 希阿里网为右心房内的筛孔状膜性结构，类似于下腔静脉瓣而与下腔静脉入口有关，但范围更为广泛。超声上希阿里网类似于下腔静脉瓣，为右心房内一条或一条以上有高活动性的曲线状回声（图 15-2）。希阿里网为先天性残留物，无特殊临床意义，但偶可为血栓附着部位或俘获右心导管。

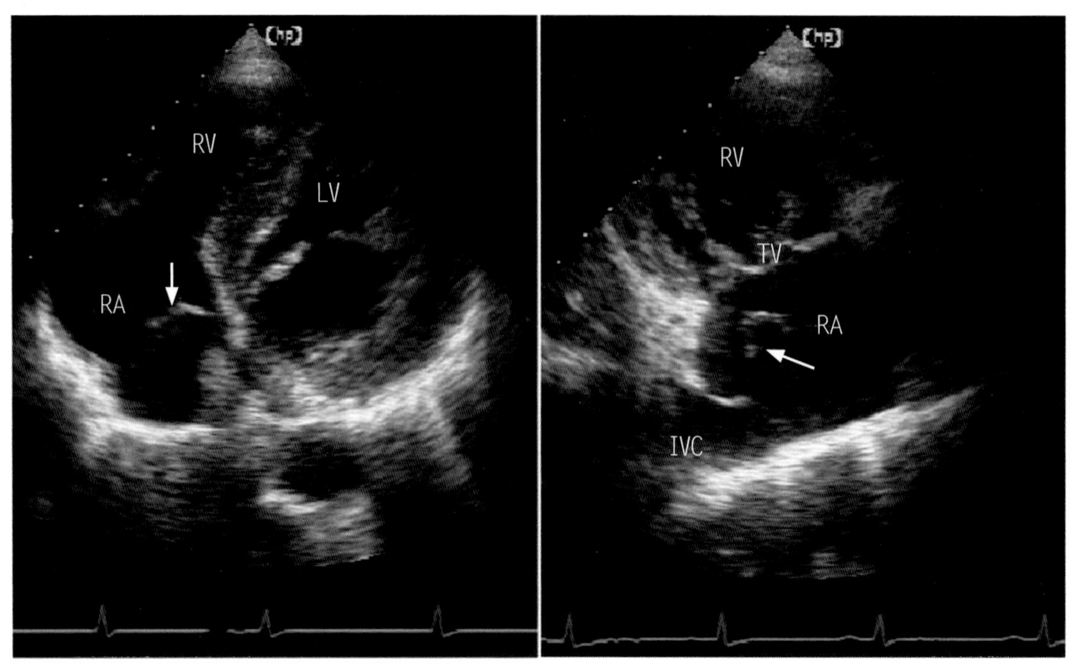

图 15－2 希阿里网的超声心动图

左图为胸骨旁四腔调整切面（三腔心），箭头所指为右心房内线条状回声；右图为右心室流入道切面，箭头所指为显著右心房内线条状回声，该回声与下腔静脉瓣延续，但比下腔静脉瓣范围广泛，为希阿里网。

3. 房间隔膨胀瘤（atrial septal aneurysm） 房间隔膨胀瘤指房间隔异常膨出，诊断标准为房间隔膨胀瘤基底宽≥ 15mm，膨出的高度≥ 10mm（图 15-3）。房间隔膨胀瘤受左右心房压差影响，可膨向右侧、左侧或左右移动。房间隔膨胀瘤可合并房间隔缺损。

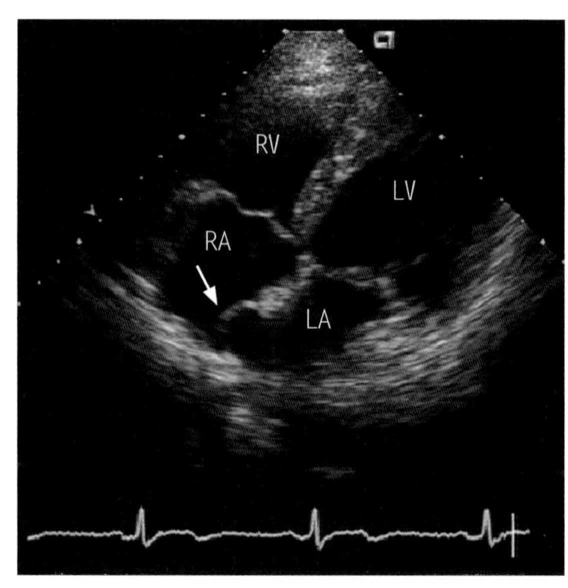

图 15-3 房间隔膨胀瘤的超声心动图

胸骨旁四腔心切面，箭头所指为房间隔上部突向右心房方向，为房间隔膨胀瘤。

4. 调节束（moderator band） 调节束为右心室内特有结构，为辨认右心室的标志之一。调节束位于室间隔右心室侧，延续于室间隔和右心室前壁之间。M 型超声测量室间隔厚度时需注意调节束的回声，以免误认为室间隔肥厚。胸骨旁左心室长轴、短轴以及心尖四腔心切面易于观察右心室调节束（图 15-4）。右心室内异常肌束显著时可造成右心室双腔，即右心室被异常肌束分为高压腔和低压腔两部分。有

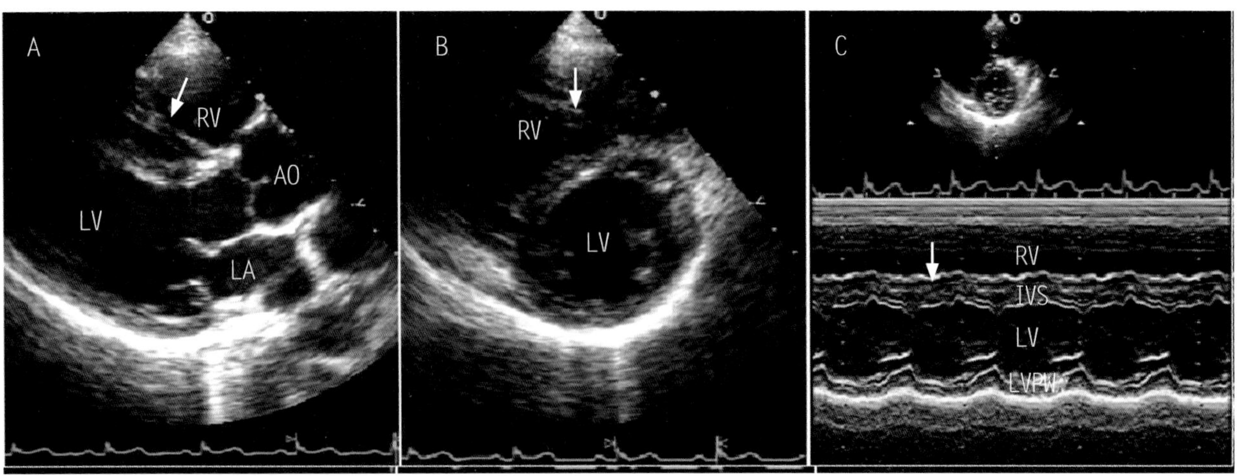

图 15-4　右心室调节束的超声心动图

A 为胸骨旁左心室长轴，箭头所指为右心室调节束回声；B 为胸骨旁左心室短轴，箭头所指为右心室调节束回声；C 为左心室 M 型曲线，箭头所指为室间隔前方回声，与室间隔回声尚有一定间隔，有时可被误认为室间隔的一部分而造成测量误差。

时忽视观察右心室内异常肌束，可将右心室双腔误认为特发性肺动脉高压。

5. 左心房以及周围异常回声　肺静脉回流入左心房，有时可见正常肺静脉入口处较为粗长的线状回声（图 15-5）。如左心房内线状回声横跨于左心房腔，则应注意三房心诊断。经食管超声检查有时可见肺静脉壁的回声（图 15-6）。另外须注意识别左心房后房的降主动脉和冠状静脉窦，偶尔脊柱回声可靠近左心房后壁。

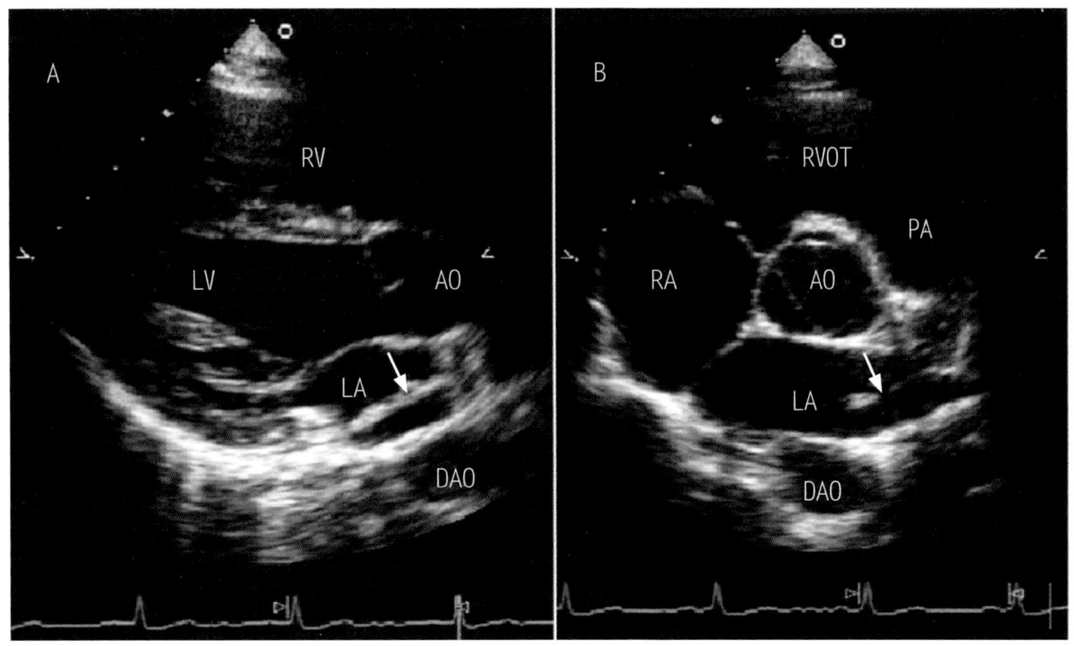

图 15-5　肺静脉壁的超声心动图

A 为胸骨旁左心室长轴，箭头所指为左心房内异常线条状回声影，该回声有时容易与三心房混淆；B 为胸骨旁大动脉短轴，箭头所指为肺静脉壁回声。DAO：降主动脉。

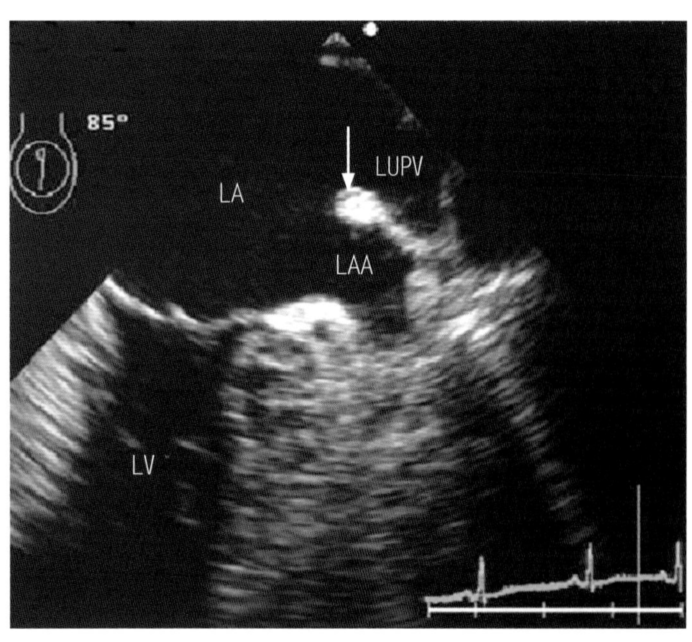

图 15-6 经食管超声心动图观察的肺静脉

图为 TEE 左心室流入道切面，显示左心房、左心耳（LAA）以及左上肺静脉（LUPV），左上肺静脉头端呈火柴杆回声。

6. 左心室假腱索（false tendons） 为横跨左心室腔的纤维条索状结构（图 15-7），不像正常腱索连接于乳头肌和瓣膜之间，左心室假腱索可横跨于乳头肌之间、乳头肌和室间隔之间、左心室游离壁之间或心尖部；可呈单条或多条。通常认为左心室假腱索是无显著临床意义的正常解剖变异。

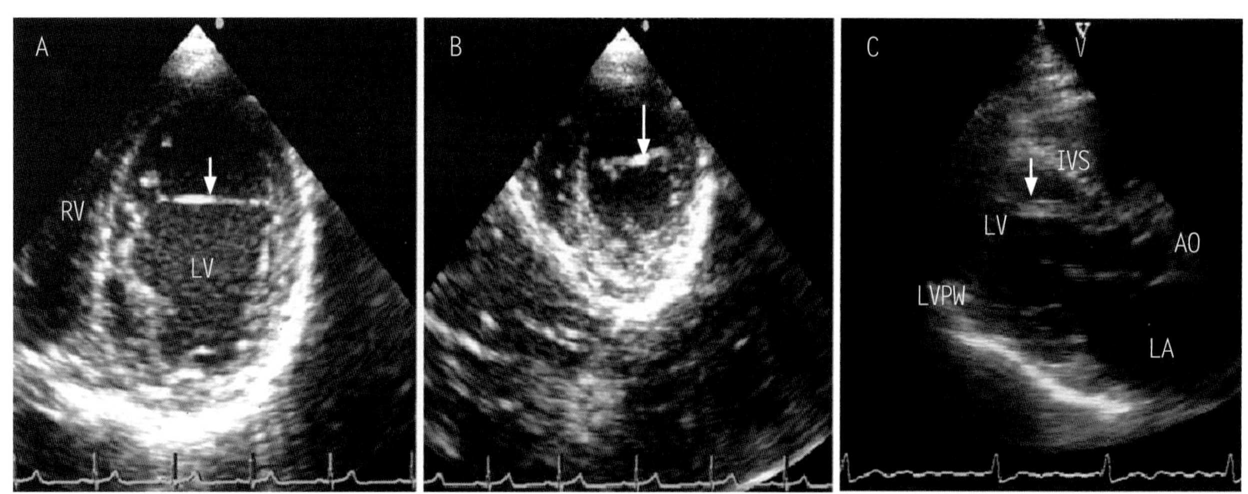

图 15-7 左心室假腱索的超声心动图

A 为调整心尖四腔心切面，箭头所指为横亘左心室腔内的条索回声；B 为左心室心尖部短轴，箭头所指也为横亘左心室心尖部的条索回声；C 为胸骨旁左心室长轴，箭头所指为与室间隔基底段相连续粗大“腱索”，该粗大条索回声似与乳头肌相连接。

7. 兰伯乳头状突起（Lambl's excrescences） 兰伯乳头状突起为主动脉瓣上增生的乳头状突起（图 15-8），通常与年龄增大有关，老年人较多见。兰伯乳头状突起无特殊临床价值，但可被误认为赘生物等异常结构。

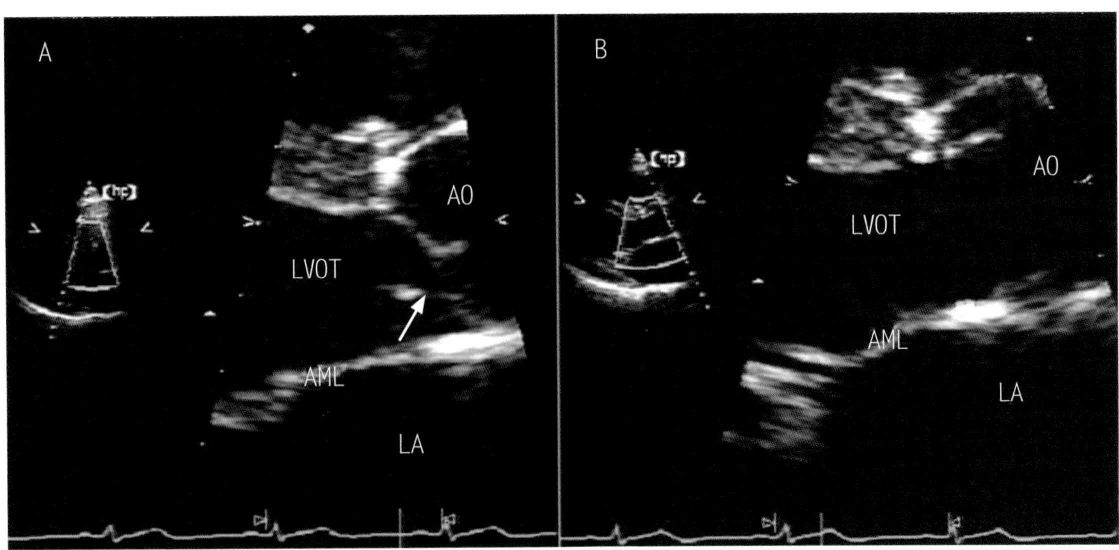

图 15-8 兰伯乳头状突起的超声心动图

A、B 均为胸骨旁左心室长轴主动脉瓣局部放大图，A 为舒张期，B 为收缩期，A 箭头所指为连续于主动脉瓣的兰伯乳头状突起。

8. 心腔内人造物体 超声心动图可显示心腔内人造物体，如起搏导线等。这些静脉导线显示为通过右心室流入道的细长线状回声（图 15-9），有时导线回声可为多条线状重复反射回声。剑突下切面有助于显示导线回声的位置和走向。目前随着治疗手段的增加，超声心动图检查可遇到关闭房间隔缺如或

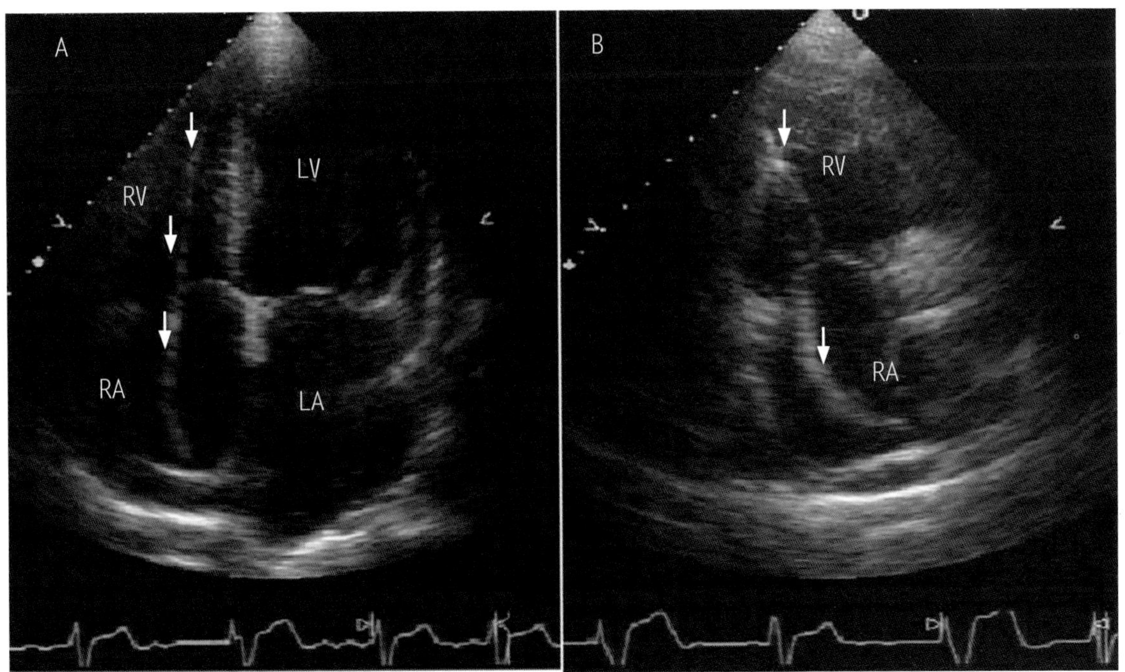

图 15-9 静脉导线的超声心动图

A 为心尖四腔心切面，显示自右心房延续至右心室的条索状回声（箭头所指）；B 为同一患者的右心室流入道切面，亦可显示右心房和右心室内条索状回声。

室间隔缺损的封堵器（图 15-10）、栓塞动脉导管未闭的线圈（coil，图 15-11）或封堵伞、人造瓣环或人造腱索等新近出现的人造构造物。利用超声心动图显示心腔内人造物体的特性，临床上可指导心内膜心肌活检等操作。

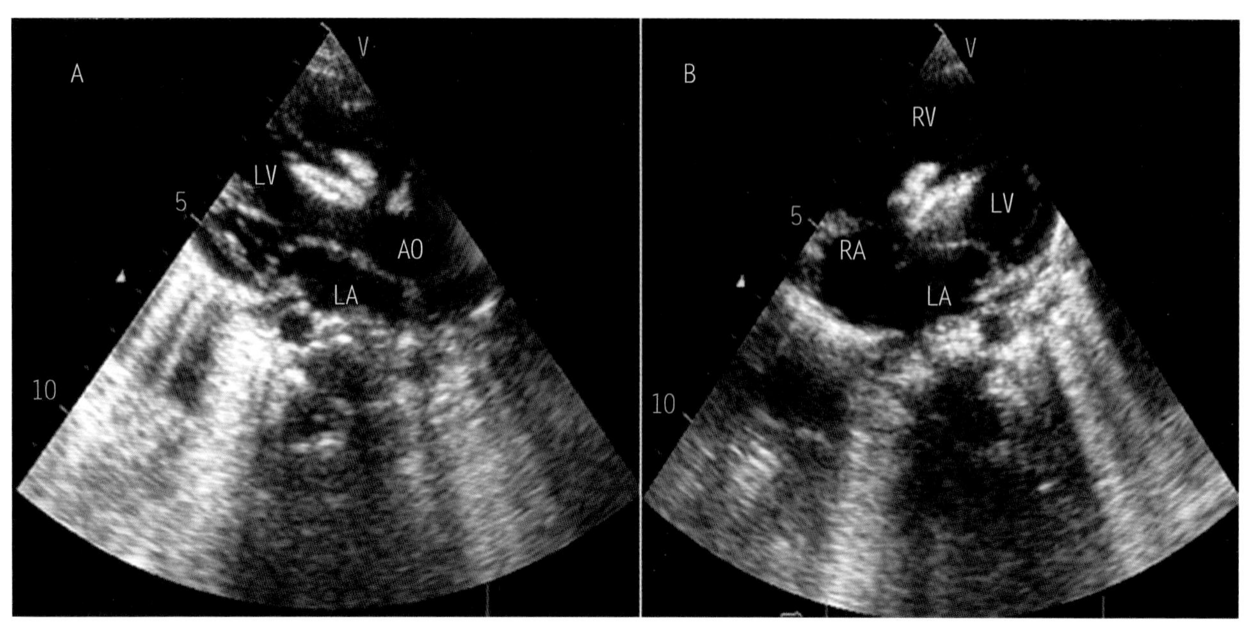

图 15-10　室间隔封堵器的超声心动图

患儿，男性，5 个月。A 为胸骨旁左心室长轴切面，B 为胸骨旁四腔心切面，显示封堵器（9 号偏心伞）回声。

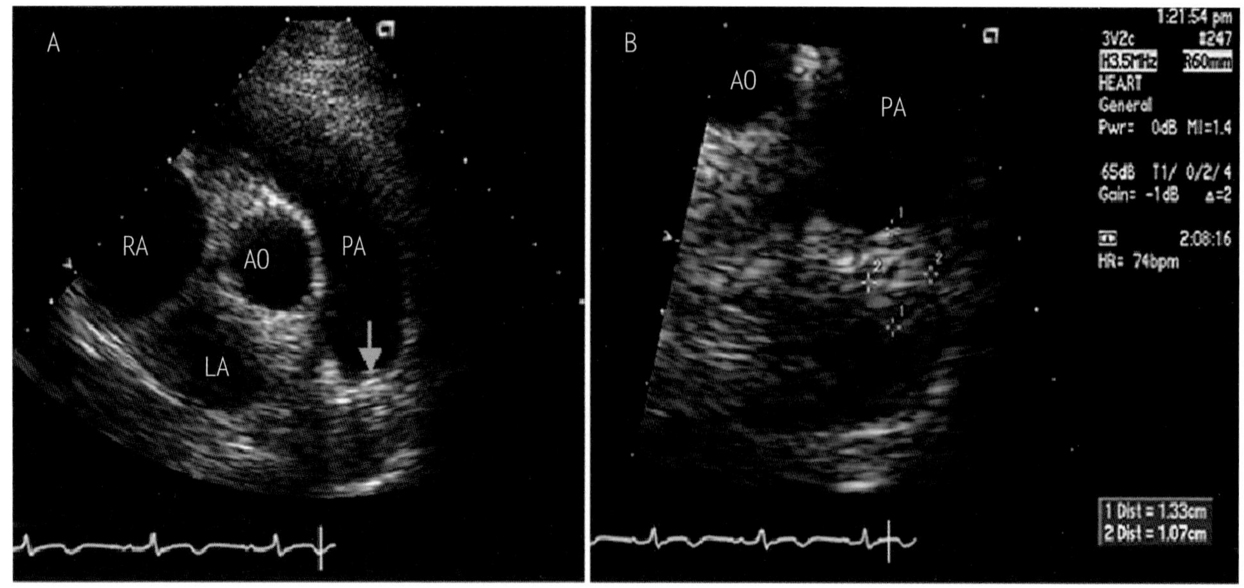

图 15-11　经导管栓塞动脉导管未闭的线圈的超声显像

A 为胸骨旁大动脉短轴切面，显示主肺动脉分支上方的回声（箭头所示）。B 为 A 的局部放大图像，显示位于降主动脉和主肺动脉间的回声（线圈）。

第二节　心脏肿瘤

心脏肿瘤（cardiac tumor）是指发生于心腔或心肌内的良性或恶性肿瘤。心脏肿瘤分为原发性（起源于心脏，表 15-2）和继发性（别处肿瘤转移至心脏）。原发性心脏肿瘤以良性多见，占 70% 左右，以左心房黏液瘤最为常见；恶性或恶性变可能的心脏肿瘤占 30% 左右。心脏肿瘤对患者血流动力学的影响不仅取决于肿瘤病变本身，也取决于肿瘤的位置和大小。继发性心脏肿瘤较原发性常见，可由邻近器官和远处恶性肿瘤转移至心脏，侵犯心包、心肌或心内膜等，下腔静脉和右心房较常受累，常伴有心包积液。另外恶性肿瘤可间接影响心脏，出现所谓的癌性心脏病（典型表现包括三尖瓣和肺动脉瓣增厚、僵硬，出现瓣膜反流或狭窄）。与身体其他部位的肿瘤一样，良性和恶性心脏肿瘤的鉴别主要根据组织学证据及有无侵犯邻近组织和他处转移倾向。

表 15-2　原发性心脏肿瘤

良性	恶性
黏液瘤	血管肉瘤
纤维瘤	纤维肉瘤
横纹肌瘤	横纹肌肉瘤
脂肪瘤	恶性淋巴瘤
乳头状瘤	

一、原发性良性心脏肿瘤

心脏原发性肿瘤 75% 为良性，如果良性心脏肿瘤阻碍正常心内血流，也可导致全身症状、栓塞、恶性心律失常和心力衰竭等可能并发症。超声检查可确定肿瘤的解剖范围（部位、大小、活动度和邻近组织的关系），还可了解肿瘤的血流动力学损害。超声心动图虽无法提供组织学诊断依据，但可对患者进行动态随访观察，了解心脏肿瘤的进展（图 15-12）。

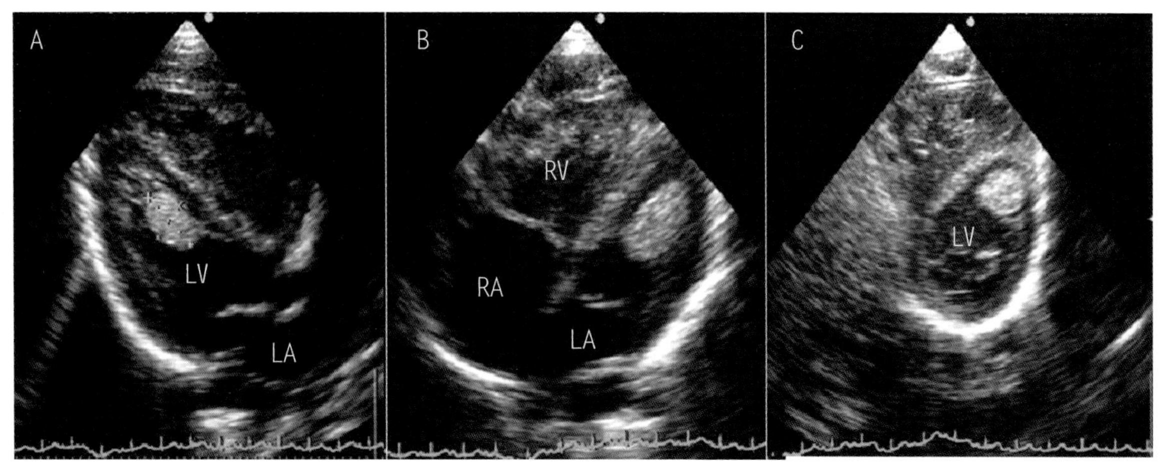

图 15-12　心脏肿瘤的超声心动图诊断

患儿，男性，3 个月。A 为近心尖左心室长轴切面，B 为胸骨旁四腔心切面，C 为胸骨旁左心室短轴切面，以上切面的超声发现该心脏肿块边界分明、超声回声稍增强，临床考虑为原发性良性肿瘤可能。经 3 个月、6 个月后超声随访检查该肿块竟奇迹般地消失。通常心脏肿瘤一经诊断，应尽可能手术切除，该病例从一侧面提示超声随访的重要性。

1. 黏液瘤 黏液瘤（myxoma）是成人中最常见的心脏原发肿瘤，约占心脏肿瘤的 25%，良性肿瘤的 30%~50%。黏液瘤可见于任何年龄，但常见于 30~60 岁。黏液瘤可发生于心脏各房室，最常见的部位为左心房（75%），其次为右心房（20%），心室也可累及（5%）。左心房黏液瘤的蒂常见附着于卵圆窝，也有附着于房间隔的其他部位、心房游离壁或者二尖瓣瓣叶等。黏液瘤的临床表现有心腔内血流阻塞、动脉栓塞、心律失常以及进行性加重的全身反应。左心房黏液瘤临床表现可类似于二尖瓣狭窄，有些黏液瘤患者以动脉栓塞为其首发症状。

黏液瘤超声心动图有特征性表现：左心房黏液瘤一般有蒂，基底常位于房间隔卵圆窝处；大小 5~6cm（范围 1~15cm）；呈卵圆形或不规则；超声回声均匀，偶可有低回声或钙化；活动度大，收缩期团块主要局限于左心房腔，舒张期来回摆动可进出二尖瓣口，引起二尖瓣口血流阻塞或反流（图 15-13）；因此心脏超声发现左心房黏液瘤时必须对二尖瓣功能作出评估。右心房黏液瘤类似于左心房黏液瘤，

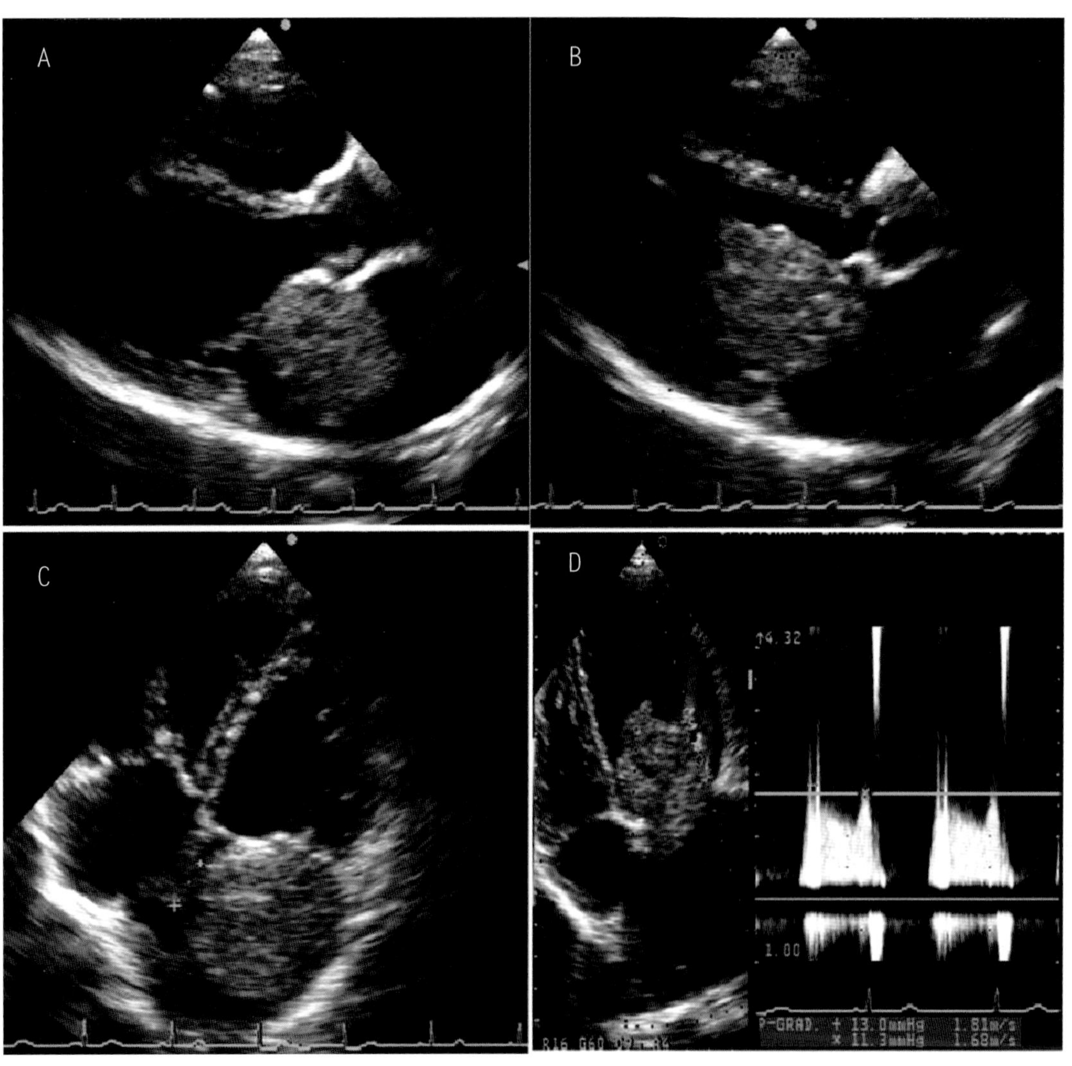

图 15-13　左心房黏液瘤的超声心动图

A、B 均为胸骨旁左心室长轴切面，A 收缩期，B 舒张期，可见左心房内均匀团块回声收缩期局限于左心房内，舒张期随二尖瓣开放突入左心室；C 心尖四腔显示瘤蒂位于房间隔中下部；D 心尖四腔引导下二尖瓣血流连续多普勒频谱，见舒张期二尖瓣口血流加速而类似二尖瓣狭窄频谱。

通常基底较宽，可附着于房间隔或右心房房壁（图 15-14）；超声可帮助了解三尖瓣和右心室流入道血流动力学状况。超声诊断黏液瘤的主要目的是确定肿块附着位置、明确肿块有无累及瓣膜以及排除多发性肿块的可能，因此往往需要多切面（或经食管超声心动图）仔细观察。经食管超声心动图可发现小到直径 1~3mm 的肿瘤，同时可清楚显示肿瘤的位置、附着点和活动度。心房黏液瘤通常应用超声心动图可诊断，一般不需要 CT 或 MRI 检查。黏液瘤一经诊断，应尽早安排手术。这里需要强调的是，根据超声特征的诊断是推测性诊断，有时“典型”的黏液瘤可能经病理证实为恶性心脏肿瘤或转移性肿瘤。

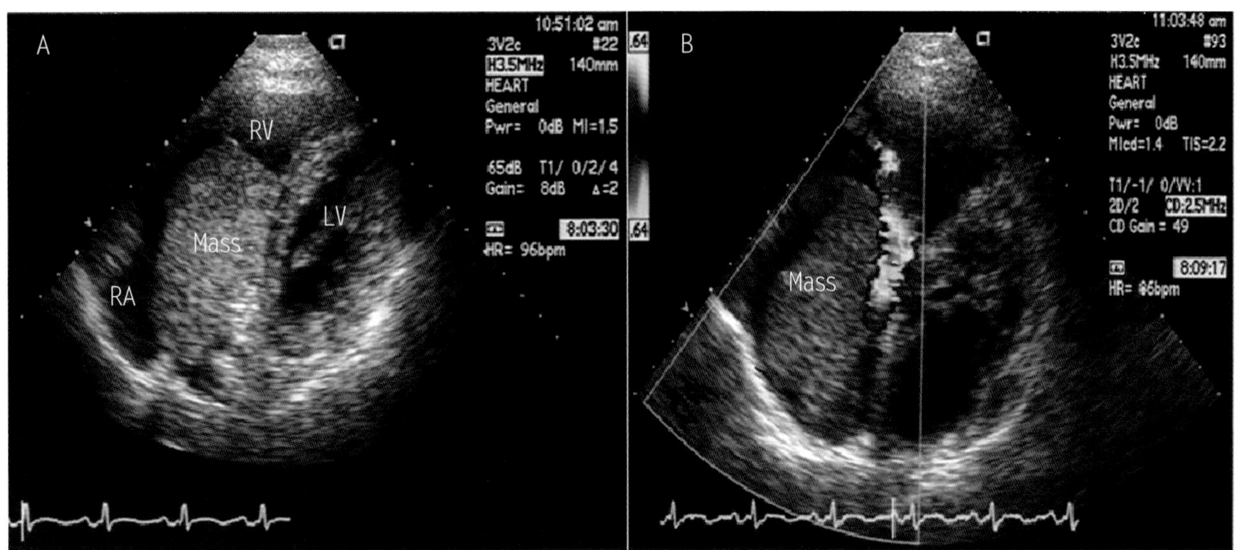

图 15-14　右心房黏液瘤的超声心动图

A、B 均为胸骨旁四腔心切面，显示右心房内均匀回声团块，该团块占据右心房腔的大部分，舒张期造成右心室流入道血流受阻。B 彩色血流显像为鲜红色血流靠近房壁进入右心室。

2. 横纹肌瘤　横纹肌瘤(rhabdomyoma)是儿童最常见的心脏肿瘤，有30%~50%合并结节性硬化症。横纹肌瘤由心肌细胞异常增生所致，似错构瘤而不像真正的肿瘤新生物。当肿块从心肌向外生长时，就变成心腔内肿瘤。横纹肌瘤组织学上是良性，有自行消退倾向。横纹肌瘤可多发，常位于心室流出道，容易造成流出道机械性梗阻，超声心动图上发现多腔室多发性结节样回声提示横纹肌瘤的诊断。

3. 纤维瘤　纤维瘤（fibroma）是儿童第二常见的原发性心脏良性肿瘤，好发于年龄较小的儿童。通常位于左心室游离壁，室间隔或心尖处。纤维瘤没有包膜，质硬，结节状，肿瘤内有钙或骨质沉积而常见钙化，与周围正常心肌组织有明确分界，偶尔纤维瘤可向心腔生长，突向心腔而影响心室充盈（图 15-15）。位于心尖的纤维瘤可能与其他影象形态如心尖肥厚型心肌病相混淆。纤维瘤与黏液瘤不同之处是纤维瘤大多局限位于室间隔或心室游离壁而无自主活动性。

4. 脂肪瘤　脂肪瘤（lipoma）可生长于心脏任何部位，最常见于左心室或右心房，可位于心包下或心内膜下。心包下的脂肪瘤一般比较大，边缘光滑；心内膜下的脂肪瘤通常无蒂，可位于心肌组织内，也可突向心腔生长。脂肪瘤生长缓慢，多数脂肪瘤患者无症状。左心室脂肪瘤与黏液瘤不同之处是，脂肪瘤无自主活动性而且超声回声较强。房间隔脂肪瘤样肥厚可能被误认为肿瘤，通常脂肪瘤样肥厚累及房间隔上部和下部，而不累及卵圆窝部位。

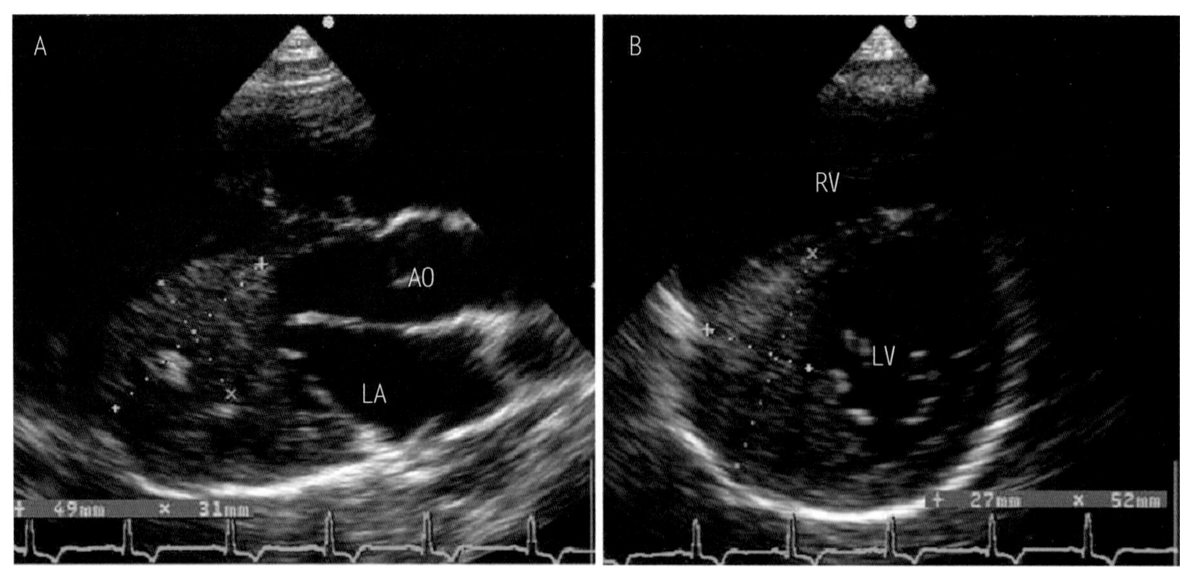

图 15-15　左心室纤维瘤的超声心动图

A 为胸骨旁左心室长轴切面，见左心室壁上肿块突向左心室腔，大小为 49mm × 31mm；B 为胸骨旁左心室短轴，见左心室肿块位于左心室后下壁，大小为 52mm × 27mm。患儿男性 13 岁，无自觉症状，ECG 表现为右束支传导阻滞，偶发室性心动过速，经 MRI、CT、心导管检查诊断为左心室后壁原发性心脏肿瘤，临床考虑心脏纤维瘤可能。

5. 乳头状瘤　乳头状瘤（papilloma）通常起源于心脏瓣膜或邻近心内膜，虽然任何年龄均可出现，但最常见于 60 岁以上者。与赘生物不同的是，乳头状瘤常位于瓣膜的下游（图 15-16），二尖瓣的心室侧和主动脉瓣的主动脉侧。通常乳头状瘤较小（约 1cm），凝胶状，有蒂与瓣膜或心内膜相连。偶有见二尖瓣瓣体类乳头状瘤回声，手术竟证实为炎性假瘤（图 15-17）。通常乳头状瘤无重要临床学意义，偶可导致脑栓塞。超声上不易与老年人主动脉瓣兰伯乳头状突起相区别。

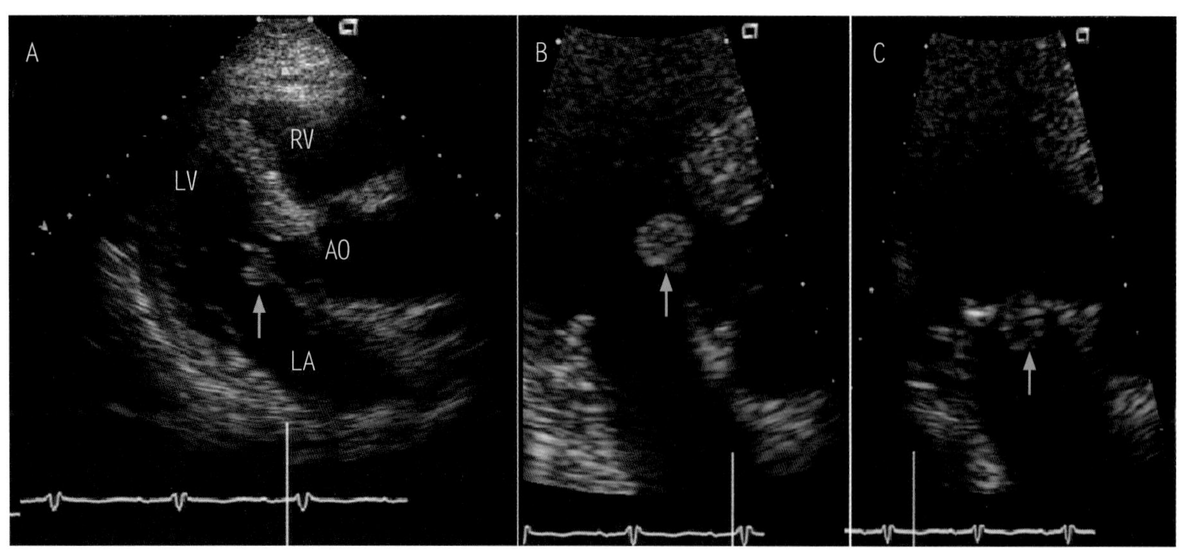

图 15-16　二尖瓣乳头状瘤的超声心动图

A 为胸骨旁左心室长轴，箭头所指为二尖瓣前叶均匀结节状回声。B、C 为 A 同一患者胸骨旁左心室长轴二尖瓣区域放大图。B 为舒张期，C 为收缩期，箭头所指结节状回声随二尖瓣前叶运动。

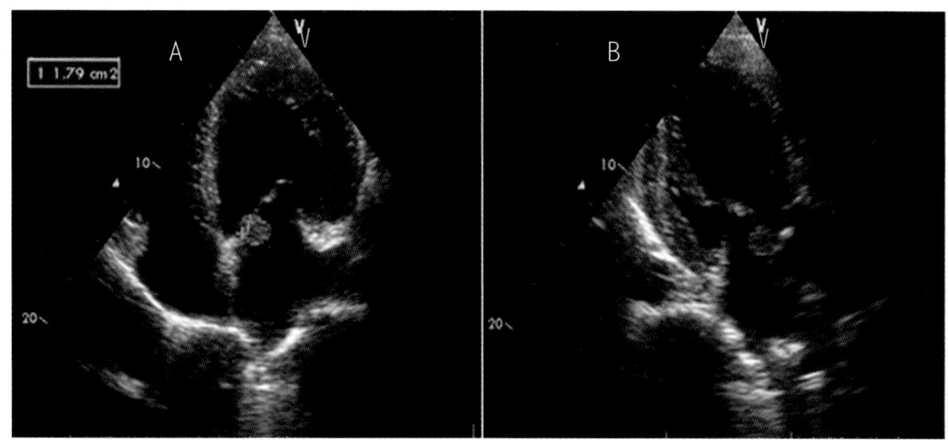

图 15-17　二尖瓣体疑似乳头状瘤的超声心动图

患者，男性，56 岁。A 为心尖四腔心切面，显示二尖瓣前叶瓣体豌豆大小回声；B 为心尖左心室长轴，显示主动脉瓣下方的二尖瓣前叶瓣体回声。患者行主动脉瓣和二尖瓣置换术，术中证实主动脉瓣为陈旧性赘生物，二尖瓣前叶瓣体豌豆大小回声为炎性假瘤包块。

二、恶性原发性心脏肿瘤

恶性原发性心脏肿瘤常见的有血管肉瘤，横纹肌肉瘤和纤维肉瘤等。血管肉瘤好发于右心腔常伴有心包积液，而横纹肌肉瘤和纤维肉瘤等可出现于心脏任何部位，包括心壁、心腔和心包。心壁内恶性心脏肿瘤的心肌浸润在超声上可见局部室壁增厚，室壁无运动或强回声。由于恶性肿瘤增殖较快，可向心腔及心包扩展，连续超声心动图监测有助于了解恶性肿瘤的进展和心功能的变化。

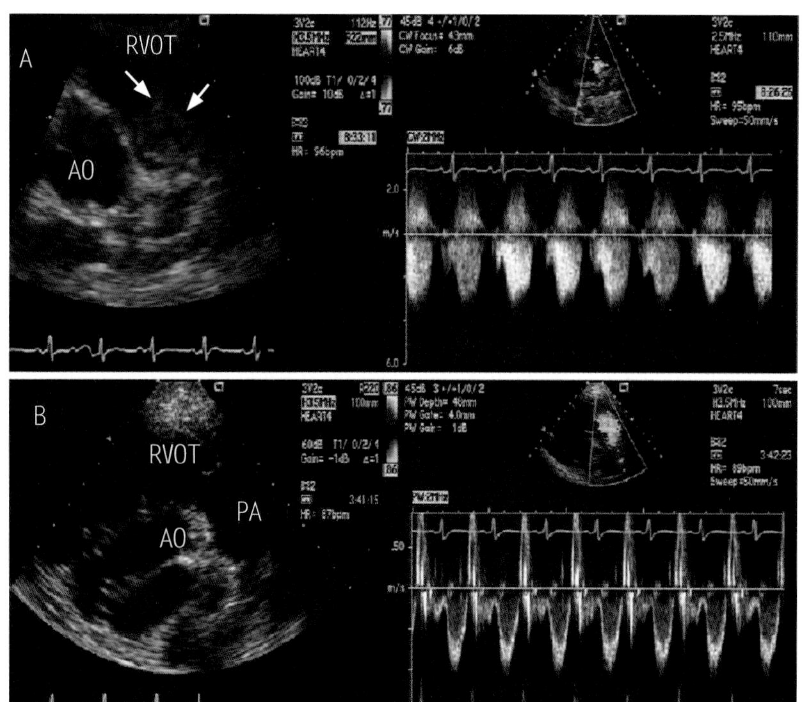

图 15-18　心脏骨肉瘤的超声心动图

患者，女性，36 岁。A 左侧为胸骨旁大动脉短轴，显示右心室流出道靠近肺动脉瓣处存在团块状回声，A 右侧为右心室流出道血流频谱，显示右心室流出道处血流轻度加速。该患者经手术切除肿块，病理证实为骨肉瘤；B 为手术后同一切面，显示右心室流出道和肺动脉内未发现团块回声，右心室流出道血流频谱显示舒张早期少量肺动脉反流信号。

因为心脏转移性肿瘤比原发性恶性心脏肿瘤多见，超声检查主要集中于了解肿瘤的范围和解剖位置、血流动力学改变（瓣膜反流或狭窄、心腔闭塞）以及相关发现（心包积液、心脏压塞）（图 15-18，图 15-19，

图 15-20）。结合其他影像学检查，确定有无原发部位，以及帮助制订治疗方案。偶尔手术前的临床诊断考虑为心脏恶性肿瘤可能者，手术后病理诊断为良性肿瘤（图 15-21）。

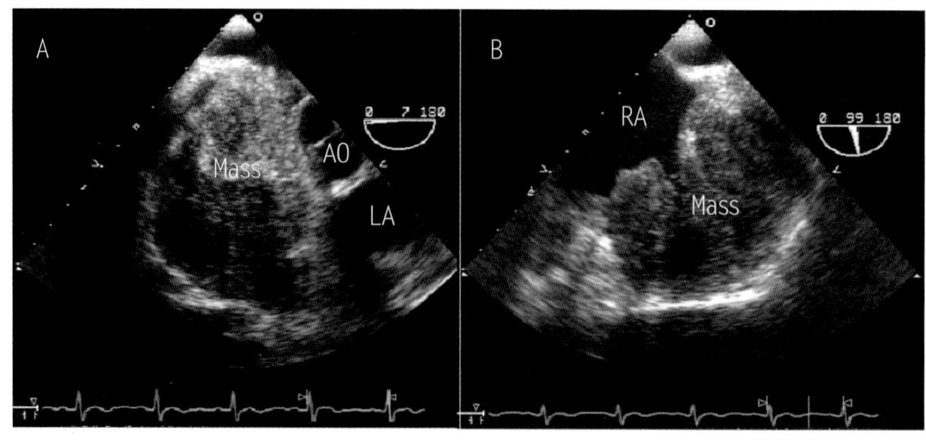

图 15-19　右心房内恶性肿瘤的经食管超声心动图

A、B 为经食管心底切面，显示右心房内弥漫性团块状回声（mass）

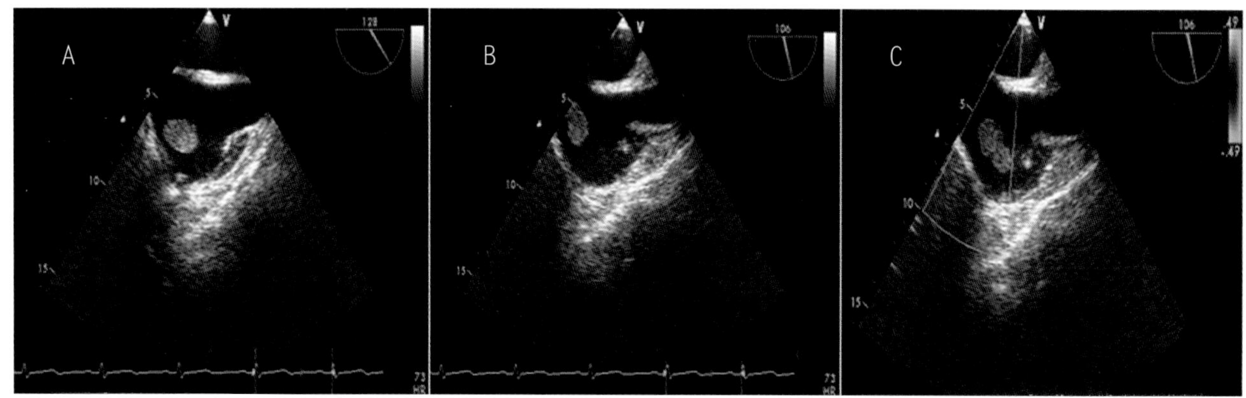

图 15-20　经食管超声心动图观察右心房内活动性转移性肿瘤

患者，男性，49 岁，临床诊断右肾癌合并下腔静脉瘤栓。A、B、C 为经食管超声心动图双心房切面，显示右心房内活动性回声团块。

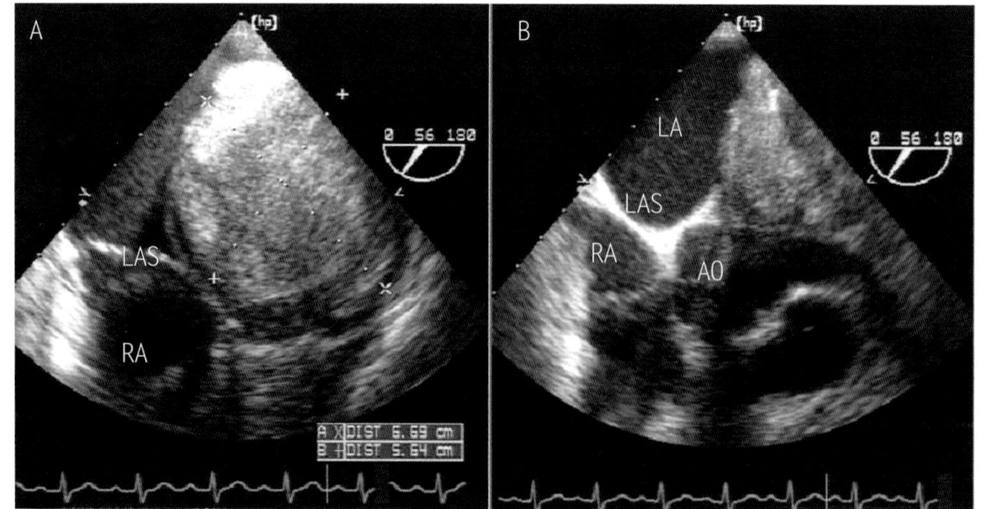

图 15-21　血栓性肿块的超声心动图

患者，男性，45 岁，超声心动图发现左心房巨大肿块，进一步行经食管超声心动图检查。A、B 均为心底部经食管超声心动图切面，发现左心房内肿块大小为 67mm × 56mm。经 CT 等其他检查手术前考虑心脏恶性肿瘤，该患者行肿瘤切除和二尖瓣和主动脉瓣成形术，手术后病理诊断为血栓。

第三节　血栓

心腔内血栓（thrombi）发生于下列心脏疾患，包括有心肌梗死、心室室壁瘤、心肌病、瓣膜病、人造瓣膜和房性心律失常，偶尔心内结构正常患者也可出现心房内血栓。超声心动图有助于发现心腔血栓，还能连续监测评价治疗效果。

1. 左心室血栓　左心室血栓发生于左心室血流停滞状态或者节段性室壁运动异常区域，包括心肌梗死、左心室室壁瘤、心肌病。血栓的最常见部位为左心室心尖部，存在于心尖部室壁运动消失或矛盾运动时。左心室壁血栓是心肌梗死的常见并发症之一，前壁心肌梗死累及心尖部位血栓较常见，而下壁心肌梗死较少见。扩张型心肌病左心室心尖部也可出现血栓。

超声心动图上左心室血栓低回声结构团块，位于室壁运动异常区域，叠加于或间断于左心室正常心内膜轮廓，通常为圆球形，基底可较固定活动度不大，外围有亮斑与正常心肌分界清楚（图 15-22）。

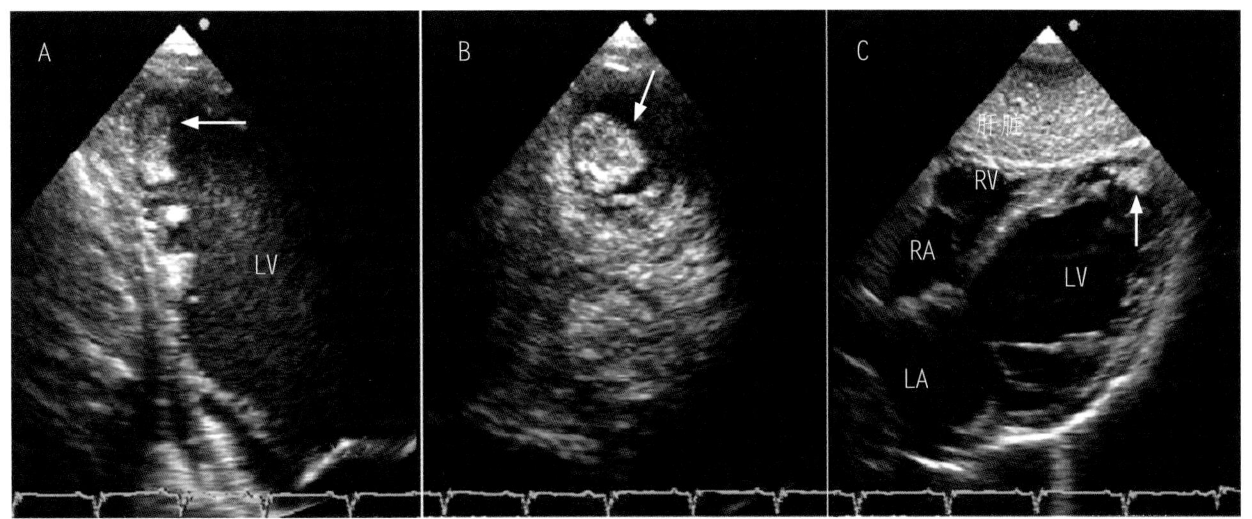

图 15-22　左心室血栓的超声心动图

A 为心尖左心室长轴，显示心尖部心内膜面连续性中断，一团块样回声叠加于心尖部心内膜上（箭头所指）；B 为心尖部左心室短轴，清晰显示心尖部团块（箭头所指）；C 为剑突下四腔心切面，也显示心尖部的团块。

2. 左心房血栓　左心房血栓与左心房内血流瘀滞有关，左心房内血流瘀滞时可产生超声自发显像（SEC），即云雾状回声（图 15-23）。左心房血栓诱发因素有心房纤颤、二尖瓣狭窄、左心房扩大（特别左心耳）和低心排状态等。左心房血栓有潜在栓塞危险，左心房血栓的发现对抗凝治疗和瓣膜手术均具有重要的临床价值。

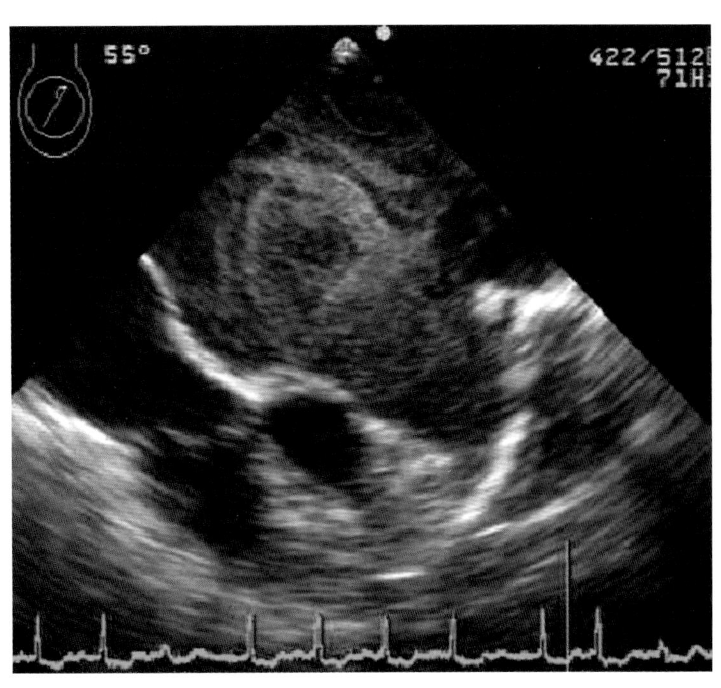

图 15-23　经食管超声心动图显示左心房内云雾状回声

超声心动图上，左心房血栓为边缘清晰的圆形或椭圆形左心房壁上团块回声（图 15-24），常见于左心耳，也可位于左心房后壁或侧壁，偶为漂浮血栓。二个或以上切面探及团块回声有助于明确诊断。TEE 可提高左心房血栓（特别左心耳血栓）的诊断的敏感性和特异性，TEE 检查时要注意识别正常左心耳梳状肌。通常患者的临床背景有助于左心房血栓的诊断。

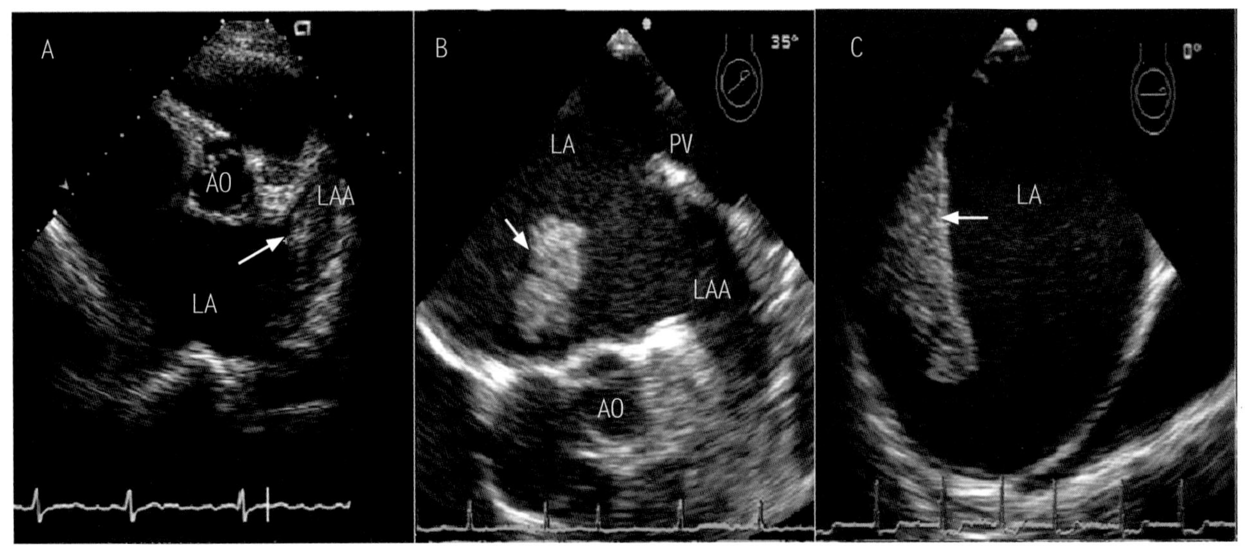

图 15-24　左心房血栓的超声心动图

A 为胸骨旁大动脉短轴，显示左心耳处团块样回声（箭头所指）；B 为经食管超声心动图，显示主动脉壁后方的菜花状团块回声（箭头所指），该患者的左心耳处未发现异常团块回声；C 为另一患者的食管超声心动图，显示左心房后壁的手指状团块回声（箭头所指）。AO：主动脉，LA：左心房，LAA：左心耳，PV：肺静脉。

3. 右心系统血栓 右心系统血栓少见，但也可发生于肺源性心脏病、右心室心肌梗死、心肌病或者长期卧床患者等。血栓的形成包括心腔内血液瘀滞、凝血过程被激活以及血管内膜损伤三个方面，也有右心内医源性导管、手术操作等继发血栓的报道。外周静脉血栓脱落后可进入右心系统发生肺动脉栓塞，急性肺动脉栓塞常导致急性肺动脉高压、右心衰竭等。肺动脉栓塞的诊断一直以来存在着困扰，因临床症状缺乏特异性，肺动脉栓塞的诊断很大程度上依赖于临床医生的警惕性。正确的诊断能够显著改善肺动脉栓塞的预后，但遗憾的是，据有关报道医院内有 60%~80% 的致命性肺动脉栓塞病例被误诊。虽然肺血管造影仍然是诊断肺动脉栓塞的金标准，螺旋 CT 扫描在急性肺动脉栓塞诊断中也越来越受欢迎，其敏感性和特异性均达到 90%。目前虽然不建议用超声心动图来确诊肺动脉栓塞，但超声心动图可发现一些典型的特征表现（图 15-25），超声心动图可直接观察到肺动脉内血栓的形态、部位以及肺动脉主干以及左、右肺动脉内血流通畅程度，还可观察肺动脉栓塞的间接征象：如右心室增大、室间隔收缩期和舒张期突向左心室、右心室运动减弱以及右心室整个心动周期变化不明显等右心室容量和压力负荷过重征象，并可帮助排除其他心血管疾病和评估预后。

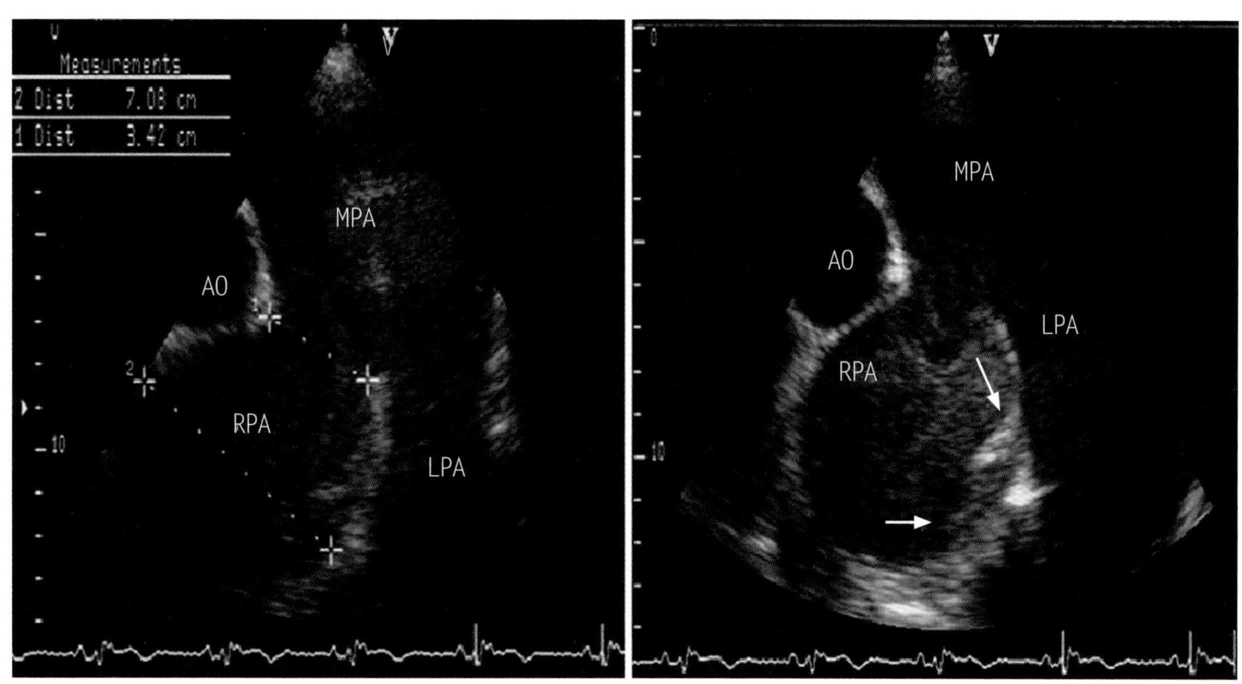

图 15-25　肺动脉栓塞的超声心动图

患者，男性，74 岁。A、B 均为胸骨旁肺动脉长轴切面，显示主肺动脉（MPA）、右肺动脉（RPA）和左肺动脉（LPA）显著扩大，右图中右肺动脉壁可见血栓（箭头所指）以及云雾状回声。

第十六章
先天性心脏病总论

第一节　先天性心脏病的节段分析法

超声心动图的发展已显著地改变了先天性心脏病（congenital heart disease）的诊断和处理。完整细致的超声心动图检查，一方面可了解先天性心脏病解剖形态学改变，包括：①心腔和大血管的确认。②连接关系（心房和心室连接，心室和大血管连接）。③单独病损（狭窄、反流和心内分流）。另一方面可评价心脏功能，包括心腔大小和室壁运动、正常和异常血流，因此已大大减少了先天性心脏病（包括复杂先天性心脏病）采用心导管检查的必要性。超声心动图已成为不可或缺的评价心内解剖结构和血流动力学异常的敏感、可靠的工具。目前手术是治疗大多数先天性心脏病最有效的手段，完整细致的超声心动图检查，对术前了解病情和制订手术方案非常重要，超声心动图检查者应该认识到疏忽遗漏一个小病损也可能对手术造成严重后果（图16-1）。

完整细致的超声心动图检查应该遵循节段分析法（segmental analysis）。心血管畸形的系统、有序评价的第一步是确定胸腔内心脏的位置和方向以及与周围脏器主要是肺脏和腹部脏器的相对关系；然后对心血管系统的主要节段以及节段之间的相互连接关系进一步剖析阐述。心脏由大静脉、心房、心室和动脉干（大血管）几个节段组成，节段之间有静脉心房连接、心房心室连接以及心室动脉连接（表16-1）。超声心动图对先天性心脏病患者的检查应该遵循节段分析法，因为缺乏步骤无头绪的检查即使有经验的检查者也会经常被一个或两个显著异常迷惑，而未能获取有关先天性心脏病解剖和功能特征的完整信息。

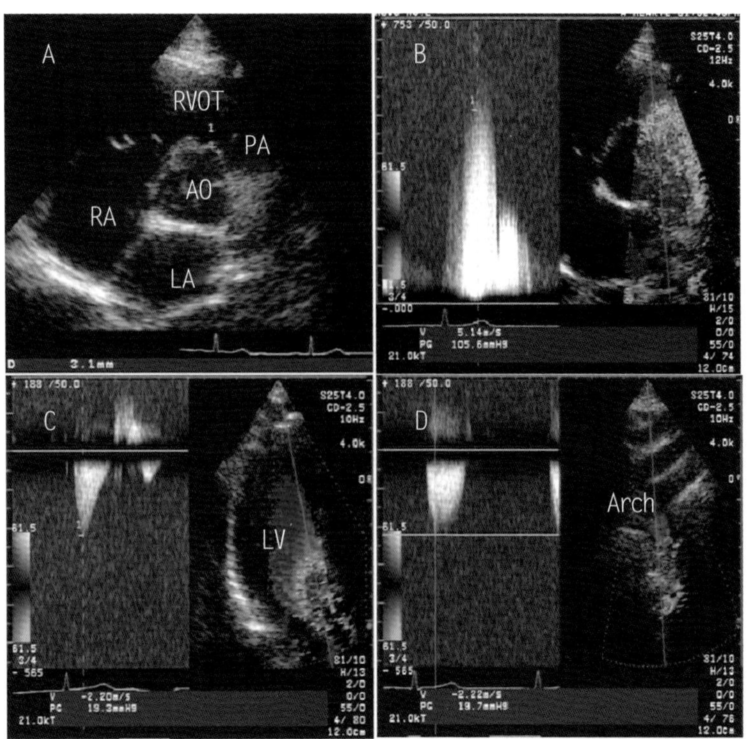

图 16-1　先天性心脏病患者的超声心动图诊断图例

患儿，男性，2 岁。A 为胸骨旁主动脉短轴切面，显示位于肺动脉瓣下方（1 点钟处）回声中断为 3mm。B 为与 A 同一切面的连续多普勒血流频谱，测定室水平分流峰压差为 105mmHg。C 为心尖左心室长轴跨主动脉瓣连续多普勒血流频谱，测定跨主动脉瓣峰压差为 19 mmHg（峰值位于收缩早中期，左心室流出道狭窄血流频谱峰值可位于收缩中晚期）。D 为胸骨上窝主动脉弓长轴切面，应用连续多普勒测定降主动脉血流频谱，测定跨降主动脉狭窄处峰压差为 20 mmHg。该患儿最后超声诊断为室间隔缺损、主动脉瓣狭窄、主动脉缩窄。忽视其中主动脉瓣狭窄、主动脉缩窄的任一诊断，都将对手术造成不良后果。

表 16-1　心脏节段分析方法

心脏节段分析方法
心房位置
内脏位置（内脏心房位置一致）
心房形态（正位或反位）
静脉心房连接
心室位置
心室形态
房室连接一致性（房室瓣形态）
心脏轴线（左位心或右位心）
心室大动脉连接

节段分析法将心脏分为4个主要节段和3个连接关系，4个主要节段定位为：①大静脉。②心房的定位。③心室的定位。④大血管的定位。3个连接关系是：①静脉心房连接关系。②心房心室连接关系。③心室和大血管的连接关系。心房、心室以及大血管的超声心动图的定位标准如表16-2。先天性心脏病的心脏解剖结构畸形，与正常心脏解剖形态相比可能存在显著差异，因此超声心动图检查的目的是分清几个主要节段和确定节段间的连接关系，通过多切面探查获取心脏解剖结构畸形的完整资料，而不是试图获取所谓标准切面。

表 16-2　心房、心室、大血管的超声定位

心房	右心房	下腔静脉流入处
	左心房	肺静脉流入处
心室	右心室	调节束的存在
		房室瓣的附着位置较低
		漏斗部的存在
		室间隔心腔面粗糙
	左心室	房室瓣的附着位置较高
		游离壁隆起的二个乳头肌
		室间隔心腔面光滑
大血管	肺动脉	发自心腔随后有直接分支
		无动脉弓存在
	主动脉	发自心腔随后无直接分支
		动脉弓存在

一、心脏位置

心脏位置主要指心脏的长轴方向，因为多数情况下心脏位置与心脏长轴是一致的。正常心脏结构主要位于左侧胸腔，也就是说心脏大部分结构位于身体中线左侧，称为左位心（levocardia），正常心脏位置为左位心，心脏长轴朝向左下，与人体长轴约成45°。如果心脏大部分结构位于右侧胸腔者称为右位心（dextrocardia），右位心的心脏长轴朝向右下。如果心脏位于胸腔中部，心脏长轴与人体长轴基本一致，则称为中位心（mesocardia）（图16-2）。通常心尖搏动可帮助超声医生了解心脏位置，为明确心脏位置可将探头放置于胸骨旁右侧、胸骨正中或者胸骨旁左侧，右位心、中位心和左位心的诊断仅指心脏位置，与心内结构异常无关。心脏位置异常通常会影响超声心动图对心内结构的观察，必要时可选择多声窗多切面加

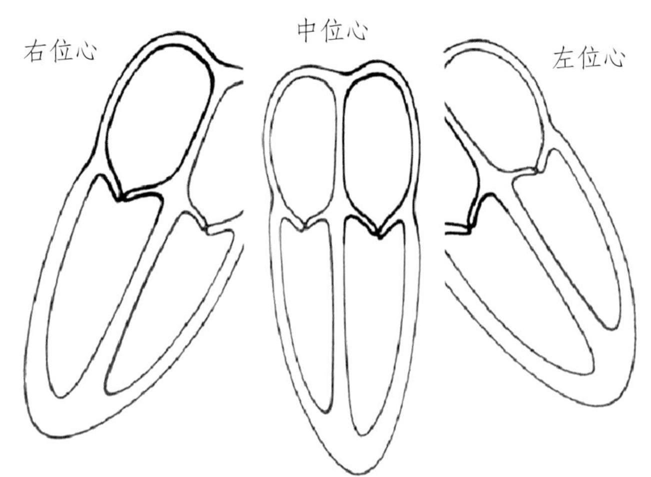

图 16-2　心脏位置的超声定位

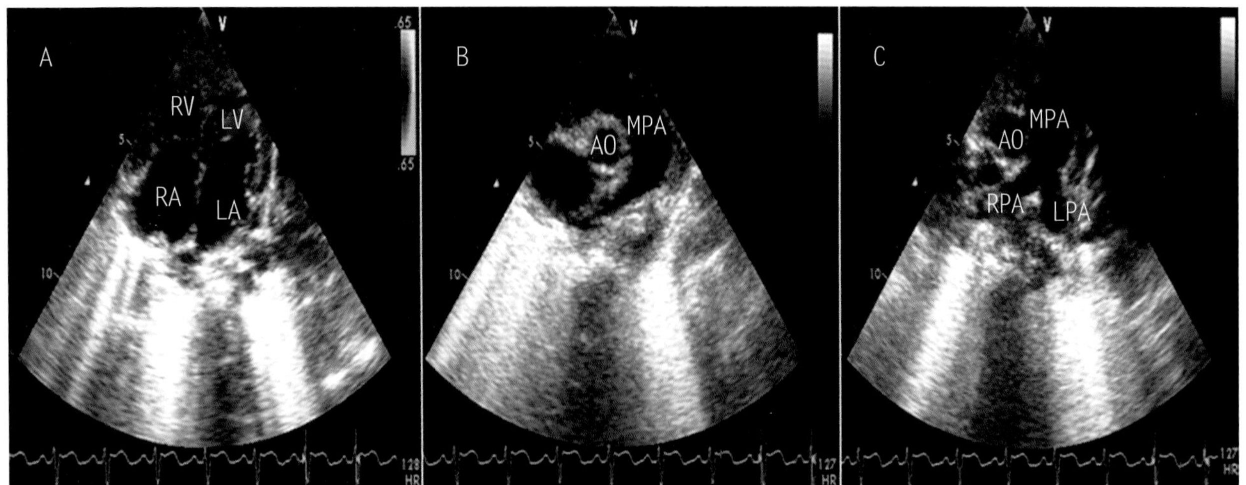

图 16-3　疑似一侧肺动脉缺如的超声心动图观察

患儿，男性，2 岁。临床诊断为右旋心、室间隔缺损伴肺动脉高压，超声怀疑左侧肺动脉缺如。A 为剑突下四腔心切面，与正常位置心尖四腔心切面一致，提示心脏长轴已转位到胸骨右缘。B 为大动脉短轴切面，未发现左肺动脉从主肺动脉发出。C 为高位大动脉短轴切面，可清晰显示主肺动脉与左、右肺动脉分支。

以观察（图16-3）。

先天性心脏病超声图像的定位通常采用解剖性定位的惯例，即胸骨旁长轴切面（矢状切面）显示靠近探头的前部结构在图像的顶部，上部结构在图像的右侧；胸骨旁短轴切面（水平切面）显示前部结构在图像的顶部，左侧结构在图像的右侧；心尖四腔心切面（冠状切面）上部结构在图像的顶部，左侧结构在图像的右侧。即使心脏位置明显移位也遵循同样的原则，以保持心脏解剖结构显示的一致性和准确性。

二、心房定位

剑突下切面最适于判断心房位置。决定心房位置主要根据下腔静脉（IVC）和心房的连接。不管心房正位或反位，IVC总是与形态学右心房（RA）连接，即IVC→RA。正常IVC和腹主动脉（AO）位于脊柱中线的两侧，IVC位于脊柱中线的右侧，AO位于脊柱中线的左侧，即心房正位（solitus）。心房反位（inversus）则指解剖右心房位于身体的左侧，即剑突下横切面IVC位于脊柱的左侧，与右心房相连接。心房不定位（ambiguous）则指心房无解剖学左右心房的特征，IVC和腹主动脉位于脊柱中线的同侧（左侧或右侧）（图16-4）。即使IVC近端缺如IVC通常经奇静脉与上腔静脉相通，这时奇静脉的位置相当于IVC的位置而仍可指示心房的位置。探查肝脏和胃的位置也有助于心房位置的确定，通常心房正位时，肝脏位于右侧，胃位于左侧；心房反位时，肝脏位于左侧，胃位于右侧；心房不定位则为双侧肝脏。

超声探头置于剑突下，声束方向与人体长轴及短轴平行，并将探头分别移动至脊柱左右侧探查以及应用彩色血流显像，不难对心房位置作出正确判断。图16-5、图16-6分别为心房反位、心房不定位的超声实例。

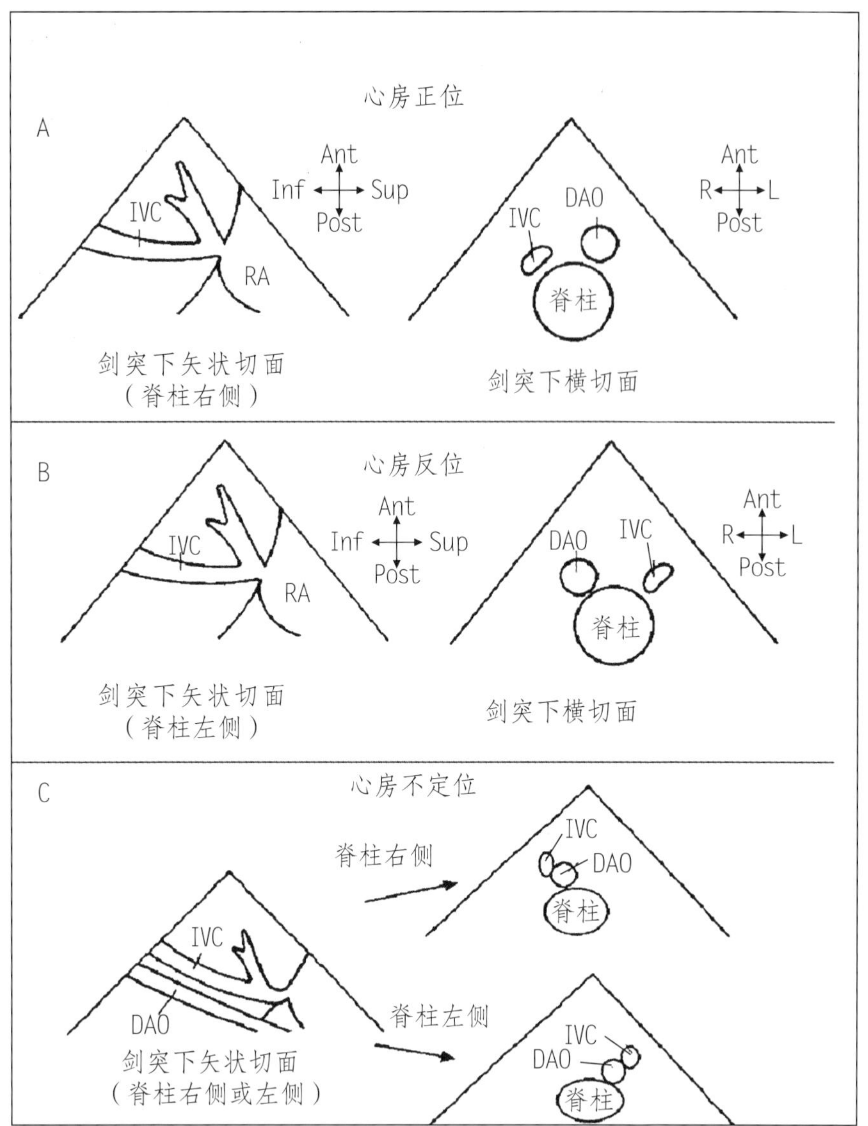

图 16-4　心房定位示意图
A 为心房正位；B 为心房反位；C 为心房不定位。

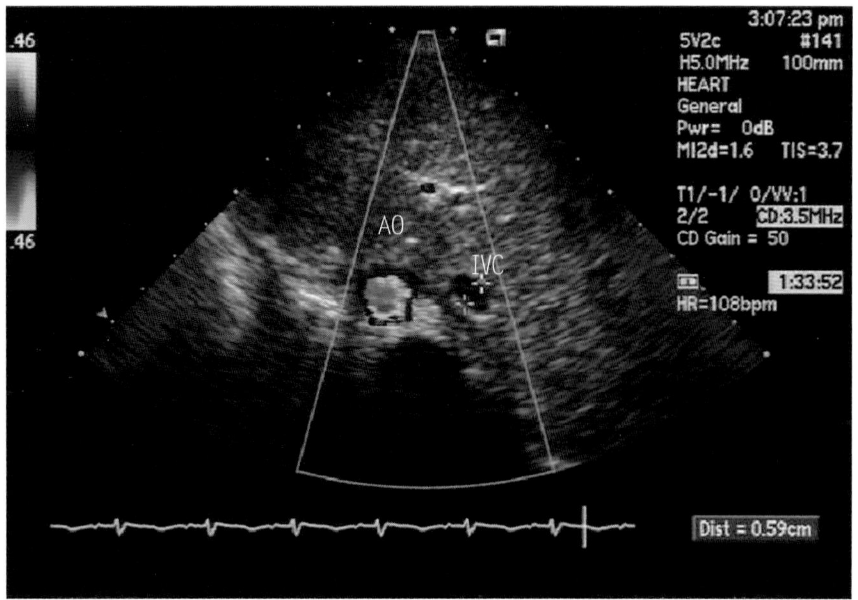

图 16-5　心房反位的超声诊断
如图为剑突下短轴切面，应用彩色血流显像可见有搏动血流信号的主动脉位于脊柱的右侧，而下腔静脉则位于脊柱的左侧。AO：主动脉；IVC：下腔静脉。

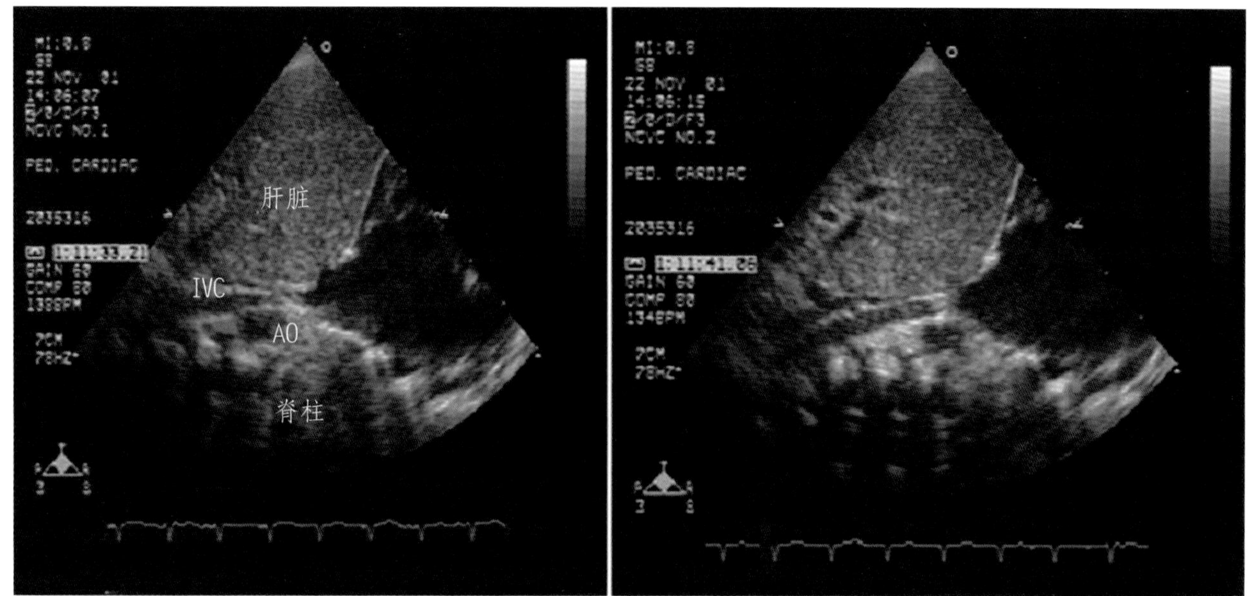

图 16-6　心房不定位的超声诊断

左图和右图均为剑突下长轴切面，显示下腔静脉（IVC）和腹主动脉（AO）平行位于脊柱的同侧。

三、心室形态

心室的数目，即单心室或两个分隔的心室腔的存在，是由室间隔的存在与否来判断。通常复杂先天性心脏病的患者可经胸骨旁短轴、心尖四腔以及剑突下切面判断或排除室间隔的存在。如果室间隔完全不存在，则可肯定为单心室。残留室间隔（发展不完全或退化的室间隔部分）的识别可区别单心室还是双心室伴巨大室间隔缺损。超声上需要注意的是区别乳头肌和残留室间隔，通常在短轴切面心室腔环绕乳头肌头部，而腱索的起源位置也可能有助于区别乳头肌和残留的室间隔，但是在心内膜垫缺损时腱索可由室间隔直接发出。单心室一经确定，接着需要明确的是漏斗部的位置，大动脉转位时漏斗部通常位于前位主动脉的基底部。

双心室一经确定，接着要确定的心室的定位，即区别形态左心室和右心室。正常心室的识别可根据心室的位置、形状和室壁厚度，但在复杂先天性心脏病中这些特征会引入歧途。因此心室的确定主要依靠与房室瓣的连接关系确立，因为二尖瓣总是与解剖左心室相连而三尖瓣连接的是解剖右心室。

鉴别二尖瓣和三尖瓣的方法：

（1）瓣叶的数目。正常二尖瓣有二叶而三尖瓣有三叶。通常在房室瓣的短轴观可观察瓣叶的数目，三叶的房室瓣一定是解剖三尖瓣，其所处的心室一定为解剖右心室。

（2）房室瓣在室间隔的相对附着位置。正常三尖瓣隔叶室间隔的附着处位于二尖瓣前叶的附着处稍下方。通常在心尖长轴较容易观察确定房室瓣室间隔相对附着位置，除非患者存在膜部室间隔缺损。如果三尖瓣隔叶的室间隔附着处超过二尖瓣前叶附着处下方10mm，则应考虑三尖瓣下移畸形。

（3）心室内的乳头肌数目和位置等。解剖左心室通常有两组大小相近的乳头肌，位于心室中段和心尖1/3交界处，分别发自于心室游离壁的内侧和外侧。解剖右心室则有三组大小不等和起源位置不同的乳头肌。另外节制带只出现于右心室，连接于室间隔下部和右心室前壁；有两组不同房室瓣者，解剖右心室必定有一瓣叶的腱索附着于室间隔上，而左心室的腱索通常附着于发自游离壁的乳头肌。

心室的定位诊断为（图16-7）：

D-襻（D-loop）：解剖学右心室位于身体的右侧。

L-襻（L-loop）：解剖学右心室位于身体的左侧。

X-襻（X-loop）：两心室的心室结构无法明确区别。

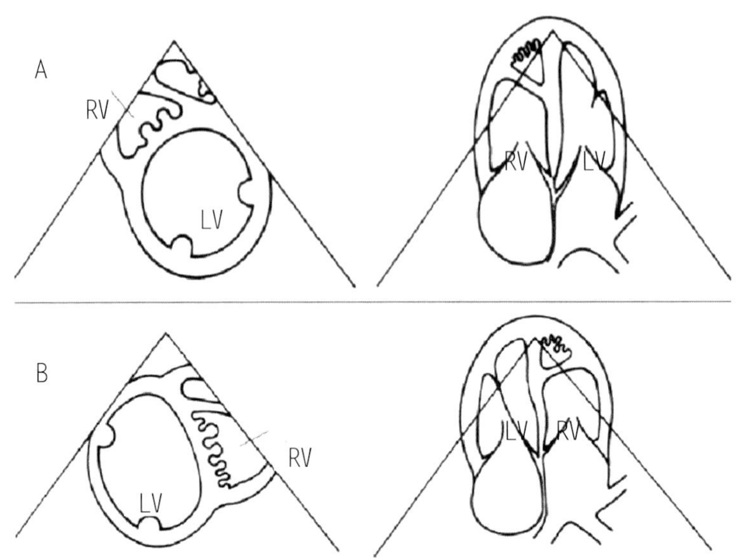

图 16-7　心室的定位

A 为正常心脏位置，解剖学右心室位于身体右侧，即 D- 襻；B 为解剖学右心室位于身体左侧，即为 L- 襻。

四、房室连接关系

如果形态右心房与形态右心室相连，形态左心房和形态左心室相连，则房室连接关系一致；相反如果形态右心房与形态左心室相连，形态左心房和形态右心室相连，则房室连接关系不一致。如果心房不定位则房室连接关系肯定不一致。房室连接关系不一致常见于功能纠正型大动脉转位。

右心房和右心室经三尖瓣连接，左心房和左心室经二尖瓣连接，房间隔和室间隔在一条直线上，称为正常排列的房室连接关系（图16-8）。

异常房室连接关系有（图16-9）：

（1）一侧房室瓣双室连接。分为重叠（overriding），指房室瓣瓣环跨坐于缺损室间隔，和跨坐（straddling），指腱索跨过室间隔连接于对侧心室乳头肌。

（2）双房室瓣一侧心室连接。指一侧心室同时与双侧房室瓣连接，房间隔和室间隔排列异常或为单心室。

（3）一侧房室瓣闭锁。房间隔和室间隔排列正常为膜性闭锁，房间隔和室间隔排列异常为肌性闭锁。

（4）房室瓣交叉。双侧房室瓣连接不能同时在四腔心显示，单侧房室关系可认定的切面往后侧及头侧倾斜时可显示另一侧房室连接关系，有一致和不一致两种房室连接关系。

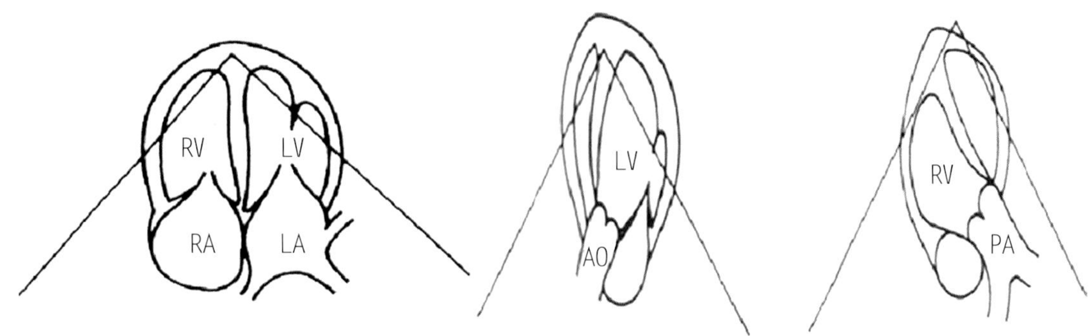

图 16-8　正常房室连接关系

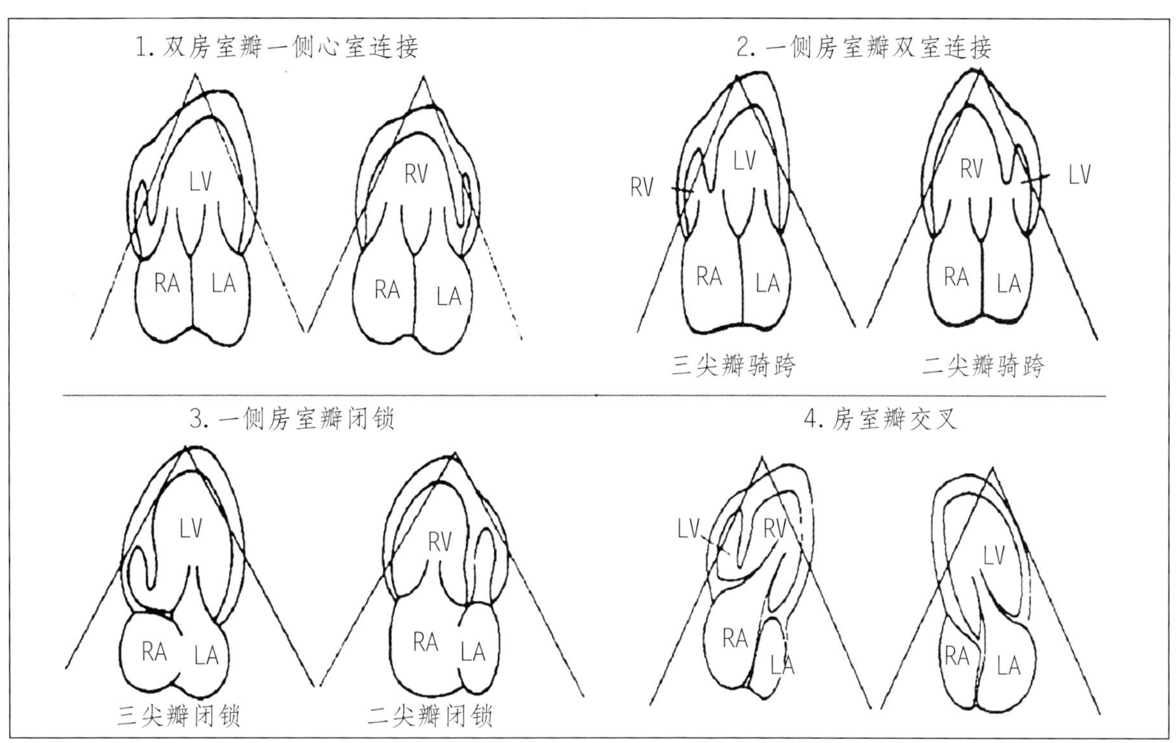

图 16-9　异常房室连接关系

五、大血管的定位

正常主动脉和肺动脉在心脏基底部起源后交叉，在胸骨旁大动脉短轴或剑突下右心室流出道长轴观肺动脉包绕主动脉而后分出左右肺动脉。如果大动脉起源于相反的心室，则出现心室与大动脉连接不一致或大动脉转位。大血管转位时主动脉和肺动脉平行从心脏发出，因此在短轴观主动脉和肺动脉均呈圆形。图16-10所示为正常大血管关系、D型大血管转位和L型大血管转位。只有一共同动脉干（永存动脉干）时长轴可见动脉干骑跨在室间隔缺损上，短轴只见一大的圆形血管而无另一条伴行或交叉的血管出现。

主动脉和肺动脉的确定。大血管转位并排时，确定哪条血管为主动脉或肺动脉较为困难；这时可

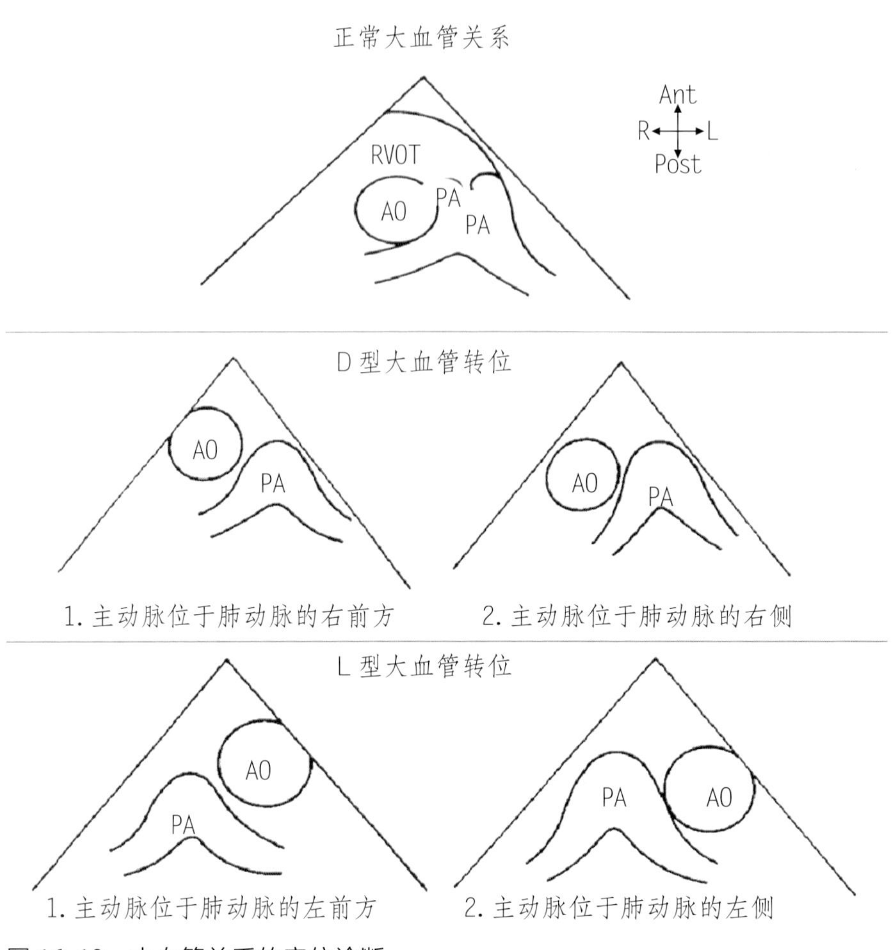

图 16-10　大血管关系的定位诊断

沿着血管的走向观察血管的分叉。血管往胸部后行随后分支的为肺动脉，血管上行至颈部形成动脉弓再有数支分支的为主动脉。因此当沿着转位的大血管长轴平行切面探查时，先终结而出现分叉的血管为肺动脉。

六、心室和大血管的连接

确定心室和大血管的连接关系是相对室间隔平面而定义的。通常室间隔的长轴与大血管长轴平行，而室间隔短轴也与大血管短轴平行。因此调整超声切面显示室间隔和大血管长轴，或者显示室间隔短轴后探查大血管短轴，就能明确心室和大血管的连接关系。当血管骑跨在缺损之室间隔时，超过50%以上血管面位于某一心室时，就可认为该血管从这一心室发出。

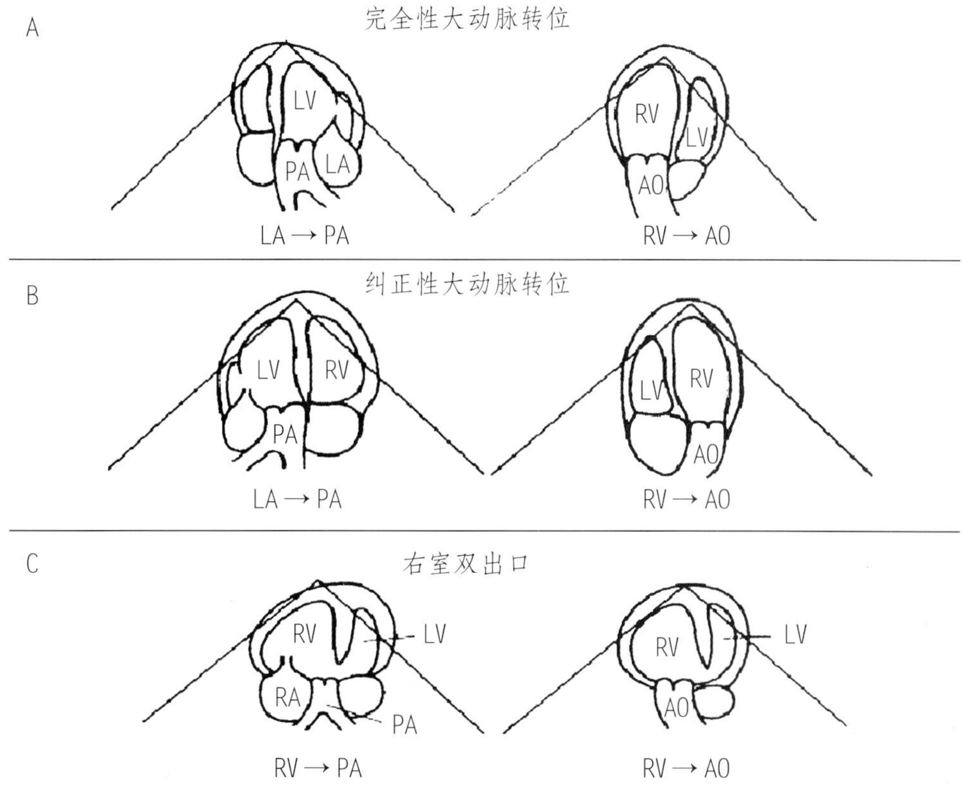

图 16-11　异常心室和大血管的连接关系图例

肺动脉从解剖右心室发出，主动脉从解剖左心室发出，为正常起始的心室和大血管的连接关系。异常心室和大血管的连接关系有（图16-11）：①大动脉转位。即肺动脉从解剖左心室发出，主动脉从解剖右心室发出。②两个大血管从右心室发出（右心室双出口），即肺动脉和主动脉从解剖右心室发出。③两个大血管从左心室发出（左心室双出口），即肺动脉和主动脉从解剖左心室发出。

完成以上一系列超声心动图检查之后，超声检查医生应该对心脏位置以及心内各节段形态结构有清晰的认识。心脏不论形态学是否正常，均由大静脉、心房、心室和大血管组成。本书也是沿用国际上通行的节段分析法来评价心脏结构，即以3个大写英文字母分别代表3个主要节段的解剖关系，第一个字母代表心房位置，第二个字母代表心室位置，第三个字母代表大动脉为位置。

心房位：

1）S—代表心房正位（solitus）

2）I—代表心房反位（inversus）

3）A—代表心房不定位（ambiguous）

心室位：

1）D—代表心室右襻（detro-loop）

2）L—代表心室左襻（levo-loop）

大动脉：

1）S—代表大动脉关系正常（solitus），即主动脉位于肺动脉右后方。

2）D—代表右位型大动脉转位（D-transposition），即主动脉位于肺动脉右前方。

3）L—代表左位型大动脉转位（L-transpositionsolitus），即主动脉位于肺动脉左后方。

例如正常心脏结构应为SDS，即心房正位，心室右襻（右心室右位），大动脉关系正常。完全型（右位型）大动脉转位为SDD，即心房正位，心室右襻，大动脉右转位。

七、心内分流和流出道狭窄的存在、位置和严重程度

复杂先天性心脏病常伴有心内异常分流，常见心内分流有房间隔水平分流、室间隔水平分流和PDA。与主要心内结构畸形有关的大房间隔或室间隔缺损容易诊断，而较小缺损的诊断需要在回声失落处探及异常分流的存在。CDFI有助于确定心内分流的存在和异常血流方向，PW（低速分流时）或CW有助于测定缺损处异常分流压差。通常如果某心腔或大血管内压可测定或估算，与之有直接相通的

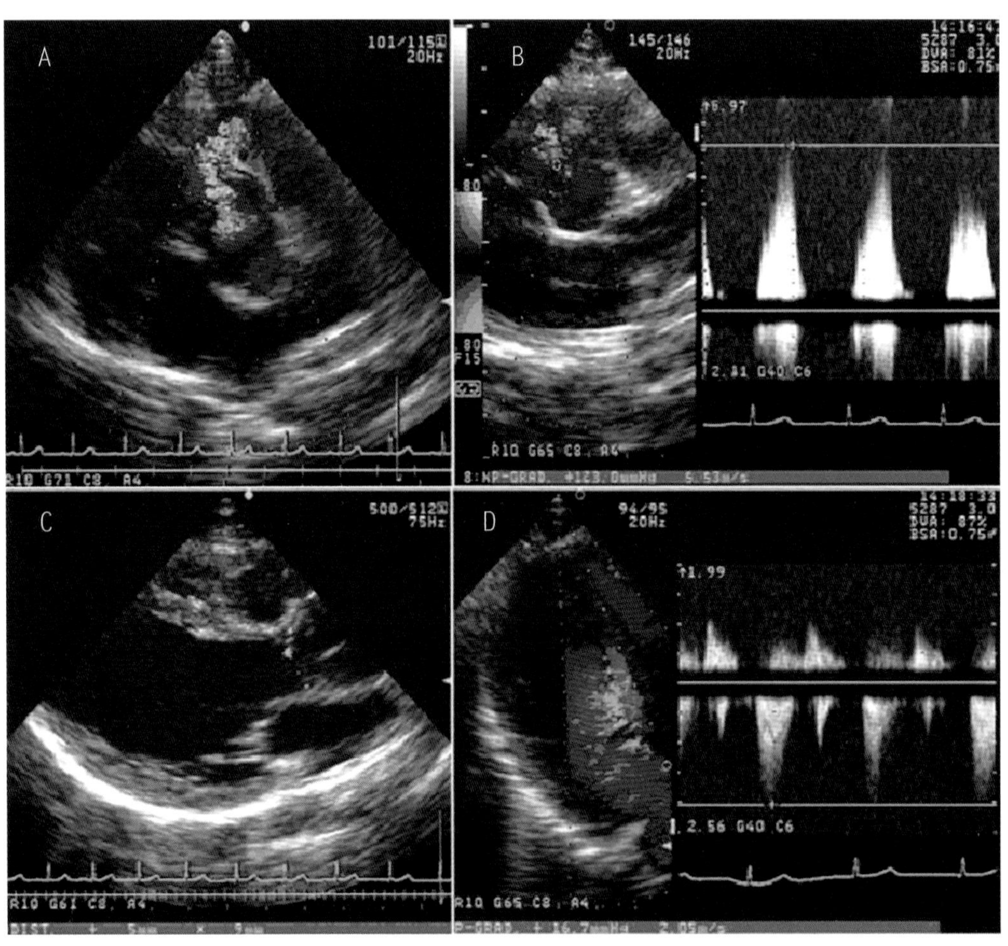

图 16-12　先天性心脏病患儿的心腔压力计算图例

患儿，男性，6 岁。图 A 为胸骨旁主动脉短轴，彩色血流显像显示室间隔缺损左向右分流；图 B 为胸骨旁主动脉短轴切面引导下，应用连续多普勒测定室间隔缺损左向右分流峰压差为 123mmHg；图 C 为胸骨旁左心室长轴切面，显示主动脉瓣下左心室流出道存在隔膜回声，左心室流出道最狭窄处为 9mm；图 D 为心尖左心室长轴切面引导下，测定左心室流出道狭窄处压差为 16mmHg。该患儿袖带血压测定收缩压为 130mmHg，主动脉收缩压估算为 130mmHg，左心室收缩压为 146mmHg；右心室收缩期峰压差为 23mmHg。如果该患者还存在三尖瓣反流，通过三尖瓣反流频谱也可测定右心室收缩期峰压。

心腔压也可测算。例如主动脉收缩压（SBP）由血压计测量，不存在主动脉狭窄时左心室收缩压等于SBP；如果存在主动脉狭窄，左心室收缩压等于SBP加上多普勒测定的跨瓣压差；如果患者同时有室间隔缺损，右心室收缩压等于左心室收缩压减去跨缺损压差（图16-12）。 如果该患者也同时有三尖瓣反流（TR），通过测算TR反流压差加上右心房压（通常为10mmHg）可计算右心室收缩压并与上述方法比较。

此外还须确定的是复杂先天性心脏病是否存在左心室或右心室流出道狭窄。复杂先天性心脏病的流出道狭窄表现与单独狭窄相似，但复杂先天性心脏病的流出道畸形程度往往更显著，而且可能存在多处复合性狭窄。例如存在主动脉瓣下狭窄合并主动脉发育不全，或者同时存在肺动脉瓣膜和瓣上的狭窄。通常应用CW可测定跨狭窄处的压差。当多处狭窄连续出现时，CW测定的只是最大血流流速而非压差之和，因此不同狭窄处的压差必须分别测定，这时须运用高频脉冲重复频率多普勒（HPRF）测定狭窄近端和远端的血流压差，多普勒取样容积应尽量小于两处狭窄处的距离以免不同狭窄处的高速血流混合不清，需要注意的是不同狭窄处的压差是瞬时相加的。例如，当瓣口固定狭窄和瓣下功能性梗阻合并存在时，跨瓣口固定狭窄的压差可以在收缩中期达到峰值，而瓣下功能性梗阻的压差可以在收缩晚期才达到峰值，这种情况下真实峰压差不是两个峰压差之和而是瞬时峰压差之和。例如跨瓣峰压差为72mmHg时瞬时跨瓣下压差只有28mmHg，那么瞬时峰压差为100mmHg；跨瓣下压差随后达到峰值35mmHg时瞬时跨瓣压差降为55 mmHg，这时的瞬时峰压差为90mmHg；真实绝对的峰压差为最大的瞬时峰压差（100mmHg）而非两峰压差之和（107mmHg）（图16-13）。

左心室（或右心室）流出道狭窄通常包括瓣下、瓣膜和瓣上狭窄，单纯性狭窄或复合性狭窄

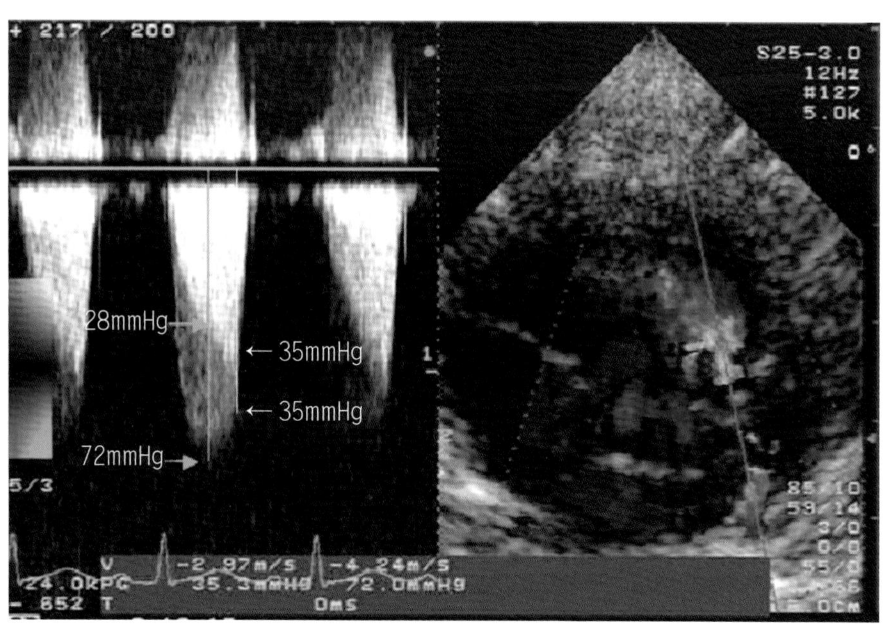

图 16-13　肺动脉瓣狭窄和肺动脉瓣下狭窄的多普勒超声心动图测定图例

如图跨肺动脉瓣压差于收缩中期达到峰值，而跨肺动脉瓣下功能性狭窄压差于收缩晚期达到峰值；跨肺动脉瓣峰压差为 72mmHg 时瞬时跨瓣下压差只有 28mmHg，这时的瞬时峰压差为 100mmHg；跨瓣下压差随后达到峰值 35mmHg 时瞬时跨瓣压差降为 55 mmHg，这时的瞬时峰压差为 90mmHg；真实绝对的峰压差为最大的瞬时峰压差（100mmHg）而非两峰压差之和（72+35=107mmHg）。

在临床并不少见；通常临床多普勒测定跨狭窄处最大血流流速，然后应用柏努利方程换算成压差（$\Delta P = 4 \times V_{max}^2$）。柏努利方程测定的为瞬时压差，往往大于心导管测定的峰峰压差。应用柏努利方程计算压差时也应注意：①如果狭窄近端的血流流速大于1m/s时，应改用$\Delta P = 4 \times (V_{max}^2 - V_1)$，$V_1$为近端血流速度。②如果狭窄处呈管状或漏斗状时，不适宜应用柏努利方程。③重度狭窄（面积≤0.1cm^2）时多普勒会严重低估压差。

八、冠状动脉解剖

正常情况下，左、右冠状动脉起始于左、右冠窦口，左前降支和左回旋支由左冠状动脉分出。冠状动脉发自其他任何部位，均视为广义的冠状动脉起源异常，包括源自升主动脉或者肺动脉。冠状动脉起源异常多种多样，例如左、右冠状动脉可以一根缺如。法洛四联症和大动脉转位容易伴发冠状动脉起源异常，通过评估是否存在冠状动脉畸形有助于确定法洛四联症和大动脉转位的手术方案。因此复杂先天性心脏病的超声心动图检查，也要强调术前了解冠状动脉的解剖的重要性。

以上是先天性心脏病超声心动图节段分析法诊断的主要内容，包括心尖位置、心房位置、房室连接方式以及心室动脉连接关系的系统性分析。每一个患者生理学上都有血流流入心脏，心脏发出大血管有血流离开心脏供应全身，这是生存所必须存在的心脏解剖主要结构。因此节段分析法通过超声心动图回答了以下几点：①心脏方位和内脏位置；②血流进入心脏，明确体循环静脉、肺静脉以及有无静脉异常连接；③血流流经心脏，形态学上定位房室连接和心室动脉连接，有无存在心内分流和狭窄；④血流流出心脏，包括主动脉弓形态及其分支、肺动脉形态及其分支，有无动脉导管未闭；⑤心脏的冠脉循环。

先天性心脏病的超声心动图检查，无论婴幼儿还是成人，在检查后应尽可能获取完整的心脏解剖和功能信息。另外，超声心动图（经胸）对心脏外的血管结构，如肺静脉、主-肺侧支血管以及主动脉弓/降主动脉显像尚不十分清晰，因此必要时行心脏MRI或CT检查能提供额外的影像资料以帮助诊断。

第二节　先天性心脏病分类

超声心动图是目前诊断先天性心脏病的主要的手段之一，从单一先天缺损到复杂的心脏畸形，完整和细致的节段诊断分析超声心动图检查，通常已足够了解心脏的解剖结构，多数先天性心脏病患者的诊断目前已不必单纯依赖心导管检查。通常对先天性心脏病的分类和描述包括节段解剖、病变分类和病变描述三部分。传统上先天性心脏病根据有无青紫简单地分为非青紫型和青紫型先天性心脏病；也有根据有无分流分为左向右分流、右向左分流和梗阻型先天性心脏病；也有根据肺血管改变将先天性心脏病分为：肺血增加、肺血减少和肺血正常等。这种传统分类方法虽然简单实用，但存在一定缺陷。例如室间隔缺损开始时没有青紫，只有左向右分流；当肺循环阻力逐渐发展升高时，分流方向可变化为右向左分流，而出现青紫。目前对先天性心脏病的临床诊断和形态学分类虽然尚未完全一致，但国际先天性心脏病外科命名学已有统一、详细的节段诊断和命名系统，以供国际交流实施数据共享（表16-3），该命名系统可对任何一种先天性心脏病进行准确描述。了解先天性心脏病的节段诊断和命名系统，也有助于超声医生更加准确描述心脏解剖形态学的畸形以及病理生理异常，因为先天性心脏病的正确诊断对超声医生一直都是一项挑战，Van Praggh的节段分析法从静脉-动脉顺序来判断心房、心室和大动脉这三个心脏节段的关系，是临床实践中最常用以及应该遵循的诊断模式。如果忽略节段分析法，即使有经验的超声医生也可造成漏诊或误诊。

表 16-3　先天性心脏病病变的节段分类和命名系统

Ⅰ.大静脉

体静脉

- 体静脉异常，上腔静脉
  - 右上腔静脉畸形
  - 右上腔静脉缺如
  - 双侧上腔静脉
  - 冠状窦口闭锁或狭窄
  - 左旋心房－主静脉
  - 其他（详细说明）
  - 逆主动脉无名静脉
  - 上腔静脉梗阻
  - 上腔静脉狭窄
- 体静脉异常，下腔静脉
  - 右下腔静脉畸形
  - 上腔静脉双侧引流
  - 右侧三房心
  - 下腔静脉梗阻
  - 下腔静脉狭窄脉
  - 左下腔静脉
  - 其他（详细说明）
  - 肝静脉单独入口（右下腔静脉到右侧心房）

肺静脉

- 完全型肺静脉异位连接
  - 1 型　心上型
  - 2 型　心内型
  - 3 型　心下型
  - 4 型　混合型
- 部分型肺静脉异位连接
  - 非弯刀综合征
  - 弯刀综合征
- 三房心
  - 副房接收所有肺静脉并与左心房连接
  - 副房接收所有肺静脉但不与左心房连接
  - 副房接收部分肺静脉（亚三心房）
- 肺静脉狭窄
  - 先天性
    - 先天性，广泛发育不良
    - 先天性，长段病灶（管状）狭窄
    - 先天性，弥漫性狭窄
  - 获得性
    - 获得性，术后
    - 获得性，非术后

Ⅱ.心房

右心房

房间隔

- 房间隔缺损
  - 共同心房（单心房）
  - 冠状窦型
  - 卵圆孔
  - 原发孔
  - 继发孔
  - 静脉窦

左心房

Ⅲ.房室连接

右心房室瓣

- 三尖瓣狭窄

续表

先天性
瓣膜发育不良
瓣下装置异常
双孔瓣
降落伞型畸形
其他
获得性
心脏手术后
三尖瓣反流
先天性
原发性瓣环扩张
脱垂
瓣叶未发育
乳头肌或腱索缺如
其他
获得性
心脏手术后
三尖瓣 Ebstein 畸形
Ebstein 畸形，1 型
Ebstein 畸形，2 型
Ebstein 畸形，3 型
Ebstein 畸形，4 型
Ebstein 畸形，“左侧” Ebstein 畸形
Ebstein 畸形，非典型 Ebstein 畸形
合并右心发育不良综合征
Ebstein 畸形，其他

共同房室瓣

房室间隔缺损（AVSD）
部分型（PAVSD）（房间隔缺损，原发孔）
中间型（过渡型）
完全型（CAVSD）

左心房室瓣

二尖瓣狭窄
先天性
瓣下
瓣膜
瓣上
混合
其他
获得性
心脏手术后

Ⅳ.心室

右心室

法洛四联症（TOF）
TOF，肺动脉瓣狭窄
TOF，肺动脉闭锁
TOF，房室间隔缺损（TOF/CAVSD）
TOF，肺动脉瓣缺如
右心室双腔
右心室双腔，无室间隔缺损
右心室双腔，室间隔缺损
室间隔缺损位于右心室高压腔
室间隔缺损位于右心室低压腔
室间隔缺损位于右心室高压腔和低压腔
室间隔
室间隔缺损
室间隔缺损，多发
室间隔缺损，1 型（动脉下型，嵴上型，圆锥隔缺损，漏斗部型）
室间隔缺损，2 型（膜周型）
室间隔缺损，3 型（流入道型，房室通道型）
室间隔缺损，4 型（肌部型）
室间隔缺损，Gerbode 型（左心室－右心房交通）

左心室

单心室

单心室，左心室双入口
左心室双入口｛S，L，L｝，流出腔（球室孔）
左心室双入口｛S，D，D｝，流出腔（球室孔）
左心室双入口｛S，D，N｝，（Holmes 心）
左心室双入口，左心室双出口
左心室双入口，右心室双出口
单心室，右心室双入口
右心室双入口，右心室双出口
右心室双入口，流出腔（球室孔）

续表

单心室，二尖瓣闭锁
二尖瓣闭锁，右心室双出口
二尖瓣闭锁，（S，D，N）
二尖瓣闭锁，（S，L，L）（纠正性转位）
单心室，三尖瓣闭锁
1a 型（肺动脉闭锁，无大动脉转位）
1b 型（肺动脉发育不良，小室间隔缺损，无大动脉转位）
1c 型（大室间隔缺损，无肺动脉发育不良，无大动脉转位）
2a 型（D-TGA，肺动脉闭锁）
2b 型（D-TGA，粗大肺动脉）
3a 型（L-TGA，肺动脉瓣或瓣下狭窄）
3b 型（L-TGA，主动脉瓣下狭窄）
单心室，非平衡房室通道缺损
单心室，非平衡房室通道缺损，右侧优势
单心室，非平衡房室通道缺损，左侧优势
单心室，内脏异位综合征
内脏异位综合征，右心室双出口，完全型房室通道缺损，无脾
内脏异位综合征，右心室双出口，完全型房室通道缺损，多脾
内脏异位综合征，单一左心室
内脏异位综合征，其他
单心室，其他
单心室，其他，左心室主腔
单心室，其他，右心室主腔
单心室，其他，不定型
左心发育不良综合征（HLHS）
HLHS，主动脉闭锁 + 二尖瓣闭锁
HLHS，主动脉闭锁 + 二尖瓣狭窄
HLHS，主动脉闭锁 + 室间隔缺损
（二尖瓣和左心室发育良好）
HLHS，主动脉狭窄 + 二尖瓣闭锁
HLHS，主动脉狭窄 + 二尖瓣狭窄
HLHS，主动脉狭窄 + 二尖瓣发育不良
HLHS，房室瓣 + 二尖瓣 + 左心室发育不良

Ⅴ.心室动脉连接

右心室动脉瓣

肺动脉瓣狭窄
肺动脉瓣狭窄，瓣下型
肺动脉瓣狭窄，瓣膜
肺动脉瓣狭窄，瓣上型
肺动脉瓣关闭不全
肺动脉闭锁伴室间隔完整
无冠状动脉瘘 / 窦状隙
冠状动脉瘘 / 窦状隙；非右心室依赖冠脉循环
冠状动脉瘘 / 窦状隙，右心室依赖冠脉循环
肺动脉闭锁合并室间隔缺损
A 型（有左右肺动脉，无侧支）
B 型（有左右肺动脉，有侧支）
C 型（无左右肺动脉，有侧支）

共同心室动脉瓣

永存动脉干
左右肺动脉有共汇或接近共汇（粗大主动脉型）
（van Praagh A1，A2；Collett 和 Edwards Ⅰ，Ⅱ，Ⅲ）
一侧肺动脉缺如（粗大主动脉伴一侧肺动脉缺如，van Praagh A3）
主动脉弓中断或主动脉缩窄（粗大肺动脉）
（van Praagh A4）

左心室动脉瓣

主动脉瓣狭窄
主动脉瓣狭窄，瓣下型
主动脉瓣狭窄，瓣膜
主动脉瓣狭窄，瓣下型
主动脉瓣关闭不全
先天性
获得性
主动脉瓣闭锁
瓦氏窦瘤
瓦氏窦瘤，左冠窦
瓦氏窦瘤，右冠窦

续表

瓦氏窦瘤，无冠窦
主动脉－左心室隧道
Ⅰ型：单一隧道
Ⅱ型：主动脉壁瘤
Ⅲ型：心内动脉瘤
Ⅳ型：主动脉壁瘤和心内动脉瘤

双心室动脉瓣

大动脉转位
大动脉转位，室间隔完整
大动脉转位，室间隔完整，左心室流出道梗阻
大动脉转位，室间隔缺损
大动脉转位，室间隔缺损，左心室流出道梗阻
右心室双出口
右心室双出口：室间隔缺损型
主动脉瓣下室间隔缺损＋无肺动脉狭窄
双动脉下室间隔缺损＋无肺动脉狭窄
右心室双出口：法洛四联症型
主动脉下室间隔缺损＋肺动脉狭窄
双动脉下室间隔缺损＋肺动脉狭窄
右心室双出口：大动脉转位型
肺动脉下室间隔缺损＋无肺动脉狭窄（Taussig-Bing）
肺动脉下室间隔缺损＋肺动脉狭窄
右心室双出口：远距离室间隔缺损
共同房室通道＋肺动脉狭窄
共同房室通道＋无肺动脉狭窄
无共同房室通道＋肺动脉狭窄
无共同房室通道＋无肺动脉狭窄
右心室双出口：室间隔完整
左心室双出口
左心室双出口，主动脉下室间隔缺损
左心室双出口，肺动脉下室间隔缺损
左心室双出口，双定型室间隔缺损
左心室双出口，不定型室间隔缺损
左心室双出口，室间隔完整
左心室双出口，Ebstein 畸形

Ⅵ.大动脉

肺动脉

肺动脉狭窄
肺动脉狭窄（发育不良），肺动脉总干
肺动脉狭窄（发育不良），分支
肺动脉悬带
合并气管狭窄
合并气管软化
合并气管狭窄和气管软化
无气管狭窄和气管软化

主动脉

主动脉缩窄
主动脉缩窄，孤立性
主动脉缩窄，合并室间隔缺损
主动脉缩窄，合并复杂心内畸形
主动脉弓中断
A 型：中断在左锁骨下动脉远端
B 型：中断在左颈总动脉和左锁骨下动脉之间
C 型：中断在无名动脉和左颈总动脉之间

两大动脉

动脉导管未闭
动脉导管未闭，正常起源和插入
动脉导管未闭，异常起源和插入
主肺动脉窗
1 型：近端缺损
2 型：远端缺损
3 型：完全缺损过渡型
血管环
双主动脉弓
主动脉右弓－左韧带或左动脉导管
无名动脉压迫
血管环，其他
肺动脉起源于升主动脉（半共干）
左肺动脉

续表

右肺动脉	右冠状动脉异常起源于肺动脉（ARCAPA）
冠状动脉	旋支异常起源于肺动脉（AcxPA）
冠状动脉异常起源于肺动脉	左、右冠状动脉异常起源于肺动脉（ALCAPA+ARCAPA）
左冠状动脉异常起源于肺动脉（ALCAPA）	

ASD：房间隔缺损，CAVSD：完全型房室间隔缺损，COA：主动脉缩窄，DCRV：右心室双腔，DILV：左心室双入口，DIRV：右心室双入口，DOLV：左心室双出口，DORV：右心室双出口，HLHS：左心发育不良综合征，IVC：下腔静脉，LIVC：左下腔静脉，LSVC：左上腔静脉，LVOTO：左心室流出道梗阻，MAPCA：主要主肺侧支动脉，PAVSD：部分型房室间隔缺损，PDA：动脉导管未闭，PFO：卵圆孔未闭，PS：肺动脉狭窄，RIVC：右下腔静脉，RSVC：右上腔静脉，SVC：上腔静脉，TGA：大动脉转位，TOF：法洛四联症，VSD：室间隔缺损。〔引自Proceedings of the International Nomenclature and Database Conferences for Pediatric Cardiac Surgery，Ann Thorac Surg 69（suppl）：S1，2000.〕

第十七章 先天性心脏病各论

第一节 房间隔缺损

一、概述

房间隔缺损（atrial septal defect，ASD）为胚胎发育过程中，原发房间隔吸收过多，或继发房间隔发育障碍，导致左右心房间房间隔存在通道所致（图17-1）。ASD是一种常见的先天性心脏病，占儿童的先天性心脏病的7%~15%，为成人最常见的先天性心脏病之一。

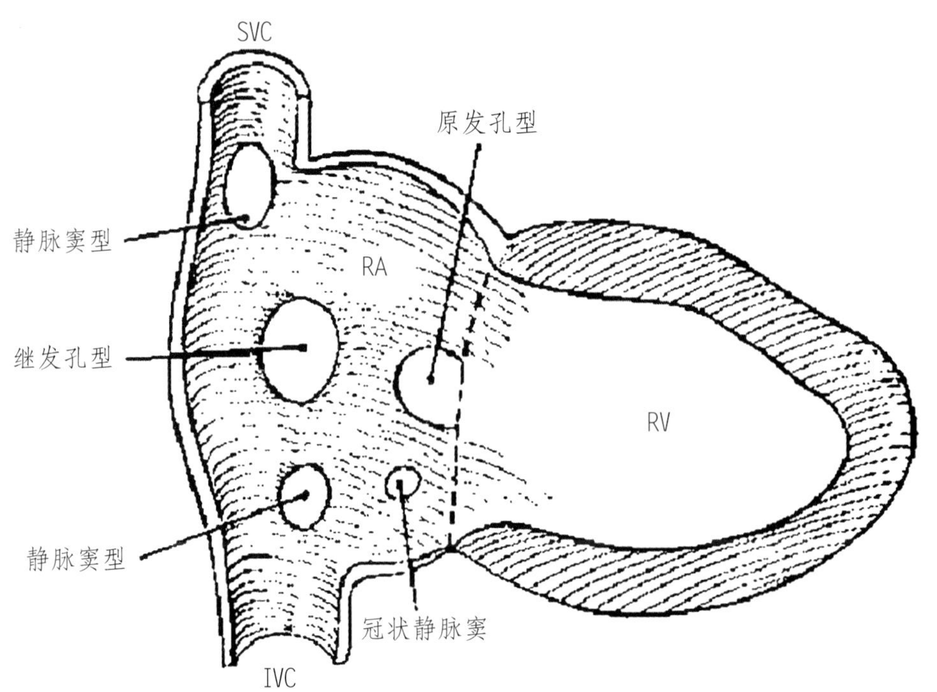

图 17-1 房间隔缺损的解剖位置

继发孔型 ASD 位于卵圆窝附近，原发孔型 ASD 位于与房室瓣连接的房间隔下方，静脉窦型 ASD 位于上腔（下腔）静脉入口处，冠状静脉窦型 ASD 位于冠状静脉窦入口。

二、病理解剖及分型

（1）原发孔型ASD（ostium primum defect）约占10%，位于与房室瓣连接的房间隔下部，紧邻房室瓣，通常认为是房室隔缺损的一部分，常伴有二尖瓣前叶裂或三尖瓣隔瓣裂，又称为部分型房室隔缺损。

（2）继发孔型ASD（ostium secundum defect）约占75%，缺损位于卵圆窝附近，四周有完整的房间隔组织形成ASD的边缘。部分继发孔型ASD的下腔静脉缘可呈筛孔状，残余组织菲薄。

（3）静脉窦型ASD（sinus venosus defect）占5%~10%，常合并肺静脉异位引流，分为上腔型和下腔型。上腔型位于上腔静脉与右心房连接处，上腔静脉缘缺如，和上腔静脉直接沟通；右上肺静脉常经此口入右心房，也可经上腔静脉引流入右心房。下腔型位于房间隔的后下方，下腔静脉缘缺如，和下腔静脉入口相延续，可合并右下肺静脉经下腔静脉引流入右心房。

（4）冠状窦型ASD（coronary sinus defect）约为2%，为无顶冠状静脉窦综合征（unroofed coronary sinus syndrome）的一个组成部分。当冠状静脉窦无顶或左心房和右心房间无分隔时，冠状静脉窦口成为左心房和右心房之间直接沟通所在，此型缺损房间隔没有真正意义上的缺损，详见无顶冠状静脉窦综合征章节，常合并左上腔静脉回流入冠状静脉窦或左上腔静脉直接入左心房。

（5）卵圆孔未闭（patent foramen ovale，PFO）PFO为胎儿期心房间的正常沟通，出生后左心房压超过右心房时此孔大部分人闭合，但仍有20%左右的人不能完全闭合，右心房压增高时可出现右向左分流。PFO是目前成人最为常见的先天性心脏异常，近些年的研究表明PFO与不明原因脑卒中患者之间存在密切关联。PFO并非真正意义上的房间隔缺损，但常合并左向右分流，如果左向右分流束宽度≥5mm时可称为卵圆孔型ASD。

（6）混合型（confluent defect）房间隔存在上述两种缺损的混合时缺损通常很大，可称为混合型缺损；房间隔完全缺如时称单心房或共同心房，较为罕见。

三、病理生理学

通常左心房压高于右心房压，ASD分流为左向右分流。分流程度取决于ASD缺损大小以及右心室的顺应性。缺损小，肺循环血流（Qp）与体循环血流（Qs）比（Qp/Qs）小于1.5时，心脏一般无明显变化。由于右心房同时接受腔静脉回血以及来自左心房的分流血流，出现右心室容量负荷增加，右心房、右心室增大以及肺血流增多肺血管扩张。由于左心房与右心房间的压力差较小，ASD分流速度较慢并不产生任何杂音，而是因为肺血流增加肺动脉瓣出现相对狭窄的收缩期杂音。右心室和肺血管对容量负荷有一定的承受能力，尽管肺血流量可明显超出正常3～4倍，肺动脉压却往往升高不显著，因此单纯ASD导致肺动脉高压出现心力衰竭的很少见；但由于右心室长期容量超负荷，右心室扩大往往可出现三尖瓣关闭不全。多数患者左心室大小正常或稍小，分流量巨大ASD因左心血流量减小可出现左心房以及左心室腔径缩小。先天性ASD合并二尖瓣病变时，即鲁登巴赫综合征（Lutembacher's syndrome），二尖瓣狭窄加重了心房水平左向右分流，还可有二尖瓣关闭不全造成的二尖瓣反流。

ASD可造成房水平左向右分流，也可出现右向左分流。如果右心室排血受阻、右心室肥厚、右心室充盈压升高导致右心房压升高时，心房内分流可逆转为右向左分流。心房水平的右向左分流可出现于特发性肺动脉高压、右心室双腔或肺动脉狭窄等。

四、超声心动图诊断要点

1. 超声心动图检查切面 ASD的二维超声心动图的特征为房间隔组织回声中断（图17-2），继发孔型房间隔回声缺如位于房间隔中部，其两侧断端清楚，两断端之间的距离为ASD大小；原发孔型房间隔缺如位于近房室瓣连接的十字交叉处房间隔下方，通常合并瓣叶裂或心内膜缺损；静脉窦型的房间隔组织回声缺如位于房间隔上部或下部。剑突下四腔切面、主动脉根部短轴、胸骨旁四腔切面和心尖四腔切面均可显示房间隔。因为心尖切面房间隔与声束平行，以及卵圆窝处房间隔菲薄，心尖切面容易出现房间隔回声失落（dropout）；而剑突下切面声束与房间隔近于垂直，是显示房间隔缺损的最佳切面。因此，应强调应用剑突下多个切面显示房间隔全貌，剑突下双心房切面可明确上、下腔静脉与右心房的关系，是诊断静脉窦型ASD的最佳切面（图17-3）。经食管超声心动图由于探头靠近房间隔和检查切面可与房间隔近于垂直，可显示房

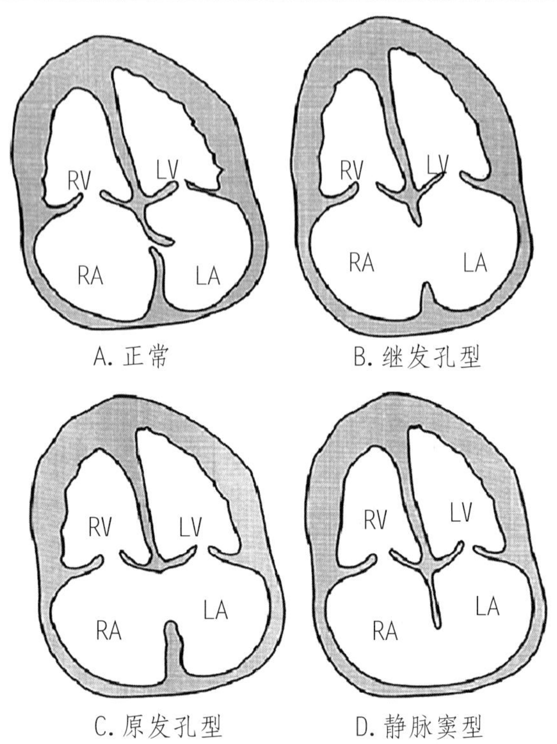

图 17-2 超声心动图诊断房间隔缺损

A 为正常房间隔回声；B 为继发孔型 ASD；C 为原发孔型 ASD；D 为静脉窦型 ASD。心尖四腔心观察原发孔型、继发孔型和静脉窦型 ASD 的房间隔回声缺如分别位于房间隔下方、中部和上方。

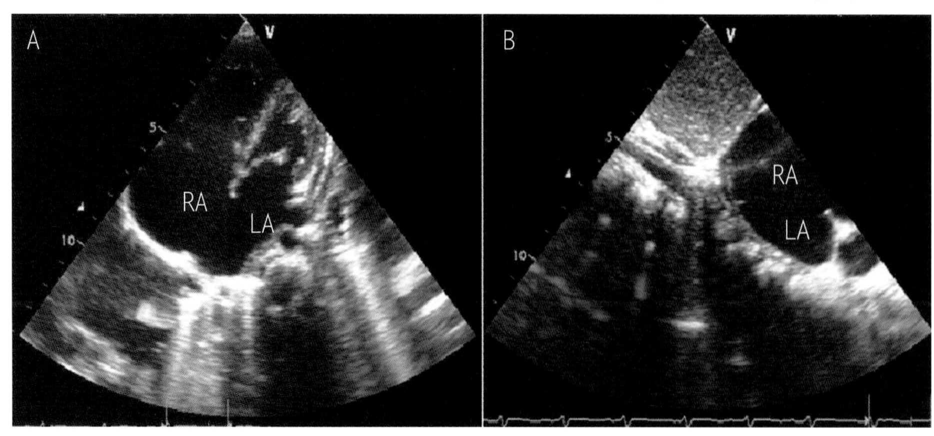

图 17-3 剑突下切面对下腔型 ASD 的诊断示意

A 为心尖四腔心切面，显示房间隔缺损；B 为剑突下长轴切面，显示房间隔缺损累及下腔静脉缘，为下腔型 ASD。

间隔全貌，特别有助于清晰分辨经胸超声可疑的或者细小至2mm左右的小ASD和静脉窦型ASD。

2. 超声心动图特征表现 ASD的房水平分流常可导致右心室容量负荷过重，如右心室增大、右心房增大以及室间隔运动异常等，这些间接征象可能提示或怀疑ASD的存在。确诊ASD的直接征象有：

（1）二维超声心动图直接显示缺损位置。应注意在两个以上切面显示缺损位置以排除回声失落，如存在缺损断端回声增宽（matchstick）可有助于区别房间隔的真实缺损和回声失落。

（2）脉冲或彩色多普勒发现房间隔水平的异常血流信号（图17-4）。

（3）心脏声学造影出现左向右分流负性显影。房间隔缺损的位置和大小测量经食管超声心动图比经胸超声心动图更为准确可靠，因为准确测定ASD缺损在微创手术关闭房间隔缺损时尤为重要。

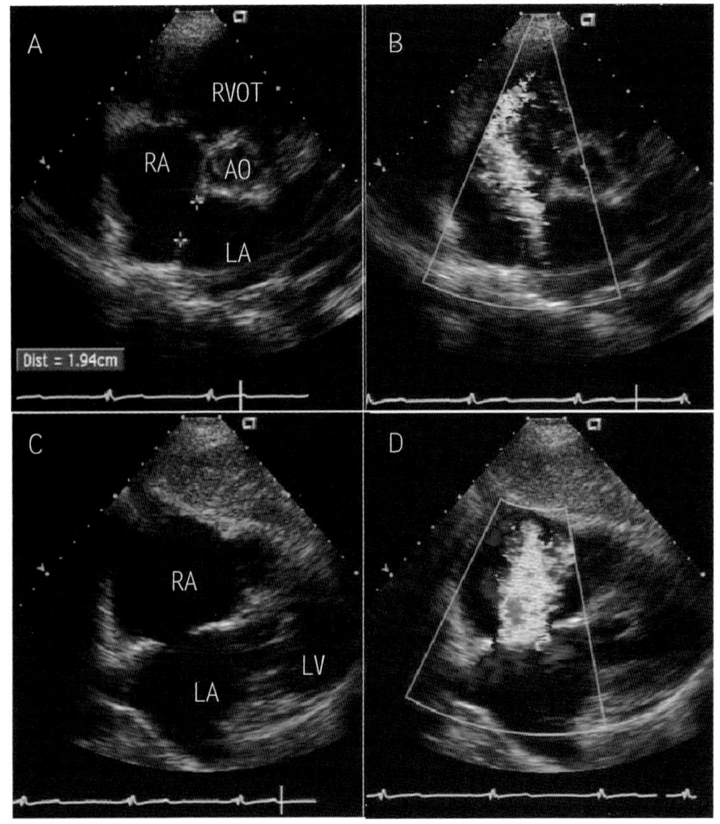

图 17-4 ASD 的超声诊断

A、B 为胸骨旁大动脉短轴；C、D 为剑突下近似四腔心切面，该图例显示房间隔回声中断，彩色多普勒血流显像显示房间隔水平穿隔血流。

通常彩色多普勒血流显像能敏感地检测出ASD的分流，有助于鉴别真正缺损和回声失落。TEE检查的脉冲多普勒和彩色多普勒血流显像无疑增加了诊断的准确性。由于声束方向与分流血流方向平行，剑突下切面将取样容积放置于近缺损处右心房侧，就能记录到房间隔缺损血流频谱。单纯ASD血流频谱的特征可为典型的收缩期峰和舒张晚期次峰双期型，心电图R波直后可观察到瞬间的右向左分流（图17-5），PW测定ASD分流流速一般在1～1.3m/s。房间隔缺损血流频谱对应于双心房间的瞬时变化的压差，收缩前期即刻出现的短暂右向左分流是由于收缩前期左心房压更为显著的下降所致，彩色多普勒血流显像一般无法显示收缩前期即刻的短暂右向左分流，应用对比超声心动图（注射造影剂时）左心房内出现一些造影剂微气泡提示存在右向左分流。

静脉注射超声造影剂如振荡之生理盐水，正常情况时造影剂充满右心房而描绘房间隔的轮廓，因此即使当房间隔显示不清时房间隔轮廓的显示可证实房间隔的存在而帮助排除假阳性。ASD存在右向左分流时，可立即在左心房观察到造影剂的回声，因此可肯定ASD的存在和分流方向。ASD存在左向右分流时，非显影的“阴性血流”从左心房进入充满微气泡显影的右心房而出现负性显影效果；即使存在显著的房间隔分流，房水平血流的混合也可导致在左心房内出现造影剂的显像；这几种情况均能肯定房间隔缺损的存在。

除非ASD较小，ASD房水平左向右分流可出现右心室容量负荷过重表现：右心室增大、右心房增大以及室间隔矛盾运动。ASD的分流程度可经超声计算肺循环血流（Qp）和体循环血流（Qs）之比值Qp/Qs来估测（图17-6）。

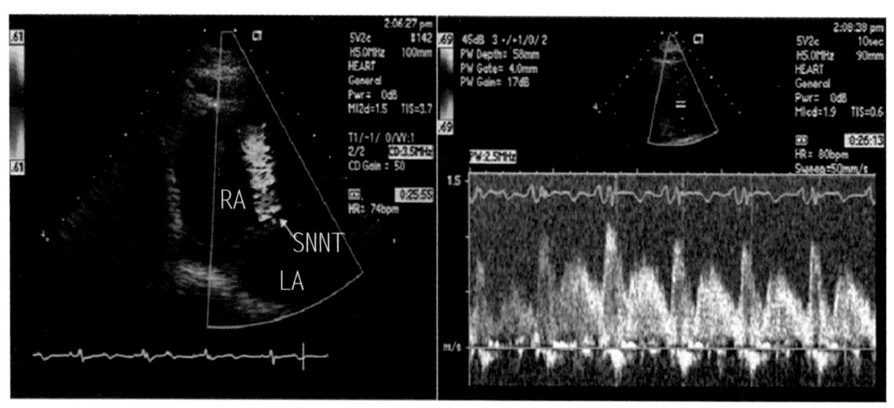

图 17-5　ASD 的脉冲多普勒血流频谱

左图为彩色血流频谱显示经房间隔缺损处血流；右图为经房间隔缺损处脉冲多普勒血流频谱，该频谱显示双峰血流频谱以及短暂收缩前期右向左分流（基线下方）。

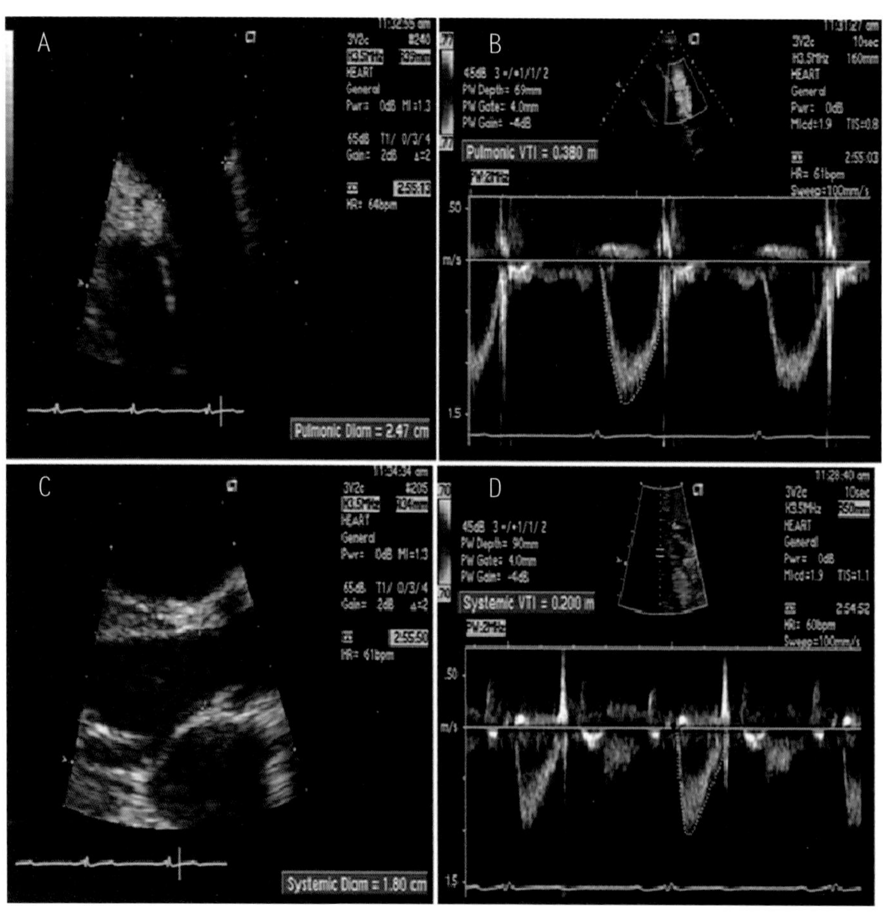

图 17-6　ASD 患者 Qp/Qs 测定实例

A 为二维测定肺动脉瓣环处直径（24cm）；B 为肺动脉瓣环下脉冲多普勒血流频谱，速度时间积分为 38cm；C 为二维测定左心室流出道直径（18cm）；D 为左心室流出道脉冲多普勒血流频谱，流速积分为 20cm。计算出 Qp/Qs=3.4。

3. 超声诊断房间隔缺损注意要点

（1）无明确右心室容量负荷过重表现，单纯依靠彩色多普勒血流显像观察到房间隔“过隔血流”诊断ASD要慎重，因为正常人下腔静脉或右肺静脉可出现显著血流信号，而彩色多普勒血流显像可被误认为分流。通常二维切面或彩色血流显像分流束大小为3mm左右者，可考虑卵圆孔未闭（图17-7）。卵圆孔未闭指原发隔和继发隔之间存在的心房间小交通，正常情况下，左心房压高于右心房压，卵圆孔靠左心房面的活瓣组织覆盖；当右心房压超过左心房压时可产生右向左分流。

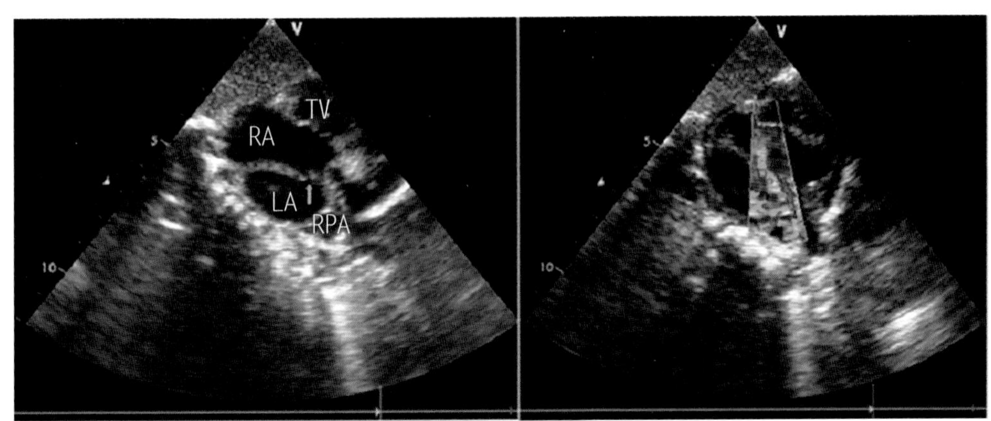

图 17-7　卵圆孔未闭的超声诊断

左、右图均为剑突下长轴切面。左图显示房间隔回声中断（箭头所指）；右图彩色多普勒血流显像显示细小穿隔血流（宽 2mm）。

（2）房间隔缺损分流取决于左右心房压差，右心房压增加可导致房水平双向分流（图17-8），甚至右向左分流，心尖四腔切面可能不容易观察到房水平分流，有必要应用剑突下切面探查。右心室双腔或者肺动脉狭窄合并ASD时，由于右心房压显著增加，房水平可表现为右向左分流。

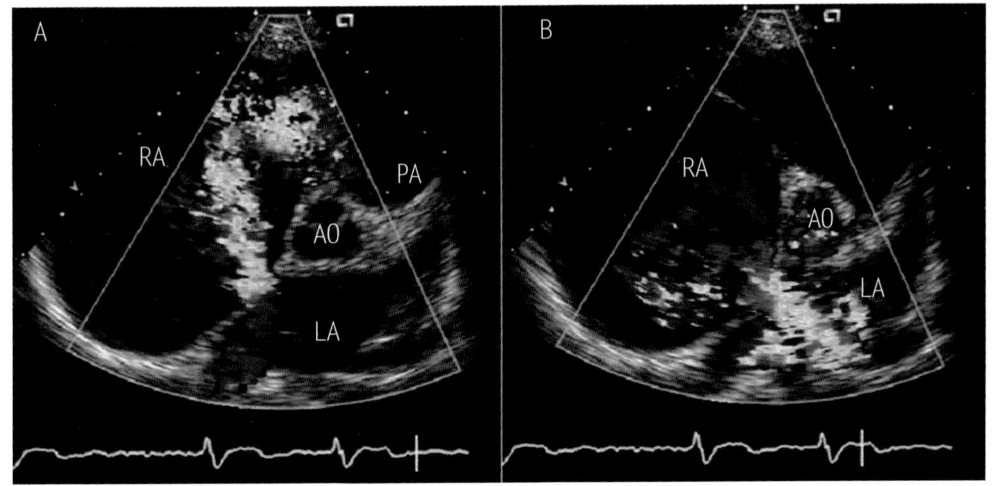

图 17-8　三尖瓣下移畸形合并房间隔缺损患者的彩色多普勒显像

A、B 均为胸骨旁大动脉水平左心室短轴。A 显示房间隔左向右分流（红色分流束，分流时相位于舒张期）；B 显示房间隔右向左分流（蓝色分流束，分流时相位于收缩期）。

（3）ASD时肺动脉血流量增加，肺动脉瓣口血流流速增加，因此必须确定有无合并肺动脉瓣狭窄。不合并肺动脉瓣狭窄的单纯ASD肺动脉瓣口血流CW测定通常不超过3.0 m/s，偶有达4 m/s高限。肺动脉瓣血流流速达3m/s以上者，须密切注意肺动脉瓣的形态改变以及应用脉冲多普勒同时探查右心室流出道血流流速。

（4）剑突下腔静脉长轴切面以及胸骨右缘切面是诊断静脉窦型ASD的理想切面，类似于TEE的双心房切面（图17-3B）。不管是成人或婴幼儿，应尽可能应用剑突下切面以排除静脉窦型ASD。因为经胸骨旁声窗诊断的继发孔ASD，有时经剑突下切面确诊为静脉窦型ASD（图17-9）。静脉窦型ASD可伴有肺静脉异位连接（图17-10），剑突下切面多加以应用有助于了解ASD与上、下腔静脉关系以及除外有无肺静脉异位连接。

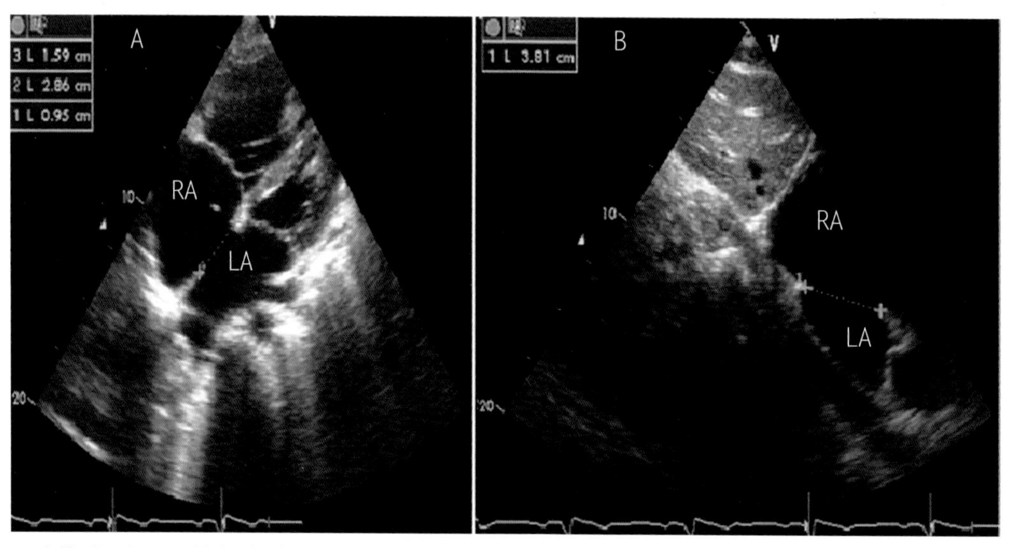

图 17-9　下腔静脉型 ASD 的超声诊断

A 为胸骨旁四腔心切面，显示房间隔回声中断约 28.6mm；B 为剑突下长轴切面，显示房间隔缺损抵达下腔静脉缘，中断为 38.1mm，只要超声确认下腔静脉缘无边缘即可诊断为下腔静脉型 ASD。

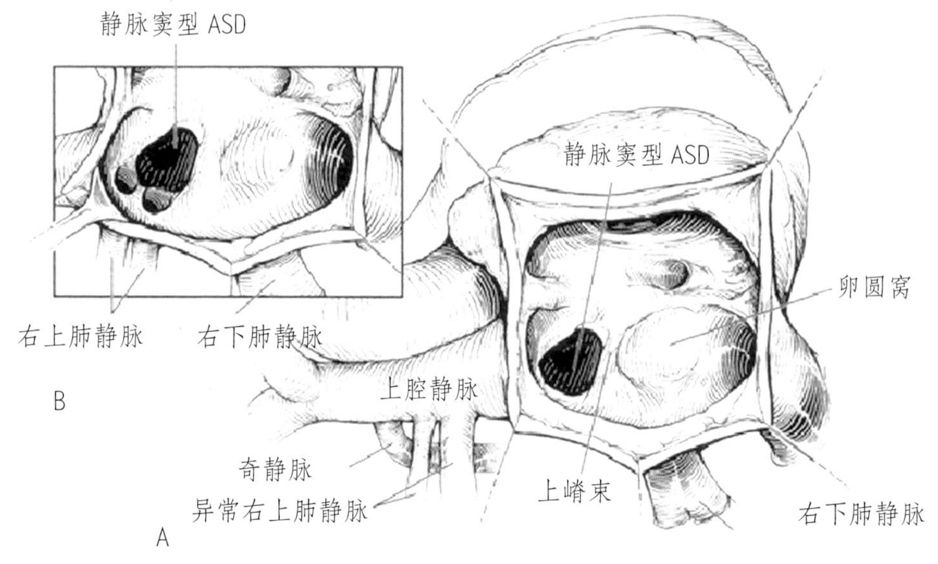

图 17-10　静脉窦型 ASD 解剖示意图

A 示静脉窦型 ASD 缺损位于上腔静脉口，可存在右上肺静脉或奇静脉的异位引流入上腔静脉；B 为右上肺静脉异位连接入右心房。

（5）ASD患者须测定三尖瓣反流压差，评价肺动脉高压程度。

4. 房间隔缺损的合并畸形 ASD可单独出现或合并其他心脏畸形，ASD可合并三尖瓣关闭不全、室间隔缺损、动脉导管未闭、肺动脉瓣狭窄、二尖瓣狭窄或关闭不全、永存左上腔静脉等。在很多先天性心脏畸形中，ASD是作为一种仅具有次要血流动力学意义的合并畸形存在，常见合并ASD的心脏畸形有：部分或完全型肺静脉异位连接（PAPVC/TAPVC）、三尖瓣下移畸形、肺动脉瓣狭窄、三房心、大动脉转位、三尖瓣闭锁、肺动脉闭锁等。这里值得一提的是弯刀综合征（scimitar syndrome），弯刀综合征指的是右肺的所有静脉或部分静脉异位连接于下腔静脉，因胸片显示异位连接的肺静脉外表像土耳其弯刀而得此名。本病伴发畸形常见的有：右位心、右肺和右肺动脉发育不良、右肺动脉起源于腹主动脉，70%的患者合并心内缺损，以ASD最为常见。超声心动图发现ASD不难，难就难在有无通过ASD的线索发现其他合并畸形。如PAPVC最常合并的是ASD，而临床上只诊断ASD而遗漏PAPVC等合并畸形的情况并不少见。

5. 超声心动图在房间隔缺损介入手术中的应用 超声心动图是目前诊断ASD最佳的影像学方法，经胸超声心动图（TTE）结合经食管超声心动图（TEE）可显示房间隔全貌及毗邻结构，能够清晰地显示ASD的大小、部位，对正确判断ASD缺损与否、类型、缺损大小、数目及分流等有重要价值。房间隔整体约呈叶片形，房间隔平面呈左高右低，与人体冠状面约呈45°，略与四腔心切面声束平行。ASD大小以及部位、形状的把握，需要分别测定各切面ASD缺损和残端大小而不只测量单一缺损长径。由于ASD形态多样性，ASD的缺损及边缘大小在不同超声切面存在诸多差异，ASD边缘的命名也混乱不清。建议ASD边缘以邻近结构来命名以利于交流（图17-11）：沿着剑突下双心房切面的上腔静脉缘、下腔静脉缘方向的为ASD上下径，沿着四腔心切面水平靠近右肺静脉为肺静脉缘、靠近十字交叉为房室瓣缘方向的为ASD纵径，沿着大动脉短轴切面水平主动脉瓣缘为ASD的横径。根据上述切面测定的ASD缺损和边缘

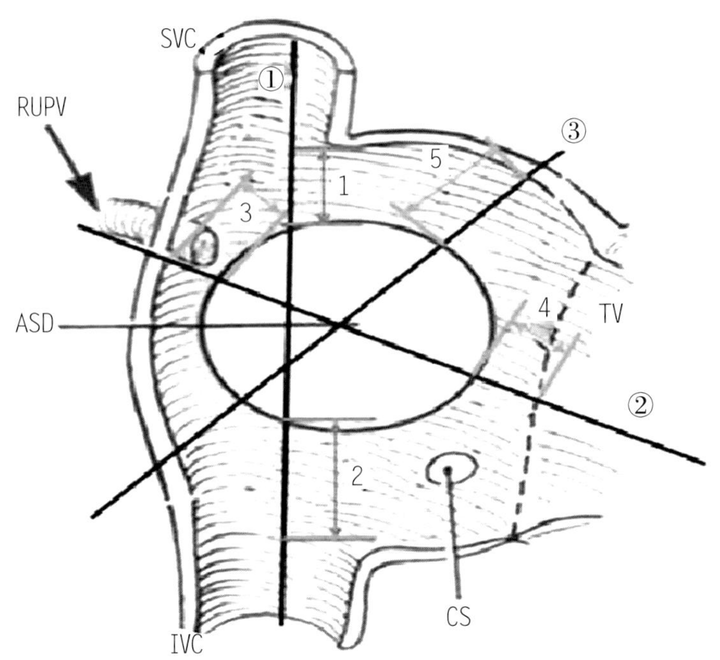

图17-11 房间隔缺损（ASD）边缘命名示意图

沿着剑突下双心房切面（①）的上腔静脉缘（1）、下腔静脉缘（2）方向的为ASD前上后下径，沿着四腔心切面（②）肺静脉缘（3）、房室瓣缘（4）方向的为ASD纵径，沿着大动脉短轴切面（③）主动脉瓣缘（5）为ASD的横径。SVC：上腔静脉，IVC：下腔静脉，RUPV：右上肺静脉，CS：冠状静脉窦，TV：三尖瓣。

大小可方便地重建ASD在房间隔的空间位置。TEE双心房切面、TTE胸骨右缘以及剑突下切面的联合应用有助于了解ASD与上腔静脉、下腔静脉、右上肺静脉以及主动脉瓣和房室瓣的比邻关系。目前内科导管和外科微创封堵手术的开展已日趋成熟，不少医院已单独选择TTE来筛选以及术中监测引导房间隔缺损封堵伞安放（图17-12）。

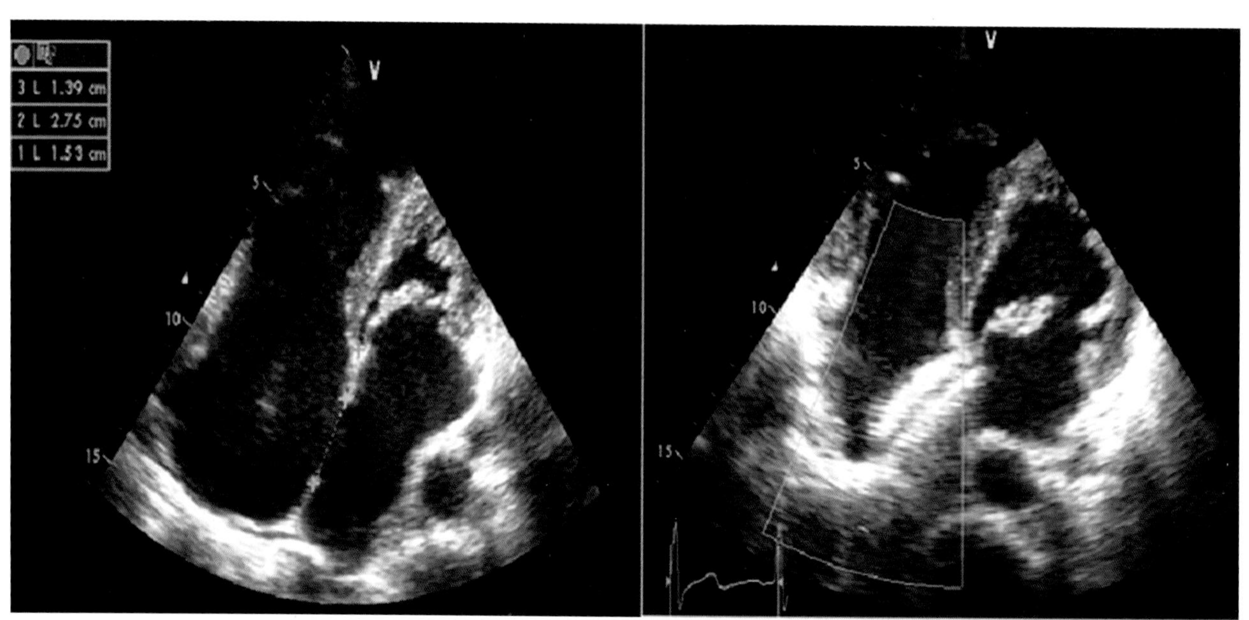

图 17-12　房间隔缺损的封堵术前后超声心动图

左图为心尖四腔心显示房间隔缺损；右图为同一切面，显示封堵伞闭合房间隔缺损。

第二节　室间隔缺损

一、概述

室间隔缺损（ventricular septal defect, VSD）是最常见的先天性心脏病，占先天性心脏病总数的25%。VSD可单独出现，或者作为主要病损可以合并其他单纯小异常。VSD也可为复杂畸形的组成之一，如法洛四联症、完全型房室间隔缺损、大动脉转位、共同动脉干等，在所有先天性心脏病中约50%可出现VSD。

二、病理解剖及分型

由于心内科医生、外科医生、解剖学家认识上的分歧，目前VSD的病理分类尚未完全统一。VSD根据解剖位置通常分为以下4类（图17-13），该分类符合2000年国际先天性心脏病外科命名学和数据库委员会共识。

1. 膜周型（perimembranous VSD）　占VSD总数的80%。膜周型VSD位于室上嵴的后下方，上缘紧邻主动脉无冠瓣和右冠瓣缺损，右缘邻近三尖瓣隔瓣。缺损周围均为纤维组织的为单纯膜部缺损，缺损往往向周围邻近组织延展，可累及膜周流入部、膜周肌部或膜周流出部，有时也称为交界部缺损（junctional VSD）。右心室面观膜周型VSD位于右心室流入部和流出部之间，左心室面观则位于左心室流出道。膜周VSD紧邻主动脉瓣下方时，容易合并主动脉瓣脱垂和（或）关闭不全。

2. 双动脉瓣下型（doubly committed subarterial VSD） 占VSD总数的5%~10%。该型VSD缺损位于右心室流出道的漏斗部，也位于左心室流出部；通常主动脉瓣和（或）肺动脉瓣边缘构成缺损边界的一部分，既往也称为嵴上型（supracristal）、嵴内型（intracristal）、漏斗部（infundibular）或者干下型缺损等名称，累及主动脉瓣右冠瓣边缘时容易导致主动脉瓣脱垂和主动脉瓣关闭不全。

3. 流入部型（inlet septal VSD） 占VSD总数的不到5%，也称隔瓣后VSD，位于三尖瓣隔瓣后方的右心室流入道，缺损的后缘为三尖瓣瓣环。

4. 肌部型（muscular VSD） 占 VSD 总数的 5%。缺损的边缘均为肌性组织，无纤维组织，可累及肌部的任何部位，该型 VSD 可单发也可多发。

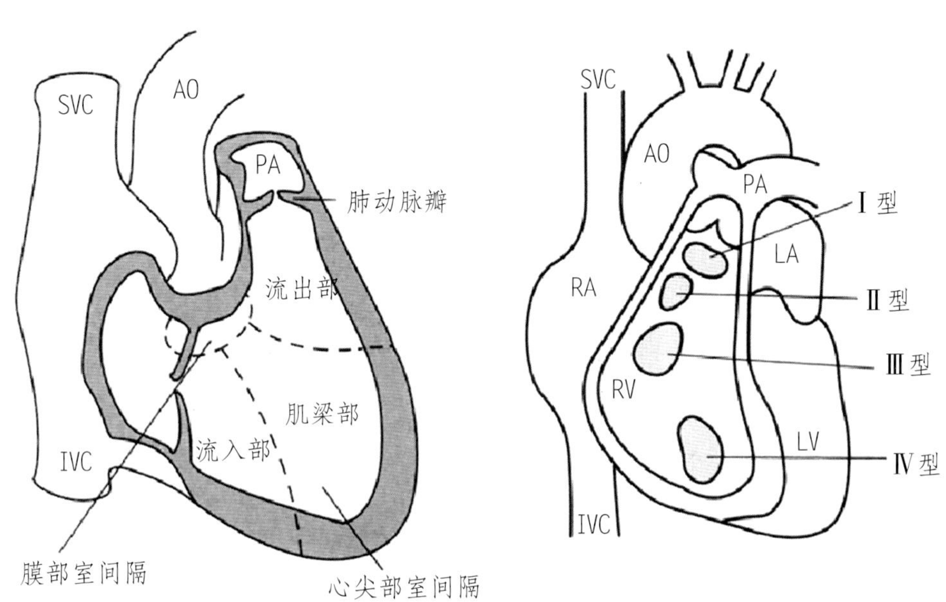

图 17-13 室间隔的解剖（右心室面观）和分型

A 为室间隔右心室面观，室间隔分为膜部和肌部两部分，肌部又分为流入部、肌梁部、流出部。流入部、肌梁部、流出部三部分室间隔会合处由半透明的纤维组织覆盖，该处即为膜部室间隔。B 为 VSD 的 Kirklin 分型：I 型，嵴上型 VSD，位于肺动脉瓣下方；II 型，膜周型 VSD，室间隔膜部以及膜周部缺损；III 型，流入部 VSD，三尖瓣隔瓣后方的缺损；IV 型，肌梁部至心尖部的肌部 VSD。

三、病理生理学

VSD的血流动力学改变是左、右心室间的异常血液分流，疾病早、中期，心内分流主要是左向右分流。决定心内分流量大小的主要因素，是缺损大小和体循环与肺血管阻力的比值。小型VSD其直径不超过主动脉根部直径的1/4，分流受缺损大小限制而不甚取决于体循环与肺血管阻力的比值，称为限制性

VSD（restrictive）。中型VSD的直径约为主动脉直径的50%，左向右分流中到大量，常出现左心室容量负荷过重现象，即表现为左心房、左心室扩大，肺动脉压轻度至中度增加。大型VSD的直径大于主动脉直径75%以上，有时甚至超过主动脉直径，左向右分流为非限制性（nonrestrictive），肺循环血流量显著增加，容易导致重度肺动脉高压。VSD的分流量大小也与VSD部位有关，隔瓣后VSD由于隔瓣的阻挡作用，分流量有所减小；同理，干下型VSD由于主动脉右冠瓣脱垂的阻挡，分流量也有所减小。VSD疾病晚期，肺循环阻力逐渐增高，心内左向右分流也逐渐减小；随着疾病进展肺动脉阻力相当或超过体循环阻力时，出现双向分流或右向左分流，临床上出现青紫，导致艾森曼格综合征。

四、超声心动图诊断要点

超声心动图评价VSD的目的是确定VSD的存在、位置、大小和合并损害以及血流动力学评价等，细致的超声检查还要了解VSD与周围组织的结构关系。

1. 二维超声心动图切面对VSD缺损部位的确定 为了正确确定VSD缺损部位，往往需要2个或2个以上二维超声心动图切面来证实。超声诊断医师必须熟悉室间隔的解剖位置以及二维超声心动图切面与VSD缺损的关系，在本书的基本超声切面章节已描述多个切面所显示的室间隔位置，这里再加以总结（图17-14）。胸骨旁左心室长轴和短轴、心尖四腔心和剑突下等切面可以对VSD缺损部位加以观察，剑突下切面常有助于观察婴幼儿VSD的缺损部位。通常单纯VSD的检出率接近100%，但也有假阴性出现，

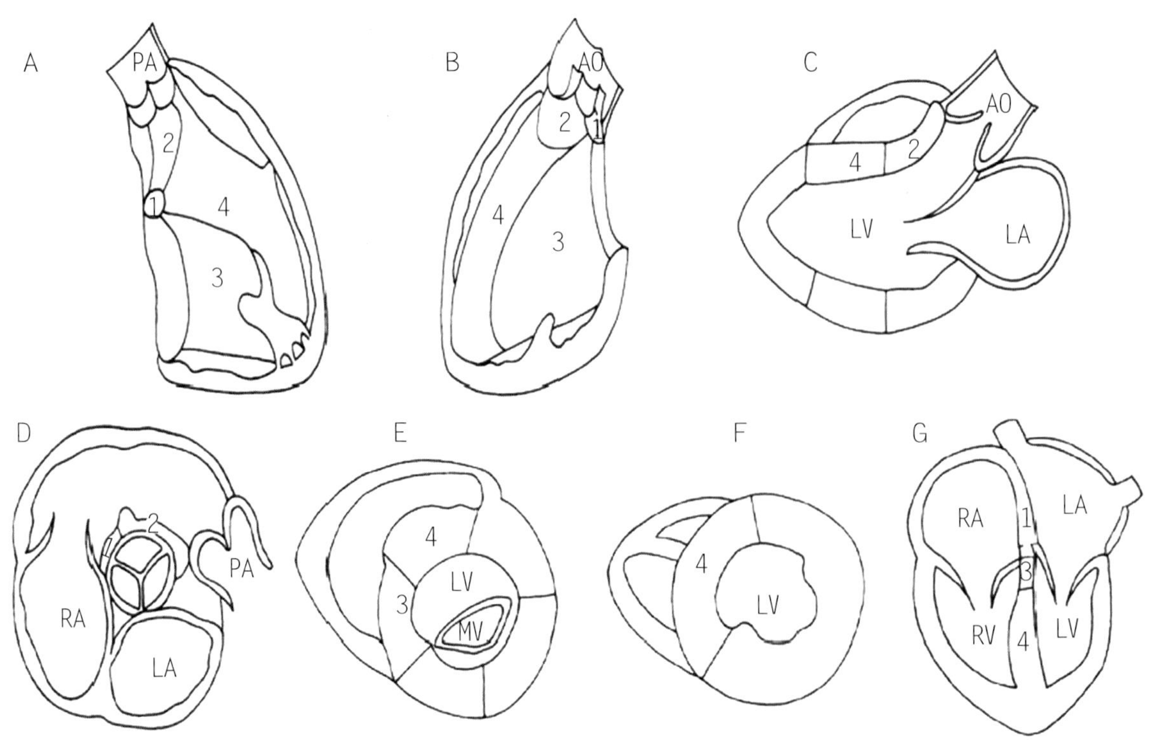

图 17-14　二维超声心动图切面与室间隔缺损的解剖位置关系

A 为室间隔解剖右心室面；B 为室间隔解剖左心室面；C 为胸骨旁左心室长轴切面；D 为胸骨旁大动脉短轴切面；E 为胸骨旁二尖瓣水平短轴切面；F 为胸骨旁乳头肌水平短轴切面；G 为心尖四腔心切面。1 为室间隔膜部。2 为室间隔流出部。3 为室间隔流入部。4 为室间隔肌梁部。

如小VSD被漏诊或者有多处缺损者未能显示第二个缺损。VSD的二维超声心动图特征是正常连续完整的室间隔回声出现连续性中断。VSD缺损部位的正确定位，通常需要多个切面来证实。二维超声切面与VSD部位的关系为：①膜周型VSD（图17-15）的诊断切面通常在胸骨旁大动脉短轴的9～11点钟处，或者在心尖五腔心切面主动脉瓣下方。②流入部VSD（图17-16）通常可在胸骨旁或四腔心切面十字交叉处三尖瓣隔瓣下方，或者胸骨旁大动脉短轴8～10点钟处，或者胸骨旁右心室流入道长轴的三尖瓣隔瓣根部。③嵴上型VSD的诊断切面在胸骨旁大动脉短轴12～2点钟处，或者为右心室流出道切面左心室流出道左侧和肺动脉瓣下方。④肌部VSD（图17-17）可出现胸骨旁左心室短轴切面的8～12点钟处，或者心尖四腔心切面室间隔下2/3处。肌部VSD可发生在室间隔肌梁部的任何部位，需要多个切面（不一定为标准）细致观察。如果超声心动图在多个切面都探及VSD缺损，提示缺损较大，并牵连多个部位，称为混合型VSD（图17-18）。虽然大部分VSD为先天性，获得性VSD可作为心肌梗死的并发症之一室间隔破裂出现，偶有起搏导丝导致室间隔穿孔的报道。超声心动图还有助于检测出与VSD有关的异常，例如室间隔膨胀瘤（ventricular septal aneurysm）、主动脉瓣关闭不全，主动脉瓣脱垂或疝形成（hernia，图17-19）等。

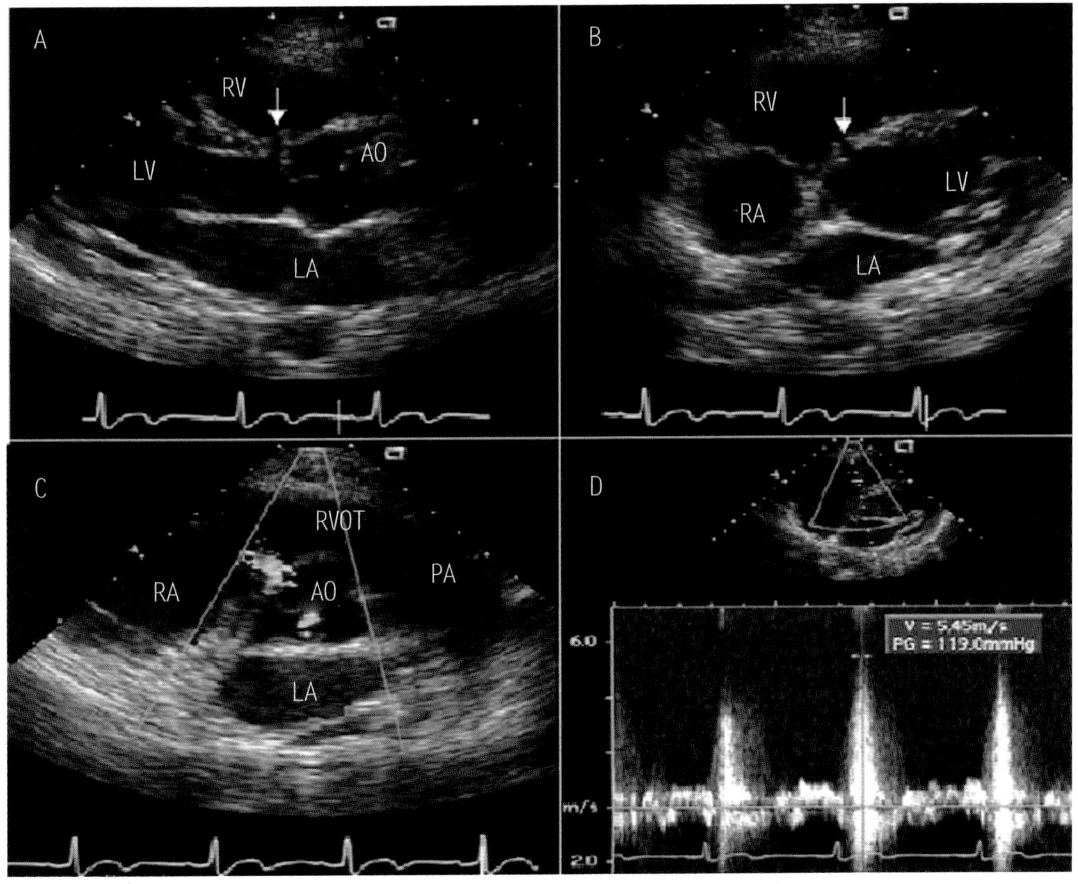

图 17-15　膜部 VSD 的超声心动图

A 为胸骨旁左心室长轴，显示主动脉瓣下方室间隔和主动脉前壁的前连接回声中断（箭头所指）；B 为胸骨旁四腔心切面，见膜部室间隔缺损（箭头处）；C 为胸骨旁大动脉短轴彩色血流显像，显示室间隔穿隔血流；D 为连续多普勒测定室水平分流血流频谱，该图例分流最大流速为 5.45m/s，换算成压差为 119mmHg。

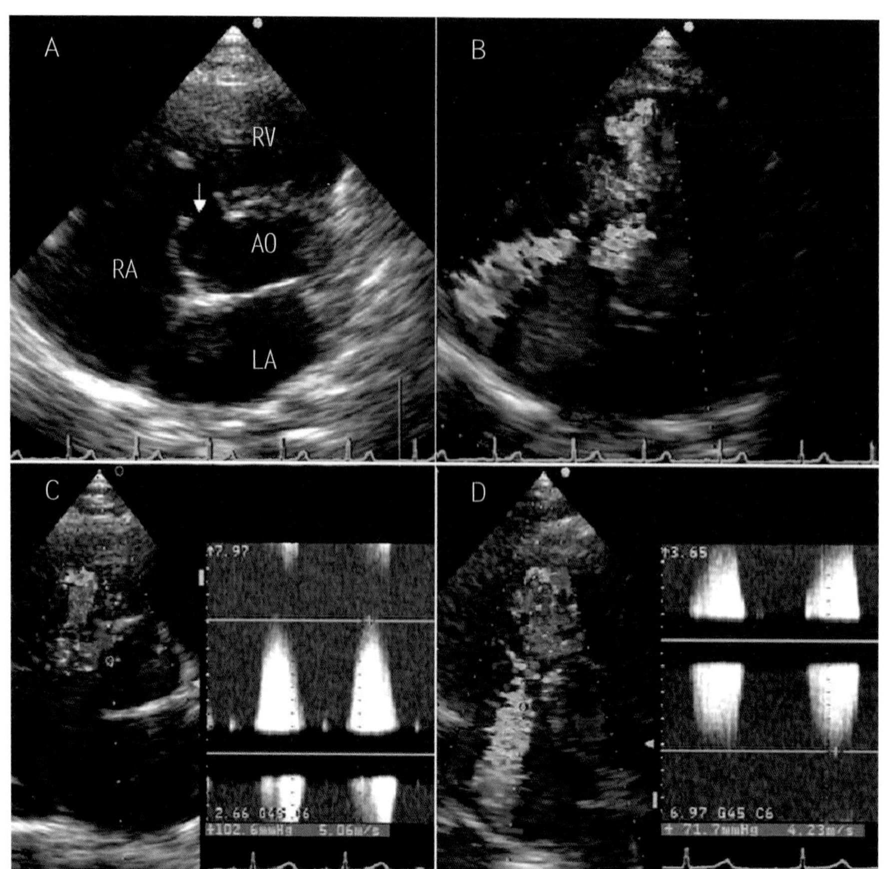

图 17-16　流入部（隔瓣后）室间隔缺损的超声心动图

A 为胸骨旁四腔心切面，显示位于三尖瓣隔叶后上方的室间隔回声中端（箭头所指）；B 为胸骨旁四腔心切面彩色血流显像，显示左心室血流进入右心室和右心房；C 为缺损处连续多普勒血流频谱，测定室间隔分流最大血流为 5m/s；D 为缺损处连续多普勒血流频谱，测定左心室至右心房的分流最大流速为 4.2m/s。

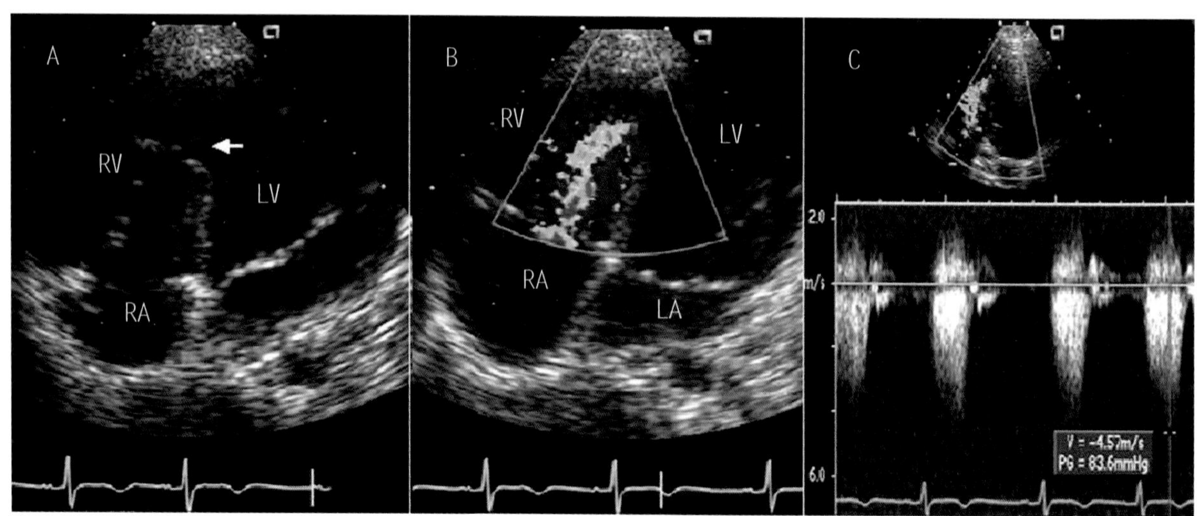

图 17-17　肌部 VSD 的超声心动图

A、B 均为心尖四腔心切面，A 箭头所指为室间隔肌部回声中断；B 彩色血流显像显示经肌部室间隔缺损处的穿隔分流血流，血流方向背向探头，与三尖瓣反流血流方向相同，注意该射血流束起源于肌部缺损处；C 为连续多普勒记录肌部缺损处分流血流频谱，分流最大流速为 4.57m/s, 压差为 84mmHg。

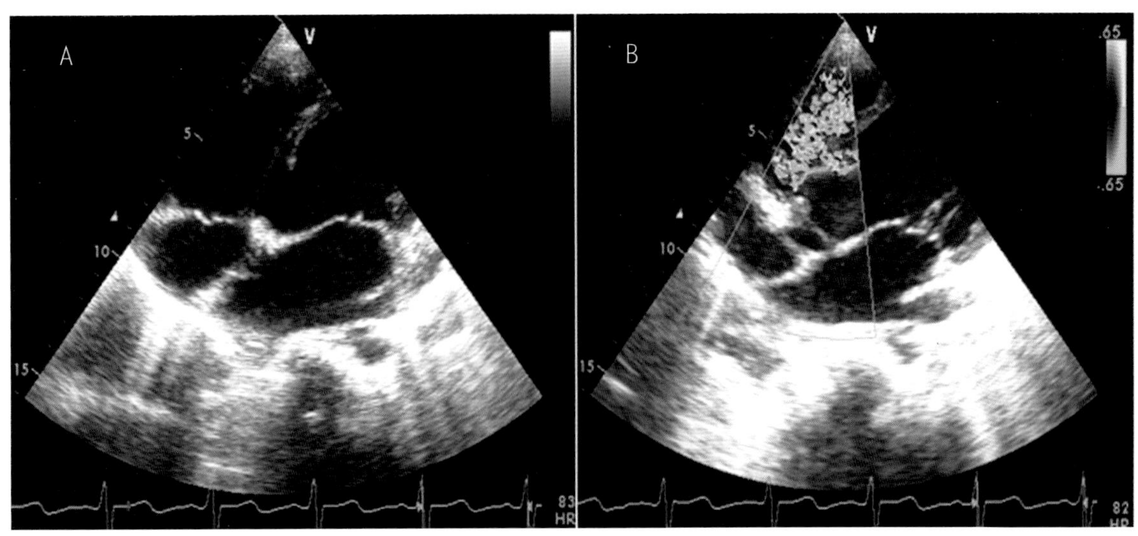

图 17-18　混合型 VSD 的超声心动图诊断

患儿，男性，3 岁。A 为胸骨旁四腔心切面，显示三尖瓣隔瓣下方巨大室间隔缺损（15mm），为膜周和隔瓣后混合型 VSD；B 为 A 切面彩色血流显像，室水平为左向右分流。

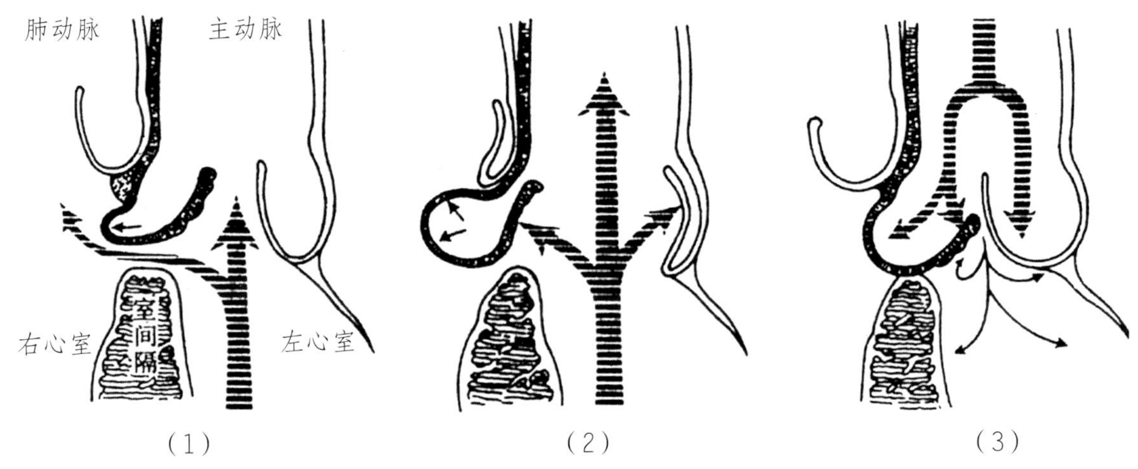

图 17-19　VSD 合并主动脉窦疝的血流动力学示意图

VSD 可导致主动脉瓣和主动脉窦部组织缺乏支撑。

（1）心室收缩早期，由于大量血液经缺损分流，吸引窦部偏向右心室。

（2）心室收缩中期，左心室射血入主动脉，推压窦部膨向右心室。

（3）心室舒张期，主动脉瓣游离缘闭合，窦部膨出变小或消失，过长的瓣膜脱垂入左心室，出现关闭不全。

2. 彩色多普勒血流显像　结合二维图像彩色多普勒血流显像可清晰地显示跨室间隔的异常镶嵌彩色血流束，在标准切面显示彩色射流束可帮助确定VSD的类型，特别当二维切面小缺损不易清晰显示时多普勒的作用尤为重要，脉冲或连续多普勒的探查可显示跨室间隔的高速血流。典型的VSD左向右分流血流频谱为全收缩期血流频谱，因为舒张期左心室压仍高于右心室压，往往尚能记录到部分舒张期分流信号。而室间隔肌部缺损较小时收缩后期可能关闭，有时只能记录到收缩早期的VSD血流频谱。连续多普勒可计算跨室间隔的峰压差而估算肺动脉收缩压。如果存在较大VSD或有肺动脉高压时双心室的压力相当室间隔水平分流可不显著，连续多普勒不容易探测出分流频谱，但通常较大的VSD容易被二维超声心动图探及（图17-20）。如果VSD室水平分流压差不大不小，而患者不存在肺动脉高压征象，应排除双腔右心室或肺动脉狭窄可能。目前二维超声结合多普勒超声诊断VSD的敏感性和特异性均已接近100%。VSD的分流程度可经二维/多普勒超声计算肺循环血流（Qp）和体循环血流（Qs）之比值Qp/Qs来估测。也有报道应用血流会聚法计算VSD分流量。

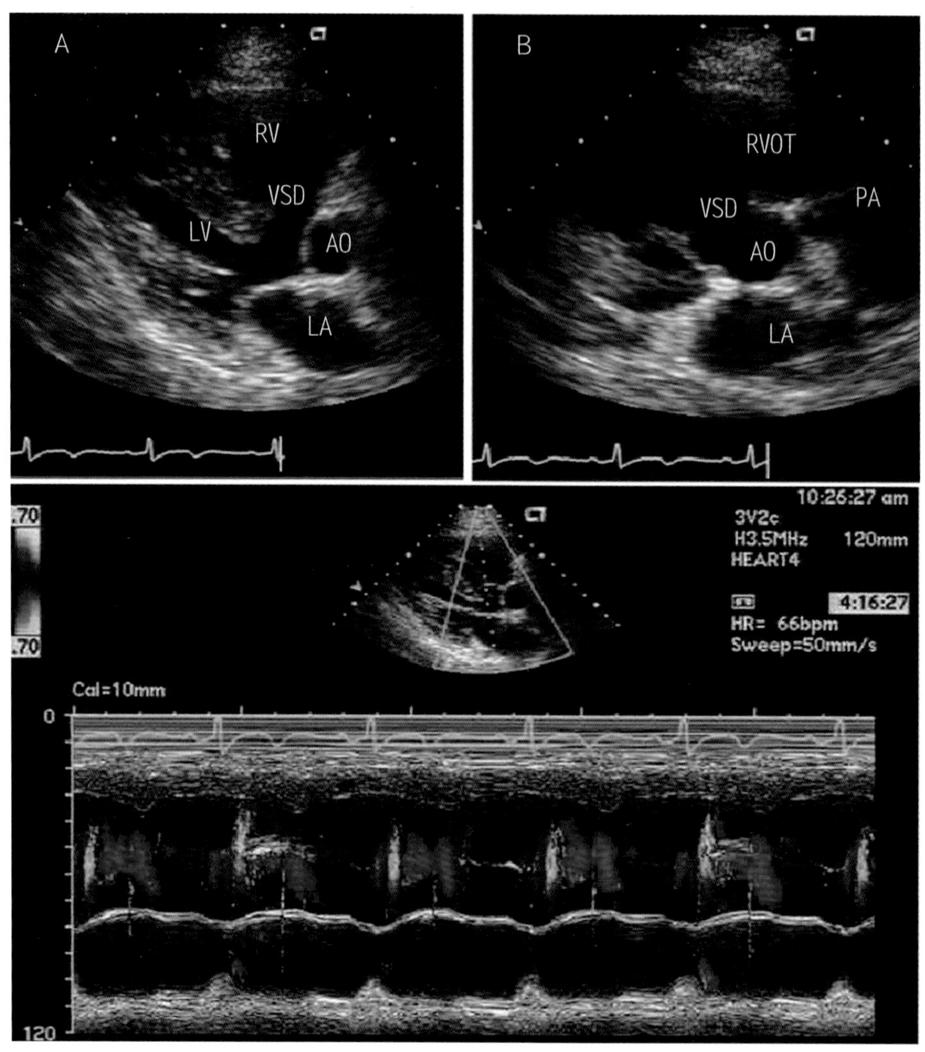

图 17-20　巨大室间隔缺损合并重度肺动脉高压的超声心动图

患者，男性，38 岁。A 为胸骨旁左心室长轴切面；B 为胸骨旁大动脉短轴切面，显示巨大膜周部室间隔缺损（VSD）；C 为经室间隔缺损处彩色 M 型超声心动图，显示收缩期早期左→右分流（红色血流信号），而收缩晚期和舒张期则以右→左分流为主（蓝色血流信号），提示重度肺动脉高压。

3. 室间隔缺损的伴发疾病　VSD常与动脉导管未闭、房间隔缺损、肺动脉狭窄、主动脉缩窄等简单的先天性心脏病合并存在。5%～10%的VSD同时合并主动脉瓣脱垂或关闭不全，多数为干下型和膜周型VSD。主动脉瓣关闭不全的发生主要与干下VSD的存在导致右冠窦失去相应的组织支撑有关。当VSD合并肺动脉高压时应特别警惕并排除其他合并畸形，如缺损巨大的VSD，可能合并主动脉缩窄或者主动脉弓中断。此外，VSD是许多复杂先天性心脏病的复合畸形的重要构成，如法洛四联症、大动脉转位、右心室双出口等，这些复杂先天性心脏病的室间隔缺损通常较大，位置位于流出道半月瓣附近，与室间隔主体和动脉下（动脉圆锥）间隔位于不同的平面，亦称为对位不良型室间隔缺损（malalignment VSD），这种缺损从不自发闭合，偶可独立存在，如果发现对位不良型室间隔缺损单独存在必须手术修补，切不可行室间隔缺损封堵术。若临床上发现VSD合并主动脉缩窄或主动脉弓中断时，遗漏或忽视主动脉缩窄或主动脉弓中断的诊断，将直接关系到VSD手术的成败。中等或大型VSD由于非限制性左向右分流，容易出现不可逆的肺血管病变，因此推荐VSD患儿即使只有轻度肺动脉高压也应在1岁前手术；如果肺动脉压正常，手术可延迟至1~2岁进行。目前VSD手术修补的死亡率很低（1%），对肌部和膜周部VSD导管封堵术也有95%左右的成功率。

4. 左心室-右心房交通　左心室-右心房交通又称为Gerbode缺损，是由于膜部室间隔心房部缺损导致，通常此型缺损为完全型房室缺损的一部分，偶然情况下可孤立存在。当膜周VSD延伸到右心房累及房室间隔时即造成左心室-右心房交通（LV-LA communication）。左心室-右心房交通可为房室间隔缺损或者为膜周VSD合并三尖瓣隔瓣异常。超声心动图观察房室间隔的解剖位置位于二尖瓣前叶下缘和三尖瓣隔叶附着处的上缘（图17-21）。由于左心室和右心房的交通，血液从高压的左心室进入低压的右心房，容易导致右心房、右心室容量负荷增加，随着肺循环回流增加，左心室容量负荷也相应增加。左心室-右心房交通依距离三尖瓣隔瓣的位置分为瓣上型和瓣下型（图17-22），瓣下型包括膜部VSD合并三尖瓣隔瓣裂。诊断注意要点：①超声心动图诊断膜部VSD而合并右心房、右心室增大时要怀疑左心室-右心房交通。②彩色多普勒血流显像有时不易区分左心室-右心房交通射流束和TR反流束，根据“TR”频谱CW测定的肺动脉收缩压较高，而其他超声表现不支持肺动脉高压存在时要考虑左心室-右心房交通。

5. 经食管超声心动图（TEE）对室间隔缺损封堵术的价值　由于内科介入和外科微创VSD封堵术的

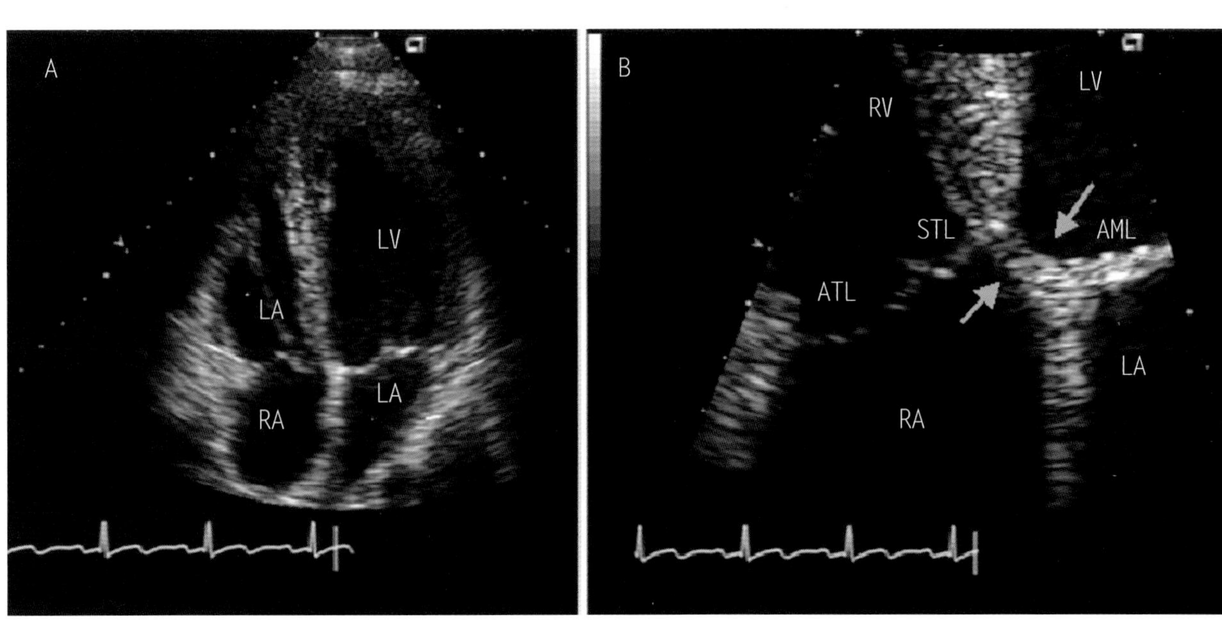

图 17-21　房室间隔的超声心动图

A为心尖四腔心切面；B为心尖四腔心切面十字交叉处局部放大图例；该图例可清晰显示房室间隔（双箭头所指）。AML：二尖瓣前叶，ATL：三尖瓣前叶，STL：三尖瓣隔叶。

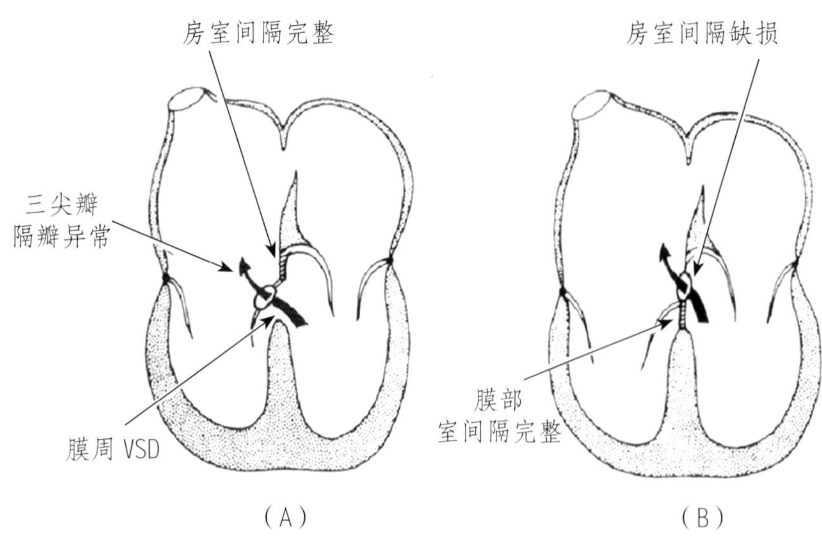

图 17-22　左心室－右心房交通示意图

A 为正常超声心尖四腔心所见十字交叉处房室间隔附近结构由部分房间隔下缘、部分膜部室间隔、二尖瓣前叶和三尖瓣叶附着。B 为瓣上型左心室－右心房交通位于三尖瓣隔瓣附着处上缘，由房室间隔缺损所致；瓣下型左心室－右心房交通位于三尖瓣隔瓣附着处下缘，由膜周 VSD 合并三尖瓣隔叶裂隙所致。

开展，超声诊断医师对VSD解剖位置的把握显得十分重要。目前VSD封堵适应证为膜周部和肌部VSD为主，膜周部VSD上缘离主动脉瓣≥1mm，离三尖瓣隔瓣≥3mm。TEE定位VSD的常用切面有食管中下段0°的心尖四腔心切面，食管上段45°左右的大动脉短轴切面，食管中段135°左右的左心室长轴切面等，TEE观察重点是VSD的大小（包括左心室面和右心室面）、VSD残端与主动脉瓣的距离、有无合并膜部瘤以及主动脉瓣脱垂等。TEE操作时的要点是：①确定观察平面的角度，通常可从0°开始。②左手可前后微调旋转食管探头柄，以选择观察的重点如大动脉短轴切面。③右手前进或后撤选择适宜的探头深度。经导管或外科微创VSD封堵术中超声诊断医师的任务是重点观察VSD的位置和大小以及与主动脉瓣、三尖瓣隔瓣等的解剖关系，以选择合适大小（或偏心）封堵器，术中引导导引钢丝经VSD进入左心室 以及封堵器释放在室间隔左右心室面，观察有无VSD残余分流以及封堵器对主动脉瓣、三尖瓣有无影响等（图17-23）。

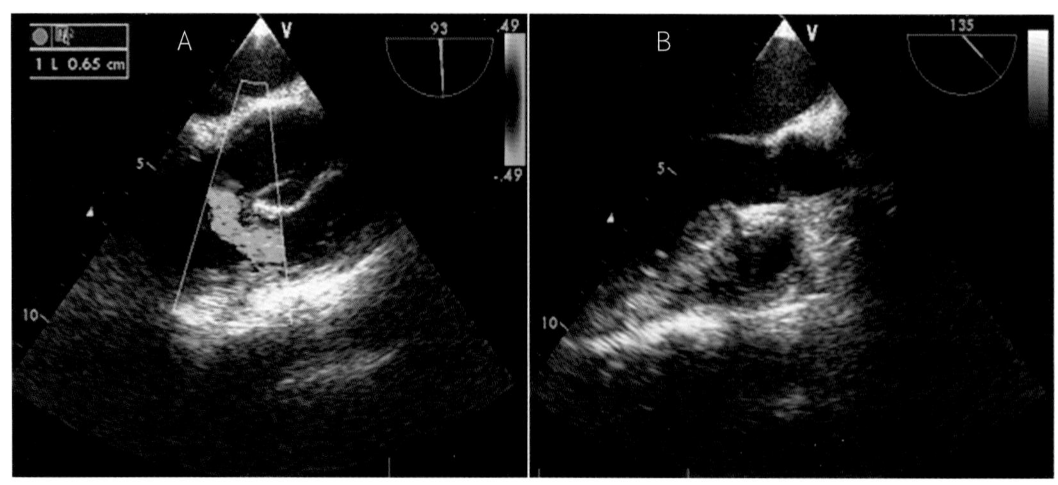

图 17-23　经食管超声心动图引导 VSD 的封堵

患儿，男性，6 个月。A 为经食管超声心动图食管中段切面诊断膜部室间隔缺损；B 为左心室长轴切面显示 9 号 VSD 封堵器位置固定。

第三节　动脉导管未闭

一、概述

胎儿期动脉导管从左肺动脉近端传送血液至降主动脉，出生后由于肺血管开放肺循环压下降，绝大多数动脉导管在出生后2~3周完全关闭。出生3个月后动脉导管未能闭合称为动脉导管未闭（patent ductus arteriosus，PDA）。PDA是一种常见的先天性心脏畸形，可单独出现或者合并其他先天性心脏病，发病率占先天性心脏病的15%~20%，本章主要论述单纯动脉导管未闭。动脉导管的起源和走行存在很大变异，动脉导管可以是双侧的。少数PDA是复杂先天性心脏病的一部分，有时甚至是生命导管，如主动脉离断或肺动脉瓣闭锁时的动脉导管。

二、病理解剖及分型

正常位主动脉弓，未闭的动脉导管是位于主动脉峡部与肺动脉之间的动脉交通，通常起自左锁骨下动脉分支下方2~10mm处，连接于邻近左肺动脉的肺动脉主干远端（图17-24）。未闭的动脉导管粗细不一，其内径一般为5 ~ 20mm，长度为6 ~ 10mm。根据动脉导管的形态通常分为：①管型，动脉导管

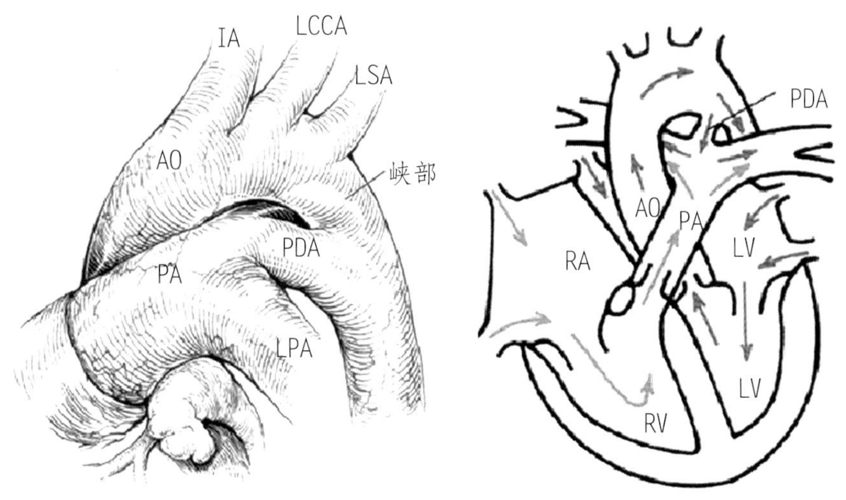

图 17-24　PDA 的解剖和血流动力学

左图为 PDA 的解剖，典型的 PDA 为肺动脉主干与左肺动脉连接处延伸连接到降主动脉。IA 为无名动脉，LCCA 为左颈总动脉，LSA 为左锁骨下动脉。右图为 PDA 的血流动力学示意图。静脉血经右心房，右心室流入肺动脉后进入左心房；动脉血经左心房，左心室进入主动脉，部分动脉血流经未闭的动脉导管短路从降主动脉分流再次进入肺动脉又进入左心循环，造成左心室容量负荷过重而导致左心室以及左心房增大。分流出现在肺动脉瓣远端，肺循环血流 Qp 等于 LVOT 的心排血量，体循环血流 Qs 等于 RVOT 的心排血量。

两端直径相等，此型最常见。②漏斗型，动脉导管主动脉端直径较肺动脉端明显粗大，形似漏斗。③窗型，动脉导管粗短，主动脉与肺动脉紧贴，呈窗形。

三、病理生理

绝大多数婴儿在出生3个月内动脉导管自行闭合，其中80%以上在8周内闭合，如出生3月后动脉导管仍未闭塞，即为动脉导管未闭。动脉导管未闭构成主动脉与肺动脉之间的异常通道，血流从高压的主动脉侧经动脉导管流入低压的肺动脉（主动脉至肺动脉的左→右分流），分流量大小取决于动脉导管的粗细和主动脉与肺动脉压力阶差。动脉导管细小通常分流量小，血流动力学改变不显著。如果动脉导管粗大，左向右分流为连续性而且分流量大，导致左心室容量负荷增加，左心房和左心室扩大，较早出现心力衰竭。长期显著分流使肺循环血流明显增加，肺循环阻力逐渐增加而导致肺动脉高压和右心室肥厚。当病程继续进展肺小动脉发生硬化阻塞等器质性改变时，当肺动脉压力等于或超过主动脉压力时（艾森曼格综合征），即可出现右向左分流或双向分流，临床出现下半身青紫。

四、超声心动图诊断要点

超声心动图诊断PDA时要求确定动脉导管位置、大小和形状，明确动脉导管分流以测定肺动脉压，以及除外合并其他畸形。PDA观察的最佳切面为胸骨左侧第2~3肋间旁右心室流出道和肺动脉长轴高切面及胸骨上凹主动脉弓切面（参见图1-55）。超声心动图的诊断要点如下：

（1）动脉导管的显示，二维超声心动图可显示降主动脉和肺动脉分支处存在管状无回声区，彩色多普勒血流显像可直观地显示高速湍流束起源于动脉导管流向肺动脉（图17-25）。

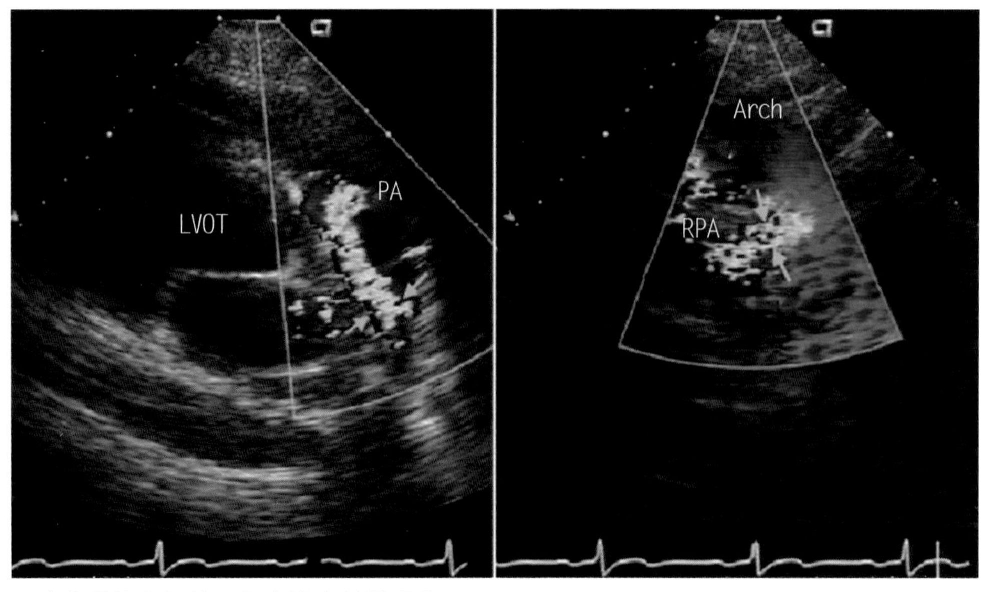

图 17-25　动脉导管未闭的彩色血流多普勒显像

左图为胸骨旁右心室流出道切面，显示起源于动脉导管的异常血流束（两侧箭头）；右图为胸骨上窝主动脉长轴切面，显示起源于降主动脉起始部动脉导管处异常血流束。Arch：主动脉弓，LVOT：左心室流出道，PA：肺动脉，RPA：右肺动脉。

（2）短路分流的存在（彩色多普勒血流显像，PW、CW），取样容积置于动脉导管口CW可探及收缩期和舒张期连续性血流频谱，血流流速于收缩期到达峰值（V_{max}）（图17-26），连续多普勒可测定分流压差而计算肺动脉压；除非特殊形态的PDA，一般经动脉导管的高速血流提示低肺动脉压。肺动脉收缩压 = 动脉收缩压 - $4V_{max}^2$。同理测量连续多普勒血流频谱舒张末期分流的峰值速度和峰压，用肱动脉舒张压代替主动脉舒张压，也可间接计算出肺动脉舒张压。

随着肺动脉高压的进展，收缩期分流成分逐渐减少甚至消失，而只存在舒张期分流成分；发展为艾森曼格综合征时出现收缩期右向左分流（图17-27）。文献报道应用CDFI诊断PDA的特异性可达100%，敏感性可达96%。当合并心房或心室水平分流而继发肺动脉高压时，在此情况下动脉导管的分流往往只发生于舒张期，CDFI可能不容易显示动脉导管分流束而出现假阴性。

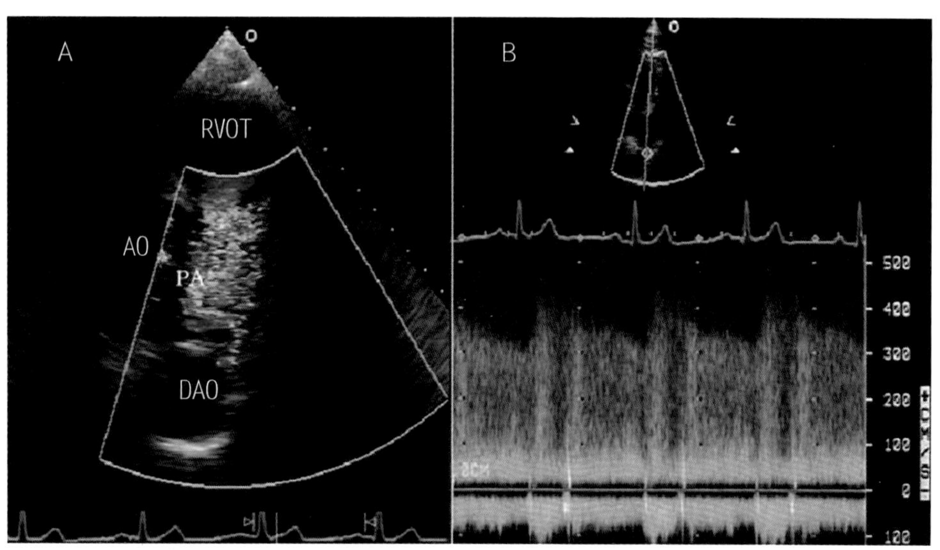

图 17-26　动脉导管未闭的多普勒超声心动图

A、B 均为胸骨旁肺动脉长轴高切面。A 为彩色多普勒血流显像，显示起源于降主动脉的湍流沿着肺动脉外侧壁扩展；B 为连续多普勒测定经动脉导管的连续性分流血流频谱，血流峰值位于收缩期。

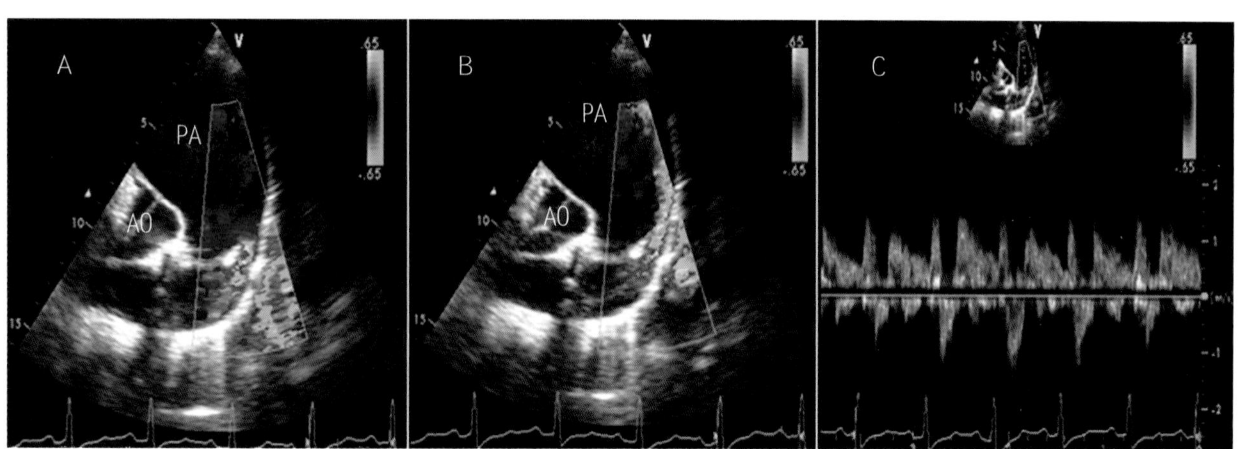

图 17-27　PDA 合并重度肺动脉高压的动脉水平分流

患者，男性，23 岁。A、B 均为胸骨旁大动脉短轴切面。A 显示收缩期右向左分流；B 显示舒张期左向右分流，C 为取样容积置于动脉导管显示的脉冲多普勒，清晰显示基线下方的收缩期右向左分流，基线上方的舒张期左向右分流。

（3）左心房和左心室增大征象。

（4）降主动脉内血流频谱。探头置于右肋缘下可探及降主动脉的长轴，取样容积置于降主动脉内可观察降主动脉的血流频谱。PDA存在时可见舒张期的逆向血流。须注意的是降主动脉内舒张期逆向血流还可见于：主动脉瓣反流、永存动脉干、主肺动脉窗、冠状动脉瘘、一侧肺动脉起源于主动脉以及体循环的动静脉瘘等。

PDA的分流程度可测定的肺循环和体循环血流量之差计算。从血流动力学上考虑就易理解（图17-24），因为分流出现在肺动脉瓣远端，肺循环血流Q_p等于LVOT的心排血量，体循环血流Q_s等于RVOT的心排血量（这点与ASD、VSD时计算不同）。因此：$Q_p/Q_s = CO_{LVOT}/CO_{ROVT}$。

左向右分流的先天性心脏病如房间隔缺损、室间隔缺损等均可能合并PDA，PDA还可伴发于其他严重心血管畸形，如主动脉弓离断或者主动脉缩窄，此时动脉导管水平为右向左分流，细致的超声心动图探查可发现动脉导管与降主动脉的直接沟通（图17-28）。肺动脉闭锁时，PDA提供主动脉向肺动脉供血的生命通道（图17-29）；其他如法洛四联症，动脉导管的开放增加了肺动脉血量而增加了氧和动脉血。

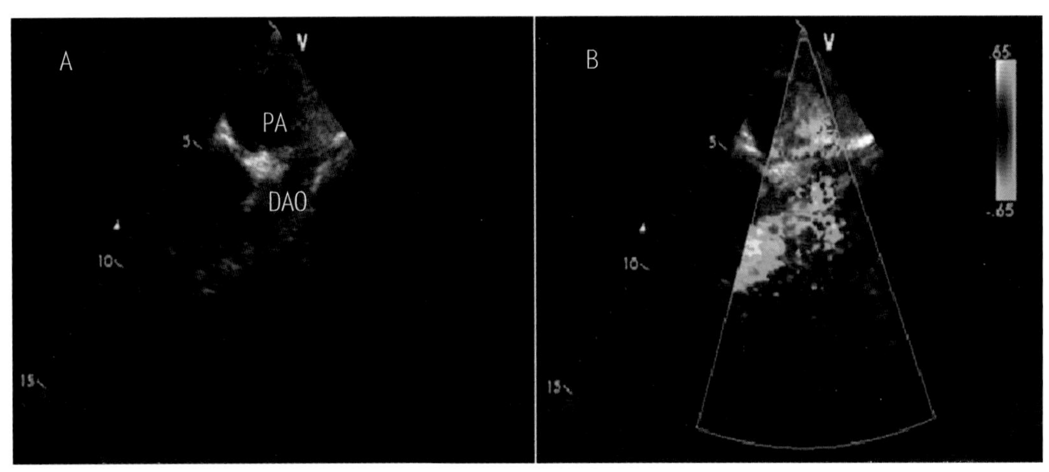

图 17-28　肺动脉发出动脉导管与降主动脉直接沟通的超声图例

患儿，女性，6岁。A为胸骨旁高侧位肺动脉长轴切面，显示肺动脉与降主动脉直接沟通；B为彩色血流显像，提示肺动脉与降主动脉的连续血流。与图17-95为同一患者。

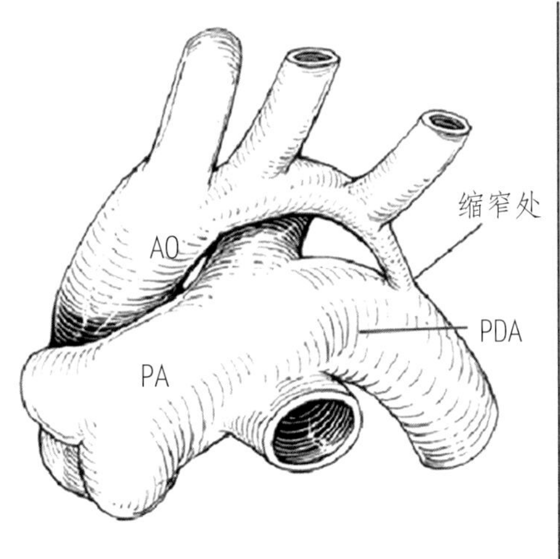

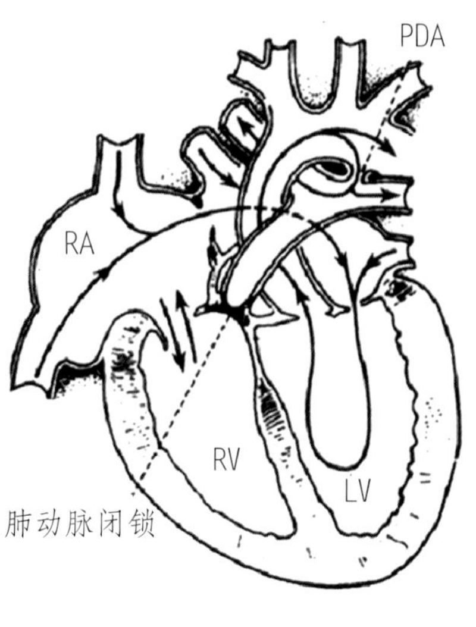

图 17-29　PDA作为生命通道示例

A为主动脉缩窄或主动脉弓中断，PDA为肺动脉血流到达降主动脉的通道；B为室间隔完整的肺动脉闭锁，PDA为主动脉供应肺动脉血的生命通道。

PDA常见并发症有心力衰竭、艾森曼格综合征、感染性心内膜炎等。目前手术结扎和导管封堵是治疗PDA的有效手段（图17-30）。

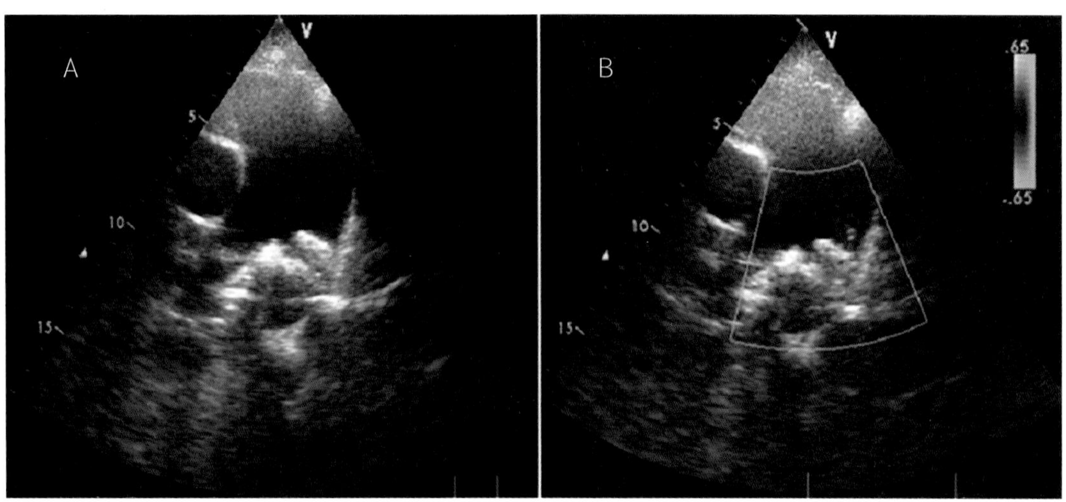

图 17-30　PDA 导管封堵示例

A、B 为胸骨旁肺动脉长轴切面，显示封堵器位于动脉导管内，B 彩色血流显示少许血流信号。

PDA的鉴别诊断　PDA的诊断通常较为直观，二维超声心动图结合多普勒检查甚至可发现临床不易发现的分流量较小的PDA，但对于成人由于动脉导管走向与声束平行，有时无法直接显示未闭的动脉导管。有些情况可造成肺动脉内异常的舒张期血流而易与PDA混淆，包括：①主动脉-肺动脉窗。②冠状动脉起源异常。③肺动脉瓣反流。④冠状动脉动静脉瘘。⑤姑息手术所致分流。细致探查不难区别这些肺动脉内异常血流。对较大的PDA成像检查时，也要注意避免将大的动脉导管误认为主动脉弓。另外PDA的诊断应注意常规检查胸骨上凹切面，测定降主动脉管径大小和血流流速，以除外主动脉缩窄可能。

第四节　房室隔缺损

一、概述

房室隔缺损（atrio-ventricular septal defect，AVSD）定义为一组房室间隔缺损和房室瓣发育畸形的先天异常，AVSD的特征是房室瓣水平的房室间隔缺失，表现为原发孔房间隔缺损、流入部室间隔缺损以及房室瓣结构异常的各种组合。本病名称不一，也称为心内膜缺损（endocardial cusion defect）、房室共同通道（common atrioventricular canal）等，本病的病理改变虽复杂，但都不存在正常的房室间隔，目前多称为房室隔缺损。AVSD占先天性心脏病的2%～4%。

二、病理解剖和分型

房室隔缺损通常分为三型（图17-31）。

1. 部分型 指原发孔型ASD合并二尖瓣瓣裂（cleft mitral valve）和/（或）三尖瓣隔瓣裂，二尖瓣瓣环下移与三尖瓣瓣环成同一水平，此型左右房室瓣瓣环完全分开（图17-32）。

2. 中间型 又称过渡型，为介于部分型和完全型之间的中间类型。原发孔ASD合并流入道型小室间隔缺损以及二尖瓣和（或）三尖瓣裂，存在两组明确的房室瓣瓣孔和两个分开的房室瓣瓣环，房室瓣组

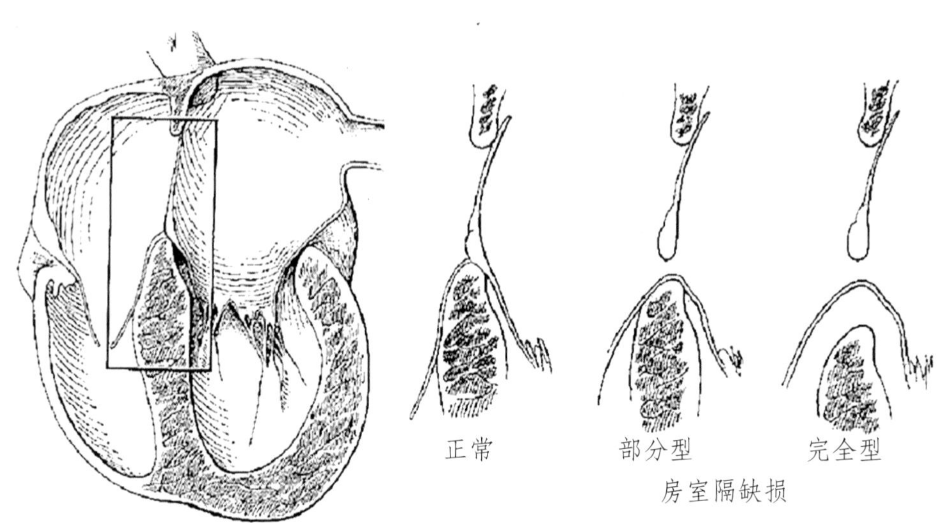

图 17-31 房室隔缺损的四腔心十字交叉示意图

正常心脏十字交叉由房间隔和室间隔连线以及三尖瓣隔叶和二尖瓣前叶的连线构成，部分型房室隔缺损为房间隔下方靠近十字交叉处缺损；完全型房室隔缺损为房间隔下方靠近十字交叉处缺损和室间隔膜部的缺损。

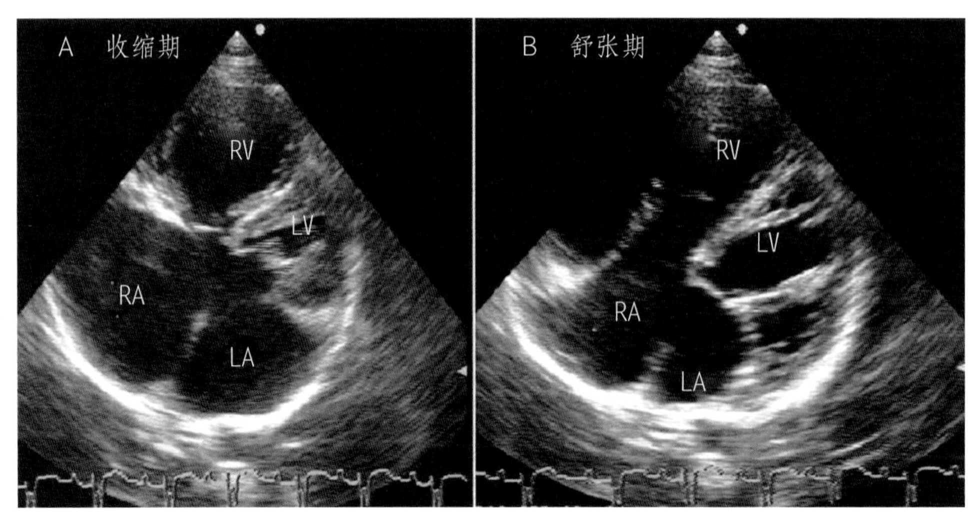

图 17-32 部分型房室隔缺损的超声心动图

A、B 为心尖四腔心切面，A 为收缩期，B 为舒张期，可见房间隔下方靠近十字交叉处回声中断。该图例显示左右心房室沟的连线（二尖瓣瓣环靠近二尖瓣后叶处与三尖瓣瓣环靠近三尖瓣前叶的连线）高于室间隔顶端。

织未完全黏附于低凹的室间隔嵴上，可有1个或数个较小的室间隔缺损。

3. 完全型 两侧房室瓣瓣环融合成共同房室瓣瓣环，房室瓣瓣口两侧联合成共口。房室瓣两侧也相连成共同瓣，骑跨于房室间隔缺损，似高架的桥梁，习称“桥瓣”。前、后桥瓣对峙以及前、后桥瓣完全断离与流入道型室间隔缺损相通，而出现左右交通、上下共道。

房室隔缺损病理上可有以下特点：①房室间隔消失。正常心脏的二尖瓣瓣环和三尖瓣瓣环不在同一水平，二尖瓣瓣环略高于三尖瓣瓣环。两组瓣环之间有一三角形的间隔组织，即为房室间隔。房室隔缺损的两组房室瓣瓣环（或称共同房室瓣瓣环）等高，不存在正常的房室间隔。②房室瓣畸形。可有2~6个瓣叶，如果前房室瓣与后房室瓣之间无纤维组织连接，则为仅有一组房室瓣；如果存在纤维组织连接，则构成两组房室瓣。③房间隔缺损。多数为局限于房室瓣上方的原发孔型缺损，也可合并继发孔型ASD，甚至房间隔完全缺如成共同心房（common atrium）。④流入部室间隔缺损。室间隔缺损紧邻房室瓣下方，呈勺形缺损，流入部室间隔嵴呈弧形凹陷；因瓣下组织与邻近腱索的附着和遮挡，室间隔缺损可被分隔成多个。如房室瓣的瓣下组织与室间隔膜部完全融合，并封闭瓣下的室间隔缺损，就成为部分型房室隔缺损。⑤左心室流入道/左心室流出道。正常左心室，心尖到二尖瓣瓣环的距离与心尖到主动脉瓣瓣环的距离大致相等。本病左心室流入道均变短，而左心室流出道则变长，左心室流入道长度/左心室流出道长度的比值小于1（图17-33）。

Rastelli根据前桥瓣形态以及腱索附着点将完全型AVSD分为三个亚型：

A型：最常见，约占75%。房室瓣分为两组可辨认的二尖瓣和三尖瓣，其腱索分别附着于室间隔上

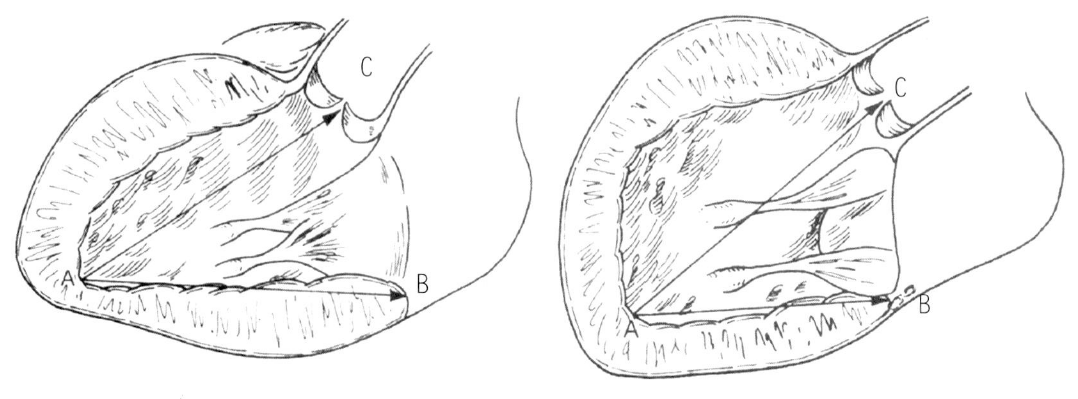

图 17-33　左心室流入道与流出道剖面

左图为正常心脏，右图为完全型房室隔缺损。

端。此型多见于Down综合征。

B型：较少见，房室瓣仍可分为两组可辨认的二尖瓣和三尖瓣，其腱索不与室间隔上端相连而与室间隔右心室侧相连。

C型：约占25%。共同房室瓣前桥瓣不分开，无腱索附着于室间隔嵴上而悬浮于室间隔嵴上，前桥瓣的腱索大部分被右心室乳头肌所牵拉舒张期越过室间隔缺损进入右心室，收缩期进入左心室。

完全型AVSD常合并圆锥干畸形，如法洛四联症、右心室双出口、大动脉转位等，其中合并法洛四

联症最常见；其他合并畸形包括动脉导管未闭、永存左上腔、左心室流出道梗阻。右心室流出道的梗阻程度决定青紫的严重程度。

三、病理生理

部分型AVSD的病理生理改变与ASD相同，通常原发孔型房间隔缺损大小中等，房水平为限制性的分流，出现房室瓣裂时如合并中度以上房室瓣反流，则可加重心力衰竭的进展。完全型AVSD临床症状和转归不同于部分型AVSD，很早在婴幼儿期出现肺动脉高压和心力衰竭。完全型AVSD由于存在房间隔缺损、室间隔缺损以及不同程度的房室瓣反流，这些心房、心室水平的大量左向右分流以及房室瓣反流，容易导致双心室容量负荷过重，右心室还要承受体循环压力，继而出现心脏扩大、心力衰竭以及肺动脉高压。因此完全型ASVD患儿心力衰竭和肺动脉高压进展较快，出生6个月就可出现严重心力衰竭和重度肺动脉高压，如不手术治疗80%在1岁内死亡。中间型AVSD的病理生理改变介于部分型和完全型AVSD，临床表现取决于室间隔缺损大小和房室瓣反流的严重程度。

四、超声心动图诊断要点

二维超声心动图通常能够详细评价AVSD的形态学改变，包括原发孔型ASD、流入部VSD以及房室瓣形态以及房间隔室间隔对位不良等。心尖或剑突下四腔心观察可评价房室间隔缺损范围、房室瓣与心室的对称关系及其腱索附着部位，胸骨旁左心室短轴则可观察房室瓣形态以及乳头肌数目以及评价流入部的VSD。心尖或剑突下四腔心观察，可见室间隔顶端低于左右心房室沟的连线，即杓形征（scoop ing）（图17-34）。通常完全型和部分型均可出现杓形征，心尖四腔心切面完全型ASD显示心脏十字交叉结构消失，左右心房室瓣（分离或者融合）附着于肌部室间隔的同一水平，房室瓣下方可探及VSD的存在（图17-35）。部分型AVSD的融合之瓣叶可直接或经密集腱索连接于室间隔嵴而有效闭塞室水平交

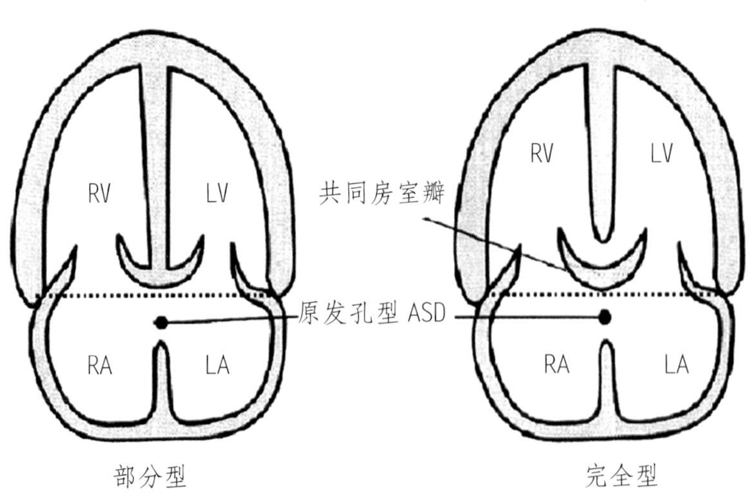

图 17-34　房室隔缺损的杓形征

左图为部分型房室隔缺损，右图为完全型房室隔缺损，两者均可出现杓形征，即左右心房室沟的连线（虚线）高于室间隔的顶端。

通。中间型AVSD的房室瓣形态接近于部分型，但房室瓣下方可存在较小的VSD。胸骨旁左心室长轴切面通常容易观察到由于左侧房室瓣移位左心室流入道缩短，而左心室流出道延长，左侧房室瓣在左心室流出道如鹅颈征（goose neck）表现。

AVSD的房室瓣结构的评价也是超声心动图观察的重点，部分型和中间型AVSD通常存在可分辨的两组房室瓣，完全型AVSD则房室瓣的变异较大。超声心动图可以明确房室瓣的结构，包括乳头肌、腱索

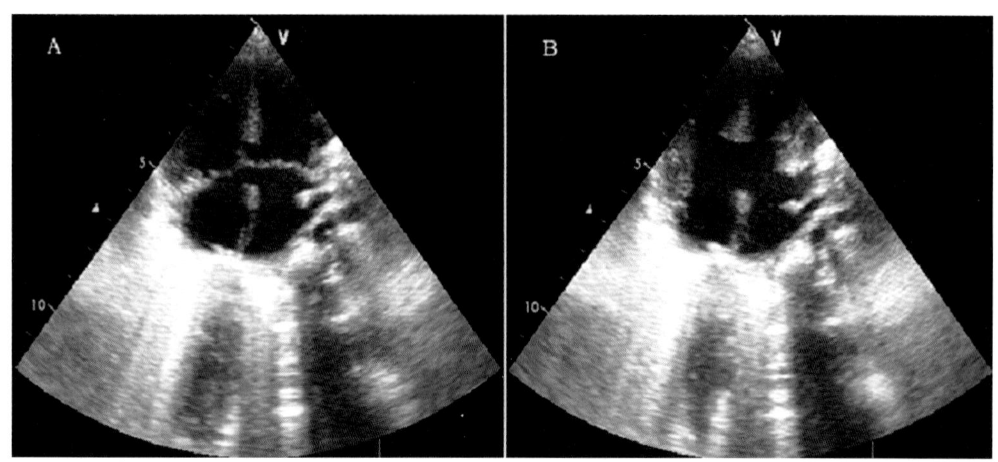

图 17-35　完全型房室隔缺损的超声心动图

A、B 均为心尖四腔心切面，A 为收缩期，B 为舒张期，显示共同房室瓣和房间隔缺损及室间隔缺损。

附着位置等，必要时也应用经食管超声心动图（TEE）详细观察房室瓣瓣叶及其附着，同时还可以评价房室瓣瓣叶有无骑跨以及房室瓣反流程度。超声心动图对房室瓣形态的观察对确定手术方案至关重要。

部分型和中间型AVSD手术纠治如同房间隔缺损，如果右心室大小和肺动脉压改变不显著，手术可以在1~2岁进行，外科手术只需要缝补缺损或者闭合二尖瓣前叶裂以减少后期反流的可能。完全型AVSD在出生后3~6月就可能存在容量负荷过重和肺动脉高压而出现充血性心力衰竭，因此应该在出生后6月之内进行手术，术中建议应用经食管超声心动图评价手术效果，最主要的是确定有无残余漏和评价房室瓣反流程度。

第五节　三房心

一、概述

三房心（cor triatriatum）是指左心房被纤维或纤维肌性隔膜分隔成两个不连续的左心房腔的先天异常。三房心占先天性心脏病的0.1%，三房心作为单独畸形存在占33%～50%，合并其他心脏畸形占12%～50%。胚胎学上肺总静脉发育异常未能与左心房正常融合，肺总静脉则残留成为副房。有三种畸形

罕见而又类似完全型肺静脉异位连接（TAPVC）的先天畸形是：左位三房心、肺静脉狭窄和肺总静脉闭锁。这些畸形与TAPVC在形态学和病理学上相似，了解这三种畸形有助于更加深入了解TAPVC。

典型三房心肺静脉与左心房的连接存在，但肺总静脉与真正左心房之间存在梗阻，梗阻最常见以纤维肌性隔膜形式出现。左心房隔膜通常位于相距瓣膜一定距离处分隔左心房成两个腔，近心腔接受全部或部分肺静脉，称为副房（accessory chamber）；远心腔包含二尖瓣和左心耳，称为真房（true chamber）。该隔膜上有一个或数个开口以容许肺静脉血流进入真房，隔膜开口的大小决定左心房内血流的梗阻程度。

二、病理解剖及分型

三房心在解剖上有许多变异，分类也不统一。通常根据副房是否与全部或部分肺静脉沟通分为完全型和部分型（图17-36）。完全型三房心又分为A、B、C三型：A型，称为经典三房心，副房接受所有肺静脉回血并与左心房连接，无合并房间隔缺损；B型，副房接受所有肺静脉回血并与左心房连接，房间隔缺损开口于副房与右心房相通；C型，副房接受所有肺静脉回血并与左心房连接，房间隔缺损开口于真房。部分型三房心也分为A、B、C三型：A型，副房开口于左心房不伴有房间隔缺损，与肺静脉狭窄相似；B型，副房开口于右心房不伴有房间隔缺损，等同于部分肺静脉异位连接；C型，副房开口于右心房合并有房间隔缺损。临床上50%的三房心可合并其他心内畸形，常见的有房间隔缺损、部分型肺静脉异位连接、房室隔缺损、法洛四联症、主动脉缩窄等。

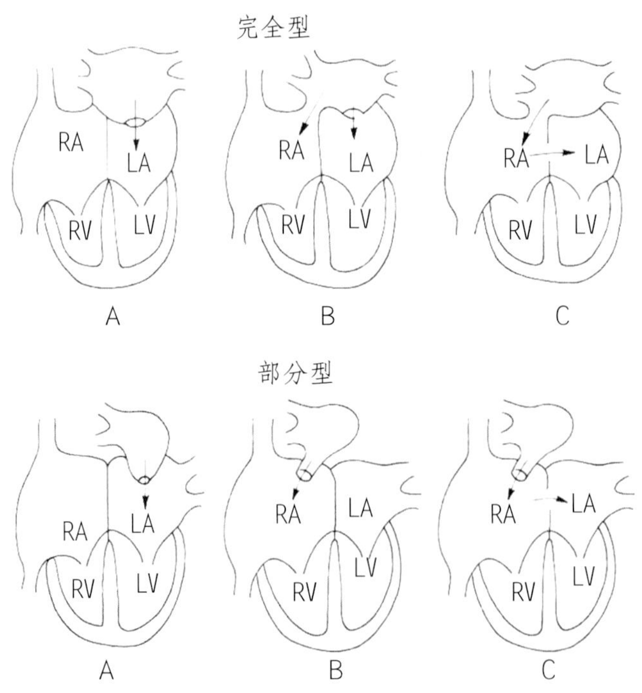

图 17-36　三房心分型

三房心分型为完全型和部分型。

三、病理生理

由于三房心分型多，病理生理学改变也有所不同，主要取决于副房与真房沟通口类型和大小以及肺静脉与副房或右心房的连接关系。典型三心房是副房与真房之间的隔膜阻碍了肺静脉血液的回流，血流动力学改变类似于二尖瓣狭窄，隔膜开口大小决定肺循环高压出现的早晚，如果隔膜开口小血流进入明显受限，可导致严重肺动脉高压，相反如果两个左心房之间的交通或ASD足够大，血流梗阻轻微，导致左向右分流，比较晚期才可能出现肺动脉高压。如果出现肺静脉异位连接入右心房，血流动力学改变则相同于肺静脉异位连接，而可出现右心室容量负荷过重表现。

四、超声心动图诊断要点

胸骨旁左心室长轴以及心尖切面是评价左心房内隔膜的理想切面，而剑突下切面则有助于了解肺静脉与副房、真房以及右心房之间的相互关系。二维超声心动图上三心房的隔膜通常为一异常回声光带，位于二尖瓣瓣环和左心房顶端之间横跨左心房房腔，将左心房房腔分为副房和真房腔（图17-37）。彩色多普勒血流显像可显示隔膜上开口的数目、位置和大小（图17-38）。虽然通常4支肺静脉均回流入邻近左心房副房腔，也有见左心房隔膜仅阻塞右侧肺静脉回流，因此探查三房心时重要的是要了解所有4支肺静脉的回流情况，因为三房心常合并部分型或完全型肺静脉异位连接。

探查左心房内隔膜的位置和走向十分重要，超声心动图从多个切面可探及左心房内隔膜。从胸骨旁左心室长轴上看，左心房内隔膜与主动脉根部平行，因而在左心房内形成分隔的两个心腔。左心房隔膜位置有助于区别瓣膜直上方的先天性二尖瓣瓣上狭窄，左心耳与二尖瓣瓣环位于同一心腔肯定三房心的

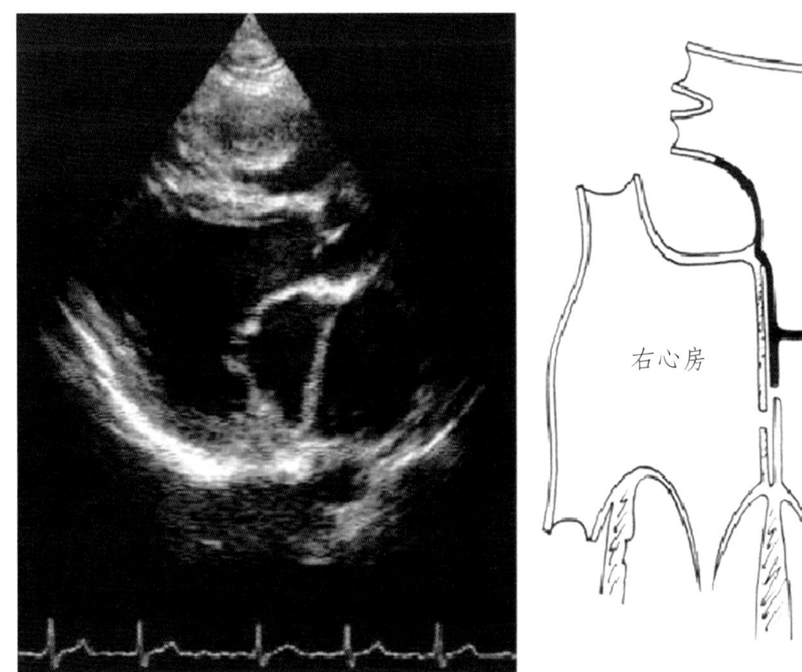

图 17-37　经典三房心的超声心动图

左图胸骨旁左心室长轴显示一纤维隔膜将左心房分隔成真房和副房。右图为左图的模式图，真房和副房间经隔膜上的开口相通。

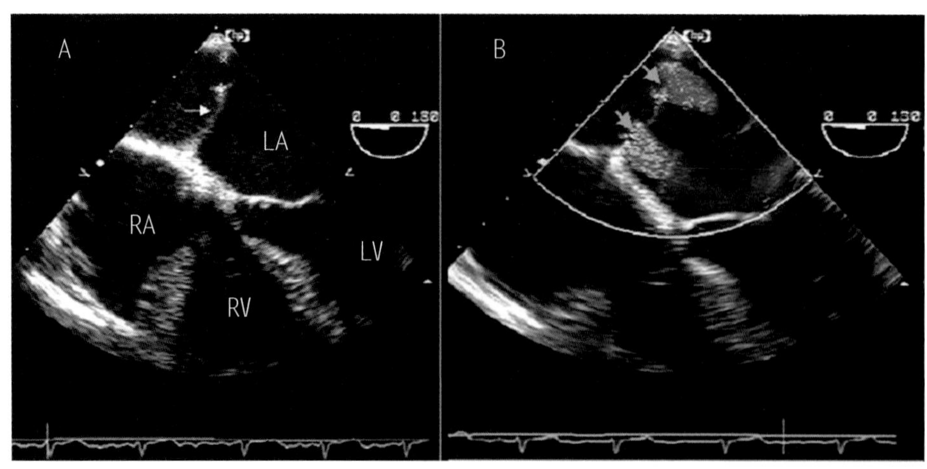

图 17-38　经食管超声心动图显示三心房隔膜

A、B 为 TEE 四腔心切面，A 箭头所指为横跨于左心房间的隔膜，该隔膜外侧缘可见一明确的隔膜开口；B 为彩色血流显像，蓝色箭头所指见两处隔膜开口处血流。

诊断。TEE由于探头靠近肺静脉和左心房，有助于观察三房心的解剖细节，并可进一步区别TAPVC、肺静脉狭窄等心内畸形。

第六节　右心室双腔

一、概述

右心室双腔（也称双腔右心室，double-chambered right ventricle，DCRV），又称为右心室异常肌束，是一种少见的右心室流出道梗阻性疾病，约占先天性心脏病的1.5%。本病特征是由一条或数条异常肥厚肌束横跨右心室腔，将右心室分隔成流入部分的高压腔和流出部分的低压腔。本病可为一单独的畸形存在，但多数情况下伴有其他心脏畸形。

二、病理解剖

右心室内一条或多条异常肥厚肌束通常起自室上嵴或下方的室间隔，跨越右心室腔附着于右心室前壁。异常肌束的阻塞部位通常发生在右心室腔内的小梁部，右心室的2个腔之间通过异常肌束间的多个条状间隙相通。异常肌束近端高压腔心室心肌肥厚，而位于漏斗部的低压腔通常心壁薄而光滑。肺动脉瓣和肺动脉瓣环多数正常，近10%～30%合并有肺动脉瓣狭窄，肺动脉主干和左右分支发育通常正常。最常见并发症是室间隔缺损，多数为中小型的室间隔缺损，其他可能的合并畸形为房间隔缺损、主动脉瓣下狭窄、动脉导管未闭等。

三、病理生理

右心室双腔病理生理取决于异常肌束形成的梗阻程度，以及合并室间隔缺损的位置和大小。异常肌束将右心室分为近三尖瓣流入部的高压腔和近肺动脉瓣流出部的低压腔。血流动力学改变与肺动脉瓣狭窄相似。合并室间隔缺损位于高压腔，如果梗阻程度严重则右心室压可能高于左心室压，室水平分流不显著甚至可出现右向左分流。合并室间隔缺损位于低压腔，室水平还是左向右分流。

四、超声心动图诊断要点

超声心动图是诊断右心室双腔最重要的无创检查手段，可清晰可靠显示右心室腔内的异常肌束，明确肥厚肌束的位置、大小。剑突下右心室流出道长轴或者胸骨旁右心室流出道长轴切面是诊断右心室双腔的理想切面，右心室双腔的二维超声特征改变是漏斗部正常，右心室前壁和室间隔之间有异常肥厚肌束突向右心室腔。应用多普勒超声心动图可检测血流从高压腔进入低压腔形成的高速射流，连续多普勒超声可测定跨狭窄口的流速和压差（图17-39）。由于右心室双腔常合并室间隔缺损，如室间隔缺损位于高压腔，右心室压力接近或等于左心室压时，多普勒超声心动图可能检测不到经缺损血流；如右心室高压腔压力高于左心室压时则出现右向左分流。

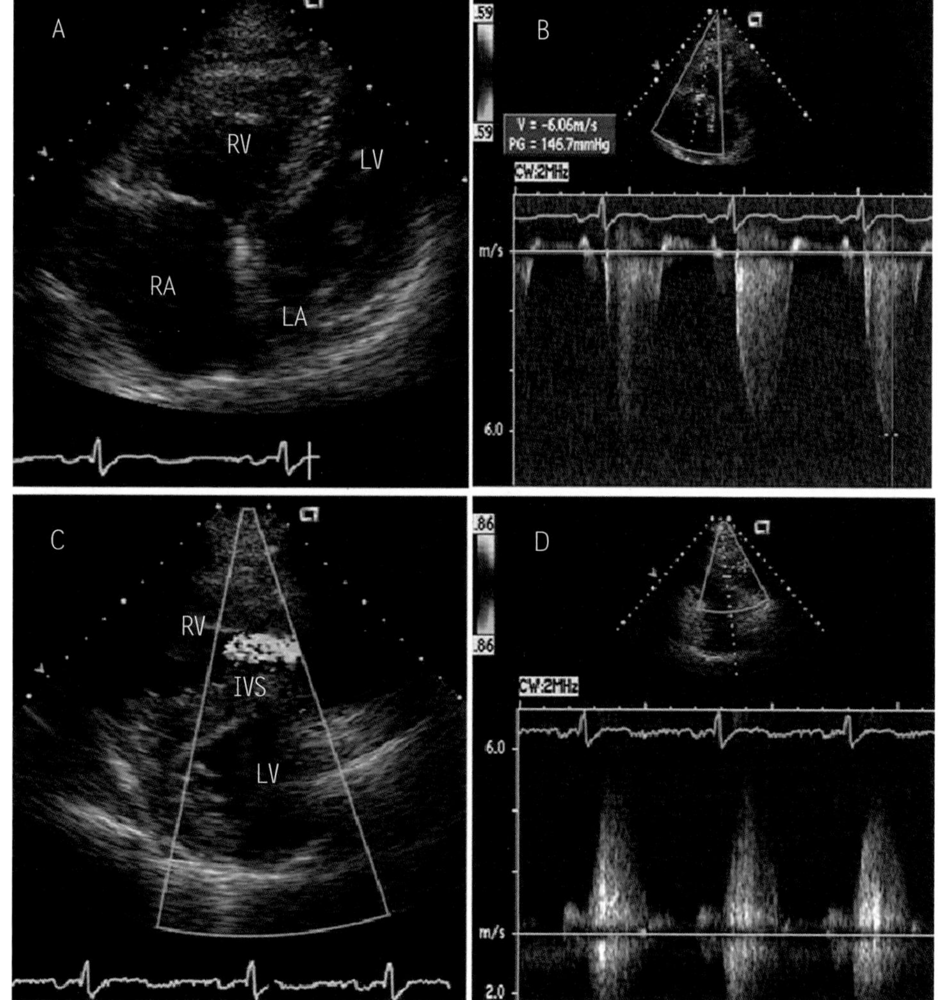

图 17-39　右心室双腔的超声心动图

A 为心尖四腔心切面，显示右心房和右心室增大；B 为心尖四腔心切面引导下连续多普勒血流频谱，该图例测定的三尖瓣反流最大流速为 6m/s；C 为胸骨旁左心室短轴切面，彩色血流显像显示右心室腔内湍流束，为右心室腔内粗大肌束将右心室腔分成高压腔和低压腔所致；D 为右心室腔内湍流束的连续多普勒血流频谱，该频谱最大流速约 5m/s。

右心室双腔的临床表现类似于肺动脉瓣狭窄，严重者可因房水平右向左分流等出现青紫。通常依靠超声心动图能够明确诊断，必要时应注意与肺动脉瓣狭窄、漏斗部狭窄、室间隔缺损以及法洛四联症相鉴别。

第七节　主动脉窦瘤破裂

一、概述

在主动脉根部，对着三叶主动脉瓣分别向外膨出的部分称为主动脉窦（sinus of Valsava，瓦氏窦）。主动脉窦瘤破裂（ruptured aneurysm of Valsava）是指主动脉窦由于先天或后天因素的影响，呈囊状膨出形成主动脉窦瘤，最终破裂侵入相邻的心腔。绝大多数病因为先天性，即主动脉窦壁的弹性组织或中层缺乏导致主动脉窦壁存在先天性薄弱区域，在主动脉内高压持续作用下逐渐出现外突呈瘤样扩张，此时称为主动脉窦瘤。窦瘤未破之前，除非瘤体巨大堵塞血路，通常无症状。瘤体破裂则形成主动脉-心腔瘘，产生一系列血流动力学变化。多数病例以右冠窦或无冠窦窦瘤破裂进入右侧心腔常见，常可伴发室间隔缺损和（或）主动脉瓣关闭不全等先天性心脏畸形。

二、病理解剖

主动脉窦通常分为右冠窦、左冠窦和无冠窦。了解主动脉根部的解剖，有助于判断各种类型的主动脉窦瘤破裂（图17-40）。主动脉窦的下界为主动脉瓣环，上界称为主动脉嵴，其基底部完全包括在周围组织中：右冠窦主要骑跨在圆锥间隔上，大部分突向室上嵴以及右心室流出道；无冠窦位于左、右心房之前方，中点正对房间隔，大部分突向右心房，少部分突向左心房；左冠窦右后方突向左心房，左前方可突向心包。主动脉窦瘤发生在右冠窦最多见，无冠窦较少，左冠窦则罕见。右冠窦瘤多数破入右心室（70%~90%）或右心房（5%~20%），极少破裂到室间隔、左心室、肺动脉或心包腔；无冠窦瘤可破入右心房（70%~85%）和左心房（10%~25%），极少破裂入左心房、左心室和心包腔。主动脉窦瘤破裂伴发的先天性心脏畸形有：室间隔缺损、主动脉瓣脱垂或关闭不全、肺动脉或右心室流出道狭窄、主动脉瓣下狭窄、房间隔缺损、动脉导管未闭和法洛四联症等。

三、病理生理

窦瘤未破之前，通常无显著血流动力学改变，右冠窦瘤突向右心室流出道，可能造成右心室流出道狭窄。瘤体破裂则形成主动脉-心腔瘘，由于破入的心腔多为低压腔，无论在收缩期或舒张期，均可出现大量左向右分流。血流动力学变化与窦瘤破入心腔部位和破口大小密切相关（图17-41）。如果窦瘤破

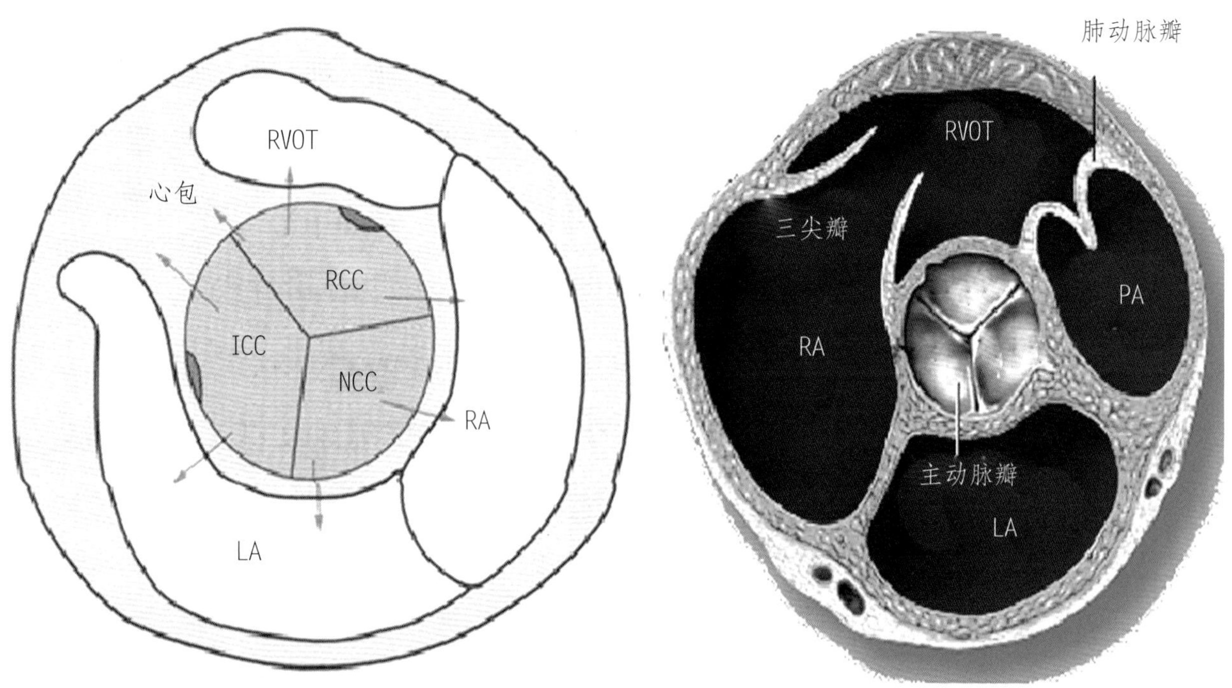

图 17-40　主动脉窦部的解剖和超声短轴切面观

左图显示主动脉窦部的解剖，右冠窦（RCC）主要突向右心室流出道，无冠窦（NCC）位于左、右心房之前方，中点正对房间隔，大部分突向右心房，少部分突向左心房；左冠窦右后方突向左心房，左前方可突向心包。右图超声大动脉短轴切面，显示主动脉窦与相邻结构。

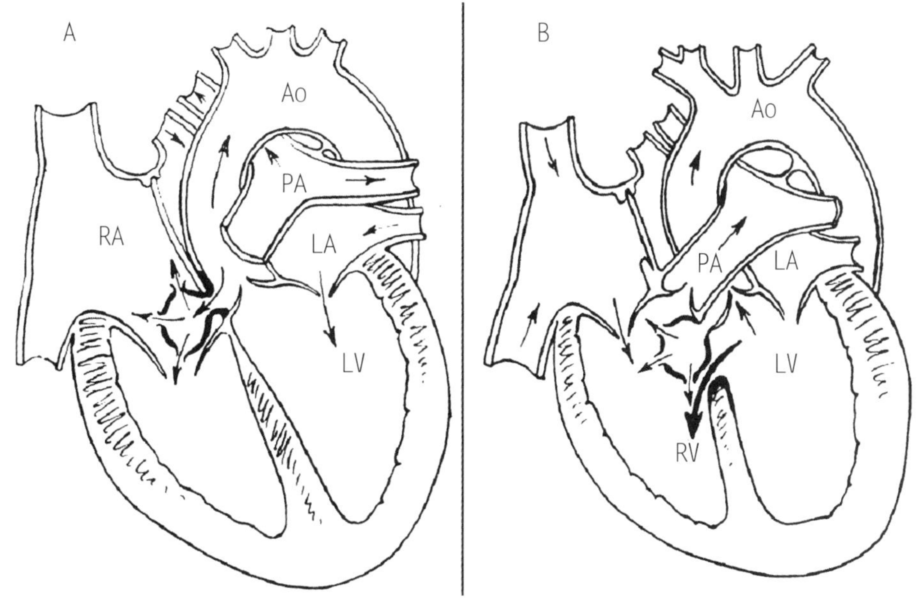

图 17-41　主动脉窦瘤破裂的病理生理改变图例

A 为窦瘤破入右心房；B 为窦瘤破入右心室以及合并室间隔缺损。

口较大，可出现急性充血性心力衰竭；破口不大，仅有中等量左向右分流，不一定很快出现严重症状。破入右心室或右心房，出现左向右分流，导致体循环血流量减少和肺循环血流量增加。如破入右心室，由于心肌较厚，右心室能起到暂时代偿作用，故右心肥大和衰竭的改变较慢。如破入右心房，右心房无法承受体循环高压，右心房迅速显著扩大，上、下腔静脉血回流明显受阻，可引起急性右心衰竭甚至死亡。窦瘤破入左心室，可使左心室容量负荷增加，左心室扩大导致左心衰竭。如破入左心房，可引起左心容量负荷增加，左心房压力升高，肺静脉血回流受阻，肺瘀血，肺水肿。当破入心包腔时，可立刻造成心包压塞，甚至突然死亡。

四、超声心动图诊断要点

超声心动图是诊断主动脉窦瘤或窦瘤破裂的重要的无创检查手段，胸骨旁左心室长轴和主动脉根部水平短轴是诊断主动脉窦瘤或窦瘤破裂的理想切面。主动脉窦瘤的超声直接征象有：长轴切面发现右冠窦或无冠窦呈手指头状或囊袋状局部扩张，突向右心室流出道或右心房，窦瘤壁回声纤细光滑。短轴切面可发现相对应的窦瘤向外扩张，如瘤囊较大可引起右心室流出道狭窄。主动脉窦瘤未破裂但可合并室间隔缺损或主动脉瓣关闭不全，伴发的室间隔缺损多见于肺动脉瓣下方，窦瘤可起源于右冠窦左1/2处，此型主动脉瓣环缺乏支撑，容易向下牵拉产生主动脉瓣关闭不全，而室间隔缺损往往可被窦瘤填充堵塞。彩色多普勒应注意观察有无室间隔水平分流、主动脉瓣关闭不全以及主动脉窦瘤壁有无穿壁血流。主动脉窦瘤未破裂往往仅在瘤体内发现舒张期彩色血流而无窦瘤壁穿壁血流。

主动脉窦瘤破裂者，长轴切面可发现窦瘤壁顶端回声中断，通常收缩期瘤体变小，而且主动脉瓣向主动脉壁靠拢常导致破口显示欠佳；舒张期瘤体变大，主动脉窦瘤破口在主动脉瓣关闭时容易显现，如破口周围可见游离组织的附加回声飘动，则更有助于明确诊断。图17-42为右冠窦和左冠（交界）窦瘤破裂入室间隔和主动脉，造成主动脉瓣关闭不全，容易误诊为主动脉夹层。彩色多普勒可发现全心动周期穿窦壁的五彩混叠血流信号，根据血流束宽度可判断破裂口大小。超声心动图还可发现窦瘤破裂相应的房室腔扩大的间接征象。如经胸超声诊断有疑问时，可选用经食管超声心动图（TEE），仔细观察以明确窦瘤位置、突入部位以及破口等。

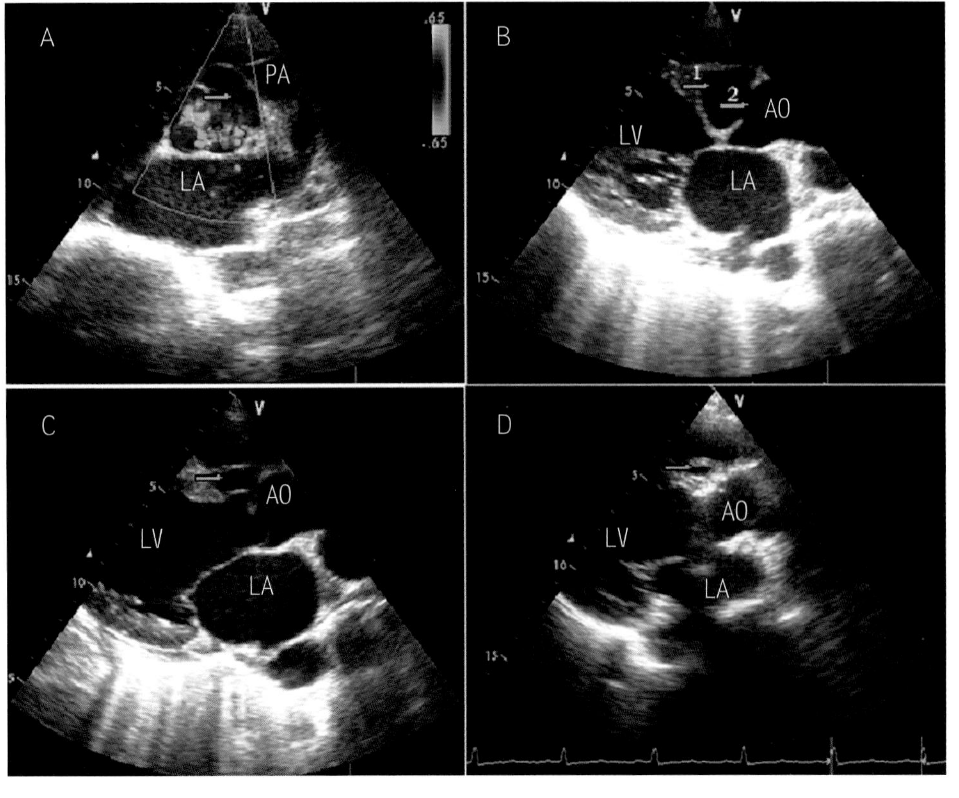

图 17-42　主动脉窦瘤破入主动脉和室间隔图例

患者，男性，25岁。A为胸骨旁短轴切面，显示右冠窦和左冠窦交界周围无回声区（箭头所指），类似于主动脉夹层；B、C显示窦瘤与主动脉和室间隔沟通，并导致主动脉瓣关闭不全；D为窦瘤闭合和主动脉瓣机械瓣术后的胸骨旁短轴切面，箭头所指为室间隔内的无回声区。

主动脉窦瘤破裂可产生连续性杂音，往往需要与其他心底部病变产生的杂音相鉴别，包括动脉导管未闭、室间隔缺损伴主动脉瓣关闭不全、主-肺动脉间隔缺损、冠状动静脉瘘和肺动静脉瘘等。

第八节　肺静脉异位连接

一、概述

肺静脉无法和左心房直接交通，而与右心房直接或间接连接的先天异常称为肺静脉异位连接，约占整个先天性心脏病的2.6%。

二、病理解剖及分型

1. 部分型肺静脉异位连接（partial anomalous pulmonary venous connection, PAPVC）　即部分肺静脉不引流入左心房，通常指部分肺脉（常为一支或两支）连接于右心房，本畸形存在于10%的继发孔型ASD以及80%以上的静脉窦型ASD患者。PAPVC最常见的畸形连接方式为：①右上肺静脉连接于右心房或者上腔静脉，多数合并静脉窦型ASD。②左肺静脉连接于无名静脉。③右肺静脉连接下腔静脉，常合并右肺发育不良，可归入弯刀综合征（scimitar syndrome）。

2. 完全型肺静脉异位连接（total anomalous pulmonary venous connection, TAPVC）　即所有肺静脉均不直接引流入左心房。肺静脉与体循环静脉支流（如腔静脉、奇静脉或冠状静脉窦）相通或直接与右心房相通，右心室因接受肺静脉回流而出现右心室容量负荷过重，TAPVC必须有房水平的右向左分流以容许部分肺静脉经左心房而进入体循环。

TAP VC根据肺静脉引流位置分为（图17-43）：

Ⅰ型，心上型，最常见（45%~50%），左右肺静脉回流入左心房后侧的共同肺静脉腔（CPVC）然后经垂直上静脉与无名静脉连接，CPVC也可直接与上腔静脉（SVC）沟通。Ⅱ型，心内型，次常见（20%~30%），左右肺静脉也通常形成CPVC后直接与右心房或CS相通。Ⅲ型，心下型（10%~30%），不常见，CPVC通过垂直静脉下行经膈肌后引流入下腔静脉（IVC）或者门静脉。该型因静脉行径迂延冗长，大多存在不同程度的梗阻。Ⅳ型，混合型，最为少见（5%~10%），为肺静脉经不同途径回流入右心房。

三、病理生理

PAPVC的病理生理学改变类似于ASD，只有一支肺静脉连接异常时，血流动力学影响轻微，多支

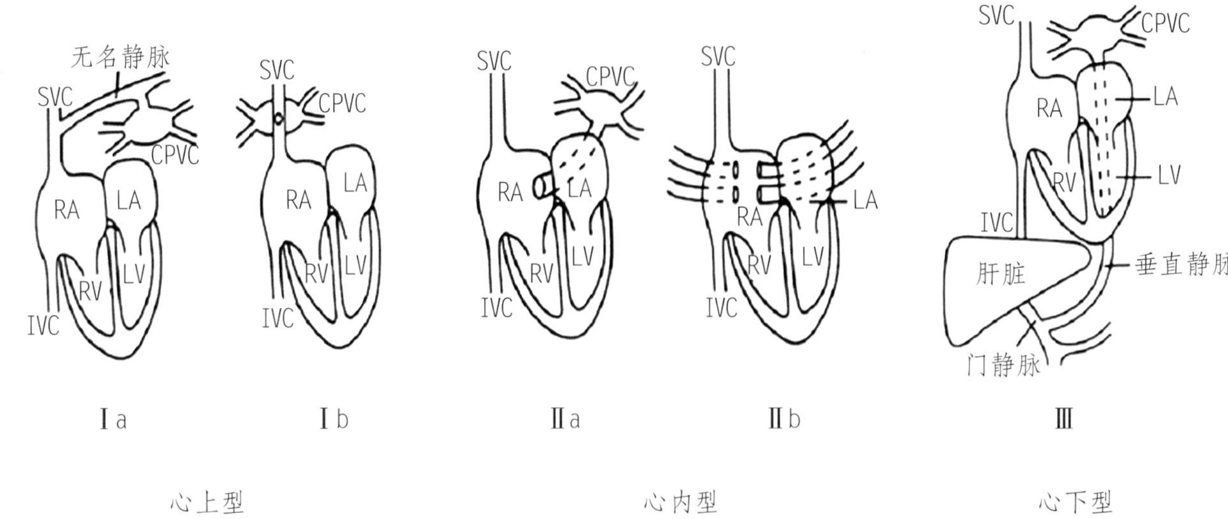

图 17-43　完全型肺静脉异位连接分型

Ⅰ型，心上型，共同肺静脉经垂直上静脉与无名静脉连接汇流入SVC，或直接与SVC连接；Ⅱ型，心内型，共同肺静脉窦汇流入右心房，或者各支肺静脉直接与右心房相通；Ⅲ型，心下型，共同肺静脉经垂直下静脉汇流入IVC、门静脉；Ⅳ型为以上各型的混合型。

肺静脉连接异常时可表现为右心容量负荷增加现象（右心房和右心室增大）。TAPVC由于缺乏正常肺静脉回流，通常左心房和左心室较小，而右心系统增大显著。非梗阻性TAPVC取决于ASD右向左分流量大小，大多数患者经ASD右向左分流不受限，出生一周岁左右表现为肺动脉高压或心力衰竭。梗阻性的TAPVC（心下型多见）病理生理学上与严重的二尖瓣狭窄相似，出生早期就容易出现严重肺动脉高压和右心衰竭，在新生儿期就可以出现呼吸窘迫和肺水肿。TAPVC患儿如果不手术纠治，婴儿期即夭折，因此TAPVC不见于成人。

四、超声心动图诊断要点

TAPVC通常存在于婴幼儿，常存在于有呼吸窘迫和肺水肿的危重新生儿。超声心动图通常可发现右心室显著增大而左心室相对减小，还可显示 4 支肺静脉与左心房无正常沟通而组成的共同肺静脉腔，根据共同肺静脉腔与右心房、冠状静脉窦或者腔静脉存在连接关系就可以诊断TAPVC。剑突下切面可清晰显示房间隔以及上腔和下腔静脉入口，婴幼儿在镇静下切面显示极佳，是不可或缺的常用诊断切面，CDFI有助于明确房间隔水平分流和肺静脉及其与心房的连接关系。婴幼儿胸骨上窝冠状平面扫描时探头向后倾斜，观察 4 支肺静脉与左心房相连（正常时）或者与共同肺静脉腔相连。婴幼儿ASD缺损不大或者CDFI观察到右向左分流以及右心室显著增大，是怀疑肺静脉异位连接的重要信号（图17-44），下一步要做的是尽可能多的切面观察并努力寻找与肺静脉相连的共同肺静脉腔（CPVC）的血流走向，跟随共同肺静脉血流走向多切面细致探查。

TAPVC的具体诊断步骤如下：

心上型：①上腔静脉增宽。②心尖四腔心左心房看似两个腔，靠后上方的腔实际为CPVC，胸骨上凹切面显示肺静脉与CPVC的连接，呈“螃蟹”征。③CPVC与垂直静脉或无名静脉血流交通的确认，胸骨上凹或胸骨旁高侧切面可探及垂直静脉内连续性血流，CDFI为朝向探头的红色血流束（图17-45）。

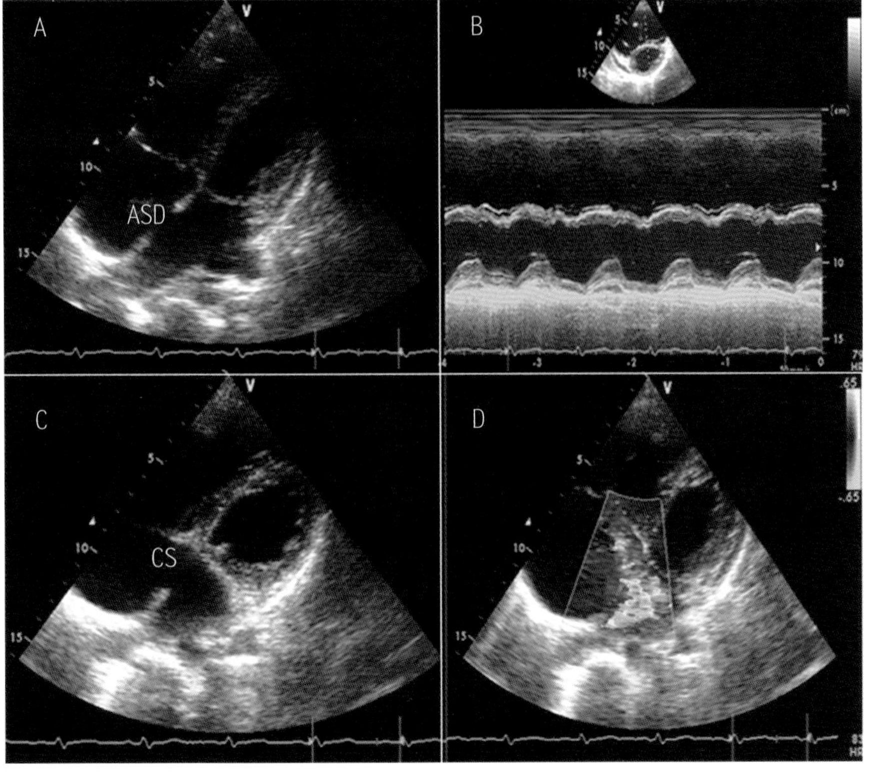

图 17-44 PAPVC 患者的超声心动图
患者，女性，21 岁。A 为心尖四腔心切面，显示右心房室增大和房间隔缺损（ASD）；B 为左心室 M 型曲线，显示右心室容量负荷过重；C 为调整心尖四腔心切面，显示冠状静脉窦（CS）显著增宽；D 为 CDFI 显示右肺静脉和部分左肺静脉血流进入 CS。手术证实为右肺静脉、左下肺静脉异位连接进入冠状静脉窦后进入右心房，左上肺静脉正常连接入左心房。

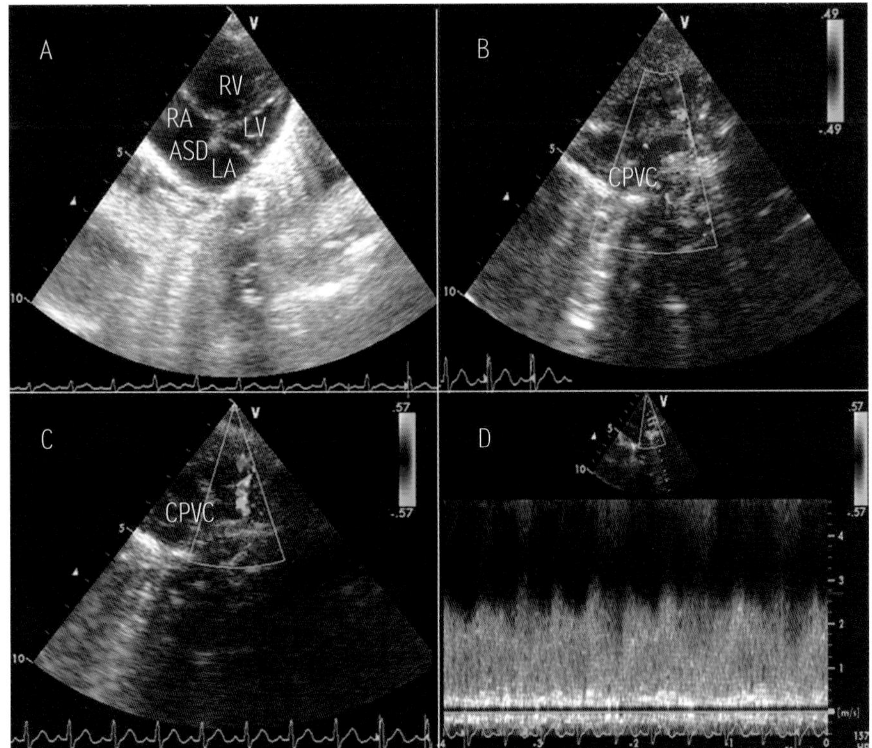

图 17-45 心上型 TAPVC 的超声诊断
患儿，男性，3 天。A 为胸骨旁四腔心切面，显示右心房和右心室显著增大以及 ASD，左心房未见正常位的肺静脉回流；B 为 A 调整切面，显示左心房后方的共同肺静脉腔（CPVC）；C 为 B 胸骨左缘高切面，显示朝向探头向上的鲜艳红色血流（垂直静脉）；D 为切面 C 红色血流束的脉冲多普勒，频谱显示 2.7–2.8m/s 加速血流，提示垂直静脉与无名静脉连接处存在梗阻。

心内型：异位引流入CS者CS明显扩大，CS处探及血流加速信号；如CPVC位于左心房靠右上则可能提示CPVC和右心房直接相通。心内分流几乎不出现狭窄。

心下型：①异位引流由于引流入IVC前垂直静脉常出现梗阻，IVC可无显著扩大。②胸骨上凹或胸骨旁高侧切面CDFI可探及CPVC内离开探头方向的蓝色血流。③IVC和腹主动脉（Ao）近膈肌处短轴观可见位于Ao前方和IVC左侧的第三条血管管腔（即为CPVC），长轴观见与Ao平行的CPVC连接于IVC或肝静脉。注意点是左心房后穿过膈肌的管腔状也可为食管回声，进食牛奶可产生造影剂效应而确定是否为食管管腔回声。

PAPVC可以合并ASD，也可以单独存在。正常心脏心尖四腔心切面左右下肺静脉与左心房后部和下部的连接，剑突下四腔心则可显示右上肺静脉与左心房的连接，而胸骨旁短轴或者胸骨上窝切面通常也能显示左上肺静脉。由于PAPVC或者TAPVC存在不同肺静脉混合性畸形连接的可能，超声心动图检查识别 4 支肺静脉（实际上左上肺静脉和左下肺静脉以及右上肺、右中肺和右下肺5个肺叶的5支肺静脉）是具有挑战性的任务之一。婴幼儿或儿童就诊超声心动图的首先发现可能是ASD，检查的重点在于发现腔静脉型ASD排除合并PAPVC的可能，ASD缺损不大而右心室增大与缺损大小不相称时，要怀疑合并PAPVC；目前ASD行微创封堵时也需要常规排除有无合并PAPVC。由于胸骨致密以及体型等影响，成人经胸切面显像清晰度大大不如婴幼儿，因此通常难以确定 4 支肺静脉与左心房的连接关系，经胸超声难以明确PAPVC的诊断。经食管超声心动图（TEE）是成人PAPVC的最佳诊断方法，TEE可检查出静脉窦型房间隔缺损，清晰显示缺损以及缺损与上腔、下腔静脉的关系。在不明原因的右心室扩大的患者，应常规应用TEE以排除PAPVC。当TEE也无法明确是否存在肺静脉异位连接时，MRI通常是显示肺静脉解剖关系的最有效手段。

第九节　无顶冠状静脉窦综合征

一、概述

无顶冠状静脉窦综合征（unroofed coronary sinus syndrome, UCSS），又称冠状窦间隔缺损，是一种罕见的以冠状静脉窦（coronary sinus, CS）和左心房之间的间隔壁组织部分或完全缺损为特征的先天性心脏病，约占先天性心脏病的0.2%。UCSS常合并其他心脏畸形，如永存左上腔静脉、三房心、部分型肺静脉异位连接等。

二、病理解剖及分型

冠状静脉大多数汇聚到位于心脏膈面的左心房与左心室之间的房室沟部，形成冠状静脉窦（CS），冠状静脉窦长2~3cm，最后经CS口注入右心房（图17-46）。由于胚胎发育过程中的异常，CS与左心房之间的间隔完全或部分缺损，造成左心房与CS的直接沟通。根据缺损部位以及程度UCSS分为三型：Ⅰ

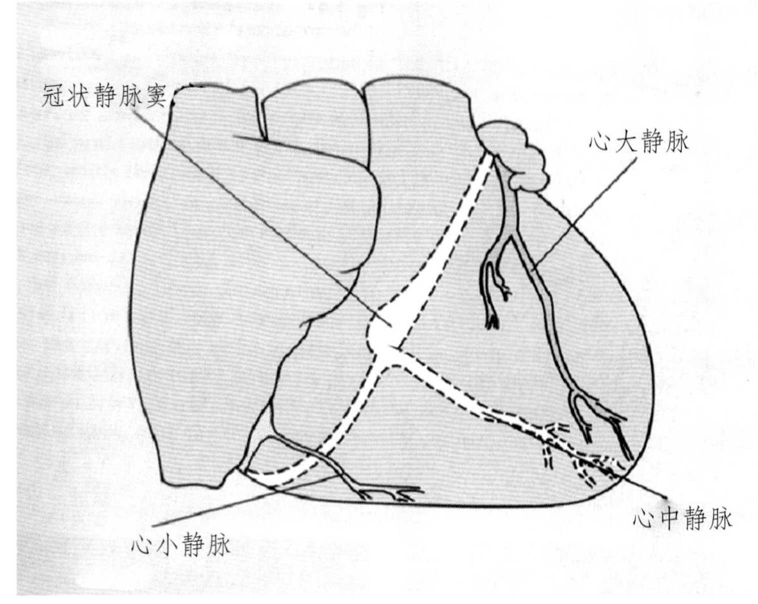

图 17-46　冠状静脉窦（CS）的解剖位置
图为心脏的后面观，CS 位于二尖瓣瓣环后方的心脏外表房室沟，汇集心脏心大静脉、心中静脉、心小静脉血流进入右心房。

型，完全型，即CS与左心房的间隔完全缺如，常合并永存左上腔静脉；Ⅱ型，中间部分型，CS中间段缺损导致CS双房开口；Ⅲ型，终端部分型，指邻近CS开口处的CS与左心房间的间隔缺损，CS开口于左心房，此型即为前述的冠状窦型ASD。

三、病理生理

UCSS的病理生理改变和临床表现取决于是否合并永存左上腔静脉以及有无合并其他心脏畸形。出生后左心房压略高于右心房，左心房血可经CS壁缺损短路进入右心房而出现左向右分流。对合并永存左上腔静脉的部分UCSS患者，体静脉血回流进入左心房，可引起渐进性低氧血症。

四、超声心动图诊断要点

UCSS发病率低，症状不典型，术前诊断困难。UCSS因为存在心房水平的左向右分流，可导致右心系统增大；但如果是不合并永存左上腔静脉的孤立性UCSS，心房水平分流量较少，右心增大也可能不显著。超声心动图检查是主要的诊断方法，常规超声检查可显示右心房增大，CS扩张。超声观察CS的最佳切面有胸骨旁左心室长轴切面和胸骨旁四腔心后倾斜切面（图17-47）。如果超声发现右心房右心室增大而无明显房间隔缺损征象，要怀疑UCSS的存在；另外如果存在房间隔缺损左向右分流，而患者无艾森曼格综合征，如出现紫绀，也要怀疑UCSS的存在。

典型的UCSS的超声心动图表现可有: ① 胸骨旁左心室长轴切面提示CS增宽（内径 > 8mm）。②二维超声心动图或CDFI直接观察到CS壁缺损以及与左心房的血流沟通（图17-48）。超声心动图发现CS增宽，后续的探查重点在于确定有无合并永存左上腔。有重要外科意义的是，UCSS合并永存左上腔中的80%~90%左头臂静脉缺如，因此常规探查上腔静脉和下腔静脉是有价值的。超声有时也无法确切显示CS窦壁缺损以及有无CS与左心房的血流沟通，这时需要行右心声学造影。外周静脉注射震荡之生理盐水，

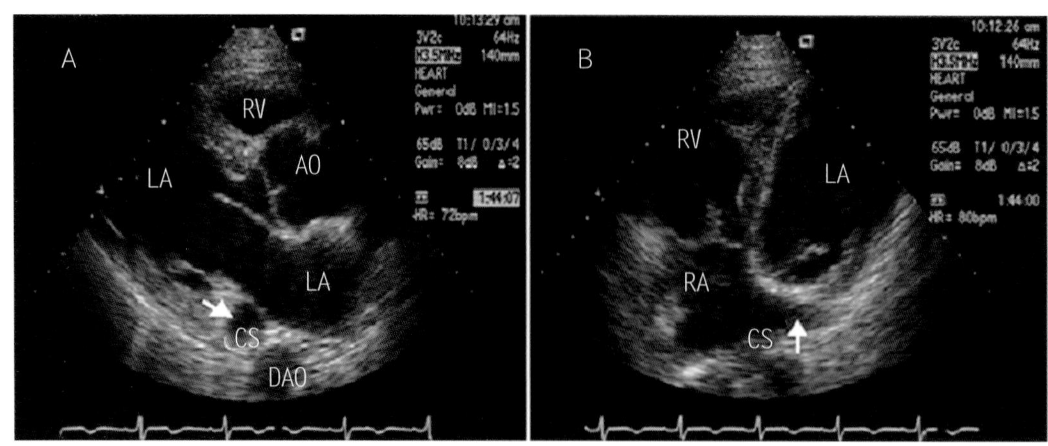

图 17-47 超声心动图显示冠状静脉窦（CS）扩张
A 为胸骨旁左心室长轴，显示左心房室交界后方的 CS（箭头所指），左心房后方的结构还包括降主动脉（DAO）；B 为胸骨旁四腔后侧倾斜切面（亦称三腔心），显示 CS 长轴和右心房的连接处（箭头所指）。

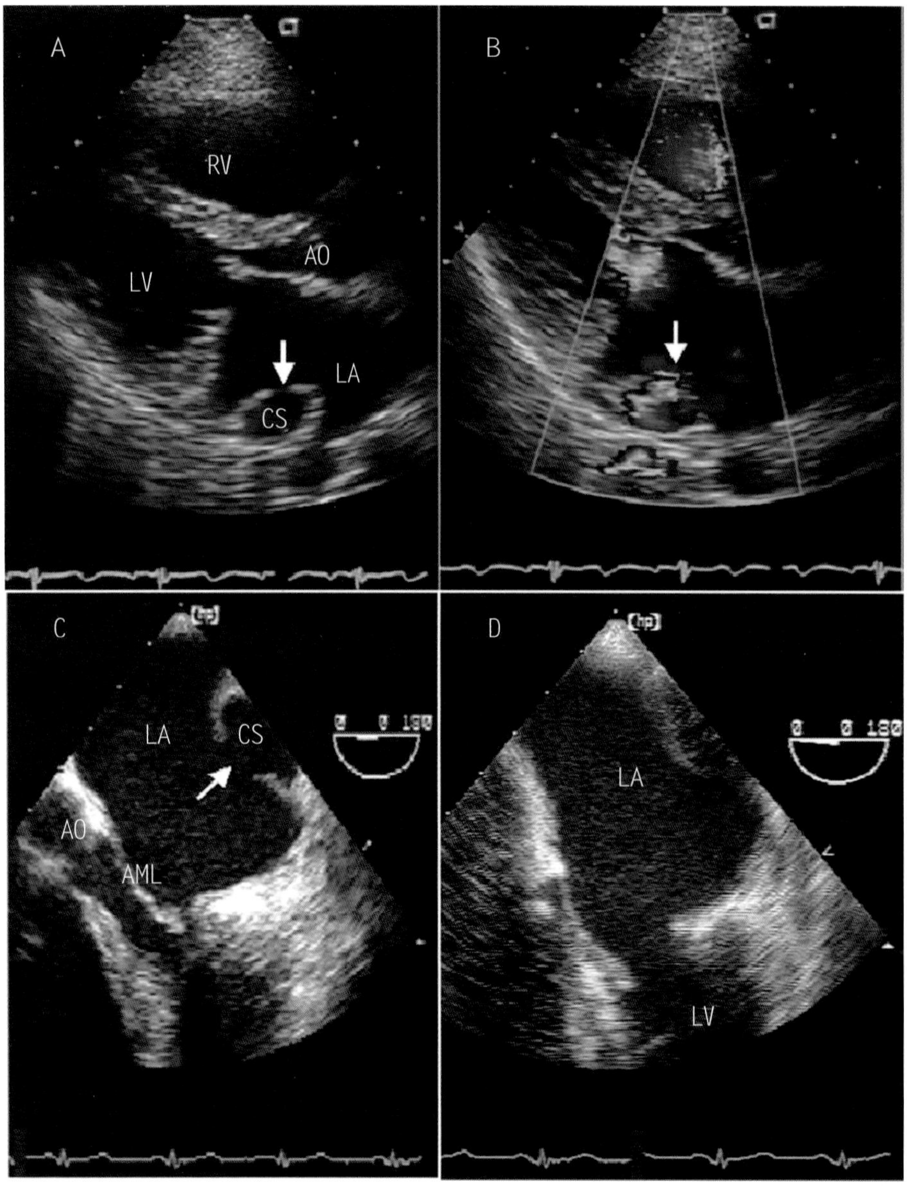

图 17-48 无顶冠状静脉窦综合征的超声心动图
患者，女性，48 岁。A、B 均为胸骨旁左心室长轴切面。A 箭头所指为冠状静脉窦壁回声中断，冠状静脉窦（CS）扩张；B 为彩色血流显像，该图例为舒张期，箭头所指为经 CS 窦壁缺口血流从左心房进入冠状静脉窦，注意该分流血流为蓝色，与经二尖瓣口左心室流入血流方向相反；C、D 为同一患者的经食管超声心动图，C 箭头所指为冠状静脉窦壁回声中断以及 CS 扩张；D 为 TEE 四腔心切面，左侧手臂静脉注射震荡之生理盐水，见 CS 内出现造影剂回声，随后右心房和右心室内出现造影剂回声。该患者诊断为永存左上腔静脉合并无顶冠状静脉窦综合征。

可见右心房和右心室微气泡显影，而见不到ASD时的房间隔周围的负性显影；由于CS内压高于右心房压，扩大的CS内无微气泡显影。UCSS伴永存左上腔时，左侧肘静脉注射造影剂，扩大的CS内和左心房内出现造影剂显影，随后继续在右心房内出现造影剂显影。必须注意的是，永存左上腔可直接与左心房交通，左侧肘静脉注射造影剂，左心房内出现造影剂显影本身并不足以诊断UCSS。

第十节　体静脉异常连接

一、概述

通常心脏体静脉是连接于形态学上右侧的右心房，右心房接受来自右侧上腔静脉（SVC）和下腔静脉（IVC）的体静脉血，还包括从冠状静脉窦回流的冠状静脉血。给“正常的”心脏体静脉连接下定义，有时是比较困难或有争议的，例如在解剖学和生理学上定义为“正常的”心脏体静脉连接，是指上腔静脉、下腔静脉和冠状静脉窦血回流到形态学上的右心房，而不考虑右心房是在常见的右侧（心房正位）或不常见的左侧（心房反位）。上腔或下腔静脉部分或全部不与右心房直接相连，而通过异常通路进入右心房或左心房的畸形称为体静脉异常连接（anomalous vena cava connection）。本病约占先天性心脏病的4%。体静脉异常连接可以单独存在，多数合并其他心内畸形。

二、病理解剖及分型

体静脉异常连接变化较多，根据解剖和临床特点，简略分为三大类：

1. 永存左上腔静脉（persistent left superior vena cava，PLSVC）　最常见的是永存左上腔静脉伴正常右上腔静脉（双侧上腔静脉），该畸形出现在约6%的先天性心脏病患者和0.5%的正常人群。左上腔静脉异位引流入冠状静脉窦，引流入右心房是永存左上腔静脉解剖分型中最常见的类型（图17-49），偶有引流入左心房；如存在引流入左心房则几乎都合并有其他心内畸形。冠状静脉窦与左心房共同间壁部分缺如可发生于冠状静脉窦的中间或远端部分，而近端开口位置正常，左上腔静脉与左心房和冠状静脉窦均相通，导致左心房与右心房通过冠状静脉窦相通，即为无顶冠状静脉窦综合征。

2. 右上腔静脉畸形　右上腔静脉畸形通常有：①右上腔静脉远心段缺如，即为右上腔静脉在奇静脉与无名静脉之间的一段缺如，右头臂静脉血液经无名静脉入永存左上腔静脉，而奇静脉血液经右上腔静脉近心段入右心房。②右上腔静脉近心段缺如，即为右上腔静脉从奇静脉至右心房入口一段缺如，右头臂静脉血液以及奇静脉经无名静脉入永存左上腔静脉。③右上腔静脉完全缺如，即右上腔静脉近心段和远心段完全缺如，右头臂静脉血经无名静脉入永存左上腔静脉，而奇静脉血经半奇静脉也引流入永存左上腔静脉。④右上腔静脉引流入左心房。

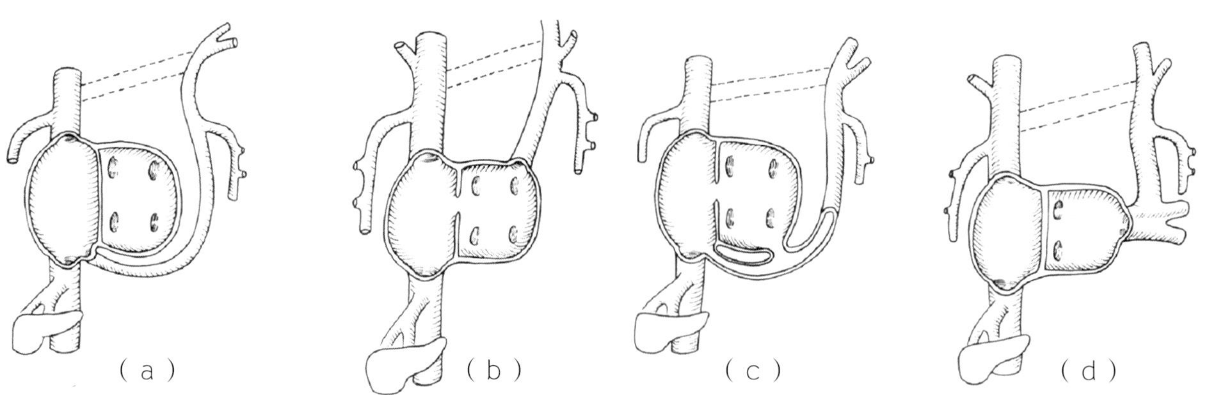

图 17-49　永存左上腔静脉的连接类型

（a）流入冠状静脉窦；（b）引流入左心房；（c）经冠状静脉窦壁缺损与左心房相通；（d）连接左肺静脉，肺静脉血经左上腔静脉、无名静脉进入右心房，实际上为部分型肺静脉异位连接。

3. 下腔静脉畸形　下腔静脉畸形临床主要有：①下腔静脉异位连接入右心房，主要是下腔静脉离断（图17-50），即下腔静脉上段缺如，肝静脉血正常回流入右心房，下腔静脉血经奇静脉入右上腔静脉回右心房，或经半奇静脉入左上腔静脉。②下腔静脉异位连接入左心房。③双侧下腔静脉。

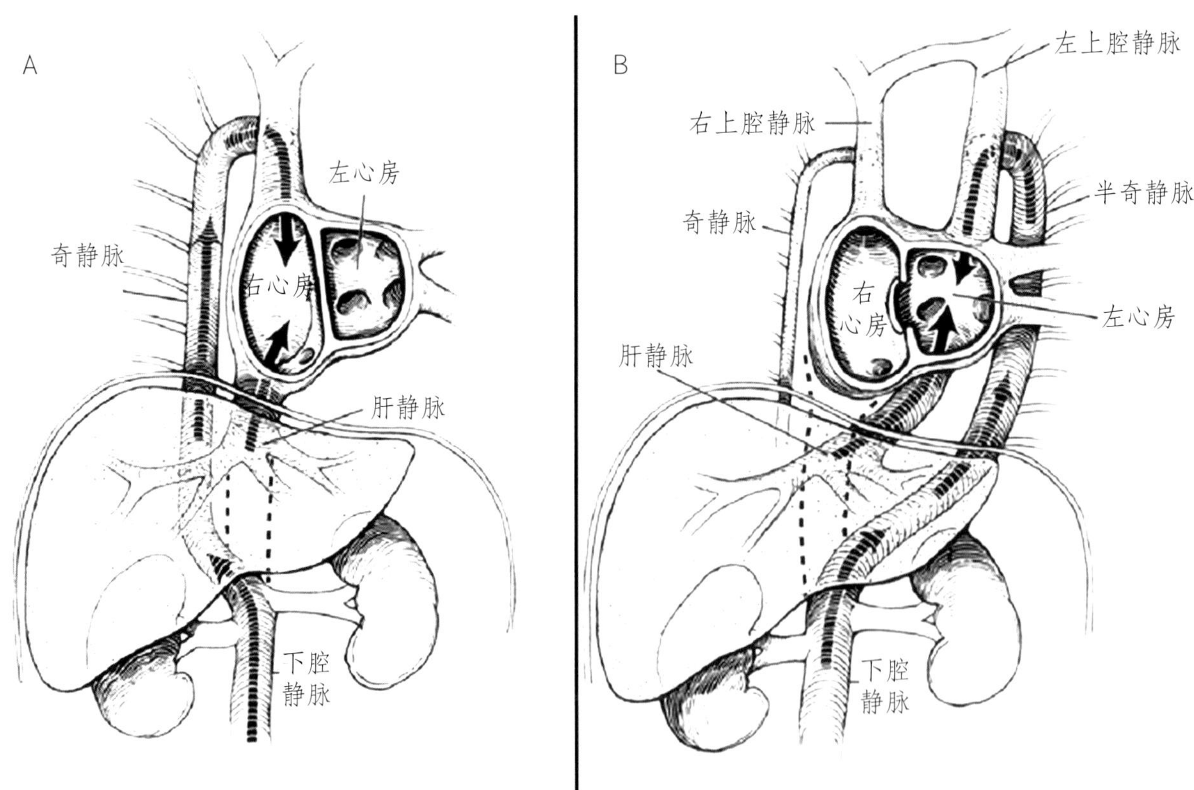

图 17-50　下腔静脉离断示意图

A 为下腔静脉血经奇静脉与上腔静脉连接，而肝静脉直接与右心房相连；B 为下腔静脉血经半奇静脉连接到左上腔静脉，肝静脉单独回到左心房，存在房间隔缺损。

三、病理生理

腔静脉异常变异较多，有些类型没有任何血流动力学意义，如单纯永存左上腔静脉异位连接冠状静脉窦，有些可引起动静脉血流混合给心导管检查或心外科手术插管造成困难。冠状静脉窦型房间隔缺损由于窦壁缺如，体静脉血可经肺静脉入左心房或与左心房直接交通而出现右向左分流，这种情况也可见左上腔静脉或右上腔静脉异位连接左心房。下腔静脉的畸形不常见，有临床意义的为下腔静脉离断以及下腔静脉连接左心房。

四、超声心动图诊断要点

超声心动图在完成心内结构畸形的观察后，也不能忽视对上腔静脉、下腔静脉和冠状静脉窦的观察，需要明确上腔静脉、下腔静脉与心房有无异常连接，观察重点在于明确有无永存左上腔静脉、有无下腔静脉离断以及追踪异常静脉连接走向。超声测量上腔静脉、下腔静脉和冠状静脉窦腔径大小，如果存在一侧上腔静脉、下腔静脉细小而冠状静脉窦扩张，应高度怀疑左上腔静脉的存在或存在腔静脉畸形。冠状静脉窦的切面有胸骨旁左心室长轴、短轴以及剑突下或胸骨旁四腔后侧倾斜切面。冠状静脉窦扩张除常见于永存左上腔静脉，还可见于完全型肺静脉异位连接心内型、冠状动静脉瘘、冠状静脉窦综合征等，也可见于右心室功能不全、肺动脉高压等。

胸骨上窝切面是跟踪观察左上腔静脉存在和走向的理想切面，超声心动图可以观察到左上腔静脉与右上腔静脉的连接关系，CDFI可帮助了解左上腔静脉血流走向以及与右上腔静脉或者冠状静脉窦沟通。胸骨上窝切面或胸骨高切面观察到的大动脉之前的管状无回声区通常为无名静脉（图17-51），而不要误认为肺动脉或者心包积液。

剑突下切面有助于观察下腔静脉以及肝静脉与右心房的连接关系。下腔静脉离断少见，但多数是因为合并先天性心脏病而发现，包括有肺静脉异位引流、房间隔缺损、房室间隔缺损、单心房、单心室、右心室双出口、法洛四联症等心脏畸形；下腔静脉引流入左心房罕见，常合并下腔型房间隔缺损。

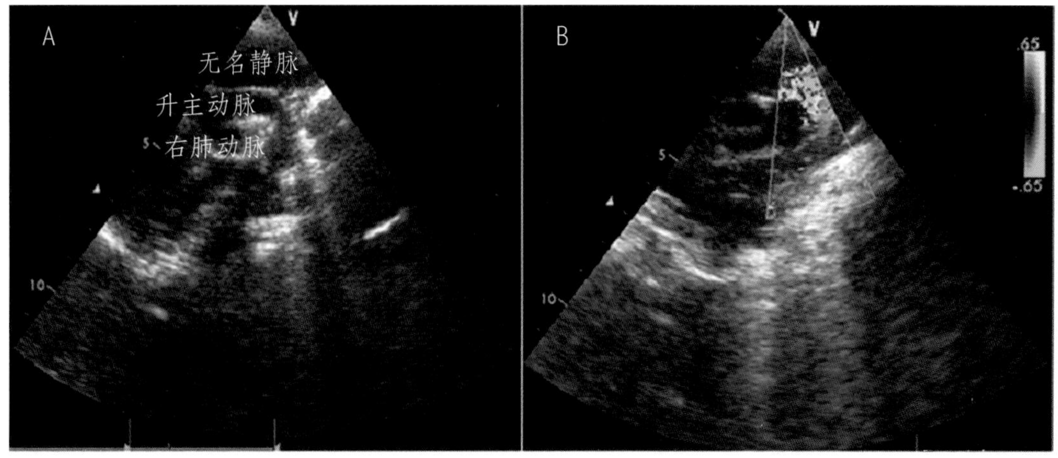

图 17-51　无名静脉的超声观察

A 为胸骨上窝长轴切面，显示升主动脉前方增宽的无名静脉；B 为同一患者胸骨上窝短轴切面，彩色血流显示红色朝向探头血流，为肺静脉引流入无名静脉。

第十一节　法洛四联症

一、概述

法洛四联症（tetralogy of Fallot）是最常见的青紫型先天性心脏病，约占整个先天性心脏病的10%，占青紫型先天性心脏病的50%。顾名思义，法洛四联症是由四个心脏畸形所组成：主动脉骑跨、室间隔缺损（VSD）、肺动脉狭窄和右心室肥厚（RVH）。

二、病理解剖

法洛四联症最主要异常是室间隔漏斗部位置异常，主要原因为肺动脉瓣下动脉圆锥发育不完全漏斗部间隔向右前移位所致。法洛四联症的 4 个心脏解剖异常是：主动脉根部向右前方移位、VSD、肺动脉狭窄和右心室肥厚。法洛四联症的主要病变是VSD和肺动脉狭窄，肺动脉狭窄可以是肺动脉瓣下或者瓣膜狭窄；VSD为典型对位不良型，既主动脉前壁与室间隔未能对位在一条线上，是由于移位的漏斗部间隔与肌部间隔不能相连所致，缺损大小通常与主动脉瓣瓣口相当，为非限制性的大缺损。主动脉骑跨是由于主动脉根部右前移位而骑跨于中断的室间隔上方，导致主动脉接受左、右心室射血。右心室肥厚则是继发于右心室收缩压增高的一种代偿性改变。

三、病理生理

法洛四联症的血流动力学特征为：由于肺动脉狭窄，静脉血经右心室进入肺动脉血流减少（肺循环血减少）；肺动脉狭窄导致右心室压增高以及非限制性VSD的存在，左右心室压力基本相等，部分右心室静脉血经室间隔缺损进入主动脉，机体只靠少量的肺循环交换的动脉血维持（图17-52）。由于右心室压力上升往往略慢于左心室，因此收缩早期出现左向右分流，而收缩中晚期以及等容舒张期以右向左分流为主。肺动脉狭窄的程度是决定法洛四联症血流动力学改变的主要因素，如果肺动脉狭窄程度轻，心室水平可仍为左向右分流；若肺动脉狭窄较明显，则心室水平可为双向分流；当肺动脉重度狭窄时，心室水平出现明显的右向左分流，临床上出现明显青紫。动脉导管关闭前，肺循环血流量减少程度较轻，青紫可不明显；随着动脉导管关闭和漏斗部狭窄逐渐加重，青紫愈加明显。由于缺氧的刺激，一方面肺循环来自主动脉或支气管动脉的侧支循环可逐渐建立；另一方面骨髓也代偿性产生过多的红细胞。法洛四联症的肺动脉总干几乎都较主动脉小，有时仅为主动脉大小的1/2或1/3，严重者可合并肺动脉闭锁，此时肺循环的血供依赖于体肺循环之间的侧支血管以及未闭的动脉导管。由于存在非限制性VSD，右心室压力增高通常不会超过体循环压力；右心室血液可通过狭窄的肺动脉进入肺循环以及经VSD进入体循

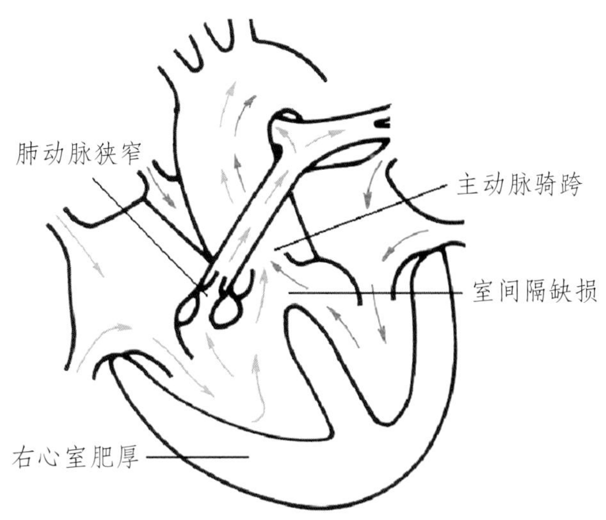

图 17-52　法洛四联症的血流动力学特征

法洛四联症的病损包括主动脉骑跨、肺动脉狭窄、室间隔缺损和右心室肥厚。肺动脉狭窄导致肺循环血流减少和右心室压增高，室水平右→左分流，右心静脉血经室间隔缺损进入主动脉；机体只靠少量的肺循环交换的动脉血维持。

环，通常不引起右心室容量负荷增加，法洛四联症肺循环血减少，回流至左心室的血液也减少，因此法洛四联症很少出现心力衰竭。

四、超声心动图诊断要点

超声心动图是诊断法洛四联症的重要手段，胸骨旁左心室长轴观及心尖切面等可清楚地显示VSD和主动脉根部骑跨，左心室长轴可观察到增宽的主动脉根部，主动脉前壁右移并骑跨于室间隔上，室间隔与主动脉前壁连续性中断，显示与主动脉瓣瓣口相当大小的室间隔缺损，而主动脉后壁仍与二尖瓣前叶有连续；此切面可评价主动脉骑跨左右心室的百分比（图17-53）。绝大多数学者以主动脉骑跨率50%作为判断标准，如果左心室侧主动脉骑跨率大于50%，则诊断为法洛四联症，如果左心室侧主动脉骑跨率小于50%则为右心室双出口。

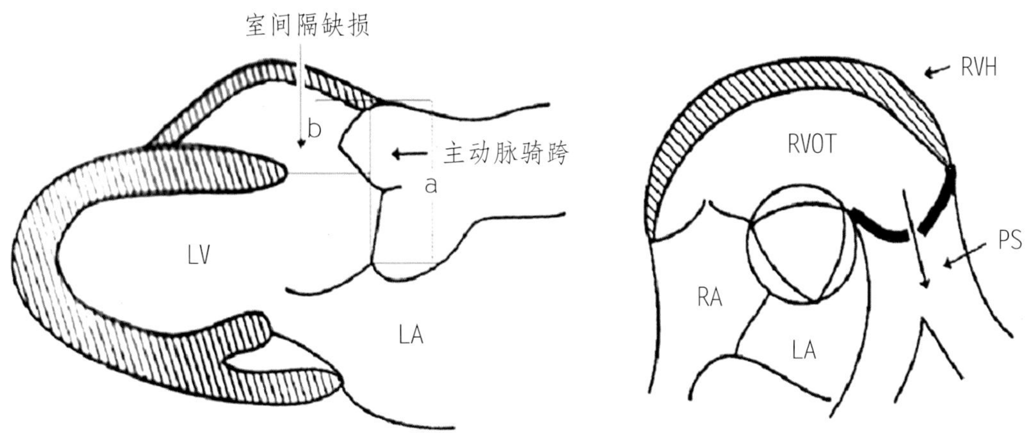

图 17-53　法洛四联症的超声诊断示意图

左图为胸骨旁左心室长轴切面，通常可显示法洛四联症的室间隔缺损和主动脉骑跨，主动脉骑跨率的计算如图所示，a 为主动脉根部直径，b 为室间隔缺损水平至主动脉根部前壁的距离，主动脉骑跨率为 b/a × 100%。右图为胸骨旁大动脉水平短轴切面，显示肺动脉狭窄（PS）和右心室肥厚（RVH）。

胸骨旁短轴切面可以确定室间隔缺损大小，更重要的是评价右心室流出道，肺动脉狭窄可发生于肺动脉瓣下、肺动脉瓣或者肺动脉瓣上多个水平，有时可存在复合多处狭窄。漏斗部室间隔移位并导致肺动脉瓣下狭窄是多数法洛四联症的特征，主动脉骑跨程度越大，肺动脉瓣下狭窄也越严重。胸骨旁短轴切面等可观察右心室流出道狭窄部位，还可显示肺动脉总干及其左右分支的发育情况。彩色多普勒血流显像可显示肺动脉狭窄处五彩混叠的血流束，肺动脉狭窄程度决定右心室流出道射流束的宽度，狭窄愈重，射流束愈窄，严重狭窄者肺动脉主干内血流量小，可无明显血流信号。CW可记录到右心室流出道全收缩期尖峰状血流频谱，测定跨肺动脉狭窄处的压差（图17-54）。主肺动脉多数存在不同程度的发育不良，通常均小于正常，有时尚不到主动脉内径的1/2。肺血管发育程度的评价是手术适应证选择的关键，肺动脉主干以及左、右肺动脉内径的测量最佳切面还是胸骨旁短轴或者胸骨上窝切面。超声评价肺血管发育程度的常用参数有McGoon指数和肺动脉指数（pulmonary artery index），具体公式如下：McGoon指数计算公式为左肺动脉直径加右肺动脉直径之和除以横膈水平降主动脉直径；肺动脉指数计算公式为左肺动脉横截面积加右肺动脉横截面积之和除以体表面积。当McGoon指数小于1.2或者肺动脉指数小于70通常可认为肺动脉发育不良。当肺血管发育不良或者超声测定声窗不理想时，CT或者MRI是评价肺血管的可靠手段。

与其他青紫型心脏畸形相似，法洛四联症的冠状动脉通常扩张迂曲，右冠状动脉的圆锥支通常斜行穿过右心室流出道，其他的主要冠脉畸形有左前降支作为右冠状动脉一个分支发出，可能走行在肺动脉前方。法洛四联症合并冠状动脉畸形，占法洛四联症的2%~9%。鉴于此，目前主张法洛四联症术前行冠

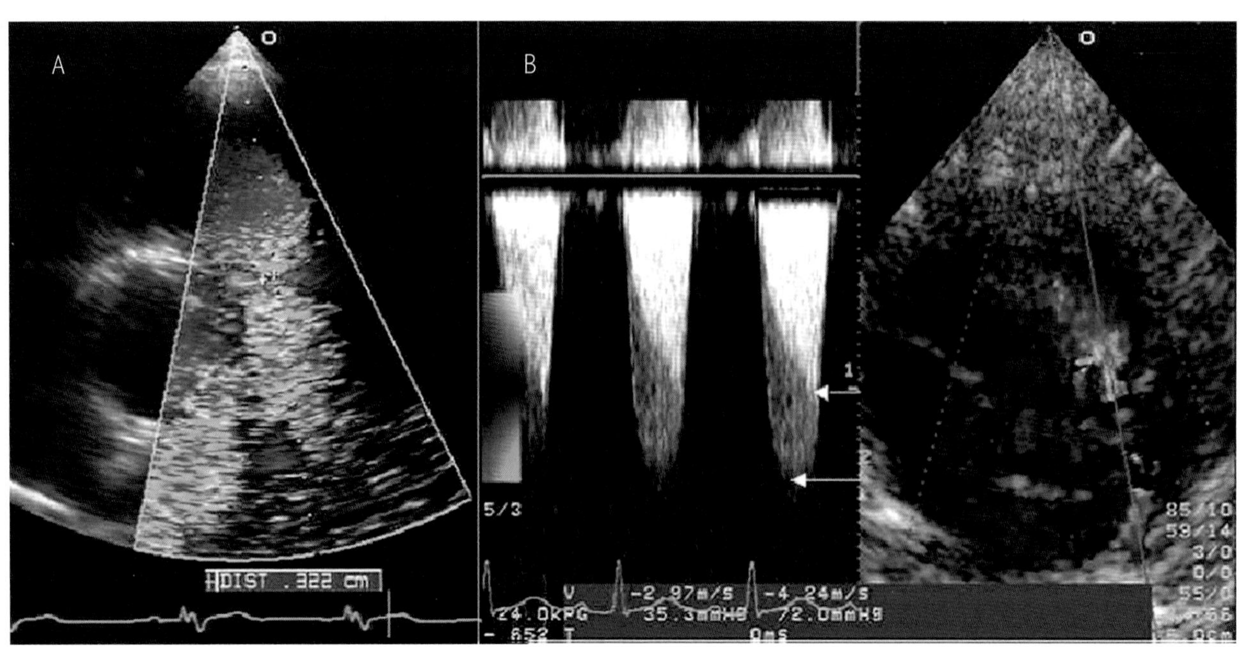

图17-54 法洛四联症的多普勒超声诊断肺动脉狭窄

A为胸骨旁大动脉短轴切面，彩色血流显像显示收缩期肺动脉瓣口血流加速；B为连续多普勒测定肺动脉瓣狭窄压差，该血流频谱显示存在两种不同水平肺动脉狭窄，箭头1所指稠密多普勒信号，为肺动脉瓣下狭窄，血流流速于收缩晚期到达峰值；箭头2所指稍淡多普勒信号，为肺动脉瓣固定性狭窄，血流流速于收缩中期到达峰值。

脉造影或行冠脉CTA。超声心动图对确定是否存在冠状动脉畸形有时并不十分可靠，重要的是尽可能观察是否存在穿过右心室流出道的圆锥支，这些信息对法洛四联症手术方案有重要的影响。

法洛四联症合并其他主要心脏畸形相对少见，主要有PDA、多发VSD和完全型AVSD；10%法洛四联症的患者合并ASD，多数为卵圆孔未闭。约25%的法洛四联症可合并右位主动脉弓，因此法洛四联症的患者应常规探查主动脉弓部，观察主动脉弓部血管走向，如胸骨上凹切面探头上示标指向3点钟前倾扫描如第一分支朝向受检者右肩则为左位型主动脉弓，如朝向左肩则为右位主动脉弓。

如果不手术，法洛四联症的死亡率很高，25%在出生后1年内死亡，3岁死亡率40%，10岁死亡率70%，40岁死亡率95%。法洛四联症根治术的步骤是闭合VSD、疏通RVOT梗阻；手术疗效取决于肺动脉狭窄的解除程度。对法洛四联症的术后随访检查，超声心动图通常可检测到室间隔补片强回声和不同程度的残余右心室流出道狭窄（图17-55）或者室水平残余分流（图17-56）。如果肺血管发育不良，则可考虑姑息性手术以增加肺血流。

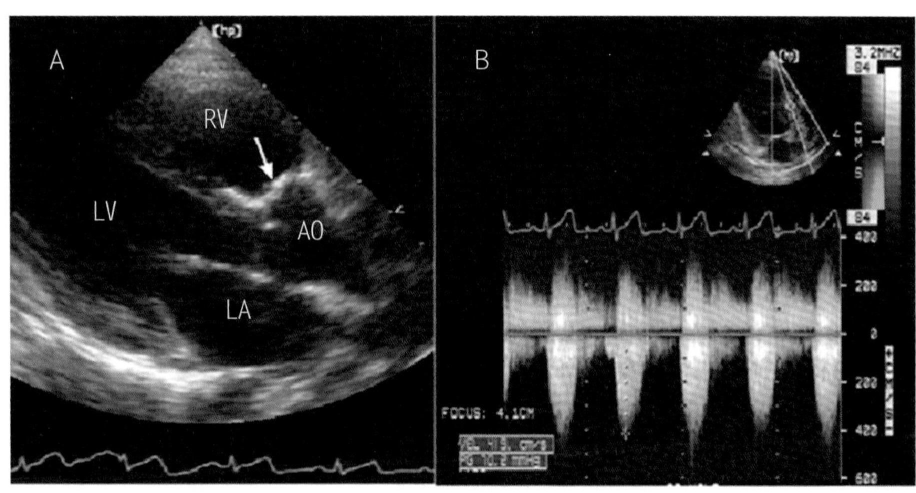

图 17-55　法洛四联症术后的超声心动图

A为胸骨旁左心室长轴切面，箭头所指处为室间隔补片回声；B为同一患者的右心室流出道切面引导下的连续多普勒测定。该图例测定的肺动脉狭窄最大压差为70mmHg。

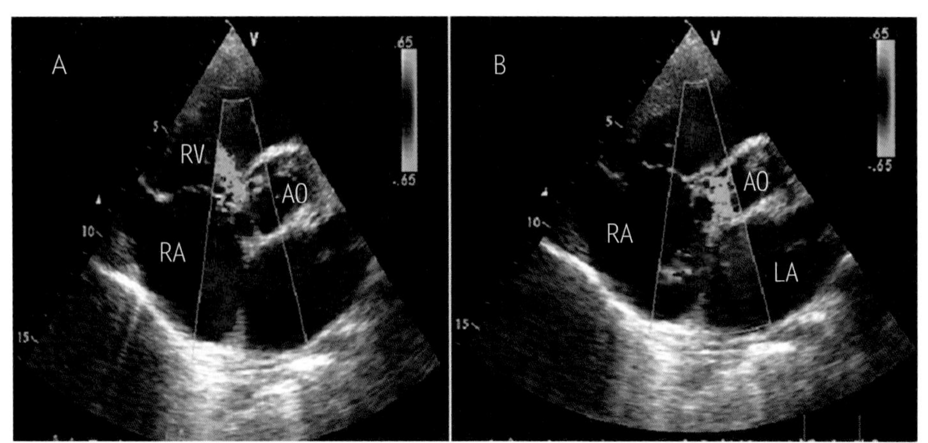

图 17-56　法洛四联症术后的残余分流

A、B为胸骨旁大动脉短轴切面。A为收缩期，显示室间隔近隔瓣位置左向右分流；B为舒张期，显示右向左分流。

五、特殊类型的法洛四联症

1. 法洛四联症伴肺动脉瓣闭锁 法洛四联症伴肺动脉瓣闭锁类型为法洛四联症+肺动脉瓣闭锁+PDA的组合，PDA是患者生存的主要条件，也有称为“假性永存动脉干”；但它与永存动脉干不同的是存在右心室流出道和肺动脉而且肺动脉不起源于主动脉近端。法洛四联症伴肺动脉瓣闭锁通常可探及典型法洛四联症的右心室流出道的存在和漏斗部间隔前向移位，主肺动脉和右心室流出道的解剖连续存在但无血流的连续性，在主肺动脉远端探及源于动脉导管或侧支循环的连续性分流的存在。

2. 法洛四联症伴肺动脉瓣缺如 约5%的法洛四联症可出现肺动脉瓣缺如。这一特殊类型的法洛四联症由于肺动脉瓣缺如而存在显著肺动脉瓣反流，右心室流出道和肺动脉间的血流反复来回（肺动脉无瓣叶关闭而显著反流），主肺动脉及分支呈瘤样扩张。“肺动脉瓣缺如”这一名称用词可能不十分确当，超声在肺动脉瓣瓣环处左右有时尚可探及部分突出结构（肺动脉瓣遗留结构）。

3. 粉红法洛四联症（pink Fallot） 法洛四联症只存在轻度肺动脉狭窄时，室间隔水平分流以左→右分流为主而少有右→左分流，因此患者可无青紫，临床症状类似VSD + PS，也有称为轻型法洛四联症。

第十二节　大动脉转位

一、概述

大动脉转位（transposition of the great arteries，TGA）定义为没有生理学矫正的大动脉转位，这种先天心脏畸形总是表现为心室大动脉连接不一致，即主动脉完全或大部分从右心室起始，肺动脉完全或大部分从左心室起始；而房室连接关系几乎总是一致（图17-57）。既往也称为完全型大动脉转位，“完全型”这个修饰词并不适当。TGA是排名在法洛四联症之后的第二常见青紫型先天性心脏病，约占整个先天性心脏病的5%。

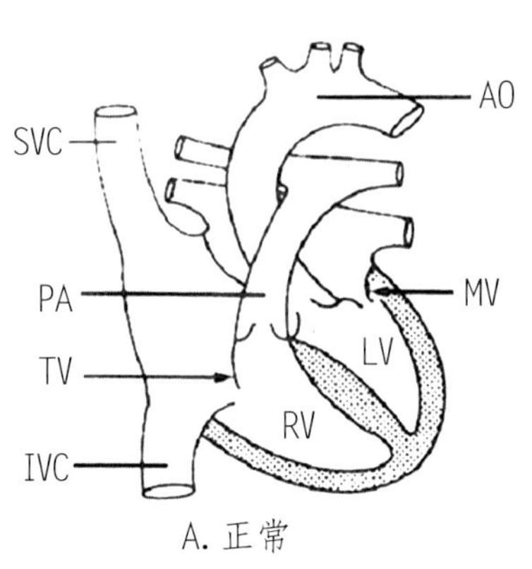

A. 正常

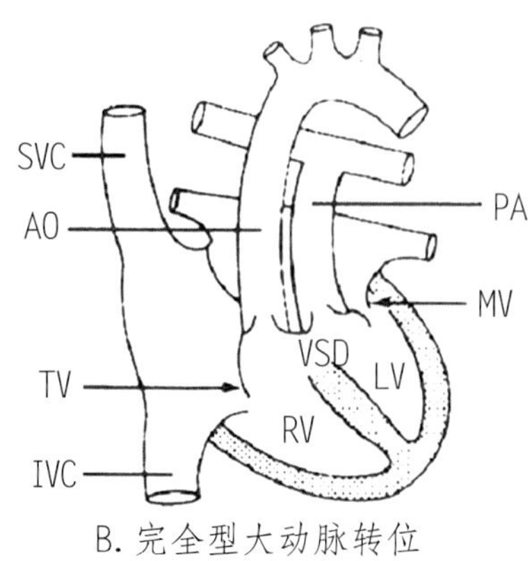

B. 完全型大动脉转位

图 17-57　完全型大动脉转位的解剖关系示意图
A为正常心脏结构解剖关系；B为完全型大动脉转位。完全型大动脉转位患者的主动脉发自右心室（静脉心室），肺动脉发自左心室（动脉心室），通常存在房间隔或室间隔或动脉导管处血流混合。

二、病理解剖及分型

TGA的最常见者为右型转位，即主动脉发自右心室，位于右前方；肺动脉发自左心室，位于左后方；这一解剖类型通常称为大动脉右转位（D-TGA），即心房正位、心室右襻和大动脉右襻的SDD型TGA。少数也可发生于内脏反位的左位型大动脉转位（L-TGA）。为避免混淆，本节仅讨论发生于内脏正位的TGA。

TGA根据有无合并室间隔缺损和肺动脉狭窄分为三型：Ⅰ型室间隔完整但伴有房间隔缺损或卵圆孔未闭（可能合并动脉导管未闭），约占50%；Ⅱ型伴有室间隔缺损，可能伴有卵圆孔未闭或者动脉导管未闭，约占40%；Ⅲ型伴有室间隔缺损和肺动脉狭窄，约占10%。

三、病理生理

TGA的血流动力学改变为：体循环静脉血经右心房→右心室→主动脉，而肺静脉回流的动脉血经左心房→左心室→肺动脉，由于正常的生理交叉循环变成了病理平行循环，因此必须存在房间隔、室间隔，或动脉导管水平的动脉和静脉血流混合才有生存的机会。TGA患儿刚出生时尚无紫绀症状是因为存在动脉导管未闭（非氧合血从主动脉进入肺动脉）以及卵圆孔未闭（氧合血从左心房进入右心房）的血液混合。出生后随着肺循环阻力下降，如果存在动脉导管未闭或室间隔缺损，将有更多的血液从体循环进入肺循环。如果存在房间隔缺损，分流绝大多数为左向右氧合血从左心房进入右心房，此时房水平也提供了氧合血进入右心室、主动脉的途径。

Ⅰ型TGA室间隔完整但伴有房间隔缺损或卵圆孔未闭（可能合并动脉导管未闭），出生时或出生后数日出现青紫、缺氧、酸中毒和心力衰竭，数日内可死于严重低氧血症。Ⅱ型出现症状较迟，出生数周或数月内出现气促、青紫，青紫较轻，但肺循环血量增多，容易心力衰竭。Ⅲ型出现症状较晚，表现与法洛四联症相似，可出现青紫、缺氧和酸中毒，但心力衰竭少见。

四、超声心动图诊断要点

超声心动图是诊断TGA简便可靠的手段。TGA超声心动图的特征表现为主动脉发自右侧的右心室而肺动脉发自于左侧的左心室。胸骨旁长轴切面显示心室位置关系正常，胸骨旁短轴切面显示主动脉位于肺动脉的右前方，两条大血管呈平行排列。因此胸骨旁长轴切面显示两条平行的大血管，沿着胸骨旁长轴显示那支血管先分叉，则可确定该支血管为肺动脉（图17-58，图17-59）。胸骨旁大动脉短轴显示两半月瓣横截面在同一切面上呈双筒征，通常主动脉位于肺动脉的右前方，如果前方的大动脉呈弓状上行，而后方的大动脉出现分叉，即可确诊为TGA。

约50%的TGA除了卵圆孔未闭或动脉导管未闭外不合并其他畸形。VSD是相对常见的合并畸形，40%~45%TGA存在VSD。TGA合并的VSD变异较多，可以是膜周VSD，也可以发生在室间隔的任何部位，约1/3的VSD很小或没有明显血流动力学意义；有显著血流动力学意义的VSD通常是巨大的流出道型或称为对位不良型（malalignment）。继发孔ASD可能在10%~20%的患者中存在。约30%合并VSD的

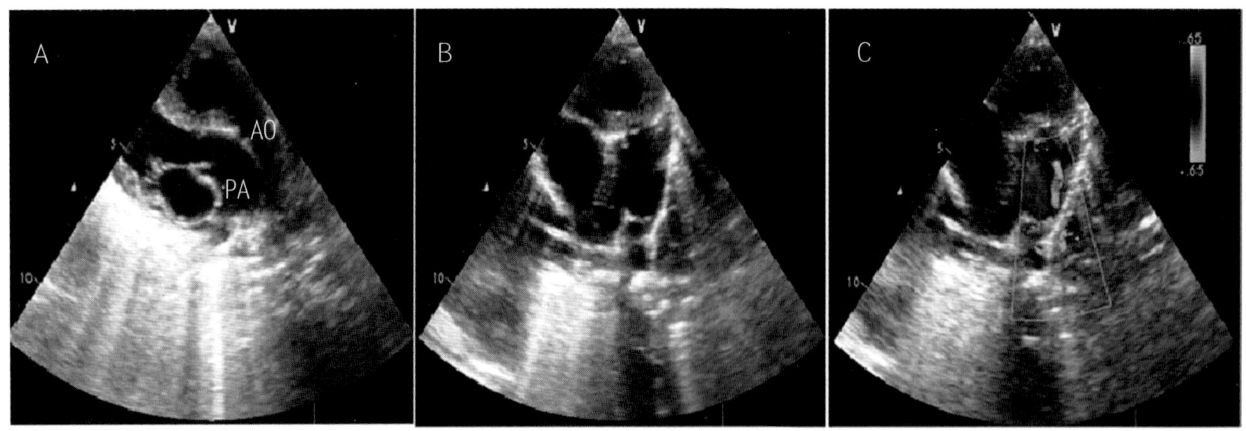

图 17-58　TGA 的超声心动图

患儿，男性，1 个月。A 为胸骨旁左心室长轴切面，室间隔完整，主动脉和肺动脉呈前后平行关系；B 显示后位的大血管出现分叉，为肺动脉；C 为 B 同一切面的 CDFI 显像，红色血流显示动脉导管左向右分流。该患者诊断为室间隔完整的 TGA。

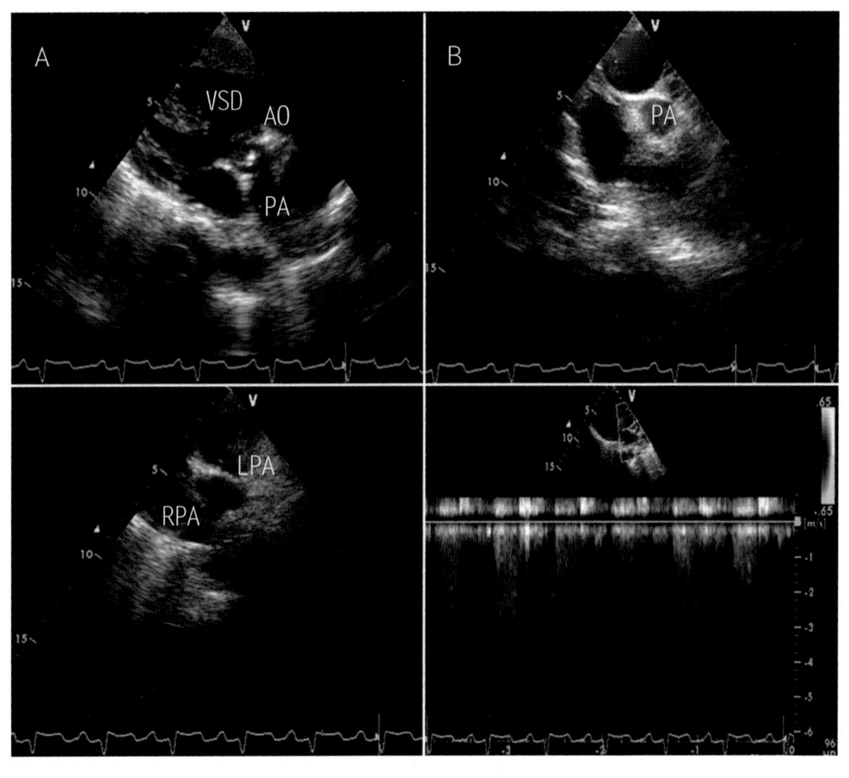

图 17-59　TGA 的超声心动图诊断

患儿，男性，3 岁。A 为胸骨旁左心室长轴切面，室间隔缺损、肺动脉瓣狭窄以及主动脉和肺动脉呈前后平行关系。B 为大动脉水平短轴观，主动脉位于肺动脉右前方；C 为胸骨上段调整切面，后位的肺动脉的左、右肺动脉分支；D 为 A 切面基础上 CW 测定肺动脉瓣狭窄的血流频谱，跨肺动脉瓣峰速度略超过 3m/s。

TGA患者存在左心室流出道梗阻（LVOTO），原因为动脉圆锥偏位导致室间隔流出部无法正常关闭，动脉圆锥向前偏移时可导致主动脉瓣下狭窄；对位不良的圆锥间隔向右心室偏移时，可导致肺动脉骑跨在右心室上，骑跨显著时室间隔缺损直接位于肺动脉瓣下，形成右心室双出口的一种既往称为Taussing-Bing畸形。肺动脉狭窄在TGA患者中很少见，更为少见的是合并二尖瓣反流以及主动脉缩窄。

由于右心室承担体循环的重任，TGA的三尖瓣瓣环可扩张和合并三尖瓣反流，如果三尖瓣发育不良可导致严重三尖瓣反流。理想的手术是解剖和生理纠正，左心室将氧合血泵入主动脉，右心室将非氧合血泵入肺动脉。目前最经典的TGA手术是动脉调转术（arterial switch operation，或简称为Switch

术），动脉调转术包括切断主动脉和肺动脉，将肺动脉前移与右心室缝接，将主动脉后移并与左心室缝接，然后将冠状动脉从前位主动脉（原主动脉）移至后位的动脉（新主动脉）。

目前外科手术技术有了长足的进步，术前超声心动图应尽可能探查冠状动脉，检查时尽量选用高频探头，应用胸骨旁大动脉短轴以及剑突下长轴/短轴切面，观察冠状动脉是否分别发自左、右冠状窦部，约70%TGA患者的冠状动脉起源正常，即右冠状动脉起自右冠状窦，左冠状动脉起自左冠状窦；少数患者的冠脉异常变异较大。图17-60所示为常见的TGA患者的冠状动脉变异类型。如果从胸骨旁或心尖等切面能排除在肺动脉与二尖瓣之间（房室沟）有冠脉走行，通常地说要么冠脉起源正常，要么就是单根左冠状动脉。动脉调转术成功的关键在于冠状动脉移植，因此术前对冠状动脉解剖类型的正确判断非常重要，必要时可行多层螺旋CT扫描显示TGA患者的冠状动脉起源和走向。

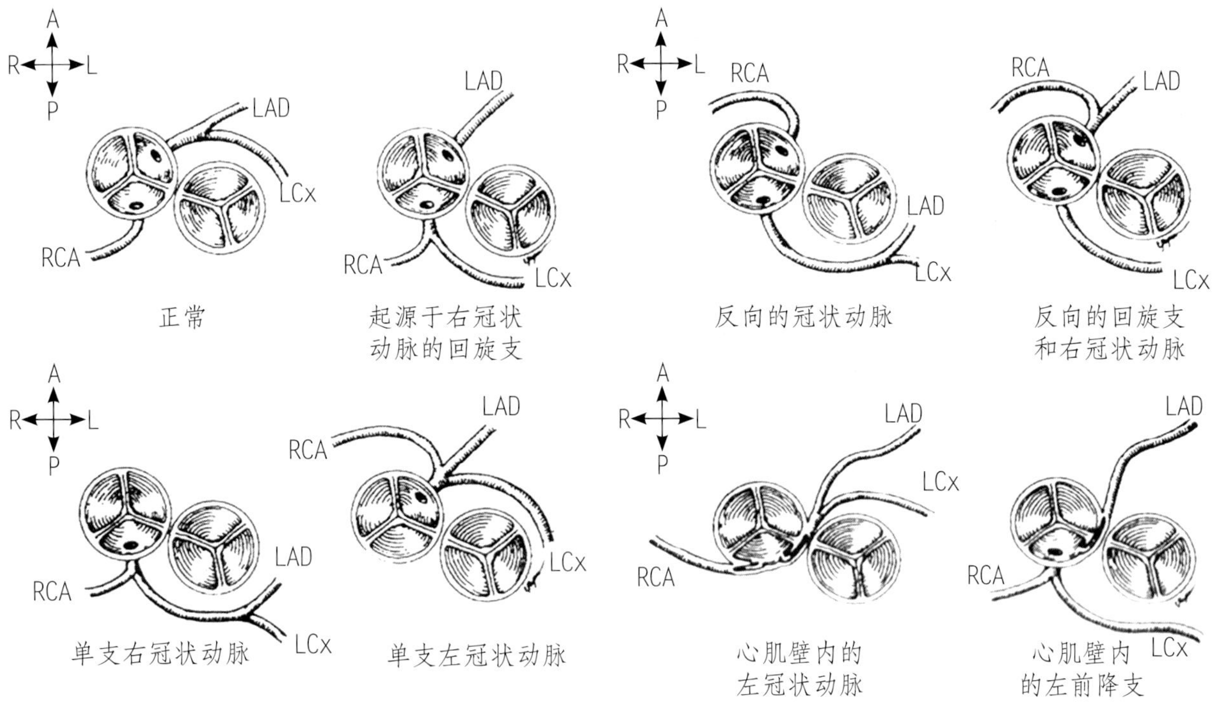

图 17-60　TGA 患者常见的冠状动脉变异类型

主动脉位于肺动脉的右前方。LAD：左冠状动脉，LCx：左回旋支，RCA：右冠状动脉。

超声心动图评价左心功能和瓣膜功能等，对选择手术方式有重要意义。新生儿（两周内）两个心室的功能和容量相似，Ⅰ型TGA应在两周内行动脉调转术，合并VSD的可以考虑在出生6个月内行动脉调转术。对于室间隔完整或合并小型室间隔缺损的患儿，如果就诊时已超过2周龄以上，左心室已退化无法承受体循环的后负荷，这时则需要行姑息性的肺动脉环缩术（Banding手术）以对左心室负荷锻炼（图17-61，图17-62）。超声心动图测定的左心室容量、射血分数以及左心室壁厚度等参数，还有助于判断肺动脉环缩术后行二期动脉调转术的手术时机，通常认为肺动脉环缩术后1~2周，左右心室压力之比大于65%，左心室质量指数大于50g/m^2，则可考虑行二期矫治术。超声观察胸骨旁短轴室间隔位置可粗略判断左心室压，如果室间隔居中，说明两侧心室压相等；如果室间隔突向左侧心室时，提示左心室压尚低于右心室压。

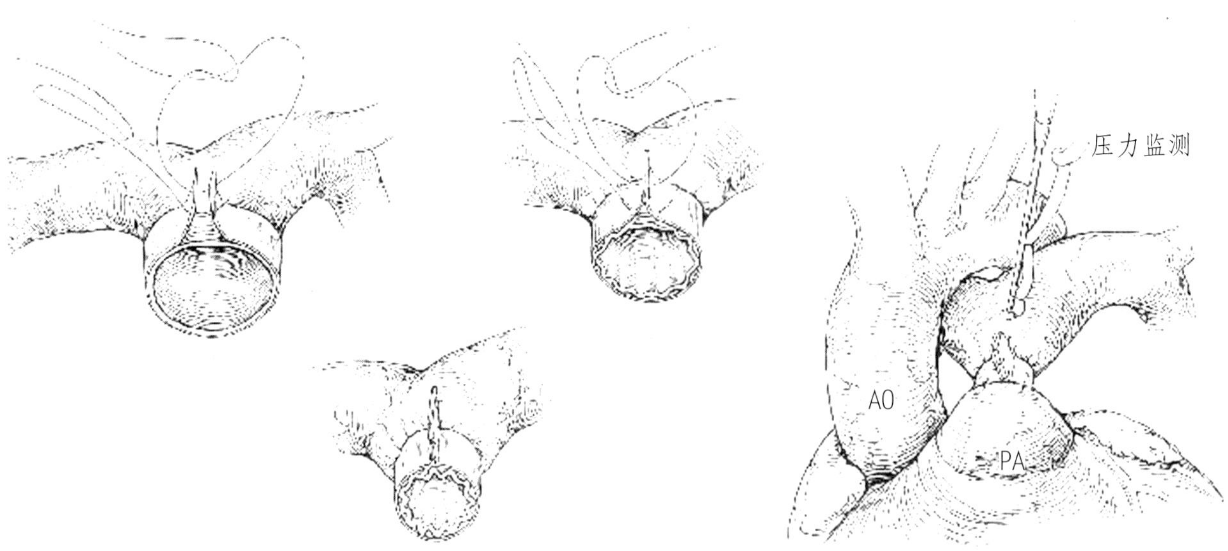

图 17-61　肺动脉环缩术图解

肺动脉环缩术作用减少肺动脉血流，可缓解肺血增多型先天性心脏病的肺动脉压力升高。

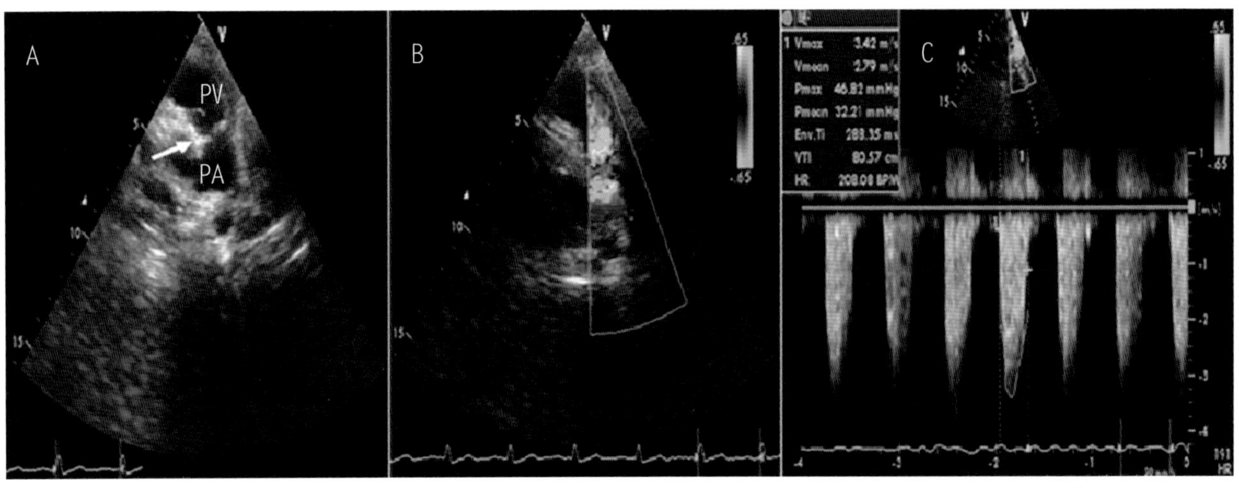

图 17-62　肺动脉环缩术的超声心动图

A 为右心室流出道长轴切面，显示肺动脉瓣上方的人造狭窄环；B 为彩色血流显像，显示狭窄环处的加速血流；C 为连续多普勒测定跨狭窄环的峰压差为 46.82 mmHg。

第十三节　先天性矫正型大动脉转位

一、概述

先天性矫正型大动脉转位（congenital corrected transposition of the great arteries，ccTGA）又称左型大动脉转位，特指同时心房与心室连接不一致以及心室与大动脉连接不一致的心脏畸形，常合并其他心内畸形。腔静脉血经右心房，流入解剖形态的左心室后到达肺动脉；肺静脉氧合血经左心房，流入解剖形态的右心室后到达主动脉，虽然心脏解剖结构转位，但循环生理仍维持正常。ccTGA是较少见的先天性心脏病，约占整个先天性心脏病的1%。

二、病理解剖

ccTGA的解剖特点是大血管异位加上心室反位，左心室连接于右心房和肺动脉，右心室连接于左心房和主动脉。虽然循环生理上仍维持正常，但是解剖右心室承担体循环，解剖左心室承担肺循环。ccTGA最常见的类型是SLL，即心房正位、心室左襻、大动脉左襻；另一类型为IDD较为少见，即为心房反位、心室右襻、大动脉右襻。仅1%~2% ccTGA无合并心内畸形，80% ccTGA合并VSD，缺损以膜周+圆锥间隔多见，由于圆锥间隔的移位可导致肺动脉瓣下狭窄；其他合并心内畸形还有左侧房室瓣（三尖瓣）异常、主动脉缩窄（合并VSD）、PDA和ASD等。由于右心室承担体循环重担，往往易出现三尖瓣关闭不全或房室传导阻滞。ccTGA的冠状动脉解剖与正常不同，右侧的左冠状动脉发出左前降支和回旋支供应左心室，左侧的右冠状动脉发出圆锥支和后降支供应右心室。

三、病理生理

虽然存在大动脉转位（右心室连接主动脉，左心室连接肺动脉），心房和心室的连接也反转，ccTGA的这种双重反转导致血液循环的生理纠正，即氧合动脉血经左心房→右心室→主动脉，外周静脉血经右心房→左心室→肺动脉（图17-63），因此本症单独存在可无任何症状，患者直到成年才得到诊断。随着年龄增长，解剖右心室不能满足体循环需求，往往容易出现三尖瓣关闭不全，可导致右心功能衰竭。本症病理生理学改变还取决于其所合并的心内畸形。合并VSD而无左心室流出道狭窄的患者，其

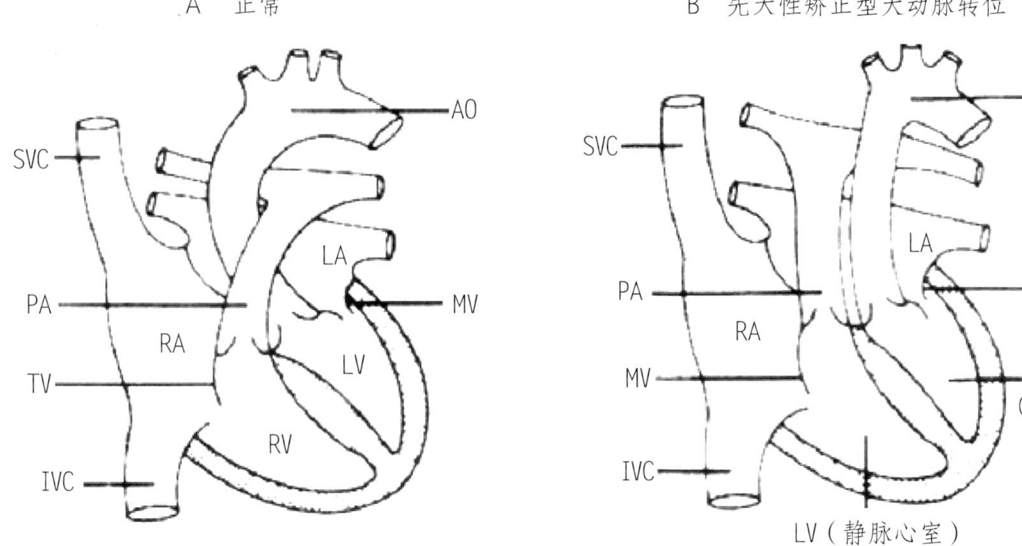

图 17-63 矫正型大动脉转位的解剖关系

A 为正常心脏结构解剖关系；B 为矫正型大动脉转位。矫正型大动脉转位患者的主动脉发自右心室，左心房动脉血流入右心室，因此右心室为动脉心室；肺动脉发自左心室，右心房静脉血流入左心室，因此左心室为静脉心室；心室和大动脉的双重转位导致血液循环的生理纠正。

血流动力学改变与单纯VSD相似，可出现心力衰竭；合并VSD及左心室流出道狭窄的患者，VSD往往较大，其血流动力学改变类似于法洛四联症，可伴有青紫。

四、超声心动图诊断要点

ccTGA诊断思路也遵循节段分析法：①心房位，上腹部横切面腹主动脉位于左侧，下腔静脉位于右侧，心房正位（S）。②心室位。心尖四腔心切面显示右侧房室瓣附着点较高定位为二尖瓣而连接左侧心室，心室位置相反，左心室在右侧，右心室在左侧，确定为心室左襻（L-loop），心房和心室连接不一致，位于左侧的右心室增大明显，右心室可见粗大肉柱（调节束），二尖瓣与左心室连接，三尖瓣与右心室连接。③大血管和心室连接关系，大动脉短轴观主动脉位于左前方，肺动脉位于右后方，定位为大动脉左转位（L），为SLL解剖分型（图17-64）。心尖切面可观察到主动脉与解剖右心室相连接，肺动脉与左心室连接。

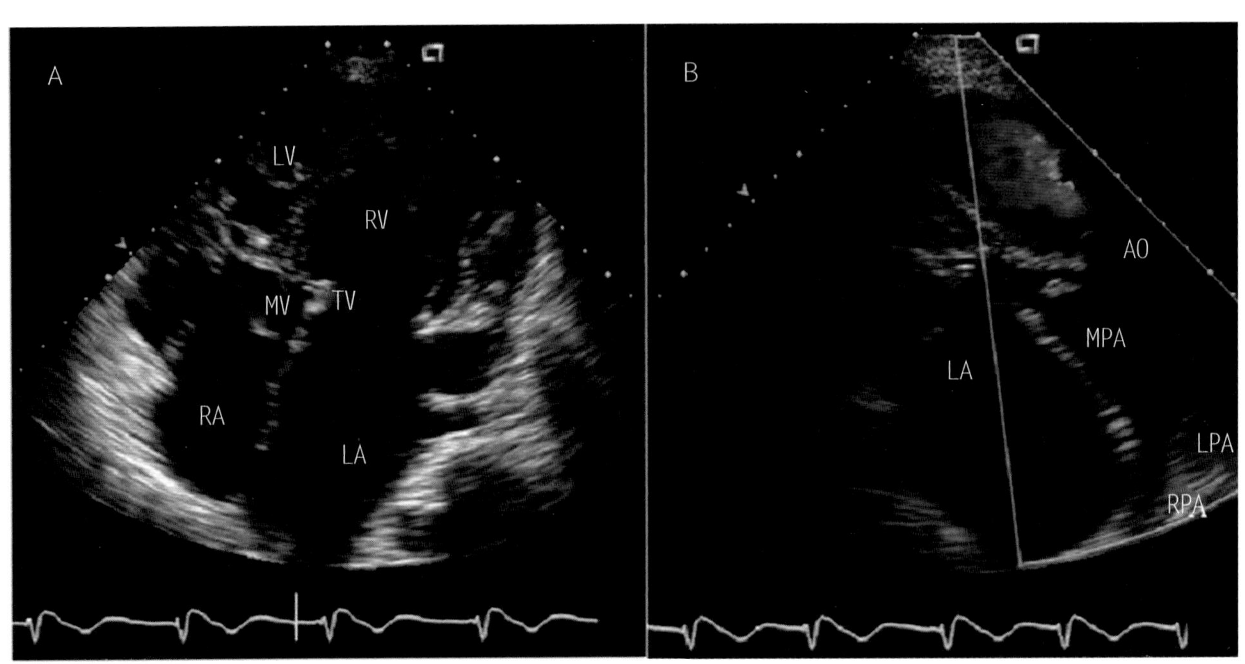

图 17-64　先天性矫正型大动脉转位的超声心动图

患者，男性，35 岁。A 为心尖四腔心切面，显示位于右侧的房室瓣与室间隔的附着位置高于左侧，而确定右侧房室瓣为二尖瓣（MV），相应稍低位附着的左侧房室瓣为三尖瓣（TV），与二尖瓣相连接的右侧心室为左心室，而与三尖瓣相连接的左侧心室为右心室；B 为调整胸骨旁左心室长轴切面，显示两组大血管平行从心室发出，而位于后方的血管出现左右分叉因此确定为肺动脉，其前方的大血管则为主动脉。

超声心动图确定ccTGA的诊断之后，应该重点观察以下3个常见合并畸形。

1. 有无合并 VSD　约 80% 的 ccTGA 合并 VSD，VSD 通常为膜周，也可延展至流出部。二维超声心动图的各切面可便利地诊断 VSD，彩色多普勒血流显像可确定心室水平的分流为体循环（解剖右心室）向肺循环（解剖左心室）分流。

2. 合并PS　在ccTGA的异常心脏发育中，室间隔与房间隔和动脉圆锥排列错乱，肺动脉瓣被挤压于二尖瓣瓣环和三尖瓣瓣环之间，肺动脉流出道位于倾斜或横向平面，容易出现肺动脉狭窄。肺动脉狭窄主要为肺动脉瓣下，也可为肺动脉瓣膜狭窄，偶可见肺动脉瓣闭锁。超声评价肺动脉狭窄对手术方式的选择有重要意义，单纯肺动脉瓣膜狭窄可以手术纠正，而广泛或复杂的肺动脉狭窄则需要在解剖左心室和肺动脉远端间建立管道。

3. 合并三尖瓣关闭不全　由于解剖右心室并不是真正的左心室，其结构特点决定其难以承受长期体循环重负，随着年龄增长，绝大部分患者出现严重的三尖瓣关闭不全，导致右心室增大，充血性心力衰竭。ccTGA也常伴有左侧三尖瓣解剖畸形，最常见的为三尖瓣下移畸形。超声心动图明确诊断ccTGA的同时，还要测量体循环右心室大小和功能，判定三尖瓣反流严重程度，这些资料对患者的手术治疗有重要的指导意义。

第十四节　右心室双出口

一、概述

右心室双出口（double outlet right ventricle，DORV）指两条大动脉均主要发自右心室，室间隔缺损为左心室的唯一出口，主动脉与二尖瓣之间因圆锥组织分隔没有纤维连接（图17-65）。DORV不是一种单一的心脏畸形，属于圆锥与大动脉连接异常，是介于法洛四联症和完全型大动脉转位之间的一组复杂的先天性心脏畸形。DORV占先天性心脏病的1%左右。

二、病理解剖及分型

2000年国际先天性心脏病外科命名学和数据库委员会提出了DORV新的分型（参见表16-3，图17-66）：

（1）室间隔缺损型：VSD位于主动脉瓣下方，VSD通常较大，容易出现肺动脉高压，是最常见的类型。

（2）法洛四联症型；VSD位于主动脉下方或者在两条大动脉下方，合并右心室流出道狭窄。

（3）大动脉转位型；VSD位于肺动脉瓣下方，伴有或不伴有漏斗部和肺动脉狭窄。

（4）室间隔缺损远离型：VSD边缘与两个半月瓣瓣环的最小距离均大于主动脉瓣瓣环直径，VSD多位于右心室流入部或者位于心尖肌部。

新分型具有良好的临床实用性，为外科医生普遍接受。

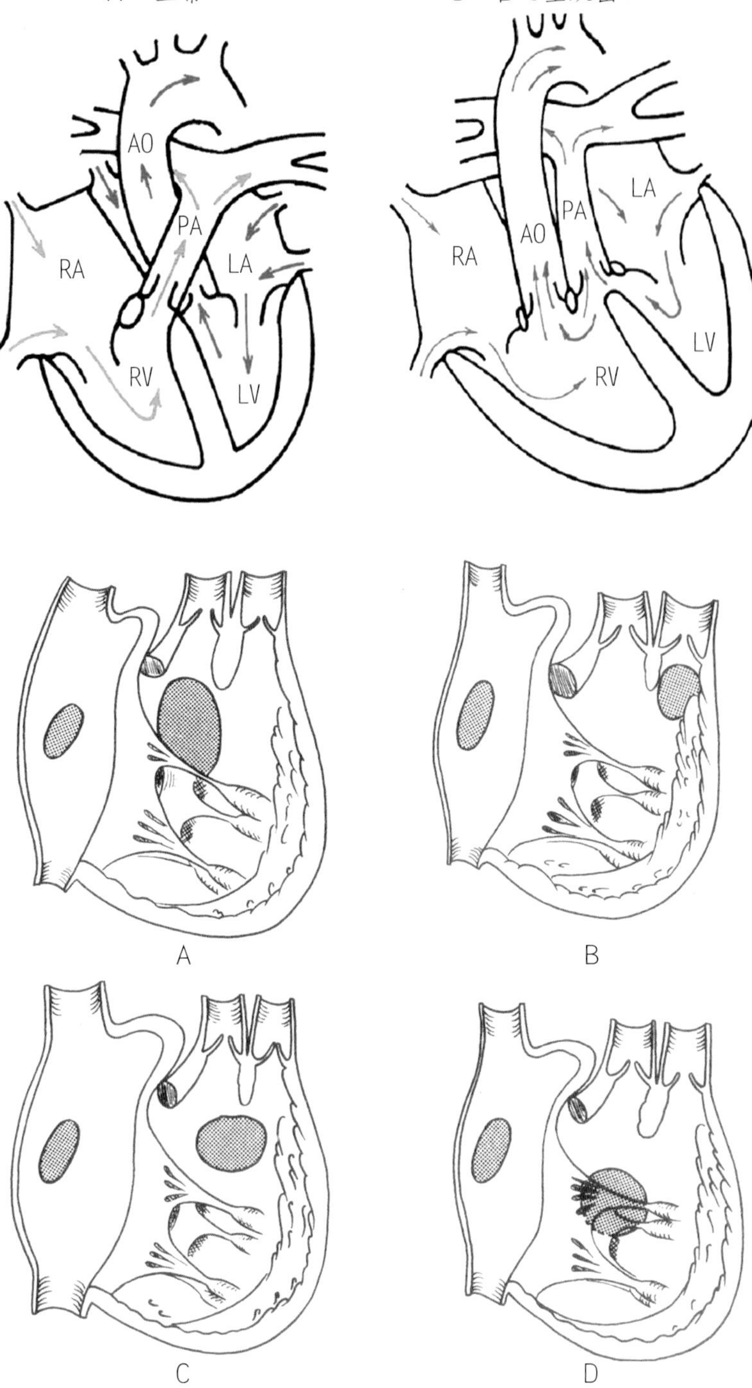

图 17-65 右心室双出口的解剖关系示意图

A 为正常心脏结构解剖关系；B 为右心室双出口解剖关系。右心室双出口指两条大血管均从或大部分从右心室发出，血液循环上必须存在心室水平的交通（VSD），左心室动脉血经 VSD 射血进入右侧的肺动脉和主动脉。

图 17-66 右心室双出口的室间隔缺损（VSD）的解剖位置分型

根据 VSD 的解剖位置与两大血管的关系，分为：A 为主动脉瓣下 VSD；B 为肺动脉瓣下 VSD；C 为邻近两大动脉 VSD；D 为远离两大动脉 VSD。

三、病理生理

DORV的病理生理因分型而差异显著，血流动力学改变取决于VSD位置以及有无合并肺动脉狭窄。室间隔缺损型血流朝向主动脉瓣，紫绀可不明显，临床表现类似于巨大VSD，容易较早出现严重肺动脉高压。病理生理类似于法洛四联症，肺动脉狭窄严重程度决定了肺循环血的多寡。大动脉转位型病理生理与完全型大动脉转位相似，肺动脉高压出现早，紫绀显著，预后很差。室间隔缺损远离型少见，该类型也极少合并出现肺动脉狭窄，左心室血经VSD进入右心室，右心室混合血易泵入低阻肺血管。

四、超声心动图诊断要点

超声心动图是诊断DORV的一种重要手段，超声心动图发现主动脉和肺动脉均连接于右心室，或者两条大动脉的中的任何一条完全连接右心室，另一条50%以上来自右心室，即可以考虑诊断DORV。进一步的超声检查还需要明确以下几点：①主动脉和肺动脉的位置和关系。②半月瓣下有无动脉圆锥。③VSD的位置和大小，以及VSD与两条大动脉的位置关系。④有无流出道狭窄和肺动脉狭窄。⑤合并畸形包括房室连接是否正常、冠状动脉有无异常、房室瓣有无异常等。超声心动图诊断DORV的要点有：①主动脉和肺动脉均起源于右心室，或者一条起源于右心室，另一条骑跨于室间隔上，骑跨率大于50%以上。通常主动脉和肺动脉平行从右心室发出，两者可呈左右并排关系。②半月瓣与房室瓣之间无纤维连接，代之以僵硬强回声动脉圆锥相隔。③VSD通常较大，VSD可以邻近两条大动脉，也可以远离两大动脉，VSD位置以及与两大动脉的关系判定直接决定DORV的分型。50%的DORV存在不同程度的肺动脉狭窄，多为圆锥组织位移导致的肺动脉瓣下狭窄，这种情况在法洛四联症也可以存在，区别在于DORV半月瓣与房室瓣之间有动脉圆锥分隔。大动脉转位型DORV室间隔缺损位于肺动脉瓣下方，左心室血液经室水平缺损直接进入肺动脉，血流动力学或病理解剖均与完全型大动脉转位相似，鉴别点也在于DORV二尖瓣与半月瓣之间无纤维连接，如果两者之间存在纤维连接而无动脉圆锥分隔，即为完全型大动脉转位。

胸骨旁长轴切面是观察大动脉起始部和室间隔关系的最佳切面，胸骨旁短轴切面则有助于判定两条大动脉的位置关系（图17-67）。婴幼儿则还可选择剑突下多切面的清晰显示以利于判断两大动脉关系以及室间隔缺损大小和类型以及有无合并其他畸形。VSD位于主动脉瓣下方最为常见（68%），当VSD位

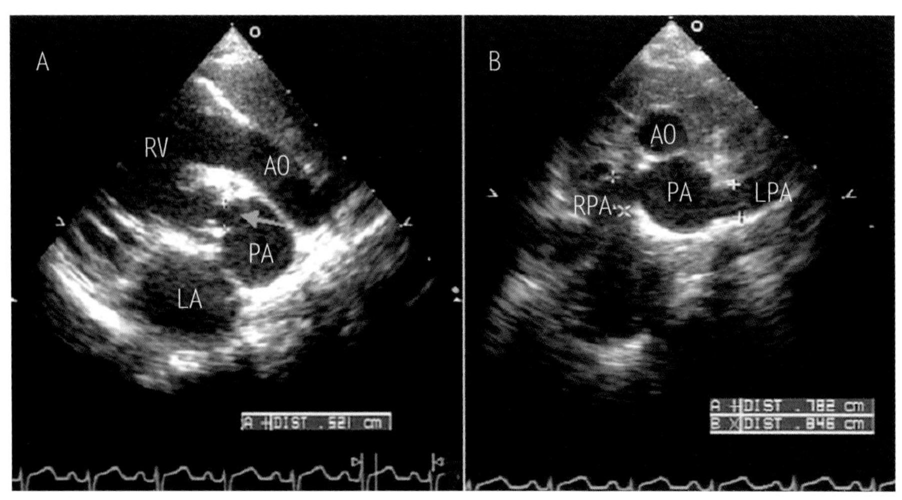

图 17-67　右心室双出口的超声心动图

A为高位胸骨旁左心室长轴切面，显示两条血管连接于同一心室，箭头所指为位于后方的大血管瓣膜处存在狭窄，该图例测量狭窄处直径为5.2mm；B为高位左心室短轴切面，显示位于左后的大血管出现分叉而确定该支血管为肺动脉，位于右前方的血管则为主动脉，该图例测量的数值分别为左肺动脉和右肺动脉直径。LPA：左肺动脉，RPA：右肺动脉。

于肺动脉瓣下方时，肺动脉大多骑跨于室间隔缺损上（22%），也称为Taussig-Bing畸形，目前归入大动脉转位型DORV，该类型通常无肺动脉狭窄，反而因为肥大的漏斗部位移易造成主动脉瓣下不同程度的梗阻，因此该类型常合并主动脉瓣下狭窄、主动脉缩窄等，细致的超声检查还应该探查主动脉弓降部以排除有无存在主动脉缩窄。

DORV一经确诊，原则上均应该手术治疗，DORV手术方式复杂繁多，主要也取决于大动脉、VSD位置关系以及合并心脏畸形。室间隔缺损型患儿早期容易出现严重肺动脉高压，建议出生后3月之内尽早手术。手术时机选择和手术方式类似于法洛四联症。大动脉转位型无明显肺动脉狭窄者，也建议出生后6个月前尽早行双心室矫治手术；如果合并肺动脉狭窄时，也可行Rastelli手术（图17-68）应用带瓣或者无瓣人造血管连接右心室和肺动脉，这术式也可用于重症法洛四联症或者肺动脉闭锁患者。

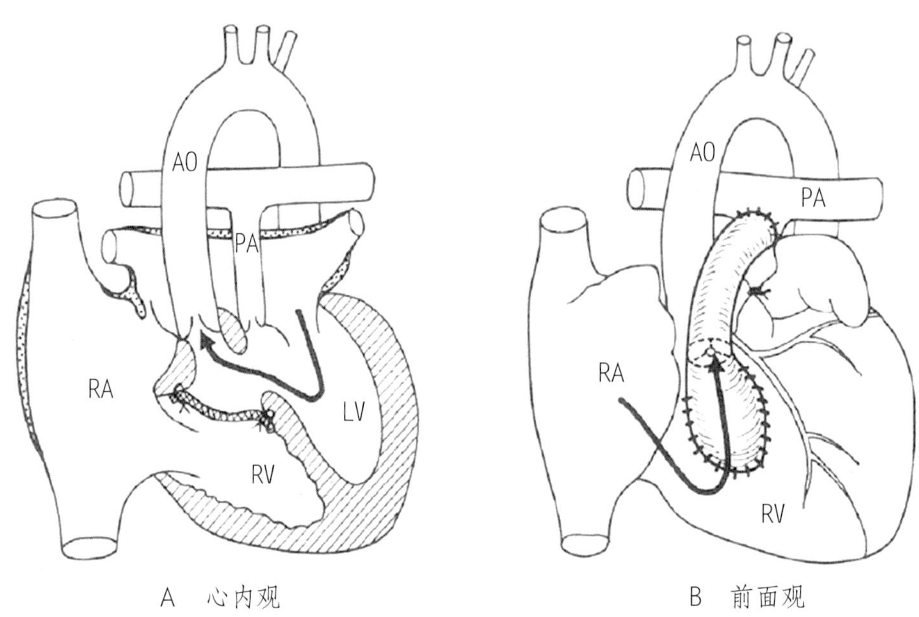

图 17-68 Rastelli 手术示意图

A 为心内观，利用补片修补室间隔缺损，箭头显示为动脉血液回流入主动脉；B 为 Rastelli 手术心脏前面观，利用人造血管从右心室建立隧道连接主肺动脉，而于近肺动脉瓣环处结扎肺动脉，引流静脉血流进入肺动脉。

附 左心室双出口

左心室双出口（double outlet left ventricle, DOLV）指两条大动脉均从或大部分从左心室发出，病理生理改变也必须存在室间隔缺损。体循环静脉经右心房→右心室→室间隔缺损流入肺动脉和主动脉，动脉血经左心房→左心室流入主动脉和肺动脉。血流动力学改变主要取决于室间隔缺损的位置以及有无肺动脉狭窄存在，室间隔缺损位于主动脉瓣下方时，右心室血经室间隔缺损主要进入主动脉，病理生理改变类似于完全型大动脉转位伴室间隔缺损；室间隔缺损位于肺动脉瓣下方时，病理生理改变类似于普通室间隔缺损；若伴有肺动脉狭窄，则类似于法洛四联症。左心室双出口的超声诊断也与DORV相似，不同的是两条大动脉均从或大部分从左心室发出（图17-69）。

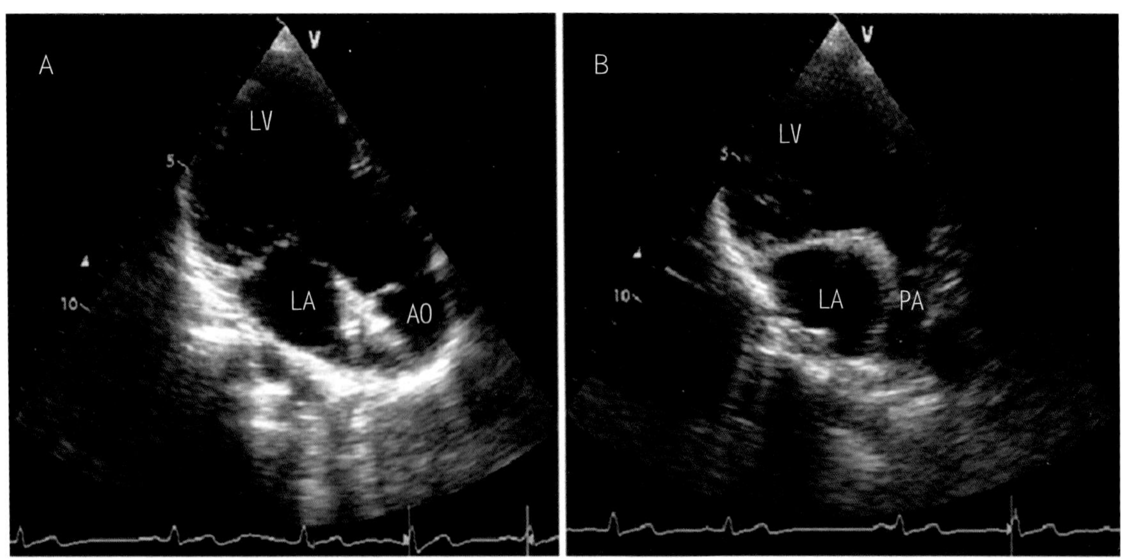

图 17-69　左心室双出口的超声心动图

A 为胸骨旁左心室长轴切面，显示左心室与主动脉连接；B 为同 A 略调整切面，显示与主动脉平行的肺动脉，与左心室连接。

第十五节　永存动脉干

一、概述

永存动脉干（persistent truncus arteriosus，PTA）是一少见的先天性心脏畸形，指胎儿期发育异常的动脉干残留未分出主动脉和肺动脉两支大血管，仅单独一根大动脉自心脏发出，所有体循环、肺循环和冠状循环的血流均来自这一动脉干。发病率约占先天性心脏病的0.5%。永存动脉干只有一组半月瓣，动脉干下方几乎都存在大型的VSD，而肺动脉起源于动脉干。

二、病理解剖及分型

永存动脉干的共同动脉干较正常主动脉增粗，常向右骑跨于缺损之室间隔上方，左、右冠状动脉和至少一侧肺动脉从动脉干发出。国际先天性心脏病外科命名学和数据库委员会提出了新的动脉干分类（图17-70）：Ⅰ型，两侧肺动脉（汇合或几乎汇合）均起源于动脉干；Ⅱ型，不存在主肺动脉，左、右肺动脉分别从动脉干后壁发出；Ⅲ型，主动脉弓中断伴有大的动脉导管。永存动脉干Ⅰ型最为常见，Ⅰ型和Ⅱ型这两种类型占所有病例90%左右。

Collette和Edwards分类目前也在使用中，Collette和Edwards分类的Ⅳ型，主肺动脉缺如，肺循环由体循环侧支或动脉导管供血，该型病理生理上类似于法洛四联症伴肺动脉闭锁，有学者将该类型归入肺动脉闭锁范畴。

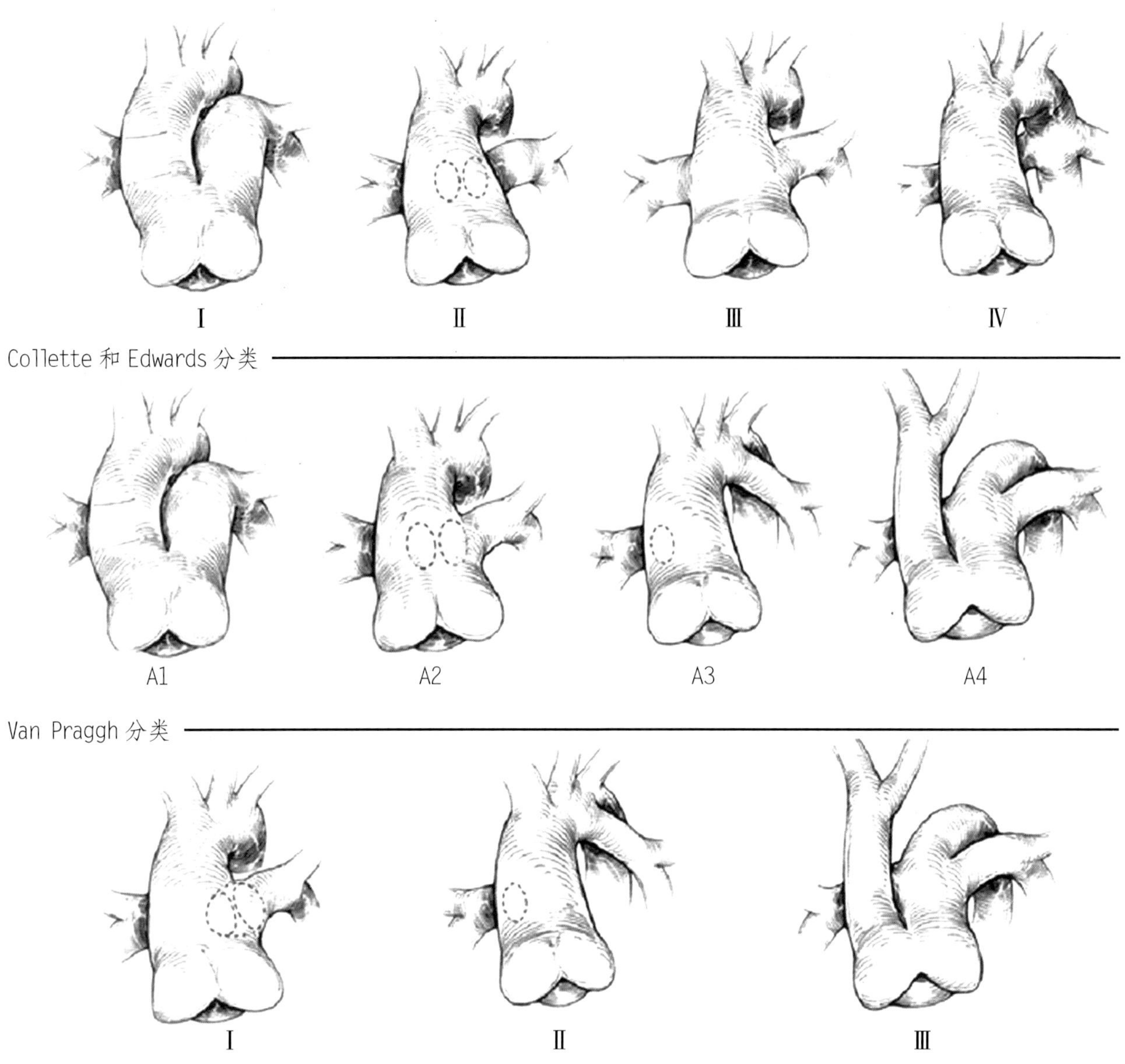

图 17-70 永存动脉干的分类

既往的 Collette 和 Edwards 分类为：Ⅰ型，左、右肺动脉通过一个共同肺动脉起于动脉干近端；Ⅱ型，左、右肺动脉分别从动脉干后壁侧邻近发出，无肺动脉总干；Ⅲ型，左、右肺动脉分别从动脉干侧壁发出，也无肺动脉总干；Ⅳ型，近心端动脉干无左、右肺动脉发出，肺循环由动脉弓降处发出的动脉导管或侧支血管供应。Van Praggh 分类：A1，肺动脉发自动脉干；A2，左、右肺动脉直接从动脉干发出；A3，左或右肺动脉缺如，该侧肺循环血由侧支血管供应；A4，主动脉峡部发育不全、狭窄或中断，伴有巨大动脉导管。数据库分类：Ⅰ型，两侧肺动脉（汇合或几乎汇合）均起源于动脉干；Ⅱ型，不存在主肺动脉，左、右肺动脉分别从动脉干后壁发出；Ⅲ型，主动脉弓中断伴有大的动脉导管。

永存动脉干常合并心内外其他畸形，永存动脉干患者几乎均合并VSD，合并右位主动脉弓占27%，约20%伴有主动脉弓离断（B型），也有20%病例存在冠状动脉异常。这些心内畸形对临床表现和手术方式的选择均有重要影响。心外的伴发畸形约33%伴DiGeorge综合征，包括面容异常、眼组织残缺、胸腺发育异常和智力障碍等，近年遗传学研究发现DiGeorge综合征染色体22q11缺失，为CATCH22q11综合征之一（心脏畸形、面容异常、胸腺发育不良、裂腭、低钙）。

三、病理生理

永存动脉干血液循环的特征为左心室和右心室射血进入动脉干，部分血从动脉干分出的肺血管进入肺循环。肺循环血流量的多少与肺动脉大小、有无肺动脉狭窄、肺循环阻力有关。病理生理学改变有三种情况：①肺血管阻力低，肺血流量增加。通常动脉干发出的肺动脉粗大，肺血管阻力低，肺血流明显增加，导致心脏负荷增加，心室扩大和肥厚，而出现充血性心力衰竭。大量的肺充血导致肺血管压力升高，患儿出生后6个月就可出现不可逆肺血管阻塞性病变。②肺动脉分支不粗，肺血管阻力高，肺循环血流量不多，心力衰竭不明显，但肺氧合血不足有明显紫绀。③少数有肺动脉狭窄，限制进入肺的血流量。患儿肺循环血减少心脏负荷不重，预后稍好。

肺循环起自体循环决定了永存动脉干的病理生理特征，通常肺动脉很少梗阻，肺血管床直接接受体循环动脉压力，肺血流量不仅受体循环动脉压的驱使，也受动脉干舒张压的推动；因此舒张期从体循环进入肺动脉的“分流”可影响冠状动脉血流和心肌灌注，如果主动脉舒张压过低或心动过速（舒张期缩短）可导致冠脉灌注减少。从病理生理角度看有几种情况可类似永存动脉干，包括：①法洛四联症合并肺动脉瓣闭锁、动脉导管未闭或主动脉肺动脉侧支循环。②大血管转位合并肺动脉瓣闭锁、动脉导管未闭。③右心室双出口合并肺动脉瓣闭锁、动脉导管未闭。

四、超声心动图诊断要点

超声心动图诊断永存动脉干的典型特征为：①只有一条大血管骑跨于室间隔缺损接受双侧心室射血。②无右心室流出道和肺动脉瓣。③肺动脉主干或左右肺动脉分支从动脉干起始。胸骨旁左心室长轴和短轴以及剑突下切面等可明确诊断该畸形，永存动脉干只有一根动脉干从心底部发出，仅有一组动脉干瓣膜而无肺动脉瓣，如果能记录到两组半月瓣则可排除永存动脉干。如明确只有单一动脉干从心底部起源，超声心动图多切面探查肺动脉起源，胸骨旁左侧高切面和胸骨上凹切面有助于观察左、右肺动脉的起源和走向，检查时先从动脉干短轴观察，逐渐上移及向头侧倾斜观察动脉干直至主动脉弓部前后壁有无肺动脉发出，并结合多普勒探查。部分患者为单侧肺动脉，通常左位主动脉弓时左肺动脉缺如，右位主动脉弓时右肺动脉缺如。缺如肺动脉的肺叶侧为动脉导管或支气管侧支循环供应。证实或显示肺动脉起源于动脉干本身而且位于半月瓣的上方是诊断永存动脉干的关键（图17-71）。

永存动脉干的VSD通常为动脉圆锥或漏斗部室间隔缺损所致，常为流出部缺损，位于动脉干瓣膜直下方，通常缺损较大。动脉干通常骑跨于室间隔，偶有动脉干可从左心室或右心室发出。动脉干的半月瓣可出现反流或者狭窄，由于低的动脉舒张压和到肺动脉的“分流”，瓣膜关闭不全可能被低估，相反瓣膜狭窄则被高估。动脉干瓣叶数目可2个（8%）、3个（61%）、4个（31%），甚至4个以上。

超声心动图检查可明确肺动脉起源于动脉干，以及共同半月瓣的存在。细致的超声心动图检查还要探查左、右冠状动脉起始部位及其走向，以及明确有无主动脉弓中断或者主动脉分支异常。永存动脉干

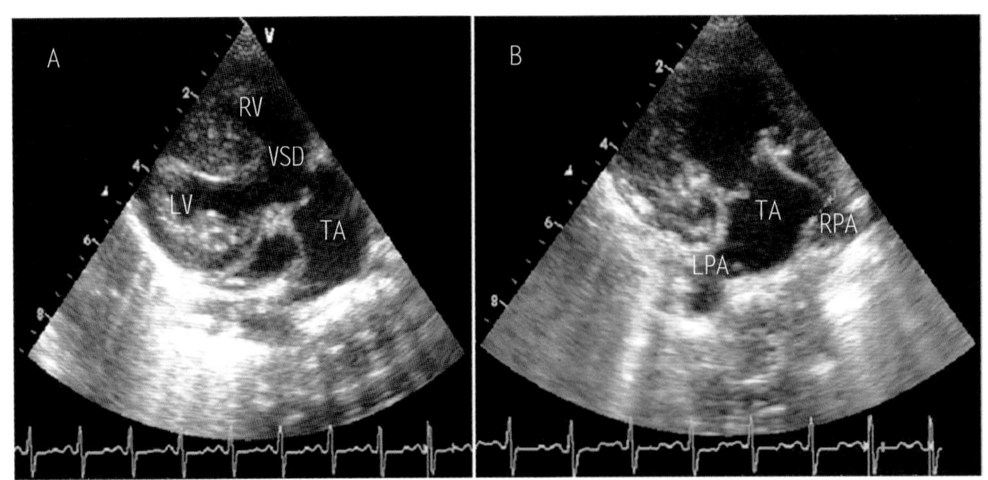

图 17-71　永存动脉干的超声心动图

患儿，男性，27 天（手术证实）。

A 为胸骨旁左心室长轴切面（稍调整），显示动脉干（TA）骑跨于缺损的室间隔上，左心室、右心室血流均进入动脉干，没有单独的肺动脉瓣和心室 - 肺动脉连接；B 为胸骨旁高位调整切面，显示动脉干两侧分别发出右肺动脉（RPA）和左肺动脉（LPA）。

常合并右位主动脉弓、主动脉弓降部缩窄以及主动脉弓离断，胸骨上凹切面探查排除有无主动脉弓降部缩窄以及主动脉弓离断，对手术方式的选择与设计非常重要。

永存动脉干因肺循环血流可过多或者过少，需要与其他不伴有或伴有紫绀型心脏病如大型VSD、主-肺动脉窗、肺动脉闭锁伴室间隔缺损、三尖瓣闭锁等相鉴别。另外还要注意的是，室间隔完整的肺动脉闭锁有时被称为假性动脉干，指存在右心室流出道而肺动脉瓣闭锁，存在两条的大血管和两组瓣膜；一侧肺动脉起源于升主动脉，另一支肺动脉起自右心室并含有肺动脉瓣，该畸形容易误诊为永存动脉干或者大动脉转位。主-肺动脉窗则为两根大动脉分别发自心底部，右心室流出道和肺动脉瓣发育正常，而存在升主动脉与肺动脉间沟通。

附一　一侧肺动脉起源于主动脉

一侧肺动脉起源于主动脉（unilateral origin of one pulmonary artery from the ascending aorta）通常指右肺动脉或左肺动脉起源于升主动脉，主动脉和肺动脉各自有瓣膜存在。右肺动脉异位起源多见（85%），可合并其他如动脉导管未闭、室间隔缺损、法洛四联症及健侧肺动脉狭窄等心血管畸形。如左侧肺动脉起源于升主动脉，常伴有法洛四联症。病理生理学上异位的肺动脉存在大量左向右分流接受体循环血流，早期可发生肺血管病变；对侧肺接受所有肺循环血流，容易出现肺动脉高压。一侧肺动脉起源于升主动脉，应与肺动脉近端缺如而远端由动脉导管或主肺动脉侧支供血相鉴别。超声心动图可辨认存在两组半月瓣而排除永存动脉干，显示起源于升主动脉的异位肺动脉。如果在正常胸骨旁大动脉短轴未探及一侧肺动脉分支，应常规探查高位胸骨旁或胸骨上窝切面（图17-72），多普勒超声往往可在升主动脉一侧发现异位起源的肺动脉或侧支血管。如超声怀疑可进一步行CT血管造影（CTA）可清楚显示一侧肺动脉起源于主动脉（图17-73）。

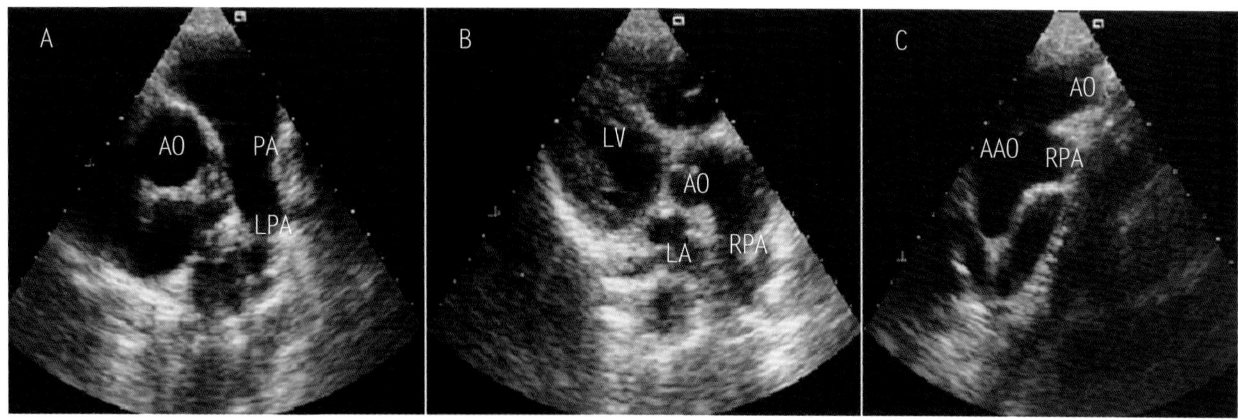

图 17-72　一侧肺动脉起源于主动脉的超声心动图

A 为胸骨旁大动脉短轴，显示主肺动脉延续为左肺动脉，未探及正常位置右肺动脉；B 为胸骨旁左心室长轴调整切面，显示右肺动脉起源于主动脉；C 为胸骨旁高位主动脉长轴切面，也显示右肺动脉起源于主动脉。（厦门大学附属中山医院苏茂龙医师提供）

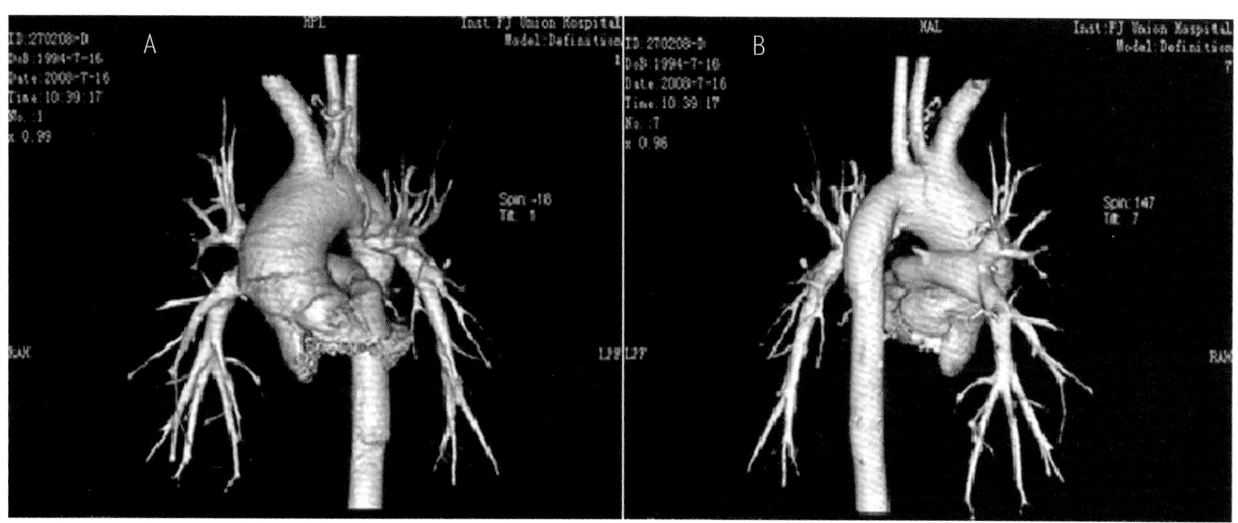

图 17-73　一侧肺动脉起源于主动脉的 CT 血管造影

患儿，男性，14 岁。A、B 为 CT 血管造影重建图像。A 为前后位观，B 为后前位观，清晰显示左肺动脉起源于降主动脉起始段。（福建医科大学附属协和医院 CT 室提供）

附二　主-肺动脉窗

主-肺动脉窗（aortopulmonary window，APW）临床不多见，又称主-肺动脉隔缺损，指升主动脉与主肺动脉干之间存在直接交通，而两组半月瓣发育正常的心脏畸形。病理解剖上分为三型（图17-74）：A型为近段缺如，位于半月瓣和肺动脉分叉之间；B型为远段缺如，缺损位于升主动脉远段并与右肺动脉交通，往往伴有右肺动脉起源于主动脉的畸形；C型为A、B混合型巨大缺损，实际上是一侧肺动脉异常起源于升主动脉。APW多为单发畸形，但也有1/3~1/2患者伴发有动脉导管未闭、主动脉弓离断、室间隔缺损、法洛四联症、右肺动脉起源于主动脉等。Berry等认为主-肺动脉窗、右肺动脉起源于主动脉、动脉导管未闭以及主动脉峡部狭窄常联合存在，堪称为Berry综合征。主-肺动脉窗病理生理学改变与动脉导管未闭相似，但通常有更充足的左向右分流，容易出现心力衰竭、肺动脉高压和早期肺血管阻塞性病变。超声心动图检查诊断本病不难，关键在于对本病有足够认识。胸骨旁大动脉短轴、胸骨上凹长轴或短轴可能发现缺损部位所在，多切面探查明确为真正缺损而非回声失落（图17-75），彩色多普勒和脉冲多普勒有助于确诊，肺动脉内可探及双期血流信号。超声还可发现左心室容量负荷增加征象，还可观察冠状动脉起源、主动脉弓的走向以及排除有无合并动脉导管未闭、主动脉缩窄等畸形。临床怀疑动脉导管未闭时，应常规探查主-肺动脉窗，如肺动脉内可探及双期血流信号，或血流信号位置偏低接近主动脉干或肺动脉瓣水平，应考虑本病的诊断。与永存动脉干的鉴别要点是分清是否存在两组半月瓣。

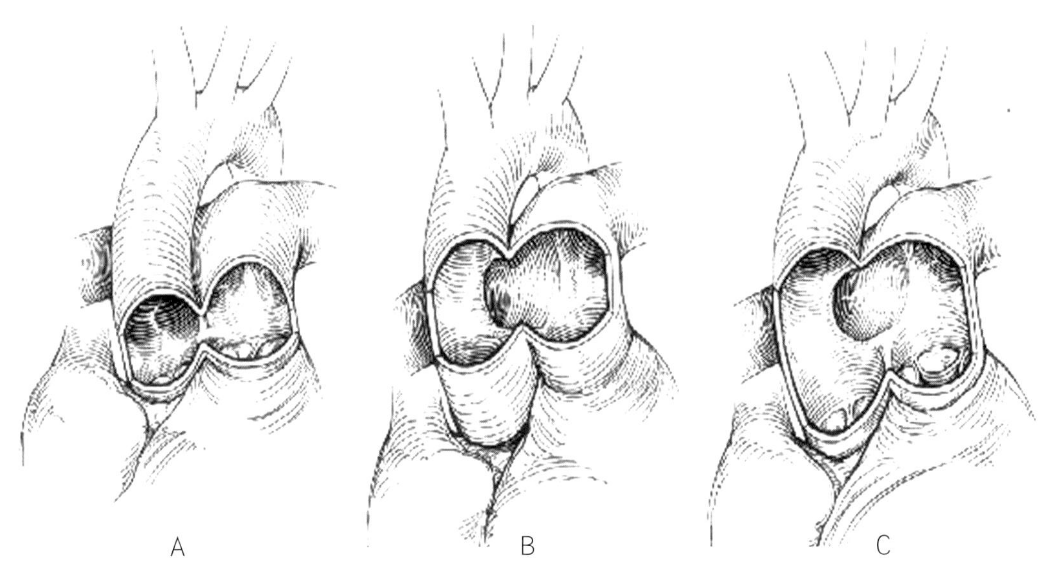

图 17-74　主－肺动脉窗分型

A 型为近段缺如，位于半月瓣和肺动脉分叉之间；B 型为远段缺如，缺损位于升主动脉远段并与右肺动脉交通；C 型为 A、B 混合型巨大缺损。

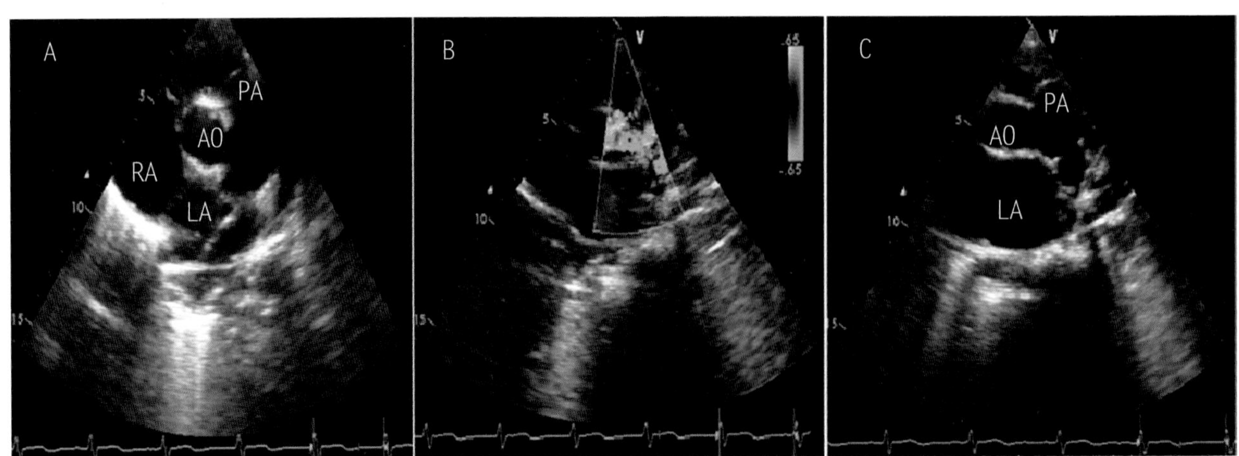

图 17-75　主－肺动脉窗的超声心动图

患儿，男性，6 岁。A 为胸骨旁大动脉短轴切面，显示主肺动脉位于半月瓣和肺动脉分叉之间回声中断；B 同 A 切面，彩色血流显示经主肺动脉间隔的分流血流束；C 类似 A 切面略高一肋间，显示主动脉与主肺动脉的直接沟通。

第十六节　单心室

一、概述

单心室（single ventricle）实际上不是准确术语，单心室通常是指仅存在单一的同时接受两个心房血液的泵血心室。单心室很少为单一心室，绝大多数解剖上具有两个心室腔，其中一个为主要心室腔，另一个为残留或发育不全的心室腔，因此准确的术语是单心室房室连接或者心室双入口。本文仍沿用单心室常用名称。单心室很少见，占先天性心脏病的1.5%。

二、病理解剖及分型

Van Praagh等学者根据主体心室形态将单心室分为以下4型：

A型：左心室型单心室，主体心室腔为左心室，约占78%。

B型：右心室型单心室，主体心室腔为右心室，约占5%。

C型：共同心室，左右心室肌组成共同心室腔，约占7%。

D型：未定心室，心室形态分辨不清楚左右，约占10%。

根据大动脉的相互关系，单心室分为：Ⅰ型：大动脉关系正常；Ⅱ型：大动脉右转位，即主动脉位于肺动脉右前方；Ⅲ型：大动脉左转位，即主动脉位于肺动脉左前方。单心室合并左位型大动脉转位最为常见，约占75%。每种亚型又可分为合并或不合并肺动脉狭窄。

单心室通常都合并有其他心内畸形，常见的有肺动脉狭窄、房间隔缺损、完全型肺静脉异位连接、冠状动脉畸形、主动脉缩窄或者主动脉弓离断等，偶可合并房室瓣闭锁，如二尖瓣闭锁、三尖瓣闭锁，甚至只有一组共同房室瓣而呈现单心房单心室罕见情况。单心室的患者还常见内脏反位，如无脾综合征或多脾综合征。少数单心室有正常心室大血管连接，即主动脉从左心室型单心室发出，肺动脉从附属心腔发出，称为霍姆斯心脏（the Holmes' heart）。

三、病理生理

单心室畸形只有一个有功能的心室腔，来自左、右心房的血液在该心室腔内不同程度地混合后心室再射血进入大血管（图17-76）。单心室血流动力学变化主要取决于主心室腔内动脉静脉血液的混合程度以及体循环与肺循环的相对阻力。有合并肺动脉狭窄者，肺循环血流明显减少，临床上青紫明显。无合并肺动脉狭窄者，出生后3～6月肺血管阻力下降肺循环血流明显增加，肺动脉压力增高，容易出现心力衰竭而青紫轻微；随着年龄增长，肺血管床承受体循环压力和大量血流冲击，肺动脉压力逐渐上升而出

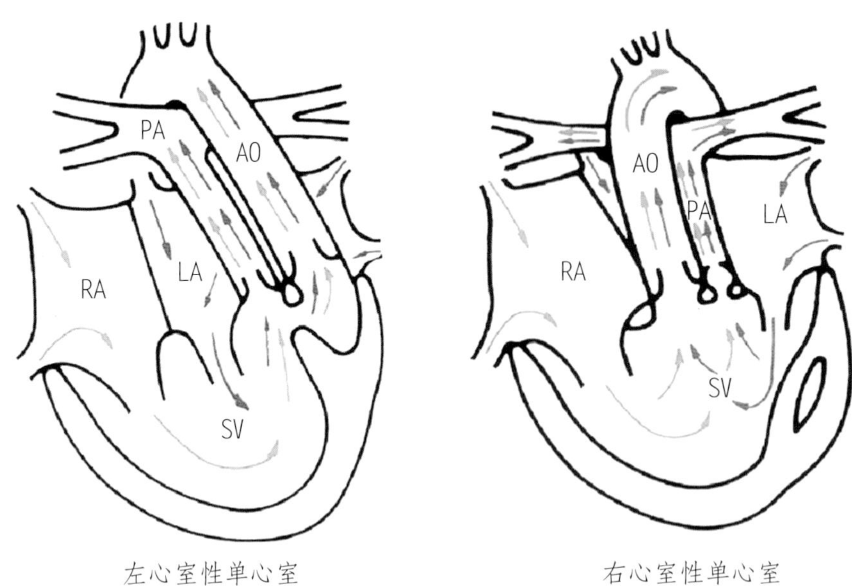

图 17-76　单心室的解剖和血流动力学示意图

左图为左心室性单心室，主要心室呈左心室形态，另一附属心腔为原始右心室的漏斗部；右图为右心室性单心室，主要心室呈右心室形态，另一附属心腔为原始左心室的残留部分。血流动力学上单心室接受双侧心房的血液，单心室内血液为动脉和静脉混合血，随后单心室射血进入主动脉和肺动脉。

现阻塞性肺血管病。如合并主动脉缩窄或主动脉弓离断，体循环阻力增加，进入肺循环血液更多，心力衰竭更明显。

四、超声心动图诊断要点

单心室超声心动图诊断不难，诊断步骤上也要强调节段分析法，依次探查内脏和心房位置、房室连接关系和两大动脉起源及其相互关系。胸骨旁或剑突下四腔心是评价单心室各型和房室瓣形态与功能的理想切面，通常可显示两组房室瓣或共同的房室瓣开口于一个大心室腔，也可显示主心室腔与附属心腔之间的肌小梁部间隔，或由胸骨旁短轴切面探查主心室腔与附属心腔的关系。左心室性单心室，主要心室呈左心室形态，另一附属心腔为原始右心室的漏斗部；右心室性单心室，主要心室呈右心室形态，另一附属心腔为原始左心室的残留部分。如果找不到附属心腔，则心室可能为不定型，既不像左心室又不像右心室，临床上可称为中间型单心室（表现为Van Praagh分型的C型或D型）。超声确定附属心腔位置明确单心室的形态很有价值，如果存在如肌小梁、调节束和乳头肌的数目等特征也有助于确定心室形态。（图17-77）

单心室的房室连接关系主要有三种：①双房室瓣流入口。②单房室瓣流入口。③房室共同瓣入口。双房室瓣流入口最为常见，通常为两组大小相似的房室瓣，有时可区分解剖学二尖瓣和三尖瓣，但房室瓣常有不同数目的腱索和乳头肌，因此往往称为左侧或右侧房室瓣。单房室瓣流入口通常有一组正常房室瓣和另一组房室瓣闭锁，两心房间存在交通。房室共同瓣较为少见，即房室共同通道，通常合并原发孔房间隔缺损或单心房，此类房室共同瓣单心室常存在肺静脉异位连接。

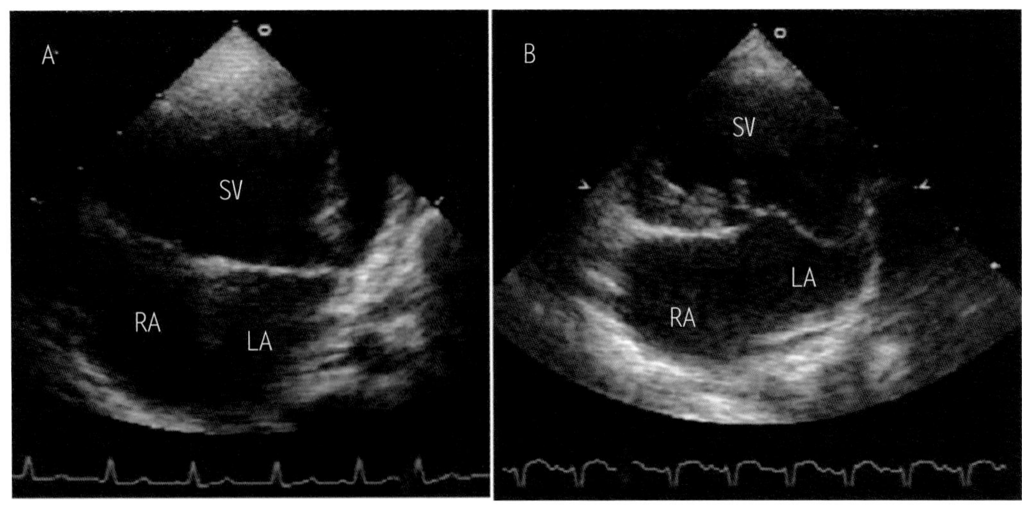

图 17-77　单心室心室形态的超声诊断

A 为心尖四腔心切面显示单心室而无室间隔存在，该心室心室面光滑无肌束，考虑为左心室性单心室；B 心尖四腔心切面显示单心室而无室间隔存在，心腔内见粗大肌束，考虑为右心室性单心室。SV：单心室；RA：右心房；LA：左心房。

单心室的临床特征和预后还取决于有无肺动脉狭窄的存在。超声心动图检查能确定肺动脉狭窄的部位（瓣下、瓣膜或瓣上），有时流出道狭窄可发生于心球室间孔（主要心室和附属心腔的交通）。

单心室心脏畸形的多样性，决定单心室的预后很差。单心室的治疗只能通过手术，单心室的手术矫治很困难。单心室患儿尽管存在左心室和右心室成分，但只有一个功能心室泵血，这种心脏通常不能耐受分隔为两个心室的修复手术，只能行姑息性手术。如果主体心室功能尚好肺血管阻力低，可选择“Fontan”手术（图17-78）。Fontan手术简述为创造一个右心旁路，即应用人造血管连接右心房和肺动脉，体循环静脉血经人造血管直接导入肺动脉。Fontan术减少了心室腔内静脉血和动脉血的混合，减轻紫绀，也同样减轻了主体心室的容量负荷。因为没有心室泵来驱动血液进入肺循环，Fontan手术成功与否依赖于肺动脉发育良好，低肺循环阻力。其他的姑息性手术有Glenn术等，即上腔静脉与肺动脉吻合连接以引流上腔静脉血进入肺循环。

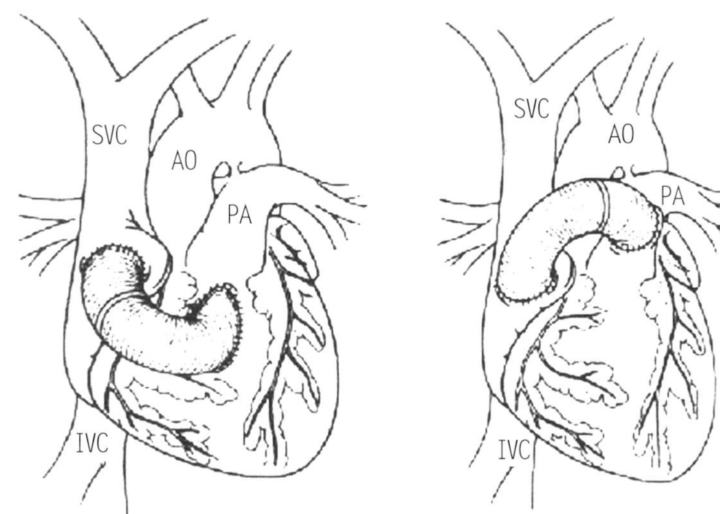

图 17-78　Fontan 手术示意图

左图为经典 Fontan 手术，右心房与主肺动脉间为人造管道相连；右图为改良 Fontan 手术，右心房与主肺动脉间为带瓣管道相连。AO：主动脉，IVC：下腔静脉，PA：肺动脉，SVC：上腔静脉。

第十七节　三尖瓣闭锁

一、概述

三尖瓣闭锁（tricuspid atresia，TA）是一种少见的紫绀型先天性心脏畸形，指三尖瓣未发育瓣膜组织形成封闭型隔膜，导致右心房血流不能直接经房室口与右心室相通，约占先天性心脏病的1.2%，在紫绀型先天性心脏病中继法洛四联症和大动脉转位后居第3位。三尖瓣闭锁患者必须存在卵圆孔未闭或房间隔缺损方能存活，其他常见合并畸形有室间隔缺损、肺动脉狭窄、动脉导管未闭、大动脉转位等。

二、病理解剖及分型

三尖瓣闭锁不可避免地导致右心室一定程度的发育不良，与单心室不同，三尖瓣闭锁形态学发育不良的右心腔具有尽管闭锁的流入道，所以可称为心室。通常根据是否合并大动脉转位分为Ⅰ、Ⅱ、Ⅲ三大类型，然后再根据是否合并肺动脉狭窄又分为3个亚型（图17-79）。

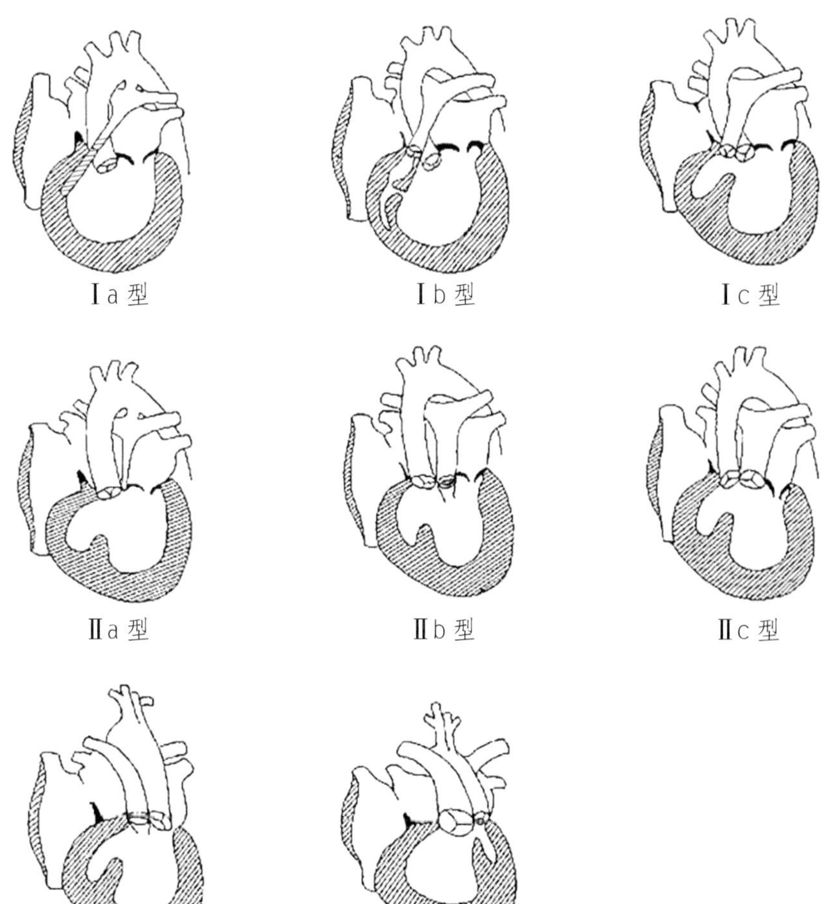

图 17-79　三尖瓣闭锁的分型
通常根据是否合并大动脉转位分为Ⅰ、Ⅱ、Ⅲ型，每一分型再根据肺动脉瓣和主动脉瓣狭窄的有无分为几个亚型。

Ⅰ型：大动脉关系正常（70%）。亚型a，室间隔完整伴肺动脉闭锁；亚型b，小型室间隔缺损伴肺动脉狭窄；亚型c,室间隔缺损不伴有肺动脉狭窄。

Ⅱ型:大动脉右转位（25%）。亚型a，室间隔完整伴肺动脉闭锁；亚型b，室间隔缺损伴肺动脉狭窄；亚型c,室间隔缺损不伴有肺动脉狭窄。

Ⅲ型：大动脉左转位（5%）。亚型a，室间隔缺损伴肺动脉狭窄；亚型b,室间隔缺损伴主动脉瓣狭窄。

三、病理生理

三尖瓣闭锁的血流动力学有两个显著特点：①由于右心房的血液只能经心房间交通进入左心房，因此左心房成为体循环和肺循环血液混合心腔，所有三尖瓣闭锁患者均有不同程度的动脉血氧饱和度降低。②由于右心室发育不全，左心室几乎完全承担体循环和肺循环的动力泵，左心室代偿性增大。三尖瓣闭锁还必须存在心室或大动脉水平的左向右分流以让部分血流在肺部进行气体交换。三尖瓣闭锁的临床表现取决于心室大动脉连接关系、室间隔缺损及其大小以及肺血管梗阻程度。

四、超声心动图诊断要点

超声心动图是诊断三尖瓣闭锁的准确可靠的手段之一。三尖瓣闭锁的超声心动图诊断依据是三尖瓣无瓣口（图17-80），即正常的三尖瓣结构消失，取而代之的是强回声光带分隔右心房和右心室；胸骨旁、心尖和剑突下四腔心切面未见三尖瓣瓣叶启闭活动，而二尖瓣形态通常正常可见启闭运动。三尖瓣闭锁的诊断是在四腔心的基础上做出的，彩色多普勒显示右房室瓣没有血流通过，右心室发育不全导

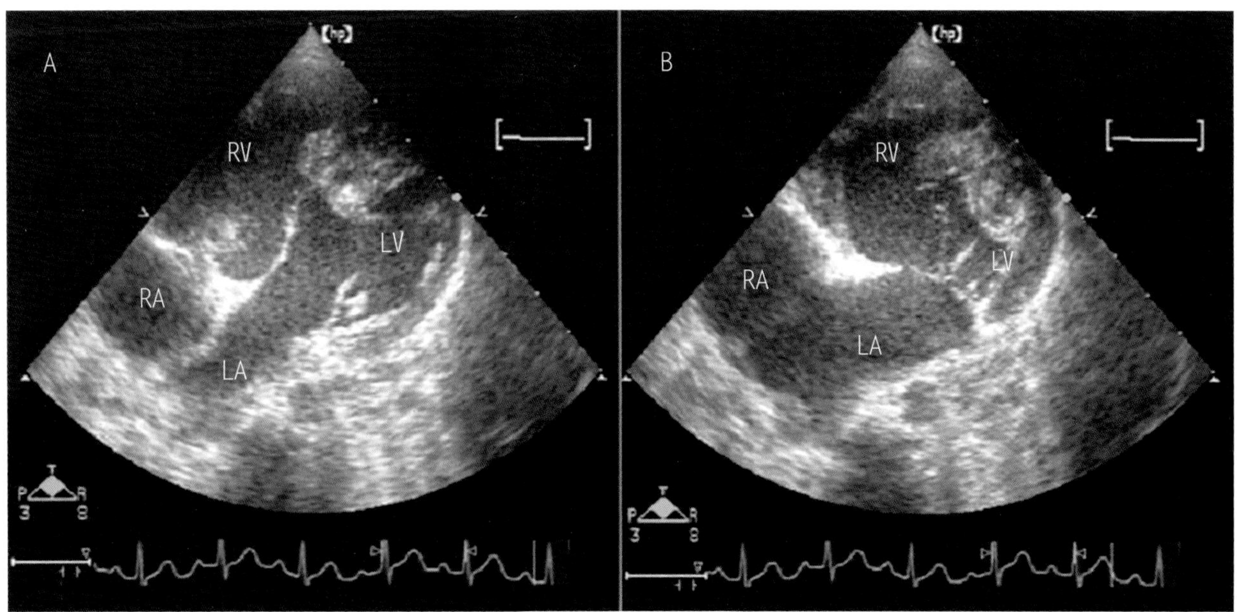

图 17-80　三尖瓣闭锁的超声心动图

A、B 均为心尖四腔心切面，A 为舒张期，B 为收缩期，显示右侧房室瓣收缩和舒张期无关闭和开放活动，而呈一增强回声光带。

致右心室比左心室小。三尖瓣闭锁可由肌性纤维隔膜，有时也可由膜型纤维隔膜阻断右心房和右心室交通。超声诊断三尖瓣闭锁也应遵循节段分析法，探查心房位置以及上、下腔静脉和肺静脉与心房连接，结合多普勒显像技术观察心房水平右向左分流（卵圆孔未闭或房间隔缺损）。胸骨旁长轴切面有助于观察是否存在室间隔缺损并确定大动脉位置关系，三尖瓣闭锁通常伴有室间隔缺损，室水平左向右分流或者双向分流；不伴有室间隔缺损时必然存在动脉导管未闭。胸骨旁短轴切面等有助于确定是否存在大动脉转位，以及评价右心室流出道以及肺动脉是否存在梗阻。

三尖瓣闭锁的预后极差，绝大多数三尖瓣闭锁患者和其他单房室连接（单心室生理）需要行Fontan手术前的姑息性手术治疗。目前临床上最常见的增加肺循环血流的术式为改良Blalock-Taussig分流术（BT分流术，图17-81），该分流术将锁骨下动脉或者无名动脉与肺动脉分支吻合，可以采用人造血管也可直接吻合。Glenn分流术是另一增加肺循环血流的术式，Glenn手术将上腔静脉横断，近心端封闭，远心端与右肺动脉行端侧吻合，上腔静脉血不进入右心房而直接进入肺动脉。BT分流术的最佳显示切面为胸骨上窝或高位胸骨旁切面，由于右肺动脉走行于主动脉弓下方，胸骨上窝切面通常可显示血流经主动脉通过人造血管进入肺动脉，而左侧肺动脉分流难以显示。胸骨上窝上腔静脉长轴切面（类似于升主动脉长轴）彩色血流显像也可观察到上腔静脉血流直接进入肺动脉。在BT分流术和Glenn手术的基础上，行第三期的Fontan手术或者全-腔肺静脉连接术（total cavopulmonary connection），应用心外管道连接心房和肺动脉，或者应用心包片扩大下腔静脉近端开口与右肺动脉下缘切口吻合，这样上、下腔静脉血直接回流进入肺动脉，可以为无法解剖根治的三尖瓣闭锁或单心室患者提供生理纠治的机会。

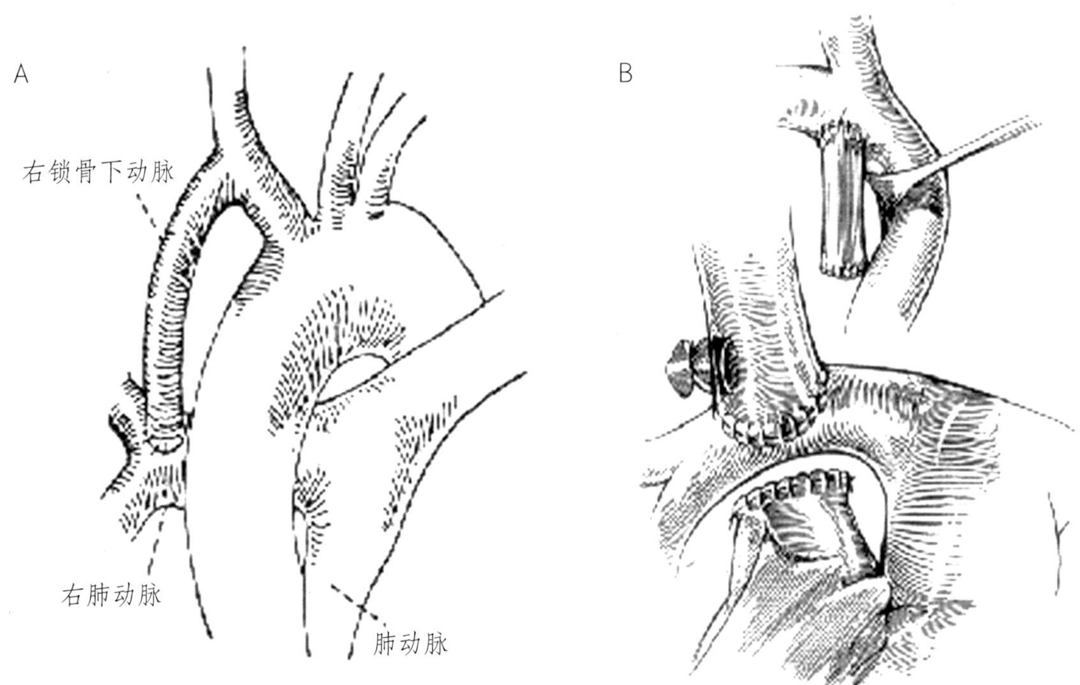

图 17-81　Blalock-Taussig 分流术和 Glenn 手术

A 为 Blalock-Taussig 分流术，显示锁骨下动脉与肺动脉间建立交通，或用人造血管连接；B 为 Glenn 手术，上腔静脉与右肺动脉吻合，上腔静脉近心端缝合成盲端。

第十八节　室间隔完整的肺动脉闭锁

一、概述

室间隔完整的肺动脉闭锁（pulmonary atresia with an intact ventricular septum，PA/IVS））指肺动脉瓣闭锁而无室间隔缺损存在的一种先天性心脏畸形，肺动脉瓣闭锁导致右心室血液不能进入肺动脉，但室间隔是完整的，心脏血管连接也是正常。PA/IVS是少见的青紫型先天性心脏病，约占先天性心脏病的1.5%。如不早期治疗约50%在一月内死亡。

二、病理解剖及分型

PA/IVS心房正位，房室连接关系和大血管关系正常，室间隔完整，病理上必定存在房间隔缺损或卵圆孔开放。PA/IVS中80%～90%为肺动脉瓣闭锁，肺动脉瓣三个瓣叶交界完全融合，10%～20%的肺动脉瓣闭锁合并漏斗部闭锁或严重发育不良，少数仅为漏斗部闭锁。PA/IVS伴发的畸形多在闭锁前的右心室，肺动脉干和分支多数基本正常，通常合并不同程度的右心室和三尖瓣发育不良。肺动脉闭锁伴室间隔缺损者（pulmonary atresia with ventricular septal defect），伴发的畸形异常多在闭锁之后；因此PA/IVS与肺动脉闭锁伴室间隔缺损病理解剖不同而作为不同病种加以阐述。

正常右心室由流入部、小梁部和流出部（漏斗部）三个部分组成，60% PA/IVS患者右心室腔减小，原因可能是右心室心肌肥厚突向心室腔所致，右心室心肌显著肥厚可导致漏斗部心室腔消失，这种情况可称为肌性闭锁；有时右心室小梁部心腔也消失，严重者漏斗部和小梁部心腔都闭塞。5%PA/IVS患者右心室反而增大，这可能与三尖瓣下移和重度三尖瓣关闭不全相关。PA/IVS三尖瓣多数存在不同程度的发育不良。文献报道PA/IVS约有1/2患者存在冠状动脉右心室瘘，10%存在右心室依赖型冠状动脉循环。

三、病理生理

PA/IVS房水平右向左分流和动脉导管未闭是生存的必须通道（图17-82），只有极少数患儿肺动脉血流灌注来自胸主动脉的主肺动脉侧支。右心室流出道为完全堵塞的盲腔，由腔静脉回流入右心房血流经三尖瓣进入右心室，右心室无法射血进入肺动脉而反流回右心房，导致右心室压显著增高，甚至超过左心室。大部分右心房血液经房水平卵圆孔或房间隔缺损右向左分流进入左心房、左心室。左心室接受的是动静脉混合血，临床上患儿一出生即有紫绀。而肺循环的血流来源主要来自动脉导管，动脉导管开放是生存的关键所在。血流进入无出路的右心室后必须经三尖瓣反流重回右心房，三尖瓣反流量多少往往决定右心室的大小；少数右心室血经窦状隙交通进入冠状动脉。PA/IVS患者通常存在右心室减小和三尖瓣发育不良，可存在三尖瓣不同程度的反流或狭窄。

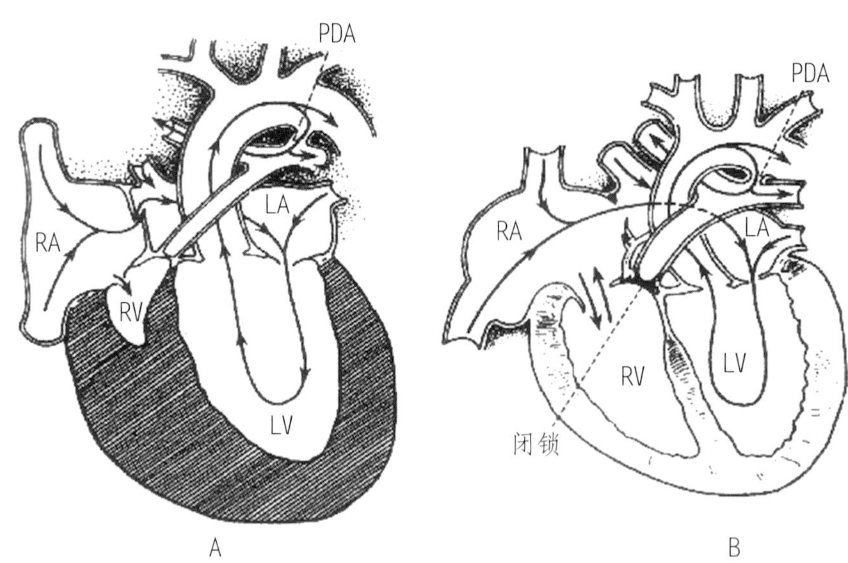

图 17-82　室间隔完整的肺动脉闭锁的血流动力学

室间隔完整的肺动脉闭锁的血流动力学的关键是动脉导管的开放和房水平右向左分流，右心室流出道是盲端，进入右心室血流经三尖瓣反流回到右心房，三尖瓣反流量往往决定右心室的大小。A 示三尖瓣无反流，右心室很小；B 示三尖瓣大量反流，右心室大小正常或偏大。

由于右心室高压往往导致胚胎早期心肌供血的窦状隙无法关闭，而残留右心室与右冠状动脉直接沟通的窦状隙交通，这种冠状动脉右心室瘘多见于右心室发育不良者，与高压右心室连接的冠状动脉可因内膜增生、肌层增厚而导致冠状动脉狭窄甚至闭塞。当冠状动脉循环存在梗阻性病变时，主动脉舒张压不足以驱动冠状动脉血流，而出现收缩期血流从高压的右心室窦状隙交通流入冠状动脉、静脉血供应所辖心肌，即所谓的右心室依赖型冠状动脉循环。当手术疏通右心室流出道梗阻，右心室压力下降，可导致心肌缺血而出现心肌梗死或心力衰竭。

严重肺动脉瓣狭窄病理生理类似于PA/IVS，室间隔完整的严重肺动脉瓣狭窄是否属于PA/IVS的范畴尚有争议，但证据表明两者毗邻的疾病谱存在相似的右心室和三尖瓣异常。由于肺动脉瓣严重狭窄只有少许血液通过狭窄肺动脉瓣瓣口，肺动脉血流主要依赖于动脉导管开放；右心室排血严重受阻导致右心室收缩压显著增加、右心室肥厚，心房水平右向左分流，新生儿期即可表现为青紫。严重肺动脉狭窄患者多数肺动脉瓣开口极小（图17-83），右心室通常明显肥厚，50%可伴有三尖瓣和右心室发育不良，但右心室严重发育不良少见。

四、超声心动图诊断要点

超声心动图诊断PA/IVS的特征是肺动脉闭锁完全阻断了右心室流出道与肺动脉之间的血流沟通。胸骨旁右心室流出道长轴和大动脉短轴切面可观察到肺动脉瓣回声在舒张期和收缩期呈一条致密的增强光带，收缩期无开放活动，此为本病特征性改变（图17-84）。多普勒彩色血流未显示通过肺动脉瓣的前向血流而主肺动脉血流为来源于动脉导管的逆向血流，心尖四腔心等切面通常可观察到右心室肥厚和右心室减小，三尖瓣瓣环通常小于二尖瓣瓣环。主肺动脉以及左右肺动脉分支的整体形态和动脉导管沟通的

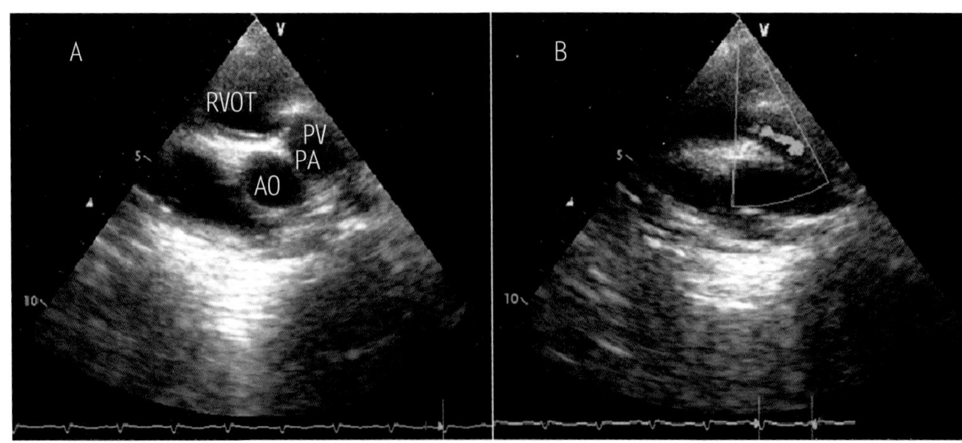

图 17-83　严重肺动脉瓣狭窄的超声心动图

患儿，女性，3 个月。A 为胸骨旁大动脉短轴，显示肺动脉瓣为强回声光带几乎无开放活动；B 为胸骨旁右心室流出道切面，彩色血流显示肺动脉瓣口收缩期血流束 3mm。

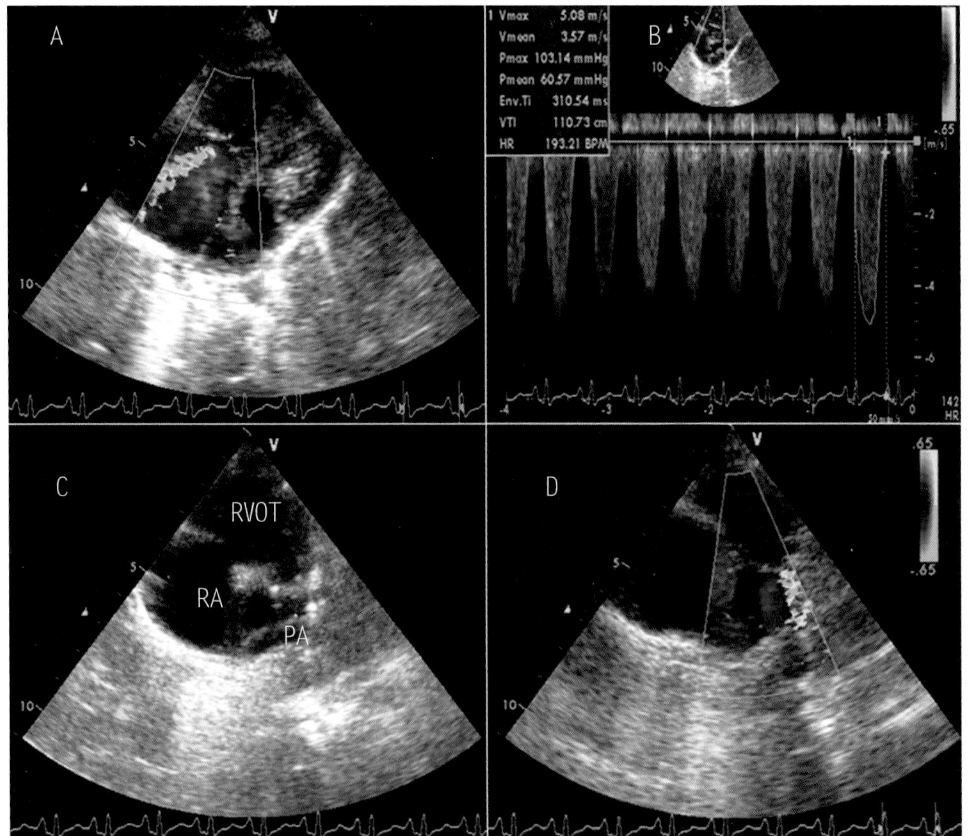

图 17-84　室间隔完整的肺动脉闭锁的超声心动图

患儿，男性，13 天。A 为胸骨旁四腔心切面，CDFI 显示三尖瓣重度反流；B 为 A 切面基础上 CW 测定三尖瓣反流血流频谱，三尖瓣反流峰压为 103mmHg；C 为胸骨旁短轴切面，显示右心室流出道与肺动脉之间的肺动脉瓣为强光带回声，无开放和关闭活动；D 为 C 切面基础上的 CDFI 显像，可见五彩血流束为动脉导管未闭血流，肺动脉瓣口无前向血流，肺动脉内部分蓝色血流为动脉导管未闭血流触及肺动脉瓣后的逆向血流。

血流显像还可借助剑突下和胸骨上凹等切面予以明确。对PA/IVS的完整评价还需要重点观察右心室三部分的发育情况、三尖瓣瓣环直径和瓣膜形态、三尖瓣反流程度。胸骨旁及心尖四腔心是估测三尖瓣反流的理想切面，彩色血流显像大多为重度三尖瓣反流，多普勒测定的右心室收缩压可出乎意料地高。

不少学者以三尖瓣瓣环直径和Z值来判断右心室的发育程度（表17-1），来指导选择手术方式。三尖瓣Z值的计算公式如下：Z值为0表示三尖瓣直径的正常平均值，Z值为−1表示三尖瓣直径低于正常平均值一个标准差，Z值为+1表示三尖瓣直径高于正常平均值一个标准差，依次类推。三尖瓣Z值在0 ~ −2、−2 ~ −3、≤−3分别表示轻度、中度、重度右心室发育不良。如果右心室发育良好，可行肺动脉瓣膜切开以减轻右心室流出道梗阻；否则只能考虑体-肺动脉分流术。如果存在右心室依赖型冠状动脉循环，即使右心室三部分发育良好，也只能行体-肺动脉分流的姑息手术。如果漏斗部无狭窄且无右心室依赖型冠状动脉循环，可微创介入下行肺动脉瓣球囊扩张（图17-85）或者手术疏通右心室流出道。对婴幼儿严重肺动脉狭窄的处理可考虑外科开胸导管介入的杂交手术。

表 17-1　不同体重的儿童三尖瓣瓣环直径大小

体重 /kg	2	3	4	5	6	7	8	9	10	12	14	16	18	20	25	30
三尖瓣瓣口平均直径 /mm	13	16	19	20	22	23	25	26	27	28	29	30	31	32	34	36

三尖瓣近似标准差为1.7mm（体表面积小于1.0cm^2）和1.5mm（体表面积大于1.0cm^2）

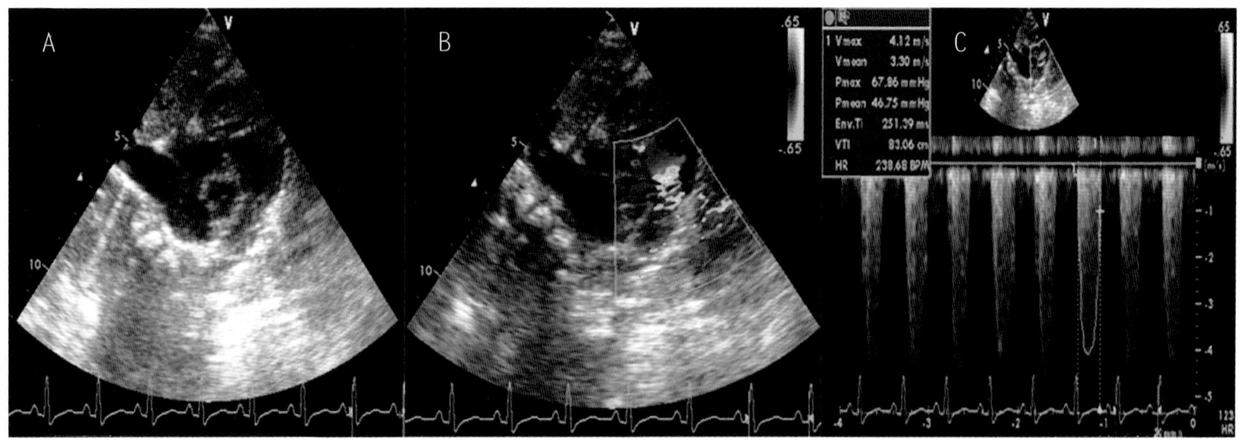

图 17-85　室间隔完整的肺动脉闭锁患者肺动脉瓣球囊扩张术后的超声心动图

患儿，男性，1个月。A为剑突下右心室流出道长轴切面，显示球囊扩张术后右心室流出道与肺动脉的连接；B为A切面基础上的CDFI显像，显示肺动脉瓣口的血流加速信号；C为CW测定跨肺动脉瓣狭窄血流频谱，测定跨肺动脉瓣峰压差为67.86 mmHg。

第十九节　肺动脉闭锁伴室间隔缺损

一、概述

肺动脉闭锁伴室间隔缺损（pulmonary atresia with ventricular septal defect，PA/VSD）畸形的

主要特征是肺总动脉完全闭锁，而且右心室与肺循环之间没有直接的管腔沟通。PA/VSD的心内形态通常有主动脉根部骑跨于巨大的室间隔缺损之上，与法洛四联症非常相似。过去PA/VSD被归属于法洛四联症的最严重型，法洛四联症伴肺动脉闭锁（Tetralogy of Fallot with pulmonary atresia），但该畸形与法洛四联症的区别在于右心室与肺动脉之间完全缺乏连续性，肺动脉血来源于心外途径。既往本畸形也有称为假性永存动脉干，或者将本畸形列入永存动脉干的Ⅳ型，但因为入肺的血管解剖复杂，且其胚胎发生机制与法洛四联症等不同，因此将此畸形总称为肺动脉闭锁伴室间隔缺损，以区别于室间隔完整的肺动脉闭锁。本病约占先天性心脏病的1%。

二、病理解剖

PA/VSD的病理特点是右心室与肺动脉之间无血液沟通，肺血供起源于心外来源。右心室因无出路，胎心内的室间孔无法关闭导致室间隔缺损。室间隔缺损多在膜周部或漏斗部，主动脉通常增粗且骑跨于室间隔缺损之上。肺循环血供的心外来源变异多样，最常见的是通过动脉导管或连接体循环和肺循环间的主肺侧支动脉（aortopulmonary collateral artery）。肺动脉可存在不同部位的发育不良或闭锁，重者所有肺外的肺动脉皆闭锁，轻者仅肺动脉近端闭锁。根据肺动脉发育不良程度可分为：

（1）肺动脉各部分均发育良好，只有右心室流出道和近端肺动脉闭锁。即存在肺动脉总干以及左、右肺动脉。

（2）肺动脉干闭锁，但左、右肺动脉发育良好，而左、右肺动脉仍与中央分叉的共汇（confluence）相连，中央共汇包括肺动脉干分叉至动脉导管连接处的肺动脉，即存在肺动脉分叉处以及左、右肺动脉。

（3）情况同（2）型，但肺动脉发育稍差，肺血管直径较细。

（4）左、右肺动脉发育尚良好，但无中央共汇，即左、右肺动脉互不相通，各具血源。

（5）肺动脉分布如（4），但左、右肺动脉远端较细。

（6）肺动脉总干和一侧肺动脉发育良好，另一侧肺动脉缺如。

三、病理生理

由于PA/VSD畸形的主要特征是肺动脉干不同程度发育不良，右心室与肺循环之间没有直接的血液沟通，肺动脉必须有心外的体动脉支供应（图17-86），常见的有动脉导管、支气管动脉或残存的体、肺侧支血管。本病特有的主肺侧支动脉多数由胸主动脉降段，偶可由锁骨下动脉、腹主动脉或左冠状动脉来源，侧支血管数目1～6支不等，更为复杂的是肺循环血有多源血供，侧支一根或数根供应一个或几个肺叶。主肺侧支连接体循环和肺循环，所以有大量高压血流进入其供血的肺动脉节段，可出现充血性心力衰竭和相应的肺血管梗阻性病变。如果侧支与肺动脉连接处局部存在狭窄，则对肺动脉有保护作用；如果过分狭窄则导致肺循环血过少，不利于肺血管和肺实质的发育。本病的自然病程取决于入肺血流量多少。

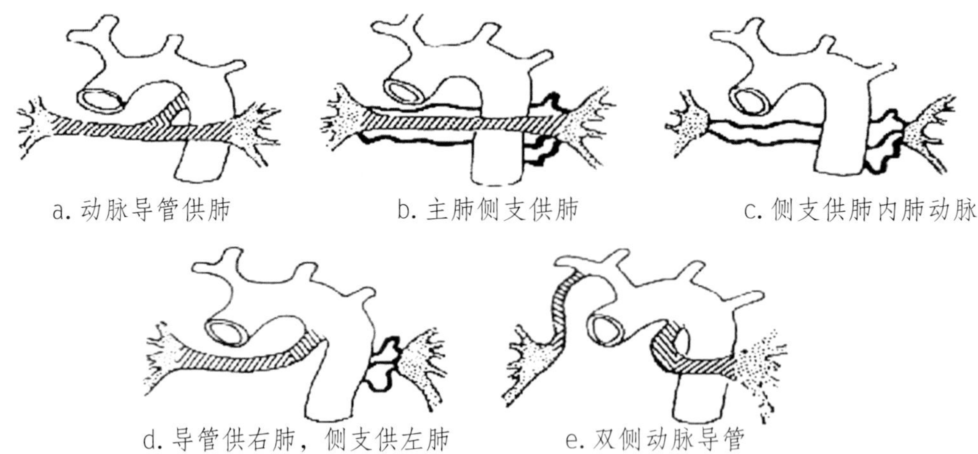

图 17-86　肺动脉闭锁伴室间隔缺损的肺循环血来源

四、超声心动图诊断要点

超声心动图对PA/VSD等紫绀型先天性心脏病的诊断需要强调分节段循序渐进。二维和彩色超声心动图通常可确定右心室流出道、肺动脉瓣、肺动脉主干以及中央共汇是否存在，胸骨旁左心室长轴切面可显示室间隔缺损，右心室流出道长轴显示右心室流出道系盲端，右心室与肺动脉缺乏连接。胸骨旁短轴切面可能探及肺动脉主干和右肺动脉近段（图17-87），左肺动脉、右肺动脉内径可能非常细小（2mm），超声心动图细致探查也只能勉强探及，必要时彩色多普勒可帮助确定。如果没有探查到肺动脉主干或左、右肺动脉，上移或下移超声探头，胸骨上凹切面或剑突下多切面探查可能发现动脉导管或降主动脉发出的主肺侧支动脉（图17-88）。超声心动图对肺动脉显示有疑问时，CT或MR等可清晰显示肺动脉起源而明确诊断（图17-89）。

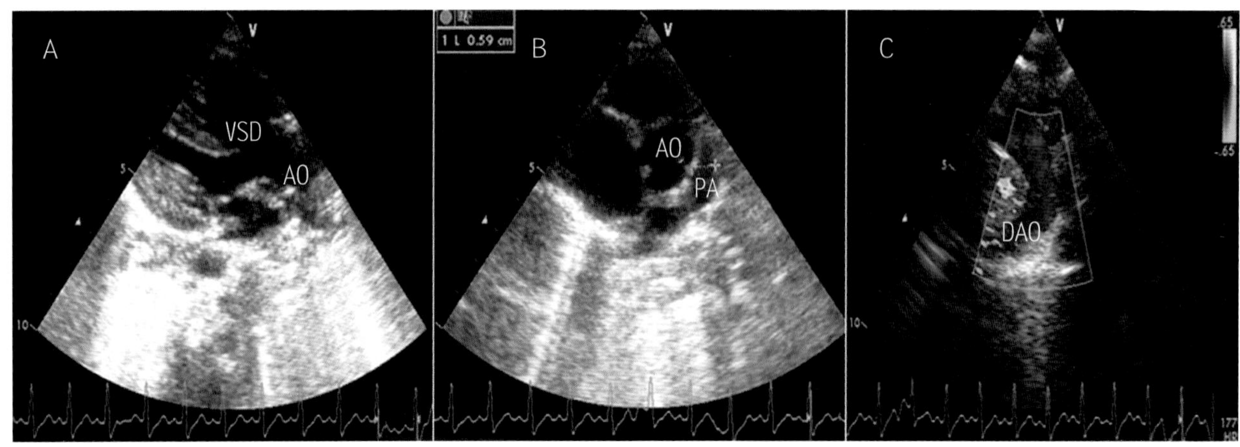

图 17-87　肺动脉闭锁伴室间隔缺损的超声心动图

患儿，女性，3个月。A为胸骨旁左心室长轴切面，主动脉骑跨于室间隔缺损之上；B为大动脉短轴切面，显示右心室与肺动脉之间无直接连接，仍可见主肺动脉，主肺动脉内径5.9mm；C为胸骨上窝降主动脉（DAO）长轴切面，CDFI显示降主动脉内蓝色血流，降主动脉起始段五彩血流为动脉导管或主肺侧支。

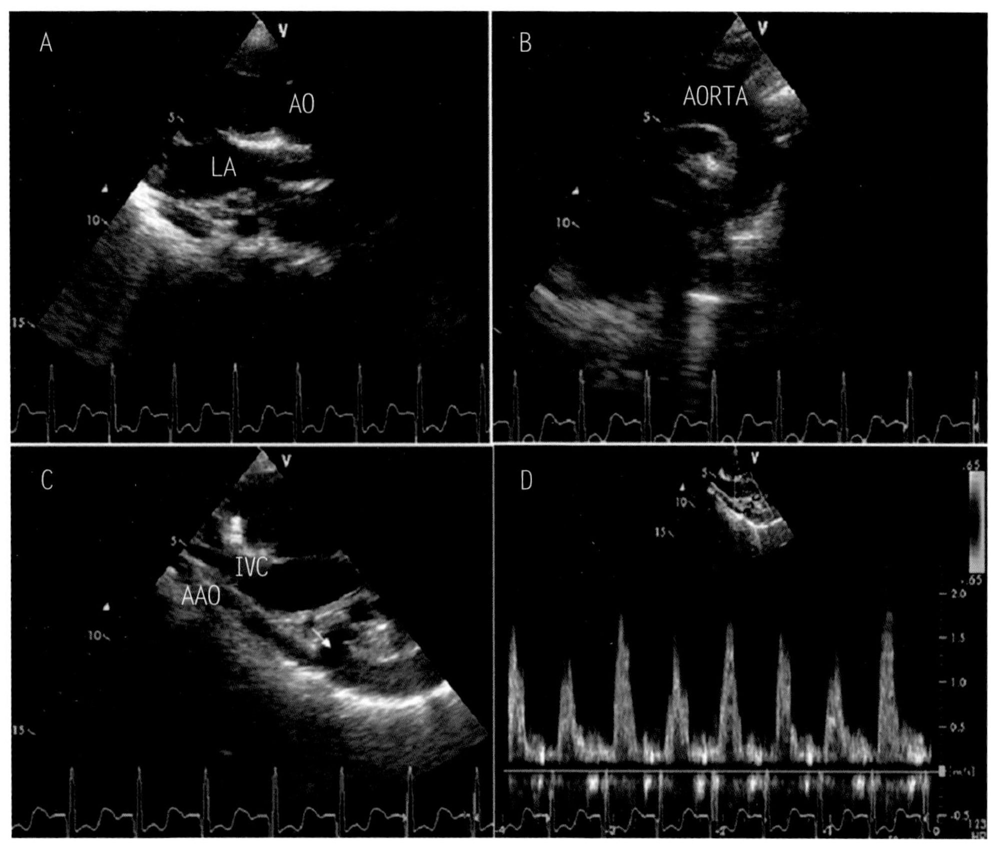

图 17-88　超声多切面观察肺动脉的起源

患儿，男性，3 岁。A 为胸骨旁左心室长轴切面，显示单一主动脉干发自心室；B 为胸骨上窝切面，显示主动脉弓（AORTA），未探及有肺动脉分支发出；C 为剑突下腹主动脉（AAO）长轴，箭头所指为降主动脉远端存在一分支血管；D 为脉冲多普勒取样容积位于血管分支内，探及动脉脉冲血流频谱。该患者升主动脉以及主动脉弓降位置均未探及肺血管，降主动脉远端的分支为主肺动脉侧支。患者亦经 CT 扫查证实肺动脉起源于降主动脉。该患儿最后诊断为右位心，完全型房室隔缺损，完全型肺静脉异位连接，双侧上腔静脉，肺动脉闭锁，肺动脉起源于降主动脉。

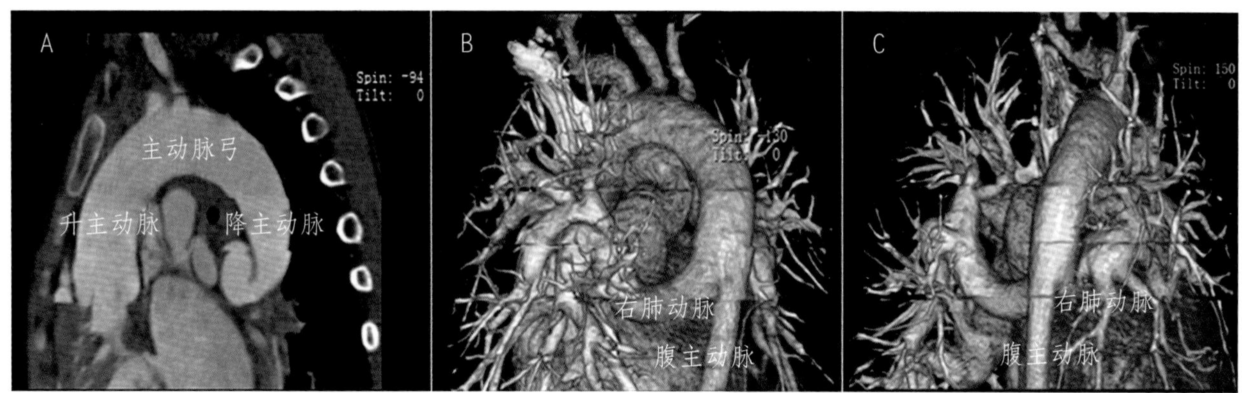

图 17-89　CT 血管造影显示肺动脉起源

患儿，男性，3 岁（图 17-88 同一患儿）。A 显示升主动脉、主动脉弓和降主动脉；B 显示右肺动脉从降主动脉远端发出；C 显示右肺动脉和左肺动脉从降主动脉两侧发出。比较图 17-88C 与图 17-89B，超声虽可明确肺动脉的起源，但对左肺动脉起源观察不如 CT 血管造影准确，根据图 17-88C 所示超声考虑为肺动脉主干，实为右肺动脉。（福建医科大学附属协和医院 CT 室提供）

第二十节　三尖瓣下移畸形

一、概述

三尖瓣下移畸形（downward displacement of tricuspid valve）是指三尖瓣瓣叶的附着位置异常下移进入右心室的先天性心脏畸形。1866年德国Ebstein医生首先报道并描述本病，又称为Ebstein畸形（Ebstein anomaly），发病率占先天性心脏病的0.5%。

二、病理解剖

三尖瓣下移畸形病理解剖改变特征是：①三尖瓣隔瓣和或后瓣呈螺旋形向心尖部移位进入右心室，下移的程度轻重不等，轻者仅隔瓣下移，重者隔瓣和后瓣均下移，下移的瓣叶常发育不良，三尖瓣前瓣宽大冗长，大多附着于三尖瓣瓣环正常位置上。②下移的三尖瓣隔叶和后叶与正常三尖瓣瓣环之间的流入部形成房化右心室，与右心房共同组成一大心腔。③右心室畸形，功能右心室位于下移的三尖瓣叶附着处至肺动脉瓣瓣环之间，通常比正常的右心室小，功能右心室无流入部，小梁部缩小，漏斗部可因过多的瓣叶组织附着而出现部分梗阻。因此三尖瓣下移畸形并不只是三尖瓣瓣叶异常移位，重点在于右心室存在潜在的心肌病变。三尖瓣下移畸形主要合并异常有ASD、VSD、PDA、法洛四联症、肺动脉瓣闭锁或狭窄、主动脉缩窄等。

三、病理生理

三尖瓣下移畸形的功能障碍主要为三尖瓣关闭不全和功能右心室功能异常。功能右心室的心室壁通常正常，但由于三尖瓣隔瓣或后瓣下移导致功能右心室减小，心室扩张、心肌变薄加上合并存在的三尖瓣关闭不全，常出现右心室收缩功能受损。房化右心室与功能右心室收缩同步，但与右心房活动不一致，但心房收缩时，房化右心室舒张，血液由右心房流向房化右心室；心室收缩时，房化右心室也收缩，影响静脉血液回流进入右心房，因此右心房压持续增高，导致通过房间隔缺损或卵圆孔未闭的房水平分流为右向左分流或双向分流。

三尖瓣瓣叶下移程度、三尖瓣反流程度以及功能右心室的大小，决定三尖瓣下移畸形右心室功能障碍的严重程度和临床表现（图17-90）。三尖瓣下移畸形症状可轻可重，轻者直到成年也不一定出现明显症状，严重者出生后即可出现明显紫绀和心力衰竭。重症患者右心室腔小，心肌收缩乏力，右心室收缩压低，不足以打开肺动脉瓣，可出现肺动脉瓣功能性闭锁。

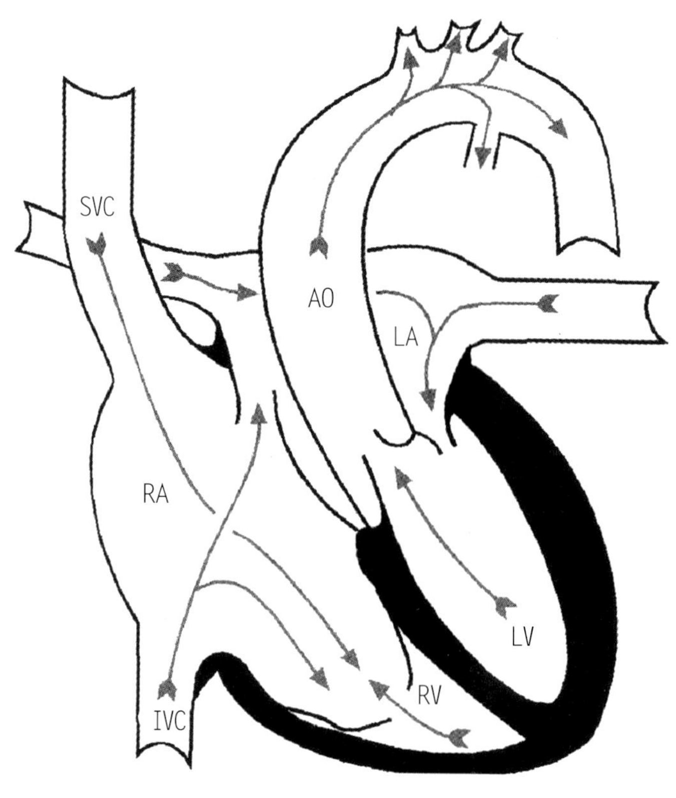

图 17-90　三尖瓣下移畸形的病理生理改变
下移的三尖瓣将右心室分为房化右心室和功能右心室，右心房压较高，常导致房间隔水平右向左分流；三尖瓣反流常见，三尖瓣反流程度以及功能右心室的大小决定其血流动力学改变程度。

四、超声心动图诊断要点

超声心动图对三尖瓣下移畸形的诊断起决定性作用，完整的超声心动图对三尖瓣下移畸形的评价应该包括：①确定哪个瓣叶下移以及下移程度，②评估功能右心室大小和功能，③三尖瓣反流程度，④房水平有无分流和分流方向，⑤有无合并其他心脏畸形。

诊断三尖瓣下移畸形最可靠的超声心动图表现为三尖瓣隔叶附着点往心尖部下移，主要依靠心尖四腔心切面。正常三尖瓣隔瓣附着点比二尖瓣前叶附着点略低，二尖瓣到心尖的距离与三尖瓣到心尖的距离比为（1.0~1.2）：1。三尖瓣隔叶附着点下移，与二尖瓣前叶附着点相距≥15mm，或者移位指数（下移距离除以患者的体表面积）≥8mm/m^2，可诊断三尖瓣下移畸形。胸骨旁右心室流入道切面还可观察到三尖瓣后叶异常下移（图17-91）。三尖瓣前叶通常延展扩大，呈风帆状，前叶的活动部分向前向心尖移位，可超出图像探测平面。超声心动图可观察到房间隔水平右向左分流或者双向分流，还可以评价三尖瓣关闭不全的严重程度。

三尖瓣下移畸形的功能右心室大小，往往决定三尖瓣下移畸形的临床表现和血流动力学变化。在心尖四腔心切面，全部右心室的长度三尖瓣瓣环解剖平面至右心室心尖的距离，房化右心室的长度为三尖瓣瓣环解剖平面至三尖瓣瓣叶关闭结合部中点连线的距离，右心室总长度减去房化右心室的长度即为功能右心室的长度（图17-92）。也有研究在舒张期心尖四腔心切面对三尖瓣下移畸形患者的心腔面积加以比较，即面积比值 = 右心房和房化右心室的面积/功能右心室和左心房室面积，计算出超声评分：≤0.5为1分；0.5~1.0为2分；1.0~1.5为3分；≥1.5为4分。这些超声测量指标有助于判定右心室功能。

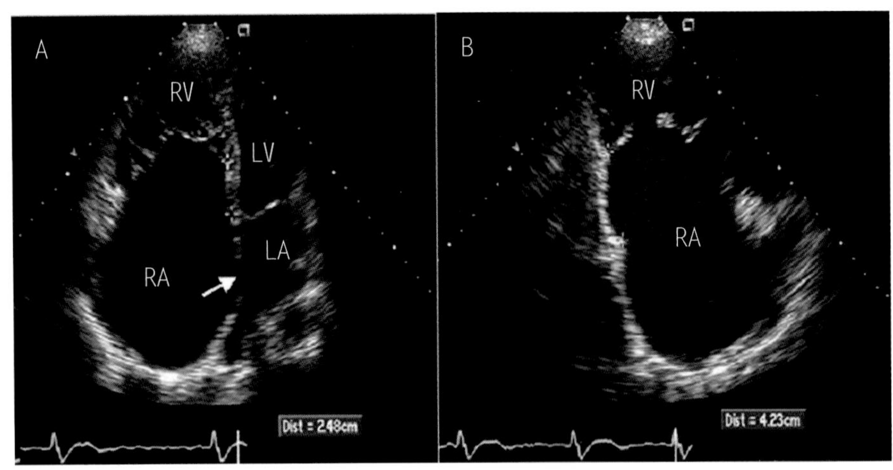

图 17-91　三尖瓣下移畸形的超声心动图

患者，女性，64 岁。A 为心尖四腔心切面，显示三尖瓣隔叶附着位置下移，该图例三尖瓣隔叶附着位置较二尖瓣附着位置下移 2.48cm，箭头所指为合并房间隔缺损；B 为右心室流入道切面，显示三尖瓣后叶下移，该图例显示三尖瓣后叶距三尖瓣瓣环距离为 4.23cm。

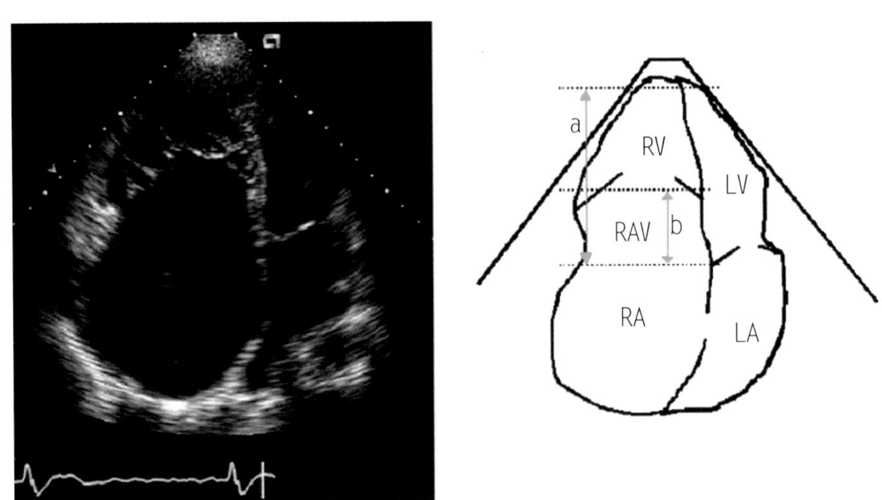

图 17-92　三尖瓣下移畸形功能右心室的测定

右图为左图心尖四腔心切面模式图，全部右心室的长度为三尖瓣解剖平面至右心室心尖的距离（a），房化右心室的程度定为三尖瓣解剖平面至三尖瓣瓣叶关闭接合部中点连线的距离（b），右心室长度减去房化右心室的长度即为功能右心室的长度（a-b），房化右心室 / 功能右心室之比大于 0.5 提示重度畸形。

根据临床表现以及超声心动图发现将三尖瓣下移畸形分为3型：

（1）轻型：无或轻度青紫，心功能Ⅰ~Ⅱ级，心脏轻度增大，房水平左向右分流为主，轻度到中度三尖瓣反流。

（2）重型：青紫明显（患者休息时青紫提示右心室功能受损），心功能Ⅲ~Ⅳ级，胸片心胸比率大于0.85，超声评分3~4分或者房化右心室与功能右心室比大于0.5，重度三尖瓣反流等。

（3）中间型：介于轻型和重型之间。

这种临床分型对三尖瓣下移畸形的手术方式的选择有指导作用。轻型三尖瓣下移畸形可选择三尖瓣成形术加房间隔缺损修补术或者随访观察；中间型或重型三尖瓣下移畸形依据瓣叶活动度等可考虑三尖瓣瓣膜修复或置换术；重型三尖瓣下移畸形往往在婴幼儿期就出现症状，治疗原则是尽可能在右心室功能尚可时行双心室矫治，或者在瓣膜成形基础上增加Glenn术等以减轻右心负荷，晚期患者则可考虑心脏移植。

第二十一节　主动脉弓畸形

主动脉缩窄

一、概述

主动脉缩窄（coarctation of the aorta）是指主动脉先天性发育不良导致的局限性或广泛性狭窄，常见狭窄部位为主动脉峡部。国外文献统计，主动脉缩窄是一种较常见的先天性血管畸形，占先天性心脏病的5%～8%。男性多于女性。但我国较少见，约占先天性心脏病的1%。

二、病理解剖及分型

主动脉缩窄主要指动脉导管或动脉韧带邻近区域的主动脉狭窄，狭窄范围通常比较局限，也可为长段缩窄，狭窄程度不一，严重狭窄者为缩窄段闭锁，但闭锁的上、下主动脉壁是连续的，这点可与主动脉弓中断相鉴别。典型者为管腔型或隔膜型局限狭窄，缩窄处由于动脉导管或动脉韧带的牵拉向内侧移位，导管对侧可略有凹陷，同时缩窄远端也可见狭窄后扩张。

通常根据主动脉缩窄距动脉导管处位置分为导管后型（即成人型）和导管前型（即婴儿型）（图17-93），也有狭窄处平行于动脉导管的称为近导管型。婴儿型缩窄位于动脉导管入口近端，缩窄可局限存

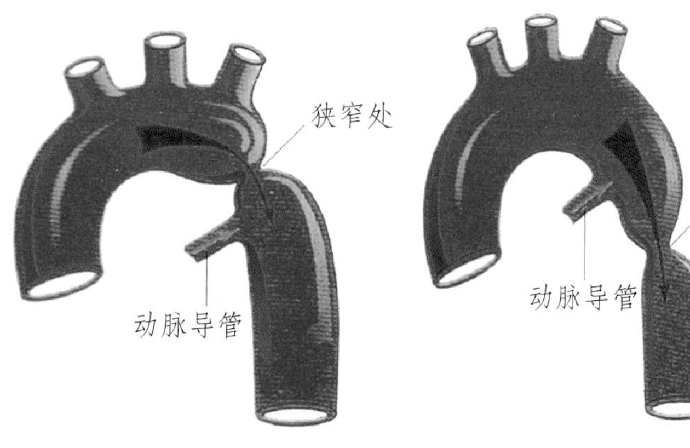

图 17-93　主动脉缩窄的分型

A为导管前型，狭窄处位于动脉导管（或动脉韧带）之前；B为导管后型，狭窄处位于动脉导管之后，如合并动脉导管未闭，狭窄处可无显著血流加速（导管前型），或者导致狭窄处血流加速高估（导管后型）。

在或广泛位于主动脉峡部或主动脉弓部，动脉导管常呈开放状态，多合并其他畸形。成人型缩窄一般较局限，常为降主动脉内隔膜样或管腔狭窄，大部分动脉导管已闭合，通常已建立有效的侧支循环。

三、病理生理

主动脉缩窄的病理生理主要是缩窄近心端压力升高，左心室后负荷增加，导致左心室心肌肥厚；而缩窄远心端压力下降血流减少。血流动力学改变还取决于动脉导管开闭状态、侧支循环以及合并的心内畸形。成人型较少合并心内畸形，血流动力学改变较轻，大儿童或成人往往因头痛、鼻出血等临床症状，就诊后发现高血压。婴儿型多合并心内畸形，血流动力学紊乱严重，可出现继发于左心室流出道梗阻的心力衰竭。由于动脉导管开放，下半身多由肺动脉血供应，患儿可有分离性青紫（上肢氧饱和度正常，下肢低于正常）。当动脉导管闭合时，如果没有建立有效的侧支血管沟通，可出现严重的下半身血流灌注不足，甚至死亡。

四、超声心动图诊断要点

超声心动图评价主动脉缩窄的目的在于明确有无主动脉缩窄、确定主动脉缩窄部位和缩窄程度以及除外其他合并心内畸形。胸骨上窝长轴切面是显示主动脉弓降血管的理想切面，获取该切面后将探头向左下方移动，可显示胸骨旁左侧高位切面，可观察肺动脉主干、动脉导管以及降主动脉。由于胸骨上窝切面超声平面与主动脉壁平行，二维超声心动图通常不容易显示缩窄远端的主动脉情况。左锁骨下动脉远端或者动脉导管起源附近通常是主动脉缩窄的好发部位，二维超声可能受周围肺组织的干扰不一定都能发现主动脉管腔局限减小，多普勒彩色血流显像更能清晰显示彩色血流混叠出现于狭窄处，应用连续多普勒测定血流明显加速，血流峰速度大于3m/s以上基本上可考虑主动脉缩窄的诊断（图17-94）。降主动血流速度轻度加速（小于2m/s）时，如果没有局限管腔缩小的二维切面发现，通常应视为主动脉弓的正常血流加速。主动脉缩窄可以局限狭窄管腔缩小，也可以累及较长节段，光凭超声心动图有时也难以明确狭窄累及的血管长度。连续多普勒可根据简化柏努利方程测量狭窄处压差，如果狭窄前流速超过1.5m/s，应将狭窄前流速（V_1）考虑在内而计算跨狭窄处压差，即$\Delta P = 4 \times (V_{max}^2 - V_1^2)$。少数情况下如果缩窄段呈狭长管腔时，狭窄管腔内血流量较少，多普勒不一定能准确测量跨狭窄处压差。另外动脉导管左向右分流减少了主动脉缩窄处血流量，可导致多普勒测量的压差减少而低估缩窄的梗阻程度。临床上以及超声诊断怀疑主动脉缩窄时，CT、MRI可准确可靠地显示缩窄而肯定主动脉缩窄诊断的成立（图17-95）。

主动脉缩窄狭窄近端升主动脉压显著增高，狭窄远端主动脉压降低。应用该特点脉冲多普勒超声可在腹主动脉取样，无主动脉缩窄时腹主动脉血流收缩期呈快速上升和下降脉冲式的血流和舒张早期逆向血流和舒张期少许前向血流（参见图3-24）。主动脉缩窄明显时腹主动脉收缩期血流明显降低、峰值延后合并贯穿全舒张期的前向血流（图17-96），由于重度缩窄的两侧，收缩期和舒张期都有压差，这种收缩期峰值延后和全舒张期低速血流是重度主动脉缩窄的特征性表现。主动脉缩窄（或者主动脉弓中断）

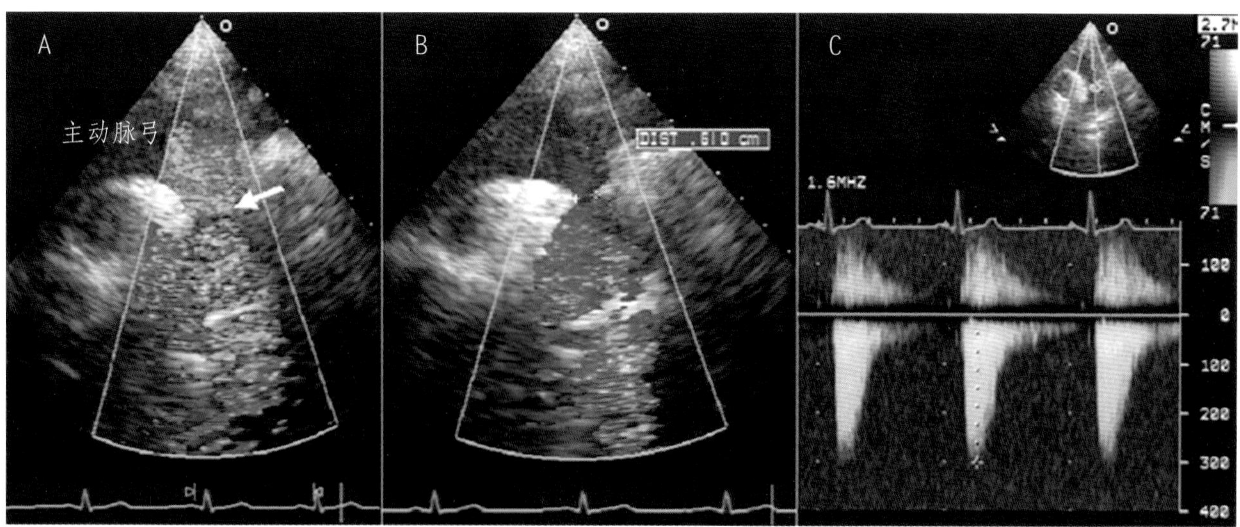

图 17-94　主动脉缩窄的超声心动图

A、B 为胸骨上窝主动脉长轴切面彩色血流显像。A 为收缩早期；B 为收缩末期，主动脉弓和降主动脉移行处显著狭窄（箭头所指），而收缩末期狭窄处内径仅为 6mm；C 为跨狭窄处连续多普勒血流频谱，血流峰值位于收缩早中期，收缩末期流速快速下降后延续至舒张期，该患者跨狭窄处峰速度为 3m/s。

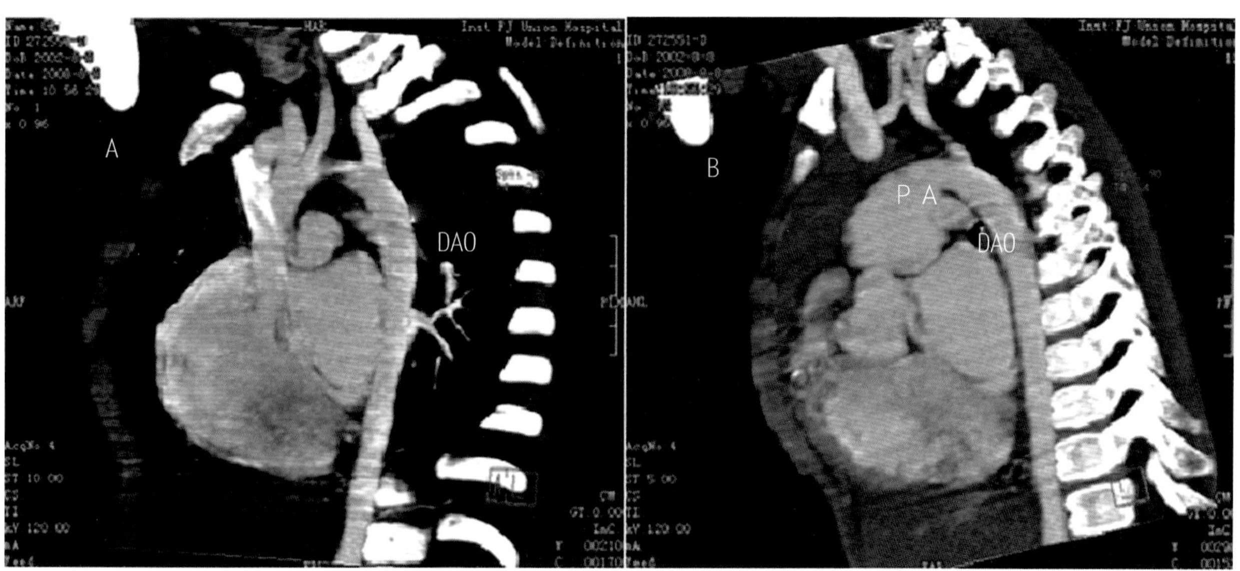

图 17-95　主动脉缩窄的 CT 血管造影

患儿，女性，6 岁。A、B 显示细小主动脉弓与降主动脉的连接；B 显示肺动脉发出动脉导管与降主动脉直接延续。（福建医科大学附属协和医院 CT 室提供）

常可合并动脉导管未闭和大型室间隔缺损，由于动脉导管水平呈右向左分流，腹主动脉血流也可能表现正常。因此即使腹主动脉血流正常而未探及血流流速降低，也不能排除主动脉缩窄或主动脉弓中断的诊断。当主动脉缩窄合并动脉导管未闭时，动脉导管未闭左向右分流减少了通过缩窄处的前向血流，多普勒测定的缩窄处压差为流量依赖而相对减少，可能低估主动脉缩窄的严重程度。当动脉导管结扎后，主动脉缩窄处的血流增加会导致测定血流压差增大。如果存在收缩期右向左的巨大动脉导管未闭时，即动脉导管未闭为生命通道为下半身供血时，超声多普勒评价缩窄帮助不大，倾向于应用CT、MRI来明确是否存在主动脉缩窄或主动脉弓中断。

主动脉缩窄常合并一些先天性心脏畸形，如主动脉瓣二叶畸形、动脉导管未闭、室间隔缺损合并重度肺动脉高压，有时甚至是某一综合征的表现之一。因此必须常规探查主动脉弓降部血管。高血压患者也应考虑有无主动脉缩窄的可能，特别是儿童期即发现高血压。主动脉缩窄可手术根治，因此胸骨上窝二维和多普勒超声心动图应该作为高血压患者的常规检查之一。

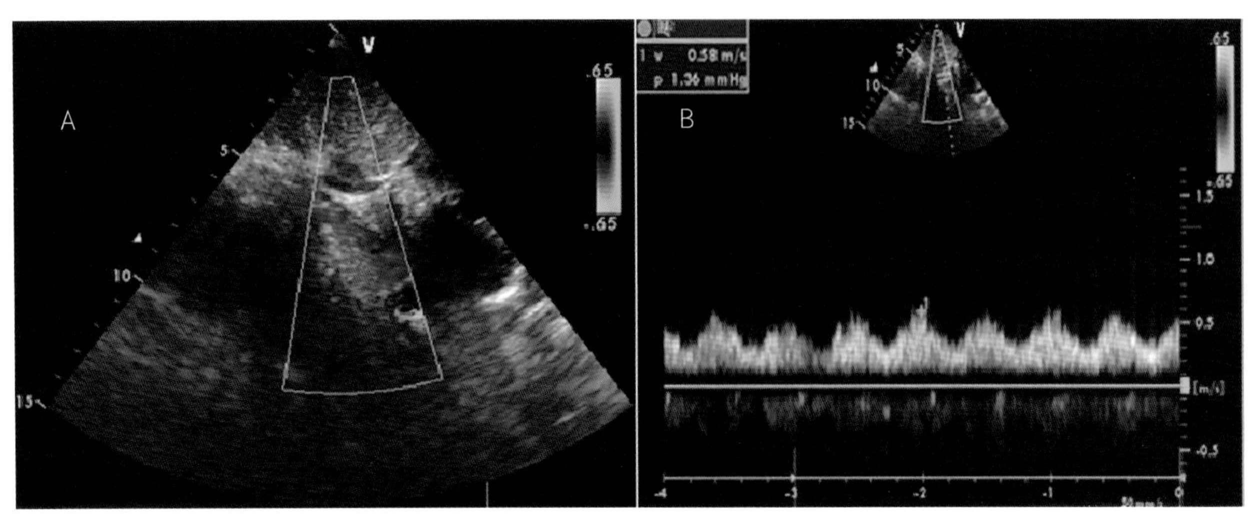

图 17-96　主动脉缩窄的腹主动脉多普勒超声心动图

A 为彩色多普勒显像显示腹主动脉血流；B 为腹主动脉脉冲多普勒血流频谱，显示腹主动脉血流显著减低。

主动脉弓中断

一、概述

主动脉弓中断（interrupted aortic arch）较为少见，约占先天性心脏病的1%。主动脉弓中断定义为升主动脉和降主动脉之间的连续性中断，不论是完全中断，还是中断的主动脉弓管腔之间仅存纤维条索，均可导致主动脉弓内血流中断。临床可见3种类型（图17-97）：A型（40%），中断部位位于左锁骨下动脉和动脉导管开口以上，即主动脉峡部的中断；B型（55%），最常见，中断部位左颈总动脉和左锁骨下动脉之间；C型（5%），罕见，为右头臂动脉与左颈总动脉之间中断。动脉导管多数未关闭，此为中断后降主动脉供血的主要来源，血流自肺动脉经动脉导管进入降主动脉，此三根血管连接成为一根主干道。单纯主动脉弓中断极为罕见，除了动脉导管未闭（PDA）以外，间隔缺损（VSD）是最多见的合并畸形，其他可能的合并畸形有：右心室双出口、主-肺动脉窗、永存动脉干、单心室、房室隔缺损等。

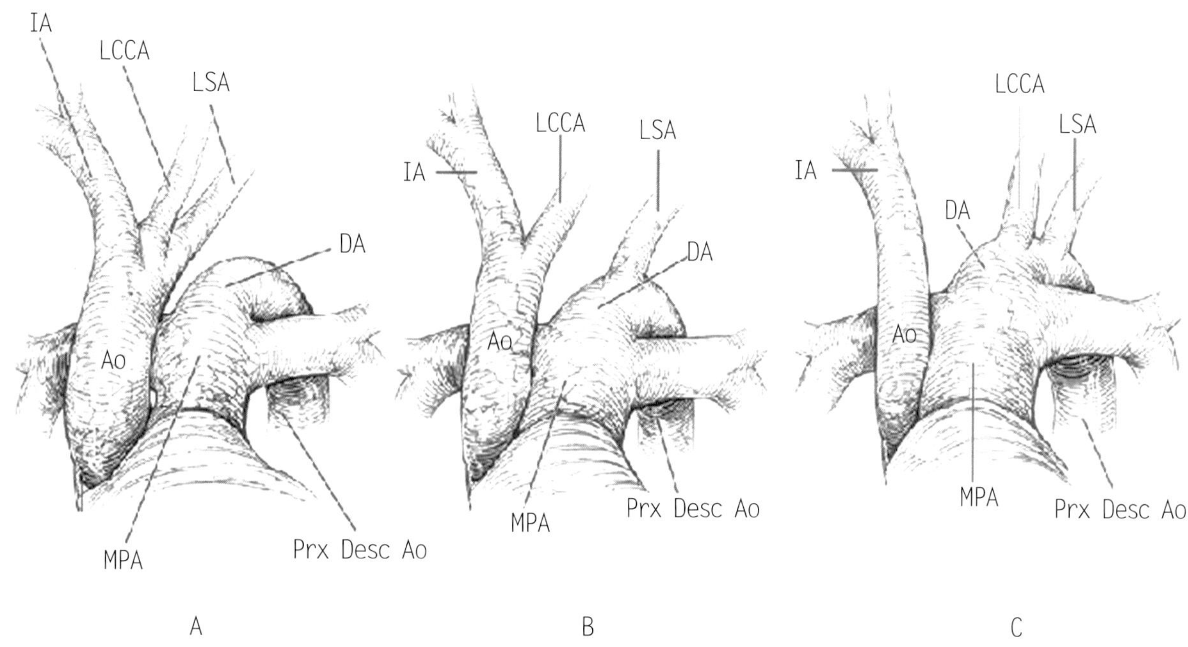

图 17-97　主动脉弓中断的解剖类型

A 型，中断位于左锁骨下动脉远端；B 型，中断部位左颈总动脉和左锁骨下动脉之间；C 型，中断位于右头臂动脉与左颈总动脉之间。Ao：主动脉，DA：降主动脉，IA：头臂动脉，LCCA：左颈总动脉，LSA：左锁骨下动脉，Prx Desc Ao：近端降主动脉。

二、病理生理

主动脉弓中断患者流入降主动脉的血流依赖于未闭的动脉导管。左心室血流泵入升主动脉，右心室血经肺动脉动脉导管泵入降主动脉。如存在VSD，室水平可能为左向右分流或为双向分流，动脉导管水平为右向左分流。降主动脉血流虽来源于右心室，但因室水平左向右分流掺和了部分氧合血，下肢血氧并不很低。只有极少数患者主动脉弓中断无PDA和VSD，降主动脉供血来源于肋间动脉的上下串联沟通以及离断前后头臂动脉侧支循环的建立。主动脉弓中断一经诊断，临床使用前列腺素E_1维持导管开放，这对极其危重的新生儿而言极为重要。如动脉导管发生闭合，就会出现下半身血流灌注不足，通常患儿在婴儿期就会死亡。

三、超声心动图诊断要点

临床上主动脉弓中断漏诊屡有发生，似乎并不罕见。目前超声心动图能够对主动脉弓中断解剖作出明确诊断。除了PDA，最常见的合并畸形为VSD，缺损多为对位不正型（malalignment），即由心室流出道和大动脉对位错开不在一条线上；VSD常位于漏斗部，大小常与主动脉直径相当。因此超声心动图发现巨大VSD合并PDA以及重度肺动脉高压者，要高度怀疑主动脉弓中断或主动脉缩窄的存在，必须细致探查主动脉弓降血管。因为遗漏主动脉弓中断的诊断，将对手术产生严重后果。胸骨上窝主动脉长轴切面和胸骨旁左侧高位切面非常重要，应用二维、CDFI等技术探查主动脉弓以及降主动脉血流沟通情况，主动脉弓中断离断部位的确定有赖于主动脉弓分支血管行程的仔细探查（图17-98）。探查肺动脉主干与左、右肺动脉相连续外，还有主要观察该血管与降主动脉有无直接沟通，该直接沟通的血管即为动脉导管，因为肺动脉、动脉导管和降主动脉已连接成一干道，与常规位置的动脉导管截然不同。CDFI显示动脉导管血流为右向左分流为主，也可存在少许舒张期左向右分流。超声心动图除了对中断位置的定位外，还应提供左心室流出道大小、主动脉瓣环直径以及升主动脉、腹主动脉直径等信息。CT、MRI检查通常可以提供十分精确的解剖学评价，并确定是否存在已经形成的动脉侧支循环（图17-99）。

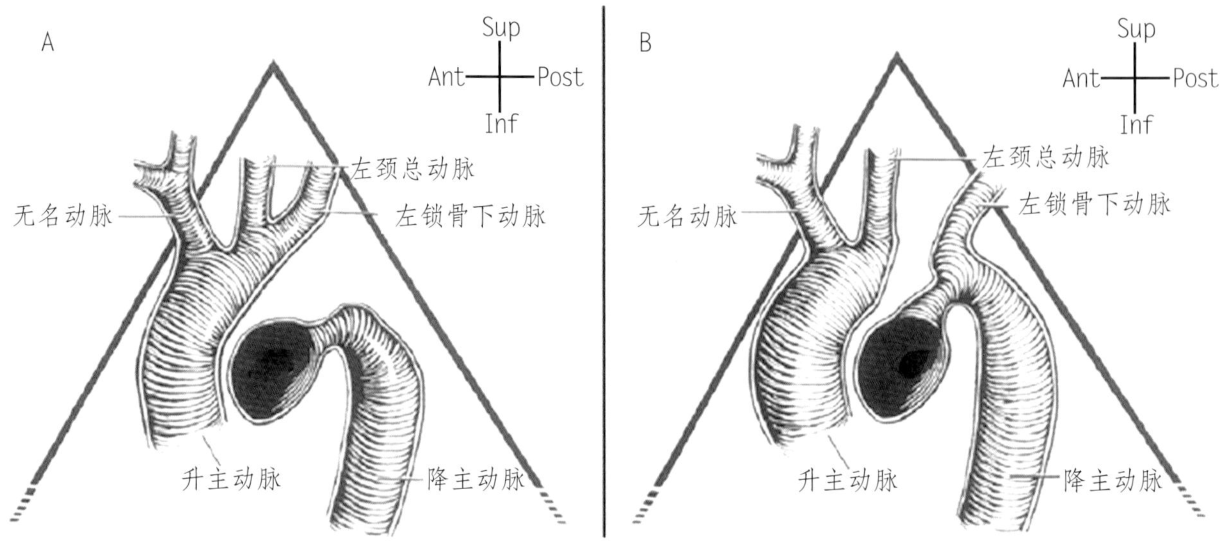

图 17-98　主动脉弓中断的超声心动图示意图

A 为 A 型主动脉弓中断，B 为 B 型主动脉弓中断，A、B 均为胸骨上窝切面。主动脉弓中断往往肺动脉经动脉导管与降主动脉直接沟通。

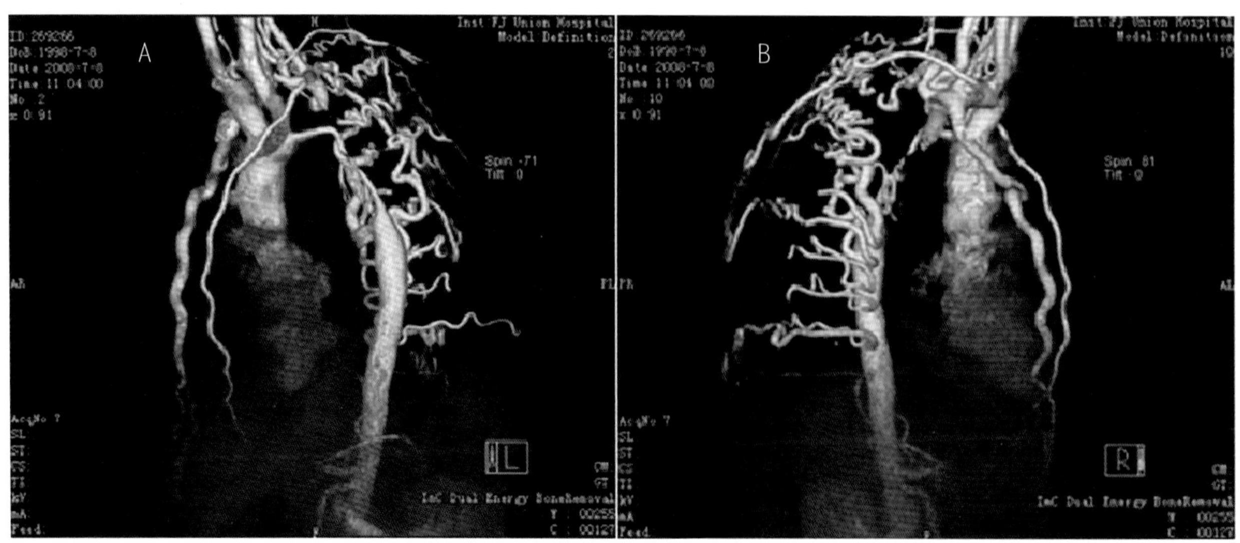

图 17-99　主动脉弓中断的 CT 血管造影

患儿，男性，10 岁。A、B 显示主动脉弓降连接中断，代之以丰富的侧支血管沟通。（福建医科大学附属协和医院 CT 室提供）。

血管环

一、概述

血管环（vascular rings）指主动脉弓及其分支发育异常成一环状，并对环内的气管和（或）食管造成压迫。血管环的发病率较低，但该数据有可能被低估，因为这类疾病的患者可能没有症状或为心血管系统外症状而被漏诊。由于气管和食管在解剖上与主动脉弓及其分支以及肺动脉密切相关，主动脉弓及其分支以及肺动脉分支环绕气管和（或）食管，可造成气管和（或）食管受压而出现一系列相关症状。

二、病理解剖和病理生理

血管环是胎儿期大血管发育过程中出现的胚胎结构的持续存在。Mayo临床分类（图17-100）：双主动脉弓、右侧主动脉弓合并左侧动脉韧带、左位主动脉弓合并右锁骨下动脉和肺动脉悬带（pulmonary artery sling）等。

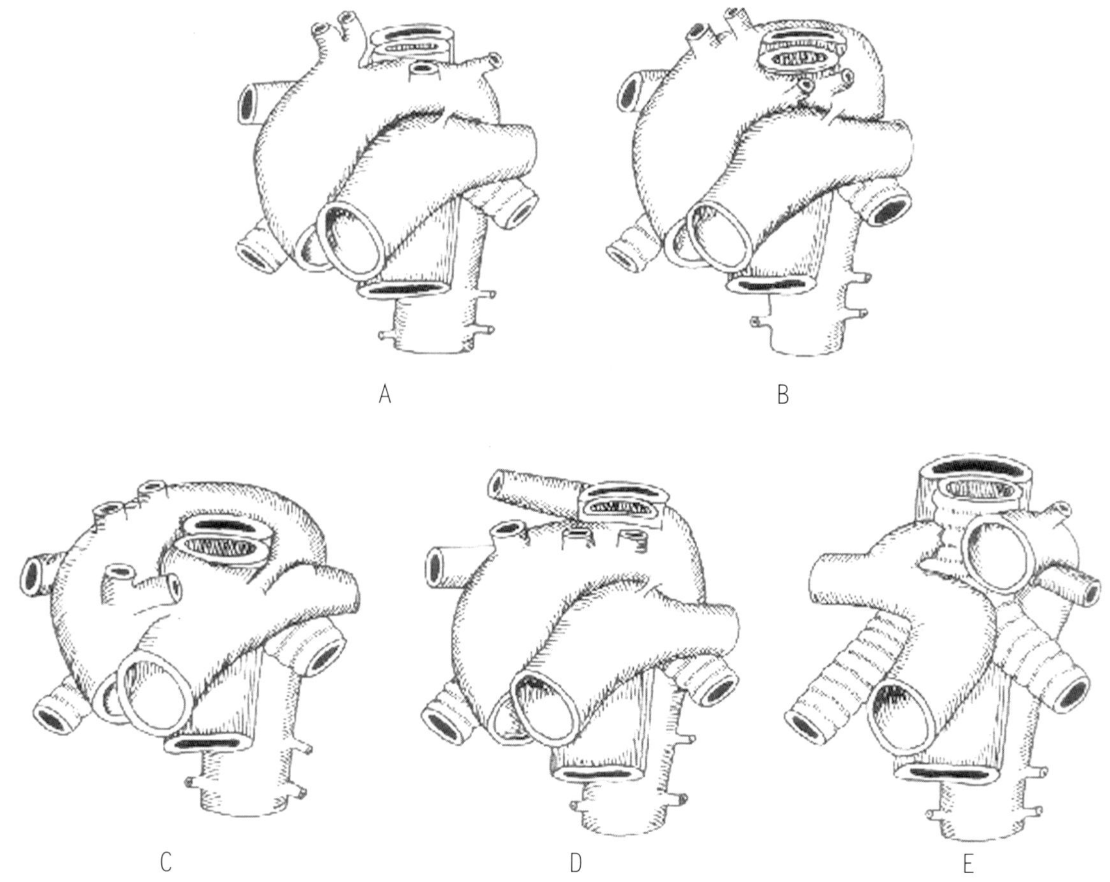

图 17-100 血管环的临床主要类型

A 为正常主动脉弓；B 为双主动脉弓；C 为右位主动脉弓合并左侧动脉韧带；D 为左位主动脉弓合并右锁骨下动脉；E 为肺动脉悬带。

双主动脉弓是血管环最常见的类型，主动脉弓向前达气管，分为左、右两个主动脉弓，包绕气管和食管，然后再汇合入降主动脉。右弓常常较粗且位于气管后，并分叉发出右颈动脉和右锁骨下动脉；左弓往往较细且位于气管前，并分叉发出左颈动脉和左锁骨下动脉。降主动脉大多位于左侧，也有右侧降主动脉。动脉导管根据降主动脉的位置可在左侧、右侧或双侧。

右位主动脉弓在气管、食管右后方与降主动脉相连接，头臂血管分支与左位主动脉弓呈镜面排列，依次为左无名动脉、右颈总动脉和右锁骨下动脉。如果动脉韧带起源于降主动脉，则形成完整的血管环；如动脉韧带起源于无名动脉，则不会形成血管环。

肺动脉悬带指左肺动脉正常起源的位置缺如而异常起源于右肺动脉，并环绕气管后进入左肺，而右肺动脉正常起自肺动脉主干。由于起源及行走异常的左肺动脉压迫气管后壁，肺动脉悬带常伴有气管狭窄，肺动脉悬带通常仅压迫气管而很少伴有食管压迫。约25%肺动脉悬带伴有心内畸形如室间隔缺损、主动脉缩窄、法洛四联症等。

病理生理学上血管环产生的症状均来自对气管、食管的压迫或两者皆有。血管环可合并气管狭窄、气管软化或复杂性先天性心脏病。血管环压迫食管可导致梗阻，表现为患儿喂养困难和生长发育不良。

三、超声心动图诊断要点

血管环的诊断中，超声心动图、CT、MRI等无创性诊断方法已在很大程度上取代了血管造影。但由于透声窗口的限制，超声心动图尚未成为血管环的主要诊断手段。CT和MR可清晰显示主动脉弓血管畸形以及与周围气道、食管关系，为确诊血管环提供有力证据。

血管环患者可能合并先天性心脏畸形，超声心动图可显示主动脉弓以及头臂动脉的部位和走向异常，提示可能存在血管环，特别是超声心动图可帮助排除肺动脉悬带。胸骨上窝或胸骨旁大动脉短轴观察肺动脉左右分叉时，应注意观察左肺动脉走向，有时可误将未闭的动脉导管认为左肺动脉，而肺动脉悬带的左肺动脉发自右肺动脉（图17-101）。

右位主动脉弓（right aortic arch）是升主动脉起始正常而主动脉弓部和近端降主动脉位于中线右侧的先天异常，胸主动脉可保持在中线右侧或跨过中线进入腹腔后移行为腹主动脉。右位主动脉弓见于约0.1%人群，镜像右位主动脉弓（无名动脉分支与正常主动脉弓分支呈镜像关系）较为常见；通常右位主动脉弓与先天性心脏病有关。右位主动脉弓的超声诊断方法（图17-102）：①从标准胸骨上窝长轴切面只探及升主动脉部分。②标准胸骨上窝长轴切面逆时针旋转探头15°~20°才显示主动脉弓部和右降的胸主动脉。③探头右上倾斜探查主动脉弓的第一分支也有帮助。正常第一分支为无名动脉随即分叉；如果第一分支朝向右侧，则为正常左位主动脉；如果第一分支朝向左侧，则可能为镜像右位主动脉弓。如果第一分支未见分叉，则应考虑异常的右锁骨下动脉。左侧或右侧胸骨旁长轴切面可用于确定降主动脉的侧位（右侧或左侧），而剑突下切面有助于确定降主动脉进入腹腔的位置。

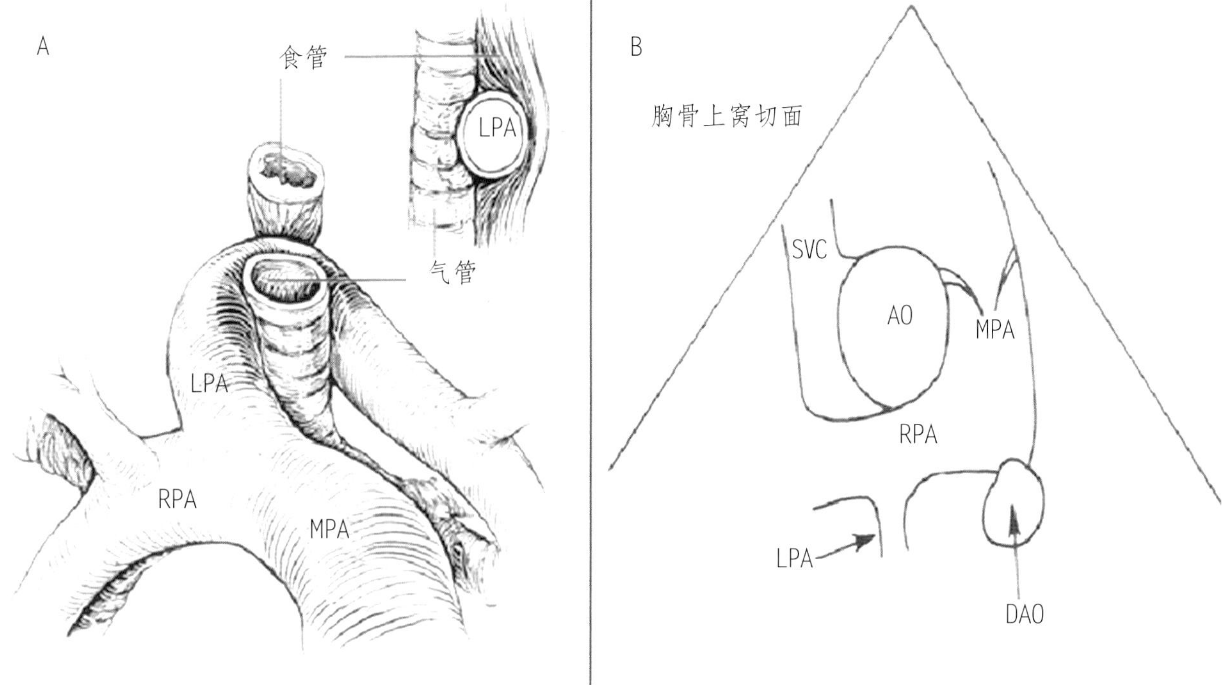

图 17-101　肺动脉悬带的超声心动图

A 为肺动脉悬带解剖示意图，提示左肺动脉发自右肺动脉，且经气管右端环绕进入左肺；B 为胸骨上窝切面，显示左肺动脉发自右肺动脉。

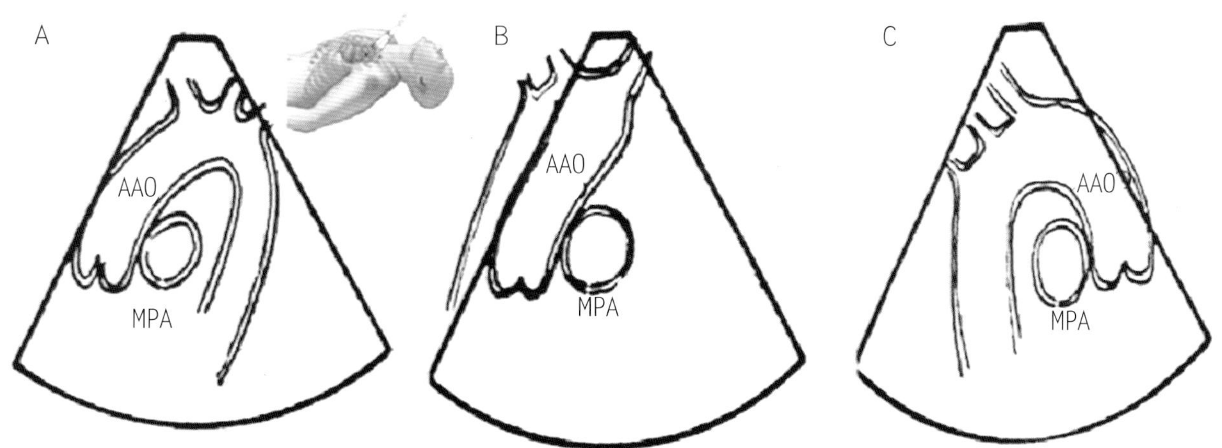

图 17-102　右位主动脉弓的超声诊断

A 为正常主动脉弓胸骨上窝主动脉长轴切面，探头示标指向 12 ~ 1 点钟处，可探及主动脉弓部的三个主要分支；B 切面探头位置同图 A，右位主动脉弓时只探及升主动脉；C 切面探头在标准胸骨上窝主动脉长轴切面基础上探头逆时针旋转，探头示标指向 11 ~ 12 点钟处，显示如 C 主动脉弓及其分支，可考虑右位主动脉弓。

第二十二节　左心室发育不良综合征

一、概述

左心室发育不良综合征（hypoplastc left heart sysdrome，HLHS）是一种少见的、严重的、复杂的先天性心脏畸形，以左心系统通道梗阻和发育不良为主要特征，主要病理改变包括左心房和左心室发育不良，二尖瓣和（或）主动脉瓣狭窄或闭锁，升主动脉发育不良等。此病国内发病率明显低于西方国家，少见报道。二尖瓣闭锁（mitral atresia）和主动脉瓣闭锁（aortic atresia）通常为HLHS的典型表现（图17-103）。

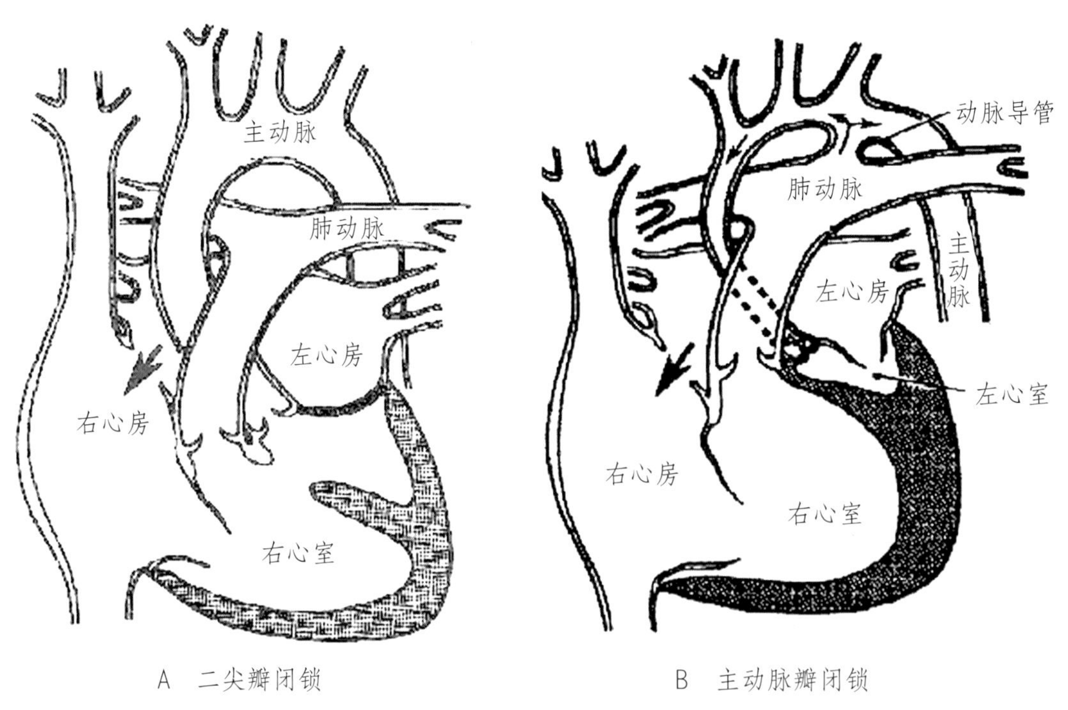

图 17-103　二尖瓣闭锁和主动脉瓣闭锁示意图

二、病理解剖及分型

根据二尖瓣和主动脉瓣形态，HLHS临床上分为四种类型：①主动脉瓣和二尖瓣均狭窄。②主动脉瓣和二尖瓣均闭锁。③主动脉瓣闭锁伴二尖瓣狭窄。④二尖瓣闭锁伴主动脉瓣狭窄。临床上主动脉瓣和二尖瓣均闭锁类型最常见；其次为主动脉闭锁伴二尖瓣狭窄。其中主动脉瓣闭锁高达61%～87%，二尖瓣狭窄占60%，二尖瓣闭锁占40%，约75%的病例合并主动脉缩窄。与左心系统形成鲜明对比的是，右心室和肺动脉显著增大。

三、病理生理

HLHS（图17-104）患儿左心室腔和主动脉细小，左心室功能不全，必须存在卵圆孔未闭或房间隔缺损以及动脉导管，而粗大的动脉导管通常与降主动脉连接。肺静脉血流回到左心房后，绝大多数血流通过卵圆孔未闭或房间隔进入右心房，与腔静脉回血混合后，进入右心室。右心房和右心室均心腔显著扩张、室壁肥厚，右心室承担主动力泵功能，右心室血液泵入肺循环和直接通过动脉导管前向性进入降主动脉和逆向进入主动脉弓、头臂血管和升主动脉。这种肺循环和体循环的血流均来源于单一右心室的肺动脉，生理上称为平行循环。与正常体循环、肺循环不同，平行循环的动脉血来源于体静脉和肺静脉的混合血，然后根据相对的体循环阻力/肺循环阻力分流进入体循环与肺循环。二尖瓣闭锁通常存在室间隔缺损，室水平右向左分流；主动脉瓣闭锁90%室间隔完整，少数房间隔完整的二尖瓣必定开放并伴有室间隔缺损。左心室结构的大小和动脉导管开放程度决定病程的进展。HLHS非常凶险，不经治疗难以长时间存活，90%的患婴1月内死亡。

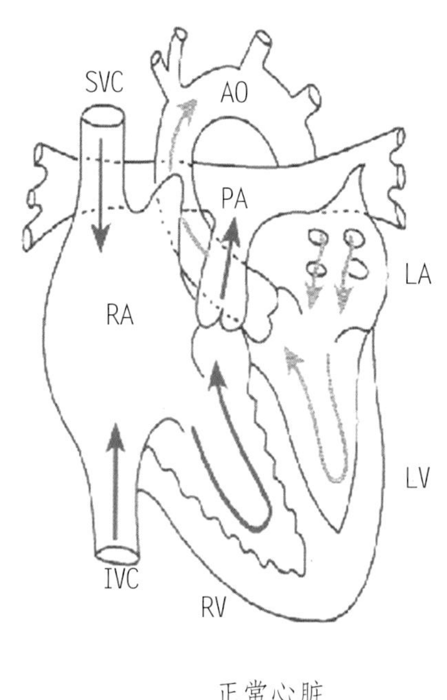

正常心脏

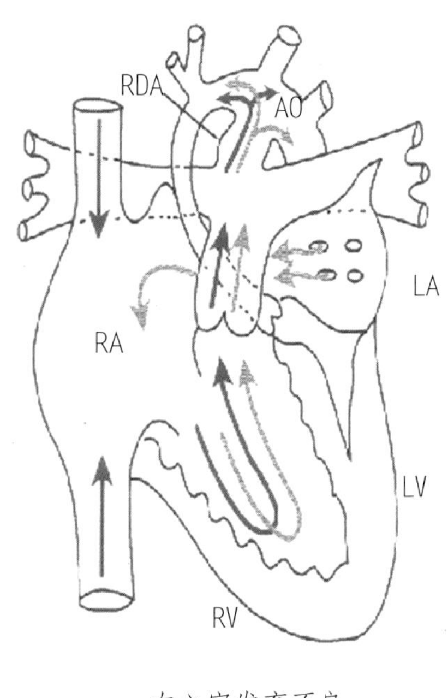

左心室发育不良

图 17-104　左心发育不良综合征的血流动力学示意图

四、超声心动图诊断要点

二尖瓣闭锁和主动脉瓣闭锁的超声心动图特征通常可见左心房细小，左心室腔很小，右心房和右心室则明显增大；二尖瓣闭锁或主动脉瓣闭锁时可探及瓣叶强回声光带无启闭活动（图17-105）；主动脉根部内径通常小于5mm，扩张的肺动脉连接动脉导管（图17-106）。二维和多普勒超声心动图可观察到经房间隔的右向左或左向右分流以及经动脉导管的右向左分流。胸骨旁左心室长轴以及胸骨上窝切面可探查升主动脉以及主动脉弓形态和大小，测量主动脉内径并判定其缩窄程度。胸骨旁大动脉短轴和右心室流出道切面等可显示肺动脉显著扩张，粗大的动脉导管由肺动脉主干延续下行与降主动脉连接。与通常的动脉导管未闭位置截然不同，容易将动脉导管误认为主动脉弓。应注意观察动脉导管的大小和血流方向，CDFI显像可见主肺动脉经动脉导管与降主动脉直接沟通。

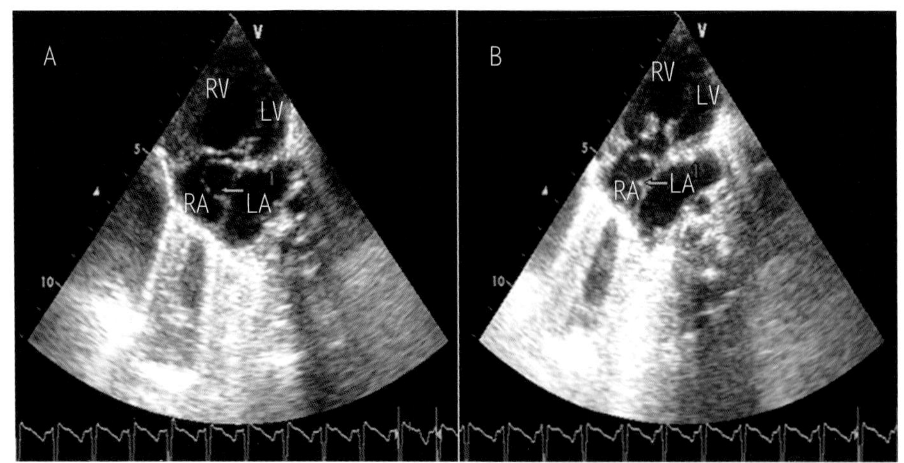

图 17-105　左心室发育不良综合征的超声心动图

患儿，女性，1 个月。A、B 均为心尖四腔心切面，A 为收缩期，B 为舒张期。图示左心室发育不全，明显小于右心室，实测左心室内径为 8mm；红色箭头提示二尖瓣为强回声光带，无开放和关闭活动（二尖瓣闭锁）；蓝色箭头显示房间隔卵圆孔未闭、房间隔瘤向右侧膨出。

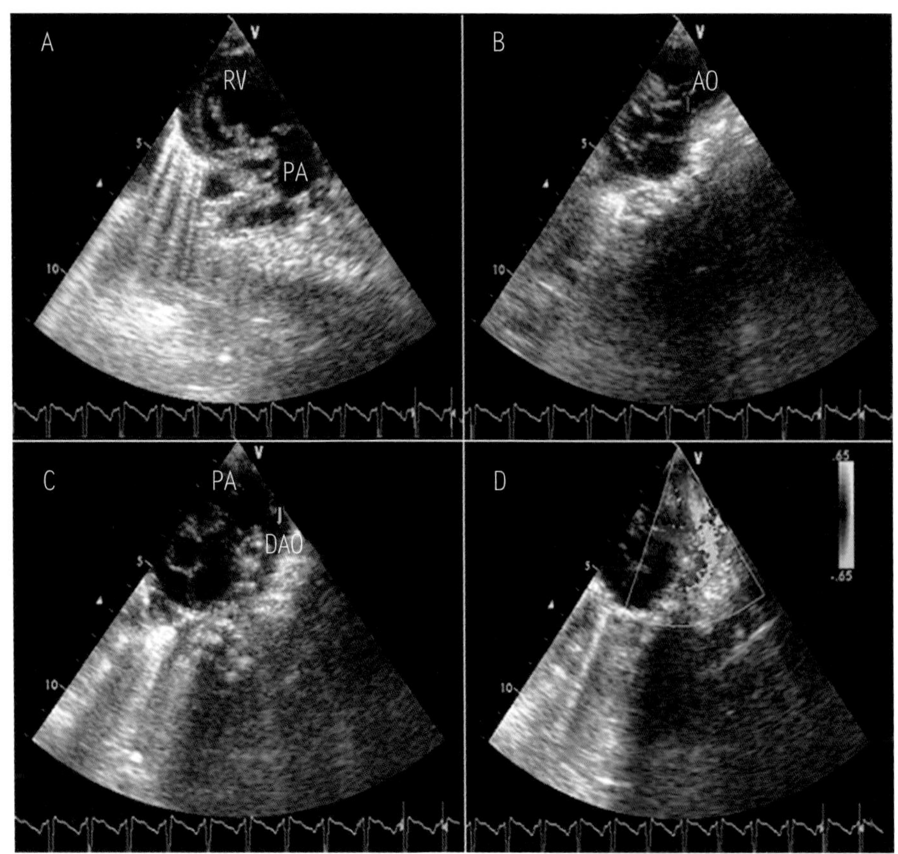

图 17-106　左心室发育不全综合征超声心动图

患儿，女性，1 个月，图 17-105 同一患儿。A 显示粗大的右心室与增宽的肺动脉连接；B 显示细小的主动脉，实测主动脉内径 3mm；C、D 显示肺动脉经动脉导管与降主动脉直接连接（蓝色箭头所示）；D 为彩色血流显像表明肺动脉与降主动脉的直接沟通。

超声心动图是诊断HLHS的主要检查手段。提示HLHS的主要指标有：左心室舒张末期容积小于20ml/m²，二尖瓣瓣环小于8mm，主动脉瓣瓣环小于5mm，升主动脉内径小于5mm，主动脉弓内径小于3mm，左心室无心尖形成。由于HLHS疾病的凶险，一出生就应及早检查，一经确诊即应紧急手术治疗。目前称为Norwood的分期手术国外有报道成功地对该畸形行外科姑息矫治，第一期姑息手术是重建主动脉弓并与右心室流出道相连，并将主动脉与肺动脉离断，主动脉与肺动脉之间用人造血管建立一个限制性分流（图17-107）；第二期手术为Glenn手术，目的是减轻右心室负担，将上腔静脉与肺动脉吻合以代替体循环向肺循环的分流；第三期为改良Fontan手术，将下腔静脉通过心外管道或心内补片与肺动脉相连接，以求腔静脉血全部入肺动脉得到生理学上矫治。HLHS另一种可供选择的手术方案是行心脏移植。

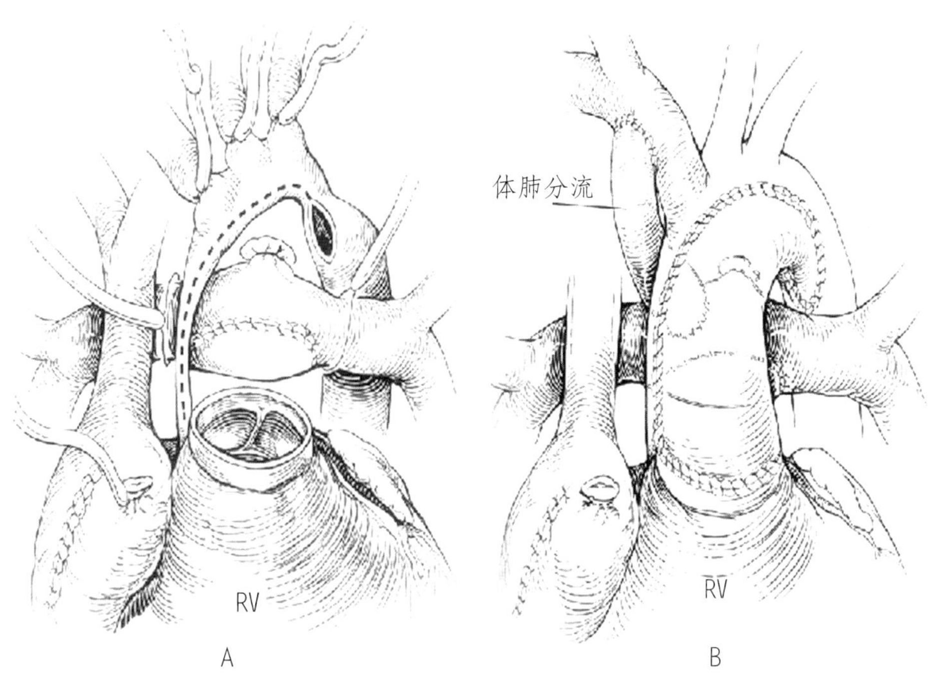

图 17-107　Norwood 手术第一期图解

A为停循环后切开房间隔，切下肺动脉分叉，结扎动脉导管，然后从动脉导管开口延长向两侧主动脉切口；B为Norwood手术后的心脏外观，利用同种肺动脉管道裁剪成补片扩大升主动脉和弓降部（新主动脉），并与肺动脉近心端做体肺分流。

第二十三节　冠状动脉畸形

正常冠状动脉有左、右两支，分别发自主动脉的左窦和右窦，冠状动脉为供应心脏心肌组织的动脉血源。冠状动脉的先天异常并不少见，约占人群总数的1%，很多病损是偶然发现的，也没有不良后果，但有20%的冠状动脉畸形可导致心肌缺血及其后遗症，表17-2为冠状动脉畸形的分类。这里主要介绍的畸形有：①冠状动脉瘘。②左冠状动脉异常起源于肺动脉。

表 17-2 冠状动脉畸形分类

1.起源和走向异常

冠状动脉开口异常

高位开口（冠状动脉异常主动脉起源）

窦嵴交界开口

冠状动脉从相反的窦起源（反转冠状动脉）

冠状动脉异常起源于肺动脉

左冠状动脉

右冠状动脉

左回旋支

左、右冠状动脉

单支冠状动脉

多个开口

异常起源于无冠窦

双重冠状动脉

2.冠状动脉内源性解剖异常

先天开口狭窄或闭锁

冠状动脉扩张或动脉瘤

心肌桥

3.终端异常

先天性冠状动脉瘘

心外终止

冠状动脉瘘

一、概述

冠状动脉瘘（coronary artery fistula，CAF）指左、右冠状动脉主干及其分支与心腔之间存在异常交通。CAF是一种少见的先天性心脏病，约占先天性心脏病的0.2%。CAF被归入冠状动脉终端异常，成因可能是胚胎早期心肌组织发育受到影响，心肌间的窦状间隙未消失而保持原有状态，形成冠状动脉与心腔之间的沟通。

二、病理解剖和病理生理

多数患者心脏有不同程度扩大，主要表现为瘘口所在的心腔扩大。病变的冠状动脉迂曲、扩张，动脉壁变薄部分呈瘤样改变。CAF瘘口可与其他血管或心腔（心房、心室、冠状静脉或者肺动脉）沟通，导致左向右分流并出现连续性杂音（冠状动脉左心室瘘的分流通常只局限在舒张期）。55%起自右冠状动脉，35%起自左冠状动脉。约90%的瘘口与右侧心腔沟通，右心室瘘40%，右心房瘘25%，肺动脉瘘15%~20%，冠状静脉瘘7%。

血流动力学改变与冠状动脉瘘口异常连接的心腔关系密切，瘘口在心房或冠状静脉窦低压腔者分流量较大，通常为连续性的分流。CAF冠脉血流分流减少了远端心肌供血可出现心肌缺血、心腔扩大或者心力衰竭等。

三、超声心动图诊断要点

超声心动图诊断主要在于探测异常冠状动脉血管和瘘口位置，彩色多普勒有助于明确异常血流的位置和方向；观察切面可不必拘泥于是否为标准切面。二维超声心动图通常可显示冠状动脉瘘管近端冠状动脉呈瘤样扩张，多切面加彩色血流显像尽可能地追踪扩张的冠状动脉走向。如果瘘管连接于低压腔（如右心房、右心室等），通常彩色多普勒可显示瘘口五彩血流的湍流，可明确瘘口的部位（图17-108）。如果CAF的瘘口足够大分流多，连续多普勒可检测出持续心动周期的连续分流信号。超声心动图

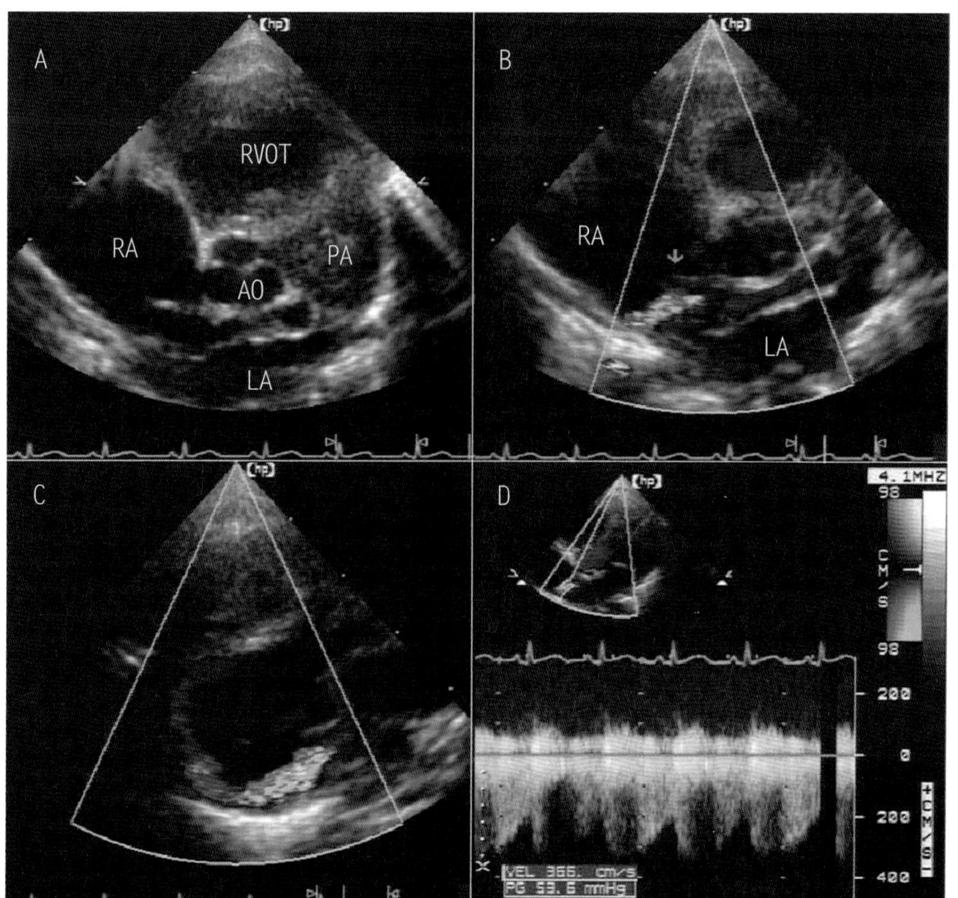

图 17-108　冠状动脉右心房瘘的超声心动图
A为大动脉水平短轴切面，显示主动脉和左心房间的管状无回声区；B、C为同A的彩色血流显像，显示异常管状血流与右心房相通；D为经瘘口的连续多普勒血流频谱，可见为连续性分流频谱。

还可测定心腔大小，测定Qp/Qs，如果Qp/Qs大于1.3，推荐行手术治疗。CAF单靠超声心动图诊断有漏诊可能，临床有怀疑时，应行冠状动脉造影或冠脉CTA以明确诊断。

左冠状动脉异常起源于肺动脉

一、概述

左冠状动脉异常（anomalous left coronary after arising from the pulmonary artery，ALCAPA）起源于肺动脉，是一种罕见的先天性心脏畸形，占先天性心脏病的0.25%。ALCAPA通常是独立的心脏异常，左冠状动脉异常开口于肺动脉，而右冠状动脉起源正常，冠状动脉分支也是正常的，右冠状动脉通过侧支血管供应左冠状动脉（图17-109）。

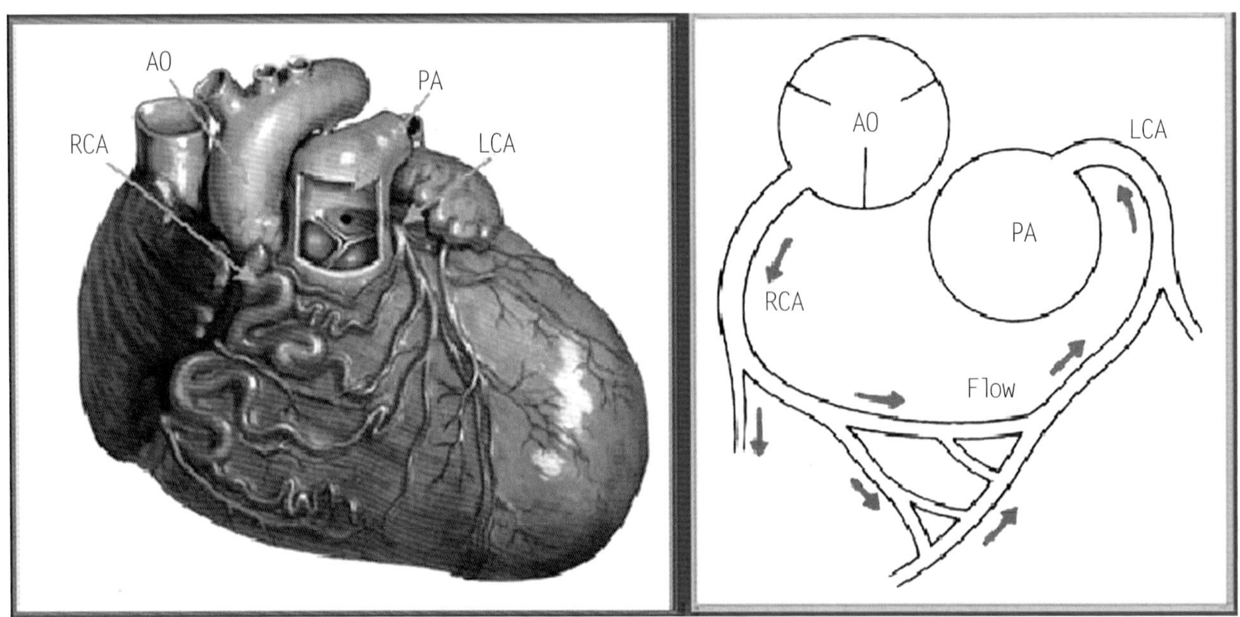

图 17-109　左冠状动脉起源于肺动脉解剖和血流动力学

二、病理生理

ALCAPA的初始症状和心肌缺血程度，依赖于动脉导管关闭的早晚以及是否及时建立右冠状动脉与左冠状动脉的侧支循环。胎儿期由于肺动脉压高于主动脉压，故肺动脉血流流入左冠状动脉供养心肌，出生后早期，肺血管阻力仍高时，左冠状动脉尚可维持较高的灌注压，但肺动脉血为非氧合血。随着肺动脉压下降，左冠状动脉的灌注压随之下降而无法维持血流灌注出现心肌缺血。左冠状动脉心肌的有效灌注依赖于右冠状动脉与左冠状动脉的侧支循环。如果侧支循环丰富，可维持相对心肌灌注；血流自右冠状动脉经侧支循环、左冠状动脉分支逆流入肺动脉，类似冠状动静脉瘘产生冠状动脉“窃血”，一方面加重心肌缺血，另一方面也形成左向右分流。左心室慢性心肌缺血可导致左心室扩张、二尖瓣反流和左心室收缩功能障碍。如无治疗，65%在出生1岁内死亡；如侧支血管丰富，患儿偶也可能存活至成年，但猝死的发生率仍很高。

三、超声心动图诊断要点

ALCAPA患儿典型的临床表现为出汗增多、呼吸急促、喂养困难，病情发展迅速可出现充血性心力衰竭，是新生儿心力衰竭的原因之一。二尖瓣听诊区可闻及收缩期杂音，心电图显示心肌缺血，胸片显示心影扩大。超声心动图对诊断本病有重要价值，超声探查应注意观察冠状动脉开口部位，如果冠状动脉起源正常，则冠状动脉畸形的可能性很小。患儿超声心动图常见左心室扩大、左心室射血分数明显减退以及二尖瓣反流类似扩张型心肌病表现。超声心动图仔细探查通常可见右冠状动脉扩张，主动脉根部不存在左冠状动脉开口，左冠状动脉也不与升主动脉相通。更有特征性的是直接显示左冠状动脉开口于肺动脉以及左冠状动脉进入肺动脉的逆向血流，胸骨旁左心室短轴切面等也可见左心室室间隔的左冠状动脉逆向血流（图17-110）。如果对本病有足够认识，超声心动图通常即可做出明确诊断，而冠脉CTA和冠脉造影则可显示详细的冠状动脉解剖，是诊断ALCAPA的“金标准”。

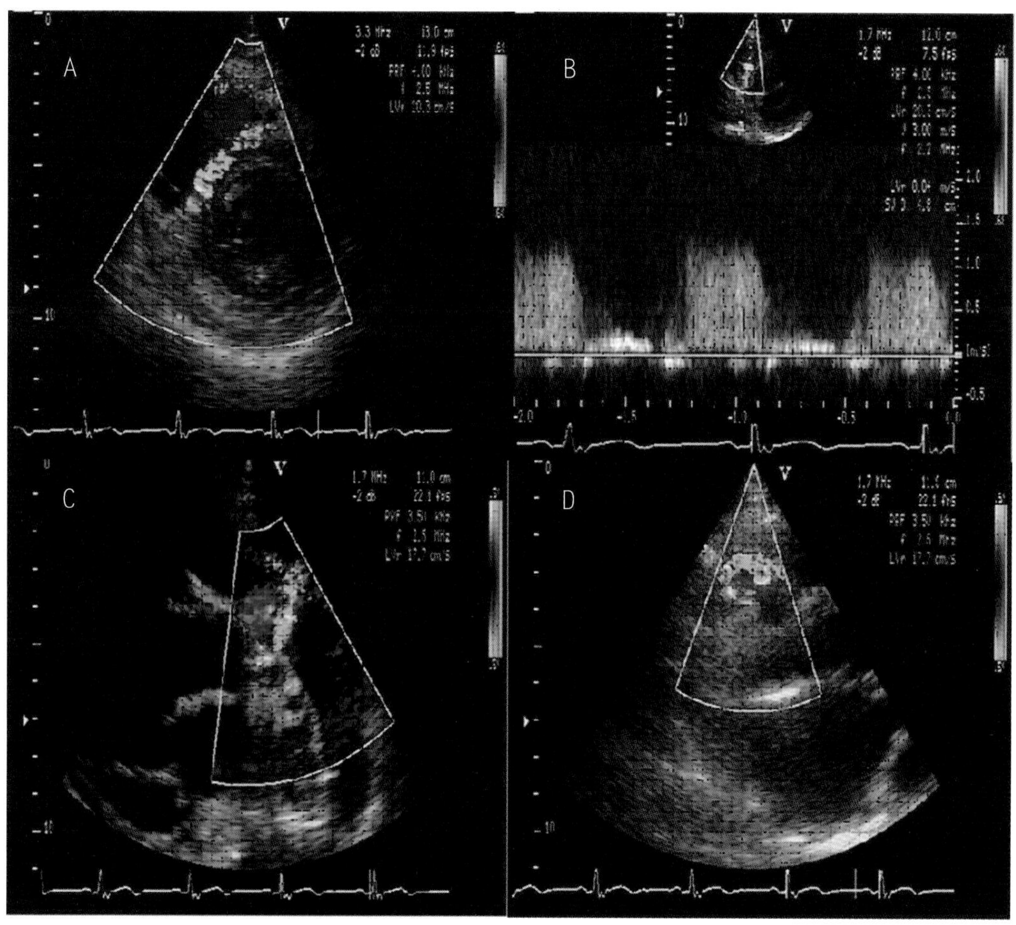

图 17-110　左冠状动脉起源于肺动脉的超声心动图

A 为胸骨旁左心室短轴，显示沿室间隔朝向心尖的红色血流信号；B 为同 A 的脉冲多普勒血流频谱，显示舒张期前向血流；C 为胸骨旁右心室流出道长轴切面，彩色血流显示红色血流束进入肺动脉；D 为胸骨旁大动脉水平左心室短轴，显示右冠状动脉显著增宽。

参考文献

[1] OH J K, SEWARD J B, TAJIK A J. The Echo Manual [M] . 3rd ed, Lippincott Williams & Wilkins , 2006.

[2] OTTO C M. Textbook of clinical echocardiography [M]. 3rd ed, philadelphia: elsevier Saunders, 2004.

[3] WEYMAN A E. Principles and practice of echocardiography [M] . 2nd ed, Lea and Febiger, Philadelphia , 1994.

[4] HARVEY FEIGENBAUM. Echocardiography [M] . Lippincott Williams & Wilkins, 2005.

[5] 王新房. 超声心动图学 [M] . 第4版. 北京：人民卫生出版社，2009.

[6] 周永昌，郭万学. 超声医学 [M] . 第5版. 北京：科学技术文献出版社，2006.

[7] 张运. 多普勒超声心动图学 [M] . 青岛：青岛出版社，1988.

[8] 刘延玲，熊鉴然. 临床超声心动图学 [M] . 北京：人民卫生出版社，2001.

[9] 阎鹏. 小儿超声心动图指南 [M] . 北京：人民卫生出版社，2000.

[10] 吴清玉. 心脏外科学 [M] . 济南：山东科学技术出版社，2003.

[11] 刘锦纷. 小儿心脏外科学 [M] . 第3版. 北京：北京大学医学出版社，2004.

[12] 晏馥霞，李立环. 小儿心脏麻醉学 [M] . 第4版. 北京：人民卫生出版社，2008.

[13] 杨思源. 小儿心脏病学 [M] . 第3版. 北京：人民卫生出版社，2005.

[14] Henry W L, DEMARIA A, GRAMIAK R, et al.Report of the American Society of echocardiography committee nomenclature and standards in two-dimensional echocardiography [J] .Circulation, 1980, 62 (2) :212-215.

[15] CHEITLIN M D,ARMSTRONG W F,AURIGEMMA G P, et al.ACC/AHA/ASE 2003 guidelines up date for the clinical application of summary article [J] . J Am Coll Cardiol, 2003, 42 (5) :954-970.

[16] SHANEWISE J, CHEUNG A, ARONSON S, et al.ASE/SCA guidelines for performing a comprehensive intraoperative multiplane transesophageal echocardiography examination: recommendation of the American society echocardiography council for intraoperative echocardiography and the society of cardiovascular anesthes-iologists task force for certification in perioperative transesophageal echocardiography [J] . J Am Soc Echocardi-ogr ,1999, 12 (10) :884-900

[17] ANDERSON R H, HO S Y, BRECKER S J.Anatomic basis of cross-sectional echocardiography [J] . Heart, 2001, 85 (5) :716-720.

[18] SCHILLER N B, SHAH P M, CRAWFORD M, et al.Recommendations for quantification of the left ventricle by two-dimensional echocardiography [J] . J Am Soc Echocardiogr, 1989, 2 (5) : 358-367.

[19] BECHER H, TIEMANN K, SCHLOSSER T, et al.Improvement in endocardial border delineation using tissue harmonic imaging [J] . Echocardiogr, 2005, 15 (5) :511-517.

[20] FIRSTENBERG M S, GREENBERG N L, MAIN M L, et al.Determinants of diastolic myocardial tissue Doppler velocities: influences of relaxation and preload [J] . J Appl Physiol, 2001,90 (1) :299−307.

[21] OMMEN S R, NISHIMURA R A. A clinical approach to the assessment of left ventricular diastolic function by Doppler echocardiography: update 2003 [J] . Heart ,2003,89 (suppl 3) :III18.

[22] CHEN C, RODRIGUEZ L, GUERRERO J L, et al.Noninvasive estimation of the instantaneous first derivative of left ventricular pressure using continuous−wave Doppler echocardiography [J] . Circulation , 1991, 83 (6) :2101−2110.

[23] NISHIMURA R A, SCHWARTZ R S, TAJIK A J, et al.Noninvasive measurement of rate of left ventricular relaxation by Doppler echocardiography.Validation with simultaneous cardiac catheterization [J] . Circulation, 1993, 88 (1) : 146−155.

[24] TEI C, NISHIMURA R A ,SEWARD J B,et al.Noninvasive Doppler−derived myocardial performance index: Correlation with simultaneous measurements of cardiac catheterization measurements [J] . J Am Soc Echocardiogr , 1997, 10 (2) : 169−178.

[25] THOMAS J D, WEYMAN A E. Echocardiographic Doppler evaluation of left ventricular diastolic function: Physics and physiology [J] . Circulation,1991, 84 (3) : 977−990.

[26] ITO T, SUWA M, HIRITA Y, et al.Influence of left atrial function on Doppler transmitral and pulmonary venous flow patterns in dilated and hypertrophic cardiomyopathy: Evaluation of left atrial appendage function by transesophageal echocardiography [J] .Am Heart J, 1996, 131 (1) : 122−130.

[27] OH J K, APPLETON C P, HATLE L K, et al.The noninvasive assessment of left ventricular diastolic function with two−dimensional and Doppler echocardiography [J] . J Am Soc Echocardiogr, 1997, 10 (3) : 246−270.

[28] APPLETON C P, HATLE L K, Popp R L.Relation of transmitral flow velocity patterns to left ventricular diastolic function: new insights from a combined hemodynamic and Doppler echocardiographic study [J] . J Am Coll Cardiol ,1988, 12 (2) :426−440.

[29] NISHIMURA R A, APPLETON C P, REDFIELD M M, et al.Noninvasive Doppler echocar diographic evaluation of left ventricular filling pressure in patients with cardiography: A simutaneous Doppler echocardiographic and cardiac catheterixation study [J] . J Am Coll Cardiol, 1996, 289 (5) : 1226−1233.

[30] NISHIMURA R A, TAJIK A J. Evaluation of diastolic filling of left ventricle in health and disease: Doppler echocardiography is the clinician' s Rosetta stone [J] . J Am Coll Cardiol, 1997,30 (1) : 8−18.

[31] ZILE M R, BRUTSAERT D L.New concepts in diastolic dysfunction and diastolic heart failure:Part I diagnosis, prognosis,and measurements of diastolic function [J] .Circulation, 2002 ,105 (11) : 1387−1393.

[32] YU C M, LIN H, YANG H, et al.Progression of systolic abnormalities in patients with "isolated" diastolic heart failure and diastolic dysfunction [J] . Circulation, 2002,105 (10) : 1195−1201.

[33] GROSSMAN W.Diastolic dysfunction in congestive heart failure [J] . N Engl J Med, 1991,

325:1557−1564.

[34] VASAN R S, LEVY D. Defining diastolic heart failure: a call for standardized diagnostic criteria [J] . Circulation, 2000,102 (17) :2118−2121.

[35] ZILE M R, GAASCH W H, CARROLL J D, et al.Heart failure with a normal ejection fraction: Is measurement of diastolic function necessary to make the diagnosis of diastolic heart failure [J] .Circulation, 2001, 104 (7) : 779−782.

[36] NAGUEH S F, APPLETON A P, GILLEBERT O A, et al.Recommendations for the Evaluation of Left ventricular diastolic function by echocardiography [J] .Euro J Echocardiogr, 2009, 10 (2) : 165−193.

[37] NISHIMURA R A, RIHAL C S, TAJIK A J.Accurate measurement of the transmitral gradient in patients with mitral stenosis: a simultneous catherization and Doppler echocardiographic study [J] . J Am Coll Cardiol , 1994, 24 (1) : 152−158.

[38] HOFFMANN R, FLACHSKAMPF F A, Hanrath P.Planimetry of orifice area in aortic using multiplane transesophageal echocardiography [J] . J Am Coll Cardiol , 1993, 22 (2) : 529−534.

[39] SKJAEPE T, HEGRENAES L, HATLE L.Noninvasive estimation of valve area in patients with aortic stenosis by Doppler ultrasound and two−dimensional echocardiography [J] . Circulation, 1985, 72 (4) :810−818.

[40] ZOGHBI W A, Enriquez−Sarano M, Foster E, et al.Recommendations for evaluation of the severity of native valvular regurgitation with two−dimensional and Doppler echocardiography [J] . J Am Soc Echocardiogr, 2003,16 (7) :777−802.

[41] OTTO C M.Valvular aortic stenosis: disease severity and timing of intervention [J] . J Am Coll Cardi ol, 2006,47 (11) :2141−2151.

[42] DEFILIPPI C R, WILLETT D L, BRICKNER M E, et al.Usefulness of dobutamine echocardiography in distinguishing severe from nonsevere valvular aortic stenosis in patients with depressed left ventricular function and low transvalvular gradients [J] .Am J Cardiol, 1995,75 (2) : 191−194.

[43] WONGPRAPARUT N, APIYASAWAT S, CRESPO G, et al.Determinants of progression of aortic stenosis in patients aged [J] .Am J Cardiol, 2001, 89 (3) : 350−352.

[44] DURACK D T, LU KES A S, BRIGHT D K. New criteria for diagnosis of infective endocarditis: utilization of specific echocardiographic findings.Duke Endocarditis Service [J] . Am J Med, 1994, 96 (3) :200−209.

[45] SANFILIPPO A J, PICARD M H, NEWELL J B, et al.Echocardiographic assessment of patients with infectious endocarditis: prediction of risk for complication [J] . J Am Coll Cardiol, 1991, 18 (5) :1191−1199.

[46] BAYER A S, BOLGER A F, TAUBERT K A, et al.Diagnosis and management of infective endocarditis and its complications [J] .Circulation, 1998, 98 (25) :2936−2948.

[47] SALVO G D, HABIB G, PERGOLA V, et al.Echocardiography predicts embolic events in infective

endocarditis [J] . J Am Coll Cardiol , 2001, 37 (4) :1069–1076.

[48] REYNOLDS H R, JAGEN M A, TUNICK P A, et al.Sensitivity of transthoracic versus transesophageal echocardiography for the detection of native vegetations in the modern era [J] . J Am Soc Echocardiogr, 2003,16 (1) :67–70.

[49] DAVILA–ROMAN V G, WAGGONER A D, KENNARD E D, et al.Artificial valve endocarditis reduction trial echocardiography study.Prevalence and severity of paravalvular regurgitation in the artificial valve endocarditis reductiontria (AVERT) echocardiography study [J] . J Am Coll Cardiol, 2004, 44 (7) : 1467–1472.

[50] DUMESNIL J G, HONOS G N, LEMIEUX M, et al.Validation and application of mitral prosthetic valve areas calculated by Doppler echocardiography [J] .Am J Cardiol 1990, 65 (6) :1443–1448.

[51] RICHARDSON P, MCKENNA W, BRISTOW M, et al.Report of the 1995 World Health Organization/ International Society and Federation of Cardiology Task Force on definition and classification of cardiomyopathies [J] .Circulation, 1996, 93 (5) : 841–842.

[52] LAPUBULA R, ROBERT A, DEKOCK M, et al.Risk stratification in patients with dilated cardiomyopathy: contribution of Doppler–derived left ventricular filling [J] . Am J Cardiol, 1998, 82 (6) : 794–799.

[53] WU L A, LAPEYRE A C III, COOPER L T.Current role of endomyocardial biopsy in the managent of dilated cardiomyopathy and myocarditis [J] . Mayo Clin Proc , 2001, 76 (10) :1030–1038.

[54] MARON B J, MCKENNA W J, DANIELSON G K, et al.American College of Cardiology/Europe an Society of Cardiology clinical expert consensus document on hypertrophic cardiomyopathy.A report of the American College of Cardiology Foundation Task Force on Clinical Expert Consensus Document and the European Society of Cardiology Committee for Practice Guidelines [J] . J Am Coll Cardiol, 2003,42 (9) : 1687–1713.

[55] NISHIMURA R A, HOLMES D R I. Hypertrophic obstructive cardiomyopathy [J] .N Engl J Med, 2004, 350 (13) :1320–1327.

[56] AMMASH N M, SEWARD J B, BAILEY, et al.Clinical profile and outcome of idiopathic restrictive cardiomyopathy [J] . Circulation , 2000, 101 (21) :2490–2496.

[57] MCKENNA W J, THIENE G, NAVA A, et al.Diagnosis of arrhythmogenic right ventricular dysplasia/ cardiomyopathy:task force of the working group myocardial and pericardial disease of the Europe Society of Cardiology and of Scientific Council on Cardiomyopathies of the International Society and Federation of Cardiology [J] . Br Heart J, 1994, 71 (13) :215–218.

[58] HOZUMI T, YOSHIDA K, OGATA Y, et al.Noninvasive assessment of significant left anterior descending coronary artery stenosis by coronary flow velocity reserve using transthoracic color Doppler echocardiography [J] .Circulation, 1998, 97 (16) : 1557–1562.

[59] CAITI C, MONTALDO C, ZEDDA N, et al.New noninvasive method for coronary flow reserve assessment: contrast-enhanced transthoracic second harmonic echo Doppler [J] .Circulation, 1999, 99 (6) : 771-778.

[60] HIRATA K, WATANABE H, OTSUKA R, et al.Noninvasive Diagnosis of Restenosis by Transthoracic Doppler Echocardiography After Percutaneous Coronary Intervention: Comparison With Exercise Tl-SPECT [J] . J Am Soc Echocardiogr, 2006,19 (2) : 165-171 .

[61] SIMONNEAU G, GALIE N, RUBIN L J, et al.Clinical classification of pulmonary hypertension [J] . J Am Coll Cardiol , 2004, 43 (suppl 12) :5S-12S.

[62] FARBER H W, LOSCALZO. Pulmonary arterial hypertension [J] .N Engl J Med 2004, 351 (16) : 1655-1665.

[63] KIRCHER B J, HIMELMAN R B, SCHILLER N B.Noninvasive estimation of right atrial pressure from the inspiratory collapse of the inferior vena cava [J] .Am J Cardiol, 1990, 66 (4) : 493-496.

[64] BOSSONE E, BODINI B D, MAZZA A, et al. Pulmonary arterial hypertension: the key role of Echocardiography [J] . Chest, 2005, 127 (5) : 1836-1843.

[65] HOEPER M M, BARBECA J A, CHANNICK R N, et al.Diagnosis, assessment, and treatment of non-pulmonary arterial hypertension pulmonary hypertension [J] . J Am Coll Cardiol, 2009, 54 (1 Suppl) :S685-S696.

[66] CHEMLA D, CASTELAIN V, PROVENCHER S, et al.Evaluation of various empirical formulas for estimating mean pulmonary artery pressure by using systolic pulmonary artery pressure in adults [J] .Chest, 2009, 135 (3) :760-768.

[67] OH J K, HATLE LK, SEWARD J B, et al.Diagnostic role of Doppler echocardiography in constrictive pericardititis [J] . J Am Coll Cardiol , 1994, 23 (1) : 154-162.

[68] CHATTERJEE K, ALPERT J.Constrictive pericarditis and restrictive cardiomyopathy: similarities and differences [J] . Heart Fail Monit, 2003, 3 (4) :118-126.

[69] NIENABER C A, EAGLE K A.Aortic dissection: new frontiers in diagnosis and management: part II: Therapeutic management and follow-up [J] . Circulation , 2003, 108 (6) : 772-778.

[70] ARMSTRONG W F, BACH D S, CAREY L M, et al.Clinical and echocardiographic findings in patients with suspected acute aortic dissection [J] .Am Heart J , 1998,136 (6) :1051-1060.

[71] SHAPIRO L M.Cardiac tumours: diagnosis and management [J] .Heart , 2001, 85 (2) : 218-222.

[72] AMANO J, KONO T, WADA Y, et al.Cardiac myxoma: Its origin and tumor characteristics [J] . Am Thorac Cardiovsc Surg , 2003, 9 (1) :215-221.

[73] HARA H, VIRMANI R, LADICH E, et al.Patent foramen ovale: current pathophysiology,and clinical status [J] . J Am Coll Cardiol, 2005, 46 (9) :1768-1776.

[74] STRICKLAND M J, RIEHLE-COLARUSSO T J, JACOBS J P, et al.The importance of nomenclature

for congenital cardiac disease: implications for research and evaluation [J] . Cardiology in the young, 2008, 18 (1) :92–100.

[75] MAVROUDIS C, JACOB J P.The society of thoracic surgeons congenital heart surgery nomenclature and database project:overview and minimum dataset [J] . Ann Thorac Surg ,2000, 69 (spppl) :S2.

[76] DU Z D, HIJAZI Z M, KLEINMAN C S, et al.Comparison between transcatheter and surgical closu re of secundum atrial septal defect in children and adults: Results of a multicenter nonrandomized trial [J] . J Am Coll Cardiol ,2002, 39 (11) :1836–1844.

[77] MACKIE A S, CAUVREAU K, PERRY S B, et al.Echocardiographic predictors of aortopulmonary collaterals in infants with tetralogy of Fallot and pulmonary atresia [J] . J Am Coll Cardiol ,2003, 41 (5) : 852–857.

[78] CAROTTI A, DI DONATO R M, SQUITIERI C, et al.Total repair of pulmonary atresia with ventricular septal defect and major aortopulmonary collaterals: an integrated approach [J] . J Thorac Cardiovasc Surg, 1998, 116 (6) :914–923.

[79] BONNET D, BONHOEFFER P, PIECHAUD J F, et al.Long–term fate of the coronary arteries after the arterial switch operation in newborns with transposition of the great arteries. [J] .Heart, 1996, 76 (3) :274–279.

[80] GRAHAM T P J R, BERNARD Y D, MELLEN B G, et al.Long–term outcome in congenitally corrected transposition of the great arteries: a multi–institutional study [J] . J Am Coll Cardiol, 2000, 36 (1) :255–261.

[81] HUMPL T, SODERBERG B, MCCRINDLE W M, et al.Percutaneous balloon valvotomy in pulmonary atrasia with intact ventricular septum impact on patient care [J] .Circulation , 2003, 108 (7) :826–832.

[82] MAIR D D, PUGA F J, DANIELSON G K, et al.The Fontan procedure for tricuspid atresia: early and late results of a 25– years experience with 216 patients [J] . J Am Coll Cardiol, 2001, 37 (3) :933–939.

[83] KERENDI F, KRAMER Z B, MAHLE W T, et al.Perioperative risks and outcomes of atrioventricular valve surgery in conjunction with Fontan procedure [J] . Ann Thorac Surg, 2009, 87 (5) :1484–1488.

[84] PRASAD S K, SOUKIAS N, HORNUNG T, et al.Role of magnetic resonance angiography in the diagnosis of major aortopulmonary collateral arteries and partial anomalous pulmonary venous drainage [J] . Circulation, 2004, 109 (2) :207–214.

[85] KARAMLOU T, GUROFSKY R, SUKHNI E A, et al.Factors associated with mortality and reoperation in 377 children with total anomalous pulmonary venous connection [J] . Circulation, 2007, 115 (12) : 1591–1598.

[86] DUKE C, SHARLAND G K, JONES A M, et al.Echocardiographic features and outcome of truncus arteriosus diagnosed during fetal life [J] . Am J Cardiol, 2001, 88 (12) :1379–1384.

[87] OECHSLIN E, BUCHHOLZ S, JENNI R.Ebstein's annomaly in adults: Doppler–echocardiographic evaluation [J] . Thorac Cardiovasc Surg , 2000, 48 (4) : 209–213.

[88] DAVIS J A, CECCHIN F, JONES T K. Major coronary artery anomalies in a pediatric population: incidence and clinical importance [J] . J Am Coll Cardiol , 2001, 37 (2) : 593–597.

超声常用缩略语

AML	二尖瓣前叶	anterior mitral leaflet
AO	主动脉	aorta
APM	前外侧乳头肌	anterior-lateral papillary muscle
AR	主动脉瓣反流	aortic regurgitation
AS	主动脉瓣狭窄	aortic stenosis
ASD	房间隔缺损	atrial septal defect
ASH	非对称性室间隔肥厚	asymmetric septal hypertrophy
AV	主动脉瓣	aortic valve
AVA	主动脉瓣口面积	aortic valve area
AVR	主动脉瓣置换	aortic valve replacement
AVSD	房室间隔缺损	atrioventricular septal defect
CAF	冠状动脉瘘	coronary artery fistula
ccTGA	先天性矫正型大动脉转位	congenital corrected transposition of great artery
CO	心排出量	cardiac output
CS	冠状静脉窦	coronary sinus
DCM	扩张型心肌病	dilated cardiomyophy
DCRV	右心室双腔	double-chambered right ventricle
DOLV	左心室双出口	double outlet left ventricle
DORV	右心室双出口	double outlet right ventricle
EF	射血分数	ejection fraction
FS	左心室短轴缩短率	fractional shortening
HCM	肥厚型心肌病	hypertrophic cardiomyophy
HLHS	左心发育不良综合征	hypoplastic left heart syndrome
HOCM	肥厚梗阻型心肌病	hypertrophic obstructive cardiomyophy
HV	肝静脉	hepatic vein
IAS	房间隔	interatrial septum
IHSS	特发性主动脉瓣下狭窄	idiopathic hypertrophic subaortic stenosis
IVC	下腔静脉	inferior vena cana

IVS	室间隔	interventricular septum
LA	左心房	left atrium
LAA	左心耳	left atrial appendage
LAD	左冠状动脉前降支	left anterior descending artery
LCA	左冠状动脉	left coronary artery
LCx	左冠状动脉回旋支	left circumflex artery
LCC	左冠状动脉瓣	left coronary cusp
LPA	左肺动脉	left pulmonary artery
LV	左心室	left ventricle
LVDd	左心室舒张末期内径	left ventricular end–diastolic diameter
LVDs	左心室收缩末期内径	left ventricular end–systolic diameter
LVEDV	左心室舒张末期容积	left ventricular end–diastolic volume
LVESV	左心室收缩末期容积	left ventricular end–systolic volume
LVH	左心室肥厚	left ventricular hypertrophy
LVOT	左心室流出道	left ventricular outflow tract
LVPW	左心室后壁	left ventricular posterior wall
MPA	主肺动脉	main pulmonary artery
MR	二尖瓣反流	mitral regurgitation
MS	二尖瓣狭窄	mitral stenosis
MV	二尖瓣	mitral valve
MVA	二尖瓣瓣口面积	mitral valve area
MVP	二尖瓣脱垂	mitral valve prolapse
MVR	二尖瓣置换	mitral valve replacement
NCC	无冠状动脉瓣	non coronary cusp
PA	肺动脉	pulmonary artery
PAH	肺动脉高压	pulmonary artery hypertension
PAIVS	室间隔完整的肺动脉闭锁	pulmonary atresia with an intact ventricular septum

PAPVC	部分型肺静脉异位连接	partial anomalous pulmonary venous connection
PA/VSD	肺动脉闭锁伴室间隔缺损	pulmonary atresia with ventricular septal defect
PDA	动脉导管未闭	patent ductus arteriosus
PFO	卵圆孔未闭	patent foramen ovale
PML	二尖瓣后叶	posterior mitral valve
PPM	后内侧乳头肌	posterior-medial papillary muscle
PR	肺动脉瓣反流	pulmonary regurgitation
PE	心包积液	pericardial effusion
PS	肺动脉狭窄	pulmonary stenosis
PV	肺静脉	pulmonary vein
RA	右心房	right atrium
RCA	右冠状动脉	right coronary artery
RCC	右冠状动脉瓣	right coronary cusp
RCM	限制型心肌病	restrictive cardiomyopathy
RPA	右肺动脉	right pulmonary artery
RV	右心室	right ventricle
RVOT	右心室流出道	right ventricular outflow tract
SAM	收缩期二尖瓣前向运动	systolic anterior motion
SV	每搏出量	stroke volume
SVC	上腔静脉	superior vena cana
TA	三尖瓣闭锁	tricuspid atresia
TAPVC	完全型肺静脉异位连接	total anomalous pulmonary venous connection
TEE	经食管超声心动图	transesophageal echocardiography
TGA	大动脉转位	transposition of great artery
TOF	法洛四联症	tetralogy of Fallot
TR	三尖瓣反流	tricuspid regurgitation

TS	三尖瓣狭窄	tricuspid stenosis
TTE	经胸壁超声心动图	transthoracic echocardiography
TV	三尖瓣	tricuspid valve
VSD	室间隔缺损	ventricular septal defect
VTI	速度时间积分	velocity time integral

超声视频目录

一、超声心动图基础切面

1. 下腔静脉和腹主动脉的确认
2. 下腔静脉长轴
3. 腹主动脉长轴
4. 下腔静脉与右心房连接
5. 胸骨旁左心室长轴切面
6. 胸骨旁大动脉短轴切面
7. 胸骨旁短轴切面二尖瓣水平
8. 胸骨旁短轴切面腱索水平
9. 胸骨旁短轴切面乳头肌水平
10. 胸骨旁短轴切面心尖水平
11. 右心室流出道切面
12. 右心室流入道切面
13. 胸骨旁四腔心切面
14. 心尖四腔心切面
15. 心尖左心室长轴切面
16. 心尖二腔切面
17. 三腔心切面
18. 剑突下四腔心切面
19. 剑突下短轴切面 1
20. 剑突下短轴切面 2
21. 剑突下短轴切面 3
22. 剑突下短轴切面 4
23. 降主动脉短轴
24. 升主动脉长轴
25. 胸骨上凹长轴
26. 经食管超声心动图切面 1
27. 经食管超声心动图切面 2
28. 经食管超声心动图切面 3
29. 经食管超声心动图切面 4

二、超声心动图测定

30. M型超声心动图（主动脉瓣区）
31. M型超声心动图（二尖瓣区）
32. M型超声心动图（左心室区）
33. M型超声心动图（肺动脉瓣区）
34. M型超声心动图（三尖瓣区）
35. 低心排主动脉瓣M型超声心动图曲线
36. 低心排二尖瓣M型超声心动图曲线
37. 左心室流入血流
38. 左心室流出道血流
39. 右心室流入血流
40. 右心室流出道血流频谱
41. 肺静脉血流频谱

42. 降主动脉血流
43. 腹主动脉血流
44. 正常二尖瓣血流频谱
45. 正常三尖瓣血流频谱
46. 正常左心室流出道血流频谱
47. 正常右心室流出道血流频谱
48. 降主动脉血流频谱
49. 左心室舒张功能正常二尖瓣血流频谱
50. 弛缓异常型二尖瓣血流频谱
51. 伪正常二尖瓣血流频谱
52. 伪正常二尖瓣血流频谱（合并肺静脉血流频谱）
53. 限制型二尖瓣血流频谱
54. 房颤时二尖瓣血流频谱
55. 二尖瓣反流频谱 dp/dt 的测定
56. 彩色M型超声心动图图例
57. 声学定量图例
58. 自然组织谐波显像图例
59. 组织多普勒（二尖瓣环内侧）
60. 组织多普勒（二尖瓣环外侧）
61. 左心室容量负荷过重（主动脉瓣反流）
62. 左心室压力负荷过重（主动脉瓣狭窄）
63. 左心室收缩功能正常
64. 左心室收缩功能减退
65. 左心室收缩功能亢进
66. 病态窦房结综合征患者的窦性心动过缓

三、瓣膜疾病

（一）二尖瓣疾病

67. 二尖瓣狭窄胸骨旁左心室长轴观（圆顶征）
68. 二尖瓣狭窄胸骨旁左心室短轴观（鱼口征）
69. 二尖瓣狭窄的M型超声心动图城垛样改变
70. 二尖瓣狭窄的彩色血流显像
71. 二尖瓣狭窄的连续多普勒血流频谱
72. 二尖瓣狭窄合并轻度二尖瓣反流
73. 二尖瓣狭窄合并中度二尖瓣反流
74. 轻度二尖瓣狭窄（经皮二尖瓣球囊扩张术后）
75. 重度二尖瓣狭窄
76. 二尖瓣狭窄合并左心房血栓
77. 二尖瓣狭窄合并左心耳血栓
78. 二尖瓣狭窄的经食管超声心动图图例
79. 轻度二尖瓣反流
80. 中度二尖瓣反流
81. 重度二尖瓣反流
82. 二尖瓣前叶脱垂（左心室长轴观）
83. 二尖瓣前叶脱垂（左心室短轴观）
84. 二尖瓣前叶脱垂（左心室长轴彩色血流显像）
85. 二尖瓣前叶脱垂（左心室短轴彩色血流显像）
86. 二尖瓣后叶脱垂（左心室长轴观）
87. 二尖瓣后叶脱垂（左心室长轴彩色血流显像）
88. 二尖瓣叶脱垂扫描切面 1
89. 二尖瓣叶脱垂扫描切面 2
90. 二尖瓣叶脱垂扫描切面 3
91. 二尖瓣叶脱垂扫描切面 4
92. 二尖瓣瓣环钙化
93. 二尖瓣腱索断裂
94. 连枷二尖瓣（感染性心内膜炎）
95. 二尖瓣瓣叶穿孔（TEE）

96. 二尖瓣瓣叶裂
97. 双二尖瓣口
98. 单组乳头肌（降落伞型二尖瓣）
99. 心尖四腔切面（二尖瓣闭式扩张术后）
100. 二尖瓣瓣环成形术后

（二）主动脉瓣疾病

101. 正常三叶主动脉瓣
102. 二叶主动脉瓣 1
103. 二叶主动脉瓣 2
104. 二叶主动脉瓣的缝际
105. 二叶主动脉瓣的M型超声心动图曲线
106. 四叶主动脉瓣
107. 主动脉瓣狭窄圆顶征
108. 主动脉瓣狭窄的心尖左心室长轴观
109. 主动脉瓣狭窄的彩色血流显像
110. 主动脉瓣狭窄的连续多普勒血流频谱
111. 轻度主动脉瓣反流
112. 中度主动脉瓣反流
113. 重度主动脉瓣反流
114. 主动脉瓣反流短轴观 1
115. 主动脉瓣反流短轴观 2
116. 主动脉瓣反流冲击二尖瓣前叶的二尖瓣前叶震颤
117. 主动脉瓣反流连续多普勒频谱
118. 重度主动脉瓣反流的腹主动脉血流频谱
119. 主动脉瓣脱垂
120. 主动脉瓣环 - 主动脉扩张

（三）三尖瓣病变

121. 轻度三尖瓣反流
122. 重度三尖瓣反流
123. 重度三尖瓣反流的肝静脉血流频谱
124. 三尖瓣反流的连续多普勒频谱
125. 重度三尖瓣反流的连续多普勒频谱截断征
126. 三尖瓣瓣尖分离
127. 三尖瓣脱垂

四、肺动脉高压

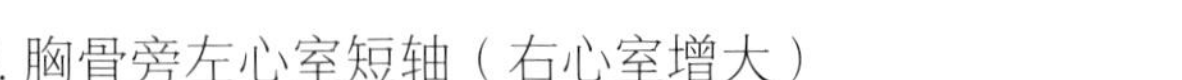

128. 胸骨旁左心室短轴（右心室增大）
129. 心尖四腔切面（右心房室增大）
130. 胸骨旁左心室短轴（肺动脉增宽）
131. 胸骨旁左心室长轴切面（假性主动脉骑跨）
132. 胸骨旁左心室短轴（右心室壁增厚）
133. 肺动脉高压的三尖瓣反流连续多普勒频谱
134. 肺动脉高压的右心室流出道前向血流
135. 肺动脉高压的肺动脉瓣反流（彩色血流显像）
136. 肺动脉高压的肺动脉瓣反流频谱
137. 重度肺动脉高压的三尖瓣反流连续多普勒频谱
138. 右心室压力负荷过重
139. 右心室容量负荷过重
140. 下腔静脉显著增宽（提示右心房压增高）

五、人造瓣膜

141. 正常二尖瓣位双叶机械瓣的瓣叶活动（心尖二腔）
142. 正常二尖瓣位双叶机械瓣的瓣叶活动(TEE)
143. 正常二尖瓣位机械瓣的彩色血流显像
144. 正常二尖瓣位双叶机械瓣的连续多普勒血流频谱
145. 正常二尖瓣位双叶机械瓣的反流（TEE）
146. 正常二尖瓣位侧倾碟瓣的瓣叶活动（心尖四腔）
147. 正常主动脉瓣位机械瓣超声发现
148. 正常三尖瓣位机械瓣彩色血流显像
149. 正常三尖瓣位机械瓣连续多普勒频谱
150. 正常二尖瓣位生物瓣的超声发现
151. 正常主动脉瓣位生物瓣的超声发现
152. 正常三尖瓣位生物瓣的超声发现
153. 二尖瓣位机械瓣的瓣周漏 1
154. 二尖瓣位机械瓣的瓣周漏 2（TEE）
155. 二尖瓣位机械瓣的瓣周漏 3（TEE）
156. 二尖瓣位机械瓣赘生物 1
157. 二尖瓣位机械瓣赘生物 2（TEE）
158. 主动脉瓣位机械瓣可疑狭窄

六、感染性心内膜炎

159. 二尖瓣赘生物 1
160. 二尖瓣赘生物 2（TEE）
161. 二尖瓣赘生物 3（腱索断裂）
162. 主动脉瓣赘生物 1
163. 主动脉瓣赘生物 2（TEE）
164. 主动脉瓣赘生物 3（TEE）
165. 细菌性动脉瘤
166. 细菌性动脉瘤合并二尖瓣瘤
167. 室间隔缺损合并感染性心内膜炎

七、心肌病

168. 扩张型心肌病
169. 扩张型心肌病的二尖瓣血流频谱 1(伪正常)
170. 扩张型心肌病的二尖瓣血流频谱 2(限制型)
171. 扩张型心肌病的二尖瓣M型曲线
172. 扩张型心肌病合并重度二尖瓣反流
173. 扩张 - 肥厚型心肌病 1
174. 扩张 - 肥厚型心肌病 2
175. 对称性左心室肥厚
176. 非对称性左心室肥厚
177. 肥厚型心肌病的M型超声心动图曲线示主动脉瓣中期关闭
178. 二尖瓣前叶收缩期前向运动
179. 肥厚梗阻型心肌病的彩色血流显像（胸骨旁左心室长轴）

180. 肥厚梗阻型心肌病的彩色血流显像（心尖左心室长轴）
181. 肥厚梗阻型心肌病的连续多普勒血流频谱
182. 左心室中部梗阻
183. 心尖肥厚型心肌病（心尖左心室长轴）
184. 心尖肥厚型心肌病（心尖左心室短轴）
185. S 型室间隔（高血压患者）
186. 高血压性心脏病的左心室肥厚
187. 高血压性心脏病二尖瓣血流频谱
188. 限制型心肌病（心尖四腔心切面提示左房扩大）
189. 限制型心肌病的二尖瓣血流频谱（舒张中期显著G峰）
190. 房间隔缺损导致右心室容量负荷过重（与右心室心肌病比较）
191. 右心室心肌病（胸骨旁左心室短轴）
192. 右心室心肌病（三尖瓣血流频谱）
193. 心脏淀粉样变（胸骨旁左心室长轴）
194. 心脏淀粉样变（胸骨旁左心室短轴）
195. 心脏结节病（室间隔菲薄伴室壁运动减弱）

八、冠心病

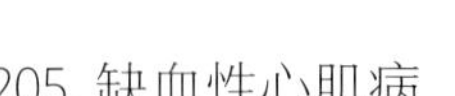

196. 左心室前壁心肌梗死
197. 左心室后壁心肌梗死
198. 左心室下壁心肌梗死、
199. 左心室心尖部心肌梗死
200. 左心室室壁瘤
201. 室间隔穿孔

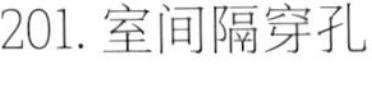

202. 乳头肌功能不全
203. 右心室心肌梗死
204. 左心室心尖血栓
205. 缺血性心肌病
206. 彩色室壁动态技术（下壁心肌梗死）
207. 心肌声学造影
208. 左冠状动脉前降支近端彩色血流显像
209. 左冠状动脉前降支脉冲多普勒血流频谱
210. 左冠状动脉前降支远端彩色血流显像
211. 左冠状动脉前降支远端多普勒血流频谱
212. 冠状动脉搭桥术的移植血管彩色血流显像
213. 川崎病

九、心包疾病

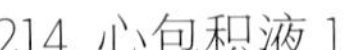

214. 心包积液 1
215. 心包积液 2
216. 心包积液 3
217. 心包积液 4（纤维渗出）
218. 脂肪
219. 胸腔积液与心包积液的鉴别
220. 心脏压塞
221. 右心房塌陷（二维超声心动图）
222. 右心房塌陷（M型超声心动图）
223. 右心室塌陷
224. 缩窄性心包炎 1（胸骨旁左心室长轴）
225. 缩窄性心包炎 2（双侧心房增大）

226. 缩窄性心包炎的室间隔弹跳
227. 缩窄性心包炎的M型超声心动图室间隔切迹
228. 缩窄性心包炎的二尖瓣血流频谱（呼吸相改变）
229. 缩窄性心包炎的三尖瓣血流频谱（呼吸相改变）
230. 心包缺如（左侧卧位、平卧位二维超声心动图）
231. 心包缺如（M型超声心动图）

十、主动脉疾病

232. 主动脉窦部扩张（二维超声心动图）
233. 主动脉窦部扩张（M型超声心动图）
234. 马方综合征
235. 主动脉窦瘤
236. 主动脉夹层 1
237. 主动脉夹层 2
238. 主动脉夹层（TEE）
239. 降主动脉瘤
240. 降主动脉夹层 1
241. 降主动脉夹层 2
242. 主动脉夹层伪像
243. 主动脉斑块（TEE）

十一、心脏肿块

244. 下腔静脉瓣
245. 房间隔膨胀瘤
246. 左肺静脉
247. 右心室调节束
248. 左心室假腱索
249. 左心室乳头肌
250. 兰伯乳头状突起
251. 起搏导线
252. 左心房黏液瘤
253. 右心房黏液瘤
254. 二尖瓣乳头状瘤
255. 左心室纤维瘤
256. 肺动脉肿瘤
257. 左心房云雾状回声
258. 左心耳血栓
259. 左心房血栓（TEE）
260. 左心室心尖血栓
261. 肺动脉血栓

十二、先天性心脏病

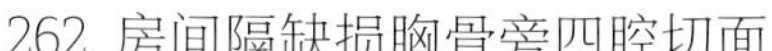

262. 房间隔缺损胸骨旁四腔切面
263. 房间隔缺损彩色血流显像
264. 房间隔缺损剑突下切面 1
265. 房间隔缺损剑突下切面 2

266. 多孔房间隔缺损
267. 房间隔缺损双向分流
268. 房间隔缺损右向左分流（声学造影）
269. 心尖四腔心切面房间隔回声失落
270. 假性房间隔缺损
271. 室间隔缺损合并膜部瘤
272. 肌部室间隔缺损
273. 嵴上型室间隔缺损
274. 室间隔缺损的连续多普勒频谱
275. 室间隔缺损双向分流
276. 室间隔缺损术后残余漏
277. 室间隔缺损合并主动脉瓣反流
278. 左心室 - 右心房交通
279. 动脉导管未闭
280. 动脉导管未闭与肺动脉瓣反流
281. 永存左上腔
282. 冠状静脉窦无顶
283. 三房心
284. 三房心（TEE）
285. 双腔右心室
286. 法洛四联症
287. 肺动脉瓣狭窄
288. 肺动脉瓣上狭窄
289. 部分型心内膜垫缺损
290. 完全型心内膜垫缺损
291. 三尖瓣下移（隔瓣下移）
292. 三尖瓣下移（后瓣下移）
293. 部分型肺静脉异位引流
294. 完全型肺静脉异位引流
295. 主动脉瓣瓣下狭窄
296. 主动脉瓣瓣上狭窄
297. 主动脉缩窄
298. 完全型大动脉转位
299. 胸骨旁大动脉短轴切面大动脉转位
300. 右心室双出口
301. 三尖瓣闭锁
302. 二尖瓣闭锁
303. 冠状动脉瘘
304. 主动脉窦瘤破裂
305. 左冠状动脉起源于肺动脉（BWG 综合征）图例 1
306.BWG 综合征图例 2
307.BWG 综合征图例 3

十三、其他

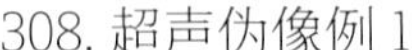

308. 超声伪像例 1
309. 超声伪像例 2
310. 超声伪像例 3
311. 机械瓣反流伪像
312. 左心房内异常回声（冠状静脉窦）
313. 左心房后结构（脊柱和降主动脉）
314. 希阿里网
315. 右心耳
316. 心肌血流
317. 冠状动脉旁路血流（冠状动脉搭桥术后）
318. 动脉导管未闭导管封堵术后